前庭神经鞘瘤的综合治疗
Comprehensive Management of Vestibular Schwannoma

主　编　（美）马修·L.卡尔森
Matthew L. Carlson, MD
Professor of Otolaryngology and Neurosurgery
Program Director, Neurotology and Skull Base Surgery Fellowship
Department of Otolaryngology–Head and Neck Surgery
Mayo Clinic
Rochester, Minnesota

副 主 编　（美）迈克尔·J.林克
Michael J. Link, MD
Professor of Neurosurgery and Otolaryngology
Program Director, Neurosurgical Skull Base Fellowship
Department of Neurologic Surgery
Mayo Clinic
Rochester, Minnesota

（美）科林·L.W.德里斯科
Colin L. W. Driscoll, MD
Professor and Chair
Department of Otolaryngology–Head and Neck Surgery
Mayo Clinic
Rochester, Minnesota

（美）布莱恩·A.内夫
Brian A. Neff, MD
Associate Professor of Otolaryngology
Department of Otolaryngology–Head and Neck Surgery
Mayo Clinic
Rochester, Minnesota

（美）杰米·J.范·贡佩尔
Jamie J. Van Gompel, MD
Associate Professor of Neurosurgery and Otolaryngology
Program Director, Neurosurgery Residency Program
Department of Neurologic Surgery
Mayo Clinic
Rochester, Minnesota

（美）凯莉·D.弗莱明
Kelly D. Flemming, MD
Associate Professor of Neurology
Department of Neurology
Mayo Clinic
Rochester, Minnesota

（美）约翰·I.莱恩
John I. Lane, MD
Professor of Radiology
Department of Radiology
Mayo Clinic
Rochester, Minnesota

（美）尼尔·T.谢泼德
Neil T. Shepard, PhD
Professor of Audiology and Vestibular Medicine
Department of Otolaryngology–Head and Neck Surgery
Mayo Clinic
Rochester, Minnesota

（美）罗伯特·L.福特
Robert L. Foote, MD
Professor and Chair
Department of Radiation Oncology
Mayo Clinic
Rochester, Minnesota

主　审　吴　皓　张俊廷
主　译　张晓华
副主译　贾　锋　李晓雄　王　勇　葛建伟　殷玉华　包映晖　徐　涛

辽宁科学技术出版社
·沈阳·

谨以此书献给Becky、 Leif、Bryn、Soren和Lars。

©2022辽宁科学技术出版社
著作权合同登记号：第06-2020-35号。

图书在版编目（CIP）数据

前庭神经鞘瘤的综合治疗 / (美) 马修·L.卡尔森(Matthew L. Carlson) 主编; 张晓华主译. —沈阳 :辽宁科学技术出版社, 2022.5
ISBN 978-7-5591-2215-5

Ⅰ.①前… Ⅱ.①马… ②张… Ⅲ.①前庭神经 – 神经鞘瘤 – 综合疗法 Ⅳ.①R730.264

中国版本图书馆CIP数据核字（2021）第172008号

出版发行：辽宁科学技术出版社
　　　　　（地址：沈阳市和平区十一纬路25号　邮编：110003）
印 刷 者：辽宁新华印务有限公司
经 销 者：各地新华书店
幅面尺寸：210mm×285mm
印　　张：37
插　　页：4
字　　数：750千字
出版时间：2022 年5月第1版
印刷时间：2022 年5月第1次印刷
责任编辑：吴兰兰
封面设计：顾　娜
版式设计：袁　舒
责任校对：黄跃成

书　　号：ISBN 978-7-5591-2215-5
定　　价：468.00 元

编辑电话：024-23284363
邮购热线：024-23284502
邮箱：2145249267@qq.com

译者名单

主　审	吴　皓	上海交通大学医学院附属第九人民医院
	张俊廷	首都医科大学附属北京天坛医院神经外科

主　译	张晓华	上海交通大学医学院附属仁济医院神经外科

副主译	贾　锋	上海交通大学医学院附属仁济医院神经外科
	李骁雄	上海交通大学医学院附属仁济医院神经外科
	王　勇	上海交通大学医学院附属仁济医院神经外科
	葛建伟	上海交通大学医学院附属仁济医院神经外科
	殷玉华	上海交通大学医学院附属仁济医院神经外科
	包映晖	上海交通大学医学院附属仁济医院神经外科
	徐　涛	海军军医大学附属长征医院神经外科

译　者	（按姓氏拼音排序）	
	高卫真	上海交通大学医学院附属仁济医院神经外科
	郭烈美	上海交通大学医学院附属仁济医院神经外科
	金义超	上海交通大学医学院附属仁济医院神经外科
	吕　涛	上海交通大学医学院附属仁济医院神经外科
	缪亦锋	上海交通大学医学院附属仁济医院神经外科
	孙利华	上海交通大学医学院附属仁济医院神经外科
	王　宇	上海交通大学医学院附属仁济医院神经外科
	徐天启	上海交通大学医学院附属仁济医院神经外科
	杨　溪	上海交通大学医学院附属仁济医院神经外科
	郑　彦	上海交通大学医学院附属仁济医院神经外科

主审简介

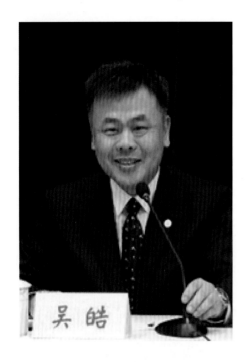

吴　皓

上海交通大学医学院附属第九人民医院院长
上海交通大学医学院耳科学研究所所长
上海交通大学医学院耳鼻咽喉科学系主任
上海市耳鼻咽喉科临床中量控制中心主任
上海市儿童听力障碍诊治中心主任
中华医学会耳鼻咽喉头颈外科学分会候任主委
上海市医学会耳鼻咽喉头颈外科学分会主任委员

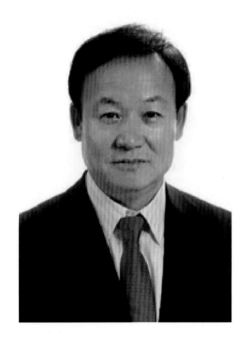

张俊廷

首都医科大学附属北京天坛医院神经外科中心主任
中国人民政治协商会议北京市第十二届委员会委员
中国人民政治协商会议第十三届全国委员会委员
中华医学会神经外科学分会第七、八届副主任委员
中国医学促进会神经外科分会第一届主任委员
北京医学会神经外科专业委员会第六、七届主任委员

主译简介

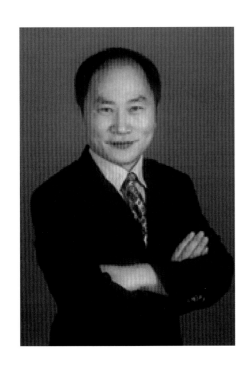

张晓华

医学博士、教授、主任医师、博士研究生导师。

现任上海交通大学医学院附属仁济医院神经外科主任、Walter E.Dandy 神经外科培训中心主任、亚洲神经外科学会浦江培训中心主任。兼任中华医学会神经外科分会委员，中国医师协会神经外科分会委员，中国医学促进会颅底外科分会常委，欧美同学会医师协会颅底外科分会副主任委员，上海市医学会神经外科分会常委、脑肿瘤组副组长等。担任《肿瘤》杂志常务编委和《临床小儿外科杂志》《上海医学》《神经病学与神经康复》以及 Surgical Neurology International 等杂志编委。从事颅底肿瘤、复杂脑血管病临床救治与应用基础研究 30 年，对中枢神经系统各部位的复杂难治性肿瘤、脑血管病、颅神经疾病等具有丰富的治疗经验，其中在颅底、鞍区等深部肿瘤的诊断及手术治疗方面具有很高的造诣。

作为负责人主持多项国家级及省部级课题，参与课题多次荣获上海市科技进步三等奖。先后获得上海市卫生系统先进工作者、闵行区领军人才、首届中国"人民好医生"学术成就——青年风尚典范称号。以第一作者 / 通讯作者在 Stroke、Molecular Therapy-Nucleic Acids、J Neuroinflammation 等知名神经外科杂志上发表 SCI 论文 50 余篇，培养硕士和博士研究生 20 余名。已出版论著《脑血管疾病治疗的最新进展》英文版，参编论著近 10 部。

序言一

前庭神经鞘瘤的发展历史一直是作为多学科合作的典范被传承和发展，从而也衍生了耳神经外科和神经外科在该区域和领域的相互合作、相互借鉴和共同提升。尽管对于治疗方式的选择方面从历史上乃至今天仍存在争议和分歧，但理念上的趋同已成为不可逆转的潮流。保留神经功能与肿瘤的根治同样重要已形成广泛的共识。

现代医学的发展已模糊了系统和器官疾病的学科分类模式，以疾病为中心的学科融合方式和方法大大地提升和改善了患者的总体预后和生存状态。前庭神经鞘瘤的治疗便是一个有力的佐证。在国内大的前庭神经鞘瘤治疗中心，神经外科与耳神经外科的有机结合成为相对独立的学科已成为可能。基于前庭神经鞘瘤发生、发展的个体化手术入路不再因为学科间隔阂而成为障碍，标准一体化的疾病管理模式有利于更加科学客观地进行疗效的研判和疾病治疗方式的选择。

作为耳神经外科医生，我一直致力于前庭神经鞘瘤的治疗和研究，同时在国内积极推动多学科诊疗模式在该疾病治疗领域的发展。值得欣喜的是，国内多个大的前庭神经鞘瘤治疗中心已愈来愈关注这一趋势，近些年国内颅底多学科会议已吸引了众多从事颅底的相关学科医者的积极、广泛地参与。诚然，不同的医疗机构学科设置迥异，学科间发展不均衡，学科整合无法采用统一的模式和标准，因而探讨适合于本机构前庭神经鞘瘤治疗的多学科模式是目前面临的重要议题。以疾病为中心的多学科合作模式也有很多成功的典范，在综合处理前庭神经鞘瘤方面这些都值得借鉴和参考。

由上海交通大学医学院附属仁济医院神经外科张晓华团队翻译的《前庭神经鞘瘤的综合治疗》一书，是由Mayo诊所从事耳神经外科的专业团队编写的专著。本书传递的治疗理念涵盖疾病管理全过程，堪称是一本关于前庭神经鞘瘤全面而系统的临床教科书。本书内容贯穿前庭神经鞘瘤主流治疗方式发展的全过程，尤其对于各种处理方式的评判方面，正如作者在序言中所说："我们竭力试图平等地重视所有处理方式，以期提供有关医疗各个方面的无偏见的信息。尽可能在各个章节中提供汇总表以便为读者提供来源于全球文献的证据而不是仅仅关注专家意见的快速临床参考。"

这是一本值得推荐的书，对于从事前庭神经鞘瘤的相关专业人员，通过对本书的研读，不同学科间可以全方位地了解前庭神经鞘瘤的处理方式，以提供、推荐给患者最佳的治疗方式。

吴　皓

序言二

自 1777 年前 Eduard Sandifort 首次描述前庭神经鞘瘤以来，人们对于该肿瘤的认知和治疗已近 250 年了。随着科技的进步，不断更新的设备和材料，不断革新的疾病研究方法，彻底改变了该疾病治疗的模式；但对于该疾病治疗的原则仍遵循最原始的初衷和理想：全切肿瘤，保留功能。科技的发展为这一目标的实现提供了可能和无限接近的趋势，这种变化在前庭神经鞘瘤的治疗历史和现状中表现尤为突出。影像学的发展使得疾病的诊断更加便捷和精确，同时愈来愈多的小肿瘤被发现，放射外科的发展成为该疾病治疗和控制的有效手段；但作为一种良性肿瘤，外科手术治疗目前仍是前庭神经鞘瘤不可或缺的主要方法。

前庭神经鞘瘤作为颅底肿瘤中发病率较高的疾病，就手术难度而言其手术虽不能代表颅底外科的最高水准，但却能完美体现颅底良性肿瘤手术的技巧和理念，如对蛛网膜、神经、血管的保护及保留和深部骨质磨除以及颅底重建等。前庭神经鞘瘤作为颅底外科的标志性手术之一，目前仍吸引着众多从事颅底外科的中青年医生对其手术技巧进行探讨和分享。

本人从事颅底外科近 40 年，见证和参与了颅底外科在中国的萌芽、发展以及如今在局部领域同步或领先国际水准的全过程。尽管目前国内很多中心病例数、规模和手术效果已经达到或超过国外很多大的前庭神经鞘瘤治疗中心，但在前庭神经鞘瘤的综合治疗方面，仍有很多可以进一步改善和提升的空间。

由上海交通大学医学院附属仁济医院神经外科张晓华团队历时 1 年多翻译的《前庭神经鞘瘤的综合治疗》这本专著，总结和概括了前庭神经鞘瘤综合治疗的各个方面，从历史上最初的认知到现今各个治疗领域的发展阶段和过程，每个独立的章节之间的交叉知识点有机地沟通使得本书成为一个完美的整体。尤其值得注意的是，对于治疗观点的描述方面，列举了大量的循证医学研究依据，可供专业人士从专业的角度进行甄别和解读。本书区别于其他前庭神经鞘瘤专著的另一特点是内容上涵盖了治疗的全过程，而非单纯描述手术及相关治疗方法的技术要点和技巧，无论是颅底外科、耳神经外科、放射治疗科、整形外科、康复科、神经病理，还是心理科、基础医学、卫生经济学等学科，都被纳入到前庭神经鞘瘤的综合治疗中，这也真正体现了该疾病治疗过程中阶段型、专业化管理的多学科模式。尽管多数情况下，这一模式目前尚无法在单一的治疗中心完成，但这一治疗理念已愈来愈引起大家的重视。国内外颅底外科的发展已进入到多学科合作的全新模式。

综上，我很高兴并愿意向相关专业人士推荐本书。尤其是对于从事前庭神经鞘瘤治疗的神经外科中青年医师，相信该书可以重构和更新你对该疾病的认知架构，指导你对前庭神经鞘瘤的治疗方式进行选择，从而改善和提高前庭神经鞘瘤患者的生存状况。

张俊廷

原书序言

　　尽管前庭神经鞘瘤在组织学上良性相对并不常见，但是在该疾病的管理上，耳鼻喉科医生和神经外科医生仍然保持着一种持续并且发自内心的迷恋。不同手术入路（如颅中窝底入路和颅后窝入路）的探索、手术显微镜的早期使用以及术中采用和不断完善的颅神经监测技术，使得前庭神经鞘瘤患者的生活质量和生存状态得到进一步改善和提升。在 20 世纪，围绕前庭神经鞘瘤的治疗，衍生和形成了相关亚学科——神经耳科学、神经外科以及颅底外科学，并且培育形成了现今的多学科合作模式。

　　由于传统观点和创新性进展之间的频繁冲突，过去对于前庭神经鞘瘤的治疗一直存在争议。伴随着微创治疗方式——神经放射外科的出现，加上对疾病自然史愈加深入地了解，前庭神经鞘瘤的现代管理模式变得相当复杂。新的进步引起新的争议，对于前庭神经鞘瘤是采取保守治疗还是手术治疗，哪种手术方式可以提供确切的疾病治愈，关于这些方面的争论从历史到现在仍没有确切的结论。

　　编写本书的初衷是为了提供一本可供临床医生参考的涵盖前庭神经鞘瘤管理的所有方面的系统性临床教科书。本书包括 84 个章节，这些章节由一群国际专家依据特定主题的专业知识撰写而成，并附有 Mayo 诊所资深医学插画家 Bob Morreale 的插画。编写团队由显微外科医生、放射肿瘤学家、神经病学家、神经放射学家和听力学家组成，我们努力平等地重视所有管理方式，以期提供有关医疗专业人员关于前庭神经鞘瘤管理全方位无偏见的信息。同时，我们尽可能在各个章节中提供有关证据的全球文献汇总表，以便于读者独立研判。本书编写目的不是仅仅关注专家意见而是作为速读本为医生提供临床参考。

　　这本书将指导临床医生对前庭神经鞘瘤进行评估、手术和非手术管理以及康复指导，同时深入了解散发性前庭神经鞘瘤和神经纤维瘤病 2 型并发前庭神经鞘瘤在管理方法上的重大争议和长期结果。每章均涵盖针对住院医师、科研人员和初诊医生的基本原则以及更先进的理念，这些理念将吸引更多的职业医生关注前庭神经鞘瘤患者中后期的治疗。确切来说，我们希望这本书能够在今后的几年中对前庭神经鞘瘤患者的治疗提供独特的指导。

　　"我们就像坐在巨人的肩膀上的矮人，看到的比他们更多、更远，这不是因为我们的目光更远或者因为我们比他们更高，而是因为他们'举'起了我们，并且凭借其伟岸的身形为我们增光添彩。"

——John of Salisbury，1159

　　哈维·库欣（Harvey Cushing）、沃尔特·丹迪（Walter Dandy）、拉斯·莱克斯（Lars Leksell）和威廉·豪斯（William House）将因为他们在该领域的发展做出的贡献而永远被铭记。在撰写本书时，我们领域中的两个非凡的"巨人"去世了：阿尔伯特·L.罗顿（Albert L. Rhoton Jr）和迈克尔·E.格拉斯考克（Michael E. Glasscock Ⅲ）。Rhoton 博士是国际公认的"显微神经外科之父"，他的主要目标是在全世界范围内培训神经显微外科医生以努力"使外科手术更加精准、温和和安全"。我们非常幸运地介绍了 Rhoton 博士的最后的论文中的一篇——《前庭神经鞘瘤解剖学》，他对这个主题充满激情。Rhoton 博士于 1966 年在 Mayo 诊所开始其神经外科生涯，并发表了他的有关桥小脑角和颞骨解剖学的几篇早期标志性论文，这些贡献组成了一个完整的循环。在洛杉矶接受威廉·豪斯（William House）博士的培训后，格拉斯考克博士（Dr. Glasscock）于 1970 年在田纳西州纳什维尔成立了耳科小组。正如他回忆所说，长达 10 余年的作为密西西比州以东地区唯一一位经过研究培训的神经科医师的经历为他在前庭神经鞘瘤显微外科手术中提供了无与伦比的临床经验。他的经验通过他的 70 多位学员得以继承和延续，其中许多人是当今该领域的杰出领导者。我们将永远感激这些已故的导师。

Matthew L. Carlson，MD

致谢

真诚感谢所有参与本书成稿工作的编辑、撰稿人员及插画师 Robert F.Morreale，对他们高水准及细致的工作致以崇高敬意。此外，本人对 Thieme 出版社的 Timothy Hiscock、J.Owen Zurhellen 及 Keith Palumbo 在本书成稿中给予的热情指导及耐心帮助表示衷心感谢！

编者名单

Siviero Agazzi, MD, MBA, FACS
Professor and Vice Chairman
Department of Neurosurgery
Director, Division of Cranial Surgery
University of South Florida
Tampa, Florida

Yuri Agrawal, MD, MPH
Associate Professor
Division of Otology, Neurotology and Skull Base Surgery
Department of Otolaryngology–Head and Neck Surgery
The Johns Hopkins University School of Medicine
Baltimore, Maryland

Sameer Ahmed, MD
Neurotology Fellow
Department of Otolaryngology–Head and Neck Surgery
University of Michigan
Ann Arbor, Michigan

David W. Andrews, MD
Anthony Alfred Chiurco Professor of Neurological Surgery
Director, Division of Neuro-oncologic Neurosurgery and
Stereotactic Radiosurgery
Director, Stereotactic RadiosurgeryUnits, Jefferson Hospital
for Neuroscience
Thomas Jefferson University Hospital
Philadelphia, Pennsylvania

H. Alexander Arts, MD, FACS
Professor of Otolaryngology and Neurosurgery
Department of Otolaryngology-Head and Neck Surgery
University of Michigan Health System
Ann Arbor, Michigan

Ramsey Ashour, MD
Assistant Professor
Department of Neurosurgery
Dell Medical School
University of Texas
Austin, Texas

Albert Attia, MD
Associate Professor of Radiation Oncology and
Neurosurgery
Program Director, Radiation Oncology Residency Program
Director of Radiosurgery Program
Vanderbilt University Medical Center
Nashville, Tennessee

Seilesh C. Babu, MD
Program Director and Clinical Professor
Ascension St John Macomb Otolaryngology
Residency Program
Michigan State University College of Human Medicine
East Lansing, Michigan

Division of Otology/Neurotology/Skull Base Surgery
Michigan Ear Institute
Novi, Michigan

Daniele Bernardeschi, MD, PhD
Department of Otorhinolaryngology–Head and
Neck Surgery
Hôpital Pitié-Salpêtrière, AP-HP
Sorbonne Université
Paris, France

Jaishri O. Blakeley, MD
Professor
Director, Johns Hopkins Comprehensive Neurofibromatosis
Center
Department of Neurology
The Johns Hopkins University School of Medicine
Baltimore, Maryland

Nikolas H. Blevins, MD
Larry and Sharon Malcolmson Professor
Chief, Division of Otology and Neurotology
Medical Director, Stanford Cochlear Implant Center
Department of Otolaryngology–Head and Neck Surgery
Stanford University School of Medicine
Stanford, California

Kofi Boahene, MD, FACS
Professor
Division of Facial Plastic and Reconstructive Surgery
Department of Otolaryngology–Head and Neck Surgery
The Johns Hopkins University School of Medicine
Baltimore, Maryland

Christian A. Bowers, MD
Assistant Professor
Department of Neurosurgery
Westchester Medical Center
New York Medical College
Valhalla, New York

Derald E. Brackmann, MD
House Clinic
Los Angeles, California

Joseph T. Breen, MD
Assistant Professor
Department of Otolaryngology–Head and Neck Surgery
University of Cincinnati College of Medicine
Cincinnati, Ohio

Marc R. Bussiere, MSc
Medical Physics
Department of Radiation Oncology
Massachusetts General Hospital
Boston, Massachusetts

Matthew L. Carlson, MD
Professor of Otolaryngology and Neurosurgery
Program Director, Neurotology and Skull Base Surgery
    Fellowship
Department of Otolaryngology–Head and Neck Surgery
Mayo Clinic
Rochester, Minnesota

Lucas P. Carlstrom, MD, PhD
Resident Physician
Department of Neurologic Surgery
Mayo Clinic
Rochester, Minnesota

Stephen P. Cass, MD, MPH/MSPH
Professor
Department of Otolaryngology
University of Colorado School of Medicine
Aurora, Colorado

Per Cayé-Thomasen, MD, DMSc
Professor and Consultant
Department of Oto-rhino-laryngology, Head and
    Neck Surgery
Copenhagen University Hospital Rigshospitalet
Copenhagen, Denmark

Steven D. Chang, MD
Robert C. and Jeannette Powell Professor of Neurosurgery
Department of Neurosurgery
Stanford University School of Medicine
Stanford, California

Navjot Chaudhary, MD
Clinical Associate Professor
Department of Neurosurgery
Stanford University School of Medicine
Stanford, California

Brian S. Chen, MD
Division of Otology and Neurotology
Department of Otolaryngology–Head and Neck Surgery
Tripler Army Medical Center
Honolulu, Hawaii
Assistant Professor of Surgery
Uniformed Services University of the Health Sciences
Bethesda, Maryland

William R. Copeland III, MD
Neurosurgeon
Tenwek Hospital
Bomet, Kenya

Roberto A. Cueva, MD, FACS
Regional Neurotologist/Skull Base Surgeon
Southern California Permanente Medical Group
Voluntary Clinical Professor
University of California San Diego School of Medicine
San Diego, California

Nicholas L. Deep, MD
Neurotology Fellow
Department of Otolaryngology–Head and Neck Surgery
New York University Langone Medical Center
New York, New York

Jacqueline Diels, OT
Division of Otolaryngology-Head and Neck Surgery
University of Wisconsin Hospital and Clinics
Facial Rehabilitation Specialist
Facial Retraining LLC
Madison, Wisconsin

Colin L. W. Driscoll, MD
Professor and Chair
Department of Otolaryngology–Head and Neck Surgery
Mayo Clinic
Rochester, Minnesota

Heidi A. Edmonson, PhD
Department of Radiology
Division of Medical Physics
Mayo Clinic
Rochester, Minnesota

D. Gareth Evans, MD, FRCP
Professor
Department of Genomic Medicine
Division of Evolution and Genomic Science
University of Manchester
St. Mary's Hospital
Manchester, England, United Kingdom

Christopher J. Farrell, MD
Assistant Professor
Department of Neurosurgery
Sidney Kimmel Medical College at Thomas
    Jefferson University
Philadelphia, Pennsylvania

Ugo P. Fisch, MD, FRCS, FACS(Hon)
Professor
ENT Center
Hirslanden Klinik
Zürich, Switzerland

Kelly D. Flemming, MD
Associate Professor
Department of Neurology
Mayo Clinic
Rochester, Minnesota

Robert L. Foote, MD
Hitachi Professor of Radiation Oncology
Chair, Department of Radiation Oncology
Mayo Clinic
Rochester, Minnesota

William A. Friedman, MD
Professor and Chair

Department of Neurosurgery
University of Florida
Gainesville, Florida

David R. Friedmann, MD
Assistant Professor
Division of Otology, Neurotology, and Skull Base Surgery
Department of Otolaryngology–Head and Neck Surgery
New York University School of Medicine
New York, New York

Francesco Galletti, MD
Professor of Otolaryngology
Department Director
University of Messina
Messina, Italy

Bruce J. Gantz, MD
Professor and Chair
Department of Otolaryngology–Head and Neck Surgery
University of Iowa Hospitals and Clinics
Iowa City, Iowa

Caterina Giannini, MD, PhD
Professor of Laboratory Medicine/Pathology and
    Neurosurgery
Department of Laboratory Medicine and Pathology
Mayo Clinic
Rochester, Minnesota

Michael B. Gluth, MD, FACS
Associate Professor
Section of Otolaryngology–Head and Neck Surgery
Director, Comprehensive Ear and Hearing Center
Director, Bloom Otopathology Lab
The University of Chicago Medicine & Biological Sciences
Chicago, Illinois

John G. Golfinos, MD
Chair, Department of Neurosurgery
Associate Professor of Neurosurgery and Otolaryngology
New York University School of Medicine
New York, New York

Christopher S. Graffeo, MD
Resident Physician
Department of Neurologic Surgery
Mayo Clinic
Rochester, Minnesota

Richard K. Gurgel, MD
Associate Professor
Department of Otolaryngology–Head and Neck Surgery
University of Utah School of Medicine
Salt Lake City, Utah

Marlan R. Hansen, MD, FACS
Marvin and Rose Lee Pomerantz Professor
Departments of Otolaryngology-Head and Neck Surgery
    and Neurosurgery

University of Iowa
Iowa City, Iowa

David S. Haynes, MD, MMHC, FACS
Vice Chair, Chief Academic Officer
Professor of Otolaryngology, Neurosurgery, and Hearing
    and Speech Sciences
Neurotology Division/Fellowship Program/Cochlear
    Implant Program Director
Skull Base Center Co-Director
Vanderbilt University Medical Center
Nashville, Tennessee

Douglas K. Henstrom, MD
Assistant Professor
Department of Otolaryngology–Head and Neck Surgery
University of Iowa
Iowa City, Iowa

Susan J. Herdman, PhD, PT, FAPTA
Professor of Rehabilitation Medicine
Director, Division of Physical Therapy
Director, Vestibular Rehabilitation
Department of Rehabilitation Medicine
Emory University School of Medicine
Atlanta, Georgia

Travis C. Hill, MD, PhD
Resident Physician
Department of Neurosurgery
New York University Langone Medical Center
New York, New York

Joshua D. Hughes, MD
Resident Physician
Department of Neurologic Surgery
Mayo Clinic
Rochester, Minnesota

Jacob B. Hunter, MD
Assistant Professor
Department of Otolaryngology–Head and Neck Surgery
University of Texas Southwestern Medical Center
Dallas, Texas

John Huston III, MD
Professor
Department of Radiology
Mayo Clinic
Rochester, Minnesota

Brandon Isaacson, MD, FACS
Professor
Co-Director, Comprehensive Skull Base Program
Chair, Otolaryngology Resident Selection Committee
Department of Otolaryngology–Head and Neck Surgery
University of Texas Southwestern Medical Center
Dallas, Texas

Robert K. Jackler, MD
Sewall Professor and Chair
Department of Otolaryngology–Head and Neck Surgery
Professor of Neurosurgery and Surgery
Stanford University School of Medicine
Stanford, California

Jeffrey T. Jacob, MD
Neurosurgeon
Michigan Head and Spine Institute
Novi, Michigan

Michael E. Johnson, MD, PhD
Assistant Professor
Department of Anesthesiology and Perioperative Medicine
Mayo Clinic
Rochester, Minnesota

Michel Kalamarides, MD, PhD
Professor
Department of Neurosurgery
Hopital Pitié-Salpêtrière, AP-HP
Sorbonne Université
Paris, France

Nickalus Khan, MD
Resident Physician
Department of Neurosurgery
University of Tennessee Health Science Center
Memphis, Tennessee

Matthew L. Kircher, MD
Assistant Professor
Department of Otolaryngology–Head and Neck Surgery
Loyola University Medical Center
Maywood, Illinois

Ruwan Kiringoda, MD
Director, Neurotology and Hearing Implants
Palo Alto Medical Foundation
Palo Alto, California

Narayan R. Kissoon, MD
Assistant Professor of Neurology and Anesthesiology
Division of Headache, Department of Neurology
Division of Pain Medicine
Department of Anesthesiology and Perioperative Medicine
Mayo Clinic
Rochester, Minnesota

Douglas Kondziolka, MD, MSc, FRCSC, FACS
Gray Family Professor of Neurosurgery
Vice-Chair, Clinical Research
Professor of Radiation Oncology
Director, Center for Advanced Radiosurgery
NYU Langone Medical Center
New York University
New York, New York

Jennifer Kosty, MD
Clinical Skull Base and Cerebrovascular Fellow
Department of Neurosurgery
Louisiana State University Health Sciences Center, Shreveport
Shreveport, Louisiana

J. Walter Kutz Jr., MD, FACS
Associate Professor
Department of Otolaryngology–Head and Neck Surgery
University of Texas Southwestern Medical Center
Dallas, Texas

John I. Lane, MD
Professor
Department of Radiology
Mayo Clinic
Rochester, Minnesota

Shannon Langmead, CRNP, CNRN
Senior Adult Nurse Practitioner, Neurology and
   Neuro-Oncology
Clinical Coordinator, Johns Hopkins Comprehensive
   Neurofibromatosis Center
The Johns Hopkins University School of Medicine
Baltimore, Maryland

Michael J. LaRouere, MD
Neurotology Fellowship Director
Michigan Ear Institute
Farmington Hills, Michigan

Gregory P. Lekovic, MD, PhD
Chief, Division of Neurosurgery
House Clinic
Clinician-Scientist
House Ear Institute
Los Angeles, California

Dan Leksell, MD
Chairman
Leksell Gamma Knife Society
Stockholm, Sweden

John P. Leonetti, MD
Professor
Director of Skull Base Surgery
Department of Otolaryngology–Head and Neck Surgery
Division of Cranial Base Surgery
Loyola University Health System
Maywood, Illinois

Michael J. Link, MD
Professor of Neurosurgery and Otolaryngology
Program Director, Neurosurgical Skull Base Fellowship
Department of Neurologic Surgery
Mayo Clinic
Rochester, Minnesota

Haisong Liu, PhD
Associate Professor
Department of Radiation Oncology
Sidney Kimmel Medical College
Thomas Jefferson University
Philadelphia, Pennsylvania

Simon K. W. Lloyd, MBBS, BSc(Hons), MPhil(Cantab), FRCS(ORL-HNS)
Professor of Neurotology and Skull Base Surgery
Salford Royal and Manchester University NHS Foundation Trusts
Manchester, England, United Kingdom

Jay S. Loeffler, MD
Herman and Joan Suit Professor of Radiation Oncology
Chief, Department of Radiation Oncology
Massachusetts General Hospital
Boston, Massachusetts

Morten Lund-Johansen, MD, PhD
Professor and Consultant Neurosurgeon
Department of Neurosurgery
Haukeland University Hospital
Professor I, Institute of Clinical Medicine
University of Bergen
Bergen, Norway

L. Dade Lunsford, MD, FACS
Lars Leksell Distinguished Professor
Director, Center for Image-Guided Neurosurgery
Director, Residency Training Program
Department of Neurological Surgery
UPMC Presbyterian Hospital
University of Pittsburgh
Pittsburgh, Pennsylvania

Daniele Marchioni, MD
Professor and Head
Department of Otorhinolaryngology
University of Verona
Verona, Italy

Samir Mardini, MD
Professor of Surgery
Chair, Division of Plastic Surgery
Department of Surgery
Mayo Clinic
Rochester, Minnesota

Sam J. Marzo, MD
Professor and Chairman
Department of Otolaryngology–Head and Neck Surgery
Loyola University Health System
Maywood, Illinois

Bill Mastrodimos, MD, JD
Voluntary Clinical Professor
University of California San Diego School of Medicine
Regional Skull Base Neurosurgeon

Southern California Permanente Medical Group
San Diego, California

Sean O. McMenomy, MD
Professor, Department of Otolaryngology and Neurosurgery
Director, Neurotology Fellowship Program
Department of Otolaryngology-Head and Neck Surgery
New York University School of Medicine
New York, New York

Beth N. McNulty, MD
Assistant Professor
Division of Otology, Neurotology, and Cranial Base Surgery
Department of Otolaryngology–Head and Neck Surgery
University of Kentucky College of Medicine
Lexington, Kentucky

Theodore R. McRackan, MD, MSCR
Assistant Professor
Director, Skull Base Center
Department of Otolaryngology–Head and Neck Surgery
Medical University of South Carolina
Charleston, South Carolina

Gautam U. Mehta, MD
Neurosurgeon
House Clinic
Los Angeles, California

Aaron Metrailer, MD
Neurotology Fellow
Michigan Ear Institute
Farmington Hills, Michigan

L. Madison Michael II, MD, FACS, FAANS
Associate Professor
Department of Neurosurgery
University of Tennessee Health Science Center
Semmes-Murphey Clinic
Memphis, Tennessee

David A. Moffat, BSc(Hons), MA(Hon), MBBS, PhD, FRCS
Department of Skull Base Surgery
Addenbrookes Hospital
Cambridge University Teaching Hospitals NHS Trust
Cambridge, England, United Kingdom

Ashkan Monfared, MD
Associate Professor
Departments of Surgery and Neurosurgery
George Washington University
Washington, DC

Edwin M. Monsell, MD, PhD
Professor
Department of Otolaryngology–Head and Neck Surgery
Wayne State University School of Medicine
Detroit, Michigan

Dennis M. Moore, MD
Assistant Professor
Department of Otolaryngology–Head and Neck Surgery
Loyola University Health System
Maywood, Illinois

Erling Myrseth, MD, PhD
Professor
Department of Neurosurgery
Haukeland University Hospital
Bergen, Norway

Brian A. Neff, MD
Associate Professor
Department of Otolaryngology–Head and Neck Surgery
Mayo Clinic
Rochester, Minnesota

Ajay Niranjan, MD, MBA
Professor of Neurosurgery
Director, UPMC Brain Mapping Center
Director of Radiosurgery Research, Center of Image-Guided
   Neurosurgery
Department of Neurological Surgery
UPMC Presbyterian
University of Pittsburgh
Pittsburgh, Pennsylvania

Georg Norén, MD, PhD
Professor Emeritus
Department of Neurosurgery
Warren Alpert Medical School of Brown University
Providence, Rhode Island

Brendan P. O'Connell, MD
Assistant Professor
Department of Otolaryngology–Head and Neck Surgery
University of North Carolina
Chapel Hill, North Carolina

Steven R. Otto, MA
House Clinic
Los Angeles, California

Scott R. Owen, MD
Director of Facial Plastic and Reconstructive Surgery
University of Iowa Hospitals and Clinics
Iowa City, Iowa

James A. Owusu, MD
Facial Plastic and Reconstructive Surgeon
Department of Head and Neck Surgery
MidAtlantic Permanente Medical Group
McLean, Virginia

Enrico Pasanisi, MD
Associate Professor of Otolaryngology
University of Parma
Parma, Italy

Neil S. Patel, MD
Neurotology Fellow
Department of Otolaryngology–Head and Neck Surgery
Mayo Clinic
Rochester, Minnesota

Stanley Pelosi, MD
Department of Otolaryngology
Long Island Jewish Medical Center
New Hyde Park, New York

Avital Perry, MD
Resident Physician
Department of Neurologic Surgery
Mayo Clinic
Rochester, Minnesota

Matthieu Peyre, MD, PhD
Department of Neurosurgery
Hopital Pitié-Salpêtrière, AP-HP
Sorbonne Université
Paris, France

Daniel R. Pieper, MD†
Department of Neurosurgery and Skull Base Surgery
Michigan Head and Spine Institute
Providence Park Hospital
Novi, Michigan

† deceased

Crystal Pitts, AuD
Department of Otolaryngology–Head and Neck Surgery
University of Michigan
Ann Arbor, Michigan

Scott R. Plotkin, MD, PhD
Professor
Department of Neurology
Harvard Medical School
Stephen E. and Catherine Pappas Center for
   Neuro-Oncology
Massachusetts General Hospital
Boston, Massachusetts

Bruce E. Pollock, MD
Professor of Neurosurgery and Radiation Oncology
Department of Neurologic Surgery
Mayo Clinic
Rochester, Minnesota

Sampath Chandra Prasad, MBBS, MS, DNB, FEB-ORLHNS
Consultant Otolaryngology-Head and Neck Surgery
Manipal Hospital
Bangalore, India

Livio Presutti, MD
Professor and Head
Department of Otolaryngology
University Hospital of Modena

Modena, Italy

Daniel L. Price, MD
Associate Professor
Program Director, Otolaryngology Residency Program
Department of Otolaryngology–Head and Neck Surgery
Mayo Clinic
Rochester, Minnesota

Aditya Raghunathan, MD, MPH
Assistant Professor
Department of Laboratory Medicine and Pathology
Mayo Clinic
Rochester, Minnesota

Richard T. Ramsden, MBE, FRCSEd, FRCSEng
Former Professor of Otolaryngology
Manchester Royal Infirmary and Salford Royal Hospital
Manchester, England, United Kingdom

Aaron K. Remenschneider, MD, MPH
Assistant Professor
University of Massachusetts Medical School
UMASS Memorial Medical Center
Worcester, Massachusetts

Albert L. Rhoton Jr., MD†
R. D. Keene Family Professor and Chairman Emeritus
Department of Neurosurgery
University of Florida College of Medicine
Gainesville, Florida

† *deceased*

Daniel S. Roberts, MD, PhD
Assistant Professor of Surgery
Division of Otolaryngology
University of Connecticut School of Medicine
Farmington, Connecticut

Jon Robertson, MD
Professor
Department of Neurosurgery
University of Tennessee Health Science Center
Semmes-Murphey Clinic
Memphis, Tennessee

Joseph P. Roche, MD
Assistant Professor
Division of Otolaryngology-Head and Neck Surgery
Department of Surgery
University of Wisconsin School of Medicine and
    Public Health
Madison, Wisconsin

J. Thomas Roland Jr., MD
Mendik Foundation Chairman of Otolaryngology-Head and
    Neck Surgery
Professor of Otolaryngology and Neurosurgery
New York University Langone Medical Center

New York, New York

Alessandra Russo, MD
Department of Otology and Skull Base Surgery
Gruppo Otologico
Piacenza-Rome, Italy

Raghuram Sampath, MD
Skull Base Fellow
Department of Neurosurgery
University of Colorado
Denver, Colorado

Ravi N. Samy, MD
Associate Professor
Chief, Division of Otology/Neurotology
Program Director, Neurotology Fellowship
Department of Otolaryngology
University of Cincinnati
Cincinnati, Ohio

Nina Niu Sanford, MD
Assistant Professor
Department of Radiation Oncology
University of Texas Southwestern Medical Center
Dallas, Texas

Mario Sanna, MD
Professor of Otolaryngology
Gruppo Otologico
Piacenza and Rome, Italy

Marc S. Schwartz, MD
Department of Neurosurgery
University of California San Diego
San Diego, California

Alexander Sevy, MD
Assistant Professor
Department of Otolaryngology–Head and Neck Surgery
Louisiana State University
Baton Rouge, Louisiana

Jeffrey D. Sharon, MD
Assistant Professor
Director of Balance and Falls Center
Division of Otology, Neurotology, and Skull Base Surgery
Department of Otolaryngology–Head and Neck Surgery
University of California San Francisco
San Francisco, California

Jason P. Sheehan, MD
Professor
Department of Neurological Surgery
University of Virginia
Charlottesville, Virginia

Neil T. Shepard, PhD
Professor Emeritus of Audiology and Vestibular Medicine
Department of Otolaryngology–Head and Neck Surgery

Mayo Clinic
Rochester, Minnesota

Wenyin Shi, MD, PhD
Associate Professor
Co-Director, Brain Tumor Center
Co-Director, Stereotactic Radiosurgery Program
Department of Radiation Oncology
Sidney Kimmel Medical College
Thomas Jefferson University
Philadelphia, Pennsylvania

Helen A. Shih, MD, MPH
Associate Professor
Chief, CNS & Eye Services
Department of Radiation Oncology
Medical Director, Proton Therapy Center
Massachusetts General Hospital
Boston, Massachusetts

Robert Smee, MBBS, MA, FRANZCR
Associate Professor
Department of Radiation Oncology
Prince of Wales Hospital
Sydney, Australia

Clayton A. Smith, MD, PhD
Assistant Professor
Department of Radiation Oncology
Ochsner Medical Center
New Orleans, Louisiana

Davide Soloperto, MD, PhD
ENT Department, AOUI Verona
University of Verona
Verona, Italy

Sven-Eric Stangerup, MD, DMSc
Associate Professor
ENT Department
Copenhagen University Hospital
Copenhagen, Denmark

Olivier Sterkers, MD, PhD
Professor
Department of Otorhinolaryngology–Head and
  Neck Surgery
Hôpital Pitié-Salpêtrière, AP-HP
Sorbonne Université
Paris, France

Marissa A. Suchyta, BA
Division of Plastic Surgery
Department of Surgery
Mayo Clinic
Rochester, Minnesota

Alex D. Sweeney, MD
Assistant Professor of Otolaryngology and Neurosurgery
Dorothy L. McGee Endowed Chair

Bobby R. Alford Department of Otolaryngology–Head and
  Neck Surgery
Baylor College of Medicine
Houston, Texas

Abdelkader Taibah, MD
Department of Otology & Skull Base Surgery
Gruppo Otologico
Piacenza-Rome, Italy

Steven A. Telian, MD
John L. Kemink Professor of Neurotology
Department of Otolaryngology–Head and Neck Surgery
University of Michigan
Ann Arbor, Michigan

Philip V. Theodosopoulos, MD
Professor and Vice Chair of Neurological Surgery
Reza and Georgianna Khatib Endowed Chair in Skull Base
  Surgery
Director, Skull Base Tumor Program
Department of Neurological Surgery
University of California San Francisco
San Francisco, California

Michael J. Torrens, MPhil, ChM, FRCS
Department of Neurosurgery
Hygeia Hospital
Athens, Greece

Øystein V. Tveiten, MD
Department of Neurosurgery
Haukeland University Hospital
Department of Clinical Medicine
University of Bergen
Bergen, Norway

Jamie J. Van Gompel, MD
Associate Professor of Neurosurgery and Otolaryngology
Program Director, Neurologic Surgery Residency Program
Department of Neurologic Surgery
Mayo Clinic
Rochester, Minnesota

Harry van Loveren, MD
David W. Cahill Professor and Chair
Department of Neurosurgery and Brain Repair
Vice-Dean of Clinical Affairs
CEO, Byrd Alzheimer's Center and Research Institute
Director, USF Health Neuroscience Institute
University of South Florida Morsani College of Medicine
Tampa, Florida

Judy B. Vitucci, BBA
Former Chief Executive Officer
Acoustic Neuroma Association
Cumming, Georgia

Jeffrey T. Vrabec, MD
Otology, Neurotology, and Skull Base Surgery

Houston Methodist ENT & Facial Plastic Surgery
Houston, Texas

David D. Walker, MD
Assistant Professor
Department of Otolaryngology–Head and Neck Surgery
University of Arkansas for Medical Sciences
Little Rock, Arkansas

George B. Wanna, MD, FACS
Professor of Otolaryngology and Neurosurgery
Icahn School of Medicine at Mount Sinai
Chair, Department of Otolaryngology
New York Eye and Ear Infirmary of Mount Sinai and Mount
  Sinai Beth Israel
New York, New York

Bryan K. Ward, MD
Assistant Professor
Department of Otolaryngology–Head and Neck Surgery
The Johns Hopkins University School of Medicine
Baltimore, Maryland

Robert E. Watson Jr., MD, PhD
Associate Professor
Chair, Division of Neuroradiology
Department of Radiology
Mayo Clinic
Rochester, Minnesota

D. Bradley Welling, MD, PhD, FACS
Walter Augustus Lecompte Professor and Chair
Department of Otolaryngology–Head and Neck Surgery
Harvard University Medical School
Chief of Otolaryngology Head and Neck Surgery
Massachusetts Eye and Ear Infirmary
Department of Otolaryngology–Head and Neck Surgery
Massachusetts General Hospital
Boston, Massachusetts

Cameron C. Wick, MD
Assistant Professor
Department of Otolaryngology–Head and Neck Surgery
Washington University School of Medicine
St. Louis, Missouri

Eric P. Wilkinson, MD, FACS
House Ear Institute
Los Angeles, California

Amparo Wolf, MD, PhD
Neurosurgeon
Department of Clinical Neurological Sciences
London Health Science Centre
University of Western Ontario
London, Ontario, Canada

Yin Xia, MD, PhD
Professor
Department of Otorhinolaryngology
Beijing Tiantan Hospital
Capital Medical University
Beijing, China

Kathleen J. Yost, PhD
Associate Professor
Department of Health Sciences Research
Mayo Clinic
Rochester, Minnesota

A. Samy Youssef, MD, PhD, MSc, FAANS
Professor of Clinical Neurosurgery and Otolaryngology
Director, Complex Cranial and Skull Base Surgery
Program Director, Skull Base Surgery Fellowship
Department of Neurosurgery
University of Colorado Hospital
Aurora, Colorado

目录

第六部分　管理：显微外科

第七部分　治疗结果

第八部分　术后康复

第九部分　争议和挑战：护理

第十部分　神经纤维瘤病 2 型

第一部分

背景

I

第 1 章　前庭神经鞘瘤手术发展史

Richard T. Ramsden

1.1　引言

在外科的各专科研究百花齐放的当下，回顾历史总会有所启发。我们当前的发展是基于前人基础上达到的。就像 12 世纪 Chorrtres 的 Bernard 指出，"我们比前人看得更高、更远，并非因为我们有更敏锐的视野或更高的高度，而是因为我们站在了巨人的肩膀之上"。诚然，我们可能有时怀疑过去的一些学术思想和见解，但不能忘记前辈们在当时知识和技术状态下的努力。我们相信，未来的外科医生将带着同样的情感回顾我们在 21 世纪初的努力。

1.2　手术前"诊断"的时代

前庭神经鞘瘤（VS）的第一个具有代表性的时期是 1777 年，莱顿的 Eduard Sandifort 在一篇《关于一种附着在听神经上的坚硬肿块》的论文中首次记录了该肿瘤患者死亡后的肿瘤描述。它不仅与听神经的下半部分相连，而且与神经从延髓中出来的部分相连，穿透颞骨岩部内侧的孔。肿瘤像软骨一样坚硬，但内部柔软。他得出结论认为，这是导致患者耳聋的病因，是药物或手术均不可及的，所以无法治愈（图 1.1）。

18 世纪是启蒙的时代，是医学科学时代的开始，让人们放弃了"疾病是上帝给予的惩罚并将其作为救赎代价"的观念。解剖学研究已发展了数百年，16 世纪 Vesalius 已对中耳进行了详细解剖。为了解生理学，William Harvey 在血液循环方面进行了开创性研究。Galenic 理论正逐渐被质疑，当时许多伟大的思想家提

出了人体功能及其与心灵关系的概念。疾病与尸检结果的研究推动了诊断学的发展。特别需要指出的是，Soemmerring 对 12 对颅神经的起源和分类以及感官定位学说对神经解剖学的发展做出了杰出贡献。通过 19 世纪 Hughlings Jackson、Eduard Hitzig 和 David Ferrier 的工作，神经解剖学也得到了长足发展。像专科医生一样，这些神经学家越来越多地尝试将病理解剖与临床表现、病变结构和功能紊乱联系起来。早期关于前庭神经鞘瘤的文献中有很多关于这些说法的记载，Leveque-Lasource 于 1810 年最早描述了失明和耳聋并伴有声音变化和部分瘫痪的病例情况。

Cruveilhier（1835 年）报道了 1 例年轻女性从耳聋发病、发展到死亡的前庭神经鞘瘤病例。报告中描述了患者症状：黑矇，味觉和嗅觉完全丧失，部分耳聋，剧烈头痛，脸部皮肤麻木，偶有左大腿剧烈疼痛、似乎与头痛症状交替出现，智力一直未受影响。在患者临终前 2 周里，拒绝进食，而且第一次出现了持续的恶心、剧烈呕吐，最后患者意识丧失，并于 24h 后死亡。当时的诊断是：肿瘤增大压迫大脑，肿瘤的位置可能在颅底。Cruveilhier 描述了在乳突上放置 16 只水蛭，足底放血治疗，电刺激针刺，以及中医学的艾灸法。显然，当时的诊断技能发展优于治疗手段。

爱丁堡的 Charles Bell 在 1830 年描述了一位年轻女性患者，症状为三叉神经第 2 支和第 3 支的麻痹，"羽毛末端伸进患者鼻孔 3 英寸（in，1in ≈ 2.54cm）仍无感觉"，病情加重后同侧听力丧失伴头晕、头痛、呕吐，最后死于脑干衰竭、呼吸衰竭和吞咽困难。在死

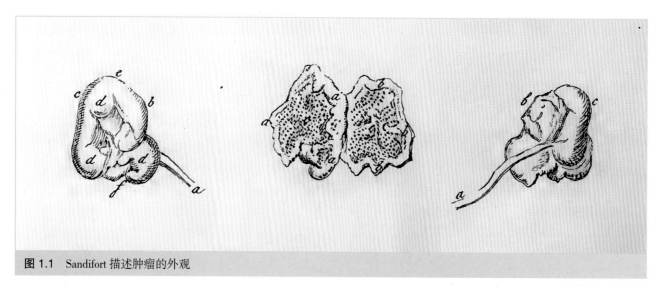

图 1.1　Sandifort 描述肿瘤的外观

后尸检中发现一个"鸽子蛋大小"的肿瘤占据了桥小脑角，压迫脑桥和小脑。肿瘤为囊性，囊内为淡黄色的透明液体，听神经无法辨认，只有面神经最内侧的 1/4 英寸和三叉神经的 1/2 英寸没有肿瘤。在 19 世纪里，Hughlings Jackson 等对颅后窝肿瘤的定位和小脑病理学做出了重要贡献，最终使外科医生有信心找到并尝试切除颅后窝病变。

1.3 外科时代的开始与神经外科的诞生

19 世纪后半叶的相关文献较少，但包含了一些具体细节，其中包括有可能是前庭神经鞘瘤但未能成功切除的病例。1890 年，von Bergmann 在 Oppenheim 诊所给一名患者做了手术，但直到患者死后才真正发现了肿瘤。1891 年，纽约的 Charles McBurney 成功地探查了一名患者的颅后窝。Guldenarm 于 1893 年在阿姆斯特丹为患者进行了前庭神经鞘瘤的切除手术，但患者在术后短时间内死亡。

多数文献将 1894 年首次成功手术切除前庭神经鞘瘤归功于伦敦的神经外科医生 Charles Ballance。然而，Harvey Cushing 对此提出了异议，理由是 Ballance 医生执刀的肿瘤基底广泛且依附于骨表面，因此更可能是脑膜瘤。此外，该病例未提及耳聋症状。Ballance 当时的手术记录也确实表明该肿瘤的基底广泛，内听道未增宽，且未见肿瘤，脑干受压较少（图 1.2）。Ballance

本人将其描述为："肿瘤附着在岩骨表面，部分硬脑膜牢固粘连。"综上所述，它确实是脑膜瘤，而不是前庭神经鞘瘤。在 Cushing 看来，该荣誉应归于爱丁堡的 Thomas Annandale 医生，他于 1895 年首次记录了成功的手术结果（图 1.3）。Thomas Annandale 在苏格兰的爱丁堡学习医学，并最终于 1877 年接替 Joseph Lister 成为教授。像当时所有的普外科医生一样，他可以转向任何专科领域，尽管彼时他的大部分手术似乎集中于骨科。

Gibson（1896 年）和 Stewart（1895 年）曾是爱丁堡皇家医院的住院医师，他们描述了 1 例病例 Isabella ——一位 25 岁的孕妇，因前额头痛、头晕、行走不稳 10 个月而入院。体格检查发现右耳听力减退，不能听到手表的"嘀嗒"声，也不能听到置于头顶部音叉的"嗡鸣"声，眼科检查提示视神经炎（视盘水肿）以及水平、垂直震颤。对侧瞳孔扩大，咽部吞咽功能减退，声音嘶哑。双侧腱反射亢进伴踝阵挛。走路步态变宽，闭目难立。这些症状都表明患者有颅后窝病变，Stewart 敏锐地观察到"迷路性耳聋可能与小脑、基底核或神经本身的听觉通路病变相一致"。需要与肿瘤、梅毒瘤、结核瘤相鉴别，给患者涂抹蓝色油膏，以及抗梅毒的碘化钾（其丈夫是海员，长期不在家），均效果不佳。1895 年 5 月 3 日，Annandale 在其小脑右叶上方对颅骨进行了钻孔开窗，切除了一个鸽子蛋大小的半囊性的肿瘤。显微镜下检查发现为纤维肉瘤性质，

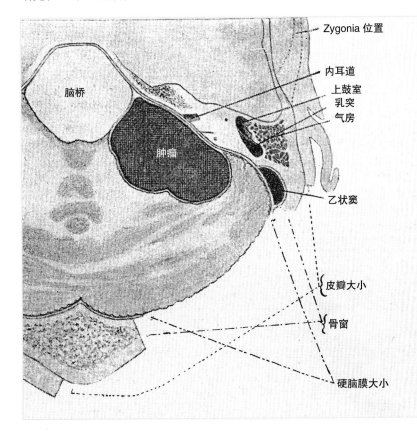

图 1.2 Ballance 的手术记录中的图片显示肿瘤通过宽基底附着在岩骨表面，脑桥受到的压迫最小，且内听道未扩大，其内也未见肿瘤

脑桥

肿瘤

Zygonia 位置

内耳道

上鼓室
乳突
气房

乙状窦

皮瓣大小

骨窗

硬脑膜大小

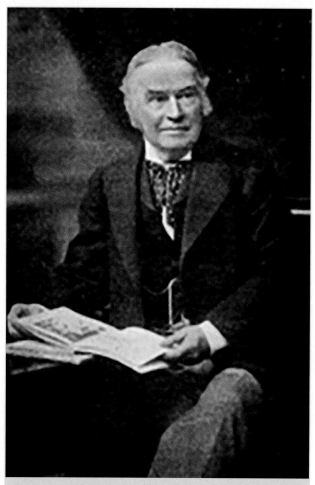

图 1.3 爱丁堡的 Thomas Annandale

当时，公认的治疗方法是通过单侧枕下大骨窗开颅手术，通常切除部分小脑，并且分两个（或多个）阶段进行手术。虽然对病变的定位诊断准确性在提高，但有时依然搞不清肿瘤病变的具体位置，于是术者在去除骨质的过程中，常常不得不从一侧窦绕到另一侧窦来寻找肿瘤。

有趣的是，Panse 于 1904 年首次提出经迷路入路切除肿瘤，避免了脑干牵拉。他将这种入路的范围定义为横窦、颈静脉球、颈内动脉和颞叶，但他认为通常会牺牲面神经，虽然他也提出可以从膝状神经节到茎突乳突孔处游离面神经。这个理论比 Ugo Fish 早了几十年。尚不清楚 Panse 是否自己使用过这种方法，但手术是由 1909 年在海德堡的 Kümmel 和 1911 年在乌得勒支的 Quix 进行的，由于手术入路狭窄，Quix 未能切除肿瘤。Ballance 由于"显而易见的理由"放弃了该方法，且至少半个世纪内这个入路都鲜有人问津，即便 Cushing 本人表示"以后该入路可能会成为首选术式"。一些外科医生曾尝试过采用联合枕下和经岩骨入路，切除颅骨的范围一直到内听道，但结果同样是灾难性的。

1.4 Cushing 和 Dandy 的时代

Cushing 是医学巨匠之一，也是新兴的"神经外科专业之父"。早期的神经外科医生都是多面手，几乎无所不能，以他名字命名的 Cushing 病闻名普及，同时他也影响了许多领域的外科手术。他与物理学家 William Bovie 合作，将电凝器引入外科手术。在拜访了 Riva-Rocci 之后，他将血压计引入日常工作中，并很快在北美风行。他也是第一个在神经外科术中提出麻醉监测的人。这里，我们关注的是他对前庭神经鞘瘤手术的贡献。他的专著《听神经肿瘤和桥小脑角综合征》成为所有从事这一领域医生必读的一本书。他把桥小脑角区的手术场面与 Gettysburg 战役相比较，令人难忘。Cushing 在波士顿的 Peter、Bent 和 Brigham 医院工作，他提倡通过弓形皮肤切口双侧枕下入路进行囊内次全切除，把围手术期死亡率从 1915 年的 28%，降低到 1931 的 4%。尽管在降低死亡率方面取得了很大进展，但保留面神经功能仍然作为次要考虑的因素，并不常规保留。双侧骨瓣去除不仅可以广泛减压，也可以探查对侧，因为有时判别肿瘤到底在哪一侧并不确定。他的手术患者的预后已明显改善，当然也有复发。而他的学生巴尔的摩约翰霍普金斯医院的 Dandy 则提倡肿瘤的完全切除。Dandy 对神经外科的贡献同样巨大，包括介绍了气脑造影术、动脉瘤夹闭术和对脑积水的机制及治疗的深度了解等。尽管这些结果有了很大的改善，但许多神经外科医生仍然不愿对前庭神经鞘瘤进行手术，直到肿瘤体积生长到非常大，进而陷入"肿

在当时这是一个不太精确的术语，但从临床上讲，该病例所患无疑是前庭神经鞘瘤，患者预后令人满意。头痛症状立即好转，眼球震颤几乎完全缓解，吞咽流质食物也没有问题，步态不稳改善，视神经炎几乎消失。奇怪的是当时临床记录中没有提及面神经的术后功能，很难想象它仍然完好无损。在 1895 年，术者已能成功切除肿瘤，面瘫作为副作用是可以忽略不计的。5 个月后，Isabella 产下一名女婴，医生的病历清楚地表明，母子俩都身体健康。作者未能在文献中找到其他任何关于 Annandale 进一步探查桥小脑角的相关参考资料。最有可能的是术者在术中放弃了进一步操作。

在 20 世纪初期，更多医生尝试肿瘤切除，但手术结果往往是灾难性的。Krause 报告手术死亡率为 84%，Borchardt 报告为 72%，Eiselsberg 报告为 75%。这样的统计数据无法作为鼓励早期手术干预的佐证。手术效果一直很差，因不懂得脑干血供的重要性，术者一般都是用手指抠出肿瘤，往往还会牵拉脑干。Ballance 提出，如果在切除肿瘤之前结扎小脑前下动脉，可以改善外科手术结果。当时全身麻醉仍处于新兴状态，对手术速度的要求也是造成预后差的一个因素。

瘤大，预后差，不手术，肿瘤增大"的恶性循环。

1.5 其他技术发展

前庭神经鞘瘤手术受益于其他医学领域的发展，特别是麻醉学、影像学、听力学和微生物学。输血在20世纪三四十年代已非常安全，神经麻醉成为一门独立学科。1949年，Atkinson让外科医生注意到脑干动脉供血的重要性，并最终认识到小脑前下动脉的重要性。

岩骨的X线检查在20世纪20年代开始应用，到20世纪60年代，内听道的计算机断层扫描（CT）已经成为常规检查手段。锝99扫描在20世纪60年代开始使用，但无法准确识别直径小于3cm的CPA肿瘤。第一代CT扫描仪是在20世纪60年代问世，而磁共振成像（MRI）仪器是在20世纪80年代问世，后者能够探测直径不超过1mm的病变。

听力测试在20世纪40年代越来越普遍，人们希望通过这些测试能够区分神经损伤与耳蜗损伤：Fowler交替响度平衡测试，Carhart音调衰减测试，Bekesy测听，短增敏指数测试（SISI），响度不适测试和言语测听。不久以后，出现了镫骨反射测试，包括阈值和衰减测试。无论是单个测试还是联合测试，结果都不甚可靠，因此，导致许多肿瘤被漏诊。由于缺乏诊断方法，在20世纪70年代，许多临床医生仍将这些测试作为常规检查的一部分。然而，这些测试现在都已被弃用。在一段时间内，脑干听觉反应（ABR）是听力测试很重要的部分，其灵敏度为98%，这听起来印象深刻，直到人们意识到其特异度非常低。任何大于70dB的感音神经性听力损失，无论是耳蜗还是耳蜗后，都会导致ABR缺失，这与耳聋的严重程度有关，与疾病部位无关。

1906年，Bérény首次描述了热反应。到20世纪中叶，双侧热值测试成为诊断检查的重要方法。耳聋侧的神经管性轻瘫被视为前庭神经鞘瘤的一个共同特征，如果没有任何不对称的病史，提示是缓慢发生的病理改变而不是急性病变，这一点被认为特别具有提示意义。

在20世纪70年代，很多医疗中心试图采用"三法则"——ABR、热反应、内听道形态中有2个异常，就进一步进行"昂贵的"CT检查，或者进行内听道的碘油造影或空气造影。回顾历史，感觉是很奇怪的，现在任何单侧感觉神经性听力丧失的患者，都会被要求去做磁共振成像检查。

第一台单目耳科显微镜是由瑞典耳科医生Carl Olof Nylen于1921年研制的。第二年，Gunnar Holmgren首次将发光双目手术显微镜用于耳科手术，同时开创了外侧管开窗手术治疗耳硬化症。有趣的是，尽管手术显微镜在耳科手术中具有明显的优势，但由于视野狭窄、工作距离短、光照差、体积大、可操作性差等明显局限性，许多美国外科医生几十年来都没有采用这种显微镜。继商业化手术显微镜的几项关键技术创新之后，Bill House是第一位意识到其全部价值的美国耳科医生。神经外科医生最初很难接受，但随着时间的推移，手术显微镜也成为神经外科器械的标准配置。20世纪20年代至20世纪40年代，电动和气动的切削钻和金刚石钻头得到进一步开发及改进。

1.6 House和Hitselberger的时代：现代

当Bill House在20世纪50年代中期进入耳鼻喉科领域时，患者出现面部感觉改变或乳头状水肿，前庭神经鞘瘤才会被诊断出来。House提出了一个革命性的想法，即对所有单侧感音神经性耳聋患者的耳道进行X线检查，从而使许多患者能够得到早期诊断。根据这一策略，Bill House在一个单侧听力丧失的年轻消防员身上发现了一个肿瘤，并将他介绍给神经外科医生进行切除手术。不过，神经外科医生建议不要手术，理由是面神经无法保留，手术危险性太高，他觉得肿瘤可能不会生长。值得注意的是，当时加利福尼亚州肿瘤登记处记录的前庭神经鞘瘤手术死亡率为40%。然而，在一年内，肿瘤继续生长，患者出现了颅内压升高的迹象。House随后在"坐位"下为患者进行手术，手术后患者一直没有恢复意识。

House进入这一领域的时机是偶然的，当时有很多新发明，包括精细的全身麻醉和消毒技术、耳科钻和手术显微镜器械。House认识到，如果能挽救面神经，早期诊断与早期切除肿瘤之间的两难局面可能会得到解决。他使用最早进口到美国的一台手术显微镜，在洛杉矶某医院太平间的尸体标本上开创了新的颞骨磨除技术，最初是颅中窝入路，然后是经迷路入路。他与一位神经外科医生Bill Hitselberger合作，但遭到了来自神经外科界的多数学者反对，他们认为一位耳科医生不该突破硬脑膜进行操作。由于Bill的兄弟Howard House的调解，双方在洛杉矶St Vincent医院的僵持局面得以解决。Howard House说，如果Bill House和Bill Hitselberger不被允许执业，他将停止自己在该医院的大量耳科手术。他的确如愿以偿，这也是经迷路手术和耳神经团队的时代的开端。但这并不意味着关于枕下入路和迷路入路的争议就此停止，双方依然在会议和文章中各抒己见，就如William Osler所说"越无知越偏见"。事实上，"最好的"入路是一个团队最熟悉也能取得最好效果的入路。

随着显微外科技术和神经监测技术的应用，术后面神经功能有所改善，神经外科团队面临的下一个挑战是保留功能性听力，这一壮举在早期通过乙状窦后或颅中窝入路中实现。与面神经结果相似，颅神经监测的发展极大地促进了对听力的保护。

今天，大多数颅底团队都熟悉桥小脑角病变的基本治疗方法，并根据患者的需要调整治疗方案。大多数大型系列报道的围手术期死亡率远低于 1%，严重并发症发生率相似，面神经保存率为 95%，约 85% 能达到 House-Brackmann Ⅰ级或Ⅱ级功能。到 20 世纪 90 年代初，鉴于预后改善，显微外科切除成为前庭神经鞘瘤治疗的主要策略。正如美国国立卫生研究院 1991 年共识声明所反映的那样，建议对所有能够和愿意接受手术的患者进行手术，对那些不愿意或被认为不能耐受手术的患者进行观察和放疗。关于显微外科现代发展和趋势的讨论，以及包括立体定向放射治疗和保守观察在内的非手术策略的讨论，将在后面的章节中进一步叙述。

参考文献

[1] Sandifort E. De duram quodam corpusculo nervo auditorio adherente: observations anatomico-pathologicae. P v d Eyk & D Vygh. 1777;1:116–120.

[2] Leveque-Lasource A. Observation sur un amaurosis et un cophosis, avec perte ou diminution de la voix, des mouvemens etc par suite de lesion organique apparente de plusieurs parties du cerveau. J Gen Med Chir Pharm. 1810; 37: 368–373.

[3] Cruveilhier J. Tumours of the Nervus Acusticus and the Syndrome of the Cerebellopontile Angle. New York, NY: Haffner Publishing Company; 1917 (Reprinted 1963).

[4] Bell C. The Nervous System of the Human Body Embracing the Papers Delivered to the Royal Society on the Subject of Nerves. London: Longman Rees Orme Brown and Green; 1830;112–114.

[5] Jackson H. Tumours at the base of the brain – death–autopsy–clinical remarks. Med Times Hosp Gazette. 1865:626–627.

[6] Toynbee J. Neuroma of the auditory nerve. Tr Path Soc Lond. 1853; 4: 259–260.

[7] Gowers W. A clinical lecture on a metastatic mystery. Lancet. 1905: 1593–1597.

[8] Bruns L (1906) quoted by Cushing H (1917) Tumors of the Nervus Acusticus and the Syndrome of the Cerebello-pontile Angle Ch1 p4 reprinted 1963. Haffner Publishing Company New York.

[9] Oppenheim H. Über mehrere Fälle von endocraniellem Tumor in welchem es gelang eine genaue Lokaldiagnose zu stellen. Berl klin Wochenschrift 1890:38–40.

[10] Babinski R (1906) quoted by Cushing H (1917) Tumors of the Nervus Acusti-cus and the Syndrome of the Cerebello-pontile Angle Ch1 p4 reprinted 1963. Haffner Publishing Company New York.

[11] Bergmann. quoted by Cushing H (1917) Tumors of the Nervus Acusticus and the Syndrome of the Cerebello-pontile Angle Ch10 p245 reprinted 1963. Haffner Publishing Company New York.

[12] McBurney C, Starr M. A contribution to cerebral surgery: diagnosis, localiza-tion and operation for removal of three tumors of the brain: with some comments on the surgical treatment of brain tumors. Am J Med Sci 1893;361–387.

[13] Cushing H. Tumors of the Nervus Acusticus and the Syndrome of the Cerebello-pontile Angle. New York, NY: Haffner Publishing Company; 1917 (reprinted 1963):245.

[14] Ballance C. Some Points in the Surgery of the Brain and Its Membranes. London: McMillan and Co; 1907:276–282.

[15] Cushing H. Tumors of the Nervus Acusticus and the Syndrome of the Cerebello-pontile Angle. New York, NY: Haffner Publishing Company; 1917 (reprinted 1963).

[16] Gibson GA. Remarks on the results of surgical measures in a series of cerebral cases. Trans Med Chir Soc Edinb. 1896; 15:27–46.

[17] Stewart JP. A contribution to the localization of cerebellar lesions. Edinburgh Hospital Report.. 1895; 3:447–453.

[18] Krause F. Zur Freilegung der hinteren Felsenbeinfläche und des Kleinhirns. Beitrage zur klinischen. Chirurgie. 1903; 37:728–764.

[19] Borchardt M. Zur Operation der Tumoren des Kleinhirnbrückenwinkels. Berl klin Wchenschr 1905(xlii), 1033–1035

[20] Eiselsberg A Über die chirurgische Behandlung der Hirntumoren Tr Internat Cong Med Lond. 1913 Sect VII; 203–207.

[21] Panse R. Klinische und pathologische Mitteilungen. IV Ein Gliom des Akustikus. Archiv Ohrenheilkunde.. 1904; 61:251–255.

[22] Kümmel W. Otologische Gesichtspunkte bei der Diagnose und Therapie von Erkrankungen der hinteren Schädelgruppe. Deutsche Zeitschrift für Nervenheilkunde. 1909 xxxvi;132–142.

[23] Quix F. Ein Fall von translabyrinthisch operiertem Tumor Akustikus. Ver Deutschen Otol Gselschaft.. 1912; 21:245–255.

[24] Dandy WE. Results of removal of acoustic tumors by the unilateral approach. AMA Arch Surg. 1941; 42:1026–1033.

[25] Pennybacker JB, Cairns H. Results in 130 cases of acoustic neurinoma. J Neurol Neurosurg Psychiatry. 1950; 13(4):272–277.

[26] Northfield DWC. Acoustic neurinoma. J Neurol Neurosurg Psychiatry. 1950; 13(4):277–278.

[27] Atkinson WJ. The anterior inferior cerebellar artery; its variations, pontine distribution, and significance in the surgery of cerebello-pontine angle tumours. J Neurol Neurosurg Psychiatry. 1949; 12(2):137–151.

[28] Selters WA, Brackmann DE. Acoustic tumor detection with brain stem electric response audiometry. Arch Otolaryngol. 1977; 103(4):181–187.

[29] Mudry A. History of instruments used for mastoidectomy. J Laryngol Otol. 2009; 123(6):583–589.

[30] Moberly AC, Fritsch MH. The evolution of mastoidectomy and tympanoplasty. Laryngoscope. 2010; 120 Suppl 4:S213.

[31] Mudry A. The history of the microscope for use in ear surgery. Am J Otol. 2000; 21(6):877–886.

[32] House WF. Transtemporal bone microsurgical removal of acoustic neuromas. Arch Otolaryngol. 1964; 80:731–742.

[33] Acoustic neuroma. Consens Statement. 1991; 9(4):1–24.

[34] Hinton AE, Ramsden RT, Lye RH, Dutton JEM. Criteria for hearing preservation in acoustic schwannoma surgery: the concept of useful hearing. J Laryngol Otol. 1992; 106(6):500–503.

第2章 前庭神经鞘瘤放射治疗方法的发展历史

L.Dade Lunsford, Ajay Niranjan, Georg Norén, Dan Leksell

"治疗的时机是肿瘤大小不超过一粒盐大小时。"

——Norman Dott

2.1 引言

由于前庭神经鞘瘤（VS）的早期诊断与计算机断层扫描（CT）和磁共振成像（MRI）等先进成像技术的广泛应用有关，何时以及采用何种治疗方案仍然是个难题。与基于更宽泛的不对称性听力损失、耳鸣或平衡失调影像学指征的早期检测进展相一致，外科手术技能也同步提升。特别是在20世纪60年代和70年代手术显微镜的引入之后，切除肿瘤同时保留现有的颅神经功能的能力有所提高。

在接下来的20年里，VS的主要治疗方法是手术切除，这已成为共识。尽管显微外科手术的结果有所改善，另外存在低风险的中风、出血和死亡，但患者仍有耳聋、面瘫和其他颅神经病变的风险。神经外科医生和神经耳科医生，通过单独或团队工作，改进了各种手术入路，每一种入路都有可供推荐的优势。耳聋患者，通过迷路入路，可以改善面神经的功能。通过乙状窦后或颅中窝入路，虽然面神经损伤的可能较大，但可能提升对听力的保护。那么，应用放射治疗作为外科切除术的替代方法背后的理论基础和历史是什么呢？

2.2 辐射模式的发展

2.2.1 早期工作

这项开创性的发现是，传统的X线检查可以检测出体检中看不到的疾病，它被广泛应用于头颅影像学检查。把放射技术扩大到治疗，因治疗所需扩大放射技术的应用范围是符合常规的。正电压X线装置所传递的快速能量导致治疗窗口（有利与不利影响）相对狭窄。对于在身体表面看不到的目标，辐射传递到更深的目标也意味着所涉及的组织都将接受相同剂量的辐射。考虑到快速分裂的肿瘤细胞比缓慢反应的正常组织对辐射剂量的反应更大，因此需要将目标剂量辐射分为多个治疗阶段施行。这种所谓的分割概念旨在减少对周围正常组织的损伤，而通过反复击中同一靶点，可产生选择性的肿瘤组织破坏。

为了更安全地向身体或颅内的深层目标输送辐射，需要研发高能X线装置（直线加速器）。除了剂量分割外，使用多个入口减少了对辐射源和目标之间所涉及组织的潜在损害。近年来，装有多叶准直器的直线加速器的发展应用，在保留区域正常组织的同时，显著改善了辐射的传输。这些设备通常由CT或MRI技术引导。这些进展极大地改善了向深部靶区输送辐射的治疗窗口。

2.2.2 粒子束

大多数辐射装置使用放射源衰变产生的伽马射线或用电子轰击钨板产生的X线。或者，电离辐射可以由回旋加速器产生的加速带电粒子产生。早期的先驱者包括Lawrence，他在20世纪40年代后期在加利福尼亚州伯克利的Lawrence Livermore实验室工作。那时，垂体瘤患者，甚至那些激素敏感的转移癌患者，都使用质子进行垂体消融治疗。他在伯克利进一步应用质子和氦离子治疗经过筛选肿瘤甚至动静脉畸形（AVM），剑桥大学质子回旋加速器中心也做过类似的治疗。20世纪70年代，Kjeldberg已经用Bragg峰值立体定向放射治疗了大量垂体和AVM患者。尽管在前CT时代确定靶点位置和体积的方法还比较初级，但放射治疗的应用仍在不断发展。

2.3 Lars Leksell 的早期工作

Lars Leksell 是20世纪伟大的神经外科先驱之一。作为一名神经生理学家，Lars Leksell 在 Ragnar 花岗岩实验室工作，他首次描述了 γ 运动系统对姿势运动的控制。这项工作是他获得博士学位的基础。他的神经外科教育学习是在瑞典斯德哥尔摩的 Serafim lasalet 完成的，由20世纪上半叶北欧神经外科医生先驱 Herbert Olivercrona 指导。在他20世纪30年代的训练中，Lars Leksell 意识到患者所承担的可怕风险：麻醉效果差，脑肿胀，中风，以及高死亡率。他确信必须要有更好的方法，才能更安全地进入大脑的深部区域。

1947年，Lars Leksell 在费城进修学习立体定向手术，同时期进修的还有坦普尔大学的先驱 Bavaria Spigel 和 Henry Wise。到1949年，他首次发表了对弧形立体定向导向装置的描述。这个装置原型被进一步改进，将一个正电压X线装置连接到电弧上，产生质子束能够交叉照射头部目标。立体定向放射外科（SRS）的术语和领域从而产生，使用该装置的第一例三叉神经痛患者接受了三叉神经半月节的放射治疗。

Lars Leksell 对更好的大脑成像和导航设备的联合使用很感兴趣。在他的职业生涯中，他评估了常规造影、超声波、脑造影、CT，最后是 MRI。他的导航设备不断改进，以便于立体定向框架在位时获得更高质量的成像。选择靶点后，在同一引导装置下，开放立体定向手术和闭合颅骨放射外科手术都是可行的。

在 20 世纪 50 年代末及 60 年代初，Lars Leksell 与瑞典放射生物学家 Bórje Larsson 合作，进一步研究了交叉发射的辐射束是否可以与他的立体定向引导装置整合。1951 年，Lars Leksell 发表了一篇文章，描述了 SRS 可能的方法等。Larsson 在瑞典乌普萨拉的 Gustav-Werner 研究所工作，在那里同步回旋加速器产生质子束用于物理研究。他们一起进行了一系列初步的动物实验。山羊是最受欢迎的实验动物，因为做完实验后它们仍可以在 Larsson 的农场里过着原始生活。在这些动物研究之后，3 例患者接受了交叉发射质子辐射（不是在哈佛大学回旋加速器装置进行的布拉格峰值质子技术）。

物流工作很复杂，Lars Leksell 和 Larsson 认为，更小、更紧凑的 60 单位 179 源钴交叉发射伽马射线更有意义。这项独立的技术允许 4mm 光束聚焦在颅内小目标上。放射单元本身可以放在当地的医院环境中。第一个伽马刀原型装置于 1968 年安装在斯德哥尔摩的 Sophiahemmet 医院，这发生在该装置刚刚在瑞典 Studsvik 核反应堆现场装载了放射源后不久，在 1967 年底第一个患者接受治疗不久。于是，有了世界上第一间无创神经外科手术室。尽管 Leksell 主要兴趣在功能神经外科上，特别是运动障碍和难治性严重强迫与焦虑障碍，但第一个接受伽马刀放射治疗的却是位颅咽管瘤患者。

2.4　前庭神经鞘瘤的应用

Lars Leksell 本人对他许多发明潜在的商业用途兴趣不大，在介绍推广他构思的新技术时天生谨慎。1975 年，各种受训人员或合作者被安排同时学习伽马刀原型装置（图 2.1）和安装在 Karolinska 医院的第二代伽马刀的不同使用方法。George Nolan 是 Lars Leksell 的弟子，在卡罗林斯卡医院接受神经外科训练，Lars Leksell 曾在那里担任教授多年。1969 年，Lars Leksell 治疗了 3 例听神经瘤患者后，Nolan 博士逐渐接管了这项研究，并被赋予了开发单次放射外科与使用原型设备的任务。那时，诊断和成像肿瘤靶点的技术还处于初级阶段。此外，剂量规划通常要求使用 1 个或最多 3 个重叠等中心，以在整个肿瘤中产生完整和足够精确的剂量分布。Jürgen Arndt，第一位使用伽马刀装置的医学物理学家，积极参与了早期技术的发展过程。最初的剂量计划是基于部分计算机生成的徒手画肿瘤周边和等剂量配置完成的，治疗时间是基于列线图计算的。从 1979 年开始，放射外科剂量计划的等剂量显示必须以适当的放大倍数打印出来，然后覆盖在硬拷贝 CT 图像上。除了成像障碍外，立体定向框架本身不适合 2 级和 3 级的孔径准直器，通过伽马刀原型装置的狭缝形准直器聚焦伽马射线。创新的解决方案包括使用巴黎石膏和后来包裹在患者头部的热塑性塑料铸模（图 2.1）。奇怪的是，这种方法让人想起了当代的面具固定装置。

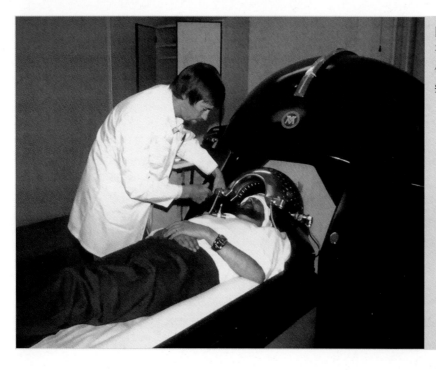

图 2.1　Georg Norén 将患者安置在斯德哥尔摩的 Sophiahemmet 医院的 Leksell 伽马刀原型装置中。第一位前庭神经鞘瘤患者用这第一代装置治疗

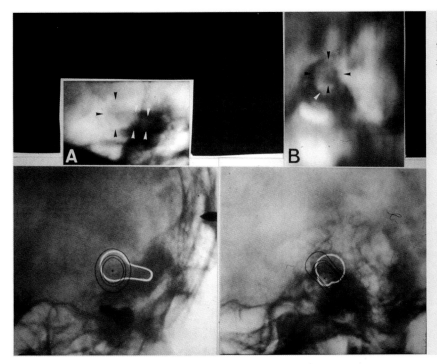

图2.2 在轴向数字成像技术发展之前，使用双平面空气对比脑造影来估计前庭神经鞘瘤靶的几何结构

对前 9 例听神经瘤患者使用气脑造影或阳性对比剂脑池造影（图 2.2）。1976 年，为听神经瘤患者首次进行了立体定向 CT 是通过使用具有水囊的 EMI 扫描仪和在扫描过程中没有连接的框架的特殊接口进行的。1979 年，第一台没有水囊的 CT 扫描仪的引入开启了肿瘤的靶向治疗，通过使用与框架连接的薄层轴向成像（图 2.3）。到 1987 年，180 多例患者接受了放射外科治疗。

1969 年至 1974 年，最初的 9 例 VS 患者接受伽马刀原型装置治疗时，对于这些肿瘤的最佳单次放射剂量还不清楚。Lars Leksell 认为肿瘤周边的最小剂量应为 25~35Gy。当时有证据表明，外周神经可以承受更高的剂量。值得注意的是，这个系列中只有 1 例患者有轻微的暂时性面部感觉减退，没有人出现面部无力。肿瘤控制总体良好。颅内肿瘤的尺寸为 1~2cm。第二台伽马刀于 1975 年安装，第一次使用 CT 辅助。这些肿瘤实际上是用 25~35Gy 的边缘剂量治疗的。这导致三叉神经病变的发生率（18%）和面部神经病变的发生率（45%）较高以及听力损失，但肿瘤控制良好。从 1976 年开始，剂量减少到 16Gy，这将除听力损失以外的神经病变发生率减至 0。在这一系列中，肿瘤的颅内部分的尺寸接近 2.5cm。首次提供了 4mm 准直器，专门设计用于覆盖 VS 的管内部分。

1988 年，卡罗林斯卡医院安装了一种新的带有新激活源的 B 型伽马刀。使用相同的剂量计划和辐射剂量水平，面部无力的发生率再次增加到 27%（没有面部感觉减退记录）。

同时，对最初第一组 9 例患者进行回访，他们接受了 CT 和后来的 MRI 检查。与早期的空气和增强剂资料进行了细致的对比。这些肿瘤的外周剂量为 10~15Gy。这解释了良好的肿瘤控制，而且几乎不存在神经病变。基于这些发现，Norén 决定（Leksell 于 1986 年 1 月去世）将标准的最低外周肿瘤剂量降低到 12Gy，降低 50%。1989 年至 1990 年治疗的 71 例肿瘤中，93% 的肿瘤得以有效控制（缩小或大小不变）。3 例肿瘤在放疗后用伽马刀复治，总的生长控制率为 97%。

听力水平很难维持，几乎所有的患者都经历了听力损伤。总的来说，在最初经验中，180 例患者中有 20 例肿瘤生长延迟，其中 11 例后来需要行手术切除，10% 需要通过脑脊液分流。Norén 的早期工作证实了放射外科未来可能发挥的作用。他为听神经瘤治疗建立了新的结果基准：挽救生命、降低并发症、控制肿瘤生长和改善长期颅神经预后。

扩大伽马刀治疗前庭神经鞘瘤的功效

1987 年，第一台 201 源伽马刀在匹兹堡长老会大学医院安装。最早接受治疗的是一些听神经瘤患者。这些患者希望避免显微外科手术的可能并发症，也包括一些有严重的内科疾病而不能行开放手术的患者。所有患者经 CT 检查证实肿瘤增大具有相应症状，最初的几年里很明显，瑞典医生早期经验所建议的边缘剂量导致较高的新出现的但通常是短暂的面神经和（或）三叉神经病变的风险，以及听力保护率不足。于是开始进行边际剂量递减研究。随后的经验试图确定治疗窗——低颅神经并发症加上长期肿瘤控制。在 1987 年至 1995 年这一剂量优化时期，出现了许多其他新技术，

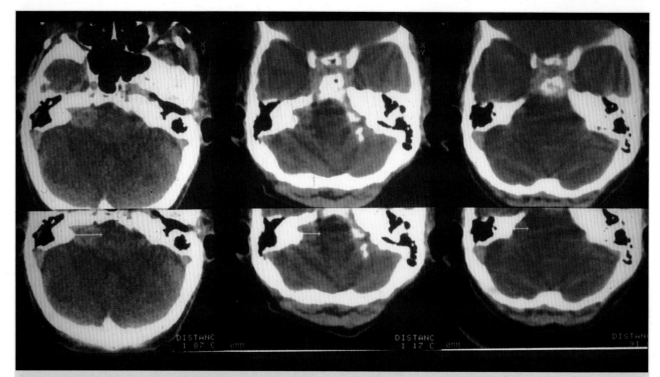

图2.3　早期使用伽马刀放射外科治疗病例，采用CT靶向，随访1年和2年

以进一步改进伽马刀SRS治疗。这些进展包括首次使用磁共振成像对肿瘤进行定位（1991年），改进多个等中心医学物理规划（首先使用Kula，然后转换为早期的Leksell-Gammaplan），以及在肿瘤体积稍小时对患者进行早期检测和治疗。此外，最新的伽马刀技术也有助于不断改进治疗结果。U单元的设计让位于B单元，方便重新加载。C单元包含了真正智能的等中心定位。2006年，在匹兹堡大学医学中心安装了更大孔径的完全机器人PrimeXon的伽马刀。

到2017年，在匹兹堡大学医学中心有近2000例VS患者接受了伽马刀SRS治疗。全球其他医学中心报告了大量的患者治疗经验，包括法国马赛的Hôspital de la Timone的伽马刀项目，在那里有3000多名VS患者接受了放射外科治疗。根据Lars Leksell伽马刀协会对患者数量的统计，到2016年，全球已经有超过100 000例听神经瘤患者接受了这一治疗。全球300多个医学中心采用了几乎相同的模式：立体定向框架应用、高清晰度靶向（通常使用磁共振成像）、使用先进的高速图像融合计算机进行高度一致和选择性剂量规划（肿瘤边缘的剂量通常为11~13Gy）。单次剂量的放射治疗只需"推进推出"在一天内完成。

关于伽马刀SRS后结果的文献也以惊人的速度涌现，到2016年，已有300多本与VS伽马刀放射外科结果相关的出版物出版（图2.4）。在这些科学出版物和许多国家国内及国际论坛的基础上，确立了放射外科作为VS主要治疗手段的价值和地位。长期肿瘤控制

率超过95%，面神经病变率低于1%，50%~90%的听力保留率（取决于术前肿瘤体积和听力状态），这些已成为接受伽马刀SRS治疗患者的预期结果。

2.5　分割放射治疗作为替代

尽管分割放射治疗迅速成为治疗脑部恶性肿瘤的重要手段，但它在生长缓慢的良性颅底肿瘤（如VS）中的应用进展缓慢。线性加速器分割放射治疗通常被考虑应用于显微外科切除术后残留肿瘤生长的患者或由于主要的并发症而被认为不适合首选手术的患者。早期的努力方向是安全性（减少对颅神经、脑干和颞叶的附加损伤）。与SRS相似，早期提倡分割放射治疗的人既不知道颅神经耐受性，也不知道肿瘤控制剂量。随着直线加速器使用多叶准直器系统得到改进，并开始使用CT数据，然后最终使用MRI数据增强靶向性，治疗窗口开始出现。

分割方法和分割剂量都不清楚；因此，许多研究只能集中在现有技术（改进的或商用的直线加速器）和计算机软件剂量规划（国产或商用）上。多种相关出版物都报道了常规的分割方法，如每分割剂量1.8Gy的50Gy方案和3~10个疗程的超分割方案。为了提供合理的重复剂量传递准确度，大多数医学中心开始使用可重新定位的面罩固定系统在每次放射治疗期间来固定患者的头部。

随着结果的累积，同样的结果分析被应用于这些分割放射治疗模式：肿瘤控制、颅神经反应、不良放射反

应的检测和迟发性脑积水。多叶准直器放射治疗装置，包括锥束 CT 靶向验证技术，得以世界范围内广泛商用。

2.5.1 赛博刀放射治疗的发展

20 世纪 80 年代，斯坦福大学神经外科医生 John Adler 也曾在卡罗林斯卡医院观摩了 Lars Leksell 伽马刀的使用情况。Adler 博士相信，安装在商业机器人上的一个小型轻量直线加速器产生的光子辐射，可以同样精确地、有效地将聚焦辐射传递给听神经瘤这样的目标。他的赛博刀原型装置也在逐渐发展，并由 Accuray 成功销售。相关的科学出版物的出现，确认了它作为一种替代性的辐射传输技术在世界各地选定的医学中心的潜在作用。

2.5.2 粒子束传输技术的发展

尽管早期有人认为，交叉发射粒子束或布拉格峰值质子技术所提供的辐射可能会取代其他光子辐射技术，但有关可比较有效性的累积数据仍然很少。参与这些研究的医学中心继续提倡分割方法，并认为质子的放射生物学效应优于光子技术。支持这一论点的数

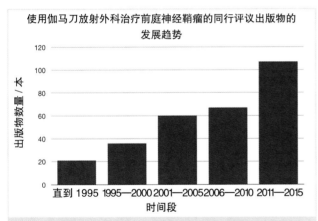

图 2.4 使用伽马刀放射外科治疗前庭神经鞘瘤的同行评议出版物的发展趋势图

据似乎非常有限，而且未被广泛接受，因为早期的实验和临床数据表明，质子的放射生物学反应比光子强 1.2 倍。由于光子技术对 VS 的临床应用有限，这一论点在很大程度上仍未得到证实。布拉格峰值质子技术经常被销售到大型医院作为减少颅底肿瘤的流出剂量的方法。然而，这种技术在颞叶等结构中的流入剂量往往超过立体定向放射外科技术应用的剂量。

精确定位肿瘤靶点并向这些肿瘤安全传递辐射的技术仍在不断发展。是使用立体定向框架（需要绝对亚毫米精度）还是使用面罩固定目标，目前正在通过使用直线加速器和新的伽马刀（图 2.5）方法进行进一步研究。

参考文献

[1] Dott NM. Chronic arachnoiditis and hydrocephalus in the surgical management of acoustic tumours; a plea for early operation. Proc R Soc Med. 1958;51(11):897–899.

[2] Lawrence JH. Proton irradiation of the pituitary. Cancer. 1957; 10(4):795–798.

[3] Fabrikant JI, Lyman JT, Hosobuchi Y. Stereotactic heavy-ion Bragg peak radiosurgery for intra-cranial vascular disorders: method for treatment of deep arteriovenous malformations. Br J Radiol. 1984; 57(678):479–490.

[4] Kjellberg RN. Stereotactic Bragg peak proton beam radiosurgery for cerebral arteriovenous malformations. Ann Clin Res. 1986; 18 Suppl 47:17–19.

[5] Kjellberg RN, Shintani A, Frantz AG, Kliman B. Proton-beam therapy in acromegaly. N Engl J Med. 1968; 278(13):689–695.

[6] Leksell L. A stereotaxic apparatus for intracerebral surgery. Acta Chir Scand. 1949; 99:229–233.

[7] Leksell L. The stereotaxic method and radiosurgery of the brain. Acta Chir Scand. 1951; 102(4):316–319.

[8] Leksell L, Larsson B, Andersson B, Rexed B, Sourander P, Mair W. Lesions in the depth of the brain produced by a beam of high enerGyprotons. Acta Radiol. 1960; 54:251–264.

[9] Andersson B, Larsson B, Leksell L, et al. HistopatholoGyof late local radiolesions in the goat brain. Acta Radiol Ther Phys Biol. 1970;

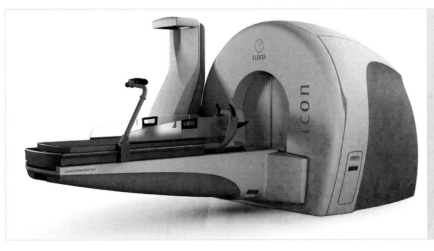

图 2.5 Leksell 伽马刀图标：该型号配备 CT 扫描仪，能够进行分馏

9(5):385–394.

[10]Backlund EO. The History and Development of Radiosurgery. New York, NY: Elsevier; 1992.

[11]Ganz JC. Stockholm radiosurgery developing 1968–1982. Prog Brain Res. 2014; 215:85–94.

[12]Norén G. Gamma knife radiosurgery of acoustic neurinomas. A historic perspective. Neurochirurgie. 2004; 50(2–3, Pt 2):253–256.

[13]Bergström M, Greitz T. Stereotaxic computed tomography. AJR Am J Roentgenol. 1976; 127(1):167–170.

[14]Leksell L, Jernberg B. Stereotaxis and tomography. A technical note. Acta Neurochir (Wien). 1980; 52(1–2):1–7.

[15]Noren G, Arndt J, Hindmarsh T, Hirsch A. Modern Stereotactic Neurosurgery. Boston, MA: Martinus Nijhoff Publishing; 1988.

[16]Norén G: Gamma Knife radiosurgery for acoustic neurinomas; in Gildenberg PL, Tasker RR (eds): Textbook of Stereotactic and Functional Neurosurgery. New York, McGraw-Hill, 1998, chap 90, pp 835–844.

[17]Hirsch A, Norén G, Anderson H. Audiologic findings after stereotactic radiosurgery in nine cases of acoustic neurinomas. Acta Otolaryngol. 1979; 88(3–4):155–160.

[18]Norén G, Arndt J, Hindmarsh T. Stereotactic radiosurgery in cases of acoustic neurinoma: further experiences. Neurosurgery. 1983; 13(1):12–22.

[19]Lunsford LD, Flickinger J, Lindner G, Maitz A. Stereotactic radiosurgery of the brain using the first United States 201 cobalt-60 source gamma knife. Neurosurgery. 1989; 24(2):151–159.

[20]Régis J, Pellet W, Delsanti C, et al. Functional outcome after gamma knife surgery or microsurgery for vestibular schwannomas. J Neurosurg. 2013; 119 Suppl:1091–1100.

[21]Lunsford LD, Niranjan A, Flickinger JC, Maitz A, Kondziolka D. Radiosurgery of vestibular schwannomas: summary of experience in 829 cases. J Neurosurg. 2005; 102 Suppl:195–199.

[22]Newman H, Sheline GE, Boldrey EB. Proceedings: radiation therapy of tumors of the eighth nerve sheath. Am J Roentgenol Radium Ther Nucl Med. 1974; 120(3):562–567.

[23]Andrews DW, Werner-Wasik M, Den RB, et al. Toward dose optimization for fractionated stereotactic radiotherapy for acoustic neuromas: comparison of two dose cohorts. Int J Radiat Oncol Biol Phys. 2009; 74(2):419–426.

[24]Adler JR, Jr, Chang SD, Murphy MJ, Doty J, Geis P, Hancock SL. The Cyberknife: a frameless robotic system for radiosurgery. Stereotact Funct Neurosurg. 1997; 69(1–4, Pt 2):124–128.

[25]Vivas EX, Wegner R, Conley G, et al. Treatment outcomes in patients treated with CyberKnife radiosurgery for vestibular schwannoma. Otol Neurotol. 2014; 35:162–170.

[26]Sakamoto GT, Blevins N, Gibbs IC. Cyberknife radiotherapy for vestibular schwannoma. Otolaryngol Clin North Am. 2009; 42(4):665–675.

[27]Chang SD, Gibbs IC, Sakamoto GT, Lee E, Oyelese A, Adler JR, Jr. Staged stereotactic irradiation for acoustic neuroma. Neurosurgery. 2005; 56(6): 1254–1261, discussion 1261–1263.

[28]Ishihara H, Saito K, Nishizaki T, et al. CyberKnife radiosurgery for vestibular schwannoma. Minim Invasive Neurosurg. 2004; 47(5):290–293.

[29]Kjellberg RN, Nguyen NC, Kliman B. [The Bragg Peak proton beam in stereotaxic neurosurgery]. Neurochirurgie. 1972; 18(3):235–265.

[30]Kjellberg RN, Sweet WH, Preston WM, Koehler AM. The Bragg peak of a proton beam in intracranial therapy of tumors. Trans Am Neurol Assoc. 1962; 87:216–218.

[31]Klijn S, Verheul JB, Beute GN, et al. Gamma Knife radiosurgery for vestibular schwannomas: evaluation of tumor control and its predictors in a large patient cohort in The Netherlands. J Neurosurg. 2015:1–8.

[32]Boari N, Bailo M, Gagliardi F, et al. Gamma Knife radiosurgery for vestibular schwannoma: clinical results at long-term follow-up in a series of 379 patients. J Neurosurg. 2014; 121 Suppl:123–142.

[33]Hasegawa T, Kida Y, Kato T, Iizuka H, Kuramitsu S, Yamamoto T. Long-term safety and efficacy of stereotactic radiosurgery for vestibular schwannomas: evaluation of 440 patients more than 10 years after treatment with Gamma Knife surgery. J Neurosurg. 2013; 118(3):557–565.

[34]Kano H, Kondziolka D, Khan A, Flickinger JC, Lunsford LD. Predictors of hearing preservation after stereotactic radiosurgery for acoustic neuroma. J Neurosurg. 2009; 111(4):863–873.

[35]Tamura M, Carron R, Yomo S, et al. Hearing preservation after gamma knife radiosurgery for vestibular schwannomas presenting with high-level hearing. Neurosurgery. 2009; 64(2):289–296, discussion 296.

[36]Niranjan A, Mathieu D, Flickinger JC, Kondziolka D, Lunsford LD. Hearing preservation after intracanalicular vestibular schwannoma radiosurgery. Neurosurgery. 2008; 63(6):1054–1062, discussion 1062–1063.

[37]Chopra R, Kondziolka D, Niranjan A, Lunsford LD, Flickinger JC. Long-term follow-up of acoustic schwannoma radiosurgery with marginal tumor doses of 12 to 13Gy. Int J Radiat Oncol Biol Phys. 2007; 68(3):845–851.

[38]Chung WY, Liu KD, Shiau CY, et al. Gamma knife surgery for vestibular schwannoma: 10-year experience of 195 cases. J Neurosurg. 2005; 102 Suppl:87–96.

[39]Combs SE, Engelhard C, Kopp C, et al. Long-term outcome after highly advanced single-dose or fractionated radiotherapy in patients with vestibular schwannomas -pooled results from 3 large German centers. Radiother Oncol. 2015; 114(3):378–383.

[40]Anderson BM, Khuntia D, Bentzen SM, et al. Single institution experience treating 104 vestibular schwannomas with fractionated stereotactic radiation therapy or stereotactic radiosurgery. J Neurooncol. 2014; 116(1):187–193.

[41]Champ CE, Shen X, Shi W, et al. Reduced-dose fractionated stereotactic radiotherapy for acoustic neuromas: maintenance of tumor control with improved hearing preservation. Neurosurgery. 2013; 73(3):489–496.

[42]Rasmussen R, Claesson M, Stangerup SE, et al. Fractionated stereotactic radiotherapy of vestibular schwannomas accelerates hearing loss. Int J Radiat Oncol Biol Phys. 2012; 83(5):e607–e611.

[43]Kapoor S, Batra S, Carson K, et al. Long-term outcomes of vestibular schwannomas treated with fractionated stereotactic radiotherapy: an institutional experience. Int J Radiat Oncol Biol Phys. 2011; 81(3):647–653.

[44]Collen C, Ampe B, Gevaert T, et al. Single fraction versus fractionated Linac-based stereotactic radiotherapy for vestibular schwannoma: a singleinstitution experience. Int J Radiat Oncol Biol Phys. 2011; 81(4):e503–e509.

第 3 章　前庭神经鞘瘤的流行病学

Per Cayé-Thomasen, Sven-Eric Stangerup

3.1　引言

曾有一项在法罗群岛开展的回顾性分析发现，1962—1975 年，50 000 名居民中，颅内原发肿瘤的发病率为 9.9%。这其中，前庭神经鞘瘤占所有颅内肿瘤的 8%~10%，占所有桥小脑角肿瘤的 80%。

根据丹麦发布的数据，自 1957 年 1 月至 1976 年 7 月，丹麦每年前庭神经鞘瘤的发病率约为 5.4 ‰。在丹麦奥胡斯郡，1977—1981 年，前庭神经鞘瘤的年均发病率为 5.9 ‰。1992—1996 年，该数据增长为 18.3 ‰。在加拿大的马尼托巴省，1980—1985 年，前庭神经鞘瘤的年均发病为 5 ‰。1987—1991 年，该数据增长为 13‰。一份英格兰西北部发布的数据显示，该地区 1990—1999 年，前庭神经鞘瘤的年均发病率为 10.4 ‰。一份美国最近发布的数据显示，2019 年，美国前庭神经鞘瘤的年发病率为 11 ‰。

在未经选择的尸检案例中，未诊断及"无临床症状"的前庭神经鞘瘤发现率分别为 0.8% 和 0.9%。在 Wittmaack 于 1908—1945 年收集的样本（包含 1720 块经选择的颞骨）中，Eckermeier 等发现了 30 例神经鞘瘤病例（1.7%）。其中，有 8 例为管内神经鞘瘤，直径 8mm；有 22 例直径大于 25mm。在 2 项针对颞骨的组织病理学研究中，未获临床诊断及无临床症状的前庭神经鞘瘤发生率分别为 2.4% 和 2.7%。

根据 3 篇文献报道，在颅脑磁共振扫描时意外发现前庭神经鞘瘤的比例分别为 0.3%、0.5% 和 1.6%。在美国中央脑部肿瘤登记处和洛杉矶县癌症监测项目（1975—1998 年）这 2 项基于人口的发病率登记处，获得的前庭神经鞘瘤发病率亦类似，分别为年均 6 ‰ 及年均 8 ‰（1995—1998 年）。此外，脑 / 中枢神经系统原发肿瘤以及前庭神经鞘瘤的发生率皆在升高。

3.2　丹麦国家前庭神经鞘瘤数据库

自 1976 年起，被诊断出患有前庭神经鞘瘤的丹麦患者会被转诊至哥本哈根大学医院的三级转诊中心。患者的性别、出生日期、邮政编码、确诊日期、肿瘤的大小和位置、纯音和言语测听结果以及其他相关数据都会被分别录入国家数据库。在手术方面，录入的数据包括手术日期、手术入路、肿瘤切除范围、手术结束时面神经的解剖状态、术中和术后出现的并发症以及出院时和术后 3 个月、6 个月、9 个月和 12 个月

的面部功能。如果患者被列入"随访和扫描"管理方式，那么患者将每年接受磁共振检查及纯音和言语测听检查。患者将在当地医院接受上述检查，且磁共振影像和测听检查结果会被发送至三级转诊中心进行评估。在评估后，数据会被分别录入数据库。

3.3　诊断

自 1976 年起，有 3153 例类似前庭神经鞘瘤的内听道或桥小脑角单侧肿瘤，被诊断并录入数据库。录入的初次诊断数据日期为具有诊断意义的初次 CT 或磁共振扫描日期。1985 年之前，丹麦的前庭神经鞘瘤诊断主要依靠 X 线检查、X 线断层扫描和 CT 检查。丹麦的第一台磁共振扫描机器在 1985 年投入使用。自 1990 年起，通过磁共振扫描诊断的前庭神经鞘瘤比例越来越高。自 1995 年以来，除体内有金属植入物、极度肥胖和幽闭恐惧症患者以外，前庭神经鞘瘤患者基本都由磁共振检查进行确诊。

3.3.1　肿瘤大小的测量

根据 2003 年日本会议共识，前庭神经鞘瘤被分为管内型和管外型。管内型为肿瘤完全位于内听道，无关瘤体大小。管外型为瘤体延伸入桥小脑角，此时瘤体大小以最大的管外直径来衡量。对于有脑池生长的前庭神经鞘瘤，评估瘤体大小时，不包括内听道内的部分。

3.3.2　听力分类

在听力评估中，将纯音平均（PTA）计算为 500Hz、1000Hz、2000Hz 和 4000Hz 频率下听力水平（dB）的平均值。言语辨别（SD）测听是在标准的安静条件下进行的，根据屏蔽规则，使用在最舒适的听力水平上正确重复的音素评分的单词表。

对于听力的分类，使用了修改后的单词识别评分原则。类别 0：SD=100%；Ⅰ类：SD=70%~99%；Ⅱ类：SD=50%~69%；Ⅲ类：SD=1%~49%；Ⅳ类：SD=0。

3.3.3　患者人口统计数据与肿瘤特征

3153 例患者的年龄中位数为 51.3 岁（范围：15~93 岁）。男、女患者数分别为 1565 例、1588 例。1189 例（38%）患者，肿瘤完全位于内听道（管内）；1964 例（62%）患者，肿瘤延伸进入桥小脑角。诊断

时瘤体大小的中位数为 14.3mm，延伸范围为管外 75mm。

3.3.4　丹麦的前庭神经鞘瘤发病率

丹麦的前庭神经鞘瘤年发病例数，由 1976 年的 15 例逐渐升高至 2012 年的 178 例。与之对应的发病率由 1976 年的百万分之三上升至 2012 年的 32.0‰（图 3.1，图 3.2）。

前庭神经鞘瘤获得诊断的例数增加可能由多种因素引起，其中最重要的是不断提高诊断精度的设备（例如磁共振机器）的应用。另一因素可能是随着发达国家人口期望寿命的增长，人们（尤其是老年人）对疾病症状的认识有所提高。此外，更好的、普及更广的测听仪器也使得更多的不对称听力丧失患者能够得到诊断。前庭神经鞘瘤检测手段的增强和诊断率的提高，又使得普通医学专业人士和耳鼻喉科医生对其认识提高。

然而很明显，20 世纪 70 年代及 80 年代早期，前庭神经鞘瘤的低发病率是当时较差的诊断方法导致的，例如空气脑池造影和 CT，而没有或仅有一些磁共振机器可以使用。此外，当时的诊断性造影也仅局限用于年轻患者，从而导致一些老年患者的小肿瘤基本未被诊断。

3.4　管内型前庭神经鞘瘤的诊断和丹麦磁共振机器数量

丹麦磁共振机器的数量上升与管内型前庭神经鞘瘤诊断例数的增加呈现出相关性（图 3.3）。丹麦的第一台磁共振机器安装于 1985 年。从那时起，磁共振机器的使用和轧增强技术的引入对小瘤体和单纯管内型前庭神经鞘瘤的诊断产生了很大的影响。自 1980 年起，管内型神经鞘瘤所占的比例从 3% 上升至 2001 年的

29%。因此，小瘤体和管内型前庭神经鞘瘤的发病率上升可以归因于诊断例数的上升。其中较大部分是老年患者，因为前几十年他们没有做过磁共振成像检查。

由于只有一小部分的小瘤体及管内的肿瘤被诊断，所以也有说法认为发病率升高的原因可以归纳为在老年患者中诊断了之前未被诊断的肿瘤，而不是实际发病率增加。最小的肿瘤在最年长的患者身上被诊断这一事实，也支持了以上说法。

3.4.1　诊断时的前庭神经鞘瘤大小

在一段时间内，肿瘤在诊断时的大小明显减小，从 1976—1979 年的 3 年平均尺寸 28mm 到 2009—2012 年的 4 年平均尺寸 8.4mm（图 3.4）。

观察 1976—2008 年 33 年间的第一个 3 年和最后一个 4 年时间段可以看出，在前面的时间段内，没有单纯管内的肿瘤被诊断出；而与之形成对比的是，在最后一个 4 年时间段内，所有诊断出的肿瘤中有 44% 为管内型。尺寸为 1~25mm 的中等大小肿瘤所占的百分比在所有时间段中几乎保持恒定；与之对比，大于

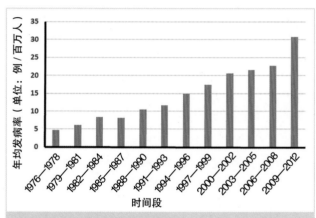

图 3.2　1976—2008 年的多个 3 年期和 2009—2012 年的 4 年期，丹麦前庭神经鞘瘤平均年均发病率（例/百万人）

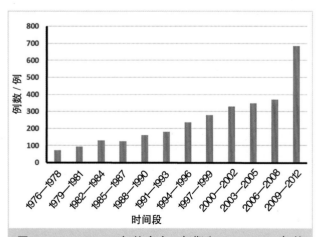

图 3.1　1976—2008 年的多个 3 年期和 2009—2012 年的 4 年期，丹麦诊断的前庭神经鞘瘤例数

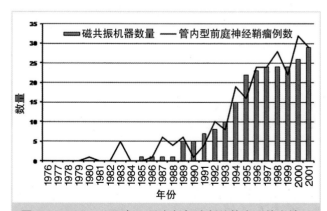

图 3.3　1976—2001 年，丹麦每年诊断的管内型前庭神经鞘瘤例数及累计正常运转的磁共振机器数量

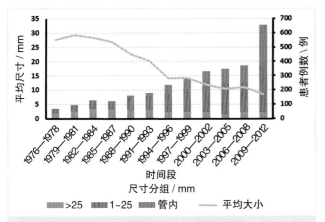

图 3.4　1976—2008 年的多个 3 年期和 2009—2012 年的 4 年期，丹麦前庭神经鞘瘤平均尺寸和尺寸分组

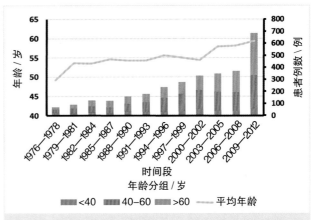

图 3.5　1976—2008 年的多个 3 年期和 2009—2012 年的 4 年期，丹麦前庭神经鞘瘤患者平均年龄和年龄分组

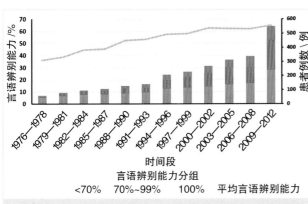

图 3.6　1976—2008 年的多个 3 年期和 2009—2012 年的 4 年期，丹麦前庭神经鞘瘤患者平均言语辨别能力与言语辨别能力分组

25mm 的大肿瘤所占的百分比，从第一个 3 年时间段的 54% 下降至最后一个 4 年时间段的 6%。

3.4.2　诊断时的年龄

前庭神经鞘瘤患者在诊断时的年龄由 1976 年的 49 岁缓慢上升至 2012 年的 59 岁（图 3.5）。这 37 年的诊断年龄分布显示，40~60 岁的中年人群所占比例约为一半，且几乎维持不变。与之不同的是，40 岁以下患者所占比例从第一个时间段的 30% 降低至最后一个时间段的 8%。60 岁以上的患者所占比例从第一个时间段的 24% 上升至最后一个时间段的过半（51%）。（其中）70 岁以上患者所占比例由 3% 上升至 14%。

3.4.3　诊断时的听力情况

在早些年，大部分（80%）诊断为前庭神经鞘瘤的患者受影响侧为无效听力。然而，在最后一个 4 年时期，56% 的患者拥有超过 70% 言语辨别能力的有效听力（图 3.6）。实际上，这些患者中有 1/3 在诊断时有 100% 的言语辨别能力。

3.5　总结

总而言之，每年诊断的前庭神经鞘瘤例数都在增加。这种增加趋势究竟是由于真正的发病率上升还是由于对疾病的认识增加或磁共振机器更多的使用所致，还需要更长的时间才能得出结论。考虑到初诊时肿瘤大小明显减小和更好的测听结果，增加的发病例数也许与诊断出了之前未发现的肿瘤有关。丹麦前庭神经鞘瘤患者诊断时年龄的增高，是因为丹麦磁共振机器的使用激增和纳入了老年人群进行磁共振成像检查的结果。

参考文献

[1] Joensen P. Incidence of primary intracranial neoplasms in an isolated population (the Faroese) during the period 1962–1975. Acta Neurol Scand. 1981; 64(1):74–78.

[2] Walshe FMR. Intracranial tumors. A critical review. Q J Med. 1931; 24:587–640.

[3] Olivecrona H. Acoustic tumors. J Neurol Psychiatry. 1940; 3(2):141–146.

[4] Lanser MJ, Sussman SA, Frazer K. Epidemiology, pathogenesis, and genetics of acoustic tumors. Otolaryngol Clin North Am. 1992; 25(3):499–520.

[5] Overgaard J, Mosdal C. [Acoustic neurinoma. Neurosurgical treatment by suboccipital approach]. Ugeskr Laeger. 1981; 143(8):470–473.

[6] Thomsen J, Tos M, Harmsen A, Riishede J, Thornval G. Surgery of acoustic neuromas. Preliminary experience with a translabyrinthine approach. Acta Neurol Scand. 1977; 56(4):277–290.

[7] Mirz F, Pedersen CB, Fiirgaard B, Lundorf E. Incidence and growth pattern of vestibular schwannomas in a Danish county, 1977–1998. Acta Otolaryngol Suppl. 2000; 543:30–33.

[8] Sutherland GR, Florell R, Louw D, Choi NW, Sima AA. EpidemioloGyof primary intracranial neoplasms in Manitoba,

Canada. Can J Neurol Sci. 1987;14(4):586–592.

[9] Frohlich AM, Sutherland GR. EpidemioloGyand clinical features of vestibular schwannoma in Manitoba, Canada. Can J Neurol Sci. 1993; 20(2):126–130.

[10] Barker DJ, Weller RO, Garfield JS. EpidemioloGyof primary tumours of the brain and spinal cord: a regional survey in southern England. J Neurol Neurosurg Psychiatry. 1976; 39(3):290–296.

[11] King TT. Tumours of eight cranial nerve. Br J Hosp Med. 1976; 16:259–272.

[12] Nestor JJ, Korol HW, Nutik SL, Smith R. The incidence of acoustic neuromas. Arch Otolaryngol Head Neck Surg. 1988; 114(6):680.

[13] Schoenberg BS, Christine BW, Whisnant JP. The descriptive epidemioloGyof primary intracranial neoplasms: the Connecticut experience. Am J Epidemiol. 1976; 104(5):499–510.

[14] Moffat DA, Hardy DG, Irving RM, Viani L, Beynon GJ, Baguley DM. Referral patterns in vestibular schwannomas. Clin Otolaryngol Allied Sci. 1995; 20(1):80–83.

[15] Evans DG, Moran A, King A, Saeed S, Gurusinghe N, Ramsden R. Incidence of vestibular schwannoma and neurofibromatosis 2 in the North West of England over a 10-year period: higher incidence than previously thought. Otol Neurotol. 2005; 26(1):93–97.

[16] Kshettry VR, Hsieh JK, Ostrom QT, Kruchko C, Barnholtz-Sloan JS. Incidence of vestibular schwannomas in the United States. J Neurooncol. 2015; 124(2):223–228.

[17] Leonard JR, Talbot ML. Asymptomatic acoustic neurilemoma. Arch Otolaryngol. 1970; 91(2):117–124.

[18] Stewart TJ, Liland J, Schuknecht HF. Occult schwannomas of the vestibular nerve. Arch Otolaryngol. 1975; 101(2):91–95.

[19] Eckermeier L, Pirsig W, Mueller D. HistopatholoGyof 30 non-operated acoustic schwannomas. Arch Otorhinolaryngol. 1979; 222(1):1–9.

[20] Hardy M, Crowe SJ. Early asymptomatic acoustic tumour. Arch Surg. 1936; 32:292–301.

[21] Thomsen J, Jorgensen MB. Undiagnosed acoustic neurinomas. A presentation of 4 cases. Arch Klin Exp Ohren Nasen Kehlkopfheilkd. 1973; 204(3):175–182.

[22] Onizuka M, Suyama K, Shibayama A, Hiura T, Horie N, Miyazaki H. Asymptomatic brain tumor detected at brain check-up. Neurol Med Chir (Tokyo). 2001; 41(9):431–434, discussion 435.

[23] Vernooij MW, Ikram MA, Tanghe HL, et al. Incidental findings on brain MRI in the general population. N Engl J Med. 2007; 357(18):1821–1828.

[24] Weber F, Knopf H. Incidental findings in magnetic resonance imaging of the brains of healthy young men. J Neurol Sci. 2006; 240(1–2):81–84.

[25] Propp JM, McCarthy BJ, Davis FG, Preston-Martin S. Descriptive epidemioloGyof vestibular schwannomas. Neuro-oncol. 2006; 8(1):1–11.

[26] Kanzaki J, Tos M, Sanna M, Moffat DA, Monsell EM, Berliner KI. New and modified reporting systems from the consensus meeting on systems for reporting results in vestibular schwannoma. Otol Neurotol. 2003; 24(4): 642–648, discussion 648–649.

[27] Gardner G, Robertson JH. Hearing preservation in unilateral acoustic neuroma surgery. Ann Otol Rhinol Laryngol. 1988; 97(1):55–66.

[28] Meyer TA, Canty PA, Wilkinson EP, Hansen MR, Rubinstein JT, Gantz BJ. Small acoustic neuromas: surgical outcomes versus observation or radiation. Otol Neurotol. 2006; 27(3):380–392.

[29] Stangerup SE, Caye-Thomasen P, Tos M, Thomsen J. Change in hearing during 'wait and scan' management of patients with vestibular schwannoma. J Laryngol Otol. 2008; 122(7):673–681.

第 4 章　前庭神经鞘瘤的病理学

Aditya Raghunathan, Caterina Giannini

4.1　引言

第 8 对颅神经，即听神经，也叫前庭耳蜗神经。该神经把内耳的听刺激和前庭刺激传至脑干，是发生颅内神经鞘瘤最多的颅神经。其次是第 5 对颅神经、三叉神经以及其他颅神经，这些神经发生神经鞘瘤的概率远低于第 8 对颅神经。虽然我们习惯于把这一古老的名字——"听神经瘤"等同于"前庭神经鞘瘤"，但其实这一说法是不正确的，因为这个肿瘤并不是神经瘤，而且也不是起源于耳蜗神经。实际上，这个肿瘤起源于第 8 对颅神经的前庭支上的雪旺氏细胞，所以前庭神经雪旺氏细胞瘤的说法才正确。从组织学、免疫组化，甚至超显微结构上来看，它就是普通的雪旺氏细胞瘤，良性的神经鞘瘤，主要由分化良好的雪旺氏细胞瘤组成。当然，少数情况下，可以有细胞型和上皮型的变异。

4.2　病理特征

大体表现

前庭神经鞘瘤表面上呈现为球形或者分叶状的结构，发生肿瘤的颅神经就分布在上面。肿瘤的切割面比较坚硬、光滑，有时会呈现分叶状。其颜色均一，一般是暗粉红色，或者灰色。有些地方有囊性变，或者出血后的暗红色改变。有巨噬细胞聚集的部分就表现为明亮的黄色，而发生纤维化的部分就发白。在生长快速的肿瘤或者比较大的肿瘤中，会出现囊性变和出血。

普通的神经鞘瘤

绝大多数前庭神经鞘瘤在组织学上都具有一般雪旺氏细胞瘤的特征。虽然大多数情况下都是分块切除肿瘤的，但在手术中还是可以在肿瘤周边看到完整的纤维假包膜，也可以看到相关神经的神经束结构。前庭神经鞘瘤的"包膜"中有肿瘤细胞，所以"包膜下切除"可能与肿瘤复发有关系。前庭神经鞘瘤一般有两部分，它们在组织学上表现不同，分别叫作 Antoni A 部分和 Antoni B 部分，两种成分相互穿插交织（图 4.1）。Antoni A 部分的细胞致密，为长条形细胞，呈线状排列，中间有神经束穿插，有时呈栅栏样结构。细胞的胞质为嗜酸性染色的突起，而细胞膜不明显。

细胞核为纺锤形，两头尖，高高低低，有单一分布的染色质，核仁不明显。最特别的栅栏样结构，"Verocay 小体"，为两排平行的细胞核中间夹杂着相对没有细胞核的嗜酸性的纤维状的细胞质突起（图 4.2）。与之不同，Antoni B 部分细胞较少，是比较疏松的淡蓝色的黏液样的基质。这些地方的肿瘤细胞的细胞核更偏向于椭圆形或者圆形，同时有比较稀疏的细胞质突起。这些 Antoni A 部分和 Antoni B 部分在肿瘤中可以呈现不同比例。一般的前庭神经鞘瘤中不太

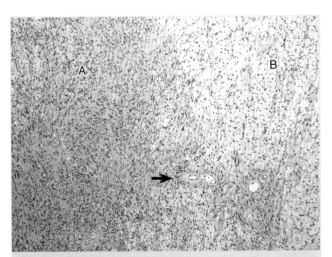

图 4.1　雪旺氏细胞由细胞致密（Antoni A，"A"）和细胞疏松（Antoni B，"B"）的两种成分交织组成。经常还有玻璃样变的血管（箭头）

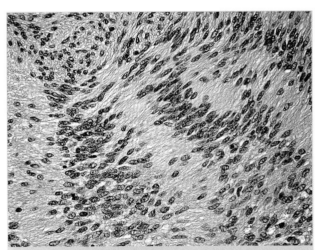

图 4.2　Verocay 小体为雪旺氏细胞特征性的栅栏样结构，为两排平行的细胞核中间夹杂着相对没有细胞核的嗜酸性的纤维状的细胞质突起

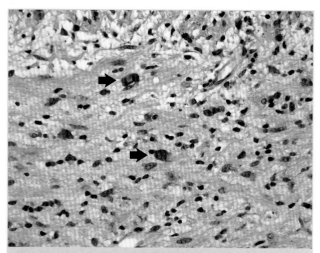

图4.3　有些散在的细胞会表现出细胞核的退变（箭头），包括核变大、核深染、核仁结构丢失，有时还有细胞核内假包含现象。当然，这些变化和预后没有关系

能看到细胞分裂相。

前庭神经鞘瘤一般多有血供，血管壁可以比较厚，玻璃样变（图4.1中箭头）；也可以比较细，并且有扩张。如果有过肿瘤内出血，在血管周围就会有含铁血黄素沉积。可以看到泡沫吞噬细胞聚集，尤其是在靠近 Antoni A 部分和 Antoni B 部分的区域。如果肿瘤生长时间比较长了，会出现核退变改变的细胞（就是所谓的老化的神经鞘瘤），这些细胞的细胞核变长，而且深染，核仁结构丢失，有时还会出现细胞核内的假包含现象（图4.3）。生长时间较长的肿瘤还可以出现像梗死一样的坏死区域，玻璃样变和钙化。这些表现和预后没有关系。

上皮样的神经鞘瘤

某些雪旺氏细胞肿瘤细胞会表现出上皮样的特征，细胞质更丰富，细胞边界清晰，一定程度的核异型性。如果这些特征比较明显，这些肿瘤就被诊断为上皮样的雪旺氏细胞瘤。最近有报道称，58 例上皮样雪旺氏细胞瘤发生在身体的各个部位。虽然有核分裂，有一定程度的核异型性，但有上皮样雪旺氏细胞瘤并不意味着预后不良。

细胞型的雪旺氏细胞瘤

另外一种变异就是细胞型的雪旺氏细胞瘤。肿瘤细胞丰富，主要由 Antoni A 部分组成，常常有核分裂。即使有核分裂（每个高倍视野下超过 4 个分裂相），这些肿瘤还是和普通的雪旺氏细胞瘤类似。之所以要认识这一变异型，目的在于不要将其误诊为恶性肿瘤，进而过度治疗。

丛状雪旺氏细胞瘤

丛状雪旺氏细胞瘤的特点是呈丛状或者分叶状生长，可以是普通型的，也可以是细胞型的。虽然有些细胞丰富，核分裂相增多，但还是良性肿瘤。丛状雪旺氏细胞瘤与神经纤维瘤病 2 型（NF2）和雪旺氏细胞瘤病有一定关联。

黑色素型的雪旺氏细胞瘤

这种变异性的特征是肿瘤细胞高度分化，产生大量黑色素，这在桥小脑角肿瘤中非常罕见。这些肿瘤细胞为纺锤形和上皮样的细胞，有一定的细胞质，在细胞质内有黄色至黑色的色素颗粒。在桥小脑角出现这种色素性肿瘤，需要考虑中枢神经系统原发性的色素性肿瘤，而这种肿瘤是有恶性倾向的。

根据 WHO2016 版的中枢神经系统肿瘤分类，普通的雪旺氏细胞瘤相当于 WHO 的 1 级。虽然上皮样肿瘤在组织学上表现不同，但丛状雪旺氏细胞瘤表现出另外一种生长方式，细胞型的肿瘤核分裂相比较多，所有这些变异型都属于 WHO 1 级的肿瘤。目前没有对黑色素型的雪旺氏细胞瘤进行级别归类，因为对于这类罕见肿瘤的经验还非常有限。

4.3　补充研究

通过这些补充研究，可以明确雪旺氏细胞瘤的诊断，或者与组织学上表现类似的肿瘤进行鉴别。在免疫组化染色中，雪旺氏细胞瘤表现出特征性的广泛的细胞质内和细胞核的 S-100 蛋白染色，以及广泛的细胞核 SOX 10 染色。神经丝的免疫染色可能提示罕见的肿瘤内的轴突丝，但是这些轴突丝一般比较稀疏，在周围神经中数量较多。另外有些肿瘤有斑片状的胶质纤维酸性蛋白染色。在超微结构中，雪旺氏细胞周围有连续的基膜包绕，在 Antoni A 区域中尤为明显。这一变化，用免疫组化的方法就显现为细胞周围的网状蛋白沉积，细胞周围的胶原蛋白Ⅳ沉积，或者是层黏蛋白染色。当然在雪旺氏细胞瘤的诊断中，不可能常规使用电镜检查，对于某些难以诊断的病例，还是有所帮助。一个比较有特征性的但也不是特异性的表现是细胞外有长条状胶原，称为"Luse 小体"。对于黑色素型的雪旺氏细胞瘤，在电镜下还可以看到不同成熟度的黑色素小体。和遗传相关的雪旺氏细胞瘤会有 IN11/SMARCB1 基因的突变。通过免疫组化的方法可以发现，雪旺氏细胞瘤病（90% 的家族性患者和 55% 的散发性病例）和神经纤维瘤病 2 型（约 80%）的患者存在镶嵌型的 IN11 缺失，而这一发现在单一的、散发性的雪旺氏细胞瘤中非常少见（约 5%）。在大多数散发性的和 NF2 相关的前庭神经鞘瘤患者中，可以通过免疫组化的方法检测到 NF2 抑癌基因的突变，以及其表达产物 Merlin 的缺失。

4.4　鉴别诊断

脑膜瘤

纤维型的肿瘤也会有相似的纺锤形的细胞，会给诊断带来困难。有特征性的、致密的脑膜上皮细胞组成的洋葱样结构，或者是沙砾体钙化可以为脑膜瘤的诊断提供线索。通过免疫组化染色，比较容易鉴别脑膜瘤和雪旺氏细胞瘤。免疫组化染色中，脑膜瘤的上皮膜抗原，EMA 是阳性；孕激素受体，PR，也是阳性。而在雪旺氏细胞瘤中，这两者都是阴性。相反，脑膜瘤中，S-100 蛋白往往呈斑片状表达，而在纤维型的脑膜瘤和移行型的脑膜瘤中，S-100 蛋白的表达会更加广泛。脑膜瘤不会有细胞周围的基膜，免疫组化染色就表现为细胞周围没有明显的网状蛋白，胶原蛋白 IV，也没有层黏蛋白的染色。

孤立性纤维瘤 SFT/ 血管周皮细胞瘤 HPC 也可能出现在桥小脑角，虽然比神经鞘瘤的发生率低得多。这一类肿瘤可以细胞密度很高（HPC），也可以较低（SFT）；可以有广泛的胶原沉积（SFT），也可以胶原沉积相对较少（HPC）。肿瘤细胞排列混乱，或者"无序"，细胞核可以是椭圆形或者拉长的，染色质分布清晰。HPC 会有扩张的薄壁血管，这些血管会以锐角从血管上发出。与软组织肿瘤非常类似的 SFT/HPC 脑膜肿瘤有 *NAB2-STAT6* 基因融合，通过 *STAT6* 的免疫组化染色可以检测出来。

细胞型的雪旺氏细胞瘤需要和恶性周围神经鞘瘤（MPNST）鉴别，后者预后不良。MPNST 可以是新发的，也可以是由普通的神经鞘瘤恶变而来，这种恶变可能是自然发生的，也可能和放疗有关。在普通的良性神经鞘瘤的背景下同时出现 MPNST 细胞，提示有继发退变。恶性蝾螈瘤这一名词在组织学上就是描述有横纹肌肉瘤样分化的 MPNST，这类患者往往以前有放疗病史。影像学检查发现肿瘤快速生长，或者症状急剧恶化，如面瘫，需要怀疑是否肿瘤恶变。因为绝大多数前庭神经鞘瘤的临床经过比较平缓。所以，早期显微手术的一个理论上的优点就是，可以在组织学上确诊到底是不是良性的神经鞘瘤。无论是保守治疗还是直接放射治疗，其诊断都是建立在病史和影像学检查的间接证据上的。第 24 章会详细讨论放射治疗前庭神经鞘瘤导致肿瘤发生的问题。

与雪旺氏细胞瘤不同，MPNST 会对周围组织产生侵袭，通过反应性的纤维增生会形成假包膜，也没有

Antoni A 和 Antoni B 区域，也没有玻璃样变的血管。MPNST 中的恶性细胞一般细胞形态单一，核深染，增大的多形性细胞染色质各不相同，这一点与雪旺氏细胞瘤中的退化的不典型细胞不同。MPNST 中的肿瘤可以发生局灶性坏死，被栅栏状排列的细胞所包绕。细胞的核分裂相比较明显，也可以找到不典型核分裂相。免疫组化染色发现，MPNST 的 S-100 蛋白和神经纤维瘤蛋白染色较淡，染色往往是不一致的、局灶性的、较弱的。而 SOX 10 的染色要么缺失，最多是局灶性染色。MPNST 中细胞增殖能力增强也可以通过 Ki 67 反映出来，往往是大于 20%，这在细胞型的雪旺氏细胞瘤中是没有的。

中枢神经系统中的原发性黑色素肿瘤

中枢神经系统的原发性黑色素肿瘤也可以出现在桥小脑角，需要和黑色素型的雪旺氏细胞瘤相鉴别。黑色素肿瘤一般都缺乏雪旺氏细胞瘤中常见的细胞周围基膜，具体表现为细胞周围没有内质网和胶原蛋白 IV 的染色。如果组织保存良好，在电镜下的检查也可以肯定这一点。中枢神经系统原发性黑色素肿瘤都有 *GNAQ*、*GNA11* 和 *N-RAS* 基因突变，而少有 *BRAF* 与 *KIT* 基因突变，这也可以和系统性黑色素瘤相鉴别。

4.5　总结

发生在桥小脑角的肿瘤中，前庭神经鞘瘤最多见。大多数情况下通过一些典型的表现就可以对前庭神经鞘瘤做出明确的病理诊断。前庭神经鞘瘤有几种变异型，对这些变异类型的认识可以避免诊断错误和过度治疗。辅助研究，包括免疫组化染色、电镜检查，可以帮助诊断疑难病例，可以与一些在组织学上形态相似的肿瘤进行鉴别。

参考文献

[1] Kuo TC, Jackler RK, Wong K, Blevins NH, Pitts LH. Are acoustic neuromas encapsulated tumors? Otolaryngol Head Neck Surg. 1997; 117(6):606–609.

[2] Tan TC, Lam PW. Epithelioid schwannoma of the vestibular nerve. Singapore Med J. 2004; 45(8):393–396.

[3] Hart J, Gardner JM, Edgar M, Weiss SW. Epithelioid schwannomas: an analysis of 58 cases including atypical variants. Am J Surg Pathol. 2016; 40(5):704–713.

[4] Erlich SA, Tymianski M, Kiehl TR. Cellular schwannoma of the abducens nerve: case report and review of the literature. Clin Neurol Neurosurg. 2009; 111(5):467–471.

[5] Ishii N, Sawamura Y, Tada M, Abe H. Acoustic cellular schwannoma invading the petrous bone: case report. Neurosurgery. 1996; 38(3):576–578, discussion 578.

[6] Piedra MP, Scheithauer BW, Driscoll CL, Link MJ. Primary

melanocytic tumor of the cerebellopontine angle mimicking a vestibular schwannoma: case report. Neurosurgery. 2006; 59(1):E206–, discussion E206.

[7] Hulsebos TJ, Plomp AS, Wolterman RA, Robanus-Maandag EC, Baas F, Wesseling P. Germline mutation of INI1/SMARCB1 in familial schwannomato?sis. Am J Hum Genet. 2007; 80(4):805–810.

[8] Patil S, Perry A, Maccollin M, et al. Immunohistochemical analysis supports a role for INI1/SMARCB1 in hereditary forms of schwannomas, but not in solitary, sporadic schwannomas. Brain Pathol. 2008; 18(4):517–519.

[9] Stemmer-Rachamimov AO, Xu L, Gonzalez-Agosti C, et al. Universal absence of merlin, but not other ERM family members, in schwannomas. Am J Pathol. 1997; 151(6):1649–1654.

[10] Gutmann DH, Giordano MJ, Fishback AS, Guha A. Loss of merlin expression in sporadic meningiomas, ependymomas and schwannomas. Neurology. 1997; 49(1):267–270.

[11] Artlich A, Schmidt D. Immunohistochemical profile of meningiomas and their histological subtypes. Hum Pathol. 1990; 21(8):843–849.

[12] Fritchie K, Jensch K, Moskalev EA, Caron A, Jenkins S, Link M, Brown PD, Rodriguez FJ, Guajardo A, Brat D, Velázquez Vega JE, Perry A, Wu A, Raleigh DR, Santagata S, Louis DN, Brastianos PK, Kaplan A, Alexander BM, Rossi S, Ferrarese F, Haller F, Giannini C. HYPERLINK "https://www.ncbi.nlm.nih.gov/Background 20©2019 Thieme Medical Publishers, Inc. Comprehensive Management of Vestibular Schwannoma | 17.05.19 -12:06 pubmed/30584643" The impact of histopatholoGyand NAB2-STAT6 fusion subtype in classification and grading of meningeal solitary fibrous tumor/hemangiopericytoma. Acta Neuropathol. 2018 Dec 24. doi: 10.1007/s00401-018-1952-6.

[13] Pekmezci M, Reuss DE, Hirbe AC, et al. Morphologic and immunohistochemical features of malignant peripheral nerve sheath tumors and cellular schwannomas. Mod Pathol. 2015; 28(2):187–200.

[14] Scheithauer BW, Erdogan S, Rodriguez FJ, et al. Malignant peripheral nerve sheath tumors of cranial nerves and intracranial contents: a clinicopathologic study of 17 cases. Am J Surg Pathol. 2009; 33(3):325–338.

[15] Carlson ML, Jacob JT, Habermann EB, Glasgow AE, Raghunathan A, Link MJ. Malignant peripheral nerve sheath tumors of the eighth cranial nerve arising without prior irradiation. J Neurosurg. 2016; 125(5):1120–1129.

[16] Gessi M, Hammes J, Lauriola L, et al. GNA11 and N-RAS mutations: alternatives for MAPK pathway activating GNAQ mutations in primary melanocytic tumours of the central nervous system. Neuropathol Appl Neurobiol. 2013; 39(4):417–425.

[17] Küsters-Vandevelde HV, Klaasen A, Küsters B, et al. Activating mutations of the GNAQ gene: a frequent event in primary melanocytic neoplasms of the central nervous system. Acta Neuropathol. 2010; 119(3):317–323.

第5章 散发性和 NF2 相关前庭神经鞘瘤的分子生物学特征

Aaron K. Remenschneider, Ruwan Kiringoda, D. Bradley Welling

5.1 引言

针对前庭神经鞘瘤（Vestibular Schwannomas，VS）的分子生物学特征研究始于在手术切除的肿瘤标本中发现神经纤维瘤病 2 型（Neurofibromatosis Type2，NF2）肿瘤抑制基因突变。此后，对 NF2 基因及其蛋白产物 Merlin 有了全新的认识和理解。在过去的 30 年里，分子生物学的进步使人们对前庭神经鞘瘤的病因和发病机制有了更深入的了解。前庭神经鞘瘤分子生物学特征研究的根本目的是确定潜在的治疗靶点和治疗方法。

本章将重点介绍 NF2 基因及其蛋白产物 Merlin 的结构和功能，并回顾总结相关的分子信号通路。随着对前庭神经鞘瘤分子生物学特征研究的深入，新的分子信号通路和蛋白质相互作用模式不断被发现。读者可研读由 Petrilli 和 Fernández-Valle 及 Cooper 和 Giancotti 最近发表的论文，以便更深入地了解影响前庭神经鞘瘤发生发展的相关分子信号通路。

5.2 NF2 基因

前庭神经鞘瘤存在 NF2 基因突变，导致异常 Merlin 蛋白的产生。1982 年在脑膜瘤标本中首次将编码 Merlin 蛋白的基因定位于 22 号染色体，并于 1987 年利用连锁分析锁定了该基因的染色体位置。1993 年，通过遗传连锁分析和基因缺失定位等方法最终将 NF2 基因定位于 22q12.2。近年来在其他几种恶性肿瘤中，黑色素瘤、间皮瘤、乳腺癌、结直肠癌、肝癌、前列腺癌和透明细胞肾细胞癌等肿瘤中也发现存在 NF2 基因突变。

5.2.1 Merlin 蛋白

Merlin 蛋白依据其结构特征而被命名，在 20 世纪 90 年代，Merlin 蛋白被认为是一种新的 Moesin、Ezrin、Radixin 样蛋白。Merlin 蛋白由 595 个氨基酸组成，包含 N 端结构域、螺旋结构域和羧基结构域。Merlin 蛋白是一种支架蛋白，最常见于质膜中。其作为肿瘤抑制因子，在神经鞘瘤的细胞运动、细胞黏附和细胞增殖中也起重要作用。

Merlin 蛋白与蛋白质 4.1 超家族"ERM 家族"结构颇为相似，在连接质膜受体和细胞骨架成分方面发挥重要作用。蛋白质 4.1 超家族具有保守的 N 端结构域，又名 FERM 结构域（F：4.1 Protein，E：Ezrin；R：Radixin；M：Moesin），序列比对显示蛋白质 4.1 超家族 FERM 结构域与 Merlin 蛋白 FERM 结构域相似性为 64%，两者的不同之处在于 Merlin 蛋白在该结构域具有独特的肌动蛋白结合基序。此外，虽然所有的 ERM 蛋白都形成分子间和分子内的结合，但 Merlin 蛋白的结合相对较弱且更具活力，而这些相互作用对抑制肿瘤发生发展起到至关重要的作用。

Merlin 蛋白的活性通过磷酸化过程改变其蛋白构象来实现。去磷酸化可使 Merlin 蛋白由未折叠状态转变为折叠状态，从而抑制肿瘤的生长。最新研究表明部分情况下，Merlin 蛋白磷酸化虽然会使其抑制肿瘤作用丧失，但构象不会发生改变，仍然保持折叠状态。Merlin 蛋白调控包括细胞周期等多种生物学过程，稍后将在本章进行详细阐述。

5.2.2 NF2 基因 /Merlin 蛋白在肿瘤生物学过程中失活

NF2 等位基因失活对自发性和 NF2 相关性前庭神经鞘瘤的发生十分重要。遗传性 NF2 综合征患者通过常染色体显性遗传获得一个 NF2 基因突变拷贝，但与大多数常染色体显性遗传情况不同（一个基因突变拷贝将导致疾病表型），NF2 基因必须同时获得两个突变拷贝才会导致肿瘤形成。患者在发生 NF2 基因的体细胞突变后可能导致神经鞘瘤或其他神经系统肿瘤。由于 NF2 基因突变遗传给子代的概率较高，因此，针对高危人群应进行基因检测明确 NF2 基因突变情况。

在散发性前庭神经鞘瘤中，前庭神经雪旺细胞内 NF2 基因的自发性突变被认为是肿瘤形成的原因。孤立性单侧前庭神经鞘瘤常发生 NF2 等位基因突变。

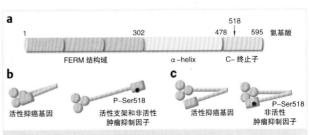

图 5.1 Merlin 蛋白的结构域组成和分子构象。（a）Merlin 蛋白的结构域组成。（b）基于 ERM 类比的 Merlin 蛋白分子构象。（c）基于实验研究的 Merlin 蛋白分子构象

5.2.3 *NF2* 基因突变亚型可预测疾病严重程度

虽然 *NF2* 基因突变是导致散发性和 NF2 相关前庭神经鞘瘤的原因，但这两组患者的临床表现存在显著差异。在对 NF2 患者的遗传学研究中发现了广泛的突变类型，因此推测疾病严重程度可能与突变类型有关。NF2 患者中约 65% 存在突变导致基因产物截短（无义突变或移码突变）。有研究者通过评估基因型 - 表型关系证实：截短的 *NF2* 产物会导致较为严重的临床表型。病情较轻的患者往往有错义突变或传统的突变检测无法发现的 DNA 改变。含有错义突变的 Merlin 蛋白可以稳定表达，但其抑制细胞分裂的能力减弱。总之，*NF2* 基因突变类型与 NF2 患者预后具有显著相关性，*NF2* 产物截短的突变类型提示患者预后不良。

5.3 Merlin 蛋白的分子生物学功能

Merlin 蛋白作为 FERM 基因家族的一员，其主要分子生物学功能是连接质膜受体和肌动蛋白细胞骨架。因此，Merlin 蛋白调节控制细胞增殖和生存的受体介导的信号通路，包括 RAS 相关的 C3 肉毒杆菌毒素底物 1（RAC1）介导的细胞骨架途径、受体酪氨酸激酶（Receptor Tyrosine Kinase，RTK）、磷脂酰肌醇 3 激酶（Phosphatidylinositol 3-Kinase，PI3K）/AKT 丝氨酸 / 苏氨酸激酶 / 哺乳动物雷帕霉素靶蛋白（Mammalian Target of Rapamycin，mTOR）和 Hippo 信号通路。Merlin 蛋白产生异常或正常 Merlin 蛋白功能丧失将激活上述信号通路，导致细胞生长、分裂和肿瘤发生。Merlin 蛋白通过多种途径发挥肿瘤抑制作用，遗憾的是，暂无研究表明哪一种途径对抑制肿瘤的发生最重要。

5.3.1 接触抑制 / 抑制细胞增殖

Merlin 蛋白在细胞密度增加的情况下被激活，并通过 CD44 介导的相互作用抑制细胞增殖。研究发现 Merlin 蛋白与细胞膜蛋白 CD44 共定位。Merlin 蛋白和 CD44 形成一个"分子开关"，在细胞密度较低时，Merlin 蛋白与 Ezrin、Moesin 和 CD44 形成磷酸化复合物促进细胞生长；当细胞密度升高，Merlin 蛋白发生去磷酸化，并通过细胞外基质（Extracellular Matrix，ECM，图 5.2）信号抑制细胞生长。细胞 - 细胞接触对激活 Merlin 蛋白活性有重要作用，而细胞黏附丧失将导致 Merlin 蛋白去磷酸化。Bai 等研究发现在小鼠 Tr6BC1 神经鞘瘤细胞中过表达野生型 Merlin 蛋白会抑制透明质酸与 CD44 相互结合，证实 Merlin 蛋白可通过 CD44 抑制肿瘤生长。

5.3.2 RAC1 介导的细胞骨架通路

Merlin 蛋白主要定位于膜 - 细胞骨架界面。与 ERM 蛋白相似，Merlin 蛋白很可能在质膜分子与细胞骨架之间起连接作用。Merlin 蛋白缺失将导致肌动蛋白细胞骨架调控异常。Merlin 蛋白通过与 CD44 相互作用，触发调控生长因子和 ECM 信号通路的 RAC1 依赖性细胞骨架相关生物学过程（图 5.2）。此外，过表达活化的 GTPase RAC1 可通过去磷酸化减少 Merlin 蛋白与细胞骨架的相互作用。同时，Merlin 蛋白表达增加可抑制 RAC 诱导的磷酸化信号传导。Merlin 蛋白抑制激酶 PAK1 的激活，阻止细胞周期的进展。研究表明，p21（RAC1）激活激酶 1（PAK1）底物以及相关的 LIM 结构域激酶 1 和 2（LIMK1、LIMK2）调节肌动蛋白的动

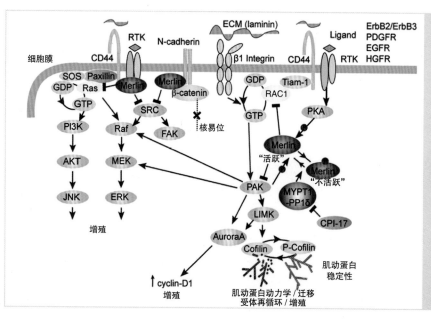

图 5.2　Merlin 蛋白抑制膜受体和 Rho-GTPase 家族信号级联反应

力学并转运到细胞核中以调节细胞周期的进程。

5.3.3　哺乳动物雷帕霉素靶蛋白通路

Merlin 蛋白也可通过调控 mTOR 信号通路发挥抑制癌的作用。研究证实在 NF2 和脑膜瘤中 mTOR 信号通路被激活，Merlin 蛋白缺失会激活 PI3K，进而启动信号级联反应，最终激活 mTOR 信号通路促进细胞增殖（图 5.3）。体内实验证实，给敲除 Merlin 蛋白的小鼠应用 PI3K 抑制剂可以有效抑制肿瘤增殖。PI3K 通过磷酸化 AKT 激活下游信号转导，其磷酸化过程受两种组蛋白去乙酰酶（Histone Deace-ylases，HDAC）和蛋白磷酸酶 1（Protein Phosphatase 1，PP1）调节（图 5.3）。鉴于 HDAC 抑制剂已被证实在神经鞘瘤移植瘤模型中抑制肿瘤增殖，HDAC 可能成为 mTOR 信号通路中治疗前庭神经鞘瘤的又一靶点。最新研究表明，Merlin 蛋白可通过 PI3K/AKT 非依赖性途径直接抑制 mTOR 信号通路，虽然内在机制仍不清楚，但足以表明多通路联合治疗的重要性。

5.3.4　Hippo 信号通路

Merlin 蛋白参与调控 Hippo 信号通路，在细胞质和细胞核中负性调控细胞分裂。正常情况下，Hippo 信号通路通过一系列蛋白激酶级联反应最终磷酸化和失活 Yes 相关蛋白 /Tafazzin（Yes-Associated Protein/Tafazzin，YAP/TAZ）复合物，阻断它们在细胞核中作为转录共激活因子的作用（图 5.4）。Merlin 蛋白通常被认为是一种质膜蛋白，但它也可以通过微管马达实现在整个细胞内的运输，并促进细胞核内定位，进而直接抑制转录因子。Merlin 蛋白缺失会使细胞核内 YAP 表达升高，导致增殖相关转录因子激活。有研究

表明 YAP/TAZ 具有受 Merlin 蛋白调控的机械感受器特性。细胞形态和细胞密度变化会通过 Merlin 蛋白依赖性调控机制影响 YAP/TAZ 活性。此外，细胞质复合物如血管生成素（Angiomotins，AMOT）可与 YAP/TAZ 形成复合物抑制其核定位。研究发现，AMOT 与 Merlin 蛋白存在共定位现象，因此，AMOT 正常功能可能也需要依赖于 Merlin 蛋白。

5.3.5　其他 Merlin 蛋白参与调控的信号通路

除了上述信号通路外，Merlin 蛋白在其他多种信号通路中发挥重要作用，如 RAS 信号通路 STAT3/STAT5（Signal Transducer and Activator of Transcription 3/5）信号通路和 MAPK（Mitogen Activated Protein Kinase）信号通路等。总之，Merlin 蛋白广泛参与了影响细胞增殖的相关信号通路。

5.4　前神经鞘瘤相关表观遗传学途径

多项针对前庭神经鞘瘤基因分型的研究发现，野生型 NF2 基因比例高达 47%~70%，因此推测存在其他促进肿瘤发生的途径。有研究评估了未发现 NF2 基因突变的前庭神经鞘瘤患者的 mRNA 转录水平，发现转录水平显著降低。研究表明包括 DNA 甲基化和组蛋白去乙酰化在内的表观遗传变化降低了基因转录，并导致散发性前庭神经鞘瘤患者 Merlin 蛋白表达减少或缺失。

5.4.1　DNA 甲基化

早期研究表明 20%~40% 前庭神经鞘瘤患者存在

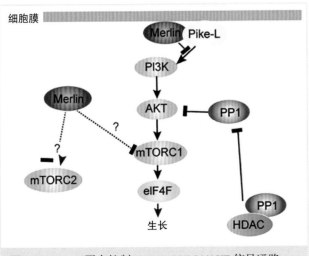

图 5.3　Merlin 蛋白抑制 PI3K/mTORC1/AKT 信号通路

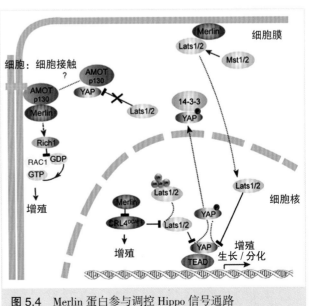

图 5.4　Merlin 蛋白参与调控 Hippo 信号通路

NF2基因甲基化改变，导致NF2基因沉默和Merlin蛋白表达缺失。因此，NF2基因甲基化水平升高是导致NF2基因野生型前庭神经鞘瘤患者肿瘤发生的原因。随着生物信息学技术与分析方法的发展，新近研究发现NF2基因启动子区和其本身呈低甲基化状态，对既往研究结果提出了质疑及挑战。

5.4.2　组蛋白去乙酰化

NF2基因相关组蛋白乙酰化和去乙酰化改变影响基因转录与Merlin蛋白表达。组蛋白去乙酰化使组蛋白与DNA结合更紧密，从而导致相关基因沉默。NF2基因作为抑癌基因如果相关组蛋白发生去乙酰化改变会使其基因沉默最终促进肿瘤发生。多项针对组蛋白去乙酰化酶抑制剂AR-42的研究证实在前庭神经鞘瘤组蛋白去乙酰化酶活性升高。采用AR-42治疗前庭神经鞘瘤种植瘤小鼠抑制细胞增殖，缩小肿瘤体积。目前，应用AR-42治疗前庭神经鞘瘤和脑膜瘤的临床试验也在进行当中。

表 5.1 前庭神经鞘瘤药物治疗靶点和主要结果的临床和体外研究

药物	靶点	作者	主要结论
贝伐珠单抗	VEGF	Plotkin 等	10 例患者中有 9 例肿瘤缩小，听力略有改善
		Plotkin 等	31 例患者肿瘤缩小 50% 以上
		Mautner 等	2 例患者肿瘤缩小 40% 以上
		Wong 等	小鼠模型中贝伐珠单抗治疗后肿瘤血管生成和肿瘤生长被抑制，治疗组小鼠的生存时间延长了 50%
		Farschtschi 等	减少药物剂量可减少副作用，同时也可稳定肿瘤生长和听力
埃罗替尼	EGFR	Plotkin 等	11 例患者无影像学或听力反应
伊马替尼	PDGF	Altuna 等	体外研究表明，促进细胞凋亡和抑制细胞增殖
		Yener 等	体外研究显示，NF2 相关的组织标本以及散发性肿瘤血管生成抑制
拉帕替尼	EGFR/ErbB2	Ahmad 等	体外研究表明，细胞生长和增殖下降
		Ammoun 等	体外研究表明，在人神经鞘瘤模型中细胞增殖抑制
		Karajannis 等	Ⅱ期试验显示拉帕替尼治疗的 NF2 患者的听力和肿瘤体积减小
帕纳替尼	PDGFR α/β，AKT,MEK1/2,ERK1/2, STAT3		早期体外研究结果显示，Merlin/NF2 低表达的雪旺氏细胞 G1 细胞周期进展受阻
尼洛替尼	PDGFR, c-kit	Sabha 等	体外研究显示，人 NF2 缺失神经鞘瘤细胞系的细胞增殖抑制，且呈剂量依赖性
索拉非尼	VEGFR-2, PDGFR β, c-kit	Subbiah 等	与组蛋白去乙酰化酶抑制剂联合使用效果不明显
阿昔替尼	VEGFR, c-kit, PDGFR β		与索拉非尼相似的靶点和药物活性
AR-42	PI3K/AKT	Bush 等	神经鞘瘤的细胞生长受抑制
FRAX597	PAK	Licciulli 等	体外研究显示，神经鞘瘤细胞增殖减少；体内实验显示，肿瘤发育受损
雷帕霉素	mTORC1	Giovannini 等	肿瘤生长停止
阿司匹林	COX-2	Kandathil 等	服用阿司匹林与肿瘤生长呈负相关

缩写：VEGF，血管内皮生长因子；EGFR，表皮生长因子受体；PDGF，血小板衍生生长因子；NF2，神经纤维瘤病 2 型；VS，前庭神经鞘瘤

5.5 前庭神经鞘瘤中除 Merlin 蛋白外的其他分子信号通路

5.5.1 血管内皮生长因子

体积超过 2mm 的中枢神经系统肿瘤需要结构性血管输送血液提供肿瘤生长所需的氧气和营养物质，而这一过程依赖于 VEGF。VEGF 与 VEGFR-1 或 VEGFR-2 受体相结合促进血管形成。有研究表明 100% 的前庭神经鞘瘤表达 VEGF，VEGFR-1 在前庭神经鞘瘤中也呈高表达水平。研究证实前庭神经鞘瘤肿瘤体积和生长速率与供血血管数量显著相关。鉴于 VEGF 表达与前庭神经鞘瘤肿瘤体积和生长速率相关，有临床试验应用贝伐珠单抗治疗 NF2 基因表达正常的前庭神经鞘瘤患者。研究结果表明，贝伐珠单抗降低肿瘤负荷率高达 26%，同时可稳定患者听力，甚至在短时间内改善听力状况。当然，贝伐珠单抗也存在高血压和蛋白尿等副作用，因此在临床应用中应加强相关检查避免不良反应发生。

5.5.2 P53

P53 作为抑癌基因与 Fas 细胞表面死亡受体、Fas 配体、BCL2 和 BAX 等分子相互作用调控细胞周期和细胞凋亡。早期有研究分析了 21 例前庭神经鞘瘤中 P53 基因状态，并未发现突变与缺失，提示 P53 基因没有参与前庭神经鞘瘤发生发展过程。最新研究采用免疫印迹分析方法发现 MDM2 原癌基因在部分散发性前庭神经鞘瘤中表达上调。P53 基因在前庭神经鞘瘤中的调控作用有待进一步研究。

5.6 靶向治疗

深入研究促进前庭神经鞘瘤发生发展的分子信号通路，为其靶向治疗提供了治疗靶点和理论基础。NF2 基因和 Merlin 蛋白在前庭神经鞘瘤发生发展过程的作用已得到广泛研究，与 Merlin 蛋白相关的 RAC1 介导的细胞骨架通路、RTK 通路、PI3K/AKT/mTOR 通路和 Hippo 通路也成为潜在的治疗靶点。表 5.1 罗列了针对不同分子的靶向药物治疗，同时本书第 83 章将对前庭神经鞘瘤相关的药物靶向治疗作进一步综述。

5.7 总结

只有全面深入研究前庭神经鞘瘤肿瘤发生的分子机制和相关信号通路，才能确定合适的治疗靶点。Merlin 蛋白功能缺失主要影响雪旺氏细胞、脑膜或室管膜细胞的生物学过程，意味着 Merlin 蛋白的生物学功能具有组织特异性。同时由于 Merlin 蛋白相关信号

通路的复杂性，针对其靶向治疗需要多通路联合治疗。而针对非 Merlin 蛋白靶向治疗的成功提示该治疗方向具有一定的开拓价值和应用前景。此外，随着基因治疗的发展，在不久的将来应用基因治疗解决 NF2 基因缺陷将成为可能。

参考文献

[1] Zang KD. Cytological and cytogenetical studies on human meningioma. Cancer Genet Cytogenet. 1982; 6(3):249–274.

[2] Rouleau GA, Wertelecki W, Haines JL, et al. Genetic linkage of bilateral acoustic neurofibromatosis to a DNA marker on chromosome 22. Nature. 1987; 329(6136):246–248.

[3] Rouleau GA, Merel P, Lutchman M, et al. Alteration in a new gene encoding a putative membrane-organizing protein causes neuro-fibromatosis type 2. Nature. 1993; 363(6429):515–521.

[4] Trofatter JA, MacCollinmm, Rutter JL, et al. A novel moesin-, ezrin-, radixin?like gene is a candidate for the neurofibromatosis 2 tumor suppressor. Cell.1993; 72(5):791–800.

[5] Petrilli AM, Fernández-Valle C. Role of Merlin/NF2 inactivation in tumor biology. Oncogene. 2016; 35(5):537–548.

[6] McClatchey AI, Giovannini M. Membrane organization and tumorigenesis-the NF2 tumor suppressor, Merlin. Genes Dev. 2005; 19(19):2265–2277.

[7] Okada T, You L, Giancotti FG. Shedding light on Merlin's wizardry. Trends Cell Biol. 2007; 17(5):222–229.

[8] Sivakumar KC, Thomas B, Karunagaran D. Three dimensional structure of the closed conformation (active) of human merlin reveals masking of actin binding site in the FERM domain. Int J Bioinform Res Appl. 2009; 5 (5):516–524.

[9] Xu HM, Gutmann DH. Merlin differentially associates with the microtubule and actin cytoskeleton. J Neurosci Res. 1998; 51(3):403–415

[10] Shaw RJ, Paez JG, Curto M, et al. The Nf2 tumor suppressor, merlin, functions in Rac-dependent signaling. Dev Cell. 2001; 1(1):63–72.

[11] Sherman LS, Gutmann DH. Merlin: hanging tumor suppression on the Rac. Trends Cell Biol. 2001; 11(11):442–444.

[12] Sher I, Hanemann CO, Karplus PA, Bretscher A. The tumor suppressor merlin controls growth in its open state, and phosphorylation converts it to a less?active more-closed state. Dev Cell. 2012; 22(4):703–705.

[13] Welling DB, Packer MD, Chang LS. Molecular studies of vestibular schwanno?mas: a review. Curr Opin Otolaryngol Head Neck Surg. 2007; 15(5):341–346.

[14] Jacoby LB, MacCollin M, Louis DN, et al. Exon scanning for mutation of the NF2 gene in schwannomas. Hum Mol Genet. 1994; 3(3):413–419.

[15] Welling DB, Guida M, Goll F, et al. Mutational spectrum in the neurofibroma?tosis type 2 gene in sporadic and familial schwannomas. Hum Genet. 1996; 98(2):189–193.

[16] Welling DB, Lasak JM, Akhmametyeva E, Ghaheri B, Chang LS. cDNA microar?ray analysis of vestibular schwannomas. Otol Neurotol. 2002; 23(5):736–748.

[17] Bikhazi PH, Lalwani AK, Kim EJ, et al. Germline screening of

the NF-2 gene in families with unilateral vestibular schwannoma. Otolaryngol Head Neck Surg. 1998; 119(1):1–6.

[18] Ferner RE, O'Doherty MJ. Neurofibroma and schwannoma. Curr Opin Neurol. 2002; 15(6):679–684.

[19] Sughrue ME, Yeung AH, Rutkowski MJ, Cheung SW, Parsa AT. Molecular bioloGyof familial and sporadic vestibular schwannomas: implications for novel therapeutics. J Neurosurg. 2011; 114(2):359–366.

[20] Gutmann DH, Giordano MJ, Fishback AS, Guha A. Loss of merlin expression in sporadic meningiomas, ependymomas and schwannomas. Neurology. 1997; 49(1):267–270.

[21] MacCollin M, Braverman N, Viskochil D, et al. A point mutation associated with a severe phenotype of neurofibromatosis 2. Ann Neurol. 1996; 40(3): 440–445.

[22] Sainz J, Huynh DP, Figueroa K, Ragge NK, Baser ME, Pulst SM. Mutations of the neurofibromatosis type 2 gene and lack of the gene product in vestibular schwannomas. Hum Mol Genet. 1994; 3(6):885–891.

[23] Stamenkovic I, Yu Q. Merlin, a "magic" linker between extracellular cues and intracellular signaling pathways that regulate cell motility, proliferation, and survival. Curr Protein Pept Sci. 2010; 11(6):471–484.

[24] Sainio M, Zhao F, Heiska L, et al. Neurofibromatosis 2 tumor suppressor protein colocalizes with ezrin and CD44 and associates with actin-containing cytoskeleton. J Cell Sci. 1997; 110(Pt 18):2249–2260.

[25] Morrison H, Sherman LS, Legg J, et al. The NF2 tumor suppressor gene product, merlin, mediates contact inhibition of growth through interactions with CD44. Genes Dev. 2001; 15(8):968–980.

[26] Bai Y, Liu YJ, Wang H, Xu Y, Stamenkovic I, Yu Q. Inhibition of the hyaluronan?CD44 interaction by merlin contributes to the tumor-suppressor activity of merlin. Oncogene. 2007; 26(6):836–850.

[27] Petrilli A, Copik A, Posadas M, et al. LIM domain kinases as potential therapeutic targets for neurofibromatosis type 2. Oncogene. 2014; 33(27): 3571–3582.

[28] Petrilli AM, Fuse MA, Donnan MS, et al. A chemical bioloGyapproach identified PI3K as a potential therapeutic target for neurofibromatosis type 2. Am J Transl Res. 2014; 6(5):471–493.

[29] Bush ML, Oblinger J, Brendel V, et al. AR42, a novel histone deacetylase inhib?itor, as a potential therapy for vestibular schwannomas and meningiomas. Neuro-oncol. 2011; 13(9):983–999.

[30] Jacob A, Oblinger J, Bush ML, et al. Preclinical validation of AR42, a novel histone deacetylase inhibitor, as treatment for vestibular schwannomas. Laryngoscope. 2012; 122(1):174–189.

[31] James MF, Han S, Polizzano C, et al. NF2/merlin is a novel negative regulator of mTOR complex 1, and activation of mTORC1 is associated with meningi?oma and schwannoma growth. Mol Cell Biol. 2009; 29(15):4250–4261.

[32] Piccolo S, Dupont S, Cordenonsi M. The bioloGyof YAP/TAZ: hippo signaling and beyond. Physiol Rev. 2014; 94(4):1287–1312.

[33] Benseñor LB, Barlan K, Rice SE, Fehon RG, Gelfand VI. Microtubule-mediated transport of the tumor-suppressor protein Merlin and its mutants. Proc Natl Acad Sci U S A. 2010; 107(16):7311–7316.

[34] Striedinger K, VandenBerg SR, Baia GS, McDermott MW, Gutmann DH, Lal A. The neurofibromatosis 2 tumor suppressor gene product, merlin, regulates human meningioma cell growth by signaling through YAP. Neoplasia. 2008; 10(11):1204–1212.

[35] Dupont S, Morsut L, Aragona M, et al. Role of YAP/TAZ in mechanotransduc?tion. Nature. 2011; 474(7350):179–183.

[36] Robinson BS, Moberg KH. Cell-cell junctions:α-catenin and E-cadherin help fence in Yap1. Curr Biol. 2011; 21(21):R890–R892.

[37] Yi C, Troutman S, Fera D, et al. A tight junction-associated Merlin-angiomotin complex mediates Merlin's regulation of mitogenic signaling and tumor suppressive functions. Cancer Cell. 2011; 19(4):527–540.

[38] Jin H, Sperka T, Herrlich P, Morrison H. Tumorigenic transformation by CPI-17 through inhibition of a merlin phosphatase. Nature. 2006; 442(7102):576–579.

[39] Scoles DR, Nguyen VD, Qin Y, et al. Neurofibromatosis 2 (NF2) tumor suppres?sor schwannomin and its interacting protein HRS regulate STAT signaling. Hum Mol Genet. 2002; 11(25):3179–3189.

[40] Lim JY, Kim H, Jeun SS, Kang SG, Lee KJ. Merlin inhibits growth hormone?regulated Raf-ERKs pathways by binding to Grb2 protein. Biochem Biophys Res Commun. 2006; 340(4):1151–1157.

[41] Kullar PJ, Pearson DM, Malley DS, Collins VP, Ichimura K. CpG island hyper?methylation of the neurofibromatosis type 2 (NF2) gene is rare in sporadic vestibular schwannomas. Neuropathol Appl Neurobiol. 2010; 36(6):505–514.

[42] Lee JD, Kwon TJ, Kim UK, Lee WS. Genetic and epigenetic alterations of the NF2 gene in sporadic vestibular schwannomas. PLoS One. 2012; 7(1):e30418.

[43] Zhang Z, Wang Z, Sun L, et al. Mutation spectrum and differential gene expression in cystic and solid vestibular schwannoma. Genet Med. 2014; 16 (3):264–270.

[44] Kino T, Takeshima H, Nakao M, et al. Identification of the cis-acting region in the NF2 gene promoter as a potential target for mutation and methylation?dependent silencing in schwannoma. Genes Cells. 2001; 6(5):441–454.

[45] Gonzalez-Gomez P, Bello MJ, Alonso ME, et al. CpG island methylation in sporadic and neurofibromatis type 2-associated schwannomas. Clin Cancer Res. 2003; 9(15):5601–5606.

[46] Torres-Martín M, Lassaletta L, de Campos JM, et al. Genome-wide methyla?tion analysis in vestibular schwannomas shows putative mechanisms of gene expression modulation and global hypomethylation at the HOX gene cluster. Genes Chromosomes Cancer. 2015; 54(4):197–209.

[47] Welling B. Exploratory Evaluation of AR-42 Histone Deacetylase Inhibitor in the Treatment of Vestibular Schwannoma and Meningioma. ClinicalTrials.gov 2016; Available at: https://clinicaltrials.gov/ct2/show/NCT02282917. Accessed December 12, 2018.

[48] Folkman J. Seminars in Medicine of the Beth Israel Hospital, Boston. Clinical applications of research on angiogenesis. N Engl J Med. 1995; 333(26):1757–1763.

[49] Ferrara N, Gerber HP, LeCouter J. The bioloGyof VEGF and its receptors. Nat Med. 2003; 9(6):669–676.

[50] Plotkin SR, Stemmer-Rachamimov AO, Barker FG, II, et al. Hearing

improve?ment after bevacizumab in patients with neurofibromatosis type 2. N Engl J Med. 2009; 361(4):358–367.

[51] Cayé-Thomasen P, Werther K, Nalla A, et al. VEGF and VEGF receptor-1 concentration in vestibular schwannoma homogenates correlates to tumor growth rate. Otol Neurotol. 2005; 26(1):98–101.

[52] Uesaka T, Shono T, Suzuki SO, et al. Expression of VEGF and its receptor genes in intracranial schwannomas. J Neurooncol. 2007; 83(3):259–266.

[53] Cayé-Thomasen P, Baandrup L, Jacobsen GK, Thomsen J, Stangerup SE. Immunohistochemical demonstration of vascular endothelial growth factor in vestibular schwannomas correlates to tumor growth rate. Laryngoscope. 2003; 113(12):2129–2134.

[54] Slusarz KM, Merker VL, Muzikansky A, Francis SA, Plotkin SR. Long-term toxicity of bevacizumab therapy in neurofibromatosis 2 patients. Cancer Chemother Pharmacol. 2014; 73(6):1197–1204.

[55] Mawrin C, Kirches E, Dietzmann K, Roessner A, Boltze C. Expression pattern of apoptotic markers in vestibular schwannomas. Pathol Res Pract. 2002; 198 (12):813–819 Molecular BioloGyof Sporadic and NF2-Associated Vestibular Schwannoma 27 © 2019 Thieme Medical Publishers, Inc. Comprehensive Management of Vestibular Schwannoma | 17.05.19–12:06.

[56] Monoh K, Ishikawa K, Yasui N, Mineura K, Andoh H, Togawa K. p53 tumor sup pressor gene in acoustic neuromas. Acta Otolaryngol Suppl. 1998; 537:11–15.

[57] Chen Y, Wang ZY, Wu H. P14ARF deficiency and its correlation with overexpression of p53/MDM2 in sporadic vestibular schwannomas. Eur Arch Otorhinolaryngol. 2015; 272(9):2227–2234.

[58] Ammoun S, Hanemann CO. Emerging therapeutic targets in schwannomas and other merlin-deficient tumors. Nat Rev Neurol. 2011; 7(7):392–399.

[59] Blakeley JO, Plotkin SR. Therapeutic advances for the tumors associated with neurofibromatosis type 1, type 2, and schwannomatosis. Neuro-oncol. 2016; 18(5):624–638.

[60] Plotkin SR, Merker VL, Halpin C, et al. Bevacizumab for progressive vestibular schwannoma in neurofibromatosis type 2: a retrospective review of 31 patients. Otol Neurotol. 2012; 33(6):1046–1052.

[61] Mautner VF, Nguyen R, Kutta H, et al. Bevacizumab induces regression of vestibular schwannomas in patients with neurofibromatosis type 2. Neuro oncol. 2010; 12(1):14–18.

[62] Wong HK, Lahdenranta J, Kamoun WS, et al. Anti-vascular endothelial growth factor therapies as a novel therapeutic approach to treating neurofibromato sis-related tumors. Cancer Res. 2010; 70(9):3483–3493.

[63] Farschtschi S, Kollmann P, Dalchow C, Stein A, Mautner VF. Reduced dosage of bevacizumab in treatment of vestibular schwannomas in patients with neu rofibromatosis type 2. Eur Arch Otorhinolaryngol. 2015; 272(12):3857–3860.

[64] Plotkin SR, Halpin C, McKenna MJ, Loeffler JS, Batchelor TT, Barker FG, II. Erlotinib for progressive vestibular schwannoma in neurofibromatosis 2 patients. Otol Neurotol. 2010; 31(7):1135–1143.

[65] Altuna X, Lopez JP, Yu MA, et al. Potential role of imatinib mesylate (Gleevec, STI-571) in the treatment of vestibular schwannoma. Otol Neurotol. 2011; 32 (1):163–170.

[66] Yener U, Avsar T, Akgün E, Şeker A, Bayri Y, Kılıç T. Assessment of antiangiogenic effect of imatinib mesylate on vestibular schwannoma tumors using in vivo corneal angiogenesis assay. J Neurosurg. 2012; 117(4):697–704.

[67] Ahmad ZK, Browncm, Cueva RA, Ryan AF, Doherty JK. ErbB expression, activation, and inhibition with lapatinib and tyrphostin (AG825) in human vestibular schwannomas. Otol Neurotol. 2011; 32(5):841–847.

[68] Ammoun S, Cunliffe CH, Allen JC, et al. ErbB/HER receptor activation and preclinical efficacy of lapatinib in vestibular schwannoma. Neuro-oncol. 2010; 12(8):834–843.

[69] Karajannis MA, Legault G, Hagiwara M, et al. Phase II trial of lapatinib in adult and pediatric patients with neurofibromatosis type 2 and progressive vestibular schwannomas. Neuro-oncol. 2012; 14(9):1163–1170.

[70] Sabha N, Au K, Agnihotri S, et al. Investigation of the in vitro therapeutic efficacy of nilotinib in immortalized human NF2-null vestibular schwannoma cells. PLoS One. 2012; 7(6):e39412.

[71] Subbiah V, Slopis J, Hong DS, et al. Treatment of patients with advanced neurofibromatosis type 2 with novel molecularly targeted therapies: from bench to bedside. J Clin Oncol. 2012; 30(5):e64–e68.

[72] Licciulli S, Maksimoska J, Zhou C, et al. FRAX597, a small molecule inhibitor of the p21-activated kinases, inhibits tumorigenesis of neurofibromatosis type 2 (NF2)-associated Schwannomas. J Biol Chem. 2013; 288(40):29105–29114.

[73] Giovannini M, Bonne NX, Vitte J, et al. mTORC1 inhibition delays growth of neurofibromatosis type 2 schwannoma. Neuro-oncol. 2014; 16(4):493–504.

[74] Kandathil CK, Dilwali S, Wu CC, et al. Aspirin intake correlates with halted growth of sporadic vestibular schwannoma in vivo. Otol Neurotol. 2014; 35 (2):353–357.

第二部分

临床表现与诊断

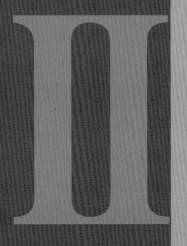

第6章 散发性前庭神经鞘瘤的临床表现

Christopher S. Graffeo, William R. Copeland Ⅲ, Michael J. Link

6.1 引言

散发性前庭神经鞘瘤没有与神经纤维瘤病2型相关的遗传综合征表现，总体临床表现大致类似，都是小部分典型症状伴随部分不常见的变异症状。前庭神经鞘瘤的症状多由于其累及前庭蜗系统或压迫邻近结构所引起，包括面神经、三叉神经、小脑、脑干或第4脑室。值得注意的是，由于高分辨率磁共振成像（MRI）技术的日益普及，以及在诸如头痛等不相关病症中更广泛地应用 MRI 检查，近年来临床上偶然通过检查发现的病患比例显著增加。

6.2 前庭神经、耳蜗神经症状

绝大多数情况下，单侧感音神经性听力缺失为主要的临床表现，最常见的是典型的高频听力缺失（图6.1）。在几项记录前庭神经鞘瘤自然病史的大规模队列研究中，发现有 26%~95% 甚至更高比例的患者在听力测试中存在主观听力缺陷。单侧耳鸣是第二常见的耳蜗症状，在患者中发生率为 12%~60%，常伴随非特异性耳涨感。尽管患者有上述听觉症状，但前庭神经鞘瘤的诊断常常延迟，文献报道诊断时间为症状出现后 3.7~7.6 年。

相比之下，突发性听力损失是前庭神经鞘瘤中少见的一种临床表现，在患者中所占比例为 2%~7%，同时症状的起伏也表明间歇性耳蜗功能障碍的发生率较低。一项前瞻性研究发现：因突发感音神经性听力损失进行检查发现前庭神经鞘瘤发生率很低，在所有患者中所占比例不到 5%。短期应用皮质类固醇（口服或鼓室内注射）可能有助于治疗突发性听力损失，但相关临床试验的结果不明确，也未设置前庭神经鞘瘤患者亚组进行单独观察。

与耳蜗神经症状相同，前庭功能障碍在前庭神经鞘瘤的临床表现中亦十分突出，典型的症状是头晕、平衡功能差或步态不稳，而真正的眩晕症状则不常见。14%~61% 的前庭神经鞘瘤患者主诉有前庭系统相关临床症状；与听力损失相同，对无症状个体的全面检查常提示患者存在一定程度的功能障碍，这种功能障碍在临床上无关紧要或可以被患者无意识自主代偿。将前庭病变单独进行详细分析并报告时，40% 患者存在步态紊乱，但这一数据可能混合了脑干压迫的因素。通常情况下，前庭神经鞘瘤的前庭病变较为复杂，1/3的患者存在多个伴随症状。

6.3 三叉神经、面神经症状

在听力缺失和前庭神经症状之后，三叉神经支配区域的感觉变化是下一个最常见的症状。麻木症状最为常见，7%~49% 的患者存在至少1个分支区域的症状，以三叉神经第2分支（V2）症状最常见。偶然情况下，同侧神经受累可诱发三叉神经痛或感觉异常，在患者中发生率为 1%~3%，也以 V2 段症状居多。除了典型的三叉神经痛症状，患者常有特定的且不相关联的主诉，如耳痛或非特异性面部疼痛，偶尔甚至出现对侧面部疼痛，肿瘤切除后，症状可缓解。绝大多数有三叉神经症状的病例，诊断延迟的发生率要低于听力损失的病例，大多数患者出现症状 0.6~1.3 年即可明确诊断。三叉神经运动根症状相对少见，但在一项大型研究中，3% 的患者出现咀嚼障碍，15% 的患者发现同侧角膜反射缺失。

面神经症状并不常见，但临床上也有出现。如果初诊时即出现面瘫，应高度怀疑原发性面神经肿瘤或

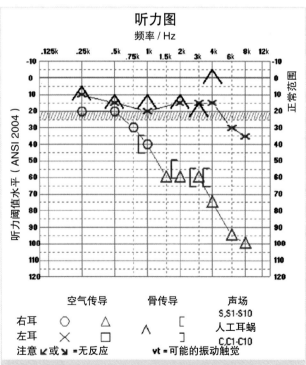

图 6.1 听力图显示单侧高频感音神经性听力缺失，为前庭神经鞘瘤的特征

恶性肿瘤。尽管如此，几个系列报道中，在确诊的前庭神经肿瘤患者中，面部肌肉无力或面肌痉挛的发生率较低，总的发生率为1%~4%。面肌痉挛和味觉障碍仍不太常见，大宗病例报告发生率为1%~4%，少数病例报告提示面肌痉挛为前庭神经鞘瘤的首发症状，其中包括1例同侧听力损失和对侧面肌痉挛，肿瘤切除后症状消失。仅有单纯面神经症状的患者，诊断比三叉神经症状患者略为延迟，通常在出现症状2年内确诊前庭神经鞘瘤。值得注意的是，队列研究表明，无论听力是否存在缺失，大多数患者出现症状的顺序均依次为前庭神经、三叉神经和面神经。

6.4 头痛和偶然诊断

头痛症状与前庭神经鞘瘤表现之间的关系微妙，与影像学转诊模式的改变密切相关。头痛是肿瘤引起的临床综合征的一部分（通常还伴随听力损失、前庭症状和三叉神经功能障碍），应与单纯的慢性头痛区别开来，往往需要头颅MRI检查，并发现前庭神经鞘瘤。调查研究表明，超过60%的前庭神经鞘瘤患者在治疗前已有慢性头痛病史，其中1/3归为重度头痛。相比之下，头痛作为诊断时唯一症状的情况相对少见，仅占发病患者的1%~12%。值得注意的是，这部分前庭神经鞘瘤患者所占比例在过去几十年中呈线性增长，这与颅脑MRI的应用及其在解决诸如慢性头痛等常规神经问题方面的作用日益增加密切相关。

在无症状的患者中，偶然检查诊断出前庭神经鞘瘤的比例明显增加。随着高分辨率MRI日益普及，包括多发性硬化症、颅内良性肿瘤等系列疾病的诊断都会常规进行系列影像学检查，发现以往无症状的肿瘤概率大大增加。在普通人群中，单次影像学检查中发现前庭神经鞘瘤的概率为0.2%。MRI检查在神经科检查中愈发普遍，是前庭神经鞘瘤发病率上升的一个微小而重要的因素。关于前庭神经鞘瘤的流行病学，包括发病率变化趋势的更详细讨论，请参阅第3章。

6.5 占位效应和脑积水

在没有出现梗阻性脑积水的情况下，体积较大的前庭神经鞘瘤压迫脑干可能引起前文所述的颅神经相关症状。上运动神经元症状相对罕见，偶有报道。脑干压迫的程度与肿瘤大小密切相关。小脑受压症状与前庭症状的鉴别较为困难，且往往合并出现，尤其是在步态方面。多达14%~20%的患者出现诸如共济失调、意向性震颤、轮替运动障碍等特异性症状。复视症状在前庭神经鞘瘤患者中出现较少，该症状主要由于肿瘤反常的向内上方生长压迫脑干、滑车、外展神经，或是由于缓慢进展的脑积水所引起。即使肿瘤体积较大，其占位效应引起的后组颅神经功能障碍仍十分少见，仅在1%~3%患者中发现典型的声音嘶哑或吞咽困难症状。

肿瘤体积巨大时，明显压迫第4脑室，导致脑脊液流出通路受阻，出现症状性脑积水。颅内高压的症状和体征很少在缺少其他神经功能障碍的情况下单独出现。尽管曾有报道称，在一个无症状且未见脑室扩大的单个病例检查中发现视盘水肿，随后诊断前庭神经鞘瘤。而在已明确诊断前庭神经鞘瘤的前提条件下，影像学上常常能发现患者脑室扩大，且这些患者出现相应临床表现的概率更高。临床中最常见的是与影像学表现和正常压力性脑积水类似，出现认知功能减退、尿失禁和步态异常的典型症状，但也有报道说，1%~3%的患者有时也出现急性颅内高压导致的精神状态变化，包括复视和视力模糊在内的视觉功能障碍。

在一组桥小脑角占位（大部分为前庭神经鞘瘤）的病例报道中，14%的患者出现脑室扩大，这其中12%的患者为梗阻性。其中对梗阻性脑积水患者进一步临床评估显示，92%的患者中至少有一种症状是正常压力性脑积水相关症状，该亚组中有4例患者出现了急性颅高压症状，视盘水肿和精神状态改变各2例，所有病例均进行了处置。另一项对400例前庭神经鞘瘤患者的研究发现，13%的患者（其中21%为梗阻性脑积水）有脑室扩大，5例患者出现急性颅高压症状。还有其他研究表明，高达18%的患者有影像学上可见的脑室扩大，梗阻性脑积水的发生率达到39%；在大多数情况下，肿瘤大小与第4脑室受压程度、脑室扩大程度和脑积水症状显著相关。有关脑积水围手术期处理建议的更多详情，请参阅第46章。

6.6 总结

尽管散发性前庭神经鞘瘤最常见的症状十分典型——单侧感音神经性耳聋、耳鸣和头晕，但具体的临床表现（特别是患者对症状的主观感受，导致就医的具体症状）十分多变。这些隐匿性症状往往使诊断变得更复杂。前庭神经鞘瘤的罕见症状范围广泛，包括突发性听力损失到精神状态改变、面瘫、视力变化、吞咽困难、头痛等。磁共振成像技术的发展明显增加了偶发性诊断的比例，这就要求我们进一步改变临床诊疗模式。本文描绘了前庭神经鞘瘤的大致轮廓，但明确诊断对我们而言只是诊疗过程中面对众多挑战所迈出的第一步。

参考文献

[1] Matthies C, Samii M. Management of 1000 vestibular schwannomas (acoustic neuromas): clinical presentation. Neurosurgery. 1997;

40(1):1–9, discussion 9–10.

[2] Tos M, Charabi S, Thomsen J. Clinical experience with vestibular schwanno-mas: epidemiology, symptomatology, diagnosis, and surgical results. Eur Arch Otorhinolaryngol. 1998; 255(1):1–6.

[3] Rosenberg SI. Natural history of acoustic neuromas. Laryngoscope. 2000; 110 (4):497–508.

[4] Huang X, Xu J, Xu M, et al. Clinical features of intracranial vestibular schwan-nomas. Oncol Lett. 2013; 5(1):57–62.

[5] Babu R, Sharma R, Bagley JH, Hatef J, Friedman AH, Adamson C. Vestibular schwannomas in the modern era: epidemiology, treatment trends, and disparities in management. J Neurosurg. 2013; 119(1):121–130.

[6] Samii M, Matthies C. Management of 1000 vestibular schwannomas (acoustic neuromas): the facial nerve–preservation and restitution of function. Neurosurgery. 1997; 40(4):684–694, discussion 694–695.

[7] Mathew GD, Facer GW, Suh KW, Houser OW, O'Brien PC. Symptoms, findings, and methods of diagnosis in patients with acoustic neuroma. Laryngoscope. 1978; 88(12):1893–1903, 1921.

[8] Berrettini S, Ravecca F, Russo F, Bruschini P, Sellari-Franceschini S. Some uncharacteristic clinical signs and symptoms of acoustic neuroma. J Otolaryngol. 1997; 26(2):97–103.

[9] Yanagihara N, Asai M. Sudden hearing loss induced by acoustic neuroma: significance of small tumors. Laryngoscope. 1993; 103(3):308–311.

[10] Sauvaget E, Kici S, Kania R, Herman P, Tran Ba Huy P. Sudden sensorineural hearing loss as a revealing symptom of vestibular schwannoma. Acta Otolaryngol. 2005; 125(6):592–595.

[11] Wei BP, Stathopoulos D, O'Leary S. Steroids for idiopathic sudden sensorineu-ral hearing loss. Cochrane Database Syst Rev. 2013(7):CD003998.

[12] Schreiber BE, Agrup C, Haskard DO, Luxon LM. Sudden sensorineural hearing loss. Lancet. 2010; 375(9721):1203–1211.

[13] Samii M, Matthies C. Management of 1000 vestibular schwannomas (acoustic neuromas): hearing function in 1000 tumor resections. Neurosurgery. 1997; 40(2):248–260, discussion 260–262.

[14] Matsuka Y, Fort ET, Merrill RL. Trigeminal neuralgia due to an acoustic neuroma in the cerebellopontine angle. J Orofac Pain. 2000; 14(2):147–151.

[15] Eftekhar B, Gheini M, Ghodsi M, Ketabchi E. Vestibular schwannoma with contralateral facial pain-case report. BMC Neurol. 2003; 3:2.

[16] Han I-B, Chang JH, Chang JW, Huh R, Chung SS. Unusual causes and presenta-tions of hemifacial spasm. Neurosurgery. 2009; 65(1):130–137, discussion 137.

[17] Nishi T, Matsukado Y, Nagahiro S, Fukushima M, Koga K. Hemifacial spasm due to contralateral acoustic neuroma: case report. Neurology. 1987; 37(2): 339–342.

[18] Lustig LR, Rifkin S, Jackler RK, Pitts LH. Acoustic neuromas presenting with normal or symmetrical hearing: factors associated with diagnosis and outcome. Am J Otol. 1998; 19(2):212–218.

[19] Carlson ML, Tveiten OV, Driscoll CL, et al. Risk factors and analysis of long-term headache in sporadic vestibular schwannoma: a multicenter cross-sectional study. J Neurosurg. 2015; 123(5):1276–1286.

[20] Stangerup SE, Tos M, Caye-Thomasen P, Tos T, Klokker M, Thomsen J. Increas-ing annual incidence of vestibular schwannoma and age at diagnosis. J Laryngol Otol. 2004; 118(8):622–627.

[21] Stangerup SE, Tos M, Thomsen J, Caye-Thomasen P. True incidence of vestibu-lar schwannoma? Neurosurgery. 2010; 67(5):1335–1340, discussion 1340.

[22] Stangerup SE, Caye-Thomasen P. EpidemioloGyand natural history of vestibu-lar schwannomas. Otolaryngol Clin North Am. 2012; 45(2):257–268, vii.

[23] Vernooij MW, Ikram MA, Tanghe HL, et al. Incidental findings on brain MRI in the general population. N Engl J Med. 2007; 357(18):1821–1828.

[24] Morrison GA, Sterkers JM. Unusual presentations of acoustic tumours. Clin Otolaryngol Allied Sci. 1996; 21(1):80–83.

[25] Grainger J, Dias PS. Case report: optic disc edema without hydrocephalus in acoustic neuroma. Skull Base. 2005; 15(1):83–86, discussion 86–88.

[26] van Meter WS, Younge BR, Harner SG. Ophthalmic manifestations of acoustic neurinoma. Ophthalmology. 1983; 90(8):917–922.

[27] Pirouzmand F, Tator CH, Rutka J. Management of hydrocephalus associated with vestibular schwannoma and other cerebellopontine angle tumors. Neurosurgery. 2001; 48(6):1246–1253, discussion 1253–1254.

[28] Gerganov VM, Pirayesh A, Nouri M, et al. Hydrocephalus associated with vestibular schwannomas: management options and factors predicting the outcome. J Neurosurg. 2011; 114(5):1209–1215.

[29] Rogg JM, Ahn SH, Tung GA, Reinert SE, Norén G. Prevalence of hydrocephalus in 157 patients with vestibular schwannoma. Neuroradiology. 2005; 47(5): 344–351.

第 7 章　前庭神经鞘瘤相关的听力和前庭功能检查

Crystal Pitts, Steven A. Telian

7.1　引言

随着对前庭神经鞘瘤的认识和治疗水平的不断提高，听力和前庭功能检查的水平也在不断提高。这样就可以早期发现肿瘤，尤其是体积较小的肿瘤，这种肿瘤如果早期手术切除，往往有较多机会保留听力和面神经功能，手术的效果当然就好。大多数情况下，患者首先因为听力或者前庭方面的不适而去就医，从而诊断出前庭神经鞘瘤。本章主要对目前前庭神经鞘瘤患者的听力和前庭功能方面的检查做一个概述。

7.2　听力检测

当患者主诉听力下降、耳鸣，或者对话时听对方的话感到吃力时，就会对患者进行常规的听力检测，而前庭神经鞘瘤患者往往会有这些症状。听力检测的各个部分可以告诉我们患者是否存在耳蜗后病变。

7.2.1　纯音气导和骨导

听力图代表了一个人对一定频率范围内声音的敏感程度，而这一频率范围对于我们平时说话的理解是非常重要的，通过这一方法，我们可以了解患者整个听力系统的完整性，从外周终端器官一直到中枢的大脑听觉皮层。通过耳麦（塞入式或者环绕式）和一个骨传导的振荡器来寻找阈值。前庭神经鞘瘤患者常表现出两耳听力阈值的不对称性，患侧听力差。也有可能听力完全正常，而没有听力的不对称性。前庭神经鞘瘤所引起的听力障碍属于神经感觉性听力障碍，由于耳蜗本身的改变而出现一个明显的感觉成分，或者是由于单纯的听力神经的影响而出现纯粹的神经性听力障碍。纯音听力图本身不能告诉我们病变的位置，但是结合其他检查，就可以判断耳蜗和听神经的情况，这会在以后进一步说明。1977 年，Johnson 把一组前庭神经鞘瘤的患者根据听力图的结果进行分类：高频（66%），平（13%），槽形或中频（12%），低频（9%）。后来至少有一项大型研究的结果和这个分类的百分比类似。

7.2.2　单词识别测试

言语感受阈值（SRT）是由患者重复一些熟悉的两个音节的单词来测定的。受试者如果能够说出 50% 的双音节单词，这个就是他的言语感受阈值（SRT）。单词识别测试就可以用单音节单词，然后就用单音节单词在一个比较"舒适"的听力水平上（一般比 SRT 高出 35~58dB）进行单词识别测试。这个测试是检查患者仅仅用听力对不熟悉的单词的识别和重复能力（不看唇语阅读）。有耳蜗后病变的患者，与纯音阈值和言语感受阈值（SRT）相比，其患耳往往单词识别分数（WRS）更低。

7.2.3　回跌现象

前庭神经鞘瘤患者回跌试验阳性，其定义为：随着声音水平的提高，单词识别分数（WRS）随之降低。回跌指数为 0.42~0.45，就要怀疑耳蜗后病变。但是，该试验的敏感性一直受到怀疑，很多明确前庭神经鞘瘤的患者也会出现正常结果。该试验结果阳性，再结合一些其他检查［不对称性听力降低，和（或）听反射消失］也可以高度提示耳蜗后病变。

7.2.4　听反射阈值 / 降低

当有声音刺激时，镫骨肌会做出收缩反应，这个时候就有鼓膜（TM）顺应性的改变，而引起这个鼓膜顺应性改变的最低声音水平，就是听反射阈值。鼓膜张肌对听反射也有少许影响。同侧听反射的传入支通过听神经，到蜗核，再到上橄榄核、脑桥的面神经核，在此，传出支通过同侧的面神经激活镫骨肌。这样的收缩，降低了镫骨的活动度，进而影响整个听小骨链，于是可以测出同侧耳朵的鼓膜顺应性降低。对侧的听反射穿过到达对侧脑干的上橄榄核和面神经核，然后再通过面神经去激活对侧的镫骨肌。当听神经传导通路上出现前庭神经鞘瘤时，由于肿瘤的直接压迫，或者是血管受肿瘤影响，传入到脑干的正常的听力信号就会发生改变，于是当患侧耳朵接受声音刺激时，就会出现听反射的升高或者消失，即使这时患耳依然还有较好的残留听力。健耳的同侧反射不应该受到影响。前庭神经鞘瘤患者也会出现正向反射衰减，就是当患耳持续听到一个声音（一般是高于听反射阈值的 10dB）时，反射不能保持。当反射衰减出现时，对侧耳朵测到的反射会迅速降低到最初顺应值的至少一半。研究发现，在确诊的前庭神经鞘瘤中，75%~82% 的患者可以查出听反射异常，但是特异性比较低，仅为 11%~30%。敏感性较低主要和因为听力问题而去进行听力检查的人群中只有很小部分是真正的前庭神经鞘瘤有关。所以在对听反射进行评估时要结合其他听力检查。

7.3　电生理

7.3.1　听觉脑干反应

通过传入信号传入脑干，听觉脑干反应（ABR）可以让我们了解听觉通路的完整性。研究发现，听觉脑干反应（ABR）诊断前庭神经鞘瘤的敏感性为85%~95%。对于小听瘤的诊断的敏感性目前还有争论，小于1cm的肿瘤，诊断的敏感性为58%~95%。对于小于1cm的听瘤，Don等提出使用叠加听觉脑干反应的方法。这是在不同截止频率的高通滤过噪声记录对滴答声的反应，并且把每一个反应结果提取出来。他们的研究发现对于小听瘤，其敏感性高达95%，特异性为88%。虽然还没有广泛使用，如果对这种方法进行更多的试验，以后或许可以在小听瘤的筛查中使用这一方法。

患者出现非对称性的听力方面的症状，比如听力下降、耳鸣、声音识别障碍、耳朵胀满感，这时可以用ABR进行筛查，以排除耳蜗后疾病。检查时，患者安静地平卧，闭上眼睛，如果能够自然入睡那更好。进行的是远场记录，表面电极放在前额，或者是平耳朵的位置（比如耳垂，或者耳屏前面）。通过耳麦，80~95dB级的刺激声音，以20~30次/s的速度传入单个耳朵。这个刺激代表从耳蜗基地部（高频）传来的信息。同步记录自由活动的脑电图和肌电图，如果由于患者活动、吞咽、咀嚼等出现大的肌肉伪影，就暂停一会。这些肌电图的伪影会使得听力传导通路上一些非常小的EEG反应消失。每个刺激开始后对第一个10ms采集的平均脑电图信息进行分析，以了解和听觉通路相关的诱发波的延迟和（或）及预期反应形态较

大的偏高。

> 正常的听觉脑干反应（ABR）有5个波峰，每个波峰发自以下结构：
> - 波Ⅰ－是第8对颅神经远端发出的听神经动作电位；
> - 波Ⅱ－第8对颅神经近端发出；
> - 波Ⅲ－耳蜗神经核；
> - 波Ⅳ－上橄榄核；
> - 波Ⅴ－外侧丘系/下丘，是ABR中波幅最大的波。

对每个耳朵的ABR的波形进行定量分析，是否有波形的存在或者消失，也对它们的可重复性进行分析。分析时间特点，比如波的绝对潜伏期，两个波峰之间的潜伏期。同时也对两个耳朵的ABR进行比较。如果出现下列变化，需要引起重视。Ⅰ~Ⅲ波，Ⅲ~Ⅴ波，或者Ⅰ~Ⅴ波波峰之间的潜伏期延长；波Ⅴ的绝对潜伏期延长；或者两个耳朵在上述任何一个方面存在显著不同。内听道或者桥小脑角有肿瘤，可以改变患耳ABR的时间关系，或者导致同步化的神经活动完全消失。图7.1为一个完整的ABR记录图像。

通过纯音电测听对患者的听力进行测试，但可能并不能和ABR进行很好的关联。比如，某人的听力阈值完全正常，但是ABR异常甚至完全消失。同样，如果某人有轻微的听力障碍，前庭神经鞘瘤也比较大了，但是依然可能测出ABR。了解患者的ABR情况，对于决定如何处理前庭神经鞘瘤有一定帮助。如果我们考虑手术切除肿瘤，同时要保留听力，ABR正常的患者可能效果较好。术前做的ABR可以作为术中听神经神经电生理检测的基线，无论手术是从颅中窝入路，还是从乙状窦后入路。现在增强MRI已经非常普及，诊断前庭神经鞘瘤的敏感性和特异性也非常好，在美国很多医院已经不再把ABR作为前庭神经鞘瘤筛选诊断的工具了。但如果是保留听力的手术，还是有很多医

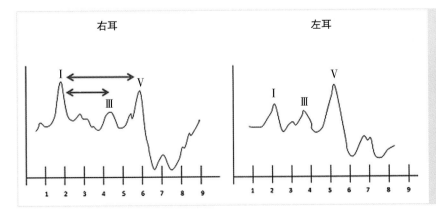

图7.1　一例右耳前庭神经鞘瘤患者的听觉脑干反应（ABR）。双侧波形良好，右耳的Ⅰ~Ⅲ波、Ⅰ~Ⅴ波的波峰之间的潜伏期延长。左耳的这些参数属正常范围

院会把 ABR 作为术前和（或）术中检测的工具。

7.3.2　耳蜗电图

如果希望得到高分辨率的 ABR 的 I 波，可以做耳蜗电图（ECoG），因为这个波和耳蜗电图的动作点位相关联。测量耳蜗电图，需要在显微镜下，在患者耳道深处放置一个鼓膜电极。电极有一个软的头端，顶住鼓膜。还有一个内置式的耳麦放入耳道，传入刺激声音，和 ABR 一样把反应结果进行平均化处理。有一定程度的耳蜗听力下降时，耳蜗电图是有帮助的，因为鼓膜电极离耳蜗突起的部分非常近，所以可以记录到波幅比较大的 I 波（整个神经的动作电位）。需要保听力的手术，也可以在术中采取这种方法对听神经功能进行检测。如果在远场记录中，I 波消失，或者不能很好重复，可以用耳蜗电图来记录高分辨率的动作电位，以此分析耳蜗功能，在术中检测中，通过这一方法，可以判断 ABR 的改变到底是因为神经的直接损伤，还是因为血管受影响。

7.3.3　耳声发射

耳声发射常常和听觉脑干反应（ABR）一起用于前庭神经鞘瘤患者的诊断。耳声发射（OAE）起源于外耳的毛细胞，提供耳蜗的功能状态。一个探针，密闭地固定在患者的外听道内，发出声音刺激（如果是做畸变产物耳声发射，就采用两种不同音频的声音；如果是做瞬态耳声发射，就采用单一的刺激）。探针有一个微型耳麦，在正常耳朵中，可以记录鼓膜受到中耳耳蜗运动而发出的振荡运动。如果前庭神经鞘瘤的患者有明显的听力下降，这种听力下降完全是因为脑干和（或）耳蜗神经受压迫而引起的，耳声发射可能是正常的，说明耳蜗功能是好的，耳蜗的血供也是好的。这种患者，进行保听力的手术，效果比较好。

7.4　前庭功能测试

前庭神经鞘瘤的患者不易出现严重的眩晕，但会有站立不稳，一动起来就觉得头晕，或者感觉东西在晃动（头一动，视物就不清晰）的主诉，这是因为前庭眼反射（VOR）损伤的缘故。对前庭神经鞘瘤的患者，目前有很多检查平衡功能的方法可用。这些检查可以是在明确诊断前使用，比如患者说有头晕或者平衡障碍，也可以是在诊断明确后再进行检查，以测定前庭功能的基线。

7.4.1　前庭诱发肌源性电位

前庭诱发肌源性电位（VEMP）是一种可以判断前庭神经上下支功能的神经电生理检查。可以通过比较响的空气传导的声刺激而诱发、骨传导的滴答声来诱发，或者直接对患者的前额进行机械性的敲打来诱发。颈肌 VEMP（cVEMP）是通过小囊，主要由前庭神经下支支配产生的。即使电测听发现听力严重损害，也可以做出前庭诱发肌源性电位。cVEMP 是通过放在同侧胸锁乳突肌上的记录电极来记录的一种抑制性反应，检查时告诉患者，当刺激传导时，需要保持肌肉在收缩状态。记录相关肌肉上的诱发松弛电位的阈值和波幅，并且与对侧肌肉的数值进行比较。图 7.2 为一个 cVEMP 的例子。眼外肌 VEMP（oVEMP）提供椭圆囊的信息，以及相关的前庭神经上支的传入信息。记录电极放在患者眼睛的下面，告诉患者在刺激传导时，眼睛要往上看。记录刺激耳朵对侧的下直肌的反应。异常 oVEMP 反应包括：相对于健侧，反应明显降低甚至消失，也就是椭圆囊完全没有反应。图 7.3 为一个眼外肌 VEMP 的例子。

研究发现，前庭神经鞘瘤患者的 VEMP 反应异常，或者消失。对 170 例前庭神经鞘瘤患者进行研究发现，

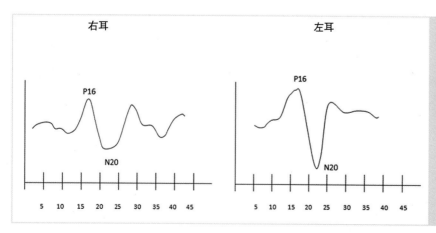

图 7.2　一例右耳前庭神经鞘瘤患者的颈肌 VEMP（cVEMP）。记录了双侧的电位，右耳反应的波幅明显小于左耳

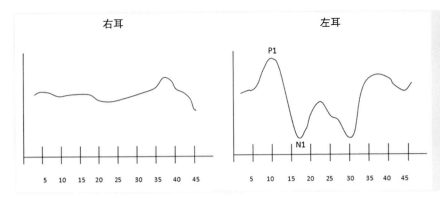

图7.3　一例右耳前庭神经鞘瘤患者的眼外肌前庭诱发肌源性电位（oVEMP）。刺激左耳时有一个非常明显的反应，而刺激右耳时反应消失

80%患者的患耳cVEMP异常，和其他小样本研究的结果一致。VEMP是诊断库中一个有效的方法，但是单纯依靠VEMP来诊断前庭神经鞘瘤还是比较困难的。手术前，对患者都进行cVEMP和oVEMP的检查，分别对前庭神经的下支和上支功能进行评估，当然通过VEMP来判断肿瘤的神经起源还有争议。一个小样本研究发现，cVEMP结合热试验可以准确地判断肿瘤是只影响到下支，还是上、下支都受影响。另外一个研究发现，oVEMP、cVEMP、热试验并不能判断肿瘤的神经起源。另有研究发现，术前通过这些检查来判断肿瘤的神经起源是不可能的。到目前为止，对于VEMP在术前判断肿瘤神经起源的价值还没有统一意见。

7.4.2　视频眼震电图

视频眼震电图（VNG）是用眼科的视频眼镜来记录眼球水平方向和垂直方向的运动轨迹。通过视频眼震电图，会发现有些前庭神经鞘瘤患者眼球的异常运动（眼震）。患者坐着，或者站立时，看着黑暗的地方，有时会出现自发的或者位置性的眼震。典型表现是，一个前庭神经鞘瘤的患者出现了眼震，如果患者注视的方向固定住，眼震就明显减少，这提示是周围的前庭神经受影响。如果检查者把患者的头被动地水平或者垂直方向晃动，以此加强前庭眼反射（VOR），可以暂时诱发眼震。如果前庭眼反射（VOR）受影响，头自主晃动试验，或者头晃动之后，眼震的快速方向提示这个病灶是破坏性的（快速方向离开受累及耳朵）还是刺激性的（快速方向指向受累及耳朵）。让患者盯着他们前方的目标，同时进行水平面或者垂直面的移动，这就是注视试验。超过3.5cm的前庭神经鞘瘤的患者注视试验时会出现Brun眼震：注视着健耳方向时，会出现细小的眼震（前庭起源）；注视着患耳方向时，会出现粗大眼震（由于小脑受压，是中枢起源）。前庭神经鞘瘤患者也会出现过度通气诱发的眼震。这可能和部分脱髓鞘的前庭传入通路暂时的轴突传导改

善有关，因为过度通气时，细胞外钙离子减少。研究发现58%~82%前庭神经鞘瘤患者在过度通气时会出现眼震，而其他原因引起的单侧前庭神经损害的患者只有18%~34%会出现过度通气时的眼震。冷热水试验检测水平半规管的功能，以及上前庭神经中相应的前庭传入纤维对于44℃"热水"和30℃"冷水"的反应。可以通过灌空气或者水来进行这个试验，每次灌入时都记录眼球慢运动的峰值，同时记录两个耳朵之间的差别，以判断两个耳朵是否有显著的不对称性。有些研究发现前庭神经鞘瘤患者中，66%~94%的人冷热水试验结果较差。

动态视力检查可以判断是否有振动幻视，也就是让患者看Snellen视力表，比较静止时和头被动旋转时的视力。头部运动时，前庭眼反射（VOR）可以起到稳定眼球运动的作用。如果有病变，而出现视网膜滑移，那么头转动时就会出现视物模糊。双侧前庭病变时更容易出现这个现象，但是单侧前庭病变有时也会出现这个现象。如果动态视力比静态视力差，那就是有振动幻视。

如果一个前庭神经鞘瘤患者出现一侧的热水试验减退，通过视频眼震电图（VNG）可以评估这个病损的代偿程度。如果出现自发性的、位置性的和（或）头晃动后的异常眼震，那么从生理学的角度来看，这个病损已经失代偿了。因为前庭神经鞘瘤一般生长缓慢，很多神经系统功能正常的人，随着肿瘤慢慢长大，都可以对外周传入刺激的减弱进行代偿，所以很多人不会有头晕或者平衡障碍的主诉。如果手术前就有双耳热水试验的情况，需要和患者详细说明，因为还有正常或者轻微单耳异常的患者，手术切除肿瘤后可能会出现比较严重的眩晕。不管手术前情况如何，大多数患者通过手术后的前庭康复训练，症状都能得到改善。手术前详细告知，手术后的密切观察，有助于帮助患者术后学习，并且掌握在凝视时保持平衡，从而帮助他们最终康复。

7.4.3 转椅

除了视频眼震电图（VNG）之外，还可以通过旋转试验来更好地评估患者的前庭眼反射（VOR）功能，了解代偿情况。在正弦测试中，患者坐直，头微微向前倾，这一水平半规管就和地球旋转的垂直轴成90°。当椅子以50°~60°/s的正弦的方式进行旋转时，两边的水平半规管同时受到刺激，于是产生生理性眼震。对眼震的各个参数进行记录分析，包括VOR增益、眼震的相位和对称性。热水试验发现当有单侧减弱时（假设健耳功能是正常的），患者会表现出相位增加而前庭眼反射增益正常可以记录到眼球慢速成分的不对称性、眼球速度变慢。如果病损已经处于失代偿状态，在向患者旋转时，如果患者代偿良好，对称值可能正常。改变旋转速度试验是让患者快速加速，使壶腹嵴偏移，从而产生粗大眼震，然后保持一个持续的旋转速度，以使得壶腹嵴回到原来的位置而让眼震减弱。然后让患者突然减速到停止，导致内淋巴液反流，从而引发另一个反向眼震。旋转试验在顺时针方向和逆时针方向进行。每一步中眼震衰减的时间都用于计算前庭时间常数。前庭神经鞘瘤患者会有不对称性的前庭时间常数缩短。

7.4.4 计算机动态姿势图

感觉整合测试（SOT）是通过视觉的、前庭的、体感的各种刺激，来检查患者前后平面姿势位移的一种检查。一共6个检查，来评估和姿势位移相对照的3个传入范围，于是可以确定到底是哪一种类型的功能障碍。比如，一个患者单侧减弱，一般来说单纯依靠前庭系统的传入，会增加位移或者跌倒的反应。这说明，从功能的角度来看，患者的前庭麻痹已经发生失代偿了。SOT可靠，可以发现哪些患者特别适合进行前庭功能康复治疗。

7.5 总结

各种听力测定、电生理以及前庭功能检查可以发现各种异常，有些异常可能与前庭神经鞘瘤有关。目前无法通过单一的一个听力，或者前庭功能检查来诊断前庭神经鞘瘤。各种检查结合，可以提高耳蜗后病变诊断的可靠性。对患者各种功能的评定不仅可以帮助解释患者的临床症状，还可以为肿瘤的处理原则提供依据，手术前应和患者说明病情，以及判断哪些患者需要进行听力和前庭功能的康复。

参考文献

[1] Johnson EW. Auditory test results in 500 cases of acoustic neuroma. Arch Otolaryngol. 1977; 103(3):152–158.

[2] Gordon ML, Cohen NL. Efficacy of auditory brainstem response as a screening test for small acoustic neuromas. Am J Otol. 1995; 16(2):136–139.

[3] Jerger J, Jerger S. Diagnostic significance of PB word functions. Arch Otolaryngol. 1971; 93(6):573–580.

[4] Dirks DD, KammC, Bower D, Betsworth A. Use of performance-intensity functions for diagnosis. J Speech Hear Disord. 1977; 42(3):408–415.

[5] Ochi K, Ohashi T, Kinoshita H. Acoustic tensor tympani response and vestibu?lar-evoked myogenic potential. Laryngoscope. 2002; 112(12):2225–2229.

[6] Mukerji S, Windsor AM, Lee DJ. Auditory brainstem circuits that mediate the middle ear muscle reflex. Trends Amplif. 2010; 14(3):170–191.

[7] Kotlarz JP, Eby TL, Borton TE. Analysis of the efficiency of retrocochlear screening. Laryngoscope. 1992; 102(10):1108–1112.

[8] El-Kashlan HK, Eisenmann D, Kileny PR. Auditory brain stem response in small acoustic neuromas. Ear Hear. 2000; 21(3):257–262

[9] Wilson DF, Hodgson RS, Gustafson MF, Hogue S, Mills L. The sensitivity of auditory brainstem response testing in small acoustic neuromas. Laryngo?scope. 1992; 102(9):961–964.

[10] Schmidt RJ, Sataloff RT, Newman J, Spiegel JR, Myers DL. The sensitivity of auditory brainstem response testing for the diagnosis of acoustic neuromas. Arch Otolaryngol Head Neck Surg. 2001; 127(1):19–22.

[11] Don M, Kwong B, Tanaka C, Brackmann D, Nelson R. The stacked ABR: a sensi?tive and specific screening tool for detecting small acoustic tumors. Audiol Neurootol. 2005; 10(5):274–290.

[12] Kemp DT, Brown AM. An integrated view of the cochlear mechanical nonlinearities observable in the ear canal. In: DeBoer E, Viergever MA, eds. Mechanics of Hearing. The Netherlands: The Hague; 1983:75–82.

[13] Kim AH, Edwards BM, Telian SA, Kileny PR, Arts HA. Transient evoked otoa?coustic emissions pattern as a prognostic indicator for hearing preservation in acoustic neuroma surgery. Otol Neurotol. 2006; 27(3):372–379.

[14] Patko T, Vidal PP, Vibert N, Tran Ba Huy P, de Waele C, de Waele C. Vestibular evoked myogenic potentials in patients suffering from an unilateral acoustic neuroma: a study of 170 patients. Clin Neurophysiol. 2003; 114(7):1344–1350.

[15] Takeichi N, Sakamoto T, Fukuda S, Inuyama Y. Vestibular evoked myogenic potential (VEMP) in patients with acoustic neuromas. Auris Nasus Larynx. 2001; 28(1) Suppl:S39–S41.

[16] Chen CW, Young YH, Tseng HM. Preoperative versus postoperative role of vestibular-evoked myogenic potentials in cerebellopontine angle tumor. Laryngoscope. 2002; 112(2):267–271.

[17] Iwasaki S, Murofushi T, Chihara Y, et al. Ocular vestibular evoked myogenic potentials to bone-conducted vibration in vestibular schwannomas. Otol Neurotol. 2010; 31(1):147–152.

[18] Tsutsumi T, Tsunoda A, Noguchi Y, Komatsuzaki A. Prediction of the nerves of origin of vestibular schwannomas with vestibular evoked myogenic potentials. Am J Otol. 2000; 21(5):712–715.

[19] Lloyd SK, Baguley DM, Butler K, Donnelly N, Moffat DA. Bruns'

nystagmus in patients with vestibular schwannoma. Otol Neurotol. 2009; 30(5):625–628.

[20] Choi KD, Kim JS, Kim HJ, et al. Hyperventilation-induced nystagmus in peripheral vestibulopathy and cerebellopontine angle tumor. Neurology. 2007; 69(10):1050–1059.

[21] Robichaud J, DesRoches H, Bance M. Is hyperventilation-induced nystagmus more common in retrocochlear vestibular disease than in end-organ vestibular disease? J Otolaryngol. 2002; 31(3):140–143.

[22] Tringali S, Charpiot A, Ould MB, Dubreuil C, Ferber-Viart C. Characteristics of 629 vestibular schwannomas according to preoperative caloric responses. Otol Neurotol. 2010; 31(3):467–472.

[23] Fisch U, Wegmüller A. Early diagnosis of acoustic neuromas. ORL J Otorhinolaryngol Relat Spec. 1974; 36(3):129–140.

[24] Okada Y, Takahashi M, Saito A, Kanzaki J. Electronystagmographic findings in 147 patients with acoustic neuroma. Acta Otolaryngol Suppl. 1991; 487 (487):150–156.

[25] Kentala E, Pyykkö I. Clinical picture of vestibular schwannoma. Auris Nasus Larynx. 2001; 28(1):15–22.

[26] Ford-Smith CD, Wyman JF, Elswick RK, Jr, Fernandez T, Newton RA. Test-retest reliability of the sensory organization test in noninstitutionalized older adults. Arch Phys Med Rehabil. 1995; 76(1):77–81.

第 8 章 散发性前庭神经鞘瘤和其他桥小脑角肿瘤的影像学诊断

John I. Lane

8.1 影像技术

内听道（Internal Auditory Canal，IAC）、桥小脑角（Cerebellopontine Angle，CPA）与迷路结构的影像学检查是筛查前庭神经鞘瘤（Vestibular Schwannoma，VS）的主要手段。这些患者通常有非对称性的感音神经性耳聋（Sensorineural Hearing Loss，SNHL）的症状，或之前已诊断出前庭神经鞘瘤，但一直随访观察，未进行外科干预。磁共振（Magnetic Resonance，MR）成像已经取代计算机断层扫描（Computed Tomography，CT）成为主要的诊断方式。做诊断性检查时，场强可设为 3T 或 1.5T。如采用 3T 的较高场强，可获得更高分辨率的图像，成像时间亦较短。但 3T 也有劣势，在气 - 骨交界处的磁敏感伪影更多，且使用 3D 梯度回波（Gradient Echo，GRE）序列时〔比如进行稳态进动平衡序列（Fast Imaging Employing Steady-state Acquisition，FIESTA），以及稳态构成干扰序列（Constructive Interference in the Steady State，CISS）时〕也有较多条带状伪影。因此，选择两种场强时亦需考虑到这点。笔者所在机构则在采用 3T 场强的同时，结合能够有效减少伪影的成像序列〔例如，用 3D 快速自旋回波（Fast Spin Echo，FSE）序列代替常用的 3D GRE 序列〕。要最大限度地提高分辨率，还可以采用多通道线圈，譬如 32 或 64 通道的头线圈，具体根据读者所在的平台自行选择。

要达到最大的成像分辨率，成像序列的选择是至关重要的。笔者所在的中心目前采用带有各向同性体素大小的高分辨率亚毫米级 3D 扫描（表 8.1）。这些序列以多平面重建（图 8.1）取代了先前需要行分离平面成像的 3~4mm 2D 序列。

T2 加权磁共振脑池成像采用较小的扫描视野（Fields of View，FOV），使采集到的图像包含 3D FSE T2 或 3D GRE（或 T2*），这已成为对内听道进行影像检查时的业内标准。场强为 3T 时，3D FSE 较 3D GRE 有明显优势。具体而言，与 3D GRE 相比，3D FSE 在颅底产生的磁化伪影更少，并且具有消除 3D GRE 成像固有的条带伪影的额外优势（图 8.2）。图像模糊是高分辨率 3D FSE 技术采用长回波的结果，可以通过采用可变的翻转角获取来使其最小化。我们的方案还包括使用 3D 液体衰减反转恢复序列（Fluid-Attenuated Inversion Recovery，FLAIR），以评估在 T2 轴图序列上无法检测到的迷路液信号的细微变化（图 8.1d）。

迄今为止，对内听道进行成像时，T1 加权 3D 序列与 2D 序列相比，尚未得到广泛应用，但由于 3D 采集具有出色的图像分辨率和多平面重建功能，因此越来越受欢迎。可以使用 FSE 或 GRE 序列生成 3D T1 加权图像。T1 加权 3D GRE 图像在外观上与 T1 加权 3D FSE 略有不同，因为在 3D GRE 的主要血管结构（如相邻的颈内动脉）内发现了与血流有关的增强信号（图 8.3a）。与 3D T1 GRE 相比，3D T1 FSE 还可以在致密

表 8.1 内听道 / 桥小脑角 的 3T MR 成像方案

	矢状位 T1 FLAIR	轴位 T2 FLAIR FS	轴位 T2 FS	轴位 SPACE T2	轴位 SPACE T1	含钆轴位 T1 FS SPACE	含钆轴位 SPACE T2 FLAIR
TR/ms	1900	9000	4010	1500	700	700	5000
TE/ms	9	135	99	202	32	32	358
FOV/mm	240	220	220	150	150	150	150
数据矩阵	224×320	224×320	269×384	320×320	192×192	192×192	192×256
平均数	1	1	2	1.4	1.7	1.7	2
翻转角 /°	—	180	150	140	—	—	—
频宽 /Hz	260	289	260	651	651	651	488
体素大小 /mm³	0.8×0.8×5.0	0.7×0.7×4.0	0.6×0.6×4.0	0.2×0.2×0.5	0.4×0.4×0.8	0.4×0.4×0.8	0.3×0.3×1.2
扫描时间	1min58s	4min32s	2min34s	6min33s	5min33s	5min33s	6min27s

缩写: TR, 重新聚焦脉冲的时间; TE, 回波时间; FOV, 扫描视野; SPACE, 使用不同的翻转角度优化对比度, 实现完美采样; FLAIR, 液体衰减反转恢复序列

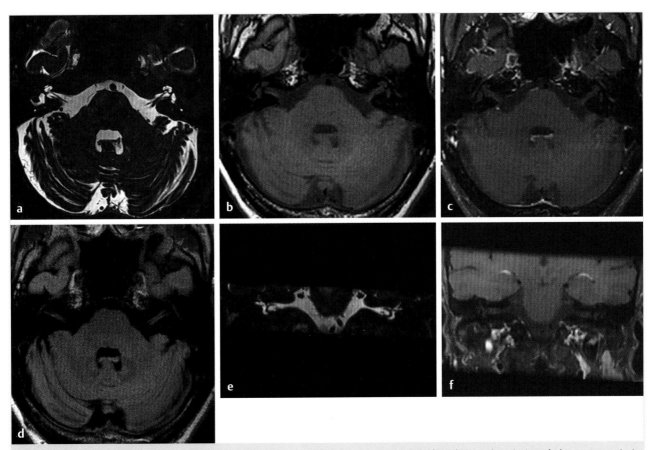

图 8.1 使用 3D 技术的正常 3T 内听道 MR 成像检查。（a）轴位 T2 加权 3D 快速自旋回波（FSE）。（b）T1 加权 3D FSE。（c）轴位增强，脂肪抑制的 T1 加权 3D FSE。（d）轴位 3D FLAIR。（e，f）分别从轴位 T2 和 T1 加权 FSE 采集获得冠状位重建

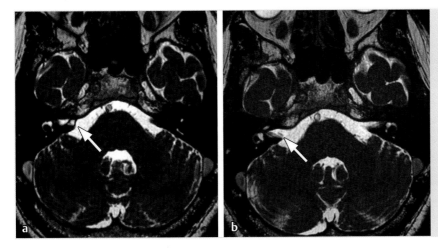

图 8.2 内听道的 3D T2 加权 MR 成像。（a）3T 处的 3D 梯度回波（GRE）和（b）3D 快速自旋回波（FSE）序列，用于排除内听道或 CPA 的异物。注意条带伪影遮盖了右耳孔（箭头），这在 FSE 序列（箭头）上普遍存在

的迷路骨质背景下提供更好的分辨率，使充满液体的迷路结构更加清晰（图 8.3b）。

如果所有 3D 序列均以等距体素大小成像，则可以进行多平面重建，从而无须行额外平面成像。与 2D 序列相比，由于 3D 序列的成像时间更长，因此对运动伪影更敏感，故选择成像序列时应充分考虑患者在检查过程中能否长时间保持静止。

在前庭神经鞘瘤的影像学评估中使用造影剂已被视为标准做法，且大多数中心仍将此作为常规检查的

一部分。我们通常在增强序列上使用脂肪抑制技术来增加病理图像对比增强的显著性，特别是对那些有脂肪移植物的患者。同时，这也一并消除了将耳门周围与岩尖内的高强度骨髓脂肪混淆的可能性。

由于在筛查检查中注射造影剂的诊断率较低，因此，部分学者提倡使用 MR 成像平扫检查，以减少扫描时间和成本。最近的研究表明，某些钆螯合物会沉积在人体组织中。鉴于这些研究的结论，以及检查中注射造影剂的诊断率较低，我们预料，除非有更稳定

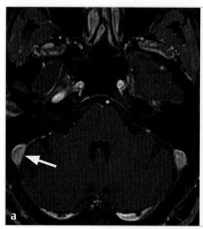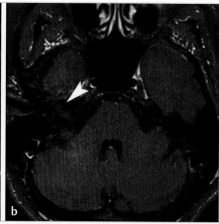

图 8.3 内听道的 3D T2 加权 MR 成像。（a）基于轴位 3D GRE 和（b）基于轴位 3D FSE 的脂肪抑制对比增强成像。请注意，使用 3D GRE 技术可能会分散相邻血管结构内与血流量相关的增强效果（箭头），并提高 3D FSE 图像上迷路结构的显著性（箭头尖）

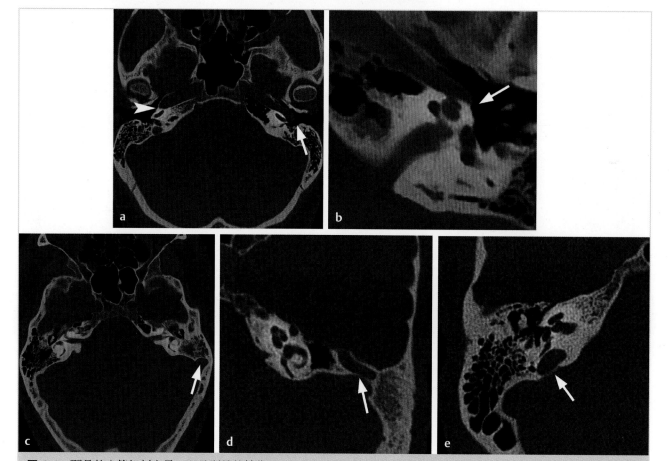

图 8.4 颞骨的血管解剖变异，以及颞骨的轴位 CT。（a）左侧的异常内听道（箭头）。注意正常对侧颈动脉相对于耳蜗岬的位置（箭头尖）。（b）左侧的横向内听道（箭头）。（c）左前乙状窦（箭头）。（d）邻近筋膜的突出的导静脉（箭头）。（e）右侧的高位颈静脉球（箭头）

安全的造影剂问世，人们未来对无造影剂 MR 评估的需求将会增加。成像方案中可以添加 MR 血管造影和 MR 静脉造影的项目，以排除内听道和桥小脑角的血管病变。

8.2 解剖变异

　　术前明确颞骨解剖结构的变异可能对降低前庭神经鞘瘤切除术的并发症具有重要意义。大多数解剖变异最好用高分辨率多排螺旋 CT 或锥体束 CT 来显示。血管变异包括乙状窦前置、高位颈静脉球、颞骨的异常导静脉以及异常或侧斜的颈内动脉（图 8.4）。当该结构向前移位到乳突腔中时，可以识别出前置乙状窦，从而限制了经乳突入路（哪怕对周围结构进行了充分减压），同时增加了术后并发症的发生风险。颞骨岩壁部分，包括内听道边缘，同样存在气化变异，如果不注意在术前识别变异并在手术期间仔细密封这些气室，则可能会导致术后脑脊液（Cerebrospinal Fluid，CSF）漏。这些气孔内的分泌物残留可能会在 MR 成像上产生"假性病变"增强图像，如有必要，可通过颞骨 CT 进行确认（图 8.5）。

8.3　桥小脑角与内听道病变的鉴别诊断

　　前庭神经鞘瘤是桥小脑角（CPA）区中最常见的病变。当病灶不大时，会与内听道隔离开来，但随着体积的增加，它们会长入相邻的 CPA 脑池中。CPA 结构以内听道口为中心，通常会与相邻的硬脑膜表面成锐角（图 8.6），这在与脑膜瘤鉴别诊断时非常有用，因为该区域的脑膜瘤通常会偏向孔外，并与硬脑膜成钝角。重要的是注意病变向内听道基底的侧向扩展程度，因为这可能对手术入路的选择和术后保存听力的

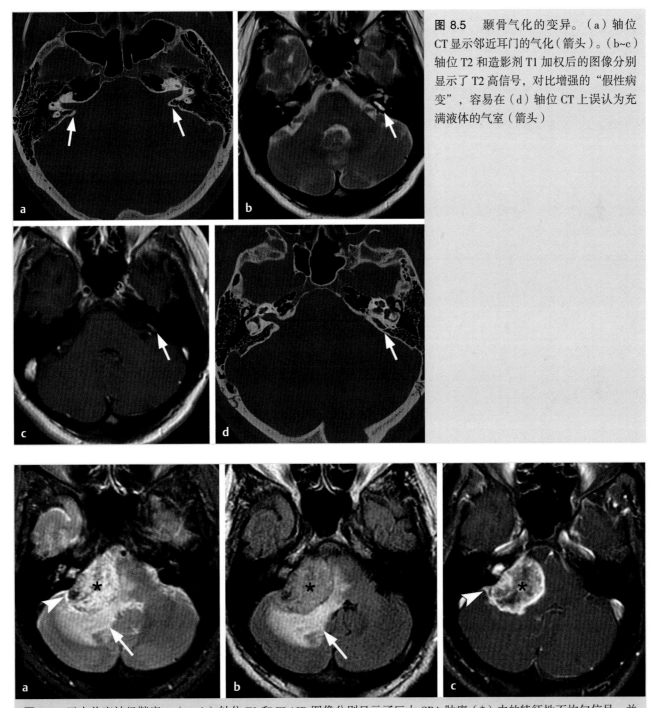

图 8.5　颞骨气化的变异。（a）轴位 CT 显示邻近耳门的气化（箭头）。（b~c）轴位 T2 和造影剂 T1 加权后的图像分别显示了 T2 高信号，对比增强的"假性病变"，容易在（d）轴位 CT 上误认为充满液体的气室（箭头）

图 8.6　巨大前庭神经鞘瘤。（a，b）轴位 T2 和 FLAIR 图像分别显示了巨大 CPA 肿瘤（*）内的特征性不均匀信号，并伴有脑干压迫和周围水肿（箭头）。（c）轴位 T1，呈现不均匀增强信号（*）。注意，典型的前庭神经鞘瘤肿瘤，其 CPA 成分集中在内听道和硬脑膜锐角处（箭头尖）

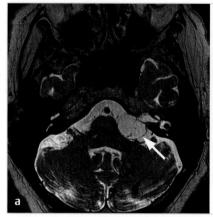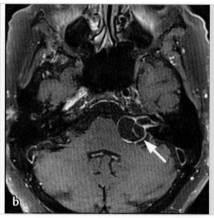

图 8.7 囊性前庭神经鞘瘤。（a）T2 轴位图像，主要显示左 CPA 池中囊状神经鞘瘤伴耳道内生长（箭头）。（b）脂肪抑制增强 T1 图像显示外周软组织囊和内部分隔的外周增强（箭头）

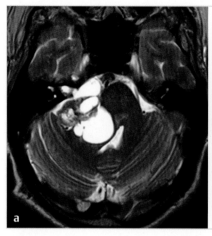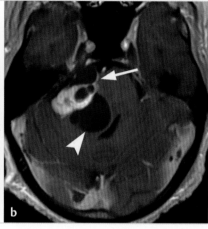

图 8.8 囊性前庭神经鞘瘤伴显著的瘤周蛛网膜囊肿。（a）T2 加权轴位图像显示囊性神经鞘瘤占据了右侧 CPA 池。（b）增强的 T1 加权轴位图像将肿瘤内囊肿的周边强化（箭头）与未增强的瘤周蛛网膜囊肿（箭头尖）区分开

概率有影响。与脑膜瘤均一的等信号不同，体积较大的前庭神经鞘瘤通常表现出不均匀的 T2 信号和增强图像（图 8.6）。与 T2 低信号的肿瘤相比，以 T2 信号增强为特征的前庭神经鞘瘤，质地更柔软，更容易被吸引器吸除，术后保住面神经功能的概率也更大。与呈均匀增强信号的脑膜瘤相比，前庭神经鞘瘤的增强图像信号通常是不均匀的。肿瘤通常是实性的，但囊性成分并不少见，尤其对于较大的病变来说。巨大肿瘤里瘤内囊肿的存在可能预示着更快的生长速度，并且就保护面神经而言，手术切除难度更大。偶然情况下，部分肿瘤可能以囊性为主（图 8.7）。有时，前庭神经鞘瘤可能伴随肿瘤周囊肿的发展而在邻近蛛网膜内引起炎症反应（图 8.8）。肿瘤的周边位置和囊壁缺乏增强，这是可用于区分肿瘤周边囊肿与肿瘤囊性成分的特征。

较小的耳道内病变有可能显示出神经起源，如果考虑手术，这一发现可能具有预后意义。同样，在切除颅中窝或乙状窦后病变时，若肿瘤外侧的内听道基底（"基底帽"）内存在液体，可能预示着更好的听力保存结果。同侧迷路和基底内正常体液信号在 T2 和 FLAIR 序列上的改变通常与阻塞内听道的肿瘤有关（3D GRE 信号减弱，3D FLAIR 信号增强；图 8.9）。该发现被认为是由于病理性增多的蛋白阻塞了内听道。与没有迷路 / 基底液信号变化的类似大小的肿瘤相比，这些信号变化与患者的非对称性感音神经性耳聋发生率高有关。

压迫脑干和小脑的巨大肿瘤有可能在轴位上显示出肿瘤周边水肿（图 8.6），这一发现通常表明肿瘤血管增多，并且术中脑干粘连和术中出血的风险也会相应增加。

内听道肿瘤很少向迷路内延伸生长，反而在神经纤维瘤病 2 型患者中更常见。肿瘤的生长可通过蜗轴进入到耳蜗（经蜗轴延伸），或进入前庭（经迷路斑延伸），T2 序列上表现为迷路液中的充盈缺损，或是增强序列上局灶的迷路内强化（图 8.10）。迷路内肿瘤也可能偶发于无内听道侵犯的原发性内耳神经鞘瘤（图 8.11）。高分辨率技术的应用提高了这些病变的诊断率，而这些病变通常具有与常见的内听道或桥小脑角肿瘤相同的临床表现。Kennedy 等提出了根据位置和范围对这些内耳肿瘤进行分类的方法，而 Van Abel 等将其进一步完善。

如前所述，CPA 脑膜瘤的特征是偏向孔外，与硬脑膜成钝角而非锐角，常常在内听道里有限生长或不生长，并通常具有均一信号（与相邻大脑呈等信号）

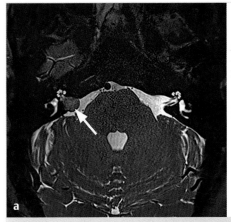
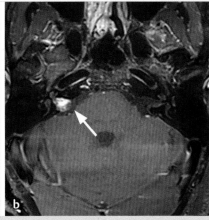
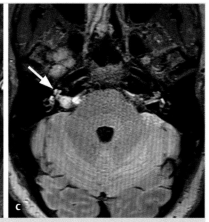

图 8.9 前庭神经鞘瘤伴迷路液信号改变。（a）3D T2 加权和（b）脂肪抑制增强 3D T1 加权轴位图像，显示右内听道内的神经鞘瘤，并稍微长入桥小脑角池（箭头）。注意中度强化的不均匀信号。（c）3D FLAIR 提示，与对侧内听道相比，右耳蜗和前庭内的信号增高，表明迷路液中的蛋白质含量增加（箭头）。

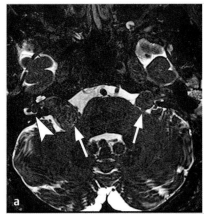
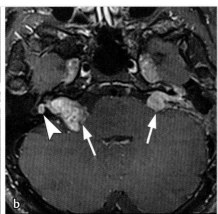

图 8.10 NF2 患者的双侧前庭神经鞘瘤伴右侧迷路内生长。（a）轴位 T2 加权图像显示双侧 CPA 肿瘤（箭头），右侧内耳前庭中的正常体液信号已被取代。（b）轴位脂肪抑制增强 T1 图像，显示双侧 CPA（箭头）和右迷路内神经鞘瘤（箭头尖）

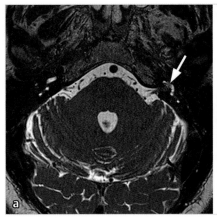
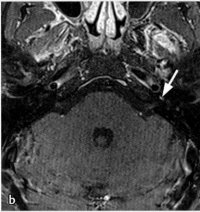

图 8.11 迷路内神经鞘瘤。（a）轴位 T2 加权图像显示了正常流体信号中的充盈缺损，基底部在左侧（箭头）。（b）轴位增强、脂肪抑制的 T1 加权图像显示出与耳蜗内神经鞘瘤（箭头）一致的增强焦点

和强化明显等特征（图 8.12）。邻近肿瘤的硬脑膜增厚是又一特征（"脑膜尾征"），但这是非特异性的。10% 的病灶伴有钙化，但相邻皮质骨的骨质增生并不多见。钙化会改变典型的 T1、T2 等信号图像，呈现明显的低信号（图 8.13）。

表皮样囊肿是神经管闭合过程中由上皮的内容物引起的先天性病变。它们约占颅内肿物的 2%，在 CPA 中最常见。这些病变在 T1 和 T2 加权序列上与 CSF 信号强度较为相似，在 FLAIR 序列上则常比 CSF 信号稍高。它们不会在增强序列上呈强化信号，并且在扩散加权成像中具有特征性的扩散受限，这有助于进一步将它们与蛛网膜囊肿区分开（图 8.14）。

其他 CPA 区的神经鞘瘤有时可与前庭神经鞘瘤类似。如果内听道和（或）CPA 内无法观察到迷路尾征，则影像学上可能区分前庭神经鞘瘤与面神经鞘瘤便会十分困难。在这些情况下，向骨性面神经管内

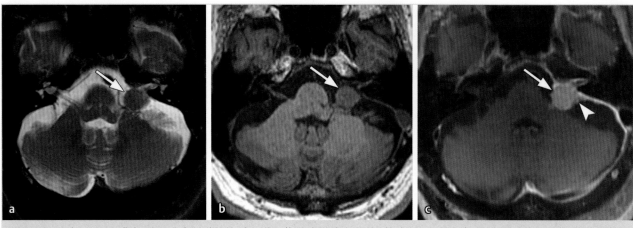

图 8.12　左侧 CPA 脑膜瘤。(a~c)内听道的均质和增强信号略微偏向孔外(箭头)。在所有序列上,肿瘤与脑组织信号相等。注意肿瘤与相邻硬脑膜的钝角边缘和突出的"脑膜尾征"(箭头尖)

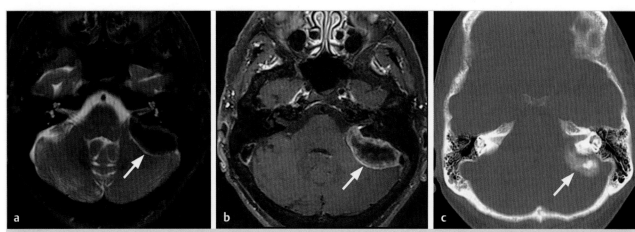

图 8.13　钙化的 CPA 脑膜瘤。(a)轴位 T2 加权图像显示肿物为左侧内听道的 T2 低信号,偏离轴位中心(箭头)。(b)轴位增强的脂肪抑制 T1 图像显示出非典型的外周增强,表现为中心 T1 低信号(箭头)。(c)轴位 CT 显示中央钙化(箭头)与(a)和(b)中的 T2 及 T1 低信号相关

的生长通常会提示肿瘤的神经起源(图 8.15)。同样地,三叉神经起源的神经鞘瘤可能累及 CPA 上方,但通常要以 Meckel 囊内出现肿瘤生长作为诊断依据(图 8.16)。生长至颈静脉孔(第 9、第 10、第 11 对颅神经)或舌下神经管(第 12 对颅神经)的低位 CPA 区神经鞘瘤,则很少与前庭神经鞘瘤表现相同。

脂肪瘤最常见于基底池或胼胝体周的蛛网膜下腔。它们起源于原始脑膜,即蛛网膜的胚胎学前体。在 CPA 中,神经血管束通常会穿过这些病灶,而不出现相应的占位或移位症状。这解释了与神经血管束位于囊外的其他病变相比,切除这些病灶为什么会带来较高的颅神经损伤风险(图 8.17)。

CPA 蛛网膜囊肿的边界清楚,不会增强,并且经常会掩盖邻近的神经血管结构。它们在所有脉冲序列上都是等信号的,并且与表皮样囊肿不同,不会表现出扩散加权图像的受限(图 8.18)。

有时,内听道中可能会有海绵状血管瘤,在磁共振影像上与前庭神经鞘瘤无法区分(图 8.19)。它们可能呈现内听道的骨质侵蚀和病变内钙化,在 CT 上能更好地显示,这将有助于与前庭神经鞘瘤鉴别。其他可能以内听道或 CPA 肿物形式出现的血管病变包括后循环动脉瘤,通常来自基底动脉或小脑前下动脉。这些病变的特征是磁共振影像上的信号流空以及围绕着动脉瘤腔的巨大外周血栓(图 8.20)。CPA 中的多个信号流空应考虑到由硬脑膜动静脉瘘造成的中央静脉分流(图 8.21),并应行诊断性全脑血管造影。如果血管造影中发现中央静脉引流,栓塞应考虑是更大可能继发于脑出血。

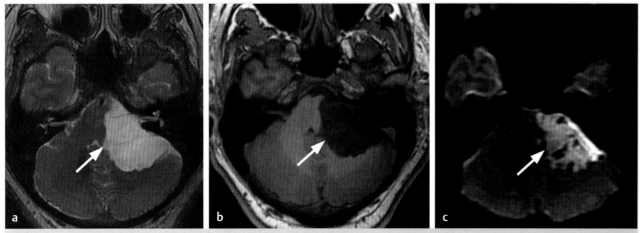

图 8.14　CPA 表皮样囊肿。（a，b）轴位 T2 和 T1 加权图像分别显示了轴位 CPA 角的肿物，其信号强度与 CSF 相同（箭头）。在增强序列上未发现明显强化（未显示）。（c）扩散加权图像显示出明显的扩散受限（箭头）。这一系列成像特征对表皮样囊肿来说是特异性的

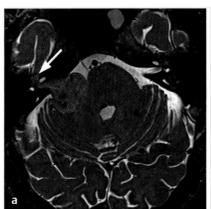 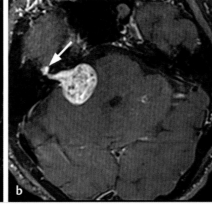

图 8.15　面神经鞘瘤。（a，b）轴位 T2 和脂肪抑制增强 T1 加权图像分别显示了右侧 CPA 和内听道病变，该病变生长到面神经管的迷路段和膝状神经节，提示这是面神经来源的神经鞘瘤，术中也证实了这一点

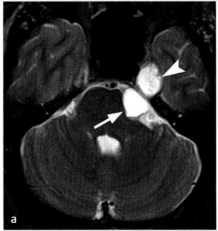 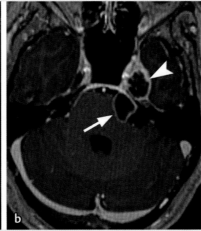

图 8.16　CPA 囊性三叉神经鞘瘤。（a）轴位 T2 加权图像显示左侧 CPA 高信号（箭头），向前延伸至 Meckel 囊（箭头尖），表明其来源于三叉神经。（b）轴位对比增强的脂肪抑制 T1 加权图像显示出周边强化的特征，符合囊性肿瘤（箭头）和 Meckel 囊生长（箭头尖）的特点

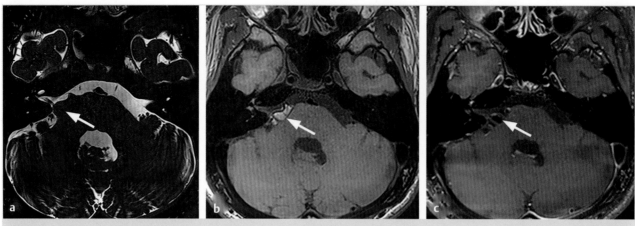

图 8.17 CPA 脂肪瘤。（a）轴位 T2 加权图像显示右侧 CPA 肿瘤呈分叶状分布（箭头）。（b）轴位平扫 T1 加权图像表明肿瘤呈高信号，与脂肪一致（箭头）。（c）轴位增强的脂肪抑制序列提示脂肪的高信号被明显抑制（箭头），并且相邻静脉结构的周边强化最小

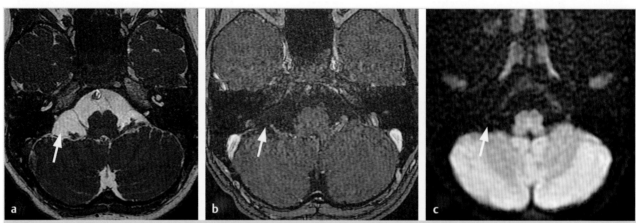

图 8.18 CPA 蛛网膜囊肿。（a）轴位 T2 和（b）增强的脂肪抑制 T1 序列，显示了下方 CPA 中的囊性病变，在所有序列上与 CSF 信号强度相同（箭头）。（c）扩散序列提示病灶缺乏扩散受限特征（箭头），从而与表皮样囊肿区分开

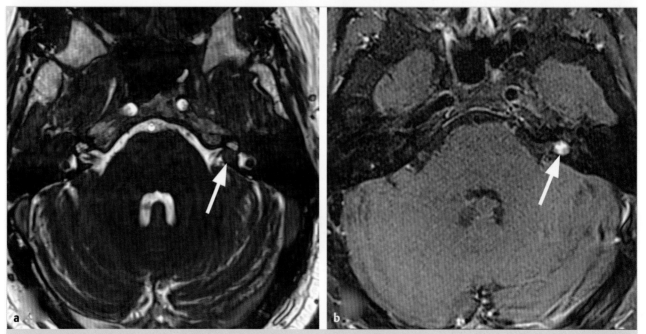

图 8.19 内听道内血管瘤。（a）轴位 3D GRE（FIESTA，CISS）图像显示左侧内听道的充盈缺损（箭头）。（b）轴位增强的脂肪抑制 T1 加权图像显示了病变的不均匀强化（箭头）。影像学特征与更常见的前庭神经鞘瘤没有区别。手术中证实为海绵状血管瘤

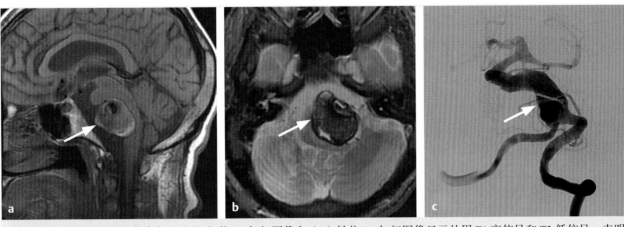

图 8.20　基底动脉梭状动脉瘤。（a）矢状 T1 加权图像和（b）轴位 T2 加权图像显示外周 T1 高信号和 T2 低信号，表明有围绕中央流空信号的血栓（箭头），提示动脉瘤伴部分血栓形成。（c）左侧椎动脉血管造影的前部投影显示基底动脉巨大梭状动脉瘤的中央管腔（箭头）

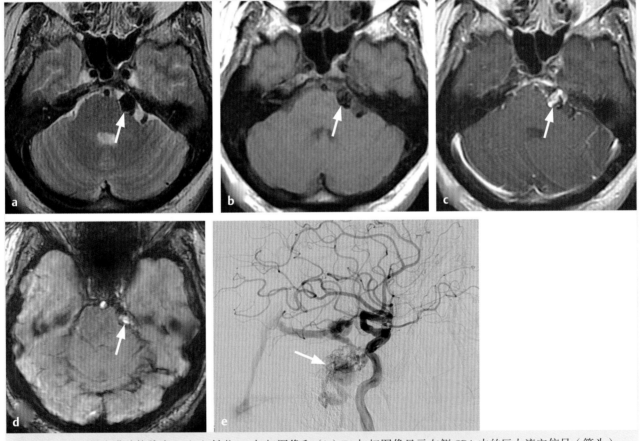

图 8.21　CPA 硬脑膜动静脉瘘。（a）轴位 T2 加权图像和（b）T1 加权图像显示左侧 CPA 中的巨大流空信号（箭头），符合硬脑膜动静脉瘘中的分流静脉。（c）轴位增强 T1 加权图像显示扩张、动脉化的静脉呈部分强化（箭头），并且（d）磁敏感加权图像显示血流相关的强化高信号，提示中央引流静脉出现动脉化（箭头）。（e）选择性左颈内动脉血管造影的侧向投影显示，含中央静脉分流的脑膜垂体干出现硬膜瘘充盈（箭头）

参考文献

[1] Lane JI, Ward H, Witte RJ, Bernstein MA, Driscoll CL. 3-T imaging of the cochlear nerve and labyrinth in cochlear-implant candidates: 3D fast recovery fast spin-echo versus 3D constructive interference in the steady state techniques. AJNR Am J Neuroradiol. 2004; 25(4):618–622.

[2] Lane JI, Witte RJ, Bolster B, Bernstein MA, Johnson K, Morris J. State of the art: 3 T imaging of the membranous labyrinth. AJNR Am J Neuroradiol. 2008; 29 (8):1436–1440.

[3] Allen RW, Harnsberger HR, Shelton C, et al. Low-cost high-resolution fast spin-echo MR of acoustic schwannoma: an alternative to enhanced conventional spin-echo MR? AJNR Am J Neuroradiol. 1996; 17(7):1205–1210.

[4] Abele TA, Besachio DA, Quigley EP, et al. Diagnostic accuracy of screening MR imaging using unenhanced axial CISS and coronal T2WI for detection of small internal auditory canal lesions. AJNR Am J Neuroradiol. 2014; 35(12): 2366–2370.

[5] McDonald RJ, McDonald JS, Kallmes DF, et al. Intracranial gadolinium deposition after contrast-enhanced MR imaging. Radiology. 2015; 275(3):772–782.

[6] Radbruch A, Weberling LD, Kieslich PJ, et al. Gadolinium retention in the dentate nucleus and globus pallidus is dependent on the class of contrast agent. Radiology. 2015; 275(3):783–791.

[7] Kanda T, Ishii K, Kawaguchi H, Kitajima K, Takenaka D. High signal intensity in the dentate nucleus and globus pallidus on unenhanced T1-weighted MR images: relationship with increasing cumulative dose of a gadolinium-based contrast material. Radiology. 2014; 270(3):834–841.

[8] Slattery WH. Neurofibromatosis. In: Brackmann DE, Shelton C, Arriaga M, eds. Otologic Surgery. 4th ed. Philadelphia, PA: Elsevier; 2016.

[9] Copeland WR, Hoover JM, Morris JM, Driscoll CL, Link MJ. Use of preoperative MRI to predict vestibular schwannoma intraoperative consistency and facial nerve outcome. J Neurol Surg B Skull Base. 2013; 74(6):347–350.

[10] Metwali H, Samii M, Samii A, Gerganov V. The peculiar cystic vestibular schwannoma: a single-center experience. World Neurosurg. 2014; 82(6): 1271–1275.

[11] Zhu W, Mao Y. Cystic vestibular schwannomas: surgical considerations and outcomes. World Neurosurg. 2015; 83(5):742–743.

[12] Goddard JC, Schwartz MS, Friedman RA. Fundal fluid as a predictor of hearing preservation in the middle cranial fossa approach for vestibular schwannoma. Otol Neurotol. 2010; 31(7):1128–1134.

[13] Tringali S, Ferber-Viart C, Fuchsmann C, Buiret G, Zaouche S, Dubreuil C. Hearing preservation in retrosigmoid approach of small vestibular schwannomas: prognostic value of the degree of internal auditory canal filling. Otol Neurotol. 2010; 31(9):1469–1472.

[14] Somers T, Casselman J, de Ceulaer G, Govaerts P, Offeciers E. Prognostic value of magnetic resonance imaging findings in hearing preservation surgery for vestibular schwannoma. Otol Neurotol. 2001; 22(1):87–94.

[15] Samii M, Giordano M, Metwali H, Almarzooq O, Samii A, Gerganov VM. Prognostic significance of peritumoral edema in patients with vestibular schwannomas. Neurosurgery. 2015; 77(1):81–85, discussion 85–86.

[16] Kennedy RJ, Shelton C, Salzman KL, Davidson HC, Harnsberger HR. Intralabyrinthine schwannomas: diagnosis, management, and a new classification system. Otol Neurotol. 2004; 25(2):160–167.

[17] Van Abel KM, Carlson ML, Link MJ, et al. Primary inner ear schwannomas: a case series and systematic review of the literature. Laryngoscope. 2013; 123 (8):1957–1966.

[18] Liu P, Saida Y, Yoshioka H, Itai Y. MR imaging of epidermoids at the cerebellopontine angle. Magn Reson Med Sci. 2003; 2(3):109–115.

[19] Tsuruda JS, Chew WM, Moseley ME, Norman D. Diffusion-weighted MR imaging of the brain: value of differentiating between extraaxial cysts and epidermoid tumors. AJNR Am J Neuroradiol. 1990; 11(5):925–931, discussion 932–934.

[20] Majoie CB, Hulsmans FJ, Castelijns JA, et al. Primary nerve-sheath tumours of the trigeminal nerve: clinical and MRI findings. Neuroradiology. 1999; 41(2): 100–108.

[21] Bonneville F, Sarrazin JL, Marsot-Dupuch K, et al. Unusual lesions of the cerebellopontine angle: a segmental approach. Radiographics. 2001; 21(2): 419–438.

[22] Bacciu A, Di Lella F, Ventura E, Pasanisi E, Russo A, Sanna M. Lipomas of the internal auditory canal and cerebellopontine angle. Ann Otol Rhinol Laryngol. 2014; 123(1):58–64.

[23] Truwit, CL and Barkovich AJ Pathogenesis of Intracranial Lipoma: An MR Study in 42 Patients AJNR 11:665–674, July/August 1990.

[24] Zhu WD, Huang Q, Li XY, Chen HS, Wang ZY, Wu H. Diagnosis and treatment of cavernous hemangioma of the internal auditory canal. J Neurosurg. 2016; 124(3):639–646.

[25] Gandhi D, Chen J, Pearl M, Huang J, Gemmete JJ, Kathuria S. Intracranial dural arteriovenous fistulas: classification, imaging findings, and treatment. AJNR Am J Neuroradiol. 2012; 33(6):1007–1013.

第 9 章 新影像技术在前庭神经鞘瘤中的应用

Joshua D. Hughes, John Huston III, John I. Lane

9.1 引言

最近开发的磁共振成像（MRI）技术在评估前庭神经鞘瘤（VS）方面具有潜在的应用前景，其中包括磁共振弹性成像（MRE）和弥散张量成像。尽管这些技术仍处于研究阶段，但最近发表的论文提示，使用这两种技术对前庭神经鞘瘤进行术前评估很有前途。

9.2 磁共振弹性成像

MRE 是一种新兴的基于 MR 的成像序列，由 Muthupillai 等于 1995 年首次提出，它利用机械波来量化物质的剪切模量或刚度，单位为千帕（kPa）。其 3 个要素是：（1）一个外部振动驱动器，该驱动器在相邻组织中传输剪切波；（2）使用相衬 MRI 序列对目标组织成像；（3）对波图像进行数学转化以创建定量图像组织刚度（图 9.1）。本质上，MRE 是通过成像"触诊"组织的一种手段，并且已被开发用于肝脏、乳房、骨骼肌、心脏和大脑的检查。该技术在肝脏中的应用最为成熟，并在许多医疗机构取代了活检手段。在大脑中，MRE 被用于评估诸如阿尔茨海默病，多发性硬化症和正常压力性脑积水之类的全球性疾病者的脑组织刚度，以及脑膜瘤、质母细胞瘤、垂体大腺瘤等局灶性病变，当然还有前庭神经鞘瘤。最近，已开发出一种 MRE 形式，称为滑动界面成像（Slip-Interface Imaging，SII），以评估轴外脑肿瘤与相邻正常神经结构之间的手术平面。SII 使用 MRE 创建两个图像，剪切线和八面体剪切应变（Octahedral Shear Strain，OSS）图像（图 9.2）。剪切线成像通过体素内部相分散进行，低信号线表示组织分离，而缺少该线表示黏附。OSS 通过所有可能平面上剪切位移的最大变化来运行，这是可测量变量，尽管实际成像中它通常以橙色到黄色的色标

递增来表示。因此，MRE 有潜力提供对肿瘤硬度和肿瘤粘连性的术前评估。这些都是以前无法可靠测量的因素，可能会影响手术难度、切除范围以及前庭神经鞘瘤切除中的面神经损伤等并发症。

Lee 等推测，前庭神经鞘瘤的质地可能会影响显微手术切除后的面神经功能。结实、无血管的肿瘤更容易清除，从而减少损伤。在一项前瞻性研究中，Esquia-Medina 等表明，肿瘤的粘连会影响面神经的预后。具有强粘连性的肿瘤，House–Brackmann 评分较差。但是，暂无研究评估 MRI 的粘连性，只有一项研究评估了前庭神经鞘瘤的质地。Copeland 等发现，软性肿瘤倾向于 T2 高信号，而坚硬的肿瘤倾向于 T2 低信号，这与肿瘤的质地、切除范围或面神经预后无相关性。但是，他们选作研究的都是术中极软或极硬的肿瘤，因此，MRI 检查结果可能不适用于那些介于两个极端之间的肿瘤。

由于 MRE 直到最近才可用于评估局灶性颅内病变，因此评估前庭神经鞘瘤质地的经验有限。Sakai 等在包括垂体大腺瘤、脑膜瘤和胶质母细胞瘤的一系列病例中报道了 6 例前庭神经鞘瘤患者的 MRE 刚度，发现平均剪切刚度范围为 1.7~2.5kPa，最大剪切刚度范围为 1.7~3.7kPa。他们推测，MRE 测量值可能与病理分析中的 Antoni 模式相关。笔者所在的机构评估了 11 个前庭神经鞘瘤，并探究 MRE 的质地和粘连性与手术预后、切除范围和面神经预后的关系。关于质地（图 9.3），外科医生将 5 个前庭神经鞘瘤分为软性，4 个前庭神经鞘瘤分为中性，2 个前庭神经鞘瘤分为硬性。每种类别的平均 MRE 测量值均增加［分别为（3.09 ± 0.58）kPa（2.39~3.95kPa）、（3.17 ± 0.48）kPa（2.58~3.74kPa）和（3.5 ± 0.39）kPa（3.26~3.80kPa）］，但这种增加并不具有统计学意义（ANOVA，P=0.633）。

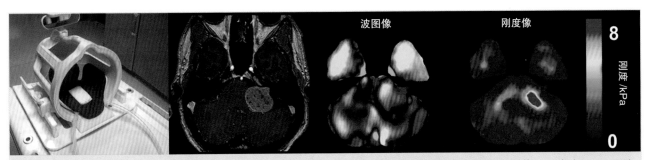

图 9.1 MRE 从左到右的不同组成部分。磁头驱动器在 MRI 工作期间将波引入大脑以获取 MRE 图像。T1 加权 MRI 显示行 MRE 后的左侧前庭神经鞘瘤图像。同时，通过算法分析波在脑组织中的运动来创建刚度像

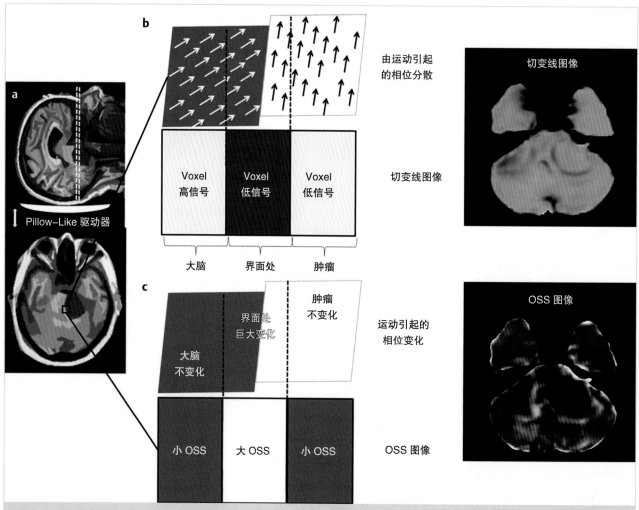

图 9.2 滑动界面成像的概念。（a）使用柔软的 Pillow-Like 驱动器将剪切波引入大脑，该驱动器放置在患者头部下方，振动方向由双向箭头指示。垂直虚线表示图像平面。（b）假设肿瘤为非粘连性，由于体素相分散效应，可见到低信号剪切线。肿瘤与相邻脑组织间的较大差异运动会在整个界面上产生相位变化，从而导致信号强度损失。（c）由于肿瘤和大脑的运动各自独立，可以检测到界面处各组织间的运动差异，从而导致较大的八面体剪切应变。两个图像均显示无粘连的肿瘤

两个软性肿瘤的 MRE 值均大于 3.0kPa，但具有成血管性，这一特征可能在脑膜瘤和肝脏中产生误导性的 MRE 值。关于肿瘤的粘连性，外科医生将 5 个肿瘤分类为完全分离，3 个为部分分离，3 个为无法分离。SII 使用 OSS 时，关联性比剪切线成像更好，用它将 7 个肿瘤分为完全分离，3 个为部分分离，1 个为无法分离（ κ =0.70；95% CI：0.35~1.00；图 9.4）。在 SII 和术中发现之间存在差异的两个肿瘤在其后部都有一个囊肿，这一特征可能由于异质性病变中的瘤内运动而导致相关性较差。MRE 值或 SII 分析与切除范围、面神经预后没有相关性。

目前，MRE 是唯一能够持续评估肿瘤硬度和肿瘤－脑粘连性的非侵入性成像技术。尽管需要更多的研究来确定 MRE 用于前庭神经鞘瘤的临床效用，但它已显示出可以更好地进行术前评估手术难度、风险和结果的巨大潜力。

9.3　扩散张量成像和纤维束成像

扩散加权成像（Diffusion-Weighted Imaging，DWI）最初用于识别急性脑梗死区域，其特征是磁场中水分子的正常布朗运动受限。扩散张量成像（Diffusion Tensor Imaging，DTI）将方向性纳入 DWI 测量中。当分子运动与应用的 MR 梯度一致时，DTI 最为敏感。当梯度平行于现有白质束时，将检测到最大各向异性运

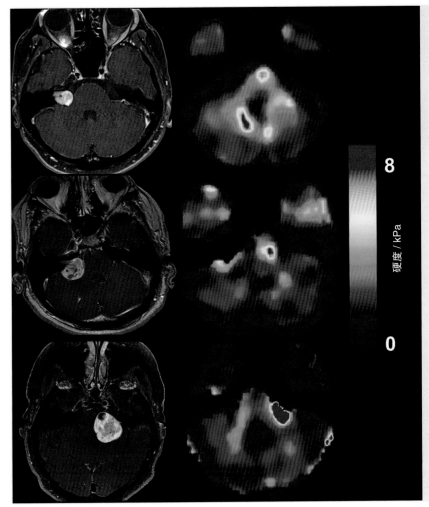

图9.3　MRI的T1增强图像（左）显示了3个前庭神经鞘瘤与相应的MRE刚度图像（右），提示肿瘤质地分别为软性、中性、硬性（从上到下）

动。彩色编码的各向异性图可以生成3D模型，以描绘白质束或颅神经的走行和外径（图9.5）。

该技术最近已被用于前庭神经鞘瘤附近确定桥小脑角和内听道内的面神经走向。研究表明，术前DTI结合纤维束成像已经可靠预测了80%~90%的病例中面神经与前庭神经鞘瘤的关系，与术中情况相符。然而，迄今为止已发表的研究中，手术队列都很小，且并非所有研究都包括术后面神经功能的评估。因此，需要进行前瞻性对照试验，以确定术前进行DTI纤维束成像是否可以改善前庭神经鞘瘤切除后的面神经功能。此外，纤维束成像后期加工数据的可靠性和可重复性高度依赖操作员的经验知识，因此必须注意避免各向异性分数阈值和纤维示踪粒子位置的变化，这些变化可能会产生伪纤维束图像，尤其是在尝试追踪细小颅神经时。

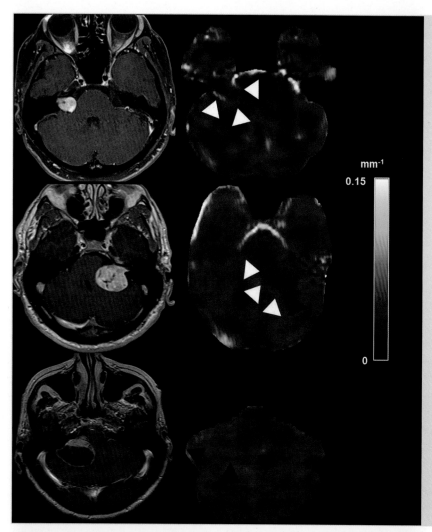

图 9.4　T1 MRI 的增强图像（左）显示 3 个前庭神经鞘瘤与相应的 OSS 图像（右），提示无、部分和完全粘连的肿瘤（由上至下，白色箭头表示无粘连区域，黑色箭头表示粘连区域）

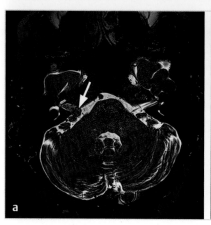 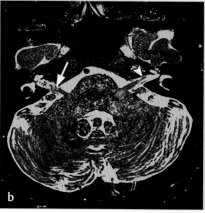

图 9.5　（a）T2 SPACE 轴向影像显示右侧耳道内前庭神经鞘瘤（箭头）。（b）带颜色标记的扩散张量分数各向异性图表明，在肿瘤与耳蜗前庭干之间的界面处，纤维追踪信号突然衰减（箭头）。面神经无法被可靠识别。左侧为正常纤维追踪（箭头尖）

参考文献

[1] Muthupillai R, Lomas DJ, Rossman PJ, Greenleaf JF, Manduca A, Ehman RL. Magnetic resonance elastography by direct visualization of propagating acoustic strain waves. Science. 1995; 269(5232):1854–1857.

[2] Kruse SA, Rose GH, Glaser KJ, et al. Magnetic resonance elastography of the brain. Neuroimage. 2008; 39(1):231–237.

[3] Glaser KJ, Manduca A, Ehman RL. Review of MR elastography applications and recent developments. J Magn Reson Imaging. 2012; 36(4):757–774.

[4] Mariappan YK, Glaser KJ, Ehman RL. Magnetic resonance elastography: a review. Clin Anat. 2010; 23(5):497–511.

[5] Venkatesh SK, Yin M, Ehman RL. Magnetic resonance elastography of liver: clinical applications. J Comput Assist Tomogr. 2013; 37(6):887–896.

[6] Murphy MC, Curran GL, Glaser KJ, et al. Magnetic resonance elastography of the brain in a mouse model of Alzheimer's disease: initial results. Magn Reson Imaging. 2012; 30(4):535–539.

[7]　Murphy MC, Huston J, III, Jack CR, Jr, et al. Decreased brain stiffness in Alzheimer's disease determined by magnetic resonance elastography. J Magn Reson Imaging. 2011; 34(3):494–498.

[8]　Wuerfel J, Paul F, Beierbach B, et al. MR-elastography reveals degradation of tissue integrity in multiple sclerosis. Neuroimage. 2010; 49(3):2520–2525.

[9]　Freimann FB, Streitberger KJ, Klatt D, et al. Alteration of brain viscoelasticity after shunt treatment in normal pressure hydrocephalus. Neuroradiology. 2012; 54(3):189–196.

[10]Hughes JD, Fattahi N, Van Gompel J, et al. Higher-resolution magnetic resonance elastography in meningiomas to determine intratumoral consistency. Neurosurgery. 2015; 77(4):653–658, discussion 658–659.

[11]Murphy MC, Huston J, III, Glaser KJ, et al. Preoperative assessment of meningioma stiffness using magnetic resonance elastography. J Neurosurg. 2013; 118(3):643–648.

[12]Sakai N, Takehara Y, Yamashita S, et al. Shear stiffness of 4 common intracra nial tumors measured using MR elastography: comparison with intraopera tive consistency grading. AJNR Am J Neuroradiol. 2016; 37(10):1851–1859.

[13]Streitberger KJ, Reiss-Zimmermann M, Freimann FB, et al. High-resolution mechanical imaging of glioblastoma by multifrequency magnetic resonance elastography. PLoS One. 2014; 9(10):e110588.

[14]Hughes JD, Fattahi N, Van Gompel J, Arani A, Ehman R, Huston J, III. Magnetic resonance elastography detects tumoral consistency in pituitary macroade nomas. Pituitary. 2016; 19(3):286–292.

[15]Yin Z, Glaser KJ, Manduca A, et al. Slip interface imaging predicts tumor-brain adhesion in vestibular schwannomas. Radiology. 2015; 277(2):507–517.

[16]Lee TK, Lund WS, Adams CB. Factors influencing the preservation of the facial nerve during acoustic surgery. Br J Neurosurg. 1990; 4(1):5–8.

[17]Esquia-Medina GN, Grayeli AB, Ferrary E, et al. Do facial nerve displacement pattern and tumor adhesion influence the facial nerve

outcome in vestibular schwannoma surgery? Otol Neurotol. 2009; 30(3):392–397.

[18]Copeland WR, Hoover JM, Morris JM, Driscoll CL, Link MJ. Use of preoperative MRI to predict vestibular schwannoma intraoperative consistency and facial nerve outcome. J Neurol Surg B Skull Base. 2013; 74(6):347–350.

[19]Hodaie M, Quan J, Chen DQ. In vivo visualization of cranial nerve pathways in humans using diffusion-based tractography. Neurosurgery. 2010; 66(4): 788–795, discussion 795–796.

[20]Nucifora PG, Verma R, Lee SK, Melhem ER. Diffusion-tensor MR imaging and tractography: exploring brain microstructure and connectivity. Radiology. 2007; 245(2):367–384.

[21]Chen DQ, Quan J, Guha A, Tymianski M, Mikulis D, Hodaie M. Three-dimensional in vivo modeling of vestibular schwannomas and surrounding cranial nerves with diffusion imaging tractography. Neurosurgery. 2011; 68(4):1077–1083.

[22]Choi KS, Kim MS, Kwon HG, Jang SH, Kim OL. Preoperative identification of facial nerve in vestibular schwannomas surgery using diffusion tensor tractography. J Korean Neurosurg Soc. 2014; 56(1):11–15.

[23]Gerganov VM, Samii M. Giant vestibular schwannomas. World Neurosurg. 2012; 77(5–6):627–628.

[24]Ung N, Mathur M, Chung LK, et al. A systematic analysis of the reliability of diffusion tensor imaging tractography for facial nerve imaging in patients with vestibular schwannoma. J Neurol Surg B Skull Base. 2016; 77(4):314–318.

[25]Yoshino M, Kin T, Ito A, et al. Combined use of diffusion tensor tractography and multifused contrast-enhanced FIESTA for predicting facial and cochlear nerve positions in relation to vestibular schwannoma. J Neurosurg. 2015; 123 (6):1480–1488.

[26]Zhang Y, Chen Y, Zou Y, et al. Facial nerve preservation with preoperative identification and intraoperative monitoring in large vestibular schwannoma surgery. Acta Neurochir (Wien). 2013; 155(10):1857–1862.

第 10 章　内耳有植入物患者 MRI 检查的安全性和图像质量

Robert E. Watson Jr., Matthew L. Carlson, Heidi A. Edmonson

10.1　引言

目前，人工耳蜗植入 / 植入物（Cochlear Implant-ation，CI）是重度感觉神经性听力损失康复的标准干预措施，全世界有 300 000 多个植入物接受者。此外，听觉脑干植入物（Auditory Brainstem Implants，ABI）已越来越多地用于神经纤维瘤病 2 型（NF2）患者的听力损失康复。当耳蜗神经在解剖上完整时，通常会使用 CI；而当耳蜗神经在解剖上不完整时，通常会使用 ABI。

目前，基于 MRI 优良的软组织对比影像功能，MRI 的先进医学成像已成为评估许多临床状况的金标准。MRI 检查对植入有 CI 或 ABI 的 NF2 这一类特定人群尤其适用，因为 MRI 可监测肿瘤的发展，以及可对颅骨和脊柱进行连续成像的扫描。

安装有 CI 或 ABI 的患者在行 MRI 检查时，目前有多种选择来管理其内部磁体。过去，通常的做法是为患者植入非铁垫片，然后患者必须使用假发胶带或其他不舒适的装置来耦合内部和外部设备线圈。近年来，许多患者在行植入手术时，期望将来 / 当需要头部或身体 MRI 时可将内部磁体去除。当然，移除磁体并非没有风险，包括设备感染，去除期间不能使用、硅树脂凸缘疲劳、需要两种局部或全身麻醉。而仅在最近 10 年中，有些医学中心才开始在特别的安全协议下对保留有内部磁体的患者进行扫描。

以前，由于与 MRI 独特条件有关的患者安全问题以及损坏设备的可能性，大多数植入了有源电子设备（包括 CI 和 ABI 以及其他设备，例如起搏器和神经刺激器）的患者无法进行扫描。最近，已经开发出允许对某些 CI 和 ABI 患者进行扫描的程序，并且制造商越来越多地在开发"符合的 MRI 条件"的设备，即设计用于承受 MRI 环境而在黏附时不会伤害患者的设备。

重要的是要理解"符合的 MRI 条件"不是"兼容 MRI"的同义词。2005 年，美国国际材料试验学会（ASTM）发布了用于描述 MRI 安全性的术语，这些名称被美国食品药品监督管理局（FDA）所采用。其中包括"MRI 安全""MRI 不安全"和"符合 MRI 条件"（图 10.1）。MRI 安全设备在所有 MRI 扫描情况下都被认为是安全的，MRI 不安全设备在所有情况下都被认为是不安全的，而符合 MRI 条件设备是经过精心设计的 MRI 检查以使风险最小化的设备。因此，仅在遵守特定的扫描条件情况下，符合 MRI 条件设备才可以在 MRI 环境中运行；相反，在某些不适当的扫描条件下，这些设备可能是不安全的。

由于 CI 和 ABI 包含电子组件以及内部磁体，因此它们对 MRI 安全相关问题特别敏感。为了更好地理解这些，有必要对 MRI 的 3 个主要组成部分进行基本了解，这 3 个组成部分共同工作以产生图像，以及它们的相关因素和因植入设备的存在而可能引起安全问题。这 3 个组成部分是：（1）主磁体；（2）梯度系统；（3）射频（RF）线圈（图 10.2）。

当代临床 MRI 的主要磁场范围为 1.0~3.0T（1T=10 000Gs，地球的磁场约为 0.3~0.7Gs）。它是通过在磁体的孔周围盘绕导线而产生的，电流通过该孔而形

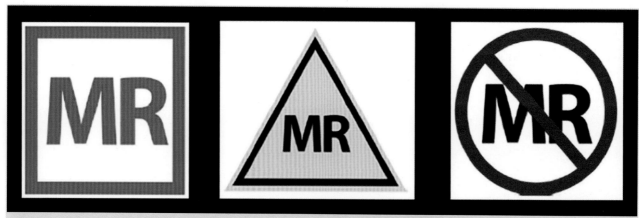

图 10.1　2005 年，ASTM 发布的 MRI 安全性标签。用于表示设备与 MRI 兼容的标签：绿色正方形 = MRI 安全，黄色三角形 = 符合 MRI 条件，红色圆圈 / 斜线 = MRI 不安全。符合 MRI 条件设备只能在指定条件下进行 MRI

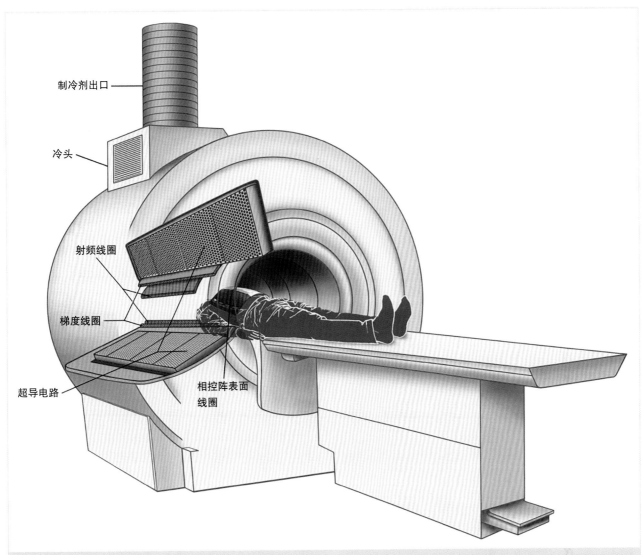

图 10.2　MRI 的几个组成部分与 CI 和 ABI 患者在接受 MRI 检查时可能遇到的独特风险有关。超导电磁电路施加主磁场。与此相邻的是梯度线圈，其允许空间定位。射频线圈与磁体的孔相邻

成电磁体。通过用液氦将导线冷却到接近绝对零度，可以通过非常大的电流（数百安培），从而产生超导磁体。主磁场，B0，用于对齐质子磁矩。

在 MR 系统中，梯度系统（dB/dt）在三维空间中空间定位信号。梯度线圈可以改变原始主磁场的强度。这些梯度系统涉及非常快速的波动电流，在 MRI 中产生特征性的"敲"和"砰"声。给定 CI 和 ABI 中的电子电路，变化的磁场可能会在扫描仪进行主动成像时感应出患者感知为"咔嗒"声或其他噪声的信号。

第 3 个组件是 RF 线圈 B1，它以适合于磁体场强的质子共振频率将 RF 能量沉积到患者体内，以引起磁化（即：它提示磁化成横向平面）。传输之后，接收器线圈会检测到新发出的 MRI 信号。

10.2　扫描人工耳蜗患者的 MRI 安全风险和听觉脑干植入物

10.2.1　电磁平移力和扭矩

包含铁磁成分的物体在临床 MRI 中会经受极其强大的磁吸引力。疏忽地带入扫描室的铁磁物体可能会变成危险的弹丸，从而导致受伤或死亡。包含铁磁组件的植入设备会受到相同的作用力，包括 CI 和 ABI，特别是那些带有相关植入磁体的设备。主磁场对铁磁物体产生的主要影响是平移力和扭矩。

铁磁性物体上的平移力随磁体的场强、铁磁性材料的量、物体的尺寸以及其相对于磁体的位置处的磁

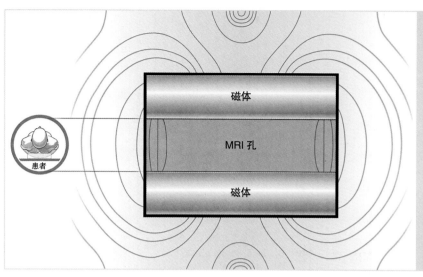

图 10.3　静磁场的磁力线。随着人们靠近磁体的孔，磁场变得越来越强

场强度的梯度而增加。磁场在磁体孔内的等中心点上最强大，而磁场梯度就是单位距离的磁力差（称为空间梯度磁场），它会产生导致平移的力。空间梯度磁场不同于用于编码 MRI 信号位置的梯度线圈产生的时变梯度磁场。最大的磁空间梯度通常在孔的开口附近，并且随着距离的变化，穿过该区域的力会在具有磁铁物体上产生最大的相对变化（图 10.3）。结果，当铁磁体植入物的患者进入和离开磁体孔时，其具有驱逐物体的最大风险。因此，当具有铁磁植入物的患者进入 MRI 或从 MRI 中离开时，使用慢速工作台速度很重要。临床上使用的当代 MRI 是电屏蔽的，可最大限度地减少磁体外部的磁场。结果，当患者接近磁体时，磁场不会线性增加。它在短距离内迅速增加，从而产生了高空间梯度磁场。认识到当导电金属（包括非铁磁性如铝）在强磁场中，会产生磁场涡流。Lenz 的力在磁体的孔处最大，在磁体的孔处，空间磁场梯度最高，并且倾向于产生与运动方向相反的阻力。CI 和 ABI 的患者在靠近磁体口时应避免改变位置，以减少植入物的额外作用力。

扭矩或物体的磁矩与 MRI 磁场对齐的趋势取决于 MRI 磁场的平方。因此，当位于扫描仪孔的中心时，CI 或 ABI 的较小内部磁体上的扭矩将最高。

10.2.2　渐变效果

梯度系统相对于 CI 和 ABI 而言相对较小。产生的涡流可能会导致设备外壳发热（通常较小）以及 Lenz 效应，并且设备内部电路中的电流回路可能会因磁场变化，设备输出变化而产生信号。在某些情况下，如心脏起搏器，当患者需要特定的起搏率时，在植入式电子设备仍能在 MRI 中起作用的情况下，电子电路很少会被意想不到的信号弄糊涂，导致其恢复为基线默认值（电源复位）。由于在进入 MRI 套件之前已移除 CI 和 ABI 的外部处理器，并且设备未开启，因此诸如电源复位之类的情况不会出现。

10.2.3　射频效应和可能的热损伤和烧伤风险

患者皮肤接触或与磁体孔紧靠，或离身体发射线圈太近，可能会灼伤患者。

人体内部的电流是由 RF 场感应的，在躺在磁孔的患者中，皮肤与皮肤的接触（例如，大腿内侧接触时）如果形成导电环会导致灼伤。同样，在诸如 CI 和 ABI 之类的电子植入设备中，RF 感应电流可能会产生局部的明显发热，特别是在其引线系统中，这是因为它们的长度及其与 RF 波长和天线效应所沉积能量的关系。作为 MRI 条件的一部分，制造商通常会提供特定设备预期加热的描述，并且可能会限制用于 MRI 研究的 RF 沉积。

10.3　CI 成像的 MRI 协议和安全准则

10.3.1　当前的美国食品药品监督管理局（FDA）指南

美国 FDA 在 CI 接受者中进行条件性 MR 成像的指南是特定于模型的，并且会随着时间持续更新。

表 10.1 提供了有关美国 FDA 用于现代 CI 设备的静态磁场强度标签的摘要。美国 FDA 可能会定期更新有关梯度和 RF 效应的其他 MRI 条件；在进行任何 MRI 检查之前，应始终咨询制造商提供的最新 MRI 条件。除了静态磁场强度准则，最近的型号与设备制造商之间的几个显著差异值得一提。目前，所有 3 个美

表 10.1　美国 FDA 对 MRI 人工耳蜗条件扫描的批准		
先进的仿生学 （HiRes Ultra 3D）	耳蜗 （核素谱和自由度）	MED-EL （同步）
美国 FDA 批准用于 1.5T 或 3.0T 磁体在位	美国 1.5T（内磁体在位）[a]3.0T（内磁体移除）	美 国 FDA 批准用于 1.5T 或 3.0T 磁体在位

[a]：需要制造商提供特定的绑扎协议

注意：MRI 条件是特定于模型的，每个模型都应经制造商验证是否具有相关的 MRI 条件，以确保安全扫描

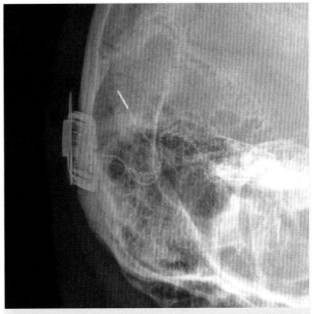

图 10.4　倾斜的 X 线片显示了内部磁体与内部 RF 线圈导线并联，表明磁体已正确放置

国 FDA 批准的 CI 制造商都使用可移动盘式磁体系统。这种布置的优点是，如果需要减少但不能消除 MRI 图像退化，则可以灵活地拆卸内部磁体。如前所述，在成像后更换磁体有一些明显的缺点，并且并非没有风险，包括设备污染和感染、需要额外的局部或全身麻醉剂以及在手术部位愈合期间不能使用。另外，重复去除可能会导致磁体边缘的材料疲劳，从而导致自发或 MRI 相关位移的风险增加。历史上，所有 MED-EL 装置都使用不可拆卸的内部磁体。该系统不允许去除磁体以减少伪影；然而，由于磁体被更牢固地固定在接收器 - 刺激器壳体内，因此降低了磁体移位的风险。2014 年，MED-EL 发布了 SYNCHRONYCI 系统，该系统包含内部可旋转，自对准可移动磁体，旨在有效降低扭矩和相关不适感。这个新系统包括一个圆锥形的磁盘磁体，该磁体从植入物的底面移开，以减少植入物移动或移位的可能性。随后，在 2018 年，Advanced Bionics 推出了 HiRes Ultra 3D 植入物，该植入物还包含一个旋转的自对准磁体，以减少伪影和不适感，并降低 MRI 相关并发症的风险。由于这些新系统是最近才发布的，因此几乎没有关于与常规磁体系统相比的优势的公开数据。有趣的是，作者注意到这些新系统极大地提高了患者的耐受性和舒适度。

10.3.2　技术和临床考量

在作者所在医学中心，已经建立了一个安全协议，当放置磁体时，可以对 CI 或 ABI 患者进行 MRI。所有影像学研究均在放射科医生、医学物理学家和耳鼻喉科医生的监督下进行，以提高患者的耐受性，降低手术风险并最大化影像质量。定期为患者提供有关植入物部位潜在不适、磁体迁移、极低的设备故障风险以及在 MRI 之前去除磁体的替代方法的咨询。在获得知情同意并根据植入的磁体类型后，耳鼻喉科医生在 MRI 之前先贴上头巾。我们发现，将一块刚成型的 2in×2in（1in ≈ 2.54cm）硬质 Aquaplast（Patterson Medical，Warrenville，IL）片材与单层 Microfoam 手术

胶带（3M Health Care，St。Paul，MN）直接放在接收器刺激器上，然后放置几层的 Kerlix Gauze（Covidien，Mansfield，MA）和 Coban Self- 黏附敷料可实现磁体固定和填充的最佳平衡。其他团体也使用过类似的卡片式底材，效果很好。头套的主要目的不是防止设备迁移，而是为了抵消磁体的倾斜或移位。因此，接收器 - 刺激器装置上的任何额外的填充都会导致不希望的"游隙"以及更大的磁运动风险。

根据患者的耐受性，可以对枕大神经或枕小神经进行局部麻醉，以减轻不适感，在该装置的后方几厘米处采用皮下注射 2% 利多卡因。直接在设备上进行注入可能会为磁体运动提供潜在的空间，并可能冒着细菌播种设备的风险，因此应避免。另外，向患有过度焦虑或幽闭恐惧症的患者提供口服苯二氮䓬类药物。MRI 研究结束后，移除头套并检查头皮，以确保没有发生过度的压力伤害，并且磁体与 CI 接收器线圈外壳齐平。最后，将外部线圈耦合到设备，以确保正确的磁体对齐和功能。在大多数情况下，可以通过检查发现磁体脱落，但是在皮下组织厚或颞肌大的患者中，可能难以立即识别。如果怀疑磁体旋转或倾斜，应获取 X 线片以进一步检查位置（图 10.4）。

10.3.3　手术注意事项

尽管 CI 手术技术的详细概述超出了本章的范围，但仍有一些注意事项值得考虑讨论。如果需要反复 MRI 检查，观察肿瘤生长情况，如 NF2 的患者，则建

表 10.2　研究包括至少 10 名人工耳蜗接受者，他们均接受了 1.5~3T MRI 扫描，且当时内耳植入物在位

作者（年份）	CI ± ABI	患者数量 / 例	病例数 / 例	MRI 强度	不可耐受的情况	磁体倾斜或翻转	CI 故障	来自伪影的头部成像不足
Crane 等（2010）	CI	16	22	1.5T	1/16（6%）	1/22[a]（5%）	0	1/16
Walton 等（2014）	CI+ABI	13	76	1.5T	2/13（15%）	1/76（1%）	0	1/40
Kim 等（2015）	CI	18	30	1.5T+3T	5/18（28%）	2/30（7%）	0	NR
Carlson 等（2015）	CI	16	34	1.5T	2/16（13%）	5/34（15%）	0	1/18
Young 等（2016）	CI	11	13	1.5T	NA[b]	4/13（31%）	0	仅 1 个有用

缩写：ABI，听觉脑干植入物；CI，人工耳蜗植入 / 植入物；NA，不适用；NR，未报告
[a]：双侧植入物，两种植入物，极性翻转的植入物
[b]：除 1 例患者外，所有患者均从一开始就进行了镇静或全身麻醉

议将内部接收器 - 刺激器设备放置在远离感兴趣区域的位置，以减少造成困惑的成像伪影。在作者的实践中，我们发现，将内部设备放置在比典型位置靠后的位置，会使人工制品远离内听道而减少伪影。在最近的一项研究中，Todt 等使用 3T MRI 分析了最佳的接收器 - 刺激器设备位置，以最大限度地减少内听道和迷路的伪影。他们发现，更靠后的位置和水平的位置是有利的。最近，Sharon 等证明，距外听道的距离与平均影像等级显著相关，而鼻梁与外听道、磁体之间的角度则并不相关。其次考虑的是内部装置在骨槽中凹入硬脑膜的位置，特别是在儿童中存在理论上灾难性的风险。作者至今还没有发现任何在 MRI 期间设备移动导致硬脑膜或实质性脑损伤的病例。然而，据报道，在使用标准 CI 骨的儿童中，有脑脊液收集延迟发生。值得注意的是，某些 CI 模型的 MRI 条件包括相邻颅骨的厚度。最后要考虑的是使用紧密的骨膜下袋囊技术，并考虑整个设备的移动。术后早期 MRI 扫描，可能会增加设备移动的风险。因为瘢痕囊尚未在设备周围愈合，如果没有进行孔和缝合线固定，通常需要等待 2~3 个月才能进行首次 MRI 检查，除非有很强的临床指征需要进行早期成像。

10.4　不良事件与管理

幸运的是，当由经验丰富的团队在可控的环境中进行 MRI 时，CI 受体中不良事件的发生率很低。绝大多数并发症与患者的不耐受或不适相关，而较少见的情况可能是磁体倾斜、翻转或磁体极性翻转。虽然设备故障和发热是理论上的风险，但根据文献中的公开记载，这些事件显然很少发生。对于反复取出磁体并更换成像的患者，磁体移位的风险可能更高，因为这可能会导致疲劳和硅树脂边缘的小裂缝。先前发表的系列不良事件摘要病例报告见表 10.2。

在许多情况下，可通过简单的措施将患者的焦虑、不适和疼痛减至最轻，例如在成像前进行仔细咨询，使用局部麻醉阻滞剂、贴身但不是太紧的头巾，以及使用如前所述的抗焦虑药。此外，为需要多次连续扫描（例如扫描脊柱和头部）的患者在扫描之间提供短暂的休息，可能会提高总体耐受性。对于需要 MR 成像但在原位放置磁体的情况下不能耐受研究的患者，可以考虑采用传统的磁体去除方法。在全身麻醉下对患者进行仔细的 MRI 也是一种选择。当然，在后一种情况下，患者将无法提供有关潜在不适的重要反馈，反馈的症状可能表明即将发生或正在发生的不良事件。

多项研究表明，一个平坦的坚硬平台上，使用舒适的头套可减少磁体内部移动和移位的风险。不同的设备制造商为 MRI 之前的头套应用提供了各种建议。进行 MRI 研究后，如果磁体位置显得突出或出现组织发炎或者组织发红、外部磁体耦合不良，则应怀疑内部磁体移位。如果临床检查结果不确定，皮下组织或颞肌增厚，可以使用 X 线片进一步摸寻磁体的位置。如果内部磁体的极性完全颠倒，则可以翻转外部磁体的极性以恢复设备耦合。但是，如果内部磁体未正确就位，则随着时间的流逝，软组织可能会出现并发症（图 10.5）。虽然很少见，但也有磁体强度损失的报道。这些情况通常可以通过简单地增加外部磁体的磁体强度来改善耦合而得以解决。如果识别出磁体倾角，则磁体的一个边缘可能仍位于硅树脂凸缘下方，并且轻柔的手动压力可能会将磁体推回到硅树脂套筒中。我们已经成功地将这种技术应用于一些患者。但是，如果此操作不成功，则需要默认重新设置磁体的手术位置，以降低以后软组织并发症的风险。

10.5　MRI 扫描协议和伪影减少技术

当计划 MRI 检查时，放射科医生和提出检查的临

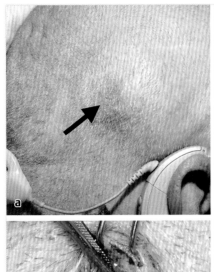
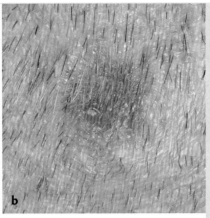

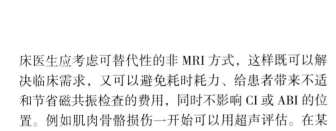

图 10.5 （a，b），成年男子 NF2 和双侧 CI 在 5 个月前接受 1.5T MRI 检查并出现局灶不适和正确的 CI 部位出现红斑（箭头）。（c）在局部麻醉下，做一个小的线性切口，发现植入的磁体靠近硅树脂外壳，并翻转了近 180°；请注意，用于标记正确方向的磁铁表面没有 "*"。（d）发现植入装置的磁铁凸缘完好无损

床医生应考虑可替代性的非 MRI 方式，这样既可以解决临床需求，又可以避免耗时耗力、给患者带来不适和节省磁共振检查的费用，同时不影响 CI 或 ABI 的位置。例如肌肉骨骼损伤一开始可以用超声评估。在某些情况下，CT 可以替代 MRI。

当需要进行核磁共振检查时，临床医生和放射科医生应该期望颅内检查有明显的伪影。植入磁铁的伪影明显，可导致非共振失真和信号丢失，以及没有磁铁的植入物的信号丢失（图 10.6）。与没有磁铁的植入物相比，植入物与植入物之间的距离更大。根据伪影的严重程度和设备的接近程度，磁铁附近的病理学可能无法完全可视化。值得注意的是，不同的平面视图和不同的序列通常会表现出不同程度的伪影严重性。在多数情况下，放射科医生和临床医生可能仅通过切换到冠状面图像而不是轴向图像（图 10.7），或从对比度增强 T1 加权图像到 FSE T2 加权序列（图 10.8）来评估感兴趣区域。如前所述，在预期连续成像的情况下，战略性地将接收器刺激器放置在远离感兴趣区域的位置也是有利的（图 10.9）。

根据所使用的成像技术，有各种技术可以减少伪影的位置或程度。通常，可以使用 MRI 扫描仪的特殊预扫描调整来减少伪影，使用远离植入物的信号专门调整到组织。调整也可使伪影偏离感兴趣的区域。先进的扫描技术，例如用于对金属植入物附近的组织成像的技术，也可能会有所帮助。金属伪影减少扫描技术（例如 MAVRIC 或 SEMAC）已经问世（图 10.10）。替代数据采集策略（例如 PROPELLER 或 BLADE）比通常用于扩散加权成像的回波平面成像技术更强大，并且在存在 CI 或 ABI 的情况下可以证明是有利的（图 10.11）。脂肪饱和技术在识别颅底附近增强病变方面非常有用，尤其是在放置腹部脂肪移植物之后。有时可以使用三点 Dixon 技术来实现更好的可视化效果（图 10.12）。

伪影也可能源自依赖于校准扫描的图像处理路径，例如并行成像。校准扫描通常是特定成像线圈内每个线圈元件特有的相对信号的非常快速地检测，以帮助编码 MR 信号的位置。植入物的存在会大大缩短了梯度回波扫描的速度。因此，在检查期间应避免进行加速/平行成像和表面线圈强度校正，例如 PURE、CLEAR 或扫描前的基准化。

对于将 RF 沉积限制在 MRI 扫描器正常模式以下的植入物，许多减少磁场伪影的技术都是 RF 敏感的。

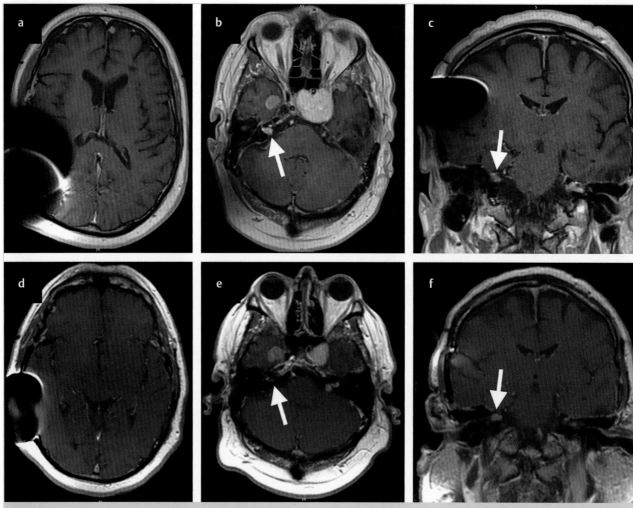

图 10.6 将内部磁体放置（a~c）有和（d~f）没有情况下的 MRI 成像伪影的比较。 在最大图像失真水平上，对比度增强的（a，d）T1 加权轴向图像显示出较少的铁磁伪影，并且内部磁体已移除。尽管 CI 中存在相邻的铁磁伪影，但在两种情况下，对比增强的 T1 加权（b，e）轴向和（c，f）冠状图像都可以充分显示同侧 IAC（箭头）。（b，e）距离磁体足够远，都没有显示出明显的伪影

扫描技术人员和相关人员在对原来的扫描协议进行了重大更改后要注意 RF 沉积。

鉴于设备引起的伪影以及受过训练的 MRI 技术人员了解所需的 MRI 成像条件的必要性，相关机构应制定协议并计划为 CI 和 ABI 患者提供 MRI 成像服务；如果认为不能应对与这些 MRI 成像检查相关的技术挑战，准备好采用可替代的检查。具体而言，使用 MRI 设施应熟悉限制 RF 沉积所必需的成像协议修改，并且还应准备好应对颅内检查的图像伪影。

10.6　总结

如果由经验丰富的团队在受控条件下进行，则可以在大多数患者中成功进行 1.5T MRI，而无须去除 CI 或 ABI 磁体。通过扫描序列优化，与设备有关的伪影通常不会妨碍成功的临床成像。应向患者说明即使在使用头套的情况下，最多 15％ 的情况下也有可能发生内部磁体移动的风险。如果内部磁体发生轻微的位移，可以通过向内部磁体上方的头皮施加轻微的固定压力来尝试重新固定。如果保守措施失败，则应通过外科手术重新放置磁体，以防止头皮并发症。

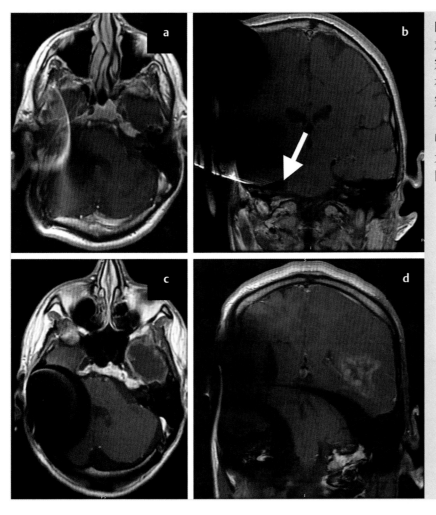

图10.7　右内部CI磁体就位的患者中，对比度增强的T1加权的（a）轴向和（b）冠状图像，说明右颅底适度扭曲。很难在轴向视图上判定正确的IAC。但是，冠状位可以改善可视化效果（箭头）。（c）轴向和（d）冠状T1加权图像说明了严重的成像伪影。在这种情况下，无论成像顺序如何，均无法完全观察到同侧IAC

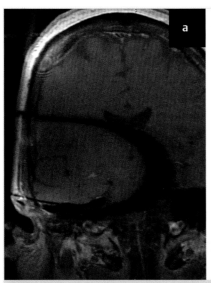
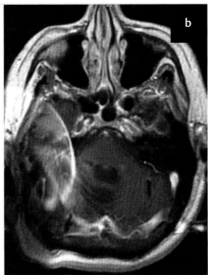
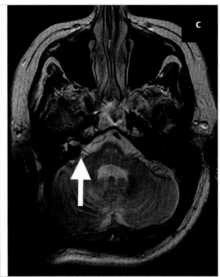

图10.8　对比增强的T1加权（a）冠状和（b）轴向图像表明右IAC因内部磁体伪影而明显退化。（c）同一患者的轴向FSE T2加权MRI提供了同侧IAC和CPA的无障碍视图（箭头）

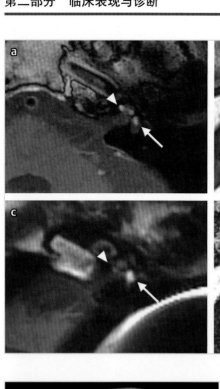
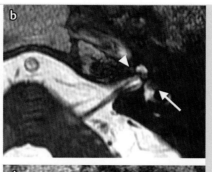
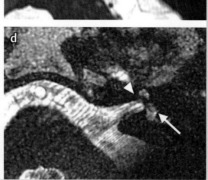

图 10.9 增强的轴向（a）T1 加权和（b）T2 加权 MRI 展示了左侧迷路内神经鞘瘤。（c，d）左侧人工耳蜗植入后的相似序列。请注意，尽管有影像伪影，但同侧内耳和颅底却可以被完全可视化（白色箭头：耳蜗内肿瘤成分；白色箭头尖：膀胱内肿瘤成分）

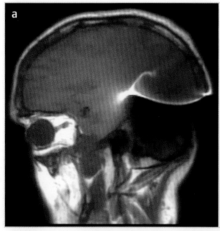
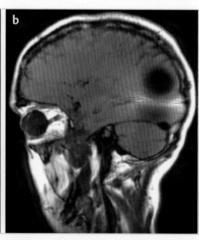

图 10.10 （a）不使用和（b）使用金属伪影减少扫描技术（MAVRIC）的 MRI 伪影的比较。图 10.10a 是标准的矢状 T1 自旋回波图像；图 10.10b 使用 MAVRIC 展示了更强的大脑解剖结构可视化效果和更少的伪影

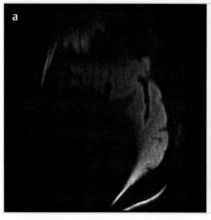
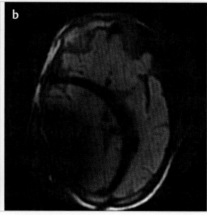

图 10.11 扩散加权成像（示踪）中使用（a）回波平面和（b）PROPELLER 技术的 MRI 伪影的比较扩散图像）。注意使用 PROPELLER 技术可显著改善大脑解剖结构的可视化

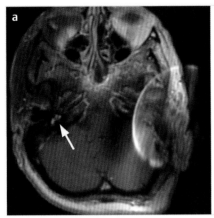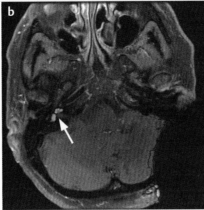

图10.12 （a）常规脂肪饱和度、（b）三点 Dixon 技术和局部匀场的 MRI 伪影比较。请注意，使用 Dixon 技术增强了右内耳结构（箭头）的伪影和显眼性有所降低

参考文献

[1] Carlson ML, Neff BA, Link MJ, et al. Magnetic resonance imaging with cochlear implant magnet in place: safety and imaging quality. Otol Neurotol. 2015; 36(6):965–971.

[2] Carlson ML, Breen JT, Driscoll CL, et al. Cochlear implantation in patients with neurofibromatosis type 2: variables affecting auditory performance. Otol Neurotol. 2012; 33(5):853–862.

[3] Landrigan C. Preventable deaths and injuries during magnetic resonance imaging. N Engl J Med. 2001; 345(13):1000–1001.

[4] Shellock FG, Kanal E, Gilk TB. Regarding the value reported for the term "spatial gradient magnetic field" and how this information is applied to labeling of medical implants and devices. AJR Am J Roentgenol. 2011; 196(1): 142–145.

[5] Higgins JV, Sheldon SH, Watson RE, Jr, et al. "Power-on resets" in cardiac implantable electronic devices during magnetic resonance imaging. Heart Rhythm. 2015; 12(3):540–544.

[6] Todt I, Rademacher G, Mittmann P, Wagner J, Mutze S, Ernst A. MRI artifacts and cochlear implant positioning at 3 T in vivo. Otol Neurotol. 2015; 36(6): 972–976.

[7] Sharon JD, Northcutt BG, Aygun N, Francis HW. Magnetic resonance imaging at 1.5 tesla with a cochlear implant magnet in place: image quality and usability. Otol Neurotol. 2016; 37(9):1284–1290.

[8] Horton JD, Friedmann DR, Roland JT, Jr. Delayed extradural CSF collection following pediatric cochlear implantation: report of two cases. Otol Neurotol. 2016; 37(6):654–657.

[9] Kim BG, Kim JW, Park JJ, Kim SH, Kim HN, Choi JY. Adverse events and discomfort during magnetic resonance imaging in cochlear implant recipients. JAMA Otolaryngol Head Neck Surg. 2015; 141(1):45–52.

[10] Young NM, Rojas C, Deng J, Burrowes D, Ryan M. Magnetic resonance maging of cochlear implant recipients. Otol Neurotol. 2016; 37(6):665–671.

[11] Crane BT, Gottschalk B, Kraut M, Aygun N, Niparko JK. Magnetic resonance imaging at 1.5 T after cochlear implantation. Otol Neurotol. 2010; 31(8): 1215–1220.

[12] Holz D, Jensen D, Proksa R, Tochtrop M, Vollmann W. Automatic shimming for localized spectroscopy. Med Phys. 1988; 15(6):898–903.

[13] Edmonson HA, Carlson ML, Patton AC, Watson RE. MR Imaging and Cochlear Implants with Retained Internal Magnets: Reducing Artifacts near Highly inhomogeneous Magnetic Fields. Radiographics 2018; 38(1): 94-106.

第三部分

概述

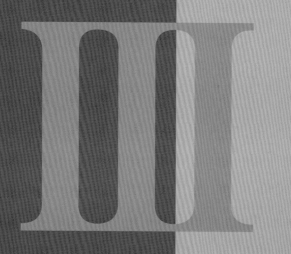

第 11 章　前庭神经鞘瘤管理趋势

Ramsey Ashour, Harry van Loveren, Siviero Agazzi

11.1　引言

自 18 世纪末期第一份关于前庭神经鞘瘤的尸检描述出现以来，前庭神经鞘瘤的管理经历了非常大的变化。当代的前庭神经鞘瘤管理方式包括：观察、立体定向放射外科（或称放疗）和显微外科切除。对每一个病例，都有许多重要因素会影响管理策略。这些因素包括患者年龄和身体条件、肿瘤的大小、听力丧失的程度、患者的个人偏好、治疗者的偏好等。而总体的管理趋势是由技术的发展（例如显微手术、磁共振成像、放疗）所主导的。这些技术的发展使得治疗更加安全有效，更易在肿瘤更小时发现和诊断。最新 VS 疾病和自然史数据显示，经治疗的肿瘤长期随访生长速度相对较慢。同时，患者对治疗后并发症的忍受程度也降低。在本章，我们将回顾前庭神经鞘瘤治疗方式的变革。对其早期发展，前庭神经鞘瘤手术和立体定向放射治疗的改良在本书第 1、第 2 章中已分别阐述。

11.2　显微外科

20 世纪中期，对手术室显微镜和显微外科技术的应用，从根本上改变了颅内及颅底外科手术，尤其是前庭神经鞘瘤手术。William House 和 William Hitselberger 的开拓性工作使得颅中窝入路和显微外科迷路入路得到普及，并最终发展了直至今日依然存在的耳神经外科 – 神经外科联合颅底团队。成像技术（CT 以及后来的磁共振成像）、电测听技术和神经监测技术的改进使得诊断更加及时、准确，使手术更加安全，也使得在大部分病例中，治愈性的肿瘤切除成为一种可实现的治疗目标。对面神经的保护不再被排除在外，而是成为治疗原则。严重的围手术期发病率和死亡率也显著降低。20 世纪 90 年代初，在这些技术的发展下，显微外科手术切除成为前庭神经鞘瘤治疗的主导策略。这一点在 1991 年美国国家卫生研究院共识声明中有所体现：所有可以并愿意进行手术的患者皆推荐手术治疗，只有当患者不愿或确实无法耐受手术的情况下才进行观察或放射治疗。

虽然对听力的成功保护在几十年前就有过零星报道，但是可以说从 20 世纪 90 年代起，主动尝试保护听力的显微外科手术才成为主流。磁共振时代对肿瘤的早期发现，使得确诊时肿瘤更小，更加促使人们关注听力保护手术技术和监测技术的发展。这一趋势已得到明确证明——比较听神经瘤协会（ANA）于 1983 年与 1998 年发布的调查后显示：颅中窝入路和乙状窦后入路的使用增加，而迷路入路的使用减少。此外，在美国 House 耳科诊所，1992—1998 年间有 45% 的前庭神经鞘瘤手术是通过颅中窝入路进行的，而同等情况下 1968—1975 年仅 3.4% 的前庭神经鞘瘤手术通过颅中窝入路进行。最近，ANA 对 1998 年与 2008 年的调查相比较后同样显示颅中窝入路在中小肿瘤手术中的使用增加，反映出对听力保护手术持续的热情。

11.3　放射治疗

和显微手术技术一样，立体定向放射治疗也是在 20 世纪下半叶出现。其出现一定程度上是由于需要降低手术切除的高并发症发生率与死亡率。1969 年，Lars Leksell 最先在瑞典卡罗林斯卡医院对前庭神经鞘瘤进行放射治疗。Karolinska 小组早期的放疗基于 CT、脑池造影术或气脑造影术。放疗结果显示，在 14 例患者中，有 12 例（86%）患者肿瘤得到控制，有 5 例（36%）患者出现面部无力，2 例（14%）患者出现面部麻木。放射治疗进一步的发展包括引入磁共振机器，改进计量计划软件和减少对肿瘤边缘的辐射量。到 20 世纪 90 年代初，这些发展带来了更好的肿瘤生长控制结果（>95%）和较低的面部神经病变发生率（<10%）及三叉神经病变发生率（<10%）。随着对听力保护的重视提高，我们见证了向持续减少肿瘤边界剂量和使用耳蜗防护策略的转变。目前，很多医学中心对治疗前有可用听力的患者使用的边界剂量为 12Gy。另外，因为有数据证明蜗轴接受剂量大于约 4Gy 的患者有更高风险进展为无有效听力，所以限制耳蜗剂量的概念已经流行起来。随着人们阐明可靠的肿瘤控制与最佳长期听力结果之间的完美平衡，这种减少放疗剂量的趋势可能会持续下去。

随着放射治疗单位数量的增加，越来越多的数据证明其安全性和有效性，从而为其飞速地增长提供了理论依据。1998 年，Pollock 等预测，2005—2010 年，美国接受放射外科疗法和手术切除的前庭神经鞘瘤患者数量持平；且至 2020 年，将有超过 2/3 的患者接受放射治疗。尽管以上的预测由于最近放射治疗的使用停滞而没有最终实现，然而自其诞生之时开始便日益普及，标志着前庭神经鞘瘤治疗模式的显著改变。尤其是，即使在健康的年轻患者中，放射治疗也已成为可行且被接受的替代疗法，而不再仅仅被视为老年或体弱患者的首选。

11.4　观察与自然史

在 20 世纪 90 年代和 21 世纪初，绝大多数的前庭神经鞘瘤患者接受的是某种形式的积极治疗，即手术治疗或放射治疗。观察则通常只限于肿瘤小的老年患者。然而，随着越来越多的年轻患者被诊断时肿瘤较小且听力良好，肿瘤行为和生长的问题在前庭神经鞘瘤的治疗策略方面变得越来越重要。具体来说，患者和临床医生都开始质疑是否需要对小的、无症状或症状轻微的肿瘤进行前期治疗，因为干预可能不会改善症状或生活质量。

早期评估未治疗前庭神经鞘瘤自然史的研究通常受到选择偏差和随访时间短的限制，但一些证据支持治疗而不是观察。例如，在一项"随访－扫描"的研究中，123 例被观察患者中 90 例（73%）有肿瘤生长，平均每例肿瘤每年生长 3.2mm；值得注意的是 28 例患者中，有 21 例（75%）在观察期内因肿瘤生长或听力丧失而无法进行原本可行的听力保护手术。然而，其他病例报告了不可预测的肿瘤生长模式，包括持续生长、静止后再生长、生长后再静止、跳跃式生长等。

在迄今为止发表的最大规模的自然病史研究中，Stangerup 等对 1818 例在 1976—2004 年在丹麦诊断为散发性单侧前庭神经鞘瘤的患者进行了前瞻性随访。丹麦所有前庭神经鞘瘤患者都由哥本哈根的一个中心登记和管理，有 729 例患者被分配到观察组，其中 552 例患者在数据分析时至少扫描过 2 次。在长达 15 年（平均 3.6 年）的观察期内，只有 17% 的管内肿瘤和 29% 的管外肿瘤显示出生长迹象。这项 2006 年具有里程碑意义的研究使许多医生重新考虑对较小肿瘤的治疗，重新对"随访－扫描"的方法产生了热情，并使观察的总体趋势持续到今天。

11.5　前庭神经鞘瘤治疗的未来方向

现代前庭神经鞘瘤治疗趋势的研究继续证明，显微手术仍然是所有肿瘤大小类别中最常见的治疗方法（表 11.1）。然而，随着放射治疗和观察的应用越来越多，特别是对中小型肿瘤的治疗方面，外科手术正继续减少（图 11.1，图 11.2）。

听力保护对显微外科和放射治疗依旧很有意义；然而，听力良好的小前庭神经鞘瘤患者的最佳治疗仍然具有非常大的争议，越来越多的证据表明，观察不仅能提供最佳的保护听力机会，尽可能长时间保持良好听力，而且可使面部神经病变的风险降至最低。另外，最近的分析表明，决定生活质量最重要的因素是诊断和患者的个体因素，而不是治疗方式。在大多数情况下，观察队列在比较长期结果时表现最好。因此，根据这些数据，预计在可预见的未来，会对越来越多的中小型前庭神经鞘瘤患者选择观察。

脑干受压的大肿瘤肯定需要手术，同时越来越多的外科医生正在探索次全切除的策略，以在减压脑干的同时将术后面部神经病变的风险降至最低，然后对残余部分进行放射治疗（图 11.3）。虽然这一特殊的治疗策略需要进一步研究，但它重点体现出对生活质量的重视和对相关的治疗后面部神经病变容忍度降低。这两种趋势今后可能也将持续下去。

11.6　总结

前庭神经鞘瘤的治疗在持续发展。显微手术仍是在所有的大小肿瘤中最常见的治疗方法；然而，手术的使用持续缓慢下降，因为人们越来越接受保守观察和立体定向放射外科治疗。放射治疗例数在过去 20 年里稳步增长，但没有达到曾经预测的指数增长率。最近的趋势表明其使用在美国已经趋于平稳。早期疾病检测、自然病史数据显示，未经治疗的小肿瘤具有高比例的影像学稳定性，以及对治疗后并发症的容忍度降低，共同导致了中小型肿瘤的观察率增加。为了体现对生活质量和避免治疗后的面神经病变的重视，外科医生正在探索大肿瘤脑干压迫下的次全切除加放疗的策略。这种保守管理方式的趋势有望在未来继续下去。

表 11.1　听神经瘤当前的治疗趋势

年份	作者	研究时间	研究内容	手术趋势	放疗科趋势	观察	评论
2015	Carlson 等	2004—2011	SEER 数据库，对 8330 例患者进行回顾	下降	无变化	上升	年轻患者的大肿瘤手术较多，诊断时肿瘤体积有变化的趋势
2014	Ahmed 等	1996—2010	CHIDD 数据库，对 6545 例患者进行回顾	下降	N/A	N/A	虽然人口增长，年手术量下降 28.5%，可能是放疗观察增多了
2014	Patel 等	1966—2008	ANA 对 1998 年和 2008 年调查 3305 例患者进行回顾	下降	上升	上升	诊断时肿瘤体积有变小趋势
2013	Babu 等	2004—2009	SEER 数据库，对 6225 例患者进行回顾	下降	上升	上升	无论诊断时肿瘤多大，与白人相比非洲裔美国人不太愿意接受手术
2013	Patel 等	2000—2007	NIS 数据库，对 14 928 例患者进行回顾	下降	N/A	N/A	年手术量下降 41%，可能是放疗/观察增多了
2013	Mackeith 等	1990—2010	牛津单中心对 714 例患者就行回顾	下降	上升	无变化	与英国其他地方相比，牛津单中心更多采用放疗
2012	Lau 等	2004—2007	SEER 数据库对 2448 例患者进行回顾	下降	上升	无变化	小于 2cm 的肿瘤，手术明显减少，放疗明显增多，手术对象多为年轻患者和较大肿瘤
2010	Tan 等	1997—2007	Johns Hopkins 单中心对 835 例患者进行回顾	下降	上升	上升	手术对象多为年轻患者和大肿瘤，诊断时肿瘤体积变小
2007	Chen	1990—2005	单中心对 614 例患者进行回顾	下降	上升	上升	有诊断时年龄增大和肿瘤体积变小的趋势

缩写：ANA：听神经瘤协会；CHIDD：加利福尼亚州医院住院患者出院数据库；NIS：美国全国住院患者样本；SEER：流行病学和终端结果监测；N/A，不适用

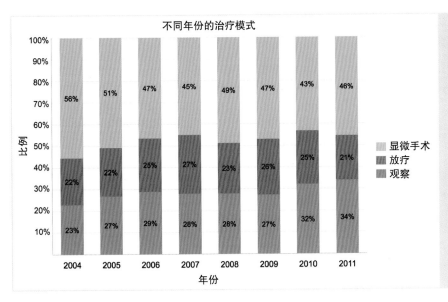

图 11.1　SEER 于 2004 到 2011 年的数据库，8330 例听神经瘤患者不同年份的治疗模式

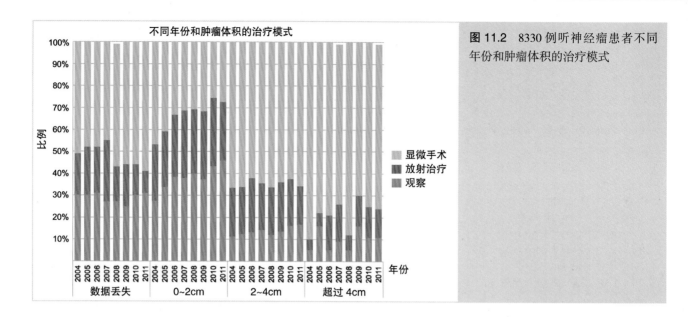

图 11.2 8330 例听神经瘤患者不同年份和肿瘤体积的治疗模式

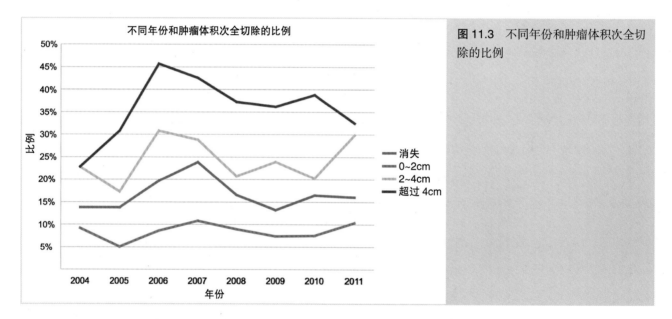

图 11.3 不同年份和肿瘤体积次全切除的比例

参考文献

[1] House WF. Surgical exposure of the internal auditory canal and its contents through the middle, cranial fossa. Laryngoscope. 1961; 71:1363–1385.

[2] House WF. Transtemporal bone microsurgical removal of acoustic neuromas. Evolution of transtemporal bone removal of acoustic tumors. Arch Otolaryngol. 1964; 80:731–742.

[3] Acoustic neuroma. Consensus Statement. 1991.

[4] Cumming G. The Acoustic Neuroma Experience 1998. Member Survey (Patient Brochure). Acoustic Neuroma Association; 1998.

[5] Brackmann DE, Owens RM, Friedman RA, et al. Prognostic factors for hearing preservation in vestibular schwannoma surgery. Am J Otol. 2000; 21(3):417–424.

[6] Luetje C. Preface. In: House W, Luetje C, eds. Acoustic Tumors. Vol 1. Baltimore, MD: University Park Press; 1979:XIII–XIV.

[7] Patel J, Vasan R, van Loveren H, Downes K, Agazzi S. The changing face of acoustic neuroma management in the USA: analysis of the 1998 and 2008 patient surveys from the acoustic neuroma association. Br J Neurosurg. 2014; 28(1):20–24.

[8] Leksell L. A note on the treatment of acoustic tumours. Acta Chir Scand. 1971; 137(8):763–765.

[9] Norén G, Arndt J, Hindmarsh T. Stereotactic radiosurgery in cases of acoustic neurinoma: further experiences. Neurosurgery. 1983; 13(1):12–22.

[10] Flickinger JC, Kondziolka D, Pollock BE, Lunsford LD. Evolution in technique for vestibular schwannoma radiosurgery and effect on outcome. Int J Radiat Oncol Biol Phys. 1996; 36(2):275–280.

[11]Pollock BE, Lunsford LD, Norén G. Vestibular schwannoma management in the next century: a radiosurgical perspective. Neurosurgery. 1998; 43(3): 475–481, discussion 481–483.

[12]Charabi S, Thomsen J, Mantoni M, et al. Acoustic neuroma (vestibular schwannoma): growth and surgical and nonsurgical consequences of the wait-and-see policy. Otolaryngol Head Neck Surg. 1995; 113(1):5–14.

[13]Shin YJ, Fraysse B, Cognard C, et al. Effectiveness of conservative management of acoustic neuromas. Am J Otol. 2000; 21(6):857–862.

[14]Stangerup SE, Caye-Thomasen P, Tos M, Thomsen J. The natural history of vestibular schwannoma. Otol Neurotol. 2006; 27(4):547–552.

[15]Carlson ML, Habermann EB, Wagie AE, et al. The changing landscape of vestibular schwannoma management in the United States–a shift toward conservatism. Otolaryngol Head Neck Surg. 2015; 153(3):440–446.

[16]Ahmed OH, Mahboubi H, Lahham S, Pham C, Djalilian HR. Trends in demographics, charges, and outcomes of patients undergoing excision of sporadic vestibular schwannoma. Otolaryngol Head Neck Surg. 2014; 150(2):266–274.

[17]Babu R, Sharma R, Bagley JH, Hatef J, Friedman AH, Adamson C. Vestibular schwannomas in the modern era: epidemiology, treatment trends, and disparities in management. J Neurosurg. 2013; 119(1):121–130.

[18]Patel S, Nuño M, Mukherjee D, et al. Trends in surgical use and associated patient outcomes in the treatment of acoustic neuroma. World Neurosurg. 2013; 80(1–2):142–147.

[19]Mackeith SA, Kerr RS, Milford CA. Trends in acoustic neuroma management: a 20-year review of the oxford skull base clinic. J Neurol Surg B Skull Base. 2013; 74(4):194–200.

[20]Lau T, Olivera R, Miller T, Jr, et al. Paradoxical trends in the management of vestibular schwannoma in the United States. J Neurosurg. 2012; 117(3):514–519.

[21]Tan M, Myrie OA, Lin FR, et al. Trends in the management of vestibular schwannomas at Johns Hopkins 1997–2007. Laryngoscope. 2010; 120(1):144–149.

[22]Chen DA. Acoustic neuroma in a private neurotoloGypractice: trends in demographics and practice patterns. Laryngoscope. 2007; 117(11): 2003–2012.

[23]Carlson ML, Tveiten OV, Driscoll CL, et al. Long-term quality of life in patients with vestibular schwannoma: an international multicenter cross-sectional study comparing microsurgery, stereotactic radiosurgery, observation, and nontumor controls. J Neurosurg. 2015; 122(4):833–842.

[24]Myrseth E, Møller P, Pedersen PH, Lund-Johansen M. Vestibular schwannoma: surgery or gamma knife radiosurgery? A prospective, nonrandomized study. Neurosurgery. 2009; 64(4):654–661, discussion 661–663.

[25]Robinett ZN, Walz PC, Miles-Markley B, Moberly AC, Welling DB. Comparison of long-term quality-of-life outcomes in vestibular schwannoma patients. Otolaryngol Head Neck Surg. 2014; 150(6):1024–1032.

[26]Monfared A, Corrales E, Theodosopoulos P, et al. Facial nerve outcome and tumor control rate as a function of degree of resection in treatment of large acoustic neuromas: preliminary report of the Acoustic Neuroma Subtotal Resection Study (ANSRS). Neurosurgery. 2016(2):194–203.

[27]Schwartz MS, Kari E, Strickland BM, et al. Evaluation of the increased use of partial resection of large vestibular schwanommas: facial nerve outcomes and recurrence/regrowth rates. Otol Neurotol. 2013; 34(8): 1456–1464.

第 12 章　前庭神经鞘瘤患者的多学科诊疗：建立颅底小组

Jeffrey T. Jacob, Matthew L. Carlson, Colin L. W. Driscoll, Michael J. Link

12.1　引言

在前庭神经鞘瘤患者的治疗中，一个强大的、具有相似患者治疗思维方式的多学科团队，是提供最佳、全面治疗的核心组成部分。在已建立的神经外科、耳鼻喉科和肿瘤学环境中建立多学科专家网络可能会面临独特的挑战。除了其他复杂的侧颅底病理学外，能够提供治疗前庭神经鞘瘤的全方位选择还包括建立一个高度专业化的团队，成功整合所有可用的策略和为每位患者量身制定最适合的治疗方案。

为前庭神经鞘瘤患者提供建议可能是一个挑战。考虑到治疗方案的多样性，对不同治疗方式的利弊进行公正的评估对于共同决策和真正的知情同意非常重要。有研究表明，患者本身可能会基于初始咨询、互联网和其他因素而偏向某种特定治疗策略。此外，医生可能会根据其舒适程度、辐射治疗平台的可用性或个人对治疗策略的偏好而偏向于某一模式。

12.2　如何构建前庭神经鞘瘤队伍？

毫无疑问，建立一个成功的颅底团队最重要的组成部分是人。团队本身可以由各种经验丰富的从业者领导或共同管理，包括一个初级外科团队（如神经外科医生＋神经学家）或医生组合（如神经外科医生＋神经学家＋放射肿瘤学家）。有许多优秀的例子表明，在这些专业中，他们共同为许多高容量中心的前庭神经鞘瘤患者管理做出了贡献。虽然头衔并不重要，但无论是谁看病，都应该有各种治疗方式的经验，即如果不精通某一方面的治疗，则能够同意邀请擅长该方面的团队成员。

建立一支有效的颅底团队

总体而言，团队应该对患者的一般方法和管理有一个统一的愿景。团队所有成员必须相互尊重，这一点很重要，但往往被忽视。相互尊重可能是一个成功团队最重要的特质，无论是从以往经验还是在定义医疗团队能力的系统分析中都可以看出。此外，对于一个有效的医疗团队成员来说，合作和积极的态度、敢于与他人意见相左的勇气，甚至幽默感几乎都同样重要。

作为一个团队的一部分进行工作对医患双方都有非常独特的好处。团队合作会带来更多如何更好管理患者的观点，并可能启发其他成员发现一些他们单独考虑时没有想到的选择或问题。此外，它还减少了会诊方面和特别长的手术过程和冗长的解剖过程中的疲劳。有经验的第二方在关键决策点提出的观点可能会改变结果。尽管通常被忽视，但是群体决策时心理负担的减轻是无价的。此外，协作还强调在评估并发症和结果时，心智上诚实的重要性。

不知疲倦的多学科团队合作必须在各个层面都天衣无缝：从领导层到中层医生、协调人员、支持人员、护理人员，甚至计费人员，所有人员必须了解团队方法。我们发现，通过在职教育、联合会议、多学科查房和联合诊所，让小组成员相互交流，有助于促进这种关系。此外，该小组成员经常请彼此科室会诊，这既有助于改善关系，又进一步加强整个医疗机构颅底小组的密切伙伴关系。

越来越多的证据表明，如果在高容量中心进行前庭神经鞘瘤手术，或者手术量大的外科医生来自颅底团队时，治疗结果会更好。这一点，长期或短期都有良好的结果，缩短了住院时间，降低了医院成本。尽管如此，与低容量中心相比，高容量中心与手术量大的外科医生往往接受更高风险的手术，进行更彻底的切除，而低容量中心可以人为地规避治疗的风险和并发症。虽然很难将前庭神经鞘瘤和其他复杂的颅底手术分类集中，并选出一些中心和医生，但有明确的数据表明，由于临床方案、手术技术和流线型的术后护理的完善及标准化，较高的病例量可能会有更好的治疗途径与治疗结果。

12.3　初步商议

当前庭神经鞘瘤或其他颅底疾病患者被转诊到我们中心，神经外科医生和神经学家在初次就诊时会对他们进行联合评估。这进一步向患者强调了团队治疗，并一次性对患者进行全面评估。专业使用各种模式合理治疗听神经瘤患者，可以让每一位患者得到最佳的临床决策。建立一个具有不同技能设置和灵活性的团队有助于以平衡的、无偏见的方式将所有可用的信息传递给患者，以确保他或她理解治疗的选择，从而获得适当的知情同意。

12.4　规划手术

鉴于需要护士提供专业设备、术中检测和体位并涉及多学科合作，必须对手术室工作人员，包括第一助手和经认证的外科技术人员进行专门的颅底手术培训。此外，外科医生必须提前与手术室工作人员沟通，了解手术的总体流程。

合作投资购买必要的仪器、设备非常重要，手术前必须随时检查备货。在刚刚开始项目的机构中，神经外科和耳科学团队需要从头到尾讨论每个手术，以预测常用的"必备"器械和任何其他需要在术前订购的器械，包括必要的缝合线、不黏的双极、显微外科解剖器械、钻头、内镜装置、定位工具和导航工具。对于任何颅底手术来说，特别重要的是要仔细考虑切口闭合和结构重建，并在任何计划的手术之前，预计需要进行游离组织移植、微血管手术、硬脑膜重建、颅骨修补材料等。

12.4.1 神经生理监测

神经生理监测是前庭神经鞘瘤和侧颅底手术的重要组成部分。监测组需要与手术组密切合作，了解每个病例的监测需求。最重要的是，通过手术过程中的沟通明确了解术中情况，以确保适当的监测和功能结果是至关重要的。我们与我们的神经生理学团队密切合作，并根据我们的临床结果调整了我们的面神经生理监测。现在神经电生理小组在术中将监测结果和术中的实际情况相结合，已经证明这对于听神经瘤的手术非常有帮助。

12.4.2 术后护理

术后护理是颅底手术患者极为重要且经常被忽视的方面，能使本来顺利手术的结果变好也能变坏。所有前庭神经鞘瘤患者术后都应该去监护室。一个熟悉听神经瘤术后护理的监护士是必不可少的。护理团队和护理人员需要接受适当的血流动力学监测、颅神经损伤及其适当的护理，以及脑脊液漏的症状和体征的教育，以便在出现新的变化时通知手术团队。此外，护理人员需要意识到神经外科和神经学团队共同参与了 VS 患者的护理和管理。

12.4.3 康复

一个专门的神经康复计划，专门训练，以解决与侧颅底手术有关的问题，如颅神经缺损、前庭康复，和语言 / 吞咽治疗是必不可少的。重要的是让康复团队了解患者需要的特定类型的治疗，因为听神经瘤康复需求与常见的神经康复形式（例如中风治疗）有很大不同。此外，诸如术后长期头晕和头痛等问题可能是由肿瘤以外的其他原因引起的（前庭偏头痛等），而具有头痛管理专门知识的专业神经科医生的专业知识

是非常宝贵的。

12.5 神经纤维瘤病 2 型（NF2）

神经纤维瘤病 2 型患者的护理强调了紧密协作的多学科护理的重要性，神经外科医生、神经学家、医学和放射肿瘤学家在这方面努力提供全面的管理。鉴于 NF2 的复杂性和不断发展的管理，联合诊疗有助于优化交流和仔细的临床、放射学和听力检查，必须为每位患者选择个体化最佳治疗方案。此外，与放射科沟通，以确保 NF2 患者的影像，特别是，每年都是一致的，以确保适当的影像学比较是非常有帮助的。最后，听力学项目必须由精通人工耳蜗和听觉脑干置入患者的医者管理。

12.6 研究与教育

鉴于侧颅底手术的复杂性，最好的医学中心应涉及住院医师、研究员和护士的培训和教育。此外，该中心应积极参与继续教育和患者教育研讨会或支持小组。同样重要的是，通过参与研究（包括基础研究或转化研究、流行病学研究或临床研究），帮助推进前庭神经鞘瘤管理和侧颅底手术领域的整体发展。虽然一些机构可能难以进行基础或转化研究，但所有大规模中心都应进行回顾性或前瞻性结果研究，以评估显微外科和放射治疗的疗效及安全性。对于所有在多学科诊疗中评估过的患者，对他们的治疗、结果、并发症和随访的临床数据库进行维护管理，有助于促进深入的结果分析，以帮助改善整体实践，也有助于我们制定护理标准和最佳实践指南。

多学科颅底会议

一个专门的多学科颅底会议不是一般的神经肿瘤会议，可以视作一个重要的资源来优化选择患者的管理。来自神经病理学、神经放射学、医学和放射肿瘤学、神经外科学、神经病理学、头颈外科学和鼻科学的对颅底肿瘤有明确兴趣和（或）专业知识的专家会面并提出不寻常的陈述或管理难题。除了对患者护理的直接好处外，这种会议形式还常常促进跨专业研究协作和教育机会。

12.7 总结

大量的数据表明，前庭神经鞘瘤的最佳管理需要经验丰富的专家以团队为基础的多学科协作途径，不仅要提供所选的治疗，还要协助进行复杂的决策。最有效的团队表现出对合作的承诺、对团队成员和组织的承诺以及对高质量结果的承诺时，其影响最大。颅底团队的任务应该是为所有复杂颅底疾病患者提供全

面的护理和支持，提供为各级团队成员和受训人员提供教育和培训机会，并为前庭神经鞘瘤和其他侧颅底疾病的临床和基础科学研究做出贡献。

参考文献

[1] Pogodzinski MS, Harner SG, Link MJ. Patient choice in treatment of vestibular schwannoma. Otolaryngol Head Neck Surg. 2004; 130(5):611–616.

[2] Backous DD, Pham HT. Guiding patients through the choices for treating vestibular schwannomas: balancing options and ensuring informed consent. Otolaryngol Clin North Am. 2007; 40(3):521–540, viii–ix.

[3] Leggat SG. Effective healthcare teams require effective team members: defining teamwork competencies. BMC Health Serv Res. 2007; 7:17.

[4] Barker FG, II, Carter BS, Ojemann RG, Jyung RW, Poe DS, McKenna MJ. Surgical excision of acoustic neuroma: patient outcome and provider caseload. Laryngoscope. 2003; 113(8):1332–1343.

[5] Curry WT, McDermott MW, Carter BS, Barker FG, II. Craniotomy for meningioma in the United States between 1988 and 2000: decreasing rate of mortality and the effect of provider caseload. J Neurosurg. 2005; 102(6):977–986.

[6] Ward BK, Gourin CG, Francis HW. Vestibular schwannoma surgical volume and short-term outcomes in Maryland. Arch Otolaryngol Head Neck Surg. 2012; 138(6):577–583.

[7] Schmitt WR, Daube JR, Carlson ML, et al. Use of supramaximal stimulation to predict facial nerve outcomes following vestibular schwannoma microsurgery: results from a decade of experience. J Neurosurg. 2013; 118(1):206–212.

第 13 章　诊断散发性前庭神经鞘瘤后的患者咨询

Marc S. Schwartz

13.1　引言

　　一般来讲，新诊断出脑瘤的患者会面临一段充满焦虑和不确定的时期。显然，不同类型的肿瘤有不同的含义。许多恶性肿瘤预后非常差，而其他类型的肿瘤，包括前庭神经鞘瘤（VS），预后要好得多。然而，这种一般来说良好的预后并不意味着 VS 患者的决策过程就更简单。事实上，考虑到治疗的各种终点，其中许多终点对生活质量和生存质量有重大影响，因此复杂性非常高。

　　颅底外科医生或其他亚专科医生很少对 VS 做出初步诊断。患者通常已经从初诊医生、家人和朋友以及互联网、社交媒体和患者宣传机构获得的越来越多的资源中获得了意见。在诊断过程中获得的信息可能是有用的、混淆的、误导的或三者的组合。

　　尽管 VS 都是源于内听道和桥小脑角中的前庭耳蜗神经的良性肿瘤，但是每个肿瘤都有其独特的特点，每个患者都会呈现特定的临床图像。目前，有很多截然不同但可以成功治疗的方法。因此，治疗必须是个体化的，要考虑到肿瘤和患者的具体情况。

13.2　前庭神经鞘瘤治疗效果的评估

　　在某些类型的疾病中，结果可以简单地评估和描述。例如，服用降压药后测量血压下降和癌症治疗后的 5 年死亡率。对于 VS，结果的评估要复杂得多。

　　传统的 VS 治疗结果包括并发症发生率、面神经功能和听力状况。虽然可能存在观察者之间的差异，但是这些因素都是可以被客观评估和量化的。当然，VS 患者不同组别对于不良预后的耐受性不同。例如，巨大型 VS 患者相对于颅内肿瘤患者而言，更容易接受更高的并发症发生率和较差的面神经功能。

　　最近，逐渐出现了其他无法直接量化的结果评估。生活质量研究表明，头晕和头痛的重要性可达到甚至超过面神经和听觉功能。然而，更模糊的问题是患者满意度和社会经济效应。这些是可能受任何数量的可控或不可控因素影响的措施。关键的问题是要明白，尽管各种评估方法越来越模糊，但每一种方法在确定患者最终的治疗结果方面都有一定的有效性。

13.3　前庭神经鞘瘤资料及治疗方案

　　在最基本的术语中，VS 患者面临着观察、显微外科切除和立体定向放射治疗的选择。当然，在某些情况下，正确的决策过程是很明显的，例如巨大肿瘤的患者，需要显微外科手术切除，或肿瘤虽小但仍在生长的年老体弱患者需要立体定向放射治疗。然而，大多数患者处于两者之间，对于这些患者，很可能同时有几种选择都是合理的。

　　中间是临床均势的情况，在这种情况下，可以认为有一种以上的治疗选择是同样有效的。因此，可以通过 Venn 图列出适合各临床情况患者的选择（图 13.1）。然而，重要的是要了解不同区域之间的边界并不是截然不同的线。相反，有许多患者从只有一个好的选择的情况到真正平衡的情况。仍然会存在这样的中间状态：普遍推荐一种选择，而另一种选择最终是合理的。

　　在 VS 治疗领域的所有人都可以清楚地看到，在各种治疗方案的优点方面，不同医生之间存在明显的意见分歧。这种不可避免的情况可能是由于 VS 治疗数据的测量局限性导致的。最基本的是，没有简单的非此

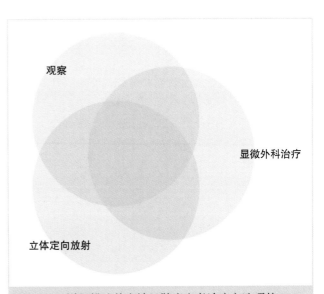

图 13.1　详细描述前庭神经鞘瘤患者治疗方选项的 Venn 图。应该理解的是，交点的轮廓是不精确的。对患者的咨询应根据与该图相关的临床情况位置而有显著区别。肿瘤因素和患者因素都会影响图中的结构

即彼治疗结果测量。各种因素，包括并发症的避免、面神经功能、听力、平衡、治疗的难易程度以及有关生活质量的其他不太明确的方面都很重要，任何一个因素相对于另一个因素的相对价值纯粹是主观的。

即使是可以测量的结果，了解 VS 治疗数据的局限性也是很重要的。即使是最可量化的结果测量，如面神经功能，也受观察者之间的差异影响。由于因素变得越来越主观，因此可靠性和有效性问题也越来越不确定。此外，数据的质量在很多方面都不是绝对可靠的。患者的长期随访是很困难的，有相当比例的患者会逐渐失访。当考虑到 VS 的诊断时，研究的终点通常也不理想。在考虑拥有最佳的功能和生活质量的长期生存（往往是几十年）目标时，短期研究的效用是有限的。它本质上是不可能回答一些最重要的问题的。

13.4　决策的心理学

考虑到治疗方案的多样性以及根据众多因素做出决定的必要性，而由此可能产生的结果通常不能被精确地描述，因此了解人们实际做出决定的方式是很重要的。作为一个主要的社会科学问题，对这一过程的学术分析超出了 VS 或颅底手术的范畴。

Kahneman 在《思维的快慢》一书中总结了这一领域的研究，并提出了决策的"两系统"理论。这个理论提出，人们使用两个相互竞争的认知系统来做决定。系统Ⅰ允许人们无意识地、自动地根据印象和联想做出决定。一个例子是 2+2=4。系统Ⅱ允许人们有意识地、努力地以一种集中而理性的方法分析信息。系统Ⅱ用于计算更复杂的数学问题的答案。

在日常生活中，人类的思维将这两种系统有机地结合起来，以得出结论并做出尽可能恰当的决定。当人们面对难以回答的复杂问题时，很容易理解系统Ⅱ是如何取代系统Ⅰ的。然而，可能与直觉相反的是，当问题变得越来越复杂时，系统Ⅱ就不能充分地分析信息，特别是当许多信息相互矛盾时。当系统Ⅱ被信息淹没时，人们开始使用系统Ⅰ产生的印象来做决定，然后使用系统Ⅱ来证明这些印象。对这个观点最好、最明显的检验标准就是政治。基本上，我们都会认为人们的政治观点源自自动的、本能的印象。

因此，在 VS 的治疗中，重要的是要明白患者是结合理性的、深思熟虑的分析和自动的、本能的、潜意识的思考来做决定的。最后，在那些决策最接近临床平衡和最复杂的情况下，通常是系统Ⅰ最终起主导作用。

因此，明白系统Ⅰ是不了解统计数据或复杂数据这一点是很重要的。系统Ⅰ处理的是印象，容易产生各种偏差。例如，一个自信而强有力地表达出来的论点，即使数据并不支持这个论点，也会产生过高的权重。

患者也很可能为他们听到的第一个意见而产生过高的权重，即使这个意见来自对 VS 缺乏实际理解或经验的人。系统Ⅰ还利用了试探法，即用简单问题代替复杂问题。因此，患者可能会认为显微外科手术是不好的，因为他的近亲因为恶性脑瘤而在开颅手术后病情恶化，或者认为放射外科手术是不好的，因为"放射线会导致癌症"。对系统Ⅰ来说，一件轶事可能比所有公布的数据加起来还要有分量。

当然，人们很容易认为，对于这些不同类型的决策，应该尽一切努力来支持系统Ⅱ而反对系统Ⅰ。然而，问题是，社会科学研究表明，那些依靠系统Ⅰ或直觉在多种合理选择中做出重要决定的人，通常比那些试图用系统Ⅱ进行过度分析的人更快乐。

为了最大限度地提高疗效和患者的满意度，那些治疗 VS 患者的人应该理解两个重要的问题。第一，通过操纵患者潜在的偏见很容易误导他们；第二，在平衡或接近平衡的情况下，如果允许患者根据自己的直觉来决定最佳治疗方案，他们最终可能会更满意。

医护人员的偏见

虽然前面的部分是根据患者的决策过程来构建的，但重要的是要理解，医生和其他护理人员都受到相同的心理现实的约束。当然，与几乎所有患者相比，VS 领域的专家对相关文献有更深刻的理解，对治疗肿瘤有更丰富的经验。因此，他们可以声称自己能够更好地综合所有复杂的相关信息来治疗具体的病例。然而，事实表明，专家对有偏见的、不合理的决策过程的依赖程度并不亚于普通大众。

13.5　制订选项

患者咨询的关键问题是如何帮助患者最好的理解适合或不适合他（她）自己 VS 治疗的选择。选择实际上是有很多的，包括定期磁共振成像，随访观察，通过至少 3 种外科入路的显微手术切除，使用各种设备进行单次或多次分割立体定向放射治疗，肿瘤切除策略，治疗剂量和治疗组合。显然，这些选择是无法回避的问题。

心理学研究表明，能选择是好事。处于不能选择情况下的人通常比那些可以选择的人更不快乐。对于大多数 VS 患者，这似乎是一个导致更高满意度的因素。然而，这并不意味着选择越多越好。这在很大程度上被认为是导致后悔的原因和因素。虽然有两三个选择总比没有好，但更多的选择实际上会降低满意度，甚至一两个额外的选择可能比没有选择更糟。

因此，考虑到决策过程的复杂性，最好是在一系列更易于管理的选择的框架内为患者提供适合他们的选项的咨询。应该引导患者完成整个过程，讨论选项并详细说明为什么在他们的具体情况下，某一特定选择可能是合理的或不合理的。

13.5.1 重要决定

应该建议患者在考虑细节之前，先做出治疗方面的重要决定，因为这些细节可能会让人感到困惑甚至不知所措。重要的决定基本上是两个选择，每个选择都有两个选项。患者要做的第一个决定是："这个肿瘤需要现在就治疗还是可以继续观察？"如果肿瘤确实需要治疗，第二个决定是："应该通过显微外科手术切除还是通过立体定向放射治疗？"

这些重要的决定应该进行全面的讨论。即使很明显只有一种合理的治疗方法，比如一位年轻患者出现了巨大的肿瘤，我们的目标应该是让患者明白为什么观察和立体定向放射治疗都不是合理的选择。对于一些模棱两可的病例，制定的选择应描述为推荐、合理、可能合理但不推荐等术语。

医生还必须与患者讨论个人推荐的治疗方案和标准的治疗方案。在标准的治疗（模式）中，无论从良好的实践角度或法律角度，没有替代方案是不明智的，可以被解释为说谎。

13.5.2 细节

应该建议患者只有在回答了上一节中描述的重要问题之后，才考虑进一步的治疗决定。这些细节数不胜数，而对这些细节问题的看法可能因中心而异，因医生而异。对于选择观察的患者，选择包括随后扫描的时间和确定肿瘤长大的标准。对于选择显微外科手术切除的患者，选择包括手术入路、切除的侵袭性以及是否使用内镜。对于那些选择立体定向放射治疗的患者，包括单次或多次分割治疗、使用哪个设备和规定剂量（图 13.2）。

最后，在合理范围内，几乎没有任何证据明确支持这些选项中的任何一个。在细节层面，通常基于特定的外科医生的方便程度、设备的可用性、学术兴趣以及其他反映偏见的因素给予建议。当然，这并不妨碍医生们自己（或别人）去倡导他们认为对患者最好的治疗方法。帮助患者理解他们的选择并引导他们做出正确的决定是至关重要的。

13.6 管理期望

幸福 = 现实 − 期望

虽然这个道理很明显，但社会科学研究表明这个

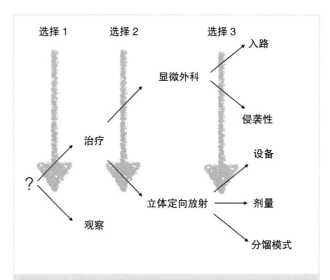

图 13.2 前庭神经鞘瘤治疗的决策步骤。如果不以一种有序的方式呈现，过多的选择可能是压倒性的。另外，在考虑细节之前应该回答更重要的问题

等式实际上是正确的。对于治疗 VS 患者的医生来说，重要的是要了解，在咨询时他们的谈话语气可能会影响最终结果和患者满意度。

特别是考虑到 VS 实际操作的竞争性，我们必须理解乐观与现实的矛盾。无论是否合理，但是寻求肿瘤治疗意见的患者最初可能都会被肯定和乐观的表现所鼓舞。事实上，研究表明，许多人对强有力的、积极的论点抱有信任和信念。即使在数据不支持任何强有力的、确定的断言情况下，这也可能是真的。另一方面，在咨询过程中引入不确定性可能不利于留住患者和整体的业务。

然而，医护人员应该清楚地明白过度乐观对最终患者满意度的潜在代价。不理解 VS 患者长期以来经常面临的各种挑战的含义或者不理解治疗的风险的患者，如果治疗结果不理想，可能会感到特别痛苦和难过。

13.7 多项选择

许多患者会得到有关于他们的治疗的多种意见，这是 VS 治疗的本质。然而这是患者面临的另一种选择，进一步增加了决策过程的复杂性。在有许多观点的情况下，可能会出现收益递减的情况。然而，在很多情况下，患者从一个以上的医生或团队获得意见是很有价值的。当意见一致时，患者可能会更满意他们得到的合理的建议。当意见不同时，新信息的价值就更大了。在合理范围内，不应劝阻患者寻求其他意见。

13.8 总结

VS 治疗的决策过程是复杂的。在咨询中，应在个

体化的基础上引导患者选择适合其具体情况的治疗方案。在临床平衡的情况下，如果鼓励患者根据他们的具体肿瘤和临床问题以及他们自己的心理因素决定最一致的治疗方案，患者可能对结果最满意。必须认识到所有的医生和其他医护人员都有偏见，从而避免决策中最严重的错误，包括潜在的道德失误。治疗的众多选择对患者来说可能是压倒性的，选项应该以相同的方式提出，以鼓励理解重要的问题。期望应该得到适当的处理。除非在非常罕见的紧急情况下，不应劝阻患者寻求进一步的意见。

参考文献

[1] Fattah AY, Gurusinghe AD, Gavilan J, et al. Sir Charles Bell Society. Facial nerve grading instruments: systematic review of the literature and suggestion for uniformity. Plast Reconstr Surg. 2015; 135(2):569–579.

[2] Carlson ML, Tveiten OV, Driscoll CL, et al. Long-term quality of life in patients with vestibular schwannoma: an international multicenter cross-sectional study comparing microsurgery, stereotactic radiosurgery, observation, and nontumor controls. J Neurosurg. 2015; 122(4):833–842.

[3] Tos T, Cayé-Thomasen P, Stangerup SE, Tos M, Thomsen J. Patients' fears, expectations and satisfaction in relation to management of vestibular schwannoma: a comparison of surgery and observation. Acta Otolaryngol. 2003; 123(5):600–605.

[4] Pritchard C, Clapham L, Davis A, Lang DA, Neil-Dwyer G. Psychosocioeconomic outcomes in acoustic neuroma patients and their carers related to tumour size. Clin Otolaryngol Allied Sci. 2004; 29(4):324–330.

[5] Carlson ML, Jacob JT, Pollock BE, et al. Long-term hearing outcomes following stereotactic radiosurgery for vestibular schwannoma: patterns of hearing loss and variables influencing audiometric decline. J Neurosurg. 2013; 118 (3):579–587.

[6] Kahneman D. Thinking Fast and Slow. New York, NY: Farrar, Straus and Giroux;2011.

[7] Schwartz B. The Paradox of Choice: Why More is Less. New York, NY: Harper Perennial; 2004.

[8] Ruhl DS, Hong SS, Littlefield PD. Lessons learned in otologic surgery: 30 years of malpractice cases in the United States. Otol Neurotol. 2013; 34(7):1173–1179.

[9] Rutledge RB, Skandali N, Dayan P, Dolan RJ. A computational and neural model of momentary subjective well-being. Proc Natl Acad Sci U S A. 2014; 111(33):12252–12257.

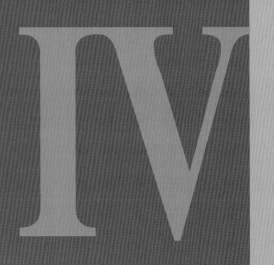

第四部分

管理 : 保守观察

第 14 章　散发性前庭神经鞘瘤的自然进程

78

IV

第 14 章　散发性前庭神经鞘瘤的自然进程

Per Cayé-Thomasen, David A. Moffat, Simon K. W. Lloyd, Sven-Eric Stangerup

14.1　引言

Sandifort 通过尸体标本解剖，在 1777 年首次描述了前庭神经鞘瘤。而自从 19 世纪首次对这种肿瘤进行手术切除后，之后将近一个世纪的过程中，人们都认为如果不施以治疗，这些肿瘤会不同程度地进行性增长。因此在之后的几十年里，一旦确诊前庭神经鞘瘤，无论肿瘤的大小，手术治疗都是不可避免的。直到将近 20 世纪末，由于严重的并发症和高龄等危险因素，手术被认为风险过大，才有患者接受保守治疗和影像检查随访。在 1985 年，Silverstein 才首次对保守治疗管理的相关情况进行了报道。在这之后，又有不少研究表明，手术治疗并不是不可避免的，甚至有些肿瘤经过了相当长的时间也没有继续增长。

桥小脑角部位的肿瘤由于会对脑干造成压迫，进而造成一系列综合征乃至危及生命安全，患有巨大前庭神经鞘瘤的患者是被认为应接受手术治疗的。而肿瘤体积属于中型或小型的患者，在现在则被认为应有以下 3 种选择：影像学检查随访，手术治疗，放疗。肿瘤的增长得到控制即被认为治疗成功。而如何保护患者的听力能力使其能达到正常社会生活水平，并尽量减小治疗的副作用，也是现在针对治疗结果的重要考虑因素。而为了评估侵袭性手术治疗和放疗的必要性，其治疗结果应比自然进程的预后好，且应综合考量各种干预措施的必要性，从而尽量避免或者减少可能出现的后续问题。而只有对前庭神经鞘瘤的自然进程有充分了解才能对保守随访和积极治疗这两种措施的效果进行有效的、有依据的比较。本章对现有的针对相关患者的自然进程随访结果进行了归纳，其中有关听力和前庭神经功能的部分已经在第 51 章进行了归纳。所涉及的患者和临床工作者对这些问题的关注度越来越高。因为根据第 3 章所显示的调查结果，越来越多的人被诊断出患有小型及中型前庭神经鞘瘤。

14.2　肿瘤大小的测量和肿瘤生长程度的评估

根据 2003 年日本相关会议的国际共识，前庭神经鞘瘤应该被分为内听道内型和内听道外型，后者指生长侵犯桥小脑角的肿瘤。侵犯桥小脑角的肿瘤大小的测量应依照肿瘤除去内听道的最大直径决定。值得

注意的是肿瘤的大小和生长率的结果往往受诊断工具（CT、MRI）、测量方法（如受评估平面的大小）、生长级别的定义（毫米单位的增生的数量）影响。在仅仅考虑肿瘤的生长速度时可采用最大直径测量法，这种与临床评估和判断恰好是最相关的，因为绝对大小是决定肿瘤对脑干和相邻神经压迫程度的重要因素。现在的 MRI 检查，其测量误差可减小至 2mm 左右，因此，在评估肿瘤生长的过程中，应在测量基础上增加 2mm。

14.3　前庭神经鞘瘤的自然生长进程

本章对肿瘤自然进程描述的依据是基于对 PubMed 和 Embase 等数据库所收录的文献的回顾，主要涵盖 1984—2014 年的研究。选取的临床研究都基于通过观察超过 30 例患者作为样本而得到的原始数据（由此排除了病例回顾和 Meta 分析）。总计 53 例 VS 研究使用了连续增强 MRI 作为（直接或间接地）判断肿瘤增长程度的工具，并采用平均值或中位数。这里收集了 53 个基于近 6000 例患者样本肿瘤生长情况的研究。

综合各项已发表的研究，其随访时间跨度为 0.5~10 年，平均为 3.3 年。其中只有 3 项研究有超过 5 年以上的随访（分别为 5.5 年、6.7 年和 10 年）。权值分析得出在平均 3.3 年的随访中，VS 增长的发生率平均为 33%。诊断后肿瘤的生长在概率上和时间上都没有规律性，并且其诊断，症状，以及其他任何相关已知因素均与年龄、性别、肿瘤大小无关，尽管囊性肿瘤会急剧性地突发增长。此外，突破内听道向外扩张的肿瘤其生长的风险大于完全位于内听道之内的肿瘤，虽然这依赖于对于肿瘤生长的定义（后面继续描述）。

尽管长期数据缺乏，但证据显示，肿瘤的生长往往存在于诊断后的 5 年以内，而且发生的概率也较小。生长可以是持续性的，也可以是经过一段潜伏期之后的。同样，约 20% 的肿瘤在经过一段影像学上明显的增生后停止了生长。值得注意的是，在 5% 的患者中出现了肿瘤萎缩。而对那些有明显增生的，肿瘤生长程度为每年 2~16mm，平均每年生长幅度为 1.6~4.7mm。

14.4　数据阐述和误差事件

当分析各种患者的 VS 生长数据时，一系列影响因

素应被考虑在内。尽管收集了极为大量的数据，仍然需要对这些数据进行仔细分析，并且考虑到可能存在的各种偏差。

14.4.1 相对误差

所有研究中只有两个研究没有将相对误差这一可能导致样本患者无法代表群体规律的因素考虑在内。这两个没有考虑相对误差的研究均是基于世界上最大的 VS 患者数据库，包括自 1976 年以来丹麦诊断出的所有 VS 患者，这个国家数据库单 2015 年就包含了近 3500 例患者，而在这份回顾中引用的 5942 份数据中的 748 份即是来源于丹麦国家数据库（表 14.1）。

表 14.1　包含 5942 份数据的研究分析

作者	年份	研究设计	患者数量 / 例	平均随访时间 / 年	对肿瘤生长的定义	肿瘤生长的患者比例 /%
Stangerup 等	2006	前瞻性研究	552 322 内听道外肿瘤 230 内听道内肿瘤	3.6	>2mm 生长至桥小脑角	29 17
Moffat 等	2012	前瞻性研究	381	4.2	>2mm	33
Bakkouri 等	2009	回顾性研究	325	1.0	≥ 3mm	12
Martin 等	2009	前瞻性研究	276	3.6	>2mm	22
Suryanarayanan 等	2010	前瞻性研究	240	3.6	≥ 1mm	32
Al Sanosi 等	2006	回顾性研究	197	3.4	>0mm	28
Caye–Thomasen 等	2006	前瞻性研究	196 内听道内肿瘤	4.4	生长至桥小脑角	19
Breivik 等	2012	前瞻性研究	186	3.6	>2mm	40
Agrawal 等	2010	回顾性研究	180	2.7	≥ 1mm/a	37
Varughese 等	2012	前瞻性研究	178（88% 内听道内肿瘤）	3.6	≥ 1mm/a	29
Ferri 等	2013	前瞻性研究	161	0.5	≥ 2mm	36
Ferri 等	2008	前瞻性研究	123	4.8	≥ 2mm	35
Quaranta 等	2003	回顾性研究	122	3.5	>2mm	40
Fucci 等	1999	回顾性研究	119	2.5	>2mm	30
Roehm 和 Gantz	2007	前瞻性研究	114（> 65 岁）	3.0	>0mm	50
Fayad 等	2014	回顾性研究	114	4.8	≥ 2mm	38
Battaglia 等	2006	回顾性研究	111	3.2	>0mm	50
Bozorg Grayeli 等	2005	回顾性研究	111	2.8	>0mm	47
Solares 和 Panizza	2008	回顾性研究	110	2.6	>2mm	21
Hoistad 等	2001	回顾性研究	102	2.4	>1mm	44
Kishore 等	2003	回顾性研究	100	3.2	>1mm	29
Flint 等	2005	回顾性研究	100	2.2	>0mm	36
Remenyi 等	2009	回顾性研究	95	3.7	>2mm	23
Whitehouse 等	2010	回顾性研究	88	3.7	>1mm	51
Shin 等	2000	回顾性研究	87	2.6	>0mm	53

续表

作者	年份	研究设计	患者数量 / 例	平均随访时间 / 年	对肿瘤生长的定义	肿瘤生长的患者比例 /%
Moller 等	2003	前瞻性研究	82	3.0	>0mm	43
Rosenberg 等	2000	回顾性研究	80	4.4	>0mm	58
Nutik 和 Babb	2001	回顾性研究	75	4.1	>0mm	41
Tschudi 等	2000	回顾性研究	74	2.9	>0mm	31
González-Orús Álvarez-Morujo 等	2014	回顾性研究	73	3.0	≥ 2mm	12
Hajioff 等	2008	前瞻性研究	72	10.0	>1mm	35
Walsh 等	2000	回顾性研究	72	3.2	>0mm	36
Bederson 等	1991	回顾性研究	70	2.2	>0mm	53
Quaranta 等	2007	回顾性研究	70	2.8	>2mm	40
Godefroy 等	2009	前瞻性研究	70	3.6	≥ 2mm	36
Deen 等	1996	回顾性研究	68	3.4	>0mm	29
Mirz 等	2000	前瞻性研究	64	3.6	>1mm/a	23
Raut 等	2004	前瞻性研究	61	6.7	>1mm/a	50
Wiet 等	1995	回顾性研究	53	2.2	>0mm	40
Strasnick 等	1994	回顾性研究	50	2.3	>0mm	68
Herwadker 等	2005	前瞻性研究	50	1.5	>3 × 误差, Bayesian	42
Nedzelski 等	2008	回顾性研究	50	3.5	≥ 1mm	48
Pennings 等	2010	回顾性研究	47 内听道内肿瘤	3.6	生长至桥小脑角	38
Régis 等	2010	前瞻性研究	47 内听道内肿瘤	3.7	>0mm	74
Modugno 等	1999	回顾性研究	47	3.0	>0mm	36
Stipkovits 等	2001	前瞻性研究	44	3.5	>0mm	18
O'Reilly 等	2000	回顾性研究	43	2.6	>0mm	30
Perry 等	2001	回顾性研究	41 (>65 岁)	3.5	>0mm	51
Vokurka 等	2002	前瞻性研究	38	1.0	>3 × 误差, Bayesian	32
Martin 等	1994	回顾性研究	37	5.5	>2mm/a	30
Glasscock 等	1997	回顾性研究	34	2.4	>2mm/a	55
Lee 等	2014	回顾性研究	31 内听道内肿瘤	2.6	≥ 2mm	23
Sakamoto 等	2001	回顾性研究	31	2.8	>1mm/a	45
合计	—	—	5942	3.32	—	33.3

备注：以上罗列各前庭神经鞘瘤自然史的研究，按患者例数由多到少排列

14.4.2 选择性误差

所有的研究都在涉及肿瘤大小时出现了选择性误差，因为大肿瘤往往不被包含在内（而且往往已经被手术切除），而且大多数研究都在一定程度上因对患者年龄和并发症的考虑而存在选择性误差。体积较大的肿瘤在年轻患者中出现的越来越多，而且由于绝大部分病例都进行了手术治疗，对这些肿瘤生长的临床观察数据难以分析，而这有可能会隐藏年龄与肿瘤发生率以及肿瘤增生可能性的潜在关系。此外，与症状相关的选择性误差包括典型的听力丧失和眩晕等，也存在于很多研究之中。

14.4.3 长期随访

长期随访的缺失和获得数据的不完整是其他潜在误差的来源，而这往往不仅仅与研究的设计有关，因为这些问题相比于前瞻性研究，更易发生在回顾性研究中。

14.4.4 肿瘤大小和生长程度的定义

很多研究都没有区分单纯的内听道内的肿瘤和侵袭到内听道外的肿瘤。因为单纯生长于内听道内的 VS 其生长的风险较少，将所有类型肿瘤进行统一的研究往往存在程度不一的误差。

很多研究将小型至中型肿瘤定义为最大直径小于 20mm 的肿瘤，而不考虑其所处内听道的部位。大多数作者都采用肿瘤最大直径的线性测量方法，作为判断肿瘤大小的标准。这一方法被大多数作者采用，尽管部分采用了测量全部直径，包括内听道部分，由此符合国际共识的建议标准。此外还有一些采用测量体积或者 Bayesian 方法来测量肿瘤的大小和增长。不同研究对于肿瘤增生定义的不同导致了附加误差的产生，导致了低估或高估了肿瘤的发生率。多数研究没有将观测时可能出现的变化以及测量时的误差考虑在内，而将大于 0mm 的增大作为肿瘤增生的标准。随着越来越多的研究机构开始考量测量误差相关的知识，最近越来越多的研究开始将大于 1mm、大于 2mm 甚至大于 3mm 的增大作为评判增生的标准。CT 在早期研究中的应用也是潜在误差的一大来源，因为在研究肿瘤大小和增生方面，CT 的精确度不如 MRI。

14.4.5 其他来源的误差

最终，一些研究基于他们的研究过程发表了不止一篇报告，但这一系列发表的内容往往会基于重叠的样本和新加入的病例。因此，数目未知的患者案例在表 14.1 被多次进行了引用。

14.5 基于肿瘤自然生长进程的治疗策略

因为越来越多的小型或中型肿瘤被诊断出来，医疗业需要一个基于肿瘤生长进程和听力功能发展过程的治疗方案。基于这里罗列的数据，研究者们提出了一个针对最大直径小于 15mm 至 20mm 的对于散发性或聚发性内听道内肿瘤的随访治疗策略。

诊断为内听道外侵袭的肿瘤当应行 MRI 随访 6 个月，内听道内的肿瘤则当随访 12 个月，没有增生的肿瘤，在随后的 4 年内每年行 MRI 随访检查。后续 4 年每 2 年行 MRI 随访，5 年后继续 MRI 随访检查囊性肿瘤由于其增长的急剧性，更为频繁的 MRI 随访是必需的（例如，2 年内每 6 个月检查一次，后续每年检查一次）。如果肿瘤发生显著增生，那么手术或放疗等积极治疗是应当被考虑在内的，而与此同时，继续对患者持续的观察也是合理的，因为患者的年龄、并发症、肿瘤相关的功能障碍、肿瘤大小以及增生率等因素都应被考虑在内。而手术和放疗都存在风险，而就患者的生活质量而言，随访观察要比干预治疗好。

有观点认为，如果肿瘤 15 年都没有增长的迹象，那么终止随访时相对安全的。尽管大致上这种增长的可能是微乎其微的，但目前并没有确凿的证据支持这一点。因此，为了发现可能的晚期增长并确认长期风险，一个 5~10 年甚至更久的长期随访是合适的。

14.6 未来的方向

长期的关于肿瘤增长和听神经功能的观察与研究对于将来的观察和治疗策略来说至关重要。生活质量的相关研究意义重大，并且对患者和临床工作者的治疗过程起指导作用。基础科学、基因识别、分子通路以及其他与肿瘤生长相关的知识可能改变我们包括保守治疗在内的治疗策略。以基础科学为基础的药物治疗，如抗血管内皮生长因子（抗 VEGF）抗体疗法，已经成为神经纤维瘤病 2 型（NF2）VS 相关治疗的一种选择。肿瘤 VEGF 的表达与肿瘤的生长密切相关，其中部分患者的治疗效果表明这种疗法能控制肿瘤生长，减小肿瘤大小，乃至提高听力功能。此外，VEGF 的表达与肿瘤的生长之间的关系已通过影像学资料得到证实，由此提供给患者一个能改变预后的方案。治疗方案和随访策略将根据个体不同情况进行制订，如进行积极干预治疗，或对有高 VEGF 表达的患者进行短期随访，对低 VEGF 表达的患者进行长期随访。尽管 NF2 相关的肿瘤往往具有更强的侵袭性，影像学与预后的相关研究，基于药理学的疗法等为 NF2 相关肿瘤量身定做的疗法将更多地被应用到散发性肿瘤的治疗中去。

14.7　总结

　　本章包含的文献综述表明 33% 的中小型单测散发性 VS 将在观察期中的 3.3 年内增长。根据这些证据，我们可以认为，中小型 VS 的治疗应在得到明确的肿瘤生长证据后进行，以避免过度治疗及治疗相关的副作用使得患者的预后比疾病的自然进程还糟。

　　应该注意的是，只有 3 项关于保守治疗的研究，他们总计研究了 170 多例患者，有超过 5 年以上的随访周期（分别为 5.5、6.7 和 10 年）。大多数研究表明，如果肿瘤发生增长，那么它在诊断后的最初几年就能被检测到。然而，用于指导有关晚期肿瘤进展的相关理论依然迫切需要长期研究作为依据。

参考文献

[1] Silverstein H, McDaniel A, Norrell H, Wazen J. Conservative management of acoustic neuroma in the elderly patient. Laryngoscope. 1985; 95(7)(,)(Pt 1):766–770.

[2] Kanzaki J, Tos M, Sanna M, Moffat DA, Monsell EM, Berliner KI. New and modified reporting systems from the consensus meeting on systems for reporting results in vestibular schwannoma. Otol Neurotol. 2003; 24(4):642– 648, discussion 648–649.

[3] Walsh RM, Bath AP, Bance ML, Keller A, Rutka JA. Comparison of two radiologic methods for measuring the size and growth rate of extracanalicu?lar vestibular schwannomas. Am J Otol. 2000; 21(5):716–721.

[4] Hougaard D, Norgaard A, Pedersen T, Bibby BM, Ovesen T. Is a redefinition of the growth criteria of vestibular schwannomas needed? Am J Otolaryngol.2014; 35(2):192–197.

[5] Stangerup SE, Caye-Thomasen P, Tos M, Thomsen J. The natural history of vestibular schwannoma. Otol Neurotol. 2006; 27(4):547–552.

[6] Caye-Thomasen P, Hansen S, Dethloff T, Stangerup SE, Thomsen J. Sublocaliza?tion and volumetric growth pattern of intracanalicular vestibular schwanno?mas. Laryngoscope. 2006; 116(7):1131–1135.

[7] Moffat DA, Kasbekar A, Axon PR, Lloyd SK. Growth characteristics of vestibular schwannomas. Otol Neurotol. 2012; 33(6):1053–1058.

[8] Bakkouri WE, Kania RE, Guichard JP, Lot G, Herman P, Huy PT. Conservative management of 386 cases of unilateral vestibular schwannoma: tumor growth and consequences for treatment. J Neurosurg. 2009; 110(4):662–669.

[9] Martin TP, Senthil L, Chavda SV, Walsh R, Irving RM. A protocol for the conservative management of vestibular schwannomas. Otol Neurotol. 2009;30(3):381–385.

[10] Suryanarayanan R, Ramsden RT, Saeed SR, et al. Vestibular schwannoma: role of conservative management. J Laryngol Otol. 2010; 124(3):251–257.

[11] Al Sanosi A, Fagan PA, Biggs ND. Conservative management of acoustic neuroma. Skull Base. 2006; 16(2):95–100.

[12] Breivik CN, Varughese JK, Wentzel-Larsen T, Vassbotn F, Lund-Johansen M.Conservative management of vestibular schwannoma– a prospective cohort study: treatment, symptoms, and quality of life. Neurosurgery. 2012; 70(5): 1072–1080, discussion 1080.

[13] Agrawal Y, Clark JH, Limb CJ, Niparko JK, Francis HW. Predictors of vestibular schwannoma growth and clinical implications. Otol Neurotol. 2010; 31(5): 807–812.

[14] Varughese JK, Breivik CN, Wentzel-Larsen T, Lund-Johansen M. Growth of untreated vestibular schwannoma: a prospective study. J Neurosurg. 2012; 116(4):706–712.

[15] Ferri GG, Pirodda A, Ceroni AR, Fioravanti A, Calbucci F, Modugno GC. Management of growing vestibular schwannomas. Eur Arch Otorhinolar?yngol. 2013; 270(7):2013–2019.

[16] Ferri GG, Modugno GC, Pirodda A, Fioravanti A, Calbucci F, Ceroni AR. Conser?vative management of vestibular schwannomas: an effective strategy. Laryngoscope. 2008; 118(6):951–957.

[17] Quaranta N, Baguley DM, Axon PR, et al. Conservative management of vestib?ular schwannomas. In: Baguley D, Ramsden R, Moffat D, eds. The Proceedings of the Fourth International Conference on Vestibular Schwannoma and Other CPA Lesions; 2003; Cambridge, UK; 2003:256–257.

[18] Fucci MJ, Buchman CA, Brackmann DE, Berliner KI. Acoustic tumor growth: implications for treatment choices. Am J Otol. 1999; 20(4):495–499.

[19] Roehm PC, Gantz BJ. Management of acoustic neuromas in patients 65 years or older. Otol Neurotol. 2007; 28(5):708–714.

[20] Fayad JN, Semaan MT, Lin J, Berliner KI, Brackmann DE. Conservative manage?ment of vestibular schwannoma: expectations based on the length of the observation period. Otol Neurotol. 2014; 35(7):1258–1265.

[21] Battaglia A, Mastrodimos B, Cueva R. Comparison of growth patterns of acoustic neuromas with and without radiosurgery. Otol Neurotol. 2006; 27 (5):705–712.

[22] Bozorg Grayeli A, Kalamarides M, Ferrary E, et al. Conservative management versus surgery for small vestibular schwannomas. Acta Otolaryngol. 2005; 125(10):1063–1068.

[23] Solares CA, Panizza B. Vestibular schwannoma: an understanding of growth should influence management decisions. Otol Neurotol. 2008; 29(6):829–834.

[24] Hoistad DL, Melnik G, Mamikoglu B, Battista R, O'Connor CA, Wiet RJ. Update on conservative management of acoustic neuroma. Otol Neurotol. 2001; 22 (5):682–685.

[25] Kishore A, Handoura L, O'Reilly BF, et al. Outcome of 100 vestibular schwan?nomas managed conservatively: a 10 year follow up study. In: Baguley D, Ramsden R, Moffat D, eds. The Proceedings of the Fourth International on Vestibular Schwannoma and other CPA Lesions; 2003; Cambridge, UK; 2003:58.

[26] Flint D, Fagan P, Panarese A. Conservative management of sporadic unilateral acoustic neuromas. J Laryngol Otol. 2005; 119(6):424–428.

[27] Remenyi J, Marshall A, Enticott JC, Briggs RJ. The prognostic value of speech recognition scores at diagnosis of vestibular schwannoma. J Clin Neurosci. 2009; 16(11):1460–1463.

[28] Whitehouse K, Foroughi M, Shone G, Hatfield R. Vestibular schwannomas -when should conservative management be reconsidered? Br J Neurosurg. 2010; 24(2):185–190.

[29] Shin YJ, Fraysse B, Cognard C, et al. Effectiveness of conservative

management of acoustic neuromas. Am J Otol. 2000; 21(6):857–862.

[30]Moller P, Myrseth E, Pedersen P-H, et al. Small vestibular schwannoma: results with observation, surgery and gamma-knife. In: Baguley D, Ramsden R, Moffat D, eds. Fourth International Conference on Vestibular Schwannoma and Other CPA Lesions; 2003; Cambridge, UK; 2003:39–40.

[31]Rosenberg SI. Natural history of acoustic neuromas. Laryngoscope. 2000; 110 (4):497–508.

[32]Nutik SL, Babb MJ. Determinants of tumor size and growth in vestibular schwannomas. J Neurosurg. 2001; 94(6):922–926.

[33]Tschudi DC, Linder TE, Fisch U. Conservative management of unilateral acous?tic neuromas. Am J Otol. 2000; 21(5):722–728.

[34]González-Orús Álvarez-Morujo RJ, Alvarez-Palacios I, Martin-Oviedo C, Scola?Yurrita B, Arístegui-Ruiz MÁ. Conservative management of vestibular schwannoma. Acta Otorrinolaringol Esp. 2014; 65(5):275–282.

[35]Hajioff D, Raut VV, Walsh RM, et al. Conservative management of vestibular schwannomas: third review of a 10-year prospective study. Clin Otolaryngol. 2008; 33(3):255–259.

[36]Walsh RM, Bath AP, Bance ML, Keller A, Tator CH, Rutka JA. The role of conser?vative management of vestibular schwannomas. Clin Otolaryngol Allied Sci. 2000; 25(1):28–39.

[37]Bederson JB, von Ammon K, Wichmann WW, Yasargil MG. Conservative treatment of patients with acoustic tumors. Neurosurgery. 1991; 28(5):646– 650, discussion 650–651.

[38]Quaranta N, Baguley DM, Moffat DA. Change in hearing and tinnitus in conser?vatively managed vestibular schwannomas. Skull Base. 2007; 17(4):223–228.

[39]Godefroy WP, Kaptein AA, Vogel JJ, van der Mey AG. Conservative treatment of vestibular schwannoma: a follow-up study on clinical and quality-of-life outcome. Otol Neurotol. 2009; 30(7):968–974.

[40]Deen HG, Ebersold MJ, Harner SG, et al. Conservative management of acoustic neuroma: an outcome study. Neurosurgery. 1996; 39(2):260–264, discussion 264–266.

[41]Mirz F, Pedersen CB, Fiirgaard B, et al. Incidence and growth pattern of vestib?ular schwannomas in a Danish county, 1977Y98. Acta Otolaryngol Suppl.2000; 543:30–33.

[42]Raut VV, Walsh RM, Bath AP, et al. Conservative management of vestibular schwannomas -second review of a prospective longitudinal study. Clin Otolaryngol Allied Sci. 2004; 29(5):505–514.

[43]Wiet RJ, Zappia JJ, Hecht CS, O'Connor CA. Conservative management of patients with small acoustic tumors. Laryngoscope. 1995; 105(8, Pt 1):795–800.

[44]Strasnick B, Glasscock ME, III, Haynes D, McMenomey SO, Minor LB. The natu?ral history of untreated acoustic neuromas. Laryngoscope. 1994; 104(9): 1115–1119.

[45]Herwadker A, Vokurka EA, Evans DG, Ramsden RT, Jackson A. Size and growth rate of sporadic vestibular schwannoma: predictive value of information available at presentation. Otol Neurotol. 2005; 26(1):86–92.

[46]Nedzelski JM, Schessel DA, Pfleiderer A, Kassel EE, Rowed DW. Conservative management of acoustic neuromas. Neurosurg Clin N Am. 2008; 19(2):207–216.

[47]Pennings RJ, Morris DP, Clarke L, Allen S, Walling S, Bance ML. Natural history of hearing deterioration in intracanalicular vestibular schwannoma. Neurosurgery. 2011; 68(1):68–77.

[48]Régis J, Carron R, Park MC, et al. Wait-and-see strateGycompared with proactive Gamma Knife surgery in patients with intracanalicular vestibular schwannomas. J Neurosurg. 2010; 113 Suppl:105–111.

[49]Modugno GC, Pirodda A, Ferri GG, et al. Small acoustic neuromas: monitoring the growth rate by MRI. Acta Neurochir (Wien). 1999; 141(10):1063–1067.

[50]Stipkovits EM, Graamans K, Vasbinder GB, Van Dijk JE, Beek FJ. Assessment of vestibular schwannoma growth: application of a new measuring protocol to the results of a longitudinal study. Ann Otol Rhinol Laryngol. 2001; 110(4):326–330.

[51]O'Reilly B, Murray CD, Hadley DM. The conservative management of acoustic neuroma: a review of forty-four patients with magnetic resonance imaging. Clin Otolaryngol Allied Sci. 2000; 25(2):93–97.

[52]Perry BP, Gantz BJ, Rubinstein JT. Acoustic neuromas in the elderly. OtolNeurotol. 2001; 22(3):389–391.

[53]Vokurka EA, Herwadkar A, Thacker NA, Ramsden RT, Jackson A. Using Bayesian tissue classification to improve the accuracy of vestibular schwan?noma volume and growth measurement. AJNR Am J Neuroradiol. 2002; 23(3):459–467.

[54]Martin CH, Fraysse B, Chelikh L, et al. Acoustic neuroma natural growth in older patients. J Fr Otorhinolaryngol. 1994; 43:392–397.

[55]Glasscock ME, III, Pappas DG, Jr, Manolidis S, Von Doersten PG, Jackson CG, Storper IS. Management of acoustic neuroma in the elderly population. Am J Otol. 1997; 18(2):236–241, discussion 241–242.

[56]Lee JD, Park MK, Kim JS, Cho YS. The factors associated with tumor stability observed with conservative management of intracanalicular vestibular schwannoma. Otol Neurotol. 2014; 35(5):918–921.

[57]Sakamoto T, Fukuda S, Inuyama Y. Hearing loss and growth rate of acoustic neuromas in follow-up observation policy. Auris Nasus Larynx. 2001; 28 Suppl:S23–S27.

[58]Huang X, Caye-Thomasen P, Stangerup SE. Spontaneous tumour shrinkage in 1261 observed patients with sporadic vestibular schwannoma. J Laryngol Otol. 2013; 127(8):739–743.

[59]Irving RM, Beynon GJ, Viani L, Hardy DG, Baguley DM, Moffat DA. The patient's perspective after vestibular schwannoma removal: quality of life and implications for management. Am J Otol. 1995; 16(3):331–337 Management: Conservative Observation 84 © 2019 Thieme Medical Publishers, Inc. Comprehensive Management of Vestibular Schwannoma | 17.05.19–12:08.

[60]Miller C, Sudhoff H, Jacob A. Vestibular schwannoma drug development: current state-of-the art. Curr Otorhinolaryngol Rep. 2014; 2:217–225.

[61]Cayé-Thomasen P, Baandrup L, Jacobsen GK, Thomsen J, Stangerup SE. Immunohistochemical demonstration of vascular endothelial growth factor in vestibular schwannomas correlates to tumor growth rate. Laryngoscope. 2003; 113(12):2129–2134.

[62]Cayé-Thomasen P, Werther K, Nalla A, et al. VEGF and VEGF receptor-1 concentration in vestibular schwannoma homogenates correlates to tumor growth rate. Otol Neurotol. 2005; 26(1):98–101.

[63]Plotkin SR, Stemmer-Rachamimov AO, Barker FG, II, et al. Hearing

improvement after bevacizumab in patients with neurofibromatosis type 2. N Engl J Med. 2009; 361(4):358–367.

[64] Alanin MC, Klausen C, Caye-Thomasen P, et al. The effect of bevacizumab on vestibular schwannoma tumour size and hearing in patients with neurofibromatosis type 2. Eur Arch Otorhinolaryngol. 2015; 272(12):3627–3633.

[65] Li KL, Djoukhadar I, Zhu X, et al. Vascular biomarkers derived from dynamiccontrast-enhanced MRI predict response of vestibular schwannoma to antiangiogenic therapy in type 2 neurofibromatosis. Neuro-oncol. 2016; 18(2):275–282.

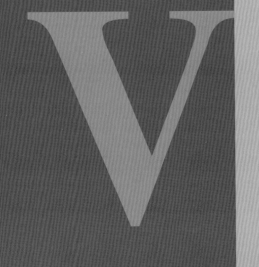

第五部分

放疗

第 15 章　散发性前庭神经鞘瘤放射外科及放射治疗的生物学原理

Robert Smee, Robert L. Foote

15.1　引言

经过 100 多年的临床实践和科学评估，放射治疗在恶性肿瘤治疗中的应用已广为人知。放射治疗的重中之重是平衡细胞杀伤与细胞存活的关系。简而言之，前者与根除癌症相关，后者与保护周边正常组织相关。放射生物学可以证明和解释这一关系，而放射治疗的临床实践则在对标准方法不断探索与修改的基础上对这一关系进行进一步阐释。放射治疗的科学基础是细胞存活曲线，即在体外对细胞进行辐射，评估在使用不同剂量进行一定时间辐射后存活的细胞比例。目前，最常用的反映细胞存活曲线的模型是二次型方程（LQ equation），该方程中有两个重要组成成分：α（单命中 / 线性动力学）和 β（双命中 / 二次动力学）。据此，恶性病变和正常组织都可以定性地描述为具有早期或晚期反应的性质。

然而，用这种方法来描述应用放射治疗在良性肿瘤（如前庭神经鞘瘤）中的治疗过程具有极大的临床挑战。虽然，放疗的确在前庭神经鞘瘤中存在细胞杀伤作用，但很难在临床和实验中进行证明。在对接受放疗的前庭神经鞘瘤患者进行的短期随访中，40% 以上在影像学上表现出"中心坏死"，其中一部分与肿瘤体积增大相关，但更多的与放疗的治疗效果相关。有文献报道，MRI 发现的肿瘤中心坏死区，在经过立体定向放射（SRS ≥ 12Gy 单次）后再行外科手术切除肿瘤，同时进行病理分析发现肿瘤中心坏死区进一步增大。同时在多个病例报道中也已经证实：放疗后，肿瘤存在明显的缺血性坏死，而在肿瘤周边的细胞则得以存活。

如前所述，经过放疗后，只有 40% 的前庭神经鞘瘤在影像学上表现出中心坏死，在后续的长期随访中，50% 左右的治疗病例（>90% 是局部控制的）虽然没有表现出这种特征，但肿瘤仍属于可控范围。此外，那些在 SRS 治疗后肿瘤明显增大的患者，即使进行手术治疗，也只有不到 10% 的患者能获益。用小鼠移植瘤动物模型为探究放疗胶囊的治疗效果提供了新的研究方法。研究结果表明，采用比临床上更高的放疗剂量，肿瘤体积会明显缩小。

据报道，在脑膜瘤中应用相同的方法治疗时，虽然具有相同的生物学效应，但在随访中出现"中心坏死"的比例要低很多。Conti 等在研究射波刀治疗视周脑膜瘤的效果时，探讨了低分割多期放射治疗的放射生物学。研究计算了视神经的放射剂量临界点。这项研究使用 LQ 模型证明了肿瘤的 α / β 为 2，视神经的 α / β 为 0.55，这项研究构建了脑膜瘤总剂量和分割次数的关系模型，而脑膜瘤是一种可与前庭神经鞘瘤相比较的肿瘤，因此对于前庭神经鞘瘤的放射治疗具有一定的参考意义。然而，也有报道称，LQ 模型不能用于预测视神经病变。

经典的放射生物学，描述治疗效应时依赖四"R"（再氧化、再分布、再填充、再修复，Re-oxygenation、Redistribution、Repopulation、Rrepair），近年来加入了放射敏感性（Radiosensitivity）。值得关注的是该如何将五"R"原则应用于单疗程（≥ 12Gy）SRS 或低分割多期放射治疗。目前，尽管针对二次型方程还存在较大争议，但除此外仍没有其他可替代的模型。现已证实放射生物学效应对治疗预后有影响作用。在 20 世纪 90 年代早期就已发现大剂量 SRS 在控制肿瘤生长的同时，也造成了较高比例的颅神经功能障碍。从此，放疗的理念改为使用低剂量局部控制肿瘤生长，最大限度地保留颅神经功能。这种理念的转变也得益于放疗技术的快速发展。

15.2　重要议题

15.2.1　生物靶标

那么什么是放疗得以获得良好临床效果的生物靶标？是雪旺氏细胞（小鼠移植瘤模型的实验结果）还是供应肿瘤生长的血管内皮细胞？

内皮生长促进剂可使血管内皮生长因子（VEGF）受体表达升高的 NF2 相关前庭神经鞘瘤或少数散发性前庭神经鞘的肿瘤血管数量增加，生长速度加快，肿瘤体积增大。这也解释了 NF2 相关前庭神经鞘瘤患者可以从 VEGF 抑制剂治疗中获益，而散发性前庭神经鞘患者则很难从 VEGF 抑制剂治疗中获益。

Merlin 蛋白表达量的变化或神经鞘瘤素 /Merlin 蛋白的变化是导致雪旺氏细胞凋亡的重要因素。据报道，60% 的单侧散发性前庭神经鞘瘤有此特征。导致内皮细胞凋亡的放疗剂量要高于前庭神经鞘瘤的治疗剂量。这一现象也解释了患者在长期随访过程中，虽然影像学无进展，但听力却逐渐下降。

15.2.2 剂量率效应

治疗时间有什么重要意义呢？B型伽马刀治疗模式使用有限数量的等心线，每个等心线之间的移动采用手动方式，而非计算机化。因此，治疗时间较长。目前采用自动定位移动，如在 Perfexion 治疗模式中使用更多等心线，但治疗时间得以缩短。对于这两种机械类型，随着钴源使用年限的增长，治疗时间也会发生变化。这种治疗时间效应会导致 B 型伽马刀有效治疗剂量（14.41~15.43Gy）和 Perfexion 有效治疗剂量（13Gy）之间 10%~18% 的差异。因此在使用 B 型伽马刀治疗前庭神经鞘瘤时并发症发生率更高也就不难理解了。但对于动静脉畸形（AVM）而言，不同伽马刀装置的剂量率效应对治疗效果的影响并不明显。大多数基于直线加速器的治疗方具有类似的剂量率效应。

15.2.3 剂量不均匀性

伽马刀治疗方法使用可变数量的等心线和 50% 等剂量线涵盖整个肿瘤（边缘剂量）。这就导致与常规的单等心线直线加速器治疗相比，剂量不均匀性更高。研究显示这样可以更好地控制肿瘤生长。然而，基于多直线加速器治疗的方法并未证实这一结果。

应当注意的是，大多数放射生物学模型都是针对均匀剂量分布而建立的。这与大多数 SRS 不同，在 SRS 中，尤其是使用伽马刀治疗时，SRS 剂量传递通常是不均匀的。这使得采用 LQ 模型解释治疗前庭神经鞘瘤的机制变得更加复杂。

15.2.4 单次放射治疗

前庭神经鞘瘤被认为是一种生长缓慢，对治疗不敏感的组织。通常认为前庭神经鞘瘤对常规分次治疗过程中使用的低剂量 / 分次治疗（1.8~2.0Gy/ 分次）具有相对抵抗作用。因此，理论上单疗程 ≥ 12Gy 的 SRS 治疗比常规分次治疗效果更好。遗憾的是，尚无文献证实这一观点。

15.2.5 多次放射治疗

Andrews 等研究结果表明，2.0Gy/ 次，总剂量 50Gy 与单疗程 ≥ 12Gy 的 SRS 相比，听力的保留率更高。但放射生物学很难解释这种现象。

15.2.6 体积效应

随着前庭神经鞘瘤肿瘤体积的不断变大，肿瘤不仅沿岩嵴延伸，累及更多的桥小脑角（CPA）区，还会压迫邻近脑干，而这种压迫不是 MRI 上单层横切面的压迫，而是应该从三维的角度来考虑。因此，脑干

是限定放射剂量的重要组织。这也是考虑是采用单疗程 ≥ 12Gy SRS 治疗还是低分割多期治疗的重要影响因素。目前一些伽马刀中心对于一些特定的患者仍会选择 SRS 治疗。值得注意的是，脑干组织的坏死回避邻近的颞叶组织坏死所造成的临床症状更重。

对脑干造成压迫的前庭神经鞘瘤通常肿瘤体积都较大，这类型肿瘤与小体积肿瘤相比对放疗剂量的反应是否相同呢？通常接受 SRS 治疗的 NF2 相关前庭神经鞘瘤比散发性前庭神经鞘瘤要大，局部控制的可能性也较低。这一现象是与 NF2 相关前庭神经鞘瘤的内在肿瘤特性相关还是与单纯肿瘤大小相关，目前尚无定论，还需进一步研究。

15.3 并发症

15.3.1 颅神经

鉴于放射治疗已经可以很好地控制肿瘤生长，放射生物学已开始着重关注并发症的发生率，如对各颅神经神经功能的影响，其中最重要的就是听神经的影响。前述提及 LQ 模型不能很好地预测视神经或其他颅神经神经功能障碍的风险，那该模型也不能用于预测听力丧失、面部麻木和面瘫的风险。其他可能导致颅神经功能障碍的因素也应该考虑其中，如治疗体积内听神经的长度和耳蜗所能耐受的放射剂量。如前所述，LQ 模型是针对均匀剂量分布而建立的，而所有伽马刀治疗都具有多条等心线和 50% 等剂量线，因此在听神经的走行过程中所接受的放射剂量会更大。因此，与伽马刀治疗相比，直线加速器治疗方法的听力保留率更高。

15.3.2 肿瘤恶变

无论采取哪种治疗方式，治疗结果是最重要的。虽然有前庭神经鞘瘤患者在接受放射治疗后肿瘤恶变的个案报道，但一项纳入 5000 例接受放射治疗的良性肿瘤患者的研究，对患者进行了 20 年的随访发现，肿瘤恶变率与常人无异。这给单疗程 ≥ 12Gy SRS 治疗和低分割多期治疗的临床推广应用提供了理论基础和信心。关于放疗后肿瘤恶变风险的进一步讨论，见第 24 章。

15.4 放射防护

目前已有研究探讨大剂量常规分割放射治疗恶性肿瘤过程中正常组织的防护问题。也有一部分研究者在开发前庭神经鞘瘤放射治疗过程中的防护剂。毋庸置疑，放射治疗过程中，正常组织的保护正受到越来越多的关注。

15.5　总结

经典放射生物学尚未完全解释前庭神经鞘瘤放射治疗的内在机制。虽然 LQ 模型有助于在临床和影像学上解释和证明放射治疗在治疗恶性肿瘤过程中细胞杀伤和存活的关系，但这些概念并不适用于良性肿瘤。在接受放射治疗的前庭神经鞘瘤患者中，部分会出现中心坏死，但在与前庭神经鞘瘤相似的其他肿瘤（如脑膜瘤、其他神经鞘瘤和垂体瘤）中并未出现类似现象。前庭神经鞘瘤与其他相似的良性肿瘤的放射生物学是否具有一定差异？前庭神经鞘瘤经过放射治疗后体积缩小是缘于肿瘤细胞的凋亡还是细胞体积变小？经过放射治疗后体积缩小的前庭神经鞘瘤和体积不变的具有什么样的生物学差异？要想解决这些疑问，我们还需进行大量的基础和临床研究工作。

总之，由于 LQ 模型的局限性，应用其来预测正常组织，如颅神经的耐受剂量的方法是不可取的。幸运的是，大多数肿瘤都可由低剂量的 SRS 控制，SRS 对正常组织造成伤害的可能性较低。然而，已受损或压迫的神经的耐受剂量是否和正常神经一致无从可知。虽然，SRS 已被证明在绝大多数肿瘤中有效且安全，但其发挥作用的具体机制仍需进一步探讨。

参考文献

[1] Kirkpatrick JP, Meyer JJ, Marks LB. The linear-quadratic model is inappropri-ate to model high dose per fraction effects in radiosurgery. Semin Radiat Oncol. 2008; 18(4):240–243.

[2] Niranjan A, Flickinger J. Radiobiology, principle and technique of radiosur-gery. In: Regis J, Roche P, eds. Modern Management of Acoustic Neuroma. Vol 21. Basel, Switzerland: Karger; 2008:39.

[3] Flickinger J. Radiobiological and dosimetric considerations in stereotactic radiosurgery. In: Pollock B, ed. Contemporary Stereotactic Radiosurgery. New York, NY: Futura; 2002:40.

[4] Kondziolka D, Shin SM, Brunswick A, Kim I, Silverman JS. The bioloGyof radiosurgery and its clinical applications for brain tumors. Neuro-oncol.2015; 17(1):29–44.

[5] Casentini L, Fornezza U, Perini Z, Perissinotto E, Colombo F. Multisession ster-eotactic radiosurgery for large vestibular schwannomas. J Neurosurg. 2015;122(4):818–824.

[6] Hopewell J, Millbar W, Lindquist C. Radiobiological principles: their applica-tion to gamma knife therapy. In: Kim D, Lunsford L, eds. Current and Future Management of Brain Metastasis. Vol 25. Pittsburg, PA: Karger; 2012:44.

[7] Balagamwala EH, Chao ST, Suh JH. Principles of radiobioloGyof stereotactic radiosurgery and clinical applications in the central nervous system. Technol Cancer Res Treat. 2012; 11(1):3–13.

[8] Delsanti C, Roche P, Thomassin J, Regis J. Morphological changes of vestibular schwannomas after radiosurgical treatment: pitfalls and diagnosis of failure. In: Regis J, Roche P, eds. Modern Management of Acoustic Neuroma. Vol 21. Basel, Switzerland: Karger; 2008:94.

[9] Levivier M. Tissue changes after radiosurgery for vestibular schwannomas. In: Regis J, Roche P, eds. Modern Management of Acoustic Neuroma. Vol 21. Basel, Switzerland: Karger; 2008:101.

[10] Kaye A, Briggs R, Morokoff A. Acoustic neurinoma (vestibular schwannoma). In: Kaye A, Laws E, eds. Brain Tumors. 3rd ed. Philadelphia, PA: Saunders Elsevier; 2012:532.

[11] Yeung AH, Sughrue ME, Kane AJ, Tihan T, Cheung SW, Parsa AT. RadiobioloGyof vestibular schwannomas: mechanisms of radioresistance and potential targets for therapeutic sensitization. Neurosurg Focus. 2009; 27(6) E2:E2.

[12] Pollock BE, Lunsford LD, Kondziolka D, et al. Vestibular schwannoma manage-ment: Part II. Failed radiosurgery and the role of delayed microsurgery. J Neurosurg. 2013; 119 Suppl:949–955.

[13] Conti A, Pontoriero A, Midili F, et al. CyberKnife multisession stereotactic radiosurgery and hypofractionated stereotactic radiotherapy for perioptic meningiomas: intermediate-term results and radiobiological considerations. Springerplus. 2015; 4(37):37.

[14] Brown JM, Carlson DJ, Brenner DJ. The tumor radiobioloGyof SRS and SBRT: are more than the 5 Rs involved? Int J Radiat Oncol Biol Phys. 2014; 88(2): 254–262.

[15] Niranjan A, Lunsford L, Flickinger J, Kondziolka D. Acoustic neuroma radiosur-gery: lessons learned. In: McDermott M, ed. Radiosurgery. Vol 7. Basel, Switzerland: Karger; 2010:143.

[16] Song CW, Kim MS, Cho LC, Dusenbery K, Sperduto PW. Radiobiological basis of SBRT and SRS. Int J Clin Oncol. 2014; 19(4):570–578.

[17] Karam SD, Bhatia S. The radiobiological targets of SBRT: tumor cells or endothelial cells? Ann Transl Med. 2015; 3(19):290–294.

[18] Roche P, Bouvier C, Chinot O, Figarella-Branger D. Genesis and bioloGyof vestibular schwannomas. In: Regis J, Roche P, eds. Modern Management of Acoustic Neuroma. Vol 21. Basel, Switzerland: Karger; 2008:24.

[19] Flickinger J, Kondziolka D, Niranjan A, Lunsford L. Dose selection in stereotac-tic radiosurgery. In: Szeifert G, Kondziolka D, Levivier M, Lunsford L, eds. Radiosurgery and Pathological Fundamentals. Vol 20. Basel, Switzerland: Karger; 2007:29.

[20] Anker C, Shrieve D. Basic principles of radiobioloGyapplied to radiosurgery and radiotherapy of benign skull base tumours. In: Battista R, ed. Radiosur-gery and Radiotherapy for Benign Skull Base Tumours. Vol 42. Philadelphia,PA: Elsevier; 2009:608.

[21] Regis J, Roche P, Delsanti C, Soumare O, Thomassin J, Pellet W. Stereotactic radiosurgery for vestibular schwannoma. In: Pollock B, ed. Contemporary Stereotactic Radiosurgery. New York, NY: Futura; 2002:185.

[22] Andrews DW, Suarez O, Goldman HW, et al. Stereotactic radiosurgery and fractionated stereotactic radiotherapy for the treatment of acoustic schwan-nomas: comparative observations of 125 patients treated at one institution. Int J Radiat Oncol Biol Phys. 2001; 50(5):1265–1278.

[23] Ogunrinde O, Lunsford D, Kondziolka D, Bissonette D, Flickinger J. Cranial nerve preservation after stereotactic radiosurgery of intracanalicular acoustic tumors. In: Gildenberg P, ed. Stereotactic and Functional Neurosurgery. Basel, Switzerland: Karger; 1995: 87–97.

[24] Yang HC, Kano H, Awan NR, et al. Gamma Knife radiosurgery for larger-volume vestibular schwannomas: clinical article. J Neurosurg. 2013; 119 Suppl:801–807.

[25] Inoue H, Nishi H, Shibazaki T, Ono N. Hearing preservation after radiosurgery combined with or without microsurgery for large vestibular schwannomas: preliminary results. In: Kondziolka D, ed. Radiosurgery. Vol 5. Basel, Switzerland: Karger; 2004:107–114.

[26] Leith J, Cook S, Chougule P, et al. Intrinsic and extrinsic characteristics of human tumors relevant to radiosurgery: comparative cellular radiosensitivity and hypoxic percentages. In: Lindquist C, Kondziolka D, Loeffler, eds. Advances in Radiosurgery. New York, NY: Springer-Verlag; 1994:19.

[27] Kim C-H, Chung KW, Kong D-S, et al. Prognostic factors of hearing preserva-tion after gamma knife radiosurgery for vestibular schwannoma. J Clin Neurosci. 2010; 17(2):214–218.

[28] Rowe J, Grainger A, Walton L, Silcocks P, Radatz M, Kemeny A. Risk of malignancy after gamma knife stereotactic radiosurgery. Neurosurgery. 2007; 60(1):60–65, discussion 65–66.

第 16 章　γ 刀治疗散发性前庭神经鞘瘤

Michael J. Link, Bruce E. Pollock, Matthew L. Carlson, Robert L. Foote

16.1　引言

如第 2 章所述。伽马（γ）刀放射外科（GKRS）由瑞典神经外科医生 Lars Leksell 于 20 世纪 50 年代开发，在过去 60 多年中，尤其是在过去 30 年中，GKRS 已成为全球范围内治疗前庭神经鞘瘤（VS）的一种成熟、安全和有效的方法。根据 Leksell γ 刀协会保存的国际治疗登记数据库，在登记的 1968 年至 2016 年（数据完整的最近一年）间，共有 100 609 例 VS 接受了 GKRS 治疗。在过去的 15 年里，每年越来越多的 VS 患者接受 GKRS 治疗，这是一个明显的全球性趋势（图 16.1）。至 1995 年有 4810 例患者，至 2005 年有 32 610 例患者，至 2016 年有超过 100 000 例 VS 患者接受了 GKRS 治疗。仅 2016 年，全球就有 7709 例接受 GKRS 治疗 VS，其中 1160 例在北美接受治疗。美国目前有 116 家 γ 刀中心，截至 2017 年 2 月 1 日，全球共安装了 325 台 γ 刀。

GKRS 的一般原理包括应用立体定向头架，其在治疗过程中可以固定头部，还可以建立坐标系。接下来，在成像过程中，一个基准系统连接到头部框架，允许计算机剂量计划系统用所需图像作为参考基准，从而创建立体定向空间。然后，剂量计划系统计算单个"照射视野"的总等剂量曲线，同时考虑等中心位置、准直器大小、权重和头部角度的累积影响，对肿瘤进行一个高度一致的等剂量覆盖。

1990 年，我们在 Mayo 诊所安装了第一台伽马辐射装置（U 型），随后升级为 B 型、C 型、4C 型。而自 2007 年以来开始使用 PERFEXION 型（图 16.2）。

先前的装置使用了 201 个 ^{60}Co 辐射源，这些辐射源或多或少地集中布置，以提供一个卵形的等向辐射中心。辐射束可以被准直到 4mm、8mm、14mm 或 18mm 通过。201 个通道中的一部分，来保护辐射敏感的结构，例如眼睛的晶状体，或轻微"塑形"等中心。诚然，阻塞多根辐射束的过程非常费力，而且很少使用。因此，在立体定向空间中，为多个不同重量的等中心点分别指定唯一的 x（右/左）、y（前/后）和 z（上/下）坐标。当每个等中心的辐射贡献相加时，就会得到一个非常贴合的辐射计划，高度匹配听神经瘤的形状。Perfex-ion 装置是使用 192 个 ^{60}Co 辐射源也呈同心圆排列。等中心点进一步细分为 8 个部分（24 个来源）。每个部分可自动对齐至 4mm、8mm 或 16mm，或完全封闭。因此，使用最新版本的伽马辐照单元，可以创建数千个不同的可能等中心点。这使得在塑造每个单独的等中心时具有更大的灵活性，这有时被证明有助于避免辐射涉及关键结构。另外，可以用更少的单个等中心点或照射，使治疗效率更高。

本章的目的是对治疗听神经瘤相关技术、治疗听神经瘤的剂量和 GKRS 结果进行回顾。关注的主要终点包括肿瘤控制、面神经、听力和其他颅神经疾病以及其他治疗相关的副作用。

16.2　技术

16.2.1　患者咨询

在我们机构，所有散发性 VS 患者最初由神经外科医生和神经科医生进行评估，并提供其肿瘤治疗的可

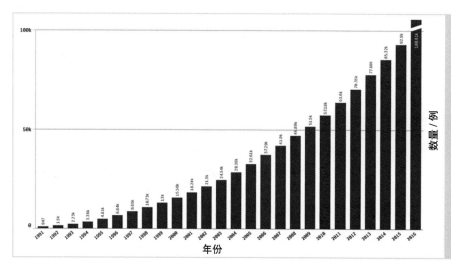

图 16.1　全球每年接受 γ 刀治疗的前庭神经鞘瘤患者的累积数量。从 1968 年至 2016 年，每年提交数量的百分比为 68%~100%。1991 年反映了自 1968 年开始登记以来的累积数量

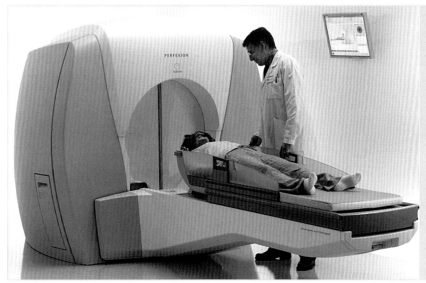

图16.2 Perfexion 装置，利用 192 个 ^{60}Co 辐射源

用选择。目前，我们将 GKRS 作为最大颅后窝直径小于 2.5cm 的所有肿瘤患者的治疗选择。我们偶尔会治疗较大的肿瘤，这与患者是否有并发症、既往病史治疗和倾向性相关。放射肿瘤医生也会在治疗前探视选择 GKRS 治疗的患者，以再次审查 VS 治疗的目标、风险、获益及替代治疗。同时查看患者最近包括纯音平均（PTA）和言语识别率（SDS）等检查的结果。要求患者在手术前一天晚上午夜后不要进食或饮水。允许他们在治疗的早晨用一小口水送服日常药物，到医院门诊肿瘤治疗窗口报到。患者被给予口服 1mg 咪达唑仑进行轻度镇静，然后转运至 γ 刀治疗室。

16.2.2　头架应用

患者取坐位，用 70% 异丙醇清洁头部和头发，使用 Leksell G 型立体定向头架时进行局部麻醉（1% 利多卡因与 1∶100 000 肾上腺素和包括 10% NaHCO₃ 的 0.25%Marcaine 的 2∶1 混合液），进行四点固定。头架稍偏心于肿瘤一侧，耳杆置于耳道内。最好保持头架的底环尽可能低，以最大限度地减少计划成像中的失真伪影。在每个针脚的预期位置注射 5~6mL 局部麻醉剂，在留出充足的时间使部位适当麻醉后，使用手动工具将针脚经皮肤插入颅骨外板。拧紧对侧针（右前和左后；左前和右后）。我们希望仅将其拧紧至手指压力紧固。头部框架在成像或治疗期间不移动显然是至关重要的，但如果销过度扭转，它可以弓起直立支架，然后弯曲底座环，并可能改变成像期间基准盒在框架上的放置方式。这可能会将附加误差引入成像的立体定向精度。大多数患者装上头架后有轻度不适，并在最初几分钟到 1h 内感到头部不适，之后便逐渐消失。

16.2.3　显像

然后将患者转运至磁共振成像（MRI）室，在放置标准基准盒成像室进行钆增强后轴位成像。用于扫描患者的方案见表 16.1。计划扫描时使用 1mm 厚的增强钆后轴位图像。通过伽马计划软件（Elekta AB，Stockholm，Sweden）进行矢状面和冠状面重建，以辅助剂量计划。这些序列通常导致的平均立体定向误差范围为 0.1~0.3mm，最大误差范围为 0.3~0.7mm。我们将接受最大 0.3mm 的平均误差，但我们将在不同的 MR 扫描仪上重新扫描或重复成像，直至结果满意。然后对颞骨进行薄层无创立体定向计算机断层扫描（CT），以更好地确定内听道（IAC）的骨缘和内耳结构，如耳蜗和前庭（表 16.1）。MRI 和 CT 成像也可以融合，图像融合以使肿瘤以及周围的内耳结构（CT）达到最佳（MRI）成像。此外，非立体定向成像，如 FIESTA（采用稳态采集的快速成像）、重 T2 加权、薄层轴向成像（GKRS 前获得，用于诊断目的），可在当天 GKRS 与立体定向图像配准，在某些情况下用于更精确地估计向基底扩展的程度。值得注意的是，所有立体定向成像必须具有足够大的视场（FOV），以便整合基准标记，从而允许立体定向注册。根据我们的经验，获得 FIESTA 成像是困难的，例如，很难做到患者在立体定向头架中时，有足够大的 FOV，而没有大量的图像失真。所有成像均通过以太网传输至计划计算机工作站。

按照标准化方案进行颅骨和框架测量，并同样输入工作站。这些测量值提供对患者的头部大小和形状进行评估，这有助于计算机计算每个独立的辐射束对总剂量的贡献。它们还可作为核查，以确保头架或患者头部与治疗机之间不会发生碰撞。

表 16.1　使用 Siemens Medical Solutions（Malvern，PA）和 GE Healthcare（Chicago，IL）的 γ 刀放射手术剂量计划成像方案，磁场强度为 1.5T 或 3.0T

西门子医疗解决方案 MRI 扫描仪的成像选项

序列	扫面平面	2D 或 3D	频率 /Hz	阶段	切割	图片视野 /cm	切割厚度 /mm
Localizer	3 个平面	2D	256	224	11	30	5
T1 FLASH	矢状面	3D	256	256	60	25	1
T1 FLASH	矢状面	3D	256	256	30	25	1
T1 Spin Echo	矢状面	2D	256	256	30	24	3
T1 Spin Echo	冠状面	2D	256	256	30	24	3
T2 CISS	矢状面	3D	256	256	64	25	0.5
MPRAGE	矢状面	3D	256	256	144	25	1

GE 医疗解决方案 MRI 扫描仪的成像选项

序列	扫面平面	2D 或 3D	频率 /Hz	阶段	切割	图片视野 /cm	切割厚度 /mm
Localizer	3 个平面	2D	256	128	11	30	10
MPRANGE	矢状面	3D	256	224	80	24	1
T1 Spin Echo	矢状面	2D	256	256	60	24	1.4
T2 Spin Echo	矢状面	2D	256	320		25	1.8
GE Localizer	3 个平面	2D	256	128	50	30	2.5
Brovo	矢状面	3D	256	256	200	24	1
SPGR	矢状面	3D	256	254	60	24	1
T1 Spin Echo–Flow Comp	矢状面	2D	256	256	48	24	3
T1 Spin Echo–sat	矢状面	2D	256	256	48	24	3
T1 Spin Echo	矢状面	2D	256	256	24	24	1.1
SPGR	矢状面	3D	256	256	74	30	4

CT 扫描仪的成像选项（西门子 F-128 扫描仪）

西门子颞骨成像	F-128
扫面类型	螺旋
旋转时间 /s	1
准直	128 × 6
距	0.6
千伏峰值	120
有效剂量 /mA	350
护理剂量 4D	Off
扫描场 /mm	300
预延迟	最小值
最小位移 /mm	0.6
CTDI–vol/mGy	53.55
基本协议程序	头部常规程序

注意：扫描从 C1 顶部到颞骨顶部（龙门倾斜 0° ，不倾斜）

16.2.4　剂量计划和治疗

在过去 20 年中，伽马计划软件的逐步改进大大促进了治疗计划的实施。如前所述，选择、放置和差分加权的组合来创建一个高度共形剂量计划，其主要基于增强钆轴向 SPGR（稳态稳态中的变质梯度召回获取）成像数据（图 16.3）。在过去的 20 年里，每个计划的等中心数都有增加的趋势，但根据 VS 的大小和形状，该计划可能很少像单个等中心点数超过 20 这样简单。从 1990 年到 1997 年，Mayo 诊所共有 88 例 VS 患者接受治疗，平均每个病例的等中心点数为 5.3 个，从 1997 年到 2004 年，平均等中心点数增加到 7.9 个 / 例（*n*=205 例）。剂量计划的演变，剂量的选择，以及随后从我们医疗实践的前 10 年开始降低的致残率概述见表 16.2。在过去的 10 年中，人们对耳蜗剂量作为 GKRS 后听力丧失的可能危险因素产生了极大的兴趣，并且因此，利用阻塞某些部分的等中心点尝试并限制剂量向耳蜗方向扩展。

按照常规，几乎所有肿瘤均在 50% 等剂量线治疗，因为这允许剂量最大程度的下降。绝大多数 VS 现在用 12.5Gy 的 50% 等剂量线处理。几年前，Elekta AB 的物理学家计算了一个新的组织最大比例（TMR），从而有效地改变了输送的计算剂量；因此，为了与我们在前 25 年的剂量实践保持一致，我们将处方剂量额外增加了 0.5~1Gy，以输送与之前所用相同量的辐射，而最新版本的伽马计划将提供新旧 TMR 的计算剂量；因此，如果需要，可以精确调整剂量。对于尚存有用的同侧听力（即 >50% SDS）的患者，我们最常用的剂量为 12.5~13Gy，对于肿瘤耳已经功能性耳聋的患者，我们使用 13.5~14.5Gy 的 50% 等剂量线。对于较大的肿瘤（即体积 >10cm³），我们通常将剂量限制为 12Gy，以降低治疗相关水肿和脑积水的风险。虽然其他中心已发表

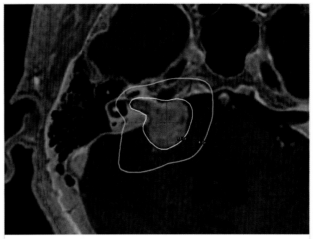

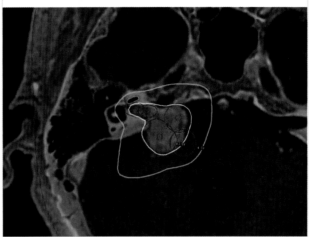

图 16.3　融合轴位 CT-MRI 图像显示了右侧前庭神经鞘瘤的典型治疗计划，使用了 50% 等剂量线的 13Gy 边缘剂量（黄色）。多个等中心点或"发射"（红色球体，下图）安排覆盖整个肿瘤体积，同时限制辐射到邻近的放射敏感结构如脑干和耳蜗。为便于说明，4Gy 等剂量线显示为绿色。尽管有最佳的计划，耳蜗体积接受超过 4Gy 的肿瘤显著向眼底扩展

表 16.2　Mayo 诊所使用 GKRS 后 10 年听瘤的剂量计划、剂量选择和发病率的演变

	1/1990—12/1993（*n*=44）	1/1994—5/1997（*n*= 57）	6/1997—12/2000（*n*= 84）
肿瘤体积 /cm³	3.2（0.3~8.7）	4.6（0.4~20.4）	2.4（0.06~12.8）
边缘剂量 /Gy	18（16~20）	15（12~16）	13（12~16）
最大剂量 /Gy	36（25~40）	30（24~32）	27（19~32）
中心剂量 /Gy	5（1 - 12）	6（1~14）	8（2~20）
暂时性面神经损伤	11%	5%	1%
永久性面神经损伤	20.5%	10.5%	0%
面瘫	7%	7%	3.6%
三叉神经感觉异常	36%	17.5%	3.6%
听力损失	75%	19%	22.6%

了使用极低剂量 GKR 治疗 VS 的系列，但我们一直不愿意将低于 12Gy 用于任何适应证，因为我们担心低于该剂量可能会降低有效性。

关于 VS 的耳蜗剂量对听力结果的影响，放射外科文献中已有很多讨论。因此，我们在颞骨薄层 CT 计划上常规勾画耳蜗轮廓，伽马计划可确定耳蜗的平均剂量、最小剂量和最大剂量。然而，当考虑其他混杂因素时，我们并没有发现耳蜗剂量是预测听力结果的独立因素。很可能，GKRS 后听力恶化的原因是多方面的，并且受治疗时的听力状态、治疗体积和临界剂量的影响最大。在较小程度上，丧失有效的听力也可能受到脑干耳蜗核、耳蜗神经和耳蜗各个方面（如血管纹）的辐射剂量的影响。基于目前文献中的证据，我们试图尽可能地限制耳蜗的剂量，但决不以牺牲整个肿瘤覆盖为代价。也就是说，我们根据放射外科计划时的详细影像来充分处理肿瘤的侧面，但我们不减少耳蜗辐射将肿瘤边界剂量到 12Gy 或 12.5Gy 以下。因此，根据我们的经验，如果肿瘤延伸到 IAC 的基底部，不可能将耳蜗的平均剂量保持在 6Gy 以下，例如，在某些情况下，耳蜗剂量可高达 10Gy。例如，在剂量计划期间我们不会粗略计算任何其他结构（如脑干或三叉神经）的剂量。

治疗期间，头架锁定在治疗床上，患者处于舒适仰卧位。患者的头部可以抬高或降低，以最大限度地提高舒适度。然后机器自动移动患者，依次对每个单独的 x、y 和 z 进行预定时间的拍摄，直至治疗完成。根据所用等中心点的数量和大小和给予的处方剂量、^{60}Co 的年龄和患者头部尺寸的大小，治疗时间可能从大约 20min 到 2h 不等。治疗完成后，将患者从伽马装置中移出，移除立体定向头架，敷贴头部敷料，患者返回门诊观察区域。治疗完成后，我们静脉给予 4mg 地塞米松，大约 2h 后患者出院。在头架放置期间，少数患者会出现与中等剂量的局部麻醉剂相关的显著头皮、眶周或面部水肿，偶尔有些患者会报告因肿胀引起的单侧眼睛完全闭合；然而，这种水肿总是在头部抬高和冷敷后 48~72h 消退。在我们机构的 6000 多例头架置入中，仅有不到 12 例发生需要口服抗菌剂的针头部位感染。目前还没有骨髓炎或需要静脉抗生素治疗的病例。

16.3　结果

自 Georg Norén 于 1969 年在斯德哥尔摩 Karolinska 研究所首次进行 GKRS 治疗 VS 以来，我们已经了解了该方法的功能和影像学结局。各种较大的放射外科中心报告了听力、面神经、其他脑神经和肿瘤控制结果。尽管全球有将近 50 年以及 100 000 患者的治疗体验，但关于 GKRS 结果及其报告方式仍存在一些争议。表 16.3 总结了最近发表的文献报告的关于散发性前庭神经鞘瘤临床结果。

16.3.1　面神经结果

在 20 世纪 80 年代末和 90 年代初，用于指导 GKRS 选择剂量的信息非常有限。随后，包括我们在内的大多数中心使用 18~20Gy 的 50% 等剂量线覆盖肿瘤。在 Mayo 诊所，1990 年至 1993 年间，44 例 VS 接受了平均边缘剂量 18Gy（范围：16~20Gy）和平均 5 个等中心点（范围：1~12Gy）的治疗。21% 的患者出现新的永久性面瘫。在 1994 年，边缘剂量降低到平均 16Gy，然后在 1996 年降低到平均 13Gy。从那以后我们只有 2 例永久性面瘫，1 例为 House-Brackmann（HB）Ⅲ级，1 例为 V 级，总归随访 600 余例 GKRS 治疗的散发 VS。罕见情况下，患者在治疗后 4~12 个月会发生迟发性面肌痉挛（HFS），并在发病后 3~6 个月内缓解。这通常与相当显著的一过性肿瘤肿胀和中央增强丧失相关，表明肿瘤对辐射有强烈的炎症反应。如果患者受到这种症状的干扰，我们通常会预先给予短疗程的地塞米松和加巴喷丁或巴氯芬。在我们比较 GKRS 和显微手术切除 VS 的前瞻性研究中，在 GKRS 队列（$n=46$）中仅 2 例患者出现面瘫且对放射治疗无反应，而需要显微手术治疗。在 VS 的 GKR 治疗后立即发生急性面瘫的报告非常罕见，但这确实非常罕见。

其他中心报告使用 12~13Gy 的边缘剂量获得了同样优异的早期面神经结果。2001 年，来自匹兹堡大学的 Flickinger 等报道了 192 例患者治疗后 99% 的 HB 分级为 Ⅰ~Ⅱ级，中位随访时间为 30 个月。同样，Régis 等在 2002 年报告称，在 104 例最短随访时间为 3 年的患者中，没有出现新发面神经麻痹（100%HB，Ⅰ~Ⅱ级），尽管有 2 例患者出现一过性无力，但后缓解。Régis 等最近报告称，在法国马赛 La Timone 大学医院接受 11Gy 或 12Gy 边缘剂量的 2336 例 GKRS 治疗的 VS 中，新发面神经麻痹率为 0.5%。根据我们早期经验，当使用较高剂量时，报告的面神经麻痹发生率较高。Hasegawa 等报告了对 73 例散发性 VS 进行的长期随访，采用的边际剂量范围为 10~18Gy，其中 7% 在 GKRS 治疗后 6~15 个月发生永久性面瘫。Boari 等报告了对 379 例接受边缘剂量 11~15Gy 治疗的患者的长期随访数据，4 例患者（1.1%）出现新的永久性面神经无力。使用现代成像、剂量计划软件和 12~14Gy 的边缘剂量，我们使用 GKRS 治疗最大颅后窝直径小于 2.5cm 的 VS 后发生永久性面瘫或 HFS 的风险小于 1%。

表16.3　最近发表的文献报道了低剂量（≤14Gy 边缘剂量）γ刀治疗散发性前庭神经鞘瘤

作者	发表年份	例数/例	肿瘤大小	随访策略	剂量	肿瘤控制	新面神经损伤	新三叉神经症状	脑积水	听力
前瞻性研究										
Régis 等	2002	97	平均或中位数：NR	NR	12~14 Gy	97%未手术	0%轻度偏瘫，3%偏侧痉挛	4%	3%脑积水	50%保留
Paek 等	2005	25	中位数：3.0 cm³	中位数：45个月	12 Gy	92%未生长，100%未手术	0%	0%	0%	52%（13/25）保留
Pollock 等	2006	46	平均：1.5cm³	平均：42个月	平均：12.2 Gy	96%未手术	0%	2%	4%	63%保留
Myrseth 等	2009	60	平均：1.6cm³	平均2年	12 Gy	98%未手术	0%	NR	0%	随访1年和2年分别保留76%和68%
Régis 等	2010	34	平均：112.5mm³	平均：46个月	中位数：12 Gy	97%	NR	NR	NR	随访3年、4年和5年分别保留77%、70%和64%
Kim 等	2011	41	平均：1.5cm³	中位数：30个月	中位数：12 Gy	88%未生长，98%未手术	0%	0%	NR	61%（25/41）保留
Breivik 等	2013	113	平均：3.9cm³	平均：55个月	12 Gy	94%未额外治疗	0%	0%	NR	36%保留
回顾性研究										
Prasad 等	2000	96	平均：2.7cm³	平均：4.3年	中位数：13 Gy	94%未生长	2%	4%	0%脑积水	58%（21/36）保留
Flickinger 等	2001	190	中位数：2.7cm³	中位数：30个月	中位数：13 Gy	5年97%未手术	5年控制1%	5年控制3%	NR	81%（61/75）保留
Petit 等	2001	35	中位数：1.8cm³	中位数：3.5年	中位数：12 Gy	100%未生长未手术	4%暂时性偏瘫，无永久性偏瘫	0%	NR	100%随访中GR Ⅰ、Ⅱ和GR Ⅰ~Ⅲ
Iwai 等	2003	51	中位数：3.6cm³	中位数：60个月	≤12 Gy	96%未手术	0%轻度偏瘫，6%偏侧痉挛	0%	6%	56%（10/18）保留
Litvack 等	2003	134	中位数或NR	平均：32个月	12 Gy	97%未手术	2%暂时性偏瘫，6%永久性偏瘫	6%	3%	62%（29/47）保留
Flickinger 等	2004	313	中位数：1.1cm³	中位数：24个月	13 Gy	6年99%未手术	0%	4%	4%	79%（218/246）保留
Hasegawa 等	2005	317	中位数或NR	平均：7.8年	平均：13.2 Gy	91%未手术	6%高剂量组，1%临时性低剂量组	4%高剂量组，2%低剂量组	7%	68%（50/74）保留：边缘剂量≤13 Gy

续表

作者	发表年份	例数 / 例	肿瘤大小	随访策略	剂量	肿瘤控制	新面神经损伤	新三叉神经症状	脑积水	听力
Massager 等	2007	82	NR	中位数：2 年	12Gy	99% 未生长	NR	NR	NR	65%（39/60）保留
Chopra 等	2007	216	中位数：1.3 cm³	中位数：5.7 年	中位数：13Gy	10 年 98% 未手术	0% 轻度偏瘫，1% 偏侧痉挛	5%	NR	56.6%（60/106）保留，随访 10 年保留 44.5%
Lasak 等	2008	33	平均：1.48 cm³	中位数：24 个月	12~13Gy	94% 未生长，100% 未手术	3% 临时偏侧痉挛	3%	NR	90%（9/10）保留
Tamura 等	2009	74	NR	中位数：48 个月	中位数：12Gy	93% 未额外治疗	1%	10%	NR	70% 的 GR I 患者 8 年或更久保留基础听力
Hasegawa 等	2011	117	中位数：1.9 cm³	中位数：74 个月	中位数：12Gy	98% 未生长	NR	NR	NR	随访 3 年、5 年和 8 年分别保留 55%、43% 和 34%
Han 等	2012	119	平均：1.95 cm³	平均：55 个月	中位数：12Gy	NR	NR	NR	NR	随访 12 个月、24 个月、36 个月和 60 个月分别保留 68.5%、62.5%、599% 和 562%
Sun 等	2012	190	中位数：3.6 cm³	中位数：109 个月	≤ 14Gy	90% 未生长	14% 临时偏瘫，1% 永久性偏瘫	21% 暂时性偏瘫，3% 永久性偏瘫	3%	86%（19/22）保留
Yomo 等	2012	154	平均：0.73 mL	平均：60 个月	平均：12.1 Gy	95% 未额外治疗	1%	1%	1%	58% 保留
Baschnagel 等	2013	40	中位数：0.23 cm³	中位数：25 个月	中位数：12.5Gy	100%	0%	0%	NR	随访 1 年、3 年和 5 年分别保留 93%、77% 和 74%
Carlson 等	2013	44	中位数：715 mm³	中位数：9.3 年	12~13Gy	NA	NR	NR	NR	随访 1 年、3 年、5 年和 10 年分别保留 80%、55%、48% 和 23%
Kim 等	2013	60	平均：0.34 cm³	中位数：42 个月	平均：12.2 Gy	88% 未生长，100% 未额外治疗	NR	NR	NR	随访 1 年、2 年和 5 年分别保留 70%、63% 和 55%
Lunsford 等	2013	829	平均：2.5 cm³	NR	中位数：13 Gy	10 年 97% 未额外治疗	0%	0.20%	0.80%	79% 保留：边缘剂量 12~13 Gy

缩写：NA，不适用；NR，未报告

16.3.2 听力结果

在所有 VS 管理中，最引人关注的问题之一是遵循 GKR 的真正的长期听力保留率是多少？当一些作者仅报告纯音听阈测定（Pure Tone Audiowetry，PTA）结果时，通常难以评估功能性听力的实际情况。当未用 PTA<50 dB HL 和语言辨别力（Speech Discrimination，SDS）>50%（即 AAO-HNS A 级和 B 级或 Gard-ner Robertson Ⅰ级和Ⅱ级）作为有效听力保留标准，GKR 后的听力保留率范围为 32%~71%，随访时间为 3.5~9 年。在 Mayo 诊所进行的一项前瞻性、非随机研究中，比较了 GKRS 和显微外科手术，在平均 42 个月（范围，12~62 个月）的随访中，46 例接受 GKRS 治疗的患者中 61% 保留有效听力。Myrseth 等在 Bergen 进行了一项非常相似的前瞻性研究，Norway 报道，随访 24 个月时，60 例患者的听力保留率为 68%。最近一项包括来自 Mayo 诊所和 Bergen 的患者的研究评估了 VS 患者的长期生活质量，包括 114 例接受 GKRS 的听力正常患者。平均随访 7.3 年时，39 例（34%）患者维持了有效听力。由于大多数诊断为散发性 VS 都有 30 年以上的寿命，因此真正的长期听力保护问题非常重要。Yang 等对 2010 年的英文文献进行了综合分析，分析了放疗后的听力保留情况。平均随访（44.4±32）个月，4234 例患者的听力保留率为 51%。不幸的是，大多数研究的平均随访时间仅为大约 5 年或更短。

Hasegawa 等发表了其中一项报告长期随访听力结果的研究。在 2005 年，他们报道了 1991 年至 2003 年间接受治疗的 80 例患者中获得完整随访资料有 73 例。平均随访 11.25 年后，7/19 例（37%）开始时听力正常的患者保留了有效听力。后来该作者又发表一篇文章，重点分析听力结果，在对 117 例 GKRS 时听力正常的患者进行分析时发现，3 年、5 年和 8 年听力保留率分别为 55%、43% 和 34%，与 Tveiten 等的结果非常相似。

为了确定在 Mayo 诊所接受 GKRS 治疗后的长期听力结果，我们在 2013 年要求接受 GKRS 治疗的患者（1997 年至 2002 年）进行随访听力记录。对 44 例听力正常的患者进行了平均 9.3 年的听力随访。采用 Kaplan–Meier 方法评估表明 GKRS 后 1 年、3 年、5 年、7 年和 10 年的可用听力比例分别为 80%、55%、48%、38% 和 23%。多因素分析中与维持有效听力相关的唯一因素是治疗前纯音听试（PTA）正常和较小的肿瘤尺寸（<1cm）。

最值得注意的是，在过去几年中，来自 Mar-seille 和 Pittsburgh 的研究小组分别报道了积极的 GKRS 治疗 VS 具有听力保护作用。例如，Akpinar 等比较了在诊断后 2 年内（n=57）接受 GKRS 治疗或诊断后 2 年内

延迟治疗的正常听力（SPS>70%）患者（n=31）。在诊断后 2 年内接受治疗的队列中 1 年、3 年、5 年和 10 年，听力优良率分别为 95%、89%、77% 和 51%。另外，1 年、3 年、5 年和 10 年的估计中，延迟治疗组的 SDS 听力保持在 70% 以上的比例分别为 84%、65%、33% 和 29%。然而，也有同样令人信服的数据表明，GKRS 可能会加速治疗后的听力损失。Yomo 等与 Marseille 小组合作，发现听力良好的患者（SDS>70%）在初次诊断后以 0.57dB/a 的递减速度以及在 GKRS 后以 3.59dB/a 的递减速度出现听力丧失（P=0.007）。

主要基于我们和其他文献对 VS GKR 后听力结果的长期随访分析，我们认为患者在治疗后 5 年时维持有效听力的总体概率为 50%，10 年时维持有效听力的总体概率为 25%。开始时听力极好、肿瘤较小的患者长期维持听力的机会最高。此外，虽然一些作者发现耳蜗放射剂量可以预测听力损失的风险，但我们不建议为了减少对耳蜗的放射剂量而对一个 VS 的基底缘处理不足，因为我们还没有发现它是重要的影响因素。关于辐射对听力结果影响的更详细讨论见第 52 章。

16.3.3 肿瘤控制

也许比听保留率更有争议的问题是"什么才是真正的肿瘤控制"（图 16.4）。多年来作者采用过各种关于 GKRS 治疗失败的定义，包括治疗后任何肿瘤的增大、至少 2 次连续随访成像研究中的肿瘤增大、症状性肿瘤增大、GKRS 后需要任何额外的治疗，或者甚至在 GKRS 后需要任何额外的非放疗治疗（即重复 GKRS 不构成失败）。为了避免发生 GKRS 后早期肿瘤肿胀和随后体积稳定性或消退的病例过度治疗，我们始终使用在 GKRS 后至少 2 次、通常 3 次或更多次连续随访 MRI 扫描中观察到的连续生长作为失败的定义，因为我们认为 GKRS 的主要目标是防止肿瘤生长。2009 年，我们发表了一篇回顾性综述，回顾了 1990 年至 2004 年在 Mayo 诊所使用 GKRS 治疗的所有散发性 VS，共 293 例。中位肿瘤边缘剂量为 13Gy，90% 的病例至少有 2 年的影像学随访，平均随访（60.9±32.5）个月。对于接受临界剂量治疗的患者，采用当代治疗技术，边缘剂量≤ 13Gy，随访 3 年时的临床肿瘤控制率为 96%，7 年时为 91%。Hasegawa 等指出，在 57 例肿瘤体积小于 10cm 的患者中，10 年无进展生存率为 93%，中位随访时间为 135 个月。过去 10 年中的大多数系列报告肿瘤控制率为 92%~98%，随访期为 3~10 年。

同样，根据定义，如果肿瘤控制的定义仅限于无须进行后续肿瘤切除，则中位随访 5.7 年，使用 12Gy 或 13Gy 的边缘剂量，肿瘤控制率高达 98%。同样，Boari 等报道了"需再治疗"379 例患者的生存率为

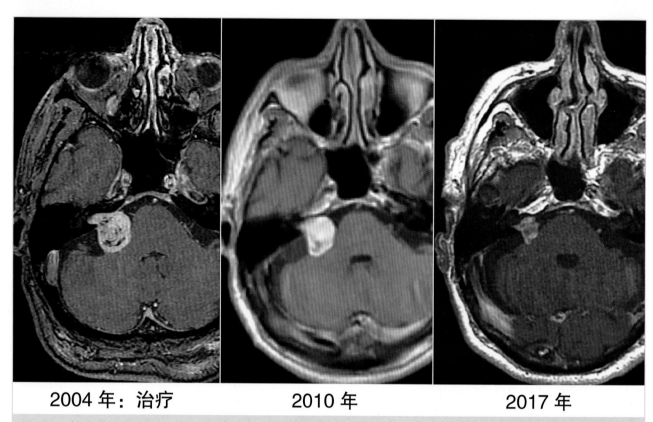

2004 年：治疗   2010 年   2017 年

图 16.4 轴向对比增强 MRI 显示 γ 刀治疗后肿瘤体积逐渐缩小

97.1%，中位随访时间为 GKRS 后 69.5 个月。Régis 等同样报告了 2336 例患者的肿瘤控制率为 97.5%，在 GKRS 后至少随访 3 年，使用的定义是 VS 未接受第二次治疗作为成功。

关于报告 GKRS 治疗 VS 的结果，最常见的质疑之一是，许多肿瘤可能在放射手术之前也不会生长，因此在许多临床系列中随访 3~5 年，GKRS 所起的作用可能仅仅被认为是良性的自然病程。为了进一步探索这种可能性，我们最近报道了我们的分析，该分析采用治疗前肿瘤生长率，来判断 GKRS 后肿瘤的控制情况。我们分析了 68 例可记录到肿瘤生长最大直径至少 2mm 的患者，随后这些患者在 2004 年至 2014 年间在 Mayo 诊所接受 GKRS 治疗。在 59 例内听道外（EC）肿瘤中接受 GKR 治疗的，其治疗前生长速率为 3.26mm/a（P=0.009）。与治疗前对比，肿瘤生长速率为 2.08mm/a，为了简化分析，治疗前生长速率小于 2.5mm/a 可获得 97%（33 例患者中的 32 例）的肿瘤控制率。相反，如果肿瘤生长速率 ≥ 2.5mm/a，只有 69.2%（26 例患者中的 18 例）实现了肿瘤控制（P=0.007）。

当然，我们希望避免对患者进行不必要的二次治疗，并且在第 25 章中对 GKRS 后早期可能发生的动态成像变化进行了详细回顾。事实上，许多 VS 在达到影像学稳定或随着 GKRS 后消退前表现出肿胀或一过性

肿瘤增大，这种情况不需要额外治疗。因此，我们坚持在 GKRS 后至少连续两次 MRI 扫描来判断是否肿瘤生长。为了更好地讨论这一争议，我们建议阅读 Régis 等和我们最近发表在《神经外科学》杂志上的文章。

如果在 GKRS 后确定治疗失败，则建议进行常规外科手术切除。大多数有丰富经验的中心报告显示有放疗史的病例挽救手术难度更大，面神经结果更差，并且无法实现大体全切除（GTR）的概率更大。我们和来自 Bergen、Norway 的同事们，最近回顾了我们在放射治疗失败后进行的挽救性显微外科手术的经验。2003 年至 2015 年期间，37 例患者在既往 GKRS 后接受了手术，从放疗至手术挽救的中位时间为 36 个月（范围：9.6~153 个月）。与未接受放射治疗对照组相比，匹配肿瘤大小和患者年龄，我们发现在接受过放射治疗的肿瘤中很少达到 GTR。放射组的 GTR 率仅为 49%；但两组术后面神经功能恢复情况无明显差异。如果初始治疗不成功，重复 GKRS 也被报告为显微外科挽救治疗的替代方案。当然，关于这个策略的几个理论上的问题必须要考虑，包括：（1）邻近结构累积剂量较高的风险；（2）在已经证明至少在低剂量下具有放射抵抗能力的病例中，放疗的实际效果；（3）担心最初误诊为良性 VS 或可能的在生物学上转化为更具侵袭性的肿瘤（如肉瘤），导致延误适当的治疗；

（4）如果第二次放射治疗失败，那么对二次放射的肿瘤进行手术的固有风险就会增加。尽管有这些预设的前提，重复 GKRS 的初步结果似乎表明，这种策略是相当安全的，并在选择的情况下有良好的疗效。

16.3.4　其他并发症

使用当前剂量计划和剂量选择时，小和中等大小 VS 的 GKR 后的其他并发症极为罕见。大多数系列报告治疗后三叉神经功能障碍和继发性脑积水的风险小于 5%。这两种副作用在较大肿瘤中更常见。

16.4　总结

对于绝大多数采用现代剂量计划和剂量选择治疗的中小型肿瘤患者而言，GKRS 是安全有效的。对于听力尚可的患者，通常选择 50% 等剂量线的边缘剂量 12.5Gy。多个等中心点计划旨在尽可能降低耳蜗剂量，但推荐使用等剂量覆盖整个肿瘤体积。立体定向 MRI 和 CT 有助于最大化立体定向精度，并降低因 MR 图像失真而干扰伽马亚毫米单位精度的风险。当使用连续剂量计划策略时，GKR 后永久性面瘫的风险 ≤ 1%，总体而言，在 GKRS（>50%SDS 和 <50dB PTA）之前有效听力的患者中，约 50% 的患者在治疗后 5 年仍可保留有效听力，25% 的患者在 GKRS 后 10 年仍保留有效听力。预计大约 93% 的接受 GKRS 治疗的 VS 可长期控制肿瘤；然而，快速生长的 VS（>2.5mm/a）对 GKRS 的反应较差。如果初始治疗未能成功阻止肿瘤生长，重复 GKRS 和挽救性显微外科手术均可选择，通过 GKRS 后连续成像确定肿瘤体积进展情况。

参考文献

[1] Leksl L. The streotaxic method and radiosurgery of the brain. Acta ChirScand. 195; 102(4):316–319.

[2] Anual Treatment Satisc. Availbe at: https://w.lgksociety.com/libray/nual-treatment-satisc/. Acesd Septmber 20, 18.

[3] Milgan BD, Polck BE, Fote RL, ink MJ. Long-term tumor control and cranil nerv outcomes folwing γ knife surgey for lager-volume vestibular schwanomas. J Neurosurg. 201; 16(3):598–604.

[4] Polck BE, Link MJ, Fote RL. Failure ate of contemporay low-dose radiosurgical technique for vestibular schwanoma. J Neurosurg. 209; 1(4):80–84.

[5] Rojas-Vilabona A, Kitchen N, Padick I. nvestigaon f dosimetric dffern-ces betwen the TMR 10 and convlution algorithm for Gama Knife sterotaci radiosurgery. J Apl Cin Med Phys. 2016; 7(6):217–29.

[6] Masger N, ism O, Delbrouck C, et al. Iraditon f cohlear stuctres during vestibular schwanoma rdiosurgery and asociated hearing outcome.J Neurosurg. 207; 107(4):73–739.

[7] Lask JM, Klish D, Kryzer TC, Hearn C, Gorecki JP, Rine GP. ama knife radiosurgey for vestibular schwanoma: early hearing outcomes and evalution f the cohlear dose. Otol Neurotl. 208; 29(8):179–186.

[8] Kano H, Kondziolka D, Khan A, Flicknger JC, Lunsford LD. Predictors of hearing presvation after sterotaci radiosurgery for acoustic neuroma. J Neurosurg. 209; 1(4):863–873.

[9] Timer FC, Hansens PE, van Haren AE, et al. Gama knife radiosurgey for vestibular schwanomas: result of hearing presvation i relation to he cohlear diaton dose. Laryngoscpe. 209; 19(6):1076–108.

[10] Wackym PA, Runge-Samuelson CL, Nash J, et al. Gama knife surgey of vestibular schwanomas: volumetric dosimetry corelations to hearing los sugest ria vscularis devascularizton as the mchanism of early hearing los. Otol Neurotl. 201; 31(9):1480–1487.

[11] Brown M, Ruckenstin M, Bigelow D, et al. Predictors of hearing los after gama knife radiosurgey for vestibular schwanomas: ge, cohlear dose, and tumor cverag. Neurosurgery. 201; 69(3):605–613, discuion 613–614.

[12] Hasegaw T, Kida Y, Kato T, Iizuka H, Yamot T. Factors aociated with hearing presrvation after Gama Knife surgey for vestibular schwanomas in patiens who retain serviceable haring. J Neurosurg. 201; 15(6):1078–1086.

[13] Jacob JT, Carlson ML, Schiefr TK, Polck BE, Driscol CL, ink MJ. Signficane of chlear dose in the radiosurgical treament of vestibular schwanoma:controversi and unaswerd questions. Neurosurgery. 2014; 74(5):46–47, discussion 47.

[14] Linskey ME, Johnstone PA. Raditon tolerance of normal temporal bone strucres: implicatons for gama knife sterotaci radiosurgery. Int J Radit Oncol Biol Phys. 203; 57(1):196–200.

[15] Polck BE, Driscol CL, Fote RL, et al. Patien outcomes after vestibular schwanoma mangemnt: a prospective comparison of microsurgical resction ad sterotaci radiosurgery. Neurosurgery. 206; 59(1):7–85, discution 77–85.

[16] Tago M, Terahra A, Nakgaw K, et al. Imediate nurolgical detrioation after gama knife radiosurgey for acoustic neuroma. Case rport. J Neurosurg. 20; 93 Supl 3:78–81.

[17] Ogunride OK, Lunsford LD, Flicknger JC, Kondziolka DS. Cranil nerv presrvation after sterotaci radiosurgey for smal coustic umors. Arch Neurol. 195; 2(1):73–79.

[18] Polack AG, Marymont MH, Kalpurakl JA, Kepka A, Sathiselan V, Chandler JP. Acute nurolgical complicatons folwing ama knife surgey for vestibular schwanoma. Cse rport. J Neurosurg. 205; 103(3):546–551.

[19] Flicknger JC, Kondziolka D, Niranj A, Lunsford LD. Result of acoustic neuroma rdiosurgery: an alysi of 5 years' exprienc using current methods. J Neurosurg. 201; 94(1):1–6.

[20] Régis J, Pelt W, Delsanti C, et al. Functional outcome after gama knife surgey or microsurgey for vestibular schwanomas. J Neurosurg. 20; 97(5):109–110.

[21] Régis J, Caron R, Delsanti C, et al. Radiosurgery for vestibular schwanomas.Neurosurg Clin N Am. 2013; 24():521–530.

[22] Hasegaw T, Kida Y, Kobayshi T, Yoshimot M, ori Y, oshida J. Long-term outcomes in patiens with vestibular schwanomas tread using ama knife surgey: 10-year folw up. J Neurosurg. 205; 102(1):0–16.

[23] Boari N, Bailo M, Gaglird F, et al. Gama Knife radiosurgey for vestibular schwanoma: clincal result at long-term folw-up in a seris of 379 patiens. J Neurosurg. 2014; 21 Supl:123–142.

[24] Iwai Y, amnak K, ubo T, Aiba T. Gama knife radiosurgey for

intracnalicuar coustic neuromas. J Clin Neurosci. 208; 15(9):93–97.

[25] Yom S, Caron R, Thomasin JM, Roche PH, Régis J. Longitudnal nalysi of hearing befor and after adiosurgery for vestibular schwanoma. J Neurosurg. 201; 17(5):87–85.

[26] Chopra R, Kondziolka D, Niranj A, Lunsford LD, Flicknger JC. Long-term folw-up of acoustic shwanoma rdiosurgery with marginal tumor dose of 12 to 13Gy. Int J Radit Oncol Biol Phys. 207; 68(3):845–881.

[27] Combs SE, Thilman C, Debus J, Schulz-Ertner D. Long-term outcome of sterotaci radiosurgery (SR) in patiens with acoustic neuromas. Int J Radit Oncol Biol Phys. 206; 4(5):1341–1347.

[28] Fukoa S, Taknashi M, Hojy A, Konish M, Tanka C, Nakmura H. Gama knife radiosurgery for vestibular schwanomas. Prog Neurol Surg. 209; 2: 45–62.

[29] Kim KM, Park CK, hung HT, Paek SH, Jung HW, Kim DG. Long-term outcomes of gama knife sterotaci radiosurgery of vestibular schwanomas. J Korean Neurosurg Soc. 207; 42(4):286–292.

[30] Myrseth E, Møler P, edrsen PH, Vasbotn FS, Wentzel-Larsen T, LundJohanse M. Vestibular schwanomas: clincal result and quality of lie after microsurgery or gama knife radiosurgery. Neurosurgery. 205; 6(5):927–935, discussion 927–935.

[31] Niranj A, Mathieu D, Flicknger JC, Kondziolka D, Lunsford LD. Hearing presrvation after intracnalicuar vestibular schwanoma rdiosurgery.Neurosurgery. 208; 63(6):1054–1062, discusion 1062–1063.

[32] Myrseth E, Møler P, edrsen PH, Lund-Johanse M. Vestibular schwanoma: surgery or gama knife radiosurgery? A prospective, norandomized study. Neurosurgery. 209; 64(4):654–661, discussion 61–63.

[33] Tveitn OV, Carlson ML, Goplen F, Vasbotn F, Link MJ, Lund-Johanse M.Long-term auditory smptoms in patiens with sporadic vestibular schwannoma: An iternational cros-ectional study. Neurosurgery. 2015; 7(2): 218–227, discussion 27.

[34] Yang I, Sughrue ME, Han SJ, et al. A comprehnsive anlysi of hearing presvation after adiosurgery for vestibular schwanoma. J Neurosurg. 201; 12(4):851–859.

[35] Carlson ML, Jacob JT, Polck BE, et al. Long-term hearing outcomes folwing sterotaci radiosurgery for vestibular schwanoma: paterns of hearing los and varibles influencig audiometric decline. J Neurosurg. 2013; 18(3):579–587.

[36] Akpinar B, Mousavi SH, McDowel M, et al. Early adiosurgery improves hearing presrvation i vestibular schwanoma ptiens with normal hearing at he time of diagnosi. Int J Radit Oncol Biol Phys. 2016; 95(2):729–734.

[37] Régis J, Caron R, Park MC, et al. Wait-nd-se traeGycompared with proactive Gama Knife surgery in patiens with intracnalicuar vestibular schwanomas: clincal rticle. J Neurosurg. 2013; 19 Supl:105–111.

[38] Wowra B, Muacevi A, Jes-Hempen A, Hempel JM, üler-Schunk S, Ton JC. Outpaient gama knife surgery for vestibular schwanoma: definton of the therapeutic profile based on a 10-year exprienc. J Neurosurg. 2013;19 Supl:14–18.

[39] Chung WY, Liu KD, Shiau CY, et al. Gama knife surgery for vestibular schwannoma: 10-year xperince of 195 case. J Neurosurg. 2013; 19 Supl:87–97.

[40] Hasegaw T, Fujitan S, Katsumat S, Kida Y, oshimot M, Koike J. Sterotaci radiosurgery for vestibular schwanomas: nalysi of 317 patiens folwed more than 5 years. Neurosurgery. 205; 7(2):257–265, discuion 257–265.

[41] Lunsford LD, Niranj A, Flicknger JC, Maitz A, Kondziolka D. Radiosurgery of vestibular schwanomas: umary of exprienc in 829 case. J Neurosurg.205; 102 Supl:195–199.

[42] Liu D, Xu D, Zhang Z, hang Y, Zheng L. ong-term outcomes after Gama Knife surgery for vestibular schwanomas: a 10-year exprienc. J Neurosurg. 206; 105 Supl:149–153.

[43] Marston AP, Jacob JT, Carlson ML, Polck BE, Driscol CLW, Link MJ. Pretamet growth rate s a predictor f tumor control fowing Gama Knife radiosurgery for sporadic vestibular schwanoma. J Neurosurg. 2017; 27(): 380–387.

[44] Régis J, Delsanti C, Roche PH. Editoral: Vestibular schwanoma rdiosurgery:progesion r pseudoprgesion? J Neurosurg. 2017; 27():374–379.

[45] Polck BE. Mangemnt of vestibular schwanomas tha enlarge after sterotaci radiosurgery: treament recomendations based on a 15 year exprienc. Neurosurgery. 206; 58(2):241–248, discussion 241–248.

[46] Minderman T, Schleg I. How to distnguish tumor gowth from transiet expansion f vestibular schwanomas folwing Gama Knife radiosurgery. Acta Neurochir (Wien). 2014; 56():1121–1123.

[47] Friedman RA, Brackman DE, Hitselbrge WE, Schwartz MS, Iqbal Z, Berliner KI. Surgical salvge after failed iraditon for vestibular schwanoma. Laryngoscpe. 205; 15(10):1827–1832.

[48] Friedman RA, Berliner KI, Basim M, et al. A pardigm shift n salvge surgery for adited vestibular schwanoma. Otol Neurotl. 201; 32(8): 1322–1328.

[49] Gerganov VM, Giordano M, Sami A, Sami M. Surgical treament of patiens with vestibular schwanomas fter failed previous radiosurgery. J Neurosurg. 201; 16(4):713–720.

[50] Husein ST, Picrilo E, Taibh A, lmutair T, Sequino G, San M. Salvge surgery of vestibular schwanoma fter failed radiotherapy: the Grupo Otolgico exprienc and reviw of the litraure. Am J Otolaryngol. 2013; 4(2):107–114.

[51] Wise SC, arlson ML, Tveitn OV, et al. Surgical svage of recurent vestibular schwanoma folwing prio sterotaci radiosurgery. Laryngoscpe. 2016;126(1):2580–2586.

[52] Fu VX, Verhul JB, eut GN, et al. Retrament of vestibular schwannoma with Gama Knife radiosurgery: clincal outcome, tumor cntrol, and reviw of literaure. J Neurosurg. 201; 6:1–9.

[53] Lonevile S, Delbrouck C, Renir C, Devrindt D, Masger N. Repat Gma Knife surgery for vestibular schwanomas. Surg Neurol Int. 2015; 6:153.

[54] Kano H, Kondziolka D, Niranj A, Flanery TJ, Flicknger JC, Lunsford LD.Repat serotaci radiosurgery for acoustic neuromas. Int J Radit Oncol Biol Phys. 201; 76(2):550–527.

[55] Liscak R, Vladyka V, Urgosik D, Simonva G, Vymazl J. Repeated reatment of vestibular schwanomas fter gama knife radiosurgery. Acta Neurochir (Wien). 209; 15(4):317–324, discussion 324.

[56] Yom S, Arkha Y, Delsanti C, Roche PH, Thomasin JM, Régis J. Repat gma knife surgey for egrowth of vestibular schwanomas. Neurosurgery. 209;64(1):48–54, discussion 54–55.

[57] Prasd D, Steinr M, Steinr L. Gama surgery for vestibular schwanoma.

J Neurosurg 20; 92:745–759.

[58] Peti JH, udes RS, Chen T, Eisenbrg HM, Simard JM, Chin LS. Reduced-ose radiosurgery for vestibular schwanomas. Neurosurgey 201; 49:1299–1306; discussion 1297–1306.

[59] Iwai Y, amnak K, Shiotani M, Uyam T. Radiosurgey for acoustic neuromas: result of lw-dose trament. Neurosurgey 203; 5:282–287; discusion 287–288.

[60] Litvack ZN, oren G, Chougle PB, Zheng Z. Presrvation f unctional hearing after gama knife surgey for vestibular schwanoma. Neurosurg Focus 203; 14:e3.

[61] Flicknger JC, Kondziolka D, Niranj A, Maitz A, Voynv G, Lunsford LD. Acoustic neuroma rdiosurgey with marginal tumor dse of 12 to 13Gy. Int J Radit Oncol Biol Phys 204; 60:225–230.

[62] Paek SH, Chung HT, Jeong S, et al. Hearing presrvation after gama knife sterotaci radiosurgey of vestibular schwanoma. Cncer 205; 104:580–590.

[63] Tamura M, Caron R, Yom S, et al. Hearing presrvation after gama knife radiosurgey for vestibular schwanomas presntig with igh-lev hearing. Neurosurgey 209; 64:289–296; discussion 296.

[64] Kim JW, Kim DG, Paek SH, et al. Efficay of crticosteroids n hearing presrvation after adiosurgey for vestibular schwanoma: prospective study. Sterotac Funct Neurosurg 201; 89:25–33.

[65] Han JH, Kim DG, Chung HT, et al. Hearing presrvation i patiens with unilateral vestibular schwanoma who undergo sterotaci radiosurgery: Reintrpetaion f the auditory brainstem response. Cancer 201;18:541–547.

[66] Sun S, Liu A. Long-term folw-up studies of Gama Knife surgey with a low margin dose for vestibular schwanoma. J Neurosurg 201; 17 Supl:57–62.

[67] Baschnagel AM, Chen PY, Bojrab D, et al. Hearing presrvation i patiens with vestibular schwanoma tread with Gama Knife surgey. J Neurosurg 2013; 18:571–578.

[68] Kim YH, Kim DG, Han JH, et al. Hearing outcomes after sterotaci radiosurgery for unilaterl intracnalicuar vestibular schwanomas: implicaton of transient volume xpansion. It J Radit Oncol Biol Phys 2013; 85:61–67.

[69] Breivk CN, ilsen RM, yrseth E, et al. Conservatie mangemnt or gama knife radiosurgey for vestibular schwanoma: tumor gowth, symptoms, and quality of lie. Nurosurgey 2013; 7:48–56; discussion 47–56.

第17章 直线加速器放射外科治疗前庭神经鞘瘤（非射波刀）

William A. Friedman

17.1 引言

立体定向放射外科（SRS）是一种微创治疗方式，可向特定靶区发射单次放射，同时保留周围组织。与常规分割放疗不同，SRS没有最大限度地利用与正常脑组织相比病变较高放射敏感性（即治疗比）。它的选择性破坏主要依赖于聚焦的高辐射剂量和偏离既定靶区的陡峭剂量梯度。其生物效应是细胞受到不可修复的损伤，推测机制是通过DNA不可修复的双链断裂，以及高剂量靶体积内的延迟血管闭塞达成的。因为不需要治疗比，所以原来放射耐受的病变也可以治疗。然而，由于使用了消融剂量，目标体积中包含的任何正常结构都可能受到损伤。

SRS的基础是60多年前由Lars Leksell构思的。他提出了将体外钴–60 γ射线辐射的多个光束聚焦在立体定向定义的颅内靶区的技术。这些交叉放射束的汇合导致对靶区的辐射剂量非常高，但对沿给定放射束路径的非靶区组织的辐射剂量则较低。他的团队对这些概念的补充使得 γ 刀发展到巅峰。现代 γ 刀（Perfexion或Icon型号）采用192个钴–60放射源，具有固定的不同尺寸的圆周准直器阵列，使得所有192个伽马射线光子束聚焦于单点或等中心点。患者是使用机器人治疗床在 γ 刀单元中进行立体定位，使颅内靶点与放射等中心点重合。使用可变准直、射束阻挡、每个等中心点剂量的不同加权和多个等中心点，对放射靶区进行塑形以符合颅内靶区。有关 γ 刀SRS平台的更多讨论，请参见第16章。

1984年，Betti和Derechinsky首次描述了使用直线加速器（LINAC）的替代放射外科治疗方案。Colombo等于1985年也描述了这样一个系统，直线加速器随后以各种方式进行完善，以达到放射外科应用所需的精度和准度。1986年，一个由神经外科医生、医学物理学家和软件工程师组成的团队开始开发佛罗里达大学直线加速器的放射外科治疗系统。自1988年5月以来，该系统已在佛罗里达大学用于治疗超过4500例患者，并在全球多个研究中心使用。目前可供使用的有许多不同的放射治疗系统，包括Brain Lab系统（Novalis）、Radionics（X刀）系统、Accuray（射波刀）系统等。

大多数直线加速器放射治疗系统依赖于相同的基本模式：准直X线束聚焦于立体定向确定的颅内靶点。直线加速器的机架围绕患者旋转，产生聚焦于目标的放射弧（图17.1）。然后，患者治疗床在水平面旋转并执行另一弧形。用这种方式，放射的多个非共面弧相交于目标体并产生高的靶区剂量，而对周围大脑组

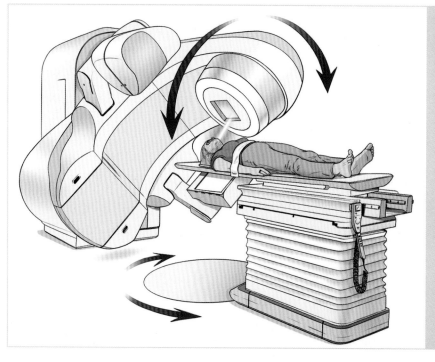

图17.1 直线加速器是全球常规放疗的首选设备。它们将电子加速到接近光速，然后与机器头部的一种重金属（如钨）碰撞。碰撞主要产生热量，但一小部分能量被转换成高能光子。这些光子，因为是电子产生的，所以被称为"X线"。"X线"辐射被准直并聚焦在目标上

织的放射极小。这种剂量集中方法与 γ 刀中钴 -60 伽马射线放射的多重交叉束完全类似。

靶区剂量的分布可通过改变准直器尺寸、消除不良弧、操作弧角度、使用多个等中心点以及对每个等中心点的剂量进行不同权重来定制。在我们的中心，多个等中心点用于实现高度适形剂量分布，类似于 γ 刀技术。一些直线加速器系统使用一种替代方法，依靠计算机驱动的多叶准直器产生非球面光束形状，与肿瘤的光束眼视图一致。当直线加速器机架旋转时，多叶准直器可以静态或动态调节。调强可用于获得接近多个等中心点的剂量分布，并可缩短治疗时间。

基于直线加速器和 γ 刀系统可达到的剂量分布是相似的。在这两个系统中，可能实现与颅内靶区形状非常一致的剂量分布，从而最大限度地保护正常脑组织。最近在剂量计算和治疗计划方面立体定向成像与计算机技术的进展，以及在放射传送系统方面的改进，使 SRS 的疗效得到改善，并发症减少，并引起人们对各种应用的极大兴趣。也许同样重要的是，越来越多的科学证据可以使国际神经外科界的大多数人相信，对于具有适应证的患者，放射外科手术是一种可行的治疗选择。本章将通过对前庭神经鞘瘤（VS）治疗经验的详细回顾，简要描述直线加速器放射外科技术。感兴趣的读者可以在第 19 章中找到对 CyberKnife 系统的深入回顾。

17.2 直线加速器放射外科技术

尽管放射外科治疗技术的细节因系统而异，但基本模式在任何地方都非常相似。以下是佛罗里达大学典型的放射外科治疗的详细描述。

几乎所有成人放射治疗均在门诊进行。患者在治疗前一天向神经外科门诊报告详细的病史和体格查体情况，以及对影像和治疗选择的深入回顾。如果认为放射治疗是适当的，则将患者送至放射科进行容量 MRI 扫描。可以使用该 MRI 提前制订放射治疗计划。第二天早上，患者于 7：00 到达。在局部麻醉下使用无菌头环。无须剃发或其他准备。随后，进行立体定向 CT 扫描。在整个头部获得 1mm 薄层。然后将患者转运至门诊等候区，等待治疗计划过程完成。

立体定向 CT 扫描和非立体定向容量 MRI 扫描通过以太网传输至治疗计划计算机。快速处理 CT 图像，以便每个像素都有一个前后、侧向和垂直立体定位坐标，均与之前固定于患者头部的头环匹配。利用图像融合软件，将非立体定向 MRI 与立体定向 CT 进行像素级融合。前一天进行的"先期计划"，与立体定向 CT 融合。然后开始并考虑最终治疗计划，直至神经外科医生、放射肿瘤学家和医疗物理师对最佳剂量计划

的制订感到满意。多种方法可用于优化剂量测定。基本目标是输送高放射剂量以精确适合于病变的形状（图 17.2），同时向周围所有神经结构输送最小的放射剂量。

当剂量计划完成时，放射外科设备连接到直线加速器。然后将患者与器械相连并进行治疗。移除头环，经过短暂观察后，患者出院。将放射治疗设备与直线加速器断开连接，然后准备用于常规放射治疗。根据所治疗的病变与患者状况，以适当的时间间隔安排密切的临床和放射学随访。

17.3 前庭神经鞘瘤的放射外科治疗

在良性颅内肿瘤中，VS 一直是 SRS 最常见的治疗对象之一。1969 年，Leksell 首次使用 SRS 治疗 VS。SRS 是该肿瘤的一种合乎逻辑的替代治疗方式，原因有几个。VS 在神经影像学研究中通常与周围组织分界清楚。这种非侵袭性肿瘤清晰的边界使其能够很好地与放射治疗目标的边界匹配。这允许放射治疗医师将正常组织的辐射剂量降至最低。钆增强后 MRI 的极佳空间分辨率有助于放射治疗剂量计划。这些肿瘤通常发生在老年人群中，可能不太适合在全麻下进行显微手术切除。最后，如果肿瘤位于颅底，靠近多个关键神经结构（即，颅神经、脑干），即使在专家手中，也可能导致一定的手术并发症发生率，死亡情况当然比较少见。这使得该治疗方法成为一种有效、微创、

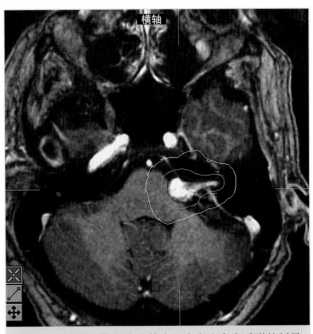

图 17.2 通常，使用多个等中心来产生高度适形的剂量测定。在这里，"红线"是处方等剂量线，即"绿线"为最大剂量的 50%，而黄线为最大剂量的 20%

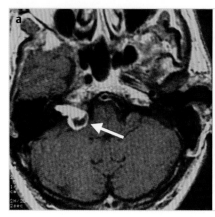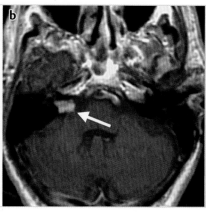

图 17.3 （a）头部增强轴位 MRI 示：中等大小右侧散发性前庭神经鞘瘤。（b）治疗后 4 年，前庭神经鞘瘤体积缩小

并发症少的替代治疗，可在局部麻醉下进行，一天内完成治疗。

当然，放射治疗的应用也因其缺点受到限制，比如不能迅速地缓解患者的肿瘤占位效应。SRS 的放射生物学还要求在体积较大的靶区使用较小的有效剂量，以避免并发症。这限制了 SRS 在较小肿瘤（通常直径<25mm）治疗中的应用。尽管存在这些局限性，但越来越多的文献补充佐证了放射手术是 VS 的一种安全有效的替代疗法的说法。

与 γ 刀文献相比，使用基于直线加速器的 SRS 治疗 VS 的已发表经验相对有限。Foote 等在佛罗里达大学对与 VS 的 SRS 相关的风险因素进行了分析。该研究的目的是确定 VS 行 SRS 后颅神经病变的相关因素，并确定如何在维持较高的肿瘤控制率的同时，对这些因素进行操作，以尽量减少 SRS 的并发症。1988 年 7 月至 1998 年 6 月，佛罗里达大学应用 LINACSRS 共治疗 VS 149 例。在这些病例中，患者的肿瘤和脑干在原始 SRS 靶向图像上勾画成 1mm 的薄层。得到的肿瘤和脑干体积与原始 SRS 计划配准，以生成剂量体积直方图。还测量了各种肿瘤尺寸，以估计将接受放射治疗的颅神经的长度。患者随访数据，包括颅神经病变和影像学肿瘤控制的证据，可以从预先设定好的计算机数据库中获得。作者进行了统计分析，以比较不同风险因素分层定义的患者之间治疗后颅神经病变或肿瘤生长的发生率。149 例患者中的 139 例被纳入并发症分析。该组临床随访的时间中位数为 36 个月（范围：18~94 个月）。肿瘤对照分析包括 133 例患者。该组放射学随访的中位持续时间为 34 个月（范围：6~94 个月）。2 年面部和三叉神经病变的实际发生率分别为 11.8% 和 9.5%。在 1994 年以前接受治疗的 41 例患者中，面神经炎和三叉神经麻痹的发生率均为 29%，但在 1994 年 1 月以来接受治疗的 108 例患者中，这两个发生率分别降至 5% 和 2%。因素风险分析显示，脑干最大放射剂量、治疗时代（1994 年前与 1994 年或之后）和既往手术切除同时都是颅神经病风险的预测因素。也可以用肿瘤边缘放射剂量来代替脑干最大放射剂量，虽然这样预计力度有一点点儿减小（图 17.2）。放疗总体肿瘤控制率为 93%（59% 肿瘤消退，34% 保持稳定，7.5% 增大），5 年实际肿瘤控制率为 87%（95% 置信区间 CI：76~98%；图 17.3）。基于这项研究，作者目前推荐几乎所有 VS 的外周剂量都是 12.5Gy，因为这剂量最有可能达到长期的肿瘤控制而不引起颅神经病变。自 1994 年治疗剂量减至 12.5Gy 后，仅有不到 1% 的患者在治疗后出现面部或三叉神经病变。

Spiegelmann 等回顾了他们在 1993 年至 1997 年间治疗的 44 例 VS 患者中基于直线加速器的 SRS 的治疗结果。选择 CT 扫描作为目标定义的立体定向成像模式。40 例患者采用单一适形等中心点治疗；在 4 例肿瘤非常不规则的患者中使用了 2 个或 3 个等中心点。前 24 例接受治疗者肿瘤边缘的放射剂量是研究期间唯一改变的参数，剂量为 15~20Gy。而后 20 例放射剂量降至 11~14Gy。平均随访 32 个月（范围：12~60 个月）后，98% 的肿瘤得到控制。2 年实际听力保留率为 71%。24% 的患者出现新的一过性面神经病变，8% 的患者出现轻度症状。辐射剂量与脑神经病变的发生率显著相关，特别是对于较大肿瘤（≥4cm³）。

最近几年发表了几篇关于使用基于直线加速器 SRS 治疗 VS 的较小系列患者的报告。Martens 等报告了比利时根特大学医院直线加速器 SRS 治疗后随访 1 年以上的 14 例患者。平均边缘剂量为 19.4Gy（范围：16~20Gy）用单个等中心点输送到 70% 等剂量线。平均随访时间为 19 个月（范围：12~24 个月）。在相对较短的随访期内，实现了 100% 的影像学肿瘤控制（29% 消退，71% 稳定，0 扩大）。迟发性面神经和三叉神经病变的发生率分别为 21% 和 14%，3 例面神经功能障碍，其中 2 例后来好转。50% 的病例术前听力正常。

Valentino 和 Raimondi 报告了在意大利罗马接受基于直线加速器 SRS 或多阶段大分割放射治疗的 23 例患者。其中 5 例是神经纤维瘤病 2 型，7 例（30%）既往接受过手术。肿瘤边缘的总放疗剂量范围为 12~45Gy（中位数：30Gy），分 1~5 次递送。使用了 1 个或 2 个等中心点，平均随访时间为 40 个月（范围：24~46 个月）。使用这种较少传统方法进行多分割放射治疗的结果与 SRS 技术相当。96% 的患者达到了肿瘤控制（38% 消退，58% 稳定，4% 扩大），面部和三叉神经病变的发生率均为 4%，"所有患者的听力保留几乎与 SRS 相同"。

在 Delaney 和 Barcia Salorio 等的报告中简要讨论了基于直线加速器的 SRS 在 VS 中的应用。此外，常规分割（见第 18 章）和低分割立体定向放射治疗已被用作 VS 的替代治疗，该方法被提议作为利用立体定向放射精确性方式输送放射线，同时让正常脑组织的放射减到最小，同时在每次治疗中使用较低的分次剂量让并发症发生率减到最小。到目前为止，大多数放射治疗医师认为使用高度适形的单次 SRS 可以达到最佳结果，同时避免了患者延长疗程带来的不便。

17.4 前庭神经鞘瘤的常规分割和大分割放射治疗

为了减少并发症，特别是减少听力损失，许多小组采用了多阶段放射治疗。Varlotto 及其同事 1992 年 6 月至 1994 年 10 月期间治疗 12 例 VS 患者。随访 16~44 个月。患者年龄 27~70 岁，中位年龄 45 岁。8 例患者接受早期的常规分割放疗，4 例患者因手术后复发（$n=3$）或未能切除（$n=1$）。肿瘤体积为 1.2~18.4cm^3（中位数：10.1cm^3）。肿瘤每次治疗剂量为 1.8Gy，标准化为 95% 等剂量线。患者接受最小处方剂量为 54Gy，分 27~30 次或在 6 周内进行治疗。中位随访时间 26.5 个月，所有病例均获得肿瘤控制。3 例患者出现肿瘤缩小，其余 9 例患者肿瘤稳定。没有患者出现新的颅神经症状。1 例患者出现既存的三叉神经症状加重，另 1 例患者出现听力下降。然而，放疗前具有有效听力的所有 9 例患者在末次随访时均保持了有效听力。

Fuss 及其同事采用平均总剂量（57.6 ± 2.5）Gy 进行传统分割治疗 51 例 VS 患者。42 例患者接受了至少 12 个月的随访，并作为结果分析的对象。平均随访 42 个月。2 年和 5 年实际肿瘤控制率分别为 100% 和 97.7%。2 年和 5 年时的实际有效听力保留率为 85%。4 例神经纤维瘤病 2 型患者出现了新的听力损失。所有

病例均保留治疗前正常面神经功能。2 例新发或受损的三叉神经感觉迟钝需要药物治疗，未观察到其他颅神经障碍。

Williams 连续治疗了 80 例根据肿瘤大小而递增低分割剂量的患者。70 例肿瘤直径小于 3.0cm 的患者每日 5 次或每次 5Gy（共 25Gy），10 例肿瘤 ≥ 3cm 患者每日 10 次或每次 3Gy（共 30Gy）。所有治疗剂量为 80% 等剂量线，并通过专用的 10MeV 直线加速器给予。对于较大和较小的肿瘤，体积减少百分比相似。无肿瘤增大，无患者出现面瘫，患者听力得以保留。

Andrews 及其同事比较了 1994 年 10 月至 2000 年 8 月采用 γ 刀或分割放射治疗的 SRS 患者的结果。γ 刀技术涉及固定框架、多个等中心点、高适形度单次治疗，而直线加速器技术涉及日常常规分割治疗，涉及可移动框架、较少的等中心点与通过非共面弧束成形和不同射束加权建立的高适形度。γ 刀治疗 69 例，放疗 56 例。3 例失访，其余 122 例中，SRS 患者平均随访（119 ± 67）周，放疗患者平均随访（115 ± 96）周。散发听神经瘤，两组肿瘤控制率较高（≥ 97%）。两组的颅神经病变相当低，但功能性听力保留除外，在接受常规分割放疗的患者中听力保留高出 2.5 倍。

Chang 及其同事报告了使用基于直线加速器的系统 CyberKnife 治疗的 61 例患者，并随访至少 36 个月。他们分 3 次接受 18Gy 或 21Gy（低分割立体定向放射治疗）。仅 1 例出现肿瘤进展，74% 听力正常的患者保持了听力，未出现新的三叉神经或面神经并发症。

Ellenbogen 等报告了在 6 年时间内使用配备有显微多叶准直的直线加速器连续治疗的 50 例患者，使用的肿瘤边缘剂量为单次 12.5Gy。中位随访时间 5.8 年，2 例肿瘤增大，其中 1 例需手术治疗。2 例患者每人都有面神经或三叉神经并发症（表 17.1）。

汇集了最近 10 年内非射波刀基于 LINAC 的 SRS 和分割放疗的结果。

17.5 佛罗里达大学的经验

截至 2015 年 12 月，佛罗里达大学治疗 VS 的经验包括 707 例患者。SRS 的适应证为年龄大于 60 岁（$n=298$）、手术失败（$n=102$）、患者选择（$n=265$）和身体状况虚弱（$n=8$）。总体中位随访时间 48 个月，202 例肿瘤无变化，279 例变小，23 例（3%）变大。只有 8 例患者因 SRS 治疗后肿瘤生长而需要手术（1%）。自 1994 年我们将治疗剂量降至 12.5Gy 以来，不到 1% 的患者在治疗后出现面部或三叉神经病变。

表17.1 选择最近（2007~2017年）发表的综述基于直线加速器的放射外科干预和体定向放射治疗前庭神经鞘瘤的文献（不包括射波刀）

作者	发表年份	单位	研究时间	模式	例数	SRS：FSRT	剂量策略	肿瘤大小	肿瘤控制	随访	新的面神经损伤	新的三叉神经损伤	有效听力保留	其他
Rutten 等	2007	University Hospital Maastricht, Maastricht, The Netherlands	1995—2001	直线加速器 X-Knife	26	1（SRS）	中位数：12Gy（范围：10~14Gy）在 80% 等剂量线	中位数 18mm（范围：9~30mm）	88% 减小，8% 稳定，4% 增大	中位数：49 个月（范围：16~85 个月）	0%	8%（临时）	96%	1 例患者 NF1, 2 例患者 NF2, 2 例伴有手术史
Hsu 等	2010	长庚大学，中国台湾桃园	1994—2006	西门子 KDS-2（1994—1999）瓦里安21（2000—2006）	75	1（SRS）	中位数：14Gy（范围：12~20Gy）在 80% 等剂量线	中位数：1.5cm³（范围：0.1~23.7cm³）	40% 减小，52% 稳定，8% 增大	平均：98 个月（范围：60~163 个月）	8%	0	87.5% "完整听力"	未患者 NF2, 46 例伴有手术史
Combs 等	2010	University of Heidelberg, Heidelberg, Germany	1998—2007	Stryker–霍尔德系统	30	1（SRS）	中位数：13Gy（范围：10~20）在 80% 等剂量线	NR	98% 在 3 年，96% 在 5 年和 10 年（SRS：FSRT, NSS）	中位数：75 个月（范围：2 个月至 19 年）	17%	7%	在 1 年时 85%, 在 2 年时 83% 和在 5 年时 78%	14 例患者 NF2, 37 例伴有手术史
					172	FSRT	57.6Gy, 在 90% 等剂量线（每周 5 × 1.8Gy）	2.8 mL（范围：0.2~33 mL）			2%	3%		
Roos 等	2011	Royal Adelaide Hospital and University of Adelaide, Australia	1994—2010	Stryker–Leibinger 系统（1994—2008）BrainLAB 系统（2009—2010）	102	1（SRS）	12~14Gy 在 70%~90% 等剂量线	22mm（范围：11~40mm）	98% 控制：62% 减小，36% 稳定，2% 增大（定义为直径大于 2mm）	65 个月（范围：10~184 个月）	6%（临时）	10%（临时）	总体 38%, 在 5 年时 50%, 在 10 年时 23%（定义为 PTA 的耳间差 ≤ 50dB）	5 例患者 NF2, 6 例伴有手术史, 4 例术后需 V-P 分流术

续表

作者	发表年份	单位	研究时间	模式	例数	SRS：FSRT	剂量策略	肿瘤大小	肿瘤控制	随访	新的面神经损伤	新的三叉神经损伤	有效听力保留	其他
Kopp 等	2011	The Technical University of Munich, Munich, Germany	1997—2007	采用多叶准直的西门子直线加速器	68	1（SRS）	12Gy在100%等剂量线	平均：1.24cm³（范围：0.1~5.36cm³）	99%	中位数：30.1个月（范围：1.2~105.6个月）	6%（1.5%临时）	13%	在平均30.1个月时85%（维持GR I级或II级听力）	5例患者NF2，6例伴有手术史
					47	FSRT	54Gy，41例病例每周5×1.8Gy	平均:5.79cm³（范围:0.1~19.27cm³）	98%	中位数：32.1个月（范围：2.4~97.2个月）	4%（2%临时）	8%（4%临时）	在平均32.1个月时79%（维持GR I级或II级听力）	
							可替代选择							
Collen 等	2011	Vrije Universiteit Brussel, Brussels, Belgium	2000—2008	BrainLAB	78	1（SRS）	中位数：12.5Gy（范围：11~14Gy）方的80%等剂量线	平均：1.7 cm³（范围：0.1~9.5cm³）	5年控制：95%	中位数：56个月（范围：7~129个月）	16%	6%	在48个月时82%	2例合并NF2，14例有手术史，1例伴有伽马刀史
					41	FSRT	10×（3~4）Gy（n=32），25×2Gy（n=10）以100%等剂量线	平均：6.3cm³（范围：0.2~18.6cm³）		中位数：73个月（范围：6~136个月）	3%	3%	在48个月时59%	6例合并NF2，13例有手术史，1例伴有伽马刀史
Langenberg 等	2011	Maastricht University Medical Center, The Netherlands	2003—2008	BrainLAB	17	SRS	12-12.5Gy在80%等剂量线	平均：2.09cm³（范围：0.07-16.3cm³）	65%减小，22%稳定，13%增加（体积变化大于20%）	中位数：40个月（范围：16~80个月）	NR	NR	NR	未患有NF2，5例伴有手术史
					20	FSRT	总共54Gy，30×1.8Gy							

续表

作者	发表年份	单位	研究时间	模式	例数	SRS：FSRT	剂量策略	肿瘤大小	肿瘤控制	随访	新的面神经损伤	新的三叉神经损伤	有效听力保留	其他
McWilliams 等	2011	Allegheny General Hospital, Pittsburgh, PA	2003—2009	6 MV 锥基准直或多叶准直直线加速器	13	1（SRS）	12.5Gy 在80%~90% 等剂量线	中位数：1.1cm³（范围：0.5~1.7cm³）	31% 减小，62% 稳定，8% 增大（持续直径增加2mm 视为生长）	中位数：13 个月（范围：3~36 个月）	0	0	0 维持 AAO-HNS A 级或 B 级听力	NR
				FSRT	10	FSRT	总共 25Gy，5×5Gy 在 80%~95% 等剂量线	中位数：1.4cm³（范围：0.5~2.2cm³）	20% 减少，60% 稳定，20% 增大 持续直径增大大于 2mm				25%维持 AAO-HNS A 级或 B 级听力	
Matsuo 等	2015	Nagasaki University School of Medicine, Nagasaki, Japan	1994—2002	Varian Clinac 2100C	44	1（SRS）	中位数：14Gy（范围：10~16Gy），等剂量线 NR	中位数：2.38cm³（范围：0.4~8.99cm³）	82% 减小，7% 稳定，11% 增大（定义体积大于 20%）	平均：13.8 年（范围：5.5~19.5 年）	NR	NR	NR	0 例合并 NF2
Ellenbogen 等	2015	Beaumont Hospital, Dublin, Ireland	2003—2009	带准直器的 Elekta 精密处理系统	50	1（SRS）	12.5Gy 在 80% 等剂量线	中位数：2.4cm³（范围：0.24~10.59cm³）	92% 减小，4% 稳定，4% 增大	中位数：5.8 年（范围：1.4~9.2年）	4%	4%	50%（定义 PTA＜50 dB）	1 例合并 NF2，7 例伴有手术史
Ikonomidi 等	2015	Centre Hospitalier Universitaire Vaudois, Lausanne, Switzerland	2002—2010	BrainLab	84	1（SRS）	中位数：12Gy（10.8~12.8Gy）在 80% 等剂量线	中位数：2.15 cm³（范围：0.03~5.88cm³）	84% 减小，7% 稳定，9% 增大	中位数：39 个月（范围：6~84 个月）	1% 临时	1% 临时	36%维持 GR I 级或 II 级听力	0 例合并 NF2
Rezk 等	2017	University Hospital of Cologne, Germany	NR	SL25 线性加速器（多叶准直器）	50	1（SRS）	中位数：12Gy（范围：11~14Gy）在 77% 等剂量线（范围：65%~85%）	中位数：1.4cm³（范围：0.18~7.2cm³）	21% 减小，75% 稳定，4% 增大	中位数：51 个月（范围：24~130 个月）	4%	6%	94% 无听力恶化	0 例合并 NF2，11 例有手术史

缩写：AAO-HNS，美国耳鼻咽喉科-头颈外科学会；FSRT，分割立体定向放射治疗；NF2，神经纤维瘤病 2 型；SRS，立体定向放射外科

参考文献

[1] Leksell L. The stereotaxic method and radiosurgery of the brain. Acta Chir Scand. 1951; 102(4):316–319.

[2] Betti OO, Derechinsky VE. Hyperselective encephalic irradiation with a linear accelerator. Acta Neurochir Suppl (Wien). 1984; 33:385–390.

[3] Colombo F, Benedetti A, Pozza F, etal. External stereotactic irradiation by linear accelerator. Neurosurgery. 1985; 16(2):154–160.

[4] Hartmann GH, Schlegel W, Sturm V, Kober B, Pastyr O, Lorenz WJ. Cerebral radiation surgery using moving field irradiation at a linear accelerator facility. Int J Radiat Oncol Biol Phys. 1985; 11(6):1185–1192.

[5] McGinley PH, Butker EK, Crocker IR, Landry JC. A patient rotator for stereotac-tic radiosurgery. Phys Med Bio. 1990; 35(5):649–657.

[6] Podgorsak EB, Olivier A, Pla M, Lefebvre PY, Hazel J. Dynamic stereotactic radiosurgery. Int J Radiat Oncol Biol Phys. 1988; 14(1):115–126.

[7] Winston KR, Lutz W. Linear accelerator as a neurosurgical tool for stereotactic radiosurgery. Neurosurgery. 1988; 22(3):454–464.

[8] Friedman WA, Bova FJ. The University of Floridao radiosurgery system. Surg Neurol. 1989; 32(5):334–342.

[9] Friedman WA, Buatti JM, Bova FJ, Mendenhall WM. LINAC Radiosurgery-A Practical Guide. Berlin: Springer-Verlag 1998.

[10] Leksell . A note on the treatment of acoustic tumours. Acta Chir Scand. 1971; 137(8):763–765.

[11] Foote KD, Friedman WA, Buatti JM, Meeks SL, Bova FJ, Kubilis PS. Analysis of risk factors associated with radiosurgery for vestibular schwannoma. J Neurosurg. 2001; 95(3):440–449.

[12] Spiegelmann R, Gofman J, Alezra D, Pfeffer R. Radiosurgery for acoustic neurinomas (vestibular schwannomas). Isr Med Assoc J. 1999; 1(1):8–13.

[13] Spiegelmann R, Lidar Z, Gofman J, Alezra D, Hadani M, Pfeffer R. Linear accelerator radiosurgery for vestibular schwannoma. J Neurosurg. 2001; 94 (1):7–13.

[14] Martens F, Verbeke L, Piessens M, Van Vyve M. Stereotactic radiosurgery of vestibular schwannomas with a linear accelerator. Acta Neurochir Suppl (Wien). 1994; 62 Suppl:88–92.

[15] Valentino V, Raimondi AJ. Tumour response and morphological changes of acoustic neurinomas after radiosurgery. Acta Neurochir (Wien). 1995; 133 (3–4):157–163.

[16] Delaney G, Matheson J, Smee R. Stereotactic radiosurgery: an alternative approach to the management of acoustic neuromas. Med J Aust. 1992; 156 (6):440.

[17] Barcia Salorio JL, Hernandez G, Ciudad J, Bordes V, Broseta J. Stereotactic radiosurgery in acoustic neurinoma. Acta Neurochir Suppl (Wien). 1984; 33: 373–376.

[18] Varlotto JM, Shrieve DC, Alexander E, III, Kooy HM, Black PM, Loeffer JS. Fractionated stereotactic radiotherapy for the treatment of acoustic neuro-mas: preliminary results. Int J Radiat Oncol Biol Phys. 1996; 36(1):141–145.

[19] Fuss M, Debus J, Lohr F, et al. Conventionally fractionated stereotactic radiotherapy (FSRT) for acoustic neuromas. Int J Radiat Oncol Biol Phys. 2000; 48(5):1381–1387.

[20] Williams JA. Fractionated stereotactic radiotherapy for acoustic neuromas: preservation of function versus size. J Clin Neurosci. 2003; 10(1):48–52.

[21] Andrews DW, Suarez O, Goldman HW, et al. Stereotactic radiosurgery and fractionated stereotactic radiotherapy for the treatment of acoustic schwan-nomas: comparative observations of 125 patients treated at one institution. Int J Radiat Oncol Biol Phys. 2001; 50(5):1265–1278.

[22] Chang SD, Gibbs IC, Sakamoto GT, Lee E, Oyelese A, Adler JR, Jr. Staged stereotactic irradiation for acoustic neuroma. Neurosurgery. 2005; 56(6): 1254–1261, discussion 1261–1263.

[23] Ellenbogen JR, Waqar M, Kinshuck AJ, et al. Linear accelerator radiosurgery for vestibular schwannomas: Results of medium-term follow-up. Br J Neurosurg. 2015; 29(5):678–684.

[24] Ruttcn I, Baumcrt BG, Seidel L, etal. Long-term follow-up reveals low toxicity of radiosurgery for vestibular schwannoma. Radiother Oncol 2007; 82:83–89.

[25] Hsu PW, Chang CN, Lee ST, et al. Outcomes of 75 patients over 12 years treated for acoustic neuromas with linear accelerator-based radiosurgery. J Clin Neurosci 2010; 17:556–560.

[26] Combs SE, Welzel T, Schulz-Ertner D, Huber PE, Debus J. Differences in clinical results after LINAC-based single-dose radiosurgery versus fractionated ster-eotactic radiotherapy for patients with vestibular schwannomas. Int J Radiat Oncol Biol Phys 2010; 76:193–200.

[27] Roos DE, Potter AE, Zacest AC. Hearing preservation after low dose linac radiosurgery for acoustic neuroma depends on initial hearing and time. Radiother Oncol 2011; 101:420–424.

[28] Kopp C, Fauser C, Muller A, et al. Stereotactic fractionated radiotherapy and LINAC radiosurgery in the treatment of vestibular schwannoma-report about both stereotactic methods from a single institution. Int J Radiat Oncol Biol Phys 2011; 80:1485–1491.

[29] Collen C, Ampe B, Gevaert T, et al. Single fraction versus fractionated linac-based stereotactic radiotherapy for vestibular schwannoma: a single-institu-tion experience. Int J Radiat Oncol Biol Phys 2011; 81:e503–509.

[30] van de Langenberg R, Dohmen AJ, de Bondt BJ, Nelemans PJ, Baumert BG, Stokroos RJ. Volume changes after stereotactic LINAC radiotherapy in vestibu-lar schwannoma: control rate and growth patterns. Int J Radiat Oncol Biol Phys 2012; 84:343–349.

[31] McWilliams W, Trombetta M, Werts ED, Fuhrer R, Hillman T. Audiometric outcomes for acoustic neuroma patients after single versus multiple fraction stereotactic irradiation. Otol Neurotol 2011; 32:297–300.

[32] Matsuo T, Okunaga T, Kamada K, Izumo T, Hayashi N, Nagata I. Long-term fol-low-up results of linear accelerator-based radiosurgery for vestibular schwannoma using serial three-dimensional spoiled gradient-echo MRI. J Clin Neurosci 2015; 22:320–325.

[33] Ikonomidis C, Pica A, Bloch J, Maire R. Vestibular Schwannoma: The Evolution of Hearing and Tumor Size in Natural Course and after Treatment by LINAC Stereotactic Radiosurgery. Audiol Neurootol 2015; 20:406–415.

[34] Rezk EM, El Majdoub F, Kocher M, Treuer H, Sturm V, Maarouf M. Micro-Mul-tileaf Collimator LINAC Radiosurgery for Vestibular Schwannomas. World Neurosurg 2017.

第 18 章 基于 LINA 的常规分割立体定向放射治疗散发性前庭神经鞘瘤

Wenyin Shi, Haisong Liu, Christopher J. Farrell, David W. Andrews

18.1 引言

常规分割放疗是指采用日剂量 1.8~2.0Gy，每周 5 次的分割方案。整个疗程通常为 5~6 周，颅内良性肿瘤的总治疗剂量为 45~54Gy。这种治疗方法广泛用于良性脑肿瘤和原发恶性脑肿瘤，经证实有效且毒性较小。

18.2 分割立体定向放射治疗

常规分割放射治疗最初采用 3D 适形技术。在过去的几十年中，立体定向放射技术的发展使治疗表现为更高的一致性、更少的并发症和良好的肿瘤控制率。分割立体定向放射治疗（FSRT）具有常规分割放疗的放射生物学优势，其在立体定向放射外科（SRS）治疗靶区外治疗中保持同样的剂量一致性、精确度且使得陡峭剂量减少。实质上，FSRT 具有与 SRS 相同的辐射剂量测定特性，唯一区别是分次治疗次数和分次剂量不同。

目前，有几种不同的立体定向系统可供使用用于患者治疗，包括红外摄像机引导、可移动框架、植入的基准标记、热塑面罩固定系统。热塑性头部面罩由于使用方便、舒适，应用最为广泛。采用当前的 FSRT 系统具有可重复性的高精度。一项使用 Gill-Thomas-Cosman（GTC）可再定位的框架已被证明总的 3D 位移（1.8±0.8）mm（平均值 ±SD），范围为 0.3~3.9mm，这与基于面罩的系统相似，其中 3D 位移通常小于 2.5mm。使用立体定位面罩固定系统的患者可通过日常成像引导（图像引导放疗）进一步改善患者体位的准确性和可重复性。目前治疗中心普遍使用 3 种类型的室内千伏 X线成像引导系统。轨道上 CT 是一种轨道安装式千伏断层成像系统，由安装在治疗室中的传统 CT 扫描仪组成，可移动到治疗床上采集患者螺旋 CT 扫描的位置。立体 X 线成像系统利用永久性安装在天花板或地板上的千伏 X 线管，使得射线管和探测器位置相对于治疗室坐标固定。此类系统的示例为 ExacTRAC（BrainLab，Westchester，IL）和 CyberKnife（Accuray，Sunnyvale，CA）。机架安装系统，例如 Varian 机载成像器（OBI）和 Elekta X 线容积成像（XVI）依靠安装在治疗机架上与治疗射束中心轴正交的 X 线管及探测器。千伏成像系统随机架旋转，并与兆伏治疗射束共享相同的等中心点。它可以生成射线照片、透视图像以及断层图像，如 CBCT，CBCT 使用锥形束 X 光源，其围绕患者单次旋转时包含较大的体积。然后将图像重建为 3D 图像。天花板 / 地板安装的立体 X 线成像系统和机架安装系统也可以集成到一个单独的治疗室中，例如 Novalis Tx（BrainLab，Westchester，IL）或 Truebeam STx（Varian，Palo Alto，CA）配置。

为了量化图像引导分割立体定向放射治疗（IG-FSRT）程序的端到端定位不确定性，几个独立小组报告了他们的隐藏靶区测试结果，其中包括模拟刚性体模中隐藏金属靶区的完整典型治疗，并测量定位精度。报告的平均定位误差为 0.8mm。由于采用了现代技术，1~2mm 的计划靶区（PTV）边界是足够的。如此小的 PTV 边界用于前庭神经鞘瘤治疗，可以更好地保留邻近肿瘤的重要脑结构，如脑干和耳蜗。此外，先进的放射治疗计划，如调强放射治疗（IMRT）和容积弧形治疗（VAMT），可以进一步雕刻辐射分布，以实现额外的正常结构保留，这是 3D 适形技术无法进行的（图 18.1）。

18.3 放射生物学

理解 FSRT 的基本放射生物学原理将有助于解释临床数据，尤其是 FSRT 和 SRS 治疗前庭神经鞘瘤的有效性和毒性特征差异。FSRT 的时间、剂量、分数与其生物学效应之间的关系基于放射学的基本原理，定义为辐射的"4R"（修复、再增殖、再分布和再氧化）。影响前庭神经鞘瘤 FSRT 最重要的生物学原理是"修复"。分割放疗，使得亚致死损伤之间有时间进行修复。由于存在错误的修复机制，与正常组织相比，前庭神经鞘瘤的修复效率较低，并且肿瘤和正常组织之间的这些差异随着分割的增加而放大，这导致高分割放射治疗时正常组织的分离。分割治疗还允许肿瘤组织的再氧化和细胞周期中细胞的再分布。最终的结果是增加了放疗的治疗指数。高剂量单次治疗的放射生物学通过致死性的 DNA 损伤和内皮损伤发挥主要作用。由于 SRS 的 α/β 较低，尽管可能有利于提高前庭神经鞘瘤肿瘤细胞的杀伤，同时也对正常组织结构产生较多不利影响，如损伤耳蜗及耳蜗神经等。可以通过剂量急剧下降以及 SRS 技术的高度一致性使正常脑组织结构得到保护。不幸的是，由于前庭神经鞘瘤邻近耳蜗，且与耳蜗神经重叠，这些结构经常不能被保护。耳蜗感觉细胞（Corti 器毛细胞）和血管纹细胞的损伤是放射性听力损伤的主要机制之一。

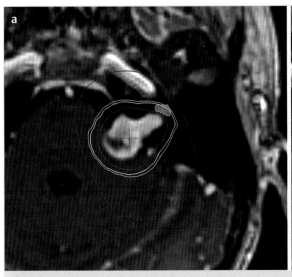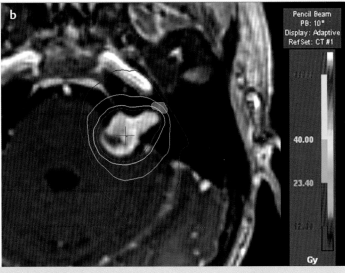

图 18.1　3D 适形 SRS 与 IMRT SRS 的计划比较，显示前庭神经鞘瘤伴显著管内成分时，IMRT 可改善耳蜗保留。（a）5 个动态弧的 3D 适形计划。耳蜗平均剂量 43Gy。（b）具有 4 个动态弧和 4 个 IMRT 射束的混合弧计划。耳蜗平均剂量为 30Gy

根据 RET 公式可进一步估计 SRS 和 FSRT 对听力的生物学影响，这意味着 SRS 剂量不应超过 11.2Gy 的阈值，就可以获得较高的听力保留率。同样，累积 FSRT 剂量超过 45Gy 可能导致更高的听力丧失率。基于我们之前的分析，即使是放射剂量中位值为 13Gy 也会导致 17%~67% 的有效听力损失，而 47.5Gy 的中位 FSRT 剂量会导致 29%~43% 的有效听力损失。这些发现在有效听力丧失上得到了临床证据的进一步支持，这些证据在统计学上与 40Gy 以上的耳蜗阈值剂量相关。关于与前庭神经鞘瘤的 SRS 和 FSRT 相关的放射生物学原理的进一步讨论见第 15 章。

18.4　肿瘤控制

FSRT 最初被用于手术切除前庭神经鞘瘤后的辅助治疗。1987 年，Wallner 等报道了他们的初步经验，证实术后放疗（>45Gy）可将大部切除术后肿瘤复发率从 46% 降至 6%。随后，立体定向放射治疗被证实可达到与手术切除相当的良好的肿瘤控制率，可作为一种确实有效的治疗选择。SRS γ 刀首次确立了放射治疗对前庭神经鞘瘤的有效性。在过去 20 年中，多项研究报告了使用 FSRT 的肿瘤控制率与使用 SRS 获得的肿瘤控制率相当，具有较低的颅神经损伤风险（表 18.1）。77 例接受 SRS 治疗患者的荟萃分析报告肿瘤控制率为 91%。几项大型回顾性 FSRT 系列长期随访显示局部控制率超过 94%。其他 FSRT 研究报告的肿瘤控制率范围更广，为 85%~100%（表 18.1）。结果的差异很大程度上与随访时间的长短和肿瘤控制的定义有关。现已公认，FSRT 治疗后，可能有一过性肿瘤扩张（图

18.2）。在治疗后的最初阶段，由于放疗的影响，肿瘤可能会增大；随后是一段稳定期以及通常逐步缩小。在 9~16 个月时，在 14~74% 的患者中观察到了肿瘤一过性扩张。因为存在这一现象，把治疗失败定义为两次连续随访 MRI 扫描发现肿瘤持续生长，且两次扫描之间间隔适当的时间。准确评估肿瘤控制的另一个重要因素是充分的随访。尽管 5 年后很少有治疗控制失败的现象，但长期随访发现随着时间的推移局部肿瘤控制率下降。

尽管获得长期肿瘤控制的总体成功率较高，但 FSRT 的最佳剂量和分割方案仍不确定。不同机构采用的具体治疗方式实践存在广泛差异。最常用的辐照剂量范围为 45~57.6Gy，1.8~2Gy 分次给药（表 18.1）。Fuss 等报道了 51 例患者接受 FSRT 治疗的经验，剂量为 57.6Gy。他们提示 2 年和 5 年实际肿瘤控制率为 100% 和 97.7%，2 年和 5 年有效听力保留率均为 85%。在维持肿瘤控制的同时，探索较低剂量以减少毒性，并改善听力保存。Andrews 等进行了一项非随机前瞻性队列分析，比较了 FSRT 剂量减少后的结果，剂量从 50.4Gy 减至 46.8Gy。本研究成功地改善了听力结果，但未减少肿瘤控制率。低剂量 46.8Gy 队列研究长期随访显示 3 年和 5 年的肿瘤控制率分别为 99% 和 93%。总体有效听力保留率为 67%，3 年和 5 年有效听力保留率分别为 66% 和 54%。重要的是，与 SRS 相比，FSRT 治疗后听力损伤的发生时间似乎可存在延迟。使用 45Gy 低剂量的几个系列也显示了相似的高肿瘤控制率。然而，低于 45Gy 的剂量，特别是低于 40Gy 的剂量，似乎会导致肿瘤控制率下降。根据目前的数据，

表 18.1　选择现代 FSRT 系列治疗前庭神经鞘瘤的结果

作者	年份	例数	剂量 /Fx 范围 (Gy/Gy)	局部控制	听力保存	三叉神经损伤	面神经损伤	中位随访时间 / 年
Shirato 等	1999	37	（36~44）/2	86.2%	在 5 年时 53%	0%	2.6%	2
Fuss 等	2000	51	57.6/1.8	97.7%	在 5 年时 85.2 %	3.9%	0%	3.5
Andrews 等	2001	56	50/2	97%	在 5 年时 81%	7%	2%	9.6
Sawamura 等	2003	101	（40~50）/2	91.4%	在 5 年时 71.5%	4%	0.9%	3.8
Selch 等	2004	48	54/1.8	100%	在 5 年时 91.4%	2.2%	2.1%	3
Chung 等	2004	27	45/1.8	100%	在 2 年时 57%	7%	4%	2.1
Chan 等	2005	70	54/1.8	98%	74%	0%	0%	4
Combs 等	2005	106	57.6/1.8	95.3%	在 5 年时 98%	3.4%	2.3%	4
Combs 等	2010	172	57.6/1.8	96%	在 10 年时 69%	4.6%	4%	6.3
Maire 等	2006	45	51/1.8	86%	77.7%	0%	0%	6.7
Horan 等	2007	42	50/1.67	96.9%	在 2 年时 73%	0%	3.2%	1.6
Koh 等	2007	60	50/2	96%	77.3%	0%	0%	2.6
Thomas 等	2007	34	45/1.8	96%	63%	0%	7%	3
McClelland 等	2008	20	54/1.8	100%	100%	10%	0%	1.8
Andrews 等	2009	43	50.4/1.8	100%	在 3 年时 68%	0%	0%	1.2
		46	46.8/1.8	100%	在 3 年时 79%	0%	0%	
Champ 等	2013	154	46.8/1.8	96%	在 5 年时 66%	2%	1.8%	3
Kopp 等	2011	47	54/1.8	97.9%	79%	0%	0%	2.7
Aoyama 等	2012	201	（36~50）/2	96.6%	在 5 年时 54.5%	—	2.4%	6
Rasmussen 等	2012	42	54/1.8	85%	在 2 年时 38%	0%	4.7%	5
Choy 等	2013	103	52.2/1.8	89%	86%	—	2%	3.5
Litre 等	2013	155	50.4/1.8	95.2%	54%	3.2%	2.5%	5
Woolf 等	2013	93	52.2/2.1	92%	87%	1%	1%	5.7
Anderson 等	2014	56	（45~50.4）/1.8	97%	44.4%	0%	0%	4.4
Combs 等	2015	291	57.6/1.8	94%	86%	1%	1%	5.6

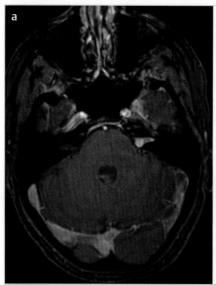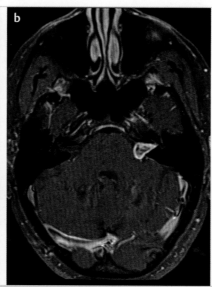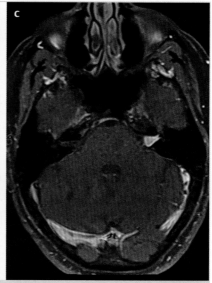

图 18.2　FSRT 后短暂的肿瘤扩增的示例。（a）治疗前肿瘤体积。（b）FSRT 术后 3 个月肿瘤扩大伴肿瘤体积中心坏死。（c）缩小和增强的恢复，现在最有可能在 FSRT 后 2 年纤维化。末次随访时，肿瘤在治疗后 4 年保持稳定

45~46.8Gy似乎不存在剂量－反应关系，该剂量范围可能代表高肿瘤控制率的阈值。考虑到减少副作用和改善听力的可能性，应考虑低剂量FSRT（45~46.8Gy）。低于45Gy的剂量的临床疗效需要做进一步的前瞻性研究和长期随访。

18.5　听力保留

FSRT已被开发用于减少SRS的毒性，提高听力保留率作为主要目的之一。虽然所报道的FSRT总体肿瘤控制率在一个比较一致的范围内，但听力保留率的变化范围较大，标准剂量（45~57.6Gy）的患者听力保留率可以从38%至100%（表18.1）。作为参考，接受当前低剂量（12~13Gy）SRS治疗的大宗病例报告的听力保留率为16%~82%。应该注意的是，直接比较不同系列之间的听力保留率是困难和不可靠的。结果受到多种因素的混淆，包括听力评估中的差异，许多机构未能根据美国耳鼻咽喉科－头颈外科学会（AAO-HNS）或Gardner-Robertson（GR）分类测量听力。此外，听力保留的定义也各不相同。当FSRT后听力水平维持在GR Ⅰ级或Ⅱ级时，听力通常被认为是保留的。然而，一些研究采用了更严格的标准，把听力保留定义为无任何程度的听力下降。其他研究依赖于主观的听力评估而不是正式的听力测试。长期随访这些患者也很重要，因为在FSRT或其他放射治疗后，听力可持续下降数年。更复杂的是，一些患者因素，如年龄、并发症和肿瘤大小也可能影响听力保留率。

前庭神经鞘瘤FSRT结果评估复杂化的另一个因素是在不同中心进行的各种剂量分割方案。几项研究表明，较高剂量的辐射与较差的听力保留率有关。我们在一项辐射剂量从50.4Gy降低至46.8Gy的前瞻性队列研究中证实了这一效应，我们是做正式听力图评估的。对保留有效听力的患者进行3年随访的对比分析，低剂量组的原始听力保留率较好（79%：68%），低剂量组的实际听力保留时长显著长于高剂量组（165周：79周）。在最近报道中，我们更新了使用降低FSRT剂量（46.8Gy）治疗154例患者的经验，中位随访时间3年，总体听力保留率为67%。3年和5年时的听力保留率分别为66%和54%。我们还发现，在FSRT前具有GR Ⅰ级听力的患者中，听力保留更为良好。在该亚组中，总体听力保留率为82%。然而，与使用较高辐射剂量的其他组相比，剂量关系仍不清楚。Combs等报告了接受57.6Gy剂量FSRT治疗的大宗病例。其3年和5年听力保留率分别为79%和76%。然而，他们的研究没有进行任何正式的听力测试，有效听力被定义为任何有用的听力，且能够在没有视觉辅助的情况下进行充分交流。通过与进行声学评估的病例研

究比较显示了相似的听力保留率。在接受低剂量45Gy治疗的一系列患者中，3年听力保留率为63%。另一个由大约200例接受54Gy治疗的患者组成的大宗比例显示5年听力保留率为54.5%。Litre等在其155例接受50.4Gy照射的患者中也报告了非常相似的54%的总体听力保留率。

由于上述混杂因素与研究比较系列间缺乏明确的剂量反映关系，无法得出关于最佳分割方案的确切结论。然而，考虑到已报道的在剂量范围（45~57.6Gy）内具有一致的极好局部控制率，为获得更好的听力保护，推荐低剂量（45~46.8Gy）的FSRT是相当合理的。

在比较SRS与FSRT之间的听力保护结果时，也存在类似的挑战。一些作者报告了他们使用SRS和FSRT治疗前庭神经鞘瘤的经验。Andrews等比较了他们使用FSRT和SRS的经验，报告称两个研究队列的肿瘤控制、面神经保留和三叉神经病变发生率相当。然而，FSRT组的听力保留率是SRS组的2.5倍，原始的听力保留率为81%，SRS组为33%。Combs等也报道了他们对前庭神经鞘瘤患者行FSRT和SRS的单中心经验。他们发现接受SRS≤13Gy剂量治疗后，维持治疗前听力水平的人数与FSRT比较两组之间没有统计学意义上的差异。他们的系列病例中报告了非常好的听力保留率。放疗后在1年、3年、5年、10年中保持同一GR听力等级的概率分别为83%、79%、76%、69%。SRS和FSRT患者之间无差异。尽管作者将有效听力定义为GR Ⅰ~Ⅱ级，但听力评估是基于患者病历中的可用信息进行回顾性分析的，包括患者在放疗前后进行的听力评估，耳鼻喉科医生从随访访视或从初级保健医生处收集的数据，以及依据患者调查问卷数据（而非基于完全依靠正式的听力测试）。这种所谓听力结果非常好，尤其是在5年和10年的长期随访中，良好的听力结果，反映了数据收集不够完善，在解释结果时应予以考虑。Combs等还对3个德国研究中心的临床数据进行了汇总分析，比较了FSRT和SRS后的听力保留情况。同样的，长期随访报告的总体听力保留率很高，为84%，SRS和FSRT组之间无差异。然而，在听力评估中，因为听力测试的不完善和非延续性同样无法基于这些数据得出任何不确定性的结论。尽管还没有进行随机试验来解决这个问题，因而需要进行有正规听力随访的前瞻性队列研究来提供更高级别的证据。关于SRS和FSRT听力保护的进一步讨论见第52章。

18.6　颅神经毒性

面神经功能保留是前庭神经鞘瘤治疗的另一个关键目标。现代FSRT系列中面神经神经损伤的总体风险

较低，一般低于4%（表18.1）。例如，德国3个研究中心的291例患者接受57.6Gy FSRT治疗，结果显示面神经病变总发生率为1%。虽然长期面神经病变风险较低，但由于一过性肿瘤扩大，在高达9%的患者中可观察到短暂的面神经功能恶化或一过性新的面神经轻瘫，随着患者肿瘤体积变大，面神经病变风险增加。FSRT治疗后的其他颅神经损伤也很罕见，包括三叉神经病变或神经痛，在大量的现代系列研究中风险小于4%（表18.1）。

18.7 未来发展

尽管前庭神经鞘瘤是一种良性肿瘤，生长速度通常较慢，但这些肿瘤及其后续治疗可导致显著的神经功能缺失，包括听力丧失、耳鸣、其他颅神经病变和平衡失调。尽管放疗的肿瘤控制率较高，但FSRT和SRS的治疗选择上仍缺乏共识，尤其是在肿瘤较小及听力极好的患者中。尽管这些问题最好通过适当设计的随机试验来回答，但实际上由于使用的立体定向放射治疗系统不同机构存在偏倚和多样性，导致的SRS和FSRT之间的随机化设计是困难的。然而，基于长期MRI检查和正式的听力评估的前瞻性研究，可以提供更为可靠的数据并可提高这些技术比较的可信度。此外，在获得最高听力和颅脑神经保留率的同时可维持目前报道的肿瘤控制率。FSRT的最佳剂量目前还不清楚，除耳蜗辐射剂量外，其他决定长期听力保护的因素包括放射对耳蜗神经及其血管供应和耳蜗核的影响，仍有待阐明。各种放射输送方式对耳鸣和平衡失调的影响也尚未得到很好的研究。根据现有证据，低于45Gy的放射剂量可能低于耳蜗和耳蜗神经的耐受剂量；然而，低于目前剂量的放疗方式只有在基于细致的长期随访评估肿瘤控制中的潜在应用前景后，才能被考虑应用于临床。

参考文献

[1] Anker CJ, Shrieve DC. Basic principles of radiobioloGyapplied to radiosurgery and radiotherapy of benign skull base tumors. Otolaryngol Clin North Am. 2009; 42(4):601–621.

[2] Buatti JM, Bova FJ, Friedman WA, et al. Preliminary experience with frameless stereotactic radiotherapy. Int J Radiat Oncol Biol Phys. 1998; 42(3):591–599.

[3] Gill SS, Thomas DG, Warrington AP, Brada M. Relocatable frame for stereotactic external beam radiotherapy. Int J Radiat Oncol Biol Phys. 1991; 20(3):599–603.

[4] Graham JD, Warrington AP, Gill SS, Brada M. A non-invasive, relocatable stereotactic frame for fractionated radiotherapy and multiple imaging. Radiother Oncol. 1991; 21(1):60–62.

[5] Kumar S, Burke K, Nalder C, et al. Treatment accuracy of fractionated stereotactic radiotherapy. Radiother Oncol. 2005; 74(1):53–59.

[6] Kim KH, Cho MJ, Kim JS, et al. Isocenter accuracy in frameless stereotactic radiotherapy using implanted fiducials. Int J Radiat Oncol Biol Phys. 2003; 56 (1):266–273.

[7] Willner J, Flentje M, Bratengeier K. CT simulation in stereotactic brain radiotherapy–analysis of isocenter reproducibility with mask fixation. Radiother Oncol. 1997; 45(1):83–88.

[8] Alheit H, Dornfeld S, Dawel M, et al. Patient position reproducibility in fractionated stereotactically guided conformal radiotherapy using the BrainLab mask system. Strahlenther Onkol. 2001; 177(5):264–268.

[9] Hodapp N, Nanko N, Röhner F, Frommhold H. Quality assurance for non-invasive patient fixation during stereotactic convergent beam irradiation. Acta Neurochir Suppl (Wien). 1994; 62:101–104.

[10] Wurm RE, Erbel S, Schwenkert I, et al. Novalis frameless image-guided non-invasive radiosurgery: initial experience. Neurosurgery. 2008; 62(5) Suppl: A11–A17, discussion A17–A18.

[11] Gevaert T, Verellen D, Engels B, et al. Clinical evaluation of a robotic 6-degree of freedom treatment couch for frameless radiosurgery. Int J Radiat Oncol Biol Phys. 2012; 83(1):467–474.

[12] Ramakrishna N, Rosca F, Friesen S, Tezcanli E, Zygmanszki P, Hacker F. A clinical comparison of patient setup and intra-fraction motion using frame-based radiosurgery versus a frameless image-guided radiosurgery system for intracranial lesions. Radiother Oncol. 2010; 95(1):109–115.

[13] Lamba M, Breneman JC, Warnick RE. Evaluation of image-guided positioning for frameless intracranial radiosurgery. Int J Radiat Oncol Biol Phys. 2009; 74 (3):913–919.

[14] van Santvoort J, Wiggenraad R, Bos P. Positioning accuracy in stereotactic radiotherapy using a mask system with added vacuum mouth piece and ster-eoscopic X-ray positioning. Int J Radiat Oncol Biol Phys. 2008; 72(1):261–267.

[15] Jin JY, Ryu S, Faber K, et al. 2D/3D image fusion for accurate target localization and evaluation of a mask based stereotactic system in fractionated stereotac-tic radiotherapy of cranial lesions. Med Phys. 2006; 33(12):4557–4566.

[16] Feygelman V, Walker L, Chinnaiyan P, Forster K. Simulation of intrafraction motion and overall geometrical accuracy of a frameless intracranial radiosur-gery process. J Appl Clin Med Phys. 2008; 9(4):2828.

[17] Ackerly T, Lancastercm, Geso M, Roxby KJ. Clinical accuracy of ExacTrac intracranial frameless stereotactic system. Med Phys. 2011; 38(9):5040–5048.

[18] Witek M, Vahknenko Y, Siglin J, et al. Dose reduction to the scalp with hippo-campal sparing is achievable with intensity modulated radiotherapy. Int J Med Phys Clin Eng Radiat Oncol. 2014; 3(3):176–182.

[19] Santacroce A, Kamp MA, Budach W, Hänggi D. RadiobioloGy of radiosurgery for the central nervous system. BioMed Res Int. 2013; 2013:362761.

[20] Andrews DW, Bednarz G, Werner-Wasik M, Downes-Phillips B. Fractionated stereotactic radiotherapy: rationale, indications, and treatment technique. In: Chin L, Regine W, eds. Principles and Practice of Stereotactic Radiosurgery. New York, NY: Springer; 2008:289–298.

[21] Yeung AH, Sughrue ME, Kane AJ, Tihan T, Cheung SW, Parsa

AT. RadiobioloGyof vestibular schwannomas: mechanisms of radioresistance and potential targets for therapeutic sensitization. Neurosurg Focus. 2009; 27(6):E2.

[22] Linskey ME, Johnstone PA. Radiation tolerance of normal temporal bone structures: implications for gamma knife stereotactic radiosurgery. Int J Radiat Oncol Biol Phys. 2003; 57(1):196–200.

[23] Champ CE, Shen X, Shi W, et al. Reduced-dose fractionated stereotactic radio-therapy for acoustic neuromas: maintenance of tumor control with improved hearing preservation. Neurosurgery. 2013; 73(3):489–496.

[24] Pan CC, Eisbruch A, Lee JS, Snorrason RM, Ten Haken RK, Kileny PR. Prospec-tive study of inner ear radiation dose and hearing loss in head-and-neck cancer patients. Int J Radiat Oncol Biol Phys. 2005; 61(5):1393–1402.

[25] Bhandare N, Jackson A, Eisbruch A, et al. Radiation therapy and hearing loss. Int J Radiat Oncol Biol Phys. 2010; 76(3) Suppl:S50–S57.

[26] Wallner KE, Sheline GE, Pitts LH, Wara WM, Davis RL, Boldrey EB. Effcacy of irradiation for incompletely excised acoustic neurilemomas. J Neurosurg. 1987; 67(6):858–863.

[27] Flickinger JC, Lunsford LD, Coffey RJ, et al. Radiosurgery of acoustic neurino-mas. Cancer. 1991; 67(2):345–353.

[28] Pannullo SC, Fraser JF, Moliterno J, Cobb W, Stieg PE. Stereotactic radiosur-gery: a meta-analysis of current therapeutic applications in neuro-oncologic disease. J Neurooncol. 2011; 103(1):1–17.

[29] Combs SE, Welzel T, Schulz-Ertner D, Huber PE, Debus J. Differences in clinical results after LINAC-based single-dose radiosurgery versus fractionated ster-eotactic radiotherapy for patients with vestibular schwannomas. Int J Radiat Oncol Biol Phys. 2010; 76(1):193–200.

[30] Combs SE, Engelhard C, Kopp C, et al. Long-term outcome after highly advanced single-dose or fractionated radiotherapy in patients with vestibular schwannomas -pooled results from 3 large German centers. Radiother Oncol. 2015; 114(3):378–383.

[31] Litre F, Rousseaux P, Jovenin N, et al. Fractionated stereotactic radiotherapy for acoustic neuromas: a prospective monocenter study of about 158 cases. Radiother Oncol. 2013; 106(2):169–174.

[32] Aoyama H, Onodera S, Takeichi N, et al. Symptomatic outcomes in relation to tumor expansion after fractionated stereotactic radiation therapy for vestibu-lar schwannomas: single-institutional long-term experience. Int J Radiat Oncol Biol Phys. 2013; 85(2):329–334.

[33] Kapoor S, Batra S, Carson K, et al. Long-term outcomes of vestibular schwan-nomas treated with fractionated stereotactic radiotherapy: an institutional experience. Int J Radiat Oncol Biol Phys. 2011; 81(3):647–653.

[34] Mandl ES, Meijer OW, Slotman BJ, Vandertop WP, Peerdeman SM. Stereotactic radiation therapy for large vestibular schwannomas. Radiother Oncol. 2010; 95(1):94–98.

[35] Pollock BE, Link MJ, Foote RL. Failure rate of contemporary low-dose radio-surgical technique for vestibular schwannoma. J Neurosurg. 2009; 111(4): 840–844.

[36] Fuss M, Debus J, Lohr F, et al. Conventionally fractionated stereotactic radio-therapy (FSRT) for acoustic neuromas. Int J Radiat Oncol Biol Phys. 2000; 48 (5):1381–1387.

[37] Shirato H, Sakamoto T, Sawamura Y, et al. Comparison between observation policy and fractionated stereotactic radiotherapy (SRT) as an initial manage-ment for vestibular schwannoma. Int J Radiat Oncol Biol Phys. 1999; 44(3): 545–550.

[38] Andrews DW, Suarez O, Goldman HW, et al. Stereotactic radiosurgery and fractionated stereotactic radiotherapy for the treatment of acoustic schwan-nomas: comparative observations of 125 patients treated at one institution. Int J Radiat Oncol Biol Phys. 2001; 50(5):1265–1278.

[39] Sawamura Y, Shirato H, Sakamoto T, et al. Management of vestibular schwan-noma by fractionated stereotactic radiotherapy and associated cerebrospinal fluid malabsorption. J Neurosurg. 2003; 99(4):685–692.

[40] Selch MT, Pedroso A, Lee SP, et al. Stereotactic radiotherapy for the treatment of acoustic neuromas. J Neurosurg. 2004; 101 Suppl 3:362–372.

[41] Chung HT, Ma R, Toyota B, Clark B, Robar J, McKenzie M. Audiologic and treat-ment outcomes after linear accelerator-based stereotactic irradiation for acoustic neuroma. Int J Radiat Oncol Biol Phys. 2004; 59(4):1116–1121.

[42] Chan AW, Black P, Ojemann RG, et al. Stereotactic radiotherapy for vestibular schwannomas: favorable outcome with minimal toxicity. Neurosurgery. 2005; 57(1):60–70, discussion 60–70.

[43] Combs SE, Volk S, Schulz-Ertner D, Huber PE, Thilmann C, Debus J. Manage-ment of acoustic neuromas with fractionated stereotactic radiotherapy (FSRT): long-term results in 106 patients treated in a single institution. Int J Radiat Oncol Biol Phys. 2005; 63(1):75–81.

[44] Maire JP, Huchet A, Milbeo Y, et al. Twenty years' experience in the treatment of acoustic neuromas with fractionated radiotherapy: a review of 45 cases. Int J Radiat Oncol Biol Phys. 2006; 66(1):170–178.

[45] Horan G, Whitfield GA, Burton KE, Burnet NG, Jefferies SJ. Fractionated con-formal radiotherapy in vestibular schwannoma: early results from a single centre. Clin Oncol (R Coll Radiol). 2007; 19(7):517–522.

[46] Koh ES, Millar BA, Ménard C, et al. Fractionated stereotactic radiotherapy for acoustic neuroma: single-institution experience at The Princess Margaret Hospital. Cancer. 2007; 109(6):1203–1210.

[47] Thomas C, Di Maio S, Ma R, et al. Hearing preservation following fractionated stereotactic radiotherapy for vestibular schwannomas: prognostic implica-tions of cochlear dose. J Neurosurg. 2007; 107(5):917–926.

[48] McClelland S, III, Gerbi BJ, Higgins PD, Orner JB, Hall WA. Safety and effcacy of fractionated stereotactic radiotherapy for acoustic neuromas. J Neurooncol. 2008; 86(2):191–194.

[49] Andrews DW, Werner-Wasik M, Den RB, et al. Toward dose optimization for fractionated stereotactic radiotherapy for acoustic neuromas: compar-ison of two dose cohorts. Int J Radiat Oncol Biol Phys. 2009; 74(2):419–426.

[50] Kopp C, Fauser C, Müller A, et al. Stereotactic fractionated radiotherapy and LINAC radiosurgery in the treatment of vestibular schwannoma-report about both stereotactic methods from a single institution. Int J Radiat Oncol Biol Phys. 2011; 80(5):1485–1491.

[51] Rasmussen R, Claesson M, Stangerup SE, et al. Fractionated stereotactic radio-therapy of vestibular schwannomas accelerates

hearing loss. Int J Radiat Oncol Biol Phys. 2012; 83(5):e607–e611.

[52] Choy W, Spasic M, Pezeshkian P, et al. Outcomes of stereotactic radiosurgery and stereotactic radiotherapy for the treatment of vestibular schwannoma. Neurosurgery. 2013; 60 Suppl 1:120–125.

[53] Woolf DK, Williams M, Goh CL, et al. Fractionated stereotactic radiotherapy for acoustic neuromas: long-term outcomes. Clin Oncol (R Coll Radiol). 2013; 25(12):734–738.

[54] Anderson BM, Khuntia D, Bentzen SM, et al. Single institution experience treating 104 vestibular schwannomas with fractionated stereotactic radiation therapy or stereotactic radiosurgery. J Neurooncol. 2014; 116(1):187–193.

[55] Yang I, Sughrue ME, Han SJ, et al. A comprehensive analysis of hearing preser-vation after radiosurgery for vestibular schwannoma. J Neurosurg. 2010; 112 (4):851–859.

[56] Lunsford LD, Niranjan A, Flickinger JC, Maitz A, Kondziolka D. Radiosurgery of vestibular schwannomas: summary of experience in 829 cases. J Neurosurg. 2005; 102 Suppl:195–199.

[57] Combs SE, Thilmann C, Edler L, Debus J, Schulz-Ertner D. Efficacy of fractionated stereotactic reirradiation in recurrent gliomas: long-term results in 172 patients treated in a single institution. J Clin Oncol. 2005; 23(34): 8863–8869.

第 19 章　散发性前庭神经鞘瘤的射波刀治疗

Navjot Chaudhary, Steven D. Chang

19.1　引言

单次立体定向放射外科（SRS）治疗和分割放疗已成为前庭神经鞘瘤（VS）除显微手术切除术之外的可行替代疗法。放射输送方法包括使用 γ 刀的 SRS（GK SRS）、基于直线加速器的（LINAC）系统［单次 SRS 或大分割和常规分割方案的射波刀（CK）］以及质子束治疗。大量既往文献证实了 SRS、大分割放疗（2~5 次）常规分级放疗在前庭神经鞘瘤治疗上的安全性和

有效性（表 19.1、表 19.2）。单次 SRS 显示了极好的肿瘤控制率；然而，理论上单次较高的治疗剂量较多次较低剂量治疗对邻近结构可能带来更大的损伤风险。一项大型系列研究调查了单次 GK SRS 或 CK SRS 治疗 386 例前庭神经鞘瘤（VS）患者。肿瘤体积是三叉神经病变的唯一预测因子，但未发现面神经损伤的预测因了。根据 House-Brackmann 量表，1 例患者有永久性一个级别的听力下降，7 例患者有一过性 I ~ Ⅲ个级的听力下降。75% 的患者保留有效听力。在本研究中多

表 19.1 采用单次立体定向放射外科治疗前庭神经鞘瘤（*n*>100 ）

作者	发表年份	例数/例	模式	中位肿瘤体积数 /cm³	剂量 /Gy，局部控制（中位数）/%		中位随访时间 / 月	中位随访(病例数)/ 例	有效听力 /%	新的三叉神经损伤 /%	新的面神经损伤 /%
Murphy 等	2011	103	GK	1.95 ± 2.42	13	95.2（3年准测）	37.5	NR	NR	1	5
Fukuoka 等	2009	152	GK	2	12	94（5年准测）	> 60	59	71（粗测）	2.6	0
Chopra 等	2007	216	GK	1.3	13	98.3 ± 1（10年准测）	68	106	57~74（粗测）	4.2 ± 1.6	0
Friedman 等	2006	295	LINAC	2.2	12.5	90（5年准测）	34	NR	NR	点 3.6, 0.7, 剂量 < 12.5Gy	4.4 , 0.7, 剂量 < 12.5Gy
Hempel 等	2006	116	GK	1.6	13	96.7（粗测）	平均: 98	NR	NR	5.8	0
Hasegawa 等	2005	301	GK	平均 : 5.6	13	93（5年准测）	94	19	37（粗测），68（粗测）剂量 < 13Gy	2	1
Wowra 等	2005	111	GK	1.6	13	95（6年准测）	84	NR	NR	11.7	3
Chung 等	2005	187	GK	平均 : 4.1	13	96.8（粗测）	31	26	60（粗测）	1.1	1.4
Litvack 等	2003	134	GK	NR	12	98（粗测）	36	47	62（粗测）	5.8	2.3
Rowe 等	2003	212	GK	3.7	15	97（粗测）	34	49	75（粗测）	3.5	4.5
Unger 等	2002	100	GK	3.4	13	96（粗测）	76	29	55（粗测）	5	6
Prasad 等	2000	153	GK	平均 : 2.7	13.2	92（粗测）	38	36	58（粗测）	5	2.3

缩写：GK，γ 刀；NR，未报告

表 19.2　常规分割放射治疗前庭神经鞘瘤

作者	发表年份	例数/例	模式	中位肿瘤体积/cm³	剂量/Gy，局部控制（中位数）/%	中位随访时间/月	中位随访(病例数)/例	有效听力/%	新的三叉神经损伤/%	新的面神经损伤/%
Kopp 等	2010	47	30	3.95	54	97.9（粗测）	32	33	79（粗测）	8.5	4.3
Combs 等	2010	165	30	2.8	57.6	96（5年准测）	75	94	78（5年准测）	3	4
Horan 等	2007	42	30	直径 2 cm	50	96.9（2.5年准测）	18.6	20	100（粗测主观听力）	0	3.2
Koh 等	2007	60	25	4.9	50	96（5年准测）	31.9	22	77（粗测）	0	0
Maire 等	2006	45	30	直径 3.1 cm	51	86（15年准测）	80	9	78（粗测主观听力）	0	0
Chan 等	2005	68	30	2.4	54	92（5年准测）	45	NR	NR	4	1
Selch 等	2004	48	30	2.5	54	100（粗测）	36	42	91（5年准测）	2.2	2.1
Sawamura 等	2003	101	23	直径 1.9 cm	48	91（5年准测）	45	36	71（5年准测）	4	0
Andrews 等	2001	56	25	2.8	50	97（估测）	26	27	81（粗测）	7	2

缩写：NR，未报告

变量回归分析比较 GK 和 CK SRS 在肿瘤控制及毒性反应时，未发现统计学意义上的显著性差异。

鉴于已报道的 SRS 的治疗具有极好的肿瘤控制率，越来越强调尽量减少颅神经损伤发病率。为了降低颅脑神经损伤和听力丧失的风险，单次 SRS 的边缘剂量已从 16~20Gy 降低至目前可接受的 12~13Gy。早期研究中听力保留的可能性为 51%~60%。然而，最近的研究表明，使用较低的边缘剂量可以使听力保留率提高到 71% 或 73%。多疗程分次给予较低剂量，可能有助于将颅神经损伤发病率降至最低。分割放射治疗的基本原理是它可以让邻近脑组织的损伤在两次剂量间期得以恢复。此外，使用分割放射治疗时，包括耳蜗在内受危及的器官每次治疗时都会受到相对较低的放射剂量。鉴于这些理论上的分析，分次放疗已成为许多机构的主流疗法。下面讨论无框架 CK 系统的结果。

19.2　射波刀放射治疗

无框架 CK 系统的引入使得能够以极高的准确性向靶点病变输送多次高度适形的放射。射波刀放射治疗（Accuray, Inc., Sunnyvale, CA）最早是 1994 年由斯坦福大学医学中心的 John Adler 博士提出的（图 19.1）。它是一种专用的基于直线加速器的机器人系统，具有实时图像引导、无刚性制动和非等中心点计划的特点。该多功能系统在某些特定情况下同时保持病灶周围的严格剂量测定时，具有亚毫米级精度；比如在实时校正靶区位置变化时、非等中心点和等中心点治疗时、轻松分割治疗时、治疗颅内和颅外靶区以及治疗移动靶病变时。CK 放射治疗计划系统利用了机器人 6 个自由度的机动性，可以在没有等中心点的情况下叠加一组重叠的射束。逆向计划程序优化了射束方向和剂量的集合，这种非等中心点计划即使在不规则形状的靶区中也能获得极好的剂量均匀性。类似的剂量均匀性在多个等中心点模式中难以实现。无框架系统的一个显著优势是能够在多个疗程中方便地治疗患者，这对于治疗脑部功能区的病变尤其有利。图 19.2 和图 19.3 提供小型和大型 VS 的治疗计划示例。

Ishihara 等最早报道了 VS 的 CK 放疗结果，并对 1998 年至 2002 年治疗的 38 例肿瘤进行了评估。14 例患者为 Gardner–Robertson（GR）Ⅰ 或 Ⅱ 级听力（有效的），24 例患者为 Ⅲ ～ Ⅴ 级听力。总剂量和边缘剂量分别为 15.0~20.5Gy 和 11.9~20.1Gy。平均随访 31.9 个月后，他们发现肿瘤控制率为 94%。在无效听力组中只有 1 例患者因肿瘤增大而接受了额外的手术切除。总听力保留率为 93%。无效听力组中 1 例出现迟发性一过性

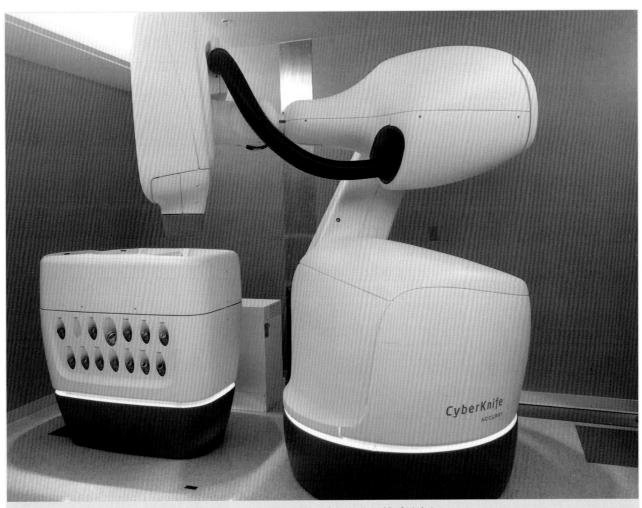

图 19.1　γ 刀治疗系统，图示准直器（左）、直线加速器（中间）和机械手（右）

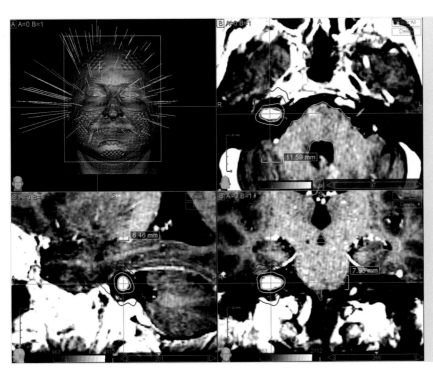

图 19.2　轴位、矢状位和冠状位 MRI 切片显示小的前庭神经鞘瘤，主要局限于内听道

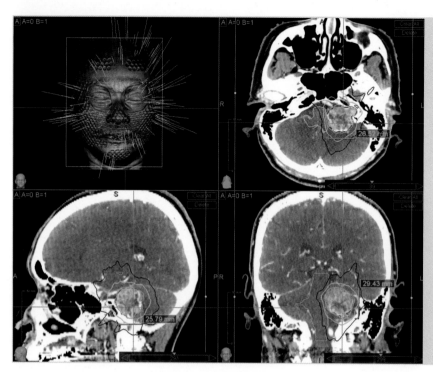

图 19.3　轴位、矢状位和冠状位 CT 扫描显示前庭神经鞘瘤较大，从 IAC 延伸至桥小脑角，并压迫脑干

面瘫，1 例出现三叉神经病变。Ju 等进行了另一项早期研究，评估了接受 CK 放射治疗的 21 例 VS 患者［14 例散发性和 7 例神经纤维瘤病 2 型（NF2）］。非 NF2 组中 2 例患者（16.7%）发生听力恶化，而 NF2 组有 3 例患者（50%）。未发生面部或三叉神经功能障碍、脑干症状或小脑水肿。43% 的患者肿瘤缩小，57% 的患者肿瘤稳定，总体肿瘤控制率达到了 100%。

斯坦福大学医学中心 Hansasuta 等报道了最大宗、最全面的 CK 治疗 VS 的经验之一，1999—2007 年，共治疗 VS 患者 383 例。在 3 个阶段 90% 患者接受 18Gy 治疗，目标肿瘤体积的中位数是 1.1cm³。在中位随访时间 3.6 年中，10 例肿瘤患者需要额外治疗，3 年和 5 年 Kaplan-Meier 肿瘤控制率分别为 99% 和 96%。3.4cm³ 肿瘤的 5 年肿瘤控制率为 98%，NF2 患者的肿瘤控制率较差（P=0.02）。在评估的 200 例具有有效听力的（GR Ⅰ、Ⅱ级）患者中，放疗后的有效听力保留率为 76%。较小的肿瘤体积与听力保留情况密切相关（P=0.001）。2% 的患者出现三叉神经功能障碍，其中半数为一过性，无面瘫病例。另一个中国台北医科大学 Wan-Fang 医院的 Tsai 等发表的大型系列研究评估了 2006 年至 2012 年间接受 CK 放射治疗的 117 例 VS 患者。在 3 个阶段中，采用 18Gy 的边缘剂量对肿瘤进行了相似的治疗。平均 61.1 个月的影像学随访中，肿瘤控制率为 99.1%。在 65 例治疗前有有效听力（GR Ⅰ 或 Ⅱ）的患者中，81.5% 的患者在 CK 放疗后保持了 GR Ⅰ 或 Ⅱ级的有效听力。12 例患者出现听力下降（91.6% 为治疗前 GR Ⅱ级）。与保留有效听力的

患者相比，这些患者的肿瘤明显较大，耳蜗体积明显较小。

最近的几项研究结果与前面讨论的两个更大的系列一致。Vivas 等治疗了 73 例 CK 放射治疗患者——63 例患者只接受了 CK 放射治疗，另外 10 例患者接着接受了显微外科手术治疗。以 CK 放疗为主要治疗方式的患者中，83% 有 0~2mm 的肿瘤增长（肿瘤控制或稳定），17% 肿瘤增长超过 2mm。稳定的肿瘤中，29% 缩小 2mm 或 2mm 以上。肿瘤体积分析发现 74% 的肿瘤体积增长小于 20%，而 26% 的肿瘤体积增长大于或等于 20%。在认为稳定的患者中，65% 的患者肿瘤体积缩小 ≥ 20%，95% 的患者不需要额外的手术干预，3 例患者需要挽救性手术，1 例患者接受额外的放疗。大多数患者开始时的听力为 D 级（AAO-HNS 听力分级），但在治疗前具有 A 级或 B 级听力（可使用听力）的患者中，53.5% 在 3 年随访时保持有效听力。治疗前听力分级为 A 级的患者听力保留率更高（77%）。同样，Karam 等评估了 2002 年至 2011 年接受 CK 分次治疗的 37 例患者。在第一次到第三次分次治疗中剂量范围为 12~30Gy。中位随访期 4.25 年中，没有患者需要额外治疗。中位随访时间 3 年中，32 例患者的影像学肿瘤控制率为 91%。在保留有效听力和测听数据的 14 例患者中，中位随访时间 18 个月中听力保留率为 78%。其中有 2 例患者同时出现新的三叉神经感觉异常和面肌痉挛，但无面瘫病例。

几个较小系列的研究也证实了早期和大型研究的结果。Lin 等检查了 20 例接受 CK 放疗的患者。放射学

表 19.3　立体定向放射治疗大型前庭神经鞘瘤

作者	病例数 / 例	肿瘤体积	模式	随访时间 / 月	肿瘤控制
Casentini 等（2015）	33	> 8 cm³	射波刀（多段）	中位数：48	31/33
Van de Langenberg 等（2011）	33	> 6 cm³	伽马刀（单段）	中位数：30	29/33
Yang 等（2011）	65	直径 > 3 cm	伽马刀（单段）	中位数：36	59/65
Mandl 等（2010）	25	直径 > 3 cm	直线加速器（多段）	平均：36	21/25
Hasegawa 等（2005）	24	> 15 cm³	伽马刀（单段）	中位数：93	13/24
Inoue 等（2005）	18?	直径 > 3 cm	伽马刀（单段）	72~156	14/15
Litvack 等（2003）	9	直径 > 3 cm	伽马刀（单段）	平均：31.7	9/9
Rowe 等（2003）	35	直径 > 3 cm	伽马刀（单段）	平均：35	30/35
Prasad 等（2000）	19	> 6.5 cm³	伽马刀（单段）	平均：50	18/19
Lederman 等（1997）	16	直径 > 3 cm	直线加速器（多段）	中位数：20.7	16/16

肿瘤控制率为 95%，2 年随访面神经保留率为 95%。CK 组放疗前、后前庭诱发肌源性电位检测异常者所占比例无明显差异，这被认为是保留了前庭神经功能。Morimoto 等对 25 例接受 CK 放疗的 26 例 VS 患者进行了检查。7 年无进展率为 95%。延迟不良事件（>3 个月）6 例：Ⅲ级脑积水 1 例，Ⅱ级面神经损伤 1 例，Ⅰ、Ⅱ级耳鸣 3 例。25 例患者中有 12 例患者放疗前保持了 CK 治疗前平均纯音 ≤ 50dB，50% 的患者在治疗后的最后一次听力随访中保持了这一平均纯音水平。Mahadevan 等评估了 10 例接受 CK 放疗的 VS 患者。中位随访时间 22 个月，影像学肿瘤控制率为 100%。根据治疗前后的纯音听阈和言语识别率评分，中位随访时间 19 个月中，没有患者出现听力下降。2 例患者报告听力改善，并有肿瘤体积缩小。Wagner 等评估了 22 例显微手术治疗的 VS 患者和 16 例 CK 放疗患者。显微手术队列的肿瘤尺寸（平均值：23.64mm）显著大于 CK 放疗队列（平均值：10.13mm）。接受 CK 放疗患者的听力保留率明显高于显微手术。

最近一项研究评估了接受 CK 放疗的 33 例体积大于 8cm³ 的 VS 的结果（范围：8~24cm³，平均：11cm³，中位数：9.4cm³），分 2~5 次（低分割，14~19.5Gy）。在 48 个月的中位随访期中，94% 的病例影像学检查肿瘤得到有效控制，58% 的患者肿瘤直径无明显变化或缩小，36% 的患者在肿瘤短暂增大后继而停滞增长或缩小。2 例患者需要手术减容切除，2 例患者需要脑室腹腔分流。1 年和 5 年的实际无进展生存率分别为 97% 和 83%。8 例基线听力正常的患者中有 7 例保留听力。不良事件仅限于眩晕、舌感觉异常和三叉神经痛各 1 例。作者认为 CK 放疗是大型 VS 治疗的一种选择。表 19.3 GK 总结了 SRS 和基于直线加速器的大型 VS 治疗。

19.3　对 CK SRS 和基于直线加速器的大型 VS 治疗进行汇总

鉴于 VS 的多种治疗方案都可获得相似的肿瘤控制结果，颅神经损伤和听力丧失已成为选择特定治疗方式时的重要因素。低分割 CK 放射治疗已显示出极好的肿瘤控制率，并且对听力、三叉神经和面神经功能的风险极小。但仍需要进行多中心、前瞻性研究，以便更好地评估与其他放射平台的比较，并明确 CK 放射治疗的效果和最佳剂量。

参考文献

[1] Wowra B, Muacevic A, Fürweger C, Schichor C, Tonn JC. Therapeutic profile of single-fraction radiosurgery of vestibular schwannoma: unrelated malig-nancy predicts tumor control. Neuro-oncol. 2012; 14(7):902–909.

[2] Lunsford LD, Niranjan A, Flickinger JC, Maitz A, Kondziolka D. Radiosurgery of vestibular schwannomas: summary of experience in 829 cases. J Neurosurg. 2005; 102 Suppl:195–199.

[3] Flickinger JC, Kondziolka D, Niranjan A, Maitz A, Voynov G, Lunsford LD. Acoustic neuroma radiosurgery with marginal tumor doses of 12 to 13Gy. Int J Radiat Oncol Biol Phys. 2004; 60(1):225–230.

[4] Flickinger JC, Kondziolka D, Pollock BE, Lunsford LD. Evolution in technique for vestibular schwannoma radiosurgery and effect on outcome. Int J Radiat Oncol Biol Phys. 1996; 36(2):275–280.

[5] Hirato M, Inoue H, Zama A, Ohye C, Shibazaki T, Andou Y. Gamma Knife radiosurgery for acoustic schwannoma: effects of low radiation dose and functional prognosis. Stereotact Funct Neurosurg. 1996; 66 Suppl 1:134–141.

[6] Hirato M, Inoue H, Nakamura M, et al. Gamma knife radiosurgery for acoustic schwannoma: early effects and preservation of hearing. Neurol Med Chir (Tokyo). 1995; 35(10):737–741.

[7] Lunsford LD, Kondziolka D, Flickinger JC. Radiosurgery as an alternative to microsurgery of acoustic tumors. Clin Neurosurg. 1992; 38:619–634.

[8] Niranjan A, Lunsford LD, Flickinger JC, Maitz A, Kondziolka D. Dose reduction improves hearing preservation rates after intracanalicular acoustic tumor radiosurgery. Neurosurgery. 1999; 45(4):753–762, discussion 762–765.

[9] Adler JR, Jr, Chang SD, Murphy MJ, Doty J, Geis P, Hancock SL. The Cyberknife: a frameless robotic system for radiosurgery. Stereotact Funct Neurosurg. 1997; 69(1–4, Pt 2):124–128.

[10] Chang SD, Gibbs IC, Sakamoto GT, Lee E, Oyelese A, Adler JR, Jr. Staged stereotactic irradiation for acoustic neuroma. Neurosurgery. 2005; 56(6): 1254–1261, discussion 1261–1263.

[11] Sakamoto GT, Blevins N, Gibbs IC. CyberKnife radiotherapy for vestibular schwannoma. Otolaryngol Clin North Am. 2009; 42(4):665–675.

[12] Ishihara H, Saito K, Nishizaki T, etal. CyberKnife radiosurgery for vestibular schwannoma. Minim Invasive Neurosurg. 2004; 47(5):290–293.

[13] Ju DT, Lin JW, Lin MS, et al. Hypofractionated CyberKnife stereotactic radiosurgery for acoustic neuromas with and without association to neurofi-bromatosis Type 2. Acta Neurochir Suppl (Wien). 2008; 101:169–173.

[14] Hansasuta A, Choi CY, Gibbs IC, et al. Multisession stereotactic radiosurgery for vestibular schwannomas: single-institution experience with 383 cases. Neurosurgery. 2011; 69(6):1200–1209

[15] Tsai JT, Lin JW, Lincm, et al. Clinical evaluation of CyberKnife in the treatment of vestibular schwannomas. BioMed Res Int. 2013; 2013:297093.

[16] Vivas EX, Wegner R, Conley G, et al. Treatment outcomes in patients treated with CyberKnife radiosurgery for vestibular schwannoma. Otol Neurotol. 2014; 35:162–170.

[17] Karam SD, Tai A, Strohl A, et al. Frameless fractionated stereotactic radiosur-gery for vestibular schwannomas: a single-institution experience. Front Oncol. 2013; 3:121.

[18] Lin MC, Chencm, Tseng HM, Xiao F, Young YH. A proposed method to comprehensively define outcomes in acoustic tumor patients undergoing CyberKnife management. Stereotact Funct Neurosurg. 2013; 91(3):177–185.

[19] Morimoto M, Yoshioka Y, Kotsuma T, et al. Hypofractionated stereotactic radiation therapy in three to five fractions for vestibular schwannoma. Jpn J Clin Oncol. 2013; 43(8):805–812.

[20] Mahadevan A, Floyd S, Wong E, Chen C, Kasper E. Clinical outcome after hypofractionated stereotactic radiotherapy (HSRT) for benign skull base tumors. Comput Aided Surg. 2011; 16(3):112–120.

[21] Wagner JN, Glaser M, Wowra B, et al. Vestibular function and quality of life in vestibular schwannoma: does size matter? Front Neurol. 2011; 2:55.

[22] Casentini L, Fornezza U, Perini Z, Perissinotto E, Colombo F. Multisession stereotactic radiosurgery for large vestibular schwannomas. J Neurosurg. 2015; 122(4):818–824.

[23] Murphy ES, Suh JH. Radiotherapy for vestibular schwannomas: a critical review. Int J Radiat Oncol Biol Phys 2011; 79:985–997.

[24] Fukuoka S, Takanashi M, Hojyo A, Konishi M, Tanaka C, Nakamura H. Gamma knife radiosurgery for vestibular schwannomas. Prog Neurol Surg 2009; 22:45–62.

[25] Chopra R, Kondziolka D, Niranjan A, Lunsford LD, Flickinger JC. Long-term fol-low-up of acoustic schwannoma radiosurgery with marginal tumor doses of 12 to 13Gy. Int J Radiat Oncol Biol Phys 2007; 68:845–851.

[26] Friedman WA, Bradshaw P, Myers A, Bova FJ. Linear accelerator radiosurgery for vestibular schwannomas. J Neurosurg 2006; 105:657–661.

[27] Hempel JM, Hempel E, Wowra B, Schichor C, Muacevic A, Riederer A. Func-tional outcome after gamma knife treatment in vestibular schwannoma. Eur Arch Otorhinolaryngol 2006; 263:714–718.

[28] Hasegawa T, Fujitani S, Katsumata S, Kida Y, Yoshimoto M, Koike J. Stereotac-tic radiosurgery for vestibular schwannomas: analysis of 317 patients fol-lowed more than 5 years. Neurosurgery 2005; 57:257-265; discussion 257–265.

[29] Wowra B, Muacevic A, Jess-Hempen A, Hempel JM, Muller-Schunk S, Tonn JC. Outpatient gamma knife surgery for vestibular schwannoma: definition of the therapeutic profile based on a 10-year experience. J Neurosurg 2005; 102 Suppl:114–118.

[30] Chung WY, Liu KD, Shiau CY, et al. Gamma knife surgery for vestibular schwannoma: 10-year experience of 195 cases. J Neurosurg 2005; 102 Suppl:87–96.

[31] Litvack ZN, Noren G, Chougule PB, Zheng Z. Preservation of functional hear-ing after gamma knife surgery for vestibular schwannoma. Neurosurg Focus 2003; 14:e3.

[32] Rowe JG, Radatz MW, Walton L, Hampshire A, Seaman S, Kemeny AA. Gamma knife stereotactic radiosurgery for unilateral acoustic neuromas. J Neurol Neurosurg Psychiatry 2003; 74:1536–1542.

[33] Unger F, Walch C, Schrottner O, Eustacchio S, Sutter B, Pendl G. Cranial nerve preservation after radiosurgery of vestibular schwannomas. Acta Neurochir Suppl 2002; 84:77–83.

[34] Prasad D, Steiner M, Steiner L. Gamma surgery for vestibular schwannoma. J Neurosurg 2000; 92:745–759.

[35] Kopp C, Fauser C, Muller A, etal. Stereotactic fractionated radiotherapy and LINAC radiosurgery in the treatment of vestibular schwannoma-report about both stereotactic methods from a single institution. Int J Radiat Oncol Biol Phys 2011; 80:1485–1491.

[36] Combs SE, Welzel T, Schulz-Ertner D, Huber PE, Debus J. Differences in clinical results after LINAC-based single-dose radiosurgery versus fractionated ster-eotactic radiotherapy for patients with vestibular schwannomas. Int J Radiat Oncol Biol Phys 2010; 76:193–200.

[37] Horan G, Whitfield GA, Burton KE, Burnet NG, Jefferies SJ. Fractionated con-formal radiotherapy in vestibular schwannoma: early results from a single centre. Clin Oncol (R Coll Radiol) 2007; 19:517–522.

[38] Koh ES, Millar BA, Menard C, et al. Fractionated stereotactic radiotherapy for acoustic neuroma: single-institution experience at The Princess Margaret Hospital. Cancer 2007; 109:1203–1210.

[39] Maire JP, Huchet A, Milbeo Y, et al. Twenty years' experience in the treatment of acoustic neuromas with fractionated radiotherapy: a review of 45 cases. Int J Radiat Oncol Biol Phys 2006; 66:170–178.

[40] Chan AW, Black P, Ojemann RG, et al. Stereotactic radiotherapy for vestibular schwannomas: favorable outcome with minimal toxicity.

Neurosurgery 2005; 57:60-70; discussion 60–70.

[41] Selch MT, Pedroso A, Lee SP, et al. Stereotactic radiotherapy for the treatment of acoustic neuromas. J Neurosurg 2004; 101 Suppl 3:362–372.

[42] Sawamura Y, Shirato H, Sakamoto T, et al. Management of vestibular schwan-noma by fractionated stereotactic radiotherapy and associated cerebrospinal fluid malabsorption. J Neurosurg 2003; 99:685–692.

[43] Andrews DW, Suarez O, Goldman HW, et al. Stereotactic radiosurgery and fractionated stereotactic radiotherapy for the treatment of acoustic schwan-nomas: comparative observations of 125 patients treated at one institution. Int J Radiat Oncol Biol Phys 2001; 50:1265–1278.

[44] van de Langenberg R, Hanssens PE, Verheul JB, et al. Management of large vestibular schwannoma. Part II. Primary Gamma Knife surgery: radiological and clinical aspects. J Neurosurg 2011; 115:885–893.

[45] Yang HC, Kano H, Awan NR, etal. Gamma Knife radiosurgery for larger-vol-ume vestibular schwannomas. Clinical article. J Neurosurg 2011; 114:801–807.

[46] Inoue HK. Low-dose radiosurgery for large vestibular schwannomas: long-term results of functional preservation. J Neurosurg 2005; 102 Suppl:111–113.

[47] Lederman G, Lowry J, Wertheim S, et al. Acoustic neuroma: potential benefits of fractionated stereotactic radiosurgery. Stereotact Funct Neurosurg 199.

第 20 章　散发性前庭神经鞘瘤的质子束放射治疗

Nina Niu Sanford, Marc R. Bussiere, Jay S. Loeffler, Helen A. Shih

20.1　引言

肿瘤控制最大化同时将包括第 5、第 7 和第 8 对颅神经在内的邻近正常结构的损害降到最小，是前庭神经鞘瘤治疗的目标。由于前庭神经鞘瘤属于良性肿瘤而且大部分生长缓慢，许多患者最初选择连续影像学随访。影响接受积极治疗抑或还是观察随访的因素包括：患者年龄，肿瘤大小，症状和体征的严重程度，包括 NF2 在内的遗传情况，肿瘤生长的速度，同侧及对侧的听力状态。两种主要的治疗选择是放射治疗和手术切除。对于有明显医学并发症或者拒绝手术的患者，放射治疗是首选治疗方式。

对于接受放射治疗的患者，治疗计划从传统的分割放射治疗，即 5~6 周的每天给予 1.8~2Gy 的小剂量，到立体定向放射治疗，即单次治疗中给予高剂量的放射治疗。低分割立体定向放射治疗（HSRT）是这两种极端治疗方法的结合，即每部分中等剂量的放射治疗，通常是 5~7Gy，分成 3~5 次分割输送。这些治疗计划可以通过光子或质子束传送。利用光子进行 SRS 的研究表明，肿瘤控制效果良好，肿瘤进展率为 0~5%，然而，在最初的报告中，第 5 和第 7 对颅神经的损伤发生率高达 30%。减少剂量、立体定向低分割或常规分割放射治疗的引入，降低了颅神经病变的发生率。另一种在维持高肿瘤控制率的同时降低毒性的方法是使用质子放射治疗。

20.2　质子的剂量效益

相对于光子来讲，带电粒子如质子具有内在的物理性质可以获得更优越的剂量学分布。具体来讲，质子束能将辐射剂量几乎全部沉积于靶区，剂量上极大地分离了邻近正常组织。这是由于质子束的布拉格（Bragg）峰效应，其中存在低入射剂量，然后在调制的窄区（布拉格峰）中产生均匀的最大剂量。然后立即急剧下降到 0 剂量（图 20.1）。由于低的入射剂量和不存在射出剂量，肿瘤的上游和下游的非靶区组织优先幸免。

有些剂量学研究已经证明质子对于颅内肿瘤的治疗比光子更具优势。例如，一项研究比较了针对 12 种不同组织学类型颅内肿瘤的 5 种治疗计划技术（光子三维适形放疗、光子立体定向弧光疗法、光子调强放疗、质子点扫描和质子的被动散射）。分析表明，尽管所有技术都能获得可接受的靶区覆盖率，但在正常组织保护方面，质子技术始终优于光子技术。肿瘤体积越大，其相对优势就越大。对于前庭神经鞘瘤，减少正常组织暴露的另一个理论上的获益是质子放射治疗降低了继发肿瘤的风险，这在剂量学模型研究中也得到了证实。最后一点，由于质子计划中的肿瘤覆盖是通过多个质子束的布拉格峰叠加来实现的，因此肿瘤中的剂量分布，质子比光子更加均匀。对于一个典型的前庭神经鞘瘤来讲，质子计划和光子计划的比较显示了剂量分布的差异（图 20.2）。

20.3　质子的立体定向放射治疗

立体定向放射治疗是前庭神经鞘瘤主要的非手术治疗方式，包括向肿瘤传输高效单剂量的放射治疗。2002 年，第一次报道了关于质子放射治疗的结果，是来自马萨诸塞州总医院的 68 例患者的前瞻性研究。到 2003 年，总病例数更新为 88 例。光子立体定向放疗尽管有高度适形的治疗计划和递送技术，第 5 和第 7 对颅神经损伤率仍然超过 30%，于是促发了光子立体定向放射外科治疗的研究。早期一个疗程中，周边剂量是 16~20Gy。颅神经病变和脑干损伤的风险降到最低是决定质子放射治疗的策略，当 α/β 值取 2 时，脑干的放疗阈值为 54Gy/30Fx，12Gy（相对生物效应 1∶1），这就作为肿瘤的周边剂量。

1992 年至 2000 年，总共 88 例患者接受立体定向放射治疗，之后半年和 1 年随访神经系统评估与连续

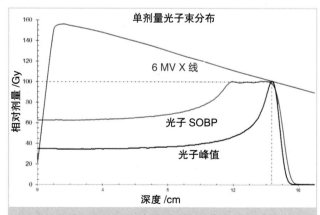

图 20.1　质子和光子光束的深度剂量分布图。图中显示了 6MV 光子光束（红色），一个质子原始的 Bragg 峰（深蓝色）和一个光子展开的 Bragg 峰（浅蓝色），该峰是已调制深度的多个 Bragg 峰的总和

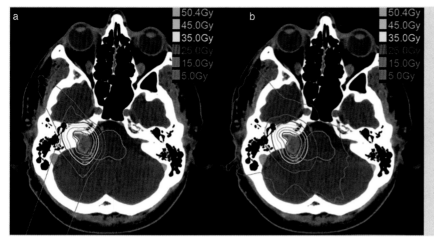

图20.2　质子计划与光子计划的比较。（a）对前庭神经鞘瘤患者进行被动分散质子治疗至50.4Gy（RBE：1.1）的质子放疗计划。以红色勾勒出肿瘤轮廓，以绿色勾勒出脑干轮廓，用具有代表性的等剂量线显示。（b）用4个光子动态共形弧重新规划相同的情况。两项计划的目标覆盖率相似；然而，对于质子计划而言，对周围正常组织的积分剂量较少

影像学检查（MRI，MRI禁忌时使用增强CT扫描），在之后2年内每年检查一次，此后每2年一次。平均随访时间为38.7个月。肿瘤控制较好，2年控制率和5年控制率分别为95.3%和93.6%。5年的第5和第7对颅神经的功能保留率分别高达89.4%和91.1%。通过单因素分析，作者发现增加放射剂量，最大剂量与第7对颅神经长期病变的存在不均一关系。在这个队列研究中，基线检查（Gardner-Robertson分级Ⅰ、Ⅱ级）时21例患者（24%）有功能性听力，随访到最后，仅7例患者（33.3%）保留有用听力。因而，对于基线可用听力的患者，作者建议实施常规的分割放射治疗。

20.4　分割质子放射治疗

通过治疗间期提供给正常组织的修复时间，与单次大剂量放射治疗（立体定向放射外科）相比，常规分割放射治疗可以相对更多地保护可能受损的正常组织。因而，常规分割的质子放射治疗被探索作为一种策略，减少神经功能损伤，例如听力丧失，同时又保持与手术切除和立体定向放射治疗相似的较好的肿瘤控制率。

2002年，常规分割质子放射治疗的第一篇报道文献问世，评估了29例患者的预后，其中13例患者基线听力良好，定义为Gardner-Robertsongrade Ⅰ级或Ⅱ级听力。总的处方剂量根据听力状况而定：有听力功能的患者54Gy/30Fx［相对生物效应（RBE）：1.1］，而无有用听力功能的患者接受60Gy/30Fx或60Gy/33Fx。平均随访34个月，肿瘤控制率是100%而且没有第5和第7对颅神经与损伤的发生；然而，13例患者中仅有4例保留了有用听力。作者将这些患者的预后与常规分割光子放射治疗结果进行了比较，后者表现出了更高的听力保留率却有较低的累积光子剂量。他们总结：这些数据支持听神经保留的剂量—反应关系。

超分割放射治疗采用了一种策略，既利用单次治

疗的便利性又博采了多阶段治疗的放射生物学效益。2009年，南非小组报道了51例13岁以上患者接受3次或单次质子放射治疗的经验。按等中心点放射，肿瘤的平均剂量为26Gy（RBE：1.1），分割为3个部分，标准化为85%等剂量线的平均值。肿瘤的5年控制率达98%，10年时降至87%。43%的患者存在基线有用听力（Gardner-Robetson Ⅰ级或Ⅱ级），在这个亚组中，2年听力保留率为74%。随着时间的推移，5年减少为42%，10年仍保持在42%。然而，作者提醒读者要谨慎看待这些百分比，因为由于管理问题，仅少数患者完成了完整的治疗前后的听力测试，因而，治疗后的听力状态没有按照Gardner-Robetson量表进行评分。表20.1总结了质子放疗系列的3个前瞻性研究的结果。

20.5　多阶段分割和单次立体定向放射外科治疗的决策

目前尚无关于前庭神经鞘瘤的质子立体定向放射外科治疗和分次放射治疗的随机对照研究。但基于可用的单臂前瞻性数据，我们的一般建议如下：

● 常规分割质子放射治疗［50.4~54Gy/28~30Fx（RBE：1.1）］——适用于存在有用听力，肿瘤大于2cm，或肿瘤明显邻接脑干的患者。
● 质子单次立体定向放射治疗［12~13Gy（RBE：1.1）］——适用于肿瘤小（直径≤2cm）和嵌入脑干的病灶小于50%的肿瘤。
● 考虑所有的超分割的质子放射治疗报告，每次7Gy共3次的治疗（RBE：1.1）和4~5次的每次5Gy（RBE：1.1）的剂量方案有较低的致病率及较好的肿瘤控制率。

20.5.1　质子放射治疗的治疗方法

首先完成患者的放疗计划，在这一过程中，安装诸如带有定制牙垫的立体定向头部框架。完成有或

表 20.1　前庭神经鞘瘤质子立体放射治疗评估研究的结果

作者	剂量/Gy	分次/次	病例数/例	肿瘤体积/cm³	平均随访/月	肿瘤控制率/%（年）	颅神经保留率/%（年）		
							听神经	面神经	三叉神经
Weber 等（2003）	12	1	88	1.4	38.7	95.3（2） 93.6（5）	79.1（2） 21.9（5）	91.1（5）	89.4（5）
Bush 等（2002）	54[a] 60[b]	30[a] 30~33[b]	13[a] 17[b]	4.3	34	100	30.8 （未报道）	100 （未报道）	100 （未报道）
Vernimmen 等（2009）	26	3	51	5.9	71	98.0（2） 98.0（5） 87.0（10）	74.0（2） 42.0（5） 42.0（10）	93.5（2） 90.5（5） 90.5（10）	96.0（2） 93.0（5） 93.0（10）

缩写：RBE，相对生物学有效性。[a]：基线有用的听力。[b]：基线无用听力

者无静脉增强剂的颅脑 CT 扫描。未增强的 CT 模拟扫描随后需要与近期的增强颅脑 MRI 融合。在扫描图纸上标记出前庭神经鞘瘤和风险器官。根据肿瘤目标，制订治疗方案，同时需要考虑放射束通路上特殊的边界扩展，其深度和横向尺寸会有所不同，存在各种不确定性。总体效果是以放射剂量大致覆盖靶增加 0.5~1mm。质子处理计划通常包括来自不同方向的 3~4 束质子。选择质子束的角度和权重，以最大剂量作用于肿瘤同时尽量减少周围正常组织的暴露。对于单次立体定向放射治疗，脑干接受照射最大剂量应限制在 12Gy（RBE：1.1）。对于任何形式的放射治疗，脑干和耳蜗接受的剂量应最小化。根据需要，采用不同形状的质子束，同时采用影像引导，如正交千伏 X 线或锥形束 CT。

20.5.2　存在的挑战和未来的方向

尽管质子放射治疗已获得公认的益处，但在保持准确的剂量输送同时临床预后评估方面仍存在一些挑战。首先，质子的确切相对生物效应（Relative Biological Effcctiveness，RBE）仍然未知。任何类型的放射的 RBE 被定义为相比于参考束的这个束的生物学效应。质子的精确 RBE 尚不确定，并且可能随每次的剂量以及布拉格峰区域的深度而变化。报告值大多为 0.9~1.9。基于细胞培养和动物实验数据当前，最广泛接受的 RBE 校正因子为 1.1。但是，还需要进一步评估质子的 RBE。

同样，前庭神经鞘瘤的最佳放射治疗剂量仍有待确定。在过去的 20 年里，单次立体定向放射治疗的剂量从 22Gy 降低到 12Gy，对于常规分割的多期放疗（RT）从 60Gy 降低到 46.8Gy，而在肿瘤控制方面不受影响。

以下仍待观察，剂量降低后能否获得持久长效的肿瘤控制，剂量进一步降低的可能性和长期毒性下降是否也会随之下降。最后，虽然理论上剂量学数据表明对质子有利，但没有对质子和光子的 RT 进行直接比较而证实其临床价值的数据。由于患者和医生的偏见，这样一个随机对照试验至今尚未成功执行。因此，我们只能比较单臂前瞻性系列的结果，困难在于不同机构的治疗方案不同以及患者随访、重新评估工具和报告的不一致。然而，由于质子仍然是稀缺且昂贵的资源，因此在缺乏随机对照试验的情况下，需要进行此类前瞻性研究来证明质子 RT 的成本和不便。目前，马萨诸塞州总医院有一项名为"使用分段质子 RT 治疗前庭神经鞘瘤的听力结果"的开放临床试验（ClinicalTrials.gov，标识符：NCT01199978）。推动这项研究的临床背景是：保留有用听力的患者比例明显低于保留面部或三叉神经功能的患者比例，这可能是由于耳蜗和第 8 对颅神经更接近听神经瘤的治疗靶区。对于本研究，只有在基线具有主观有用听觉的患者才有资格入选，并且接受 28 份 50.4Gy（RBE：1.1）剂量的治疗。主要目标是评估听力保留率，次要目标是描绘与听力结果相关的剂量参数。另一个次要结果是模拟常规分割质子 RT 后的继发性肿瘤风险，尽管考虑到这种晚期效应的可能性很小，很可能没有足够的事件得出定量结论。

20.6　总结

用于 VS 的质子 RT 可实现出色的长期肿瘤控制，并且也是大肿瘤或无法手术的患者的合理治疗选择。大约 1/3 的患者保留了有用听力，并且与传统的单阶段 SRS 相比，常规分次多阶段 RT 可以降低颅神经损伤的发生率。

参考论文

[1] Bakkouri WE, Kania RE, Guichard JP, Lot G, Herman P, Huy PT. Conservative management of 386 cases of unilateral vestibular schwannoma: tumor growth and consequences for treatment. J Neurosurg. 2009; 110(4):662–669.

[2] Kondziolka D, Lunsford LD, McLaughlin MR, Flickinger JC. Long-term outcomes after radiosurgery for acoustic neuromas. N Engl J Med. 1998; 339 (20):1426–1433.

[3] Combs SE, Welzel T, Schulz-Ertner D, Huber PE, Debus J. Differences in clinical results after LINAC-based single-dose radiosurgery versus fractionated stereotactic radiotherapy for patients with vestibular schwannomas. Int J Radiat Oncol Biol Phys. 2010; 76(1):193–200.

[4] Flickinger JC, Lunsford LD, Coffey RJ, et al. Radiosurgery of acoustic neurinomas. Cancer. 1991; 67(2):345–353.

[5] Mendenhall WM, Friedman WA, Buatti JM, Bova FJ. Preliminary results of linear accelerator radiosurgery for acoustic schwannomas. J Neurosurg. 1996; 85(6):1013–1019.

[6] Miller RC, Foote RL, Coffey RJ, et al. Decrease in cranial nerve complications after radiosurgery for acoustic neuromas: a prospective study of dose and volume. Int J Radiat Oncol Biol Phys. 1999; 43(2):305–311.

[7] Petit JH, Hudes RS, Chen TT, Eisenberg HM, Simard JM, Chin LS. Reduced-dose radiosurgery for vestibular schwannomas. Neurosurgery. 2001; 49(6):1299–1306, discussion 1306–1307.

[8] Andrews DW, Suarez O, Goldman HW, et al. Stereotactic radiosurgery and fractionated stereotactic radiotherapy for the treatment of acoustic schwannomas: comparative observations of 125 patients treated at one institution. Int J Radiat Oncol Biol Phys. 2001; 50(5):1265–1278.

[9] Fuss M, Debus J, Lohr F, et al. Conventionally fractionated stereotactic radiotherapy (FSRT) for acoustic neuromas. Int J Radiat Oncol Biol Phys. 2000; 48(5):1381–1387.

[10] Varlotto JM, Shrieve DC, Alexander E, III, Kooy HM, Black PM, Loeffler JS. Fractionated stereotactic radiotherapy for the treatment of acoustic neuromas: preliminary results. Int J Radiat Oncol Biol Phys. 1996; 36(1):141–145.

[11] Verhey LJ, Smith V, Serago CF. Comparison of radiosurgery treatment modalities based on physical dose distributions. Int J Radiat Oncol Biol Phys. 1998; 40(2):497–505.

[12] Phillips MH, Frankel KA, Lyman JT, Fabrikant JI, Levy RP. Comparison of different radiation types and irradiation geometries in stereotactic radiosurgery. Int J Radiat Oncol Biol Phys. 1990; 18(1):211–220.

[13] Bolsi A, Fogliata A, Cozzi L. Radiotherapy of small intracranial tumours with different advanced techniques using photon and proton beams: a treatment planning study. Radiother Oncol. 2003; 68(1):1–14.

[14] Arvold ND, Niemierko A, Broussard GP, et al. Projected second tumor risk and dose to neurocognitive structures after proton versus photon radiotherapy for benign meningioma. Int J Radiat Oncol Biol Phys. 2012; 83(4):e495–e500.

[15] Harsh GR, Thornton AF, Chapman PH, Bussiere MR, Rabinov JD, Loeffler JS. Proton beam stereotactic radiosurgery of vestibular schwannomas. Int J Radiat Oncol Biol Phys. 2002; 54(1):35–44.

[16] Weber DC, Chan AW, Bussiere MR, et al. Proton beam radiosurgery for vestibular schwannoma: tumor control and cranial nerve toxicity. Neurosurgery. 2003; 53(3):577–586, discussion 586–588.

[17] Linskey ME, Lunsford LD, Flickinger JC. Radiosurgery for acoustic neurinomas: early experience. Neurosurgery. 1990; 26(5):736–744, discussion 744–745.

[18] Bush DA, McAllister CJ, Loredo LN, Johnson WD, Slater JM, Slater JD. Fractionated proton beam radiotherapy for acoustic neuroma. Neurosurgery. 2002; 50(2):270–273, discussion 273–275.

[19] Vernimmen FJ, Mohamed Z, Slabbert JP, Wilson J. Long-term results of stereotactic proton beam radiotherapy for acoustic neuromas. Radiother Oncol. 2009; 90(2):208–212.

[20] Tang JT, Inoue T, Inoue T, et al. Comparison of radiobiological effective depths in 65-MeV modulated proton beams. Br J Cancer. 1997; 76(2):220–225.

[21] Raju MR. Proton radiobiology, radiosurgery and radiotherapy. Int J Radiat Biol. 1995; 67(3):237–259.

[22] Paganetti H, Niemierko A, Ancukiewicz M, et al. Relative biological effectiveness (RBE) values for proton beam therapy. Int J Radiat Oncol Biol Phys. 2002; 53(2):407–421.

[23] Paganetti H. Relative biological effectiveness (RBE) values for proton beam therapy. Variations as a function of biological endpoint, dose, and linear enerGytransfer. Phys Med Biol. 2014; 59(22):R419–R472.

[24] Wouters BG, Skarsgard LD, Gerweck LE, et al. Radiobiological intercomparison of the 160 MeV and 230 MeV proton therapy beams at the Harvard Cyclotron Laboratory and at Massachusetts General Hospital. Radiat Res. 2015; 183(2): 174–187.

[25] Andrews DW, Werner-Wasik M, Den RB, et al. Toward dose optimization for fractionated stereotactic radiotherapy for acoustic neuromas: comparison of two dose cohorts. Int J Radiat Oncol Biol Phys. 2009; 74(2):419–426.

第 21 章　手术或放疗后前庭神经鞘瘤再次放射治疗

Lucas P. Carlstrom, Avital Perry, Christopher S. Graffeo, Øystein V. Tveiten, Bruce E. Pollock, Michael J. Link

21.1　引言

自立体定向放射外科（SRS）治疗问世以后，前庭神经鞘瘤（VS）的主要治疗策略发生了显著的变化，与显微手术（MS）、定期随访一样，SRS 已成为治疗颅底疾病的一个主要组成部分。尽管它通常是中小尺寸 VS 生长的一线治疗方法，但放疗（RT）尤其是 SRS，最重要且研究充分的适应证之一是肿瘤的复发或进展。前几章详细介绍了主要治疗策略；然而，对治疗失败、切除的范围和复发 / 进展的讨论为我们研究 VS 治疗中继发性 SRS 的适应证提供了重要的概念基础。

关于早期 SRS，治疗的目标是阻止肿瘤生长。因此，我们将治疗失败定义为两次或更多次随访磁共振成像（MRI）研究中的连续增长，当然在治疗后的 6~18 个月会预期出现早期肿瘤增长和假性进展。这在第 25 章中将进一步讨论。我们机构的经验与之前的大多数主要研究类似：对于单剂量 SRS，边缘剂量为 12~14Gy，长期肿瘤控制率为 92% ~95%，在 3 年内，所有患者面部无力的风险接近 1%，有效听力保留［即 AAO-HNS(美国耳鼻咽喉科 – 头颈外科学会)A 或 B 级］率为 60% ~80%，在 5 年内降至 50% 以下，并在 10 年内最终降至 25% 以下。

尽管有关将 SRS 还是 MS 用作生长缓慢、中小型肿瘤主要治疗方法备受争议，最好的证据（2~3 级）提示 SRS 5 年后，在肿瘤控制方面二者几乎相同，而在颅神经结果方面，SRS 更好。相应地，在我们的实践中，通常将上述数据与 SRS 和 MS 的风险、收益和结果综合考虑，用于肿瘤小于 3cm 且无脑干受压且生长速率小于 2.5mm/a 的患者，以促进共同决策和个体化的治疗计划。对于那些选择原发性 SRS 并随后经历治疗失败的患者，通常会进行抢救性 MS，尽管在特殊情况下可以考虑重复 SRS 或继发性 RT，下文将详细讨论。

相比之下，对于接受原发性 MS 的患者，是否全切除（GTR）是预测是否还需进一步二级治疗的最重要因素，可以通过手术医生的印象或术后 MRI 上没有结节增强来定义。人们已经开始区分将近全切除（NTR；使用可变参数定义，以表示最小残留肿瘤体积，通常黏附于面神经）与次全切除（STR；定义范围术后残留 >5% 初始肿瘤体积）；但是，各家定义有差异，长期结果也没有发现二者有统计学意义上的差异或临床意义上的差异，特别是与 GTR 相比。因此，概念上最有

用的参数是手术切除后复发而需要进行再次治疗，定义为经临床和（或）影像学证实的 GTR 后出现新的结节增强。另一个概念是进展，定义为任何术后检查发现肿瘤残留增加 ≥ 2mm。使用这些参数，之前的大量分析（包括我们自己的系列分析）已证明，GTR 后复发很少见，发生率为 0.05% ~9.2%，而 STR 后的进展据报道高达 44%。

尽管 GTR 具有明显的肿瘤控制优势，但积极切除也增加了颅神经预后不良的可能性。相应地，为了在这些相互矛盾的目标之间寻找平衡，人们提出了各种策略，包括 NTR、观察、STR、密切观察或前期 SRS、计划内减仓、前期 SRS，尽管一些研究已经比较了这些目标。治疗方法，结果总体上是模棱两可的，并且根据我们的经验，在追求原发性多发性硬化症的患者中，通过追求 GTR 作为外科手术的首要目标并接受积极的 STR 治疗，一直可以实现出色的肿瘤控制和控制面神经黏附的肿瘤。

总之，再次 SRS 最常用于治疗初次显微手术、次全切除（STR）后肿瘤有进展或在 GTR 后比较少见的肿瘤复发，以及罕见的情况，重复放疗比再次手术更好。尽管相关数据是分散的、回顾性的，并且基于少量患者，但是每种因素都进行了分析研究，本文的主要目的是介绍这些因素的结果和临床意义。

21.2　显微外科手术以后的立体定向放射治疗

迄今为止，初次 MS 后的疾病复发 / 进展是再次 SRS 的最常见指征，也是研究得最深入的因素（表 21.1）。尽管越来越多的 VS 人群目前选择随访或接受初次 SRS 治疗，但 MS 仍是总体上最常见的治疗方式，尤其是年轻患者，希望避免放疗的，或者肿瘤较大，有占位效应，因为压迫脑干或脑积水而产生症状的。更广泛地接受 SRS 作为次要方式既有历史根源（例如，在技术发展阶段，需要抢救治疗的患者被认为是低风险 / 高回报人群）也有临床动机，例如需要紧急手术的患者，外科医生倾向于在 SRS 后避免手术。讨论如下。有趣的是，这种平衡已经有所逆转，因为偶然诊断出的或症状轻微的肿瘤所占比例增加了，而 MRI 的随访也越来越方便。

作为治疗初次手术后复发 / 进展的第二种方法，SRS 已显示出令人信服的肿瘤控制结果，在再次治疗

表21.1 选定的研究检查初次显微外科手术后二次放射外科手术的结果

作者	年份	病例数/例	超过一次的手术/%	手术时间/月	术后时间/月	肿瘤体积/cm³	肿瘤周边平均剂量/Gy	平均随访时间/月	肿瘤控制率/%	面神经损伤/%	SRS后的可用听力/%	三叉神经损伤/%
Pollock 等	1998	76 (78个肿瘤)	37	57(GTR) 37(STR)	13~312	2.8(0.2-15.7)	15(12~20)	43(12~101)	94	21(23)[a]	96	12(14)[a]
Prasad 等	2000	57				2.6(0.12-12.5)	13.6(10~20)	51(12~120)	90			
Unger 等	2002	50	30	39	6~324	3.4(0.2-23.9)	13	75(42~114)	96	0(8)	100	0(10)[a]
Iwai 等	2003	14		3	1~6	18.9(9.8-36.1)	12(10~14)	32(17~72)	93	0		
Roche 等	2004	60	22	71.5	2~128	1.6	13(10~20)	56.6(14~121)	93	0		
Park 等	2006	8			0~6	4.6	12	69	100	0		
Pollock 等	2008	55	9	60	2~463	3.0(0.1-18.1)	14(12~20)	47(5~148)	94	10	23	4
Fuentes 等	2008	8		9	6~12	1.16(0.31-2.2)	12(11~13)	46(12~73)	100	0		
Yang 等	2008	61		6	0~96	3.65(0.52-15.5)	13(9~14)	54(24.1~102.2)	98.4	5	30	
Haque 等	2011	20		47	6~92	3.6(2.5-6)	12	24(12~53)	100	5(15)[a]		1
Pai 等	2011	7	29	66	10~84			92(41~125)	85.7			
van de Langenberg 等	2011	50	0	8.5	2~24	3.34(0.22-11.8)	11(9.4~11.9)	34(12~84)	92	2(6)[a]	98	2
Pan 等	2012	35	0	3.6(STR) 7(NTR)		9.35(STR) 1.1(NTR)	12	58(STR) 53(NTR)	100	0	100	0
Anaizi 等	2014	10					13	33	100	0		0
Jeltema 等	2015	7	0									
Iwai 等	2015	40	2	3	1~12	3.3(0.4-10.4)	12(10~12)	65(18~156)	90	0(5)[a]	55	0(5)[a]
Huang 等	2017	168(173个肿瘤)	26	42	2~329	2.7(0.2-21.6)	13(11~20)	74(6~285)	95	5.5	67	5.8
Monfared 等	2016	11		35	4~74	12.5	12.5		75	1		
Bailo 等	2017	90	17	31	4~174	2.5(0.03-13)	13(11.6~14)	69(36~156)	90	3(8)[a]	40	3(6)[a]
Fu 等	2018	10B	35		13~58	3.9(0.4-9.7)	11(10~12.4)	94(54~129)	100	(10)[a]	0	10(20)[a]

缩写：GTR，全切除；NTR，近全切除；SRS，立体定向放射外科；STR，次全切除；[a]，临时恶化；[b]，接受 MS+SRS，然后再长大后接受 SRS

69 个月（范围：36~156；表 21.1）的中位随访期中，肿瘤增长停滞率中位数为 94%（范围：75% ~100%）。继发性 SRS 后的随访影像显示，在 36% ~80%的病例中，通常在治疗后 12 个月内观察到肿瘤明显减少，初次手术后，手术到再次治疗的时间中位数为 37 个月（范围为 0~329 个月），与 GTR 术后复发的患者相比，NTR/STR 术后复发的患者的时间分别从 37 个月增加到 57 个月。继发性 SRS 后持久的肿瘤控制在接受进展治疗的患者与接受复发治疗的患者之间没有显著差异。

继发性 SRS 的中位肿瘤边缘剂量为 12Gy（范围为 9~20Gy），而中位肿瘤体积为 3.3cm³（范围为 0.03~36.1cm³），这归因于最初对原发性 SRS 而言过大的肿瘤比例（例如 >2.5cm 或 3cm 最大直径）在原发性 MS 处接受 STR，随后进展。总的来说，与重复性 MS 相比，这些结果是有利的，有关重复性 MS 的详细信息在第 43 章中进行了概述，对于大多数复发 / 进行性 VS 病例，SRS 是首选 MS 后首选的辅助治疗方式。

21.3 立体定向放射治疗后的再次治疗

目前在大多数中心，SRS 被认为是许多中小型，生长缓慢的 VS 的主要治疗方法，这一观点也是新近才出现的。相应地，原发性 SRS 后治疗失败的数据更为有限，并且只有少数研究专门针对首次 SRS 失败后重复 SRS 后的长期预后问题。

关于 SRS 之后的 MS 主题已引起争议，并在第 44 章中进行了详细讨论。简要地说，绝大多数外科医生描述了更具挑战性的手术，这归因于辐射引起的瘢痕以及面神经 - 肿瘤界面的致密纤维化粘连。因此，大多数先前的分析得出的结论是，尽管在 SRS 后仍可以通过手术达到 GTR 或更广泛的 STR，但颅神经损伤的风险可能增加，尽管少数研究表明长期面神经伴结果和先前是否接受过 SRS 无显著差异。相应地，对于接受原发性 SRS 并表示强烈希望在二次治疗中优先保留面神经功能的患者，即使以肿瘤控制为代价，重复 SRS 可以替代再次手术。同时，一些由于原发性 SRS 失败的患者通常由于年龄、并发症或患者的偏好也可以考虑进行 SRS 治疗。

继发性SRS治疗失败后的临床结果相对令人放心，在中位随访时间 66 个月（范围：13~162 个月）的病例中，有 95%（范围：75% ~100%）观察到了肿瘤控制（表 21.2）。

再次 SRS 的中位数时间为 46 个月（范围：12~169 个月），次要治疗剂量的中位数为 2.3cm³（范围：

表 21.2 选定的研究检查原发性放射手术失败后的二次放射外科手术的结果

作者	时间	病例数 / 例	SRS 时间初次 / 月	手术后 / 月	肿瘤体积 /cm³	平均周边剂量 /Gy	平均随访时间 / 月	肿瘤控制率 /%	面神经功能损伤 /%	SRS 后可用听力 /%	三叉神经损伤 /%
Norén	1998	8						88			
Hasegawa 等	2005	4	30			13	94	75	0		0
Dewan 和 Norén	2008	11	51	24~136	1.8（1.2~3.1）	12		91	0	9	18
Yomo 等	2009	8	46	35~99	1.9（0.06~21.7）	13	64（23~121）	100	0	33	0
Liscak 等	2009	24	43	12~125	2.9（0.7~6.5）	13	91（22~162）	92	4	13	9
Kano 等	2010	6	63	25~169	2.1（0.9~6.4）	11.0	29	100	0	0	0
Lonneville 等	2015	25	45	24~110	2.3（0.2~8.3）	12	46	85	0	20	0
Fu 等	2018	28	52	19~86	2.9（0.27~9.4）	12	66（13~129）	100	25（39）[a]	0	7（14）[a]
Fu 等	2018	10[b]	35	13~58	3.9（0.4~9.7）	11.3（10~12.40）	94（54~129）	100	0（10）[a]	0	10（20）[a]

缩写：SRS，立体定向放射外科；[a]，暂时加重；[b]，接受 MS+SRS，如再生长，之后接受 SRS

$0.2\sim9.7cm^3$）

尽管通过重复 SRS 可以始终如一地实现肿瘤控制，但特别是随着对周围组织的总辐射，潜在的不利辐射效应会增加，其详细信息会在下面进行回顾。然而，对于适当选择的患者而言，重复 SRS 的潜在好处是令人信服的，并且可能值得将来考虑对更多患者进行选择，尤其是在减少剂量的策略和更好地与肿瘤外形匹配的规划技术不断改进的情况下。

21.4　显微外科手术或立体定向放射外科治疗后再行立体定向放射治疗之后的不良辐射事件

SRS 治疗后，导致继发肿瘤或者肿瘤恶变是一个非常关注的问题，已有的数据提示这种风险非常低，这个问题会在第 24 章进一步讨论。如果对肿瘤的放射剂量增大，这种风险理论上也会增大，但实际上没有这种病例的报道。从 1990 年到 2009 年，我们用 SRS 治疗了 382 例前庭神经鞘瘤患者，只发现 1 例肿瘤恶变。这位患者一开始诊断为前庭神经鞘瘤，而进行了 SRS 治疗。但是治疗失败，于是患者接受显微手术，结果证实是多形性肉瘤。Carlson 通过 Surveillance、Epidemiology 和 End Results（SEER）的数据库，对 9460 例前庭神经鞘瘤的资料进行分析，治疗后随访 5 年以上，其中 66 例出现第二个颅内肿瘤（0.7%），其中 60 例是良性肿瘤，6 例是恶性肿瘤。接受过颅内放射治疗（0.5%）和只接受过手术而没有颅内放射治疗（0.4%）的患者在颅内第二个肿瘤的发生率上没有差异。这提示，前庭神经鞘瘤患者短期或者中期发生继发性肿瘤的风险与他们曾经的放射治疗并不相关，只是一个偶然事件。这个发现和另外一个独立的对所有 80 000 个因为良性疾病而接受 SRS 治疗的分析结果一致，对这些患者进行至少 15 年的随访，结果发现，放疗引起的肿瘤形成，或者肿瘤恶变总的风险为 0.04%——这在指数级上是非常低的，与外放疗（EBRT）可能存在的 1%~2% 的风险相比，就更低了。

如果患者的肿瘤的大小接近或者超过 SRS 治疗的上限，脑干、大脑脚或者小脑突然发生水肿的风险就相应增加，同样发生脑积水风险也增加，尤其是肿瘤增长迅速，压迫第四脑室后，这种风险更大。不管怎么说，首次 SRS 或者再次 SRS 后，因为严重脑积水需要急诊进行脑脊液外引流或者分流手术的患者是非常少的。实际情况是，如果肿瘤的占位效应很明显，而经过治疗后肿瘤的体积又没有缩小，外科医生一般不会让患者再去接受 SRS 治疗，因为这样发生脑积水的风险会相当高。

有一些比较直观的方法来降低放疗的副作用，比

如在临床上有时推迟放疗，直到肿瘤生长和症状都很明显了，另外就是降低放射剂量的方法，比如分割放疗。最近 Fu 报道了一种针对再次 SRS 患者如何降低放疗副作用的方法，就是对有生长的部位进行局灶性孤立治疗。他报道的病例数较少，只有 6 例，经过 42 个星期的随访后，表现出持续肿瘤控制，并且没有新的颅神经功能障碍。这个与他们自己以前对于整个肿瘤进行再次 SRS 治疗相比有明显改善。

21.5　前庭神经鞘瘤患者需要再次治疗的替代放疗模式

基于直线加速器原理的各种不同的分割技术比如 EBRT、调强放疗（IMRT）在前庭神经鞘瘤患者的首次治疗中已经被证实有效，肿瘤控制率为 47%~100%，放疗副作用与 SRS 类似，面神经功能的长期保存率为 81.5%~98%。典型的分割系统包括每次 1.8~2Gy 剂量的多次放射治疗，使总剂量达到 45~57.6Gy。支持这一方案的人认为耳蜗部位的低剂量对于听力保护非常有利，但是在各个长期随访研究中，这一结论并未得到一致验证，比如，有些结论是，与 SRS 相比，EBRT 治疗后发生听力损失的风险类似，但是潜伏期更长。

只有 Monfared 进行的一项研究对显微手术治疗后再进行 SRS 和再进行 EBRT 的前庭神经鞘瘤患者进行比较，结果发现 EBRT 失败的机会明显高于 SRS（67%：25%）。质子束（PBRT）是一项更新的技术，大宗病例多次治疗的长期随访数据还在积累中，但是在首次治疗的病例中，随访 7~98 个月的短期，中期的肿瘤控制率与 SRS 差不多，93.6%~100%，放疗后出现新的颅神经损伤的概率也差不多（第 20 章）。单个报道提示对于再次 SRS 患者，采用替代 PBRT 或者其他替代治疗方法对某些特定患者比较适合，但仍需要长期随访资料。

21.6　总结

SRS 是治疗前庭神经鞘瘤的一个常用方法，显微手术后复发或者仍有肿瘤进展的患者再用 SRS 治疗，其治疗效果确切。首次 SRS 治疗失败后，也有各种不同的替代模式进行 SRS 的再次治疗。SRS 对于再生瘤的控制非常有效，而副作用在可接受的范围内，面瘫的风险很低，听力保留的机会很高。放疗的替代模式包括 EBRT、IMRT 和 PBRT，但是都研究甚少。

显微手术后肿瘤复发或者再生长的患者，如果没有明确指征需要再次手术（比如巨大肿瘤压迫脑干小脑，有脑积水，肿瘤生长非常迅速，患者拒绝放疗），由于其副作用小，SRS 是一个不错的选择。首次 SRS 治疗后失败，再次 SRS 治疗，因为剂量累积的原因，

颅神经损伤的可能性会大一点儿。如果我们降低了剂量，同时用其他方法进一步完善，这一类病例数可能会增加。再次治疗的时间、剂量，以及再次 SRS 在特定人群（比如神经纤维瘤 2 型）中的作用，目前还不清楚，需要进一步研究。

总之，根据当前的数据，再次 SRS 对于很多显微手术后复发，再生长，或者首次 SRS 治疗失败的患者是一个非常重要的治疗模式。通过特定患者的选择和良好的治疗规划，可以做到治疗副作用低，而治疗结果较好。

参考文献

[1] Mindermann T, Schlegel I. How to distinguish tumor growth from transient expansion of vestibular schwannomas following Gamma Knife radiosurgery. Acta Neurochir (Wien). 2014;156(6):1121–1123.

[2] Link MJ, Driscoll CLW, Foote RL, Pollock BE. Radiation therapy and radiosurgery for vestibular schwannomas: indications, techniques, and results. Otolaryngol Clin North Am. 2012;45(2):353–366.

[3] Pollock BE, Lunsford LD, Kondziolka D, et al. Vestibular schwannoma management. Part II. Failed radiosurgery and the role of delayed microsurgery. J Neurosurg. 1998;89(6):949–955.

[4] Iwai Y, Yamanaka K, Shiotani M, Uyama T. Radiosurgery for acoustic neuromas: results of low-dose treatment. Neurosurgery. 2003;53(2):282–288.

[5] Liscak R, Vladyka V, Urgosik D, Simonova G, Vymazal J. Repeated treatment of vestibular schwannomas after gamma knife radiosurgery. Acta Neurochir (Wien). 2009;151(4):317–324 discussion 324.

[6] Pollock BE. Management of vestibular schwannomas that enlarge after stereotactic radiosurgery: treatment recommendations based on a 15 year experience. Neurosurgery. 2006;58(2):241–248.

[7] Régis J, Delsanti C, Roche P-H. Editorial: Vestibular schwannoma radiosurgery: progression or pseudoprogression? J Neurosurg. 2017;127(2):374–379.

[8] Carlson ML, Jacob JT, Pollock BE, et al. Long-term hearing outcomes following stereotactic radiosurgery for vestibular schwannoma: patterns of hearing loss and variables influencing audiometric decline. J Neurosurg. 2013;118 (3):579–587.

[9] Hasegawa T, Kida Y, Kato T, Iizuka H, Yamamoto T. Factors associated with hearing preservation after Gamma Knife surgery for vestibular schwannomas in patients who retain serviceable hearing. J Neurosurg. 2011;115(6):1078–1086.

[10] Roos DE, Potter AE, Zacest AC. Hearing preservation after low dose linac radiosurgery for acoustic neuroma depends on initial hearing and time. Radiother Oncol. 2011;101(3):420–424.

[11] Di Maio S, Akagami R. Prospective comparison of quality of life before and after observation, radiation, or surgery for vestibular schwannomas. J Neurosurg. 2009;111(4):855–862.

[12] Myrseth E, Møller P, Pedersen P-H, Lund-Johansen M. Vestibular schwannoma: surgery or gamma knife radiosurgery? A prospective, nonrandomized study. Neurosurgery. 2009;64(4):654–663.

[13] Pollock BE, Driscoll CLW, Foote RL, et al. Patient outcomes after vestibular schwannoma management: a prospective comparison of microsurgical resection and stereotactic radiosurgery. Neurosurgery. 2006;59(1):77–85.

[14] Pollock BE, Lunsford LD, Flickinger JC, Clyde BL, Kondziolka D. Vestibular schwannoma management. Part I. Failed microsurgery and the role of delayed stereotactic radiosurgery. J Neurosurg. 1998;89(6):944–948.

[15] Slattery WH. Microsurgery after radiosurgery or radiotherapy for vestibular schwannomas. Otolaryngol Clin North Am. 2009;42(4):707–715.

[16] Perry A, Graffeo CS, Copeland WR, et al. Microsurgery for Recurrent Vestibular Schwannoma After Previous Gross Total Resection. Otol Neurotol. 2017;38 (6):882–888.

[17] Darrouzet V, Martel J, Enée V, Bébéar J-P, Guérin J. Vestibular schwannoma surgery outcomes: our multidisciplinary experience in 400 cases over 17 years. Laryngoscope. 2004;114(4):681–688.

[18] Samii M, Matthies C. Management of 1000 vestibular schwannomas (acoustic neuromas): hearing function in 1000 tumor resections. Neurosurgery. 1997;40(2):248–262.

[19] El-Kashlan HK, Zeitoun H, Arts HA, Hoff JT, Telian SA. Recurrence of acoustic neuroma after incomplete resection. Am J Otol. 2000;21(3):389–392.

[20] Bloch DC, Oghalai JS, Jackler RK, Osofsky M, Pitts LH. The fate of the tumor remnant after less-than-complete acoustic neuroma resection. Otolaryngol Head Neck Surg. 2004;130(1):104–112.

[21] Nakatomi H, Jacob JT, Carlson ML, et al. Long-term risk of recurrence and regrowth after gross-total and subtotal resection of sporadic vestibular schwannoma. J Neurosurg. 2017(19):1–7.

[22] Seol HJ, Kim C-H, Park C-K, et al. Optimal extent of resection in vestibular schwannoma surgery: relationship to recurrence and facial nerve preservation. Neurol Med Chir (Tokyo). 2006;46(4):176–181.

[23] Freeman SRM, Ramsden RT, Saeed SR, et al. Revision surgery for residual or recurrent vestibular schwannoma. Otol Neurotol. 2007;28(8):1076–1082.

[24] Hong B, Krauss JK, Bremer M, Karstens JH, Heissler HE, Nakamura M. Vestibular schwannoma microsurgery for recurrent tumors after radiation therapy or previous surgical resection. Otol Neurotol. 2014;35(1):171–181.

[25] Roberson JB, Brackmann DE, Hitselberger WE. Acoustic neuroma recurrence after suboccipital resection: management with translabyrinthine resection. Am J Otol. 1996;17(2):307–311.

[26] Samii M, Gerganov VM, Samii A. Functional outcome after complete surgical removal of giant vestibular schwannomas. J Neurosurg. 2010;112 (4):860–867.

[27] Samii M, Metwali H, Gerganov V. Microsurgical management of vestibular schwannoma after failed previous surgery. J Neurosurg. 2016;125(5):1198–1203.

[28] Ahmad RARL, Sivalingam S, Topsakal V, Russo A, Taibah A, Sanna M. Rate of recurrent vestibular schwannoma after total removal via different surgical approaches. Ann Otol Rhinol Laryngol. 2012;121(3):156–161.

[29] Roche P-H, Robitail S, Delsanti C, Marouf R, Pellet W, Régis J. [Radiosurgery of vestibular schwannomas after microsurgery and combined radio-microsurgery]. Neurochirurgie. 2004;50(2-3 Pt 2):394–400.

[30]Monfared A, Corrales CE, Theodosopoulos PV, et al. Facial Nerve Outcome and Tumor Control Rate as a Function of Degree of Resection in Treatment of Large Acoustic Neuromas: Preliminary Report of the Acoustic Neuroma Subtotal Resection Study (ANSRS). Neurosurgery. 2016;79(2):194–203.

[31]Pollock BE, Link MJ. Vestibular schwannoma radiosurgery after previous surgical resection or stereotactic radiosurgery. Prog Neurol Surg. 2008;21:163–168.

[32]Pai I, Bowman J, Thomas N, et al. Management of large and giant vestibular schwannomas. Skull Base. 2011;21(6):379–384.

[33]Park C-K, Jung H-W, Kim JE, Son Y-J, Paek SH, Kim DG. Therapeutic strateGyfor large vestibular schwannomas. J Neurooncol. 2006;77(2):167–171.

[34]Régis J, Pellet W, Delsanti C, et al. Functional outcome after gamma knife surgery or microsurgery for vestibular schwannomas. J Neurosurg. 2002;97 (5):1091–1100.

[35]Sekhar LN, Gormley WB, Wright DC. The best treatment for vestibular schwannoma (acoustic neuroma): microsurgery or radiosurgery? Am J Otol. 1996;17(4):676–689.

[36]Prasad D, Steiner M, Steiner L. Gamma surgery for vestibular schwannoma. J Neurosurg. 2000;92(5):745–759.

[37]Carlson ML, Lees KA, Patel NS, et al. The Clinical Behavior of Asymptomatic Incidental Vestibular Schwannomas Is Similar to That of Symptomatic Tumors. Otol Neurotol. 2016;37(9):1435–1441.

[38]Schmidt RF, Boghani Z, Choudhry OJ, Eloy JA, Jyung RW, Liu JK. Incidental vestibular schwannomas: a review of prevalence, growth rate, and management challenges. Neurosurg Focus. 2012;33(3):E4.

[39]Hoa M, Drazin D, Hanna G, Schwartz MS, Lekovic GP. The approach to the patient with incidentally diagnosed vestibular schwannoma. Neurosurg Focus. 2012;33(3):E2.

[40]Nagano O, Higuchi Y, Serizawa T, et al. Transient expansion of vestibular schwannoma following stereotactic radiosurgery. J Neurosurg. 2008;109 (5):811–816.

[41]Nagano O, Serizawa T, Higuchi Y, et al. Tumor shrinkage of vestibular schwannomas after Gamma Knife surgery: results after more than 5 years of followup. J Neurosurg. 2010;113 Suppl:122–127.

[42]Bailo M, Boari N, Gagliardi F, et al. Gamma Knife Radiosurgery for Residual and Recurrent Vestibular Schwannomas After Previous Surgery: Clinical Results in a Series of 90 Patients and Review of the Literature. World Neurosurg. 2017;98:60–72.

[43]Pan H-C, Sheehan J, Sheu M-L, Chiu W-T, Yang D-Y. Intracapsular decompression or radical resection followed by Gamma Knife surgery for patients harboring a large vestibular schwannoma. J Neurosurg. 2012;117 Suppl:69–77.

[44]Huang MJ, Kano H, Mousavi SH, et al. Stereotactic radiosurgery for recurrent vestibular schwannoma after previous resection. J Neurosurg. 2017;126 (5):1506–1513.

[45]Norén G. Long-term complications following gamma knife radiosurgery of vestibular schwannomas. Stereotact Funct Neurosurg. 1998;70 Suppl 1:65–73.

[46]Hasegawa T, Kida Y, Kobayashi T, Yoshimoto M, Mori Y, Yoshida J. Long-term outcomes in patients with vestibular schwannomas treated using gamma knife surgery: 10-year follow up. J Neurosurg. 2005;102(1):10–16.

[47]Hasegawa T, Fujitani S, Katsumata S, Kida Y, Yoshimoto M, Koike J. Stereotactic radiosurgery for vestibular schwannomas: analysis of 317 patients followed more than 5 years. Neurosurgery. 2005;57(2):257–265.

[48]Dewan S, Norén G. Retreatment of vestibular schwannomas with Gamma Knife surgery. J Neurosurg. 2008;109 Suppl:144–148.

[49]Yomo S, Arkha Y, Delsanti C, Roche P-H, Thomassin JM, Régis J. Repeat gamma knife surgery for regrowth of vestibular schwannomas. Neurosurgery. 2009;64(1):48-54 discussion 54–55.

[50]Kano H, Kondziolka D, Niranjan A, Flannery TJ, Flickinger JC, Lunsford LD. Repeat stereotactic radiosurgery for acoustic neuromas. Int J Radiat Oncol Biol Phys. 2010;76(2):520–527.

[51]Lonneville S, Delbrouck C, Renier C, Devriendt D, Massager N. Repeat Gamma Knife surgery for vestibular schwannomas. Surg Neurol Int. 2015;6(1):153.

[52]Fu VX, Verheul JB, Beute GN, et al. Retreatment of vestibular schwannoma with Gamma Knife radiosurgery: clinical outcome, tumor control, and review of literature. J Neurosurg. October 2017:1–9.

[53]Roche P-H, Khalil M, Thomassin JM. Microsurgical removal of vestibular schwannomas after failed previous microsurgery. Prog Neurol Surg. 2008;21:158–162.

[54]Unger F, Walch C, Papaefthymiou G, Feichtinger K, Trummer M, Pendl G. Radiosurgery of residual and recurrent vestibular schwannomas. Acta Neurochir (Wien). 2002;144(7):671–676 discussion 676–677.

[55]Iwai Y, Ishibashi K,Watanabe Y, Uemura G, Yamanaka K. Functional Preservation After Planned Partial Resection Followed by Gamma Knife Radiosurgery for Large Vestibular Schwannomas.World Neurosurg. 2015;84(2):292–300.

[56]Fuentes S, Arkha Y, Pech-Gourg G, Grisoli F, Dufour H, Régis J. Management of large vestibular schwannomas by combined surgical resection and gamma knife radiosurgery. Prog Neurol Surg. 2008;21:79–82.

[57]Yang S-Y, Kim DG, Chung H-T, Park S-H, Paek SH, Jung H-W. Evaluation of tumour response after gamma knife radiosurgery for residual vestibular schwannomas based on MRI morphological features. J Neurol Neurosurg Psychiatr. 2008;79(4):431–436.

[58]Haque R, Wojtasiewicz TJ, Gigante PR, et al. Efficacy of facial nerve-sparing approach in patients with vestibular schwannomas. J Neurosurg. 2011;115 (5):917–923.

[59]van de Langenberg R, Hanssens PEJ, van Overbeeke JJ, et al. Management of large vestibular schwannoma. Part I. Planned subtotal resection followed by Gamma Knife surgery: radiological and clinical aspects. J Neurosurg. 2011;115(5):875–884.

[60]Anaizi AN, Gantwerker EA, Pensak ML, Theodosopoulos PV. Facial nerve preservation surgery for koos grade 3 and 4 vestibular schwannomas. Neurosurgery. 2014;75(6):671–677.

[61]Jeltema HR, Bakker NA, Bijl HP, Wagemakers M, Metzemaekers JDM, van Dijk JMC. Near total extirpation of vestibular schwannoma with salvage radiosurgery. Laryngoscope. 2015;125(7):1703–1707.

[62]Graffeo CS, Perry A, Raghunathan A, et al. Macrophage Density Predicts Facial Nerve Outcome and Tumor Growth after Subtotal Resection of Vestibular Schwannoma. J Neurol Surg B. 2017;78:

S1–S156.

[63] Yomo S, Tamura M, Carron R, Porcheron D, Régis J. A quantitative comparison of radiosurgical treatment parameters in vestibular schwannomas: the Leksell Gamma Knife Perfexion versus Model 4C. Acta Neurochir (Wien). 2010;152(1):47–55.

[64] Lindquist C, Paddick I. The Leksell Gamma Knife Perfexion and comparisons with its predecessors. Neurosurgery. 2007;61(3 Suppl):130–141.

[65] Ma L, Braunstein SE, Theodosopoulos PV, McDermott MW, Sneed PK. Inherent functional dependence among cochlear dose surrogates for stereotactic radiosurgery of vestibular schwannomas. Pract Radiat Oncol. 2017;7(1):e1–e7.

[66] Jacob JT, Carlson ML, Schiefer TK, Pollock BE, Driscoll CL, Link MJ. Significance of cochlear dose in the radiosurgical treatment of vestibular schwannoma: controversies and unanswered questions. Neurosurgery. 2014;74(5):466–474.

[67] Watanabe T, Saito N, Hirato J, Shimaguchi H, Fujimaki H, Sasaki T. Facial neuropathy due to axonal degeneration and microvasculitis following gamma knife surgery for vestibular schwannoma: a histological analysis. Case report. J Neurosurg. 2003;99(5):916–920.

[68] Kano H, Kondziolka D, Khan A, Flickinger JC, Lunsford LD. Predictors of hearing preservation after stereotactic radiosurgery for acoustic neuroma. J Neurosurg. 2009;111(4):863–873.

[69] Pollock BE, Link MJ, Stafford SL, Parney IF, Garces YI, Foote RL. The Risk of Radiation-Induced Tumors or Malignant Transformation After Single-Fraction Intracranial Radiosurgery: Results Based on a 25-Year Experience. Int J Radiat Oncol Biol Phys. 2017;97(5):919–923.

[70] Carlson ML, Glasgow AE, Jacob JT, Habermann EB, Link MJ. The Short-Term and Intermediate-Term Risk of Second Neoplasms After Diagnosis and Treatment of Unilateral Vestibular Schwannoma: Analysis of 9460 Cases. Int J Radiat Oncol Biol Phys. 2016;95(4):1149–1157.

[71] Breen P, Flickinger JC, Kondziolka D, Martinez AJ. Radiotherapy for nonfunctional pituitary adenoma: analysis of long-term tumor control. J Neurosurg. 1998;89(6):933–938.

[72] Comey CH, McLaughlin MR, Jho HD, Martinez AJ, Lunsford LD. Death from a malignant cerebellopontine angle triton tumor despite stereotactic radiosurgery. Case report. J Neurosurg. 1998;89(4): 653–658.

[73] Roche P-H, Khalil M, Soumare O, Régis J. Hydrocephalus and vestibular schwannomas: considerations about the impact of gamma knife radiosurgery. Prog Neurol Surg. 2008;21:200–206.

[74] Briggs RJ, Shelton C, Kwartler JA, Hitselberger W. Management of hydrocephalus resulting from acoustic neuromas. Otolaryngol Head Neck Surg. 1993;109(6):1020–1024.

[75] Chan AW, Black P, Ojemann RG, et al. Stereotactic radiotherapy for vestibular schwannomas: favorable outcome with minimal toxicity. Neurosurgery. 2005;57(1):60–70.

[76] Friedman WA, Bradshaw P, Myers A, Bova FJ. Linear accelerator radiosurgery for vestibular schwannomas. J Neurosurg. 2006;105(5):657–661.

[77] Tsai J-T, Lin J-W, Lin C-M, et al. Clinical evaluation of CyberKnife in the treatment of vestibular schwannomas. Biomed Res Int. 2013;2013(2):297093–297096.

[78] Mahboubi H, Sahyouni R, Moshtaghi O, et al. CyberKnife for Treatment of Vestibular Schwannoma: A Meta-analysis. Otolaryngol Head Neck Surg. 2017;157(1):7–15.

[79] Vivas EX, Wegner R, Conley G, et al. Treatment outcomes in patients treated with CyberKnife radiosurgery for vestibular schwannoma. Otol Neurotol. 2014;35(1):162–170.

[80] Thomas C, Di Maio S, Ma R, et al. Hearing preservation following fractionated stereotactic radiotherapy for vestibular schwannomas: prognostic implications of cochlear dose. J Neurosurg. 2007;107(5):917–926.

[81] Apicella G, Paolini M, Deantonio L, Masini L, Krengli M. Radiotherapy for vestibular schwannoma: Review of recent literature results. Rep Pract Oncol Radiother. 2016;21(4):399–406.

[82] Bush DA, McAllister CJ, Loredo LN, Johnson WD, Slater JM, Slater JD. Fractionated proton beam radiotherapy for acoustic neuroma. Neurosurgery. 2002;50(2):270–275.

[83] Vernimmen FJAI, Mohamed Z, Slabbert JP, Wilson J. Long-term results of stereotactic proton beam radiotherapy for acoustic neuromas. Radiother Oncol. 2009;90(2):208–212.

[84] Weber DC, Chan AW, Bussiere MR, et al. Proton beam radiosurgery for vestibular schwannoma: tumor control and cranial nerve toxicity. Neurosurgery. 2003;53(3):577–588.

第 22 章　大型前庭神经鞘瘤的放射治疗和立体定向放射治疗

Gautam U. Mehta, Jason P. Sheehan

22.1　引言

在过去的 30 年中，放射治疗和立体定向放射外科（SRS）治疗已成为处理前庭神经鞘瘤的重要选择。实际上，具有诸如射波刀（Accuray）、Edge（Varian）、伽马刀（Elekta）和 Novalis TX（Brainlab）之类的 SRS 现在已经成为治疗许多正在生长的中小型肿瘤的一线治疗方法。对 SRS 和显微外科手术治疗前庭神经鞘瘤的比较研究表明，对于较小的肿瘤（≤ 3cm），放射治疗与显微手术同样有效且致残率更低。在 SRS 治疗的最初几年中，研究观察到 SRS 相关的风险，特别是颅神经病变，与治疗剂量和内听道外肿瘤的直径呈正比（图 22.1）。这些发现与大中心进行的显微手术系列的结果相似，即手术致残率与肿瘤大小呈正比。鉴于这两种方式治疗大肿瘤的致残率均会明显增加，建议采用与动静脉畸形治疗阈值类似的标准，即对于 >3cm 的肿瘤选择显微外科手术而不是 SRS。一些大的治疗中心选择显微外科手术的阈值略低（>2.7cm），而其他则根据 Koos 等级（Ⅳ）选择患者。对于这些较大的肿瘤，SRS 在治疗中的确切作用尚不清楚。但是，在选定的患者中，SRS 仍可作为一线疗法。最近使用现代技术进行的研究已开始阐明将 SRS 应用于此类大肿瘤的患者，从而使我们能够更好地定义应使用 SRS 的患者人群。

分割放疗用于前庭神经鞘瘤的临床研究正在进行中。随着技术和塑形立体定向技术的发展，分割立体定向放射治疗（FSRT）的结果已接近或等于 SRS 对小肿瘤的治疗效果。在较大的肿瘤患者中，FSRT 和类似的多疗程 SRS 可能在减少神经损伤及其他放疗不良反应如脑积水、脑实质水肿（治疗大肿瘤）等方面具有潜在的实用性，这可能有助于扩大安全接受放射治疗的患者范围。

22.2　大型前庭神经鞘瘤的立体定向放射治疗

肿瘤控制

鉴于当前的治疗模式，目前关于前庭神经鞘瘤 SRS 的数据仅限于直径小于 3cm 的肿瘤患者。有一些肿瘤较大但有其他疾病不适合手术，或者已接受 SRS 治疗，所以最近有几组研究报告了 SRS 治疗大于 3cm 肿瘤的结果。使用 Kaplan–Meier 分析该队列发现其 5 年的肿瘤控制率为 82% ~92%（表 22.1）。这些肿瘤控制率低于 SRS 治疗 ≤ 3cm 肿瘤的控制率（在一些大中心，5 年的控制率通常超过 95%）。

由于数据的异质性，大、小前庭神经鞘瘤 SRS 治疗结果之间的比较分析较复杂。例如，几乎所有关于大肿瘤的研究都使用不同的阈值来定义此类病变（表 22.1）。数据结果也受到类似的限制，因为对大肿瘤的几项研究并未进行生存分析来确定肿瘤的控制情况。此外，这些研究的随访时间通常比小肿瘤研究的报道时间短。由于 SRS 后肿瘤的生长可能会在治疗后长达 6 年后发生，因此长期随访至关重要。

一些较大的研究已经笼括了有小肿瘤和大肿瘤治疗结果的单中心数据，可进行较为可控的比较。Hasegava 及其同事进行的一项此类研究报道了 427 例前庭神经鞘瘤患者的伽马刀放射治疗（GKRS）的生长结果，其中包括 64 例肿瘤 ≥ 10cm³（相当直径为 2.7cm）的患者。较小肿瘤组在 5 年和 10 年时的（PFS）无进展生存率分别为 95% 及 94%，而较大肿瘤组中

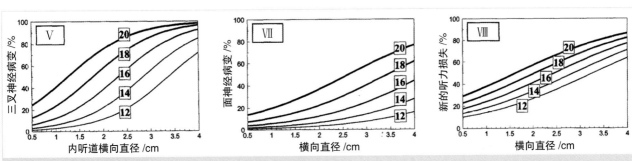

图 22.1　放射外科剂量、内听道外肿瘤直径与放射后颅神经病变之间的关系。随着剂量的增加和肿瘤直径的增加，三叉神经、面部神经病变和新的听力损失也增加

表 22.1　大型前庭神经鞘瘤立体定向放射外科治疗后的肿瘤控制

作者	年份	数量	病例数 / 例	肿瘤体积 /cm³	剂量 /Gy	肿瘤控制情况	中位随访时间 / 月
Roche 等	2004	50	Koos Ⅳ	平均 4.3（1.34~11.4）	平均 10.2（8~14）	69% 最后一次随访	45.5（14~84）
Inoue	2005	20	>3cm	平均 15.2（5.3~28.5）	平均 11.5（10~12）	95% 最后一次随访	N/A
Cheung 等	2010	53	>3cm	平均 17.3（12.7~25.2）	平均 11.9（11~14）	92% 在 5 年时	53（12~155）
Van de Langenberg 等	2011	33	>6cm³	平均 8.8（6.1~17.7）	平均 12.6（12.5~13.0）	88% 最后一次随访	30（12~72）
Yang 等	2011	65	3~4cm	中位数 9（5~22）	中位数 12（11~15）	87% 最后一次随访	36（1~146）
Milligan 等	2012	22	>2.5cm	中位数 9.4（5.3~19.1）	中位数 12（12~14）	82% 在 5 年时	66（26~121）
Williams 等							
大型	2013	24	>3cm	中位数 9.5（3.1~24.7）	中位数 11（8~20）	82% 在 5 年时	48.5（7~211）
中小型		49	≤ 3cm	中位数 0.7（0.1~6.5）	中位数 12（11~15）	90% 在 5 年时	100.9（24~197）

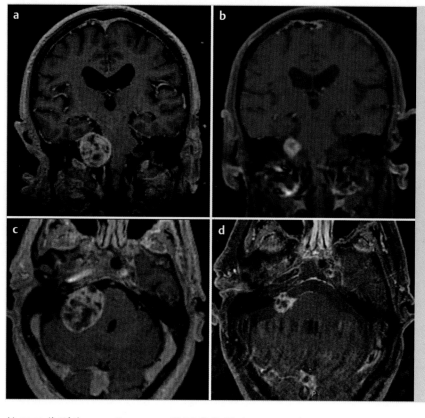

图 22.2　在弗吉尼亚大学接受伽马刀放射手术（Elekta）治疗的一名 70 岁男性的正在生长的大前庭神经鞘瘤的对比 T1 加权 MRI 证实了治疗期间的肿瘤体积明显减少（a，冠状；c，轴向）和术后 4 年随访（b，冠状；d，轴向）。

的 PFS 分别为 79% 和 77%。单因素分析（*P*<0.0001）具有统计学意义，但多因素分析则无统计学意义（*P*=0.17）。然而，在多因素分析中，按 Koos 分级划分的肿瘤大小分析具有明显统计学意义（*P*<0.0001），这证实了肿瘤大小与预后之间的关系。弗吉尼亚大学最近的一项研究使用 2 ：1 匹配队列设计直接比较了较小肿瘤（直径 ≤ 3cm）和较大肿瘤（直径 >3cm）的 GKRS 结果。较小肿瘤组在 3 年和 5 年时的实际 PFS 分别为 97% 和 90%，而较大肿瘤组中的 PFS 分别为 95%

和 82%（图 22.2）。

22.3　并发症

除不利控制肿瘤生长外，大型前庭神经鞘瘤的 SRS 伴随的致残率也比小肿瘤更高。匹兹堡小组在早期的经验中证明了这一点，即剂量 – 直径 – 颅神经病变关系（图 22.1）。颅神经病变的结果导致 Norén 在 1990 年提出了大肿瘤（10Gy）比小肿瘤需要更低的放射剂量（12Gy）。随着这些较低剂量的治疗方案和磁

表 22.2　立体定向放射外科治疗大型前庭神经鞘瘤的并发症

作者	三叉神经病变	面神经病变	听力损失 [a]	进展后再治疗	脑脊液分流
Roche 等	1/50（0）	0//50（0）	8/20（40%）	3/50（6%）	4/50（8%）
Inoue	0/20（0）	0/20（0）	1/5（20%）	1/20（5%）	0/20（0%）
Cheung 等	0/53（0）	0/53（0）	—[b]	3/53（6%）	2/53（4%）
Van de Langenberg 等	0/33（0）	0/33（0）	5/12（42%）	7/33（21%）	2/31（6%）
Yang 等	4/65（6%）	1/65（1.5%）	4/22（18%）	7/65（11%）	4/65（6%）
Milligan 等	3/22（14%）	3/22（14%）	7/10（70%）	2/22（9%）	3/22（14%）
Williams 等					
大型	3/11[c]（28%）	8/24（33%）	—[b]	6/24（25%）	2/24（8%）
中小型	—[b]	2/49（4%）	—[b]	0/49（0%）	0/49（0%）

缩写：[a]：听力正常的患者；[b]：未评估；[c]：有先天缺陷的患者

共振成像（MRI）更好的靶向适形，SRS 治疗大肿瘤后引起三叉神经和面部神经病变的发生率在当今系列研究中一直非常低（表 22.2）。然而，SRS 后的听力障碍发生率一直很高，在治疗后 2.5~5.5 年的中位随访时间中，有用或可使用的听力保留率范围为 18%~70%（表 22.2）。

除了引起颅神经病变的风险外，还可能出现其他更加严重的并发症，甚至需要进一步手术干预。有一部分肿瘤进展的患者最终需要手术切除或减瘤（5%~25%；表 22.2）。此外，一些患有较大肿瘤的患者需要脑脊液（CSF）分流以治疗 SRS 后发生的脑积水（0%~14%；表 22.2）。相比之下，在我们机构对 49 例接受 GKRS 治疗的小肿瘤患者的配对队列中，都不需要采取任何干预措施。

与显微手术的比较

为了确定前庭神经鞘瘤 SRS 的相对适应证，重要的是要了解包括显微手术在内的替代疗法的结果。单机构研究表明，对小肿瘤（直径 <3cm），与显微手术相比，SRS 具有更好的风险效益。迄今为止，尚未有针对大型前庭神经鞘瘤的类似比较研究的报道。众多研究仅对大型前庭神经鞘瘤的显微手术结果进行分析，这使我们能够了解这种疗法的相对效用。最近对显微手术治疗前庭神经鞘瘤进行了系统回顾，根据肿瘤大小和手术入路列举了显微外科手术的各种风险。对于病变大于 3cm 的肿瘤，乙状窦后入路导致 72% 术前还存在有用听力的患者听力丧失（127 例中有 91 例）。36% 的患者患有面神经功能障碍（783 例中的 278 例）。尽管其他颅神经病变的发生率很低，但也可能发生其他并发症，例如脑脊液漏和感染。

治疗大型前庭神经鞘瘤的另一种选择是次全切除，然后再进行 SRS。van de Langenberg 及其同事最近发表了对 50 例患者接受该规范治疗的回顾性分析，结果发现，在最后一次随访（中位时间为 33.8 个月）中，有 90% 的患者肿瘤控制良好。在接受了乙状窦后入路的 2 例患者（术前尚存有用听力）中，有 1 例患者保持了有用听力。治疗后有 9 例患者（18%）出现面神经功能受损，其中 3 例患者（6%）为 House–Brackmann Ⅲ 级或更差。没有患者发生三叉神经病变。并发症包括血肿（2 例患者，占 4%）、脑积水（2 例患者，占 4%）、需要留置胃管的后组颅神经功能障碍（1 例患者,占 2%）和偏瘫（1 例患者，占 2%）。总体而言，尽管平均肿瘤体积明显增加（14.9cm³：8.8cm³），但与在同一机构仅接受 SRS 的组相比，两组的结果相似（表 22.1，表 22.2）。未决定是否再进行 SRS。必须研究前庭神经鞘瘤显微手术后残留肿瘤的自然病史。最近，Gruppo Otologico 回顾性分析了几乎全切除（NTR）（<2% 肿瘤残留）和次全切除（STR）（2%~5% 肿瘤残留）后残余肿瘤的表现。111 例患者中（平均随访时间为 45.4 个月），他们报告的 5 年 PFS 为 92%。具体而言，在 38 例患者中进行次全切除术后，有 7 例（18%）经历了再生长。基于此结果，他们建议应对大部切除的患者术后随访 7~10 年，直至出现再生长。对于部分切除（剩余肿瘤 >5%），他们主张尽可能进行二期手术。

22.4　大型前庭神经鞘瘤的分割放疗

由于前庭神经鞘瘤是生长缓慢的，良性肿瘤分割放疗的放射生物学优势可能会受到限制。但是，由于颅神经病变是 SRS 影响放射剂量的主要因素，因此分割放疗可能有一个优势，可最大限度地减少治疗较大肿瘤的毒性。在邻近或压迫脑干的肿瘤中也有同样优势。

有几项研究直接比较了同一机构中，中小型前庭神经鞘瘤的 SRS 和 FSRT 结果。这些研究证明两种方法的肿瘤控制率非常相似（≥ 95%）。据报道，有一些研究中，SRS 后的听力保留率较差，而另一些研究中，FSRT 后则较差。新的三叉神经病变发生率在 SRS 后（6%~16%）始终高于 FSRT 后（3%~5%）。同样，SRS 后新面部神经病变的发生率（2%~17%）也始终高于 FSRT 后（2%~3%）。

尽管自 20 世纪 80 年代以来就已报道过分割放疗来治疗前庭神经鞘瘤，但有关大肿瘤的治疗研究则较少。20 世纪 90 年代发表的 2 项 FSRT 研究表明，这种疗法在大肿瘤的治疗中具有一定作用。Lederman 及其同事对 16 例直径大于 3cm 的前庭神经鞘瘤患者尝试了亚分割方案（20Gy，5 次）。在中位随访时间 28 个月后，发现所有肿瘤均稳定或缩小。有 1 例患者（7%）出现了暂时性面瘫；但是，没有患者出现永久性三叉神经或面神经功能障碍。Kalapurakal 及其同事对 19 例脑桥 - 岩骨距离（内听道外到脑桥）大于 1cm（内听道内到脑桥）且横向直径大于 2cm 的肿瘤患者进行了亚分割放疗（30~36Gy，分为 6 个部分）。平均随访时间为 54 个月，所有患者的肿瘤均稳定或缩小，并且没有患者出现三叉神经（n=15）或面（n=16）神经病变或听力丧失（n=9）。Mandl 以其同事对大肿瘤患者进行了分割放疗和 SRS 的结果进行混合评估，而不是单独评估这两种方式的疗效。最后，Casentini 及其同事对 33 例大于 8cm^3 前庭神经鞘瘤的患者进行分析，患者接受的射波刀（14~19.5Gy，2~5 次分割）多期 SRS 的治疗，在 48 个月的中位随访中，5 年时的 PFS 为 83%，在 8 例尚存有用听力患者中，有 7 例保留了听力。三叉神经和面部结果未明确列举；但是，有 2 例患者需要脑脊液分流手术，有 2 例患者则需要切除肿瘤以控制肿瘤进展。

22.5　患者选择和管理

尽管选择随访观察的患者总数有所增加，但肿瘤 >3cm 的患者很少（10%~11%）不进行治疗的。考虑到先前所述的结果，那些具有大型前庭神经鞘瘤而接受 SRS 或放射治疗都是手术风险更高的患者（表 22.3）。年龄较大或患有严重并发症的患者可从前期 SRS 或放射治疗中获益，而不是显微外科手术。但是，某些特定患者的危险因素可能使平衡发生偏移，转而采用显微手术，包括明显的脑干受压（Koos 分级Ⅳ肿瘤），尤其是那些出现致残症状的患者。患者的偏爱和外科医生的经验（显微手术或放射治疗）也可能是治疗选择中的重要考虑因素。还应考虑新的治疗方法，例如前期次全切除术，然后进行 SRS 或放射治疗。许

表 22.3　影响大型前庭神经鞘瘤治疗方式选择的因素

支持显微外科	支持放射治疗	其他事项
年轻 / 健康	高龄 / 较差的医疗状况	患者意愿
明显的脑干压迫 / 巨大肿瘤	无脑干受压	外科医生经验
现阶段的功能损伤症状（共济失调、顽固性头疼、三叉神经痛）	现阶段无功能损伤症状	
对侧的有用听力	对侧无有用听力	

多年老患者可以忍受次全切除术（外科医生手术范围局限于神经鞘瘤的包膜内），从而保留神经功能，随后通过 SRS 或放射治疗治疗残留肿瘤。

对于接受过 SRS 或放射治疗的患者，此类患者的后期管理可能与肿瘤较小的患者略有不同。由于这些患者在放疗后更容易出现脑积水或产生占位效应，因此有必要进行密切的治疗后随访。这些患者中有较大比例的患者可能会因肿瘤进展和占位效应而需要 CSF 分流或挽救性手术切除肿瘤，因此，在接受放射治疗之前，患者应了解可能需要进行这种挽救性手术。

22.6　总结

对于大多数前庭神经鞘瘤（>3cm）患者，放射治疗仍然是第二线选择，因为放射治疗控制肿瘤欠佳或可引起剂量相关引起的并发症。不过，最近的研究表明，SRS 或放疗可对适当选择的患者有效。虽然单次 SRS 是小肿瘤患者的主要治疗手段，但分割或亚分割的治疗方案可实现相似的肿瘤控制，同时减少了较大肿瘤患者的颅神经病变风险。这可与单次 SRS 的舒适性和便利性相平衡。总体而言，对于大肿瘤，放疗可提供合理的肿瘤控制，而颅神经病变的风险是比较低的，而且应对患者逐个进行评估选择。

参考文献

[1] Kondziolka D, Lunsford LD, McLaughlin MR, Flickinger JC. Long-term outcomes after radiosurgery for acoustic neuromas. N Engl J Med. 1998; 339 (20):1426–1433.

[2] Pollock BE, Lunsford LD, Kondziolka D, et al. Outcome analysis of acoustic neuroma management: a comparison of microsurgery and stereotactic radiosurgery. Neurosurgery. 1995; 36(1):215–224, discussion 224–229.

[3] Régis J, Pellet W, Delsanti C, et al. Functional outcome after gamma knife surgery or microsurgery for vestibular schwannomas. J Neurosurg. 2002; 97 (5):1091–1100.

[4] Flickinger JC, Kondziolka D, Lunsford LD. Dose and diameter relationships for facial, trigeminal, and acoustic neuropathies

following acoustic neuroma radiosurgery. Radiother Oncol. 1996; 41(3):215–219.

[5] KoosWT. Criteria for preservation of vestibulocochlear nerve function during microsurgical removal of acoustic neurinomas. Acta Neurochir (Wien). 1988; 92(1–4):55–66.

[6] Matthies C, Samii M. Management of 1000 vestibular schwannomas (acoustic neuromas): clinical presentation. Neurosurgery. 1997; 40(1):1–9, discussion 9–10.

[7] Flickinger JC, Kondziolka D, Pollock BE, Lunsford LD. Evolution in technique for vestibular schwannoma radiosurgery and effect on outcome. Int J Radiat Oncol Biol Phys. 1996; 36(2):275–280.

[8] Link MJ, Driscoll CLW, Foote RL, Pollock BE. Radiation therapy and radiosurgery for vestibular schwannomas: indications, techniques, and results. Otolaryngol Clin North Am. 2012; 45(2):353–366, viii–ix.

[9] Roche P-H, Robitail S, Pellet W, Devèze A, Thomassin J-M, Régis J. Results and indications of gamma knife radiosurgery for large vestibular schwannomas [in French]. Neurochirurgie. 2004; 50(2–3, Pt 2):377–382.

[10] Andrews DW, Suarez O, Goldman HW, et al. Stereotactic radiosurgery and fractionated stereotactic radiotherapy for the treatment of acoustic schwannomas: comparative observations of 125 patients treated at one institution. Int J Radiat Oncol Biol Phys. 2001; 50(5):1265–1278.

[11] Chung W-Y, Pan DH-C, Lee C-C, et al. Large vestibular schwannomas treated by Gamma Knife surgery: long-term outcomes. J Neurosurg. 2010; 113 (December) Suppl:112–121.

[12] van de Langenberg R, Hanssens PEJ, Verheul JB, et al. Management of large vestibular schwannoma. Part II. Primary Gamma Knife surgery: radiological and clinical aspects. J Neurosurg. 2011; 115(5):885–893.

[13] Yang H-C, Kano H, Awan NR, et al. Gamma Knife radiosurgery for larger-volume vestibular schwannomas. Clinical article. J Neurosurg. 2011; 114(3):801–807.

[14] Milligan BD,, Pollock BE,, Foote RL,, Link MJ.. Long-term tumor control and cranial nerve outcomes following knife surgery for larger-volume vestibular schwannomas. J Neurosurg. 2012; 116(3):598–604.

[15] Williams BJ, Xu Z, Salvetti DJ, McNeill IT, Larner J, Sheehan JP. Gamma Knife surgery for large vestibular schwannomas: a single-center retrospective casematched comparison assessing the effect of lesion size. J Neurosurg. 2013; 119(2):463–471.

[16] Inoue HK. Low-dose radiosurgery for large vestibular schwannomas: long-term results of functional preservation. J Neurosurg. 2005; 102 Suppl:111–113.

[17] Chopra R, Kondziolka D, Niranjan A, Lunsford LD, Flickinger JC. Long-term follow-up of acoustic schwannoma radiosurgery with marginal tumor doses of 12 to 13Gy. Int J Radiat Oncol Biol Phys. 2007; 68(3):845–851.

[18] Prasad D, Steiner M, Steiner L. Gamma surgery for vestibular schwannoma. J Neurosurg. 2000; 92(5):745–759.

[19] Hasegawa T, Kida Y, Kato T, Iizuka H, Kuramitsu S, Yamamoto T. Long-term safety and efficacy of stereotactic radiosurgery for vestibular schwannomas: evaluation of 440 patients more than 10 years after treatment with Gamma Knife surgery. J Neurosurg. 2013; 118(3):557–565.

[20] Norén G. Gamma knife radiosurgery of acoustic neurinomas. A historic perspective. Neurochirurgie. 2004; 50(2–3, Pt 2):253–256.

[21] Pollock BE, Driscoll CLW, Foote RL, et al. Patient outcomes after vestibular schwannoma management: a prospective comparison of microsurgical resection and stereotactic radiosurgery. Neurosurgery. 2006; 59(1):77–85, discussion 77–85.

[22] Ansari SF, Terry C, Cohen-Gadol AA. Surgery for vestibular schwannomas: a systematic review of complications by approach. Neurosurg Focus. 2012; 33 (3):E14.

[23] van de Langenberg R, Hanssens PEJ, van Overbeeke JJ, et al. Management of large vestibular schwannoma. Part I. Planned subtotal resection followed by Gamma Knife surgery: radiological and clinical aspects. J Neurosurg. 2011; 115(5):875–884.

[24] Chen Z, Prasad SC, Di Lella F, et al. The behavior of residual tumors and facial nerve outcomes after incomplete excision of vestibular schwannomas. J Neurosurg. 2014; 120(6):1278–1287.

[25] Murphy ES, Suh JH. Radiotherapy for vestibular schwannomas: a critical review. Int J Radiat Oncol Biol Phys. 2011; 79(4):985–997.

[26] Collen C, Ampe B, Gevaert T, et al. Single fraction versus fractionated inacbased stereotactic radiotherapy for vestibular schwannoma: a single-institution experience. Int J Radiat Oncol Biol Phys. 2011; 81(4):e503–e509.

[27] Combs SE, Welzel T, Schulz-Ertner D, Huber PE, Debus J. Differences in linical results after LINAC-based single-dose radiosurgery versus fractionated stereotactic radiotherapy for patients with vestibular schwannomas. Int J Radiat Oncol Biol Phys. 2010; 76(1):193–200.

[28] Kopp C, Fauser C, Müller A, et al. Stereotactic fractionated radiotherapy and LINAC radiosurgery in the treatment of vestibular schwannoma-report about both stereotactic methods from a single institution. Int J Radiat Oncol Biol Phys. 2011; 80(5):1485–1491.

[29] Wallner KE, Sheline GE, Pitts LH, Wara WM, Davis RL, Boldrey EB. Efficacy of irradiation for incompletely excised acoustic neurilemomas. J Neurosurg.1987; 67(6):858–863.

[30] Lederman G, Lowry J, Wertheim S, et al. Acoustic neuroma: potential benefits of fractionated stereotactic radiosurgery. Stereotact Funct Neurosurg. 1997; 69(1–4, Pt 2):175–182.

[31] Kalapurakal JA, Silverman CL, Akhtar N, Andrews DW, Downes B, Thomas PRM. Improved trigeminal and facial nerve tolerance following fractionated stereotactic radiotherapy for large acoustic neuromas. Br J Radiol. 1999; 72 (864):1202–1207.

[32] Mandl ES, Meijer OWM, Slotman BJ, Vandertop WP, Peerdeman SM. Stereotactic radiation therapy for large vestibular schwannomas. Radiother Oncol. 2010; 95(1):94–98.

[33] Casentini L, Fornezza U, Perini Z, Perissinotto E, Colombo F. Multisession stereotactic radiosurgery for large vestibular schwannomas. J Neurosurg. 2015;122(4):818–824.

[34] Carlson ML, Habermann EB, Wagie AE, et al. The changing landscape of vestibular schwannoma management in the United States–a shift toward conservatism. Otolaryngol Head Neck Surg. 2015; 153(3):440–446.

第23章　放射治疗和分割放射治疗前庭神经鞘瘤的并发症

Clayton A. Smith, Albert Attia

23.1　引言

　　放射治疗前庭神经鞘瘤少有急性并发症。少数情况下，患者会出现急性、一过性或者迟发的、进行性同侧三叉神经病损，或者三叉神经痛，也可能出现面瘫，或者半面痉挛。如果因为瘤周水肿，或者肿瘤囊变，压迫了第四脑室，可能会出现脑积水（图23.1和图23.2）。中小型肿瘤较少发生脑积水，一般颅后窝最大直径超过2.5cm的大瘤较多发生。与此相反，放疗后常常出现听力和前庭功能下降，但是要区分这到底是放疗的缘故还是疾病本身的缘故，有时比较困难。医生和患者都要对这些可能的并发症有所认识，事前要告诉患者，发生了，医生要会处理。

23.2　面瘫

　　用伽马刀（GK）进行单次立体定向放射外科（SRS）治疗其长期的面瘫发生率为0~21%（表23.1）。如果边缘剂量小于等于13Gy，面瘫或者半面痉挛的发生率为0~5%。大多数研究报道的远期面瘫的发生率小于2%。Lunsford等对Pittsburg大学自1987年到2002年间治疗的829例患者进行分析。在前5年中，患者接受了更高边缘剂量（平均16Gy）的照射，有21%的患者出现面神经功能障碍。相反，当边缘剂量降至13Gy

后，不到1%的患者出现面神经功能障碍。同样，Hasegawa等报道了440例患者，中位随访时间12.5年。当剂量大于13Gy时，3.5%的患者出现长期面神经功能障碍；当剂量小于13Gy时，没有患者出现面神经功能障碍。

　　对文献的系统分析发现，GK放射治疗影响面神经功能保护的因素包括：放射剂量，肿瘤体积和患者年龄。对23个已发表系列文献中的1908例患者进行分析后发现，当剂量小于等于13Gy时，面神经功能保存率为98.5%，大于13Gy时，为94.7%。同样，肿瘤体积小于等于1.5cm³的患者面神经功能保存率为99.5%，肿瘤体积大于1.5cm³时，保存率为95.5%。最后，年龄小于60岁的患者，面神经功能保存率为96.8%，大于60岁的患者，保存率为89.4%。该研究的缺陷在于它没有进行多变量分析，来确定各个因素的影响。读者可以复习第16章，以进一步了解GK治疗听神经瘤的结果。

　　虽然早期都是采用GK来治疗听神经瘤，但是越来越多的文献开始分析单次和多次直线加速器（LINAC）放射治疗的结果。单次放射治疗，面瘫的发生率总体为3.2%~20%（表23.1），虽然有报道显示如果剂量小于13Gy，面瘫的发生率小于1%。多次亚分割或者常规分割放疗面瘫的发生率为0~4%（表23.1）。不同

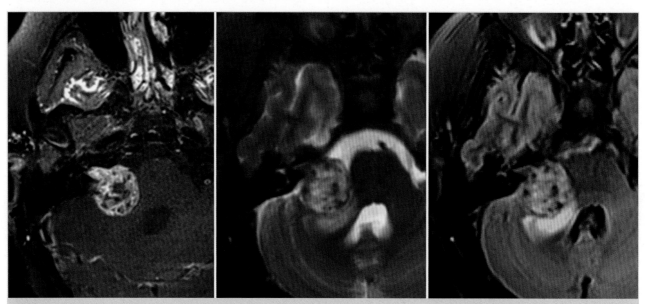

图23.1　右侧2.7cm的前庭神经鞘瘤接受了5次直线加速器的放射治疗。治疗后，患者出现进展性的眩晕、半侧感觉减退和共济失调。初期给予口服类固醇药物治疗但最终接受了挽救性显微外科手术。显示在邻近脑干和小脑有中度的瘤周水肿

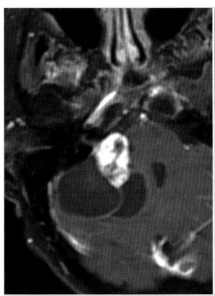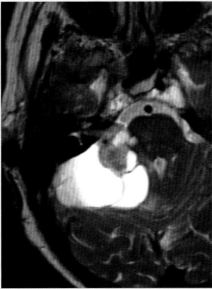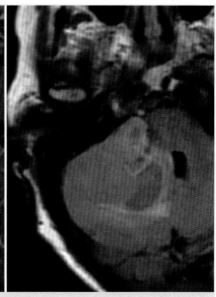

图23.2 右侧前庭神经鞘瘤在伽马刀放射外科治疗后演变为增大的显著的囊性变。提示中度的瘤周水肿和第四脑室受压。患者出现明显的步态不稳，合并顽固性的恶心呕吐，最终接受了补救性手术治疗

系列之间，因为剂量，分割方案等不同，很难进行直接比较，但总体感觉各个方案患者耐受都较好。Combs和同事报道了1990—2012年，3个德国中心治疗449例患者的结果，其中291个是多次常规分割放疗，中位剂量是57.6Gy。中位随访时间5.6年。只有1%的患者出现新的面神经症状。其他剂量方案，也有较好结果，包括46.8Gy分割26次，50Gy分割25次，54Gy分割30次。也报道了亚分割方案的毒性反应。在一项最大的系列中，Hansasuta和同事报道了从1999年到2007年，在Stanford对383例患者进行射波刀治疗。大多数患者（90%）是18Gy分3次分割。没有患者出现面瘫，虽然有2%的患者出现半面痉挛，除1例外，都是一过性的。亚分割方案的毒性反应小于3%，包括25Gy分5次分割，30Gy分10次分割。第17~19章对以LINCAC为基础的放射治疗和常规分割放疗听神经瘤进行了细致讨论。

质子放疗治疗听神经瘤的面神经结果比较复杂。在最大宗的88例患者中，采用10~18Gy（中位剂量12Gy，相对生物学效应RBE为1.1）单次放疗。Weber和他的同事报道新出现的、永久性的面瘫发生率为8.9%。类似的，Vernimmen和同事，报道26Gy（RBE1.1）分3次分割亚分割质子治疗后，9.5%的患者出现长期面神经功能障碍。相反，Bush和同事报道，在Loma Linda大学医学中心，对29例患者采用54~60Gy（RBE1.1）分30~33次分割的常规分割方案，没有患者出现长期的面神经功能障碍。

一过性面瘫比永久性面瘫的发生率高1%~5%。发生的时间差异较大，可以是治疗后2个月，也有2年后发生的，虽然大多数报道都是在治疗后3~6个月时发生的。大多数患者的面神经功能都降低到House-Brackmann Ⅱ级，当然也有降低到Ⅲ级甚至更差的。单次放射或者多次放射后出现新的面瘫或者面瘫加重的患者，一般都采用大剂量激素，然后根据患者的反应来逐渐减少激素剂量。上述多个中心、大宗病例，采用不同放疗方案的数据提示，采用现代放疗技术治疗听神经瘤，面神经功能障碍的发生率是比较低的。

23.3 三叉神经功能障碍

单次放疗或者分割放疗治疗听神经瘤后出现的三叉神经症状主要表现为面部麻木，少数患者表现为三叉神经痛（图23.3）。GK单次SRS治疗的患者，长期三叉神经功能障碍的发生率为0.3%~27%（表23.1）。与听力保护和面神经功能保护一样，边缘剂量在颅神经功能的长期预后方面是一个非常重要的决定因素。Lunsford和他的同事对从1987年到2002年间治疗的829例患者观察发现，用大于13Gy治疗的患者，27%的患者出现三叉神经功能障碍。相反，用小于等于13Gy治疗的患者，这个比例下降到3.1%。Hasegawa和同事在对GK治疗的患者中也观察到类似差异，虽然程度小一点儿。他们对440例患者进行观察，大于13Gy和小于等于13Gy的患者分别有2.1%和0.3%的患者出现长期面部麻木。有作者对单次分割SRS治疗听神经瘤后第8对和第7对颅神经以外的并发症进行分析，结果发现第5对颅神经是并发症最多的。对5631例患者的分析发现，剂量大于13Gy的患者有3.15%的患者出现长期三叉神经功能障碍，剂量小于等于13Gy的

表 23.1　前庭神经鞘瘤放射外科与放射治疗后，面神经（CN Ⅶ）和三叉神经（CN Ⅴ）损伤的主要病例系列及系统分析报告长期随访结果总结

作者	年份	数量	剂量 /Gy	放射治疗	CN Ⅴ 损伤 /%	CN Ⅶ 损伤 /%	随访时间 / 年
Andrews 等	2001	69	12	GK	5	2	平均：2.3
Chung 等	2005	195	中位数：13	GK	1.1	0	中位数：2.6
Fukuoka 等	2009	152	中位数：12	GK	2.6	0	最小值：5
Hasegawa 等	2013	440	>13：<13	GK	2.1：>13Gy；0.3：<13Gy	3.5：>13Gy；0：<13Gy	中位数：12.5
Lunsford 等	2005	829	10~20	GK	27：>13Gy；3.1：<13Gy	21：>13Gy；<1：<13Gy	NR
Prasad 等	2000	153	13.2	GK	1.7	1.5	中位数：4.2
Sughrue 等	2009	5631	不同	GK	3.15：>13Gy；1.63：<13Gy	NR	中位数：3
Yang 等	2009	1908	不同	GK	NR	3.8	平均：4.5
Andrews 等	2001	56	50/25	LINAC	7	2	平均：2.2
Aoyama 等	2013	201	46~50/23~25（90%）	LINAC	2	2.5	中位数：6
Champ 等	2013	154	46.8/26	LINAC	2	2	中位数：2.9
Chan 等	2005	70	54/30	LINAC	4	1	中位数：3.8
Choy 等	2013	138	平均：12.4；平均：53	LINAC	NR	20 SRS；2 CFRT	平均：3.5
Collen 等	2011	119	11~14；50/25；40/10；30/10	LINAC	4 SRS；4 HFRT 和 CFRT	17 SRS；3 HFRT 和 CFRT	中位数：5.2
Combs 等	2015	449	中位数：13；中位数：57.6	LINAC	1.8 SRS（0.6：<13Gy）1.4 CFRT	3.2 SRS（0.6：<13Gy）1 CFRT	中位数：5.6
Friedman 等	2006	390	中位数：12.5	LINAC	3.6（0.7：<12.5Gy）	4.4（0.7：<12.5Gy）	中位数：3.3
Hansasuta 等	2011	383	18/3（90%）	LINAC	1	0.2	中位数：3.6
Koh 等	2007	60	50/25	LINAC	0	0	中位数：2.7
Kopp 等	2011	115	12；54/30	LINAC	18 SRS；13 CFRT	7 SRS；4 CFRT	中位数：2.5
Lederman 等	1997	38	16/4；25/5	LINAC	0	2.6	中位数：2
Meijer 等	2003	80	20/5；25/5	LINAC	2	3	平均：2.9
Meijer 等	2003	49	10~12.5	LINAC	8	7	平均：2.5
Poen 等	1999	31	21/3	LINAC	16	3	中位数：2
Sawamura 等	2003	101	40/20；50/25	LINAC	4	0.9	中位数：3.8
Selch 等	2004	48	54/30	LINAC	2.2	2.1	中位数：3
Williams	2003	80	25/5；30/10	LINAC	0	0	中位数：1.6

缩写：CFRT，常规分次放疗；HFRT，分次多次放疗；NR，未报告；SRS，立体定向放射外科；GK，伽马刀；LINAC，直线加速器

患者有 2.3% 出现长期三叉神经功能障碍。总之，单次 SRS 治疗，长期三叉神经功能障碍的发生率是非常低的。

包括射波刀在内的多次分割 LINAC 放射治疗也有类似良好的结果，三叉神经病变的发生率为 0~16%（表 23.1）。几个常规剂量分割方案，包括每个分割 1.80Gy，总剂量 46.8~57.6Gy，分 26~32 次分割，长期三叉神经功能障碍的发生率为 1.4%~4%，如果每个分割 2Gy，总剂量 46~50Gy，分 23~25 次分割，长期三叉神经功能障碍的发生率为 0~7%。也有采用亚分割方案，长期毒性非常低。在 Standford 早期用射波刀采用 21Gy

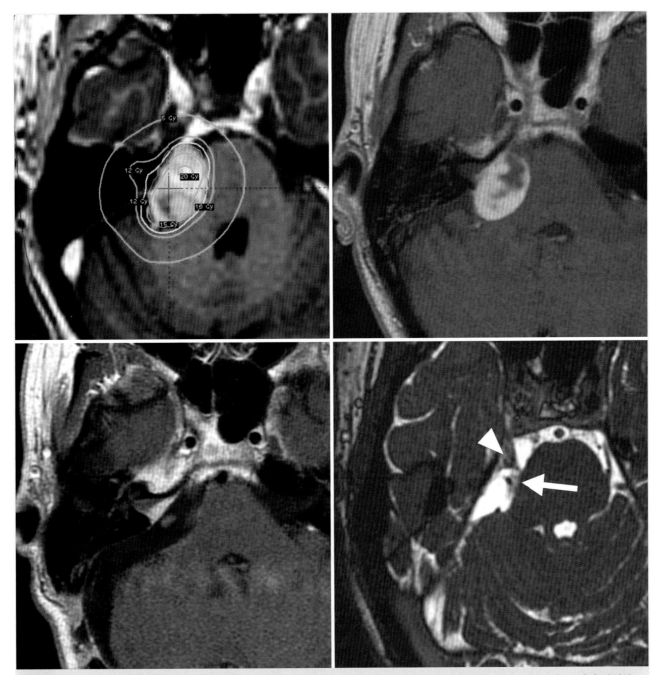

图23.3 右侧2.4cm的前庭神经鞘瘤接受伽马刀放射外科治疗，周边剂量为12Gy，最大剂量为24Gy（左上图）。治疗后随访，肿瘤大小无变化（右上图）。然而，患者出现了进展性的难治性的三叉神经痛。最终，放射外科治疗5年后，患者接受了乙状窦后入路的肿瘤次全切及微血管减压术（左下图）。在责任血管小脑上动脉和三叉神经（箭头方向）附近可见Teflon棉（箭头）

的剂量，3次分割，治疗听神经瘤，Poen和他的同事报道31名患者中有16%出现新的三叉神经症状。随后把剂量降低到18Gy，分3次分割，结果在Standford治疗的383例中（90%的患者降低了治疗剂量）只有1%发生长期的三叉神经功能障碍。也有采用亚分割方案的报道，25Gy，分5次分割，以及30Gy，分10次分割，其三叉神经病变的发生率小于等于4%。

与面神经结果的数据类似，质子治疗听神经瘤的

报道也比较有限，各家报道结果也不一致。单次SRS，10~18Gy（RBE：1.1），或者26Gy（RBE：1.1）分3次分割的亚分割质子治疗，其三叉神经功能障碍的发生率分别是10%和7%。相反，在一个较小样本研究中发现，常规分割，54~60Gy（RBE：1.1），分30~33次分割，患者耐受较好，没有患者出现远期三叉神经病变。

和我们观察到的面神经功能障碍一样，现代放射

治疗后也会另外有 1%~5% 的患者出现三叉神经功能障碍。可以在治疗后 1~4 个月出现症状，大多数患者在 6~15 个月时出现症状。患者出现面部麻木的症状，或者原有症状加重后，一般采用大剂量激素治疗，然后根据患者的反应逐步减少激素用量。如果是三叉神经痛的表现，一开始也是用激素，因为可能与水肿有关，以后可以用卡马西平、加巴喷丁这一类抗癫痫药物。第 70 章会对放射治疗前庭神经鞘瘤后三叉神经痛的治疗进行进一步说明。

23.4　脑积水

　　和颅神经损伤一样，在放疗后，晚期也可以出现脑积水（图 23.4）。其症状可以表现为步态不稳、头痛、意识模糊、嗜睡，或者尿失禁。在对 GK SRS 治疗的 5631 例听神经瘤患者的文献回顾中发现，0.85% 的患者在治疗后出现脑积水。脑积水的发生与放射剂量有一定关系。大于 13Gy 治疗的患者，脑积水的发生率为 1%；小于等于 13Gy 治疗的患者，脑积水的发生率只有 0.74%。对 444 例 GK SRS 治疗的患者进行回顾，他们治疗的边缘剂量是 12.4Gy，主要研究哪些因素与脑积水的发生有关。5.6% 的患者在治疗后平均 7 个月时出现了症状性交通性脑积水。通过多因素分析发现，肿瘤大小、性别（女性）、脑萎缩（横断面上侧脑室增大）是脑积水发生的相关因素。

　　也有一些文献报道了 LINAC 单次放疗，或者多次放疗治疗听神经瘤后发生脑积水的情况，其发生率为 1%~11.6%。常规多次方案，46.8Gy，26 次分割，和 50Gy，25 次分割，其脑积水发生率分别为 1.9% 和

3.6%。日本医生用常规多次方案，46~50Gy，每个分割 2Gy（23~25 次分割）治疗 201 例患者，11.6% 的患者出现脑积水或者原有脑积水加重。多因素分析发现，只有肿瘤生长（定义为增长超过 3mm）与发生脑积水需要分流有显著的相关性，而治疗前肿瘤的体积（大于等于 30mm）只是接近显著相关性。患者对亚分割多次放疗耐受良好，一项大宗 383 例的病例资料提示，90% 的患者用 18Gy，3 次分割治疗，只有 1% 的患者因为脑积水而需要分流手术。

23.5　脑坏死

　　虽然在脑干附近有较高的放射剂量，听神经瘤放射治疗后，脑干或者邻近的脑实质本身发生坏死是很少见的。Woolf 和同事报道的系列中，90 例患者中有 1 例（1%）出现放射性脑干坏死，在多次放射治疗后 9 个月，出现面瘫，步态不稳，同时影像资料提示脑干坏死。在另外一个系列中，125 例患者中有 3 例（2.4%）在磁共振成像上有脑干和小脑的改变。其中只有 1 例患者有症状，轻度步态不稳，后自行缓解。另外有病例报道神经纤维瘤病 2 型的患者因为听神经瘤而接受 GK 放射治疗，在治疗 18 个月后，出现进行性颅神经症状。MRI 提示肿瘤复发，脑桥和颞叶内侧面有水肿，颞叶内侧面在增强后 T1 有强化。患者手术切除了复发的肿瘤，随后脑桥和颞叶内侧面的水肿逐渐消退。在对 11 例复发听神经瘤再次进行 GK 治疗的系列中，治疗后 6 个月，2 例在影像上有邻近脑桥和桥小脑角的水肿表现。其中只有 1 例，有症状。

　　根据现有文献，单次分割放疗或者多次放疗后，

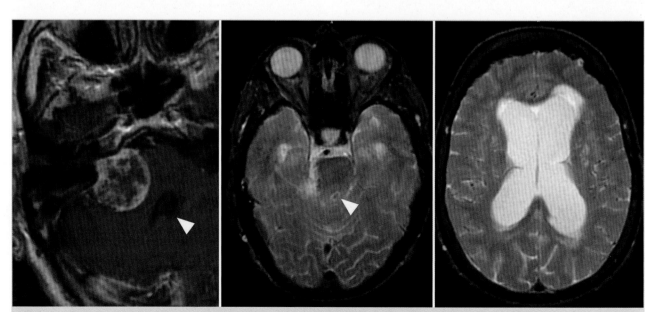

图 23.4　右侧 2.9cm 前庭神经鞘瘤，放射外科治疗后出现进展性脑积水。显示中心强化的缺失凸显放射外科疗效（左侧），第四脑室明显消失（白色箭头）

都很少通过影像学检查发现脑坏死，或者产生脑坏死的临床症状。其处理和前述的关于颅神经损伤的处理类似，就是大剂量激素，然后根据患者的反应而逐渐减量。如果患者发生脑坏死，同时又发现肿瘤复发，或者肿瘤囊性变，那需要考虑手术切除。那些不适合手术治疗的，抗血管内皮生长因子抗体、贝伐珠单抗，可以缓解症状。我们在等待一项研究的结果，该研究比较地塞米松和贝伐珠单抗对放射性坏死的作用。

23.6　放疗后听力丧失

听神经瘤放射治疗的一个长期副作用是听力丧失。如何定义放疗后的听力丧失是一件困难事情，因为疾病本身的自然进程也会导致听力丧失。在放疗前尚存有用听力的患者，放疗后听力的保留率方面，各个文献报道各异，如何定义听力保留各家也有差别。与其他颅神经损伤类似的一些危险因素，比如放射剂量、是否分割、肿瘤大小，都会影像放疗后听力情况。第52 章会对此进一步讨论。

23.7　放疗后肿瘤恶变

离子辐射会引起双链 DNA 断裂，从而导致细胞死亡。这样细胞破坏的后果之一是可能引发突变，而导致肿瘤发生或者肿瘤恶变。虽然听神经瘤放疗后这个风险是非常低的，但是也有个案和系列报道过。第24 章会对此进一步回顾。

23.8　总结

已经有很多文献的大宗病例证实了听神经瘤患者单次放疗或者多次放疗的有效性和安全性。对于现有文献的回顾提示，如果患者的选择以及治疗模式选择得当，包括面瘫、三叉神经功能障碍、脑积水在内的各种并发症的发生率是非常低的。

参考文献

[1] Lunsford LD, Niranjan A, Flickinger JC, Maitz A, Kondziolka D. Radiosurgery of vestibular schwannomas: summary of experience in 829 cases. J Neurosurg. 2005; 102 Suppl:195–199.

[2] Hasegawa T, Kida Y, Kato T, Iizuka H, Kuramitsu S, Yamamoto T. Long-term safety and efficacy of stereotactic radiosurgery for vestibular schwannomas: evaluation of 440 patients more than 10 years after treatment with Gamma Knife surgery. J Neurosurg. 2013; 118(3):557–565.

[3] Yang I, Sughrue ME, Han SJ, et al. Facial nerve preservation after vestibular schwannoma Gamma Knife radiosurgery. J Neurooncol. 2009; 93(1):41–48.

[4] Combs SE, Engelhard C, Kopp C, et al. Long-term outcome after highly advanced single-dose or fractionated radiotherapy in patients with vestibular schwannomas -pooled results from 3 large German

centers. Radiother Oncol. 2015; 114(3):378–383.

[5] Friedman WA, Bradshaw P, Myers A, Bova FJ. Linear accelerator radiosurgery for vestibular schwannomas. J Neurosurg. 2006; 105(5):657–661.

[6] Champ CE, Shen X, Shi W, et al. Reduced-dose fractionated stereotactic radio?therapy for acoustic neuromas: maintenance of tumor control with improved hearing preservation. Neurosurgery. 2013; 73(3):489–496.

[7] Aoyama H, Onodera S, Takeichi N, et al. Symptomatic outcomes in relation to tumor expansion after fractionated stereotactic radiation therapy for vestibu?lar schwannomas: single-institutional long-term experience. Int J Radiat Oncol Biol Phys. 2013; 85(2):329–334.

[8] Koh ES, Millar BA, Ménard C, et al. Fractionated stereotactic radiotherapy for acoustic neuroma: single-institution experience at The Princess Margaret Hospital. Cancer. 2007; 109(6):1203–1210.

[9] Choy W, Spasic M, Pezeshkian P, et al. Outcomes of stereotactic radiosurgery and stereotactic radiotherapy for the treatment of vestibular schwannoma. Neurosurgery. 2013; 60 Suppl 1:120–125.

[10] Kopp C, Fauser C, Müller A, et al. Stereotactic fractionated radiotherapy and LINAC radiosurgery in the treatment of vestibular schwannoma-report about both stereotactic methods from a single institution. Int J Radiat Oncol Biol Phys. 2011; 80(5):1485–1491.

[11] Chan AW, Black P, Ojemann RG, et al. Stereotactic radiotherapy for vestibular schwannomas: favorable outcome with minimal toxicity. Neurosurgery. 2005; 57(1):60–70, discussion 60–70.

[12] Hansasuta A, Choi CYH, Gibbs IC, et al. Multisession stereotactic radiosurgery for vestibular schwannomas: single-institution experience with 383 cases. Neurosurgery. 2011; 69(6):1200–1209.

[13] Meijer OWM, Vandertop WP, Baayen JC, Slotman BJ. Single-fraction vs. frac?tionated linac-based stereotactic radiosurgery for vestibular schwannoma: a single-institution study. Int J Radiat Oncol Biol Phys. 2003; 56(5):1390–1396.

[14] Lederman G, Lowry J, Wertheim S, et al. Acoustic neuroma: potential benefits of fractionated stereotactic radiosurgery. Stereotact Funct Neurosurg. 1997; 69(1–4, Pt 2):175–182.

[15] Williams JA. Fractionated stereotactic radiotherapy for acoustic neuromas: preservation of function versus size. J Clin Neurosci. 2003; 10(1):48–52.

[16] Collen C, Ampe B, Gevaert T, et al. Single fraction versus fractionated linac?based stereotactic radiotherapy for vestibular schwannoma: a single?institution experience. Int J Radiat Oncol Biol Phys. 2011; 81(4):e503–e509.

[17] Weber DC, Chan AW, Bussiere MR, et al. Proton beam radiosurgery for vestib?ular schwannoma: tumor control and cranial nerve toxicity. Neurosurgery. 2003; 53(3):577–586, discussion 586–588.

[18] Vernimmen FJAI, Mohamed Z, Slabbert JP, Wilson J. Long-term results of ster?eotactic proton beam radiotherapy for acoustic neuromas. Radiother Oncol. 2009; 90(2):208–212.

[19] Bush DA, McAllister CJ, Loredo LN, Johnson WD, Slater JM, Slater JD. Fractio?nated proton beam radiotherapy for acoustic neuroma. Neurosurgery. 2002;50(2):270–273, discussion 273–275.

[20] Sughrue ME, Yang I, Han SJ, et al. Non-audiofacial morbidity after Gamma Knife surgery for vestibular schwannoma. Neurosurg Focus. 2009; 27(6):E4.

[21] Andrews DW, Werner-Wasik M, Den RB, et al. Toward dose optimization for fractionated stereotactic radiotherapy for acoustic neuromas: comparison of two dose cohorts. Int J Radiat Oncol Biol Phys. 2009; 74(2):419–426 Comprehensive Management of Vestibular Schwannoma 17.05.19–12:09.

[22] Selch MT, Pedroso A, Lee SP, et al. Stereotactic radiotherapy for the treatment of acoustic neuromas. J Neurosurg. 2004; 101 Suppl 3:362–372.

[23] Andrews DW, Suarez O, Goldman HW, et al. Stereotactic radiosurgery and fractionated stereotactic radiotherapy for the treatment of acoustic schwannomas: comparative observations of 125 patients treated at one institution. Int J Radiat Oncol Biol Phys. 2001; 50(5):1265–1278.

[24] Poen JC, Golby AJ, Forster KM, et al. Fractionated stereotactic radiosurgery and preservation of hearing in patients with vestibular schwannoma: a preliminary report. Neurosurgery. 1999; 45(6):1299–1305.

[25] Han JH, Kim DG, Chung HT, et al. The risk factors of symptomatic communicating hydrocephalus after stereotactic radiosurgery for unilateral vestibular schwannoma: the implication of brain atrophy. Int J Radiat Oncol Biol Phys. 2012; 84(4):937–942.

[26] Woolf DK, Williams M, Goh CL, et al. Fractionated stereotactic radiotherapy for acoustic neuromas: long-term outcomes. Clin Oncol (R Coll Radiol). 2013; 25(12):734–738.

[27] Djalilian HR, Benson AG, Ziai K, Safai Y, Thakkar KH, Mafee MF. Radiation necrosis of the brain after radiosurgery for vestibular schwannoma. Am J Otolaryngol. 2007; 28(5):338–341.

[28] Dewan S, Norén G. Retreatment of vestibular schwannomas with Gamma Knife surgery. J Neurosurg. 2008; 109 Suppl:144–148.

[29] Chung W-Y, Liu K-D, Shiau C-Y, et al. Gamma knife surgery for vestibular schwannoma: 10-year experience of 195 cases. J Neurosurg. 2005; 102 Suppl:87–96.

[30] Fukuoka S, Takanashi M, Hojyo A, Konishi M, Tanaka C, Nakamura H. Gamma knife radiosurgery for vestibular schwannomas. Prog Neurol Surg. 2009; 22:45–62.

[31] Prasad D, Steiner M, Steiner L. Gamma surgery for vestibular schwannoma. J Neurosurg. 2000; 92(5):745–759.

[32] Sawamura Y, Shirato H, Sakamoto T, et al. Management of vestibular schwannoma by fractionated stereotactic radiotherapy and associated cerebrospinal fluid malabsorption. J Neurosurg. 2003; 99(4):685–692.

第 24 章　前庭神经鞘瘤放射治疗后相关新生肿瘤形成的风险

Michael J. Torrens

24.1　引言

在过去的 20 年中，对于良性颅内病变，越来越多的人采用分割放射治疗（FRT）和更加适形的立体定向放射治疗。就前庭神经鞘瘤（VS）而言，与开颅手术相比，放射治疗肿瘤生长控制率高，且几乎没有副作用。在 1990 年北美仅约 60 例患者接受了放射治疗，但预测到 2010 年每年将有 1000 例以上患者接受放射治疗。放射治疗的缺点之一是辐射诱发继发性肿瘤的发生率未知。

放射治疗与继发性肿瘤的关系是众所周知的。最近的一项研究推测，2007 年英国登记的 298 000 新发癌症中，约 0.45% 与先前癌症的放疗有关。但是，放射外科中使用适形高剂量辐射是否具有类似的效果尚不确定。一项来自英格兰谢菲尔德的重要的前瞻性对照研究对 30 000 名患者中的 5 000 例行放射治疗的患者进行了数年随访，结果未发现放射治疗会增加癌症的发生率。但是，已经有一些散发病例报告了放射治疗可以诱发恶性肿瘤发生，尤其是有几例前庭神经鞘瘤发生了恶性转化（MTVS）。本章的目的是评估这些报告的重要性。

24.2　放射辐射诱发的肿瘤

Cahan 等最初定义的放射诱发肿瘤的诊断标准包括：（1）放射治疗时不存在该种肿瘤；（2）放射治疗与肿瘤发生之间一定有一个较长的潜伏期；（3）肿瘤必须出现在辐射的区域；（4）肿瘤在组织学上必须与原发肿瘤不同；（5）患者没有患癌症的遗传倾向。在前庭神经鞘瘤的具体治疗中，可能存在的风险首先是 MTVS，其次是在照射区域内诱发其他组织发生肿瘤。

24.3　前庭神经鞘瘤的放射治疗

在这方面，放射治疗形式主要有以下 3 种方式。分割放射治疗（FRT）是指小剂量重复照射，剂量通常小于 2Gy 且不具有适形性，疗程通常是几个星期。分割立体定向放射治疗（FSRT）需要更精确的方向和适形性，可能涉及剂量越来越少的超分割方案。立体定向放射外科（SRS）是一种高度选择性和适形性的手术，一般来说，肿瘤边缘只有单剂 12Gy 的剂量（尽管其定义允许多达 5 剂）。

从 1945 年开始，FRT 就被用于前庭神经鞘瘤的治疗，最初通常用于肿瘤未完全切除的病例，这种术后照射已被证明可将次全切除后肿瘤的复发概率从 46% 降低到 6%。

SRS 用于前庭神经鞘瘤的治疗最初是由 Leksell 在 1971 年提出的，但直到 1990 年 MRI 提供的改进轮廓使适形瞄准成为可能后才得到广泛应用。最近的一项研究对接受 SRS 治疗的（440 例患者中的 10 例）患者进行了 10 年以上的随访，结果显示无进展生存率在 5 年时为 93%，在 10 年时为 92%，如果照射剂量小于 13Gy，则面神经保留率为 100%。

SRS 被证明治疗有效之后，FSRT 成了替代方案，目的是为了改善听力保护。最近对德国的 449 例病例进行的大规模分析发现，局部控制率在 36 个月时为 97%，在 60 个月时为 95%，在 120 个月时为 94%，FSRT 和 SRS 组之间无统计学意义上的差异。85% 的患者保留了"有效听力"。FSRT 组和 SRS 组分别有 14% 和 16% 的患者失去了有效听力。

在最近的另一篇综述中，Conley 和 Hirsch 还得出结论，SRS 和 FRT 是同等有效的治疗方式，并且目前的证据支持将放射治疗用于小型的原发性及复发性前庭神经鞘瘤，最佳剂量低于 13Gy。同时也建议用于不适合做外科手术的患者以及不愿意继续观察或接受手术的患者。

24.4　前庭神经鞘瘤的恶变

到目前为止，已经有 29 个关于放射治疗后 MTVS 的报道（表 24.1）。但是，除了在神经纤维瘤病 2 型（NF2）中恶性肿瘤的发生率，相对于所治疗的肿瘤数量较高外，这是否由于辐射所诱导的量化意义尚未明确。

文献共报道前庭神经恶性周围神经鞘瘤（MPNST）59 例，其中放疗后 29 例，自发性 25 例，良性肿瘤手术后 5 例（表 24.1~ 表 24.3）。在那些先前组织学为良性，完全符合 Cahan 标准的放射治疗病例中，出现继发恶性肿瘤的平均间隔时间为 68 个月。NF2 患者在放射治疗组中比例较大，这与 NF2 患者对放射敏感性增加的情况相一致，NF2 患者中可出现多个肿瘤。在放疗后的 29 例病例中，26 例中有 11 例（占 42%）患有神经纤维瘤病，在 30 例未进行过放疗的病例中，29 例中只有 5 例（占 17%）。

一项针对神经纤维瘤病患者的独立研究表明，在

表 24.1　放射治疗后恶性变

作者（年份）	年龄/岁,性别	神经纤维瘤病史	放射治疗类型	肿瘤组织学分型	Cahan 标准	潜伏期/月
Akamatsu 等（2010）	67，女	否	立体定向放射治疗	恶性周围神经鞘膜瘤	是	90
Bari 等（2002）	28，女	是	立体定向放射治疗	恶性周围神经鞘膜瘤		48
Baser 等	未知	是	立体定向放射治疗	恶性周围神经鞘膜瘤		未知
	未知	是	立体定向放射治疗	恶性周围神经鞘膜瘤		未知
	未知	是	立体定向放射治疗	恶性周围神经鞘膜瘤		未知
Carlson 等（2010）	25，女	是	立体定向放射治疗	TRITON		120
Comey 等（1998）	50，男	否	立体定向放射治疗	横纹肌肉瘤		60
Demetriades 等（2010）	37，男	否	立体定向放射治疗	恶性周围神经鞘膜瘤	是	120
Hanabusa 等（2001）	51，女	否	立体定向放射治疗	肉瘤	是	6
Hasegawa 等（2013）	未知	未知	立体定向放射治疗	恶性周围神经鞘膜瘤		未知
Ho 和 Kveton（2002）	14，女	是	立体定向放射治疗	未知		7
Kubo 等（2005）	55，男	否	立体定向放射治疗	恶性周围神经鞘膜瘤		未知
Maire 等（2006）/Markou 等（2012）	45，女	否	适形放疗	恶性周围神经鞘膜瘤		231
McEvoy 和 Kitchen（2003）	22，男	是	立体定向放射治疗	未知		24
Muracciole 等（2004）	61，女	否	立体定向放射治疗	TRITON		72
Newell 和 Pollack（2012）	50，男	否	是	恶性周围神经鞘膜瘤		未知
Norén（1998）	18，女	是	立体定向放射治疗	恶性周围神经鞘膜瘤		60
Pollock 等（1998）	未知	未知	立体定向放射治疗	TRITON		未知
Puataweepong 等（2012）	34，女	否	立体定向放射治疗	恶性周围神经鞘膜瘤		72
Scheithauer 等（2009）	32，男	是	适形放疗	恶性周围神经鞘膜瘤		324
Schmitt 等（2011）	51，男	否	立体定向放射治疗	肉瘤		87
Shin 等（2002）；Kurita（1997）	26，女	否	立体定向放射治疗	恶性周围神经鞘膜瘤	是	72
Tanbouzi Husseini 等（2011）	20，男	是	立体定向放射治疗	恶性周围神经鞘膜瘤		60
Thomsen 等（2000）	19，女	是	立体定向放射治疗	肉瘤	是	72
Van Rompaey 等（2009）	53，女	否	立体定向放射治疗	恶性周围神经鞘膜瘤		96
Wilkinson 等（2004）	53，男	否	立体定向放射治疗	恶性周围神经鞘膜瘤	是	48
Yanamadala 等（2013）	51，女	否	立体定向放射治疗	恶性周围神经鞘膜瘤		60
Yang 等（2010）	74，男	否	立体定向放射治疗	肉瘤	是	72
Seferis 等（2014）	34，女	否	立体定向放射治疗	恶性周围神经鞘膜瘤	是	72

1348 例 NF2 患者中有 106 例接受了放射治疗，其中 5 例发生恶变，发生概率为 $4\,717 \times 10^{-5}$，比非 NF2 患者发生率高得多。

但是，在非 NF2 病例中量化风险很难，因为这种情况非常罕见，真实发病率取决于单个病例报告的准确性。特别是可能存在这种趋势，即在放射治疗后报告 MTVS 比自然发生的病例更容易。

有几个理由可以认为放疗后的 MTVS 是一个真实的事件。一是诊断后到恶性肿瘤形成具有延迟或潜伏期。在放射辐射组中，潜伏期是 68 个月（最初组织学证实为良性的患者中）或 85 个月（在所有病例中），而那些在事先接受过组织学诊断的非放射患者中是 7.2 个月。这可能表明，受放射的病例显示了按照 Cahan 标准所需的恶性肿瘤发生的延迟，而未受辐射的病例已经处于恶性转型的过程中。二是，与未受放射组（4/30，或 13.3%）相比，受放射组在组织学上显示肉瘤成分的病例比例更高（8/27，或 29.6%）。众所周知，放射治疗与肉瘤分化有关，放疗后存活超过 5 年的患者中，放射后肉瘤的总发生率约为 0.1%。三是，

自 2000 年以来，MTVS 的病例报告数量增加了 3 倍（表 24.4）。如果根据 Cahan 的标准将 5~8 年的延迟期加到 1990 年开始大量进行放射外科治疗的那 10 年后，如果

表 24.2　自发性恶性前庭神经肿瘤

作者（年份）	年龄/岁，性别	神经纤维瘤病史	放射治疗史	肿瘤组织学分型
Best（1987）	24，女	是	无	Triton
Caporlingua 等（2014）	50，女	否	无	Triton
Chen 等（2008）	62，女	否	无	恶性周围神经鞘膜瘤
Earls 等（1994）	未知	未知	未知	黑色素瘤
Gong 等（2012）	55，女	否	无	Triton
Gonzalez 等（2007）	43，女	否	未知	恶性周围神经鞘膜瘤
Gruber 等（1994）	61，女	否	无	恶性周围神经鞘膜瘤
Han 等（1992）	47，女	否	无	Triton
Harada 等（2000）	10，男	否	无	恶性周围神经鞘膜瘤
Hernanz-Schulman 等（1986）	未知，儿童	否	无	恶性周围神经鞘膜瘤
Higami 等（1998）	45，女	是	无	恶性周围神经鞘膜瘤
Hong 等（2014）	25，男	否	无	恶性周围神经鞘膜瘤
Karami 等（2011）	23，女	否	无	恶性周围神经鞘膜瘤
Kudo 等（1983）	54，男	否	无	恶性周围神经鞘膜瘤
Kuzmik 等（2013）	73，女	否	无	恶性周围神经鞘膜瘤
Maeda 等（1993）	38，男	否	无	恶性周围神经鞘膜瘤
Matsumoto 等（1990）	54，男	否	无	恶性周围神经鞘膜瘤
Miller 等（1986）	74，男	是（?）	无	黑色素瘤
Mrak 等（1994）	40，男	否	无	恶性周围神经鞘膜瘤
Saito 等（2000）	69，男	否	无	黑色素瘤
Scheithauer 等（2009）	32，男	是	无	恶性周围神经鞘膜瘤
	26，女	否	无	恶性周围神经鞘膜瘤
	5，男	否	无	恶性周围神经鞘膜瘤
Suresh 等（2003）	未知	是	无	恶性周围神经鞘膜瘤
Wei 等（2012）	41，女	否	未知	恶性周围神经鞘膜瘤

表 24.3　良性实体瘤的恶性转化

作者（年份）	年龄/岁，性别	神经纤维瘤病史	放射治疗史	肿瘤组织学分型	良性瘤病史	潜伏期/月
Gousias 等（2010）	64，男	否	无	恶性周围神经鞘膜瘤	无组织学报告可用，但 MRI 明确显示良性进展为恶性疾病	120
McLean 等（1990）	75，男	否	无	恶性周围神经鞘膜瘤	是	11
Scheithauer 等（2009）	67，男	否	无	恶性周围神经鞘膜瘤	是	9
	56，男	否	无	恶性周围神经鞘膜瘤	是	7
Son 等（2001）	33，女	否	无	恶性周围神经鞘膜瘤	是	2

表 24.4 随时间推移报道的恶性前庭神经鞘瘤

恶性周围神经鞘膜瘤病例报道时期	病例数 / 例
1983—1989 年	4
1990—1994 年	6
1995—1999 年	5
2000—2004 年	14
2005—2009 年	11
2010—2014 年	18

放射是一个重要的诱发因素，那么从 2000 年起，预期报告的 MTVS 病例将会增加。

最重要的问题是评估放射治疗在 MTVS 诱导中的定量意义。根据全世界每年新发的 VS 数量为 72 000~114 000，计算出现自发性恶性肿瘤的风险为 $1.32 \times 10^{-5} \sim 2.08 \times 10^{-5}$。如果仅考虑 25 个与 NF2 无关的病例，则风险为 $1.09 \times 10^{-5} \sim 1.74 \times 10^{-5}$。

根据 Leksell 伽马刀协会的记录和听神经瘤协会的一项调查推断，全世界接受放射治疗的 VS 病例总数可能为 115 333 例，相对于 20 多年来记录的 29 例放疗后 MTVS 的患者，放射治疗后继发恶性变的风险为 25.1×10^{-5}（29/115 333）。如果将神经纤维瘤病患者排除在本分析之外，有 18 例患者放疗后出现 MPNST，因此在无神经纤维瘤病的情况下，恶性转化的风险降低到 15.6×10^{-5}。相对于 $1.09 \times 10^{-5} \sim 1.74 \times 10^{-5}$ 的自发恶性转化发生率，放射治疗诱发恶性肿瘤的风险增加了 9~14 倍。与 MTVS 相比，诱发其他恶性肿瘤的概率更小。

24.5 胶质母细胞瘤

目前为止，共报告了 191 例放射源性神经胶质瘤病例，毫无疑问，真实的数字会更高，但是到目前为止，这种并发症很少与前庭神经鞘瘤放射治疗相关。Balasubramaniam 等收集了 2 例前庭神经鞘瘤放射治疗后的胶质母细胞瘤，1 例是 SRS 照射，1 例是 FSRT 照射，2 例胶质母细胞瘤发生在颞叶，放射剂量均为 4~5Gy。两者都没有 NF2 病史。Baser 等描述了 1 例神经纤维瘤病患者，在接受前庭神经鞘瘤放疗后，出现恶性室管膜瘤（神经胶质类肿瘤）。

24.6 脑膜瘤

辐射可以诱发脑膜瘤是众所周知的。第一个病例于 1953 年被报道。1988 年，以色列的一项研究表明，年轻时仅接受 2Gy 治疗的头癣患者发生颅内脑膜瘤的风险较正常人要高出 9.5 倍。他们患神经鞘瘤的风险是正常人的 18.8 倍。22% 的白血病患儿经颅照射后发现脑膜瘤，平均潜伏期为 25 年。

然而，文献检索显示，在前庭神经鞘瘤放射治疗后，只有 1 例诱发恶性脑膜瘤的报道。另外，虽然脑膜瘤占放射诱导肿瘤的 70%，但与常规放疗相比，高适形放射治疗诱发的比例更加低，至少目前如此。文献中仅发现 3 篇报告，尽管作者知道另一个可能的病例是伽马刀治疗后 10 年发生的库欣垂体腺瘤。

这种相对较低的发病率必须谨慎对待。长崎原子弹爆炸到出现脑膜瘤的潜伏期为 35~40 年。更多的病例，包括前庭神经鞘瘤放射治疗后的病例，预计将在 2025 年后出现。

其他肿瘤

目前报道了 5 例放射治疗诱发的颞骨肿瘤（2 例骨肉瘤、2 例纤维肉瘤及 1 例鳞状细胞癌）。所有 5 例颞骨肿瘤均发生在曾接受 50gy 以上 FRT 治疗的患者中。原肿瘤组织学诊断包括 2 例星形细胞瘤、1 例颈静脉副神经节瘤、1 例恶性脑膜瘤和 1 例前庭神经鞘瘤。

24.7 总结

尽管最近关于放疗后 MTVS 的报道越来越频繁，但由于报道的不可靠性和某些病例的长潜伏期，很难对发生恶变的总体风险进行量化。3 万多例随访数据表明放疗风险是不显著的，但上述非 NF2 病例中 MTVS 的发生率为 1/20 万 ~2/20 万。显然，NF2 患者放疗后诱发其中肿瘤的风险更高，为 4.7%。最近对报告病例的分析显示，放疗后 20 年，MTVS 的总风险为 25.1×10^{-5}，或 0.025%，如果去掉 NF2 病例，则降低为 15.6×10^{-5}，或 0.016%。放射治疗将 MTVS 的风险增加了大约 10 倍。

因此，包括 SRS 在内的放射治疗对 MTVS 的诱导作用显著，但风险范围为 0.01%~0.02%，风险较小。此外，其他诱发肿瘤如胶质母细胞瘤或脑膜瘤的风险也相对较小。

报告病例提示，该数字仅为 5 例，即 4.3×10^{-5}，这使得总体风险增加至 0.02% 左右。与此相比，开颅手术后前庭神经鞘瘤的实际死亡率至少为 1%，尽管也有一些选择手术的病例分组中没有死亡。相比之下，经过 15 年随访，在大脑任何部位进行放射治疗后，发生 SRS 诱导肿瘤的风险约为 0.04%。

这些结论是暂时性的，因为它们依赖于未知的诱发肿瘤形成的报告概率。此外，继发性肿瘤（尤其是脑膜瘤）出现前的长潜伏期意味着 10~20 年后情况可能会有所不同。然而，在可预见的未来，手术死亡率不太可能下降到足够低的程度，或者继发性肿瘤的发病率会上升，从而使两者的风险变得可比较。在特定的病例中，放射治疗仍将是前庭神经鞘瘤的首选治疗方法，但告知患者诱发肿瘤发生的风险与告知患者开颅手术后的死亡风险同样重要。

参考文献

[1] Varlotto JM, Shrieve DC, Alexander E, III, Kooy HM, Black PM, Loeffler JS. Fractionated stereotactic radiotherapy for the treatment of acoustic neuromas: preliminary results. Int J Radiat Oncol Biol Phys. 1996; 36(1):141–145.

[2] Litre F, Rousseaux P, Jovenin N, et al. Fractionated stereotactic radiotherapy for acoustic neuromas: a prospective monocenter study of about 158 cases. Radiother Oncol. 2013; 106(2):169–174.

[3] Leksell L. Stereotactic radiosurgery. J Neurol Neurosurg Psychiatry. 1983; 46(9):797–803.

[4] Pollock BE, Lunsford LD, Norén G. Vestibular schwannoma management in the next century: a radiosurgical perspective. Neurosurgery. 1998; 43(3):475–481, discussion 481–483.

[5] Maddams J, Parkin DM, Darby SC. The cancer burden in the United Kingdom in 2007 due to radiotherapy. Int J Cancer. 2011; 129(12):2885–2893.

[6] Rowe J, Grainger A, Walton L, Silcocks P, Radatz M, Kemeny A. Risk of malignancy after gamma knife stereotactic radiosurgery. Neurosurgery. 2007; 60 (1):60?65, discussion 65–66.

[7] Cahan WG, Woodard HQ, Higinbotham NL, Stewart FW, Coley BL. Sarcoma arising in irradiated bone: report of eleven cases. 1948. Cancer. 1998; 82(1):8–34.

[8] Wallner KE, Sheline GE, Pitts LH, Wara WM, Davis RL, Boldrey EB. Efficacy of irradiation for incompletely excised acoustic neurilemomas. J Neurosurg.1987; 67(6):858–863.

[9] Leksell L. A note on the treatment of acoustic tumours. Acta Chir Scand. 1971;137(8):763–765.

[10] Hasegawa T, Kida Y, Kato T, Iizuka H, Kuramitsu S, Yamamoto T. Long-term safety and efficacy of stereotactic radiosurgery for vestibular schwannomas: evaluation of 440 patients more than 10 years after treatment with Gamma Knife surgery. J Neurosurg. 2013; 118(3):557–565.

[11] Combs SE, Engelhard C, Kopp C, et al. Long-term outcome after highly advanced single-dose or fractionated radiotherapy in patients with vestibular schwannomas -pooled results from 3 large German centers. Radiother Oncol. 2015; 114(3):378–383.

[12] Conley GS, Hirsch BE. Stereotactic radiation treatment of vestibular schwannoma: indications, limitations, and outcomes. Curr Opin Otolaryngol Head Neck Surg. 2010; 18(5):351–356.

[13] Seferis C, Torrens M, Paraskevopoulou C, Psichidis G. Malignant transformation in vestibular schwannoma: report of a single case, literature search, and debate. J Neurosurg. 2014; 121 Suppl:160–166.

[14] Baser ME, Evans DG, Jackler RK, Sujansky E, Rubenstein A. Neurofibromatosis 2, radiosurgery and malignant nervous system tumours. Br J Cancer. 2000; 82(4):998.

[15] Inoue YZ, Frassica FJ, Sim FH, Unni KK, Petersen IA, McLeod RA. Clinicopathologic features and treatment of postirradiation sarcoma of bone and soft tissue. J Surg Oncol. 2000; 75(1):42–50.

[16] Babu R, Sharma R, Bagley JH, Hatef J, Friedman AH, Adamson C. Vestibular schwannomas in the modern era: epidemiology, treatment trends, and disparities in management. J Neurosurg. 2013; 119(1):121–130.

[17] Leksell Gamma Knife Society. Indications treated from 1991 to 2014. Available at: https://www.lgksociety.com/fileadmin/groups/1/Documents/Treatment_Statistics/2014/1968?2014_Indications_Treated.pdf. AccessedJanuary 11, 2016.

[18] Acoustic Neuroma Association. ANA Survey/Registry. Available at: https://www.anausa.org/resources/patient-surveys. Accessed January 11, 2016.

[19] Yamanaka R, Hayano A. Radiation-induced gliomas. In: Lichtor T, ed. Molecular Considerations and Evolving Surgical Management Issues in the Treatment of Patients with a Brain Tumor. Available at: http://cdn.intechopen.com/ pdfs-wm/47617.pdf. Accessed December 22, 2015.

[20] Balasubramaniam A, Shannon P, Hodaie M, Laperriere N, Michaels H, Guha A. Glioblastoma multiforme after stereotactic radiotherapy for acoustic neuroma: case report and review of the literature. Neuro Oncol. 2007; 9(4):447–453.

[21] Mann I, Yates PC, Ainslie JP. Unusual case of double primary orbital tumour.Br J Ophthalmol. 1953; 37(12):758–762.

[22] Ron E, Modan B, Boice JD, Jr, et al. Tumors of the brain and nervous system after radiotherapy in childhood. N Engl J Med. 1988; 319(16):1033–1039.

[23] Banerjee J, Pääkkö E, Harila M, et al. Radiation-induced meningiomas: a shadow in the success story of childhood leukemia. Neuro Oncol. 2009; 11(5):543–549.

[24] Copeland WR, Link MJ. A radiation-induced meningioma ?cures? a complex dural arteriovenous fistula. J Neurol Surg A Cent Eur Neurosurg. 2013; 74 Suppl 1:e215–e220.

[25] Sheehan J, Yen CP, Steiner L. Gamma knife surgery-induced meningioma. Report of two cases and review of the literature. J Neurosurg. 2006; 105(2):325–329.

[26] Sadamori N, Shibata S, Mine M, et al. Incidence of intracranial meningiomas in Nagasaki atomic-bomb survivors. Int J Cancer. 1996; 67(3):318–322.

[27] Lustig LR, Jackler RK, Lanser MJ. Radiation-induced tumors of the temporal bone. Am J Otol. 1997; 18(2):230–235.

[28] Samii M, Matthies C. Management of 1000 vestibular schwannomas (acoustic neuromas): surgical management and results with an emphasis on complications and how to avoid them. Neurosurgery. 1997; 40(1):11–21, discussion 21–23.

[29] Cardoso AC, Fernandes YB, Ramina R, Borges G. Acoustic neuroma: surgical results on 240 patients. Arq Neuropsiquiatr. 2007; 65 3A:605–609.

[30] Shahinian HK, Ra Y. 527 fully endoscopic resections of vestibular schwannomas. Minim Invasive Neurosurg. 2011; 54(2):61–67.

[31] Patel TR, Chiang VL. Secondary neoplasms after stereotactic radiosurgery. World Neurosurg. 2014; 81(3?4):594–599.

[32] Akamatsu Y, Murakami K, Watanabe M, Jokura H, Tominaga T. Malignant peripheral nerve sheath tumor arising from benign vestibular schwannoma treated by gamma knife radiosurgery after two previous surgeries: a case report with surgical and pathological observations. World Neurosurg 73: 751–754, 2010.

[33] Bari ME, Forster DM, Kemeny AA, Walton L, Hardy D, Anderson

JR. Malignancy in a vestibular schwannoma. Report of a case with central neurofibromatosis, treated by both stereotactic radiosurgery and surgical excision, with a review of the literature. Br J Neurosurg 16:284–289, 2002.

[34] Baser ME, Evans DG, Jackler RK, Sujansky E, Rubenstein A. Neurofibromatosis 2, radiosurgery and malignant nervous system tumours. Br J Cancer 82:998, 2000.

[35] Carlson ML, Babovic-Vuksanovic D, Messiaen L, Scheithauer BW, Neff BA, Link MJ. Radiation-induced rhabdomyosarcoma of the brainstem in a patient with neurofibromatosis type 2. Case report. J Neurosurg 112:81-87, 2010 (Erratum in J Neurosurg 112:209, 2010).

[36] Comey CH, McLaughlin MR, Jho HD, Martinez AJ, Lunsford LD. Death from a malignant cerebellopontine angle triton tumor despite stereotactic radiosurgery. Case report. J Neurosurg 89:653–658, 1998.

[37] Demetriades AK, Saunders N, Rose P, Fisher C, Rowe J, Tranter R, et al. Malignant transformation of acoustic neuroma/ vestibular schwannoma 10 years after gamma knife stereotactic radiosurgery. Skull Base 20:381–387, 2010.

[38] Hanabusa K, Morikawa A, Murata T, Taki W. Acoustic neuroma with malignant transformation. Case report. J Neurosurg 95:518–521, 2001.

[39] Ho SY, Kveton JF. Rapid growth of acoustic neuromas after stereotactic radiotherapy in type 2 neurofibromatosis. Ear Nose Throat J 81:831–833, 2002.

[40] Kubo O, Chernov M, Izawa M, Hayashi M, Muragaki Y, Maruyama T, et al. Malignant progression of benign brain tumors after gamma knife radiosurradiosurgery: is it really caused by irradiation? Minim Invasive Neurosurg 48:334–339, 2005.

[41] Maire JP, Huchet A, Milbeo Y, Darrouzet V, Causse N, Célérier D, et al. Twenty years? experience in the treatment of acoustic neuromas with fractionated radiotherapy: a review of 45 cases. Int J Radiat Oncol Biol Phys 66:170–178, 2006.

[42] McEvoy AW, Kitchen ND. Rapid enlargement of a vestibular schwannoma following gamma knife treatment. Minim Invasive Neurosurg 46:254–256, 2003.

[43] Muracciole X, Cowen D, Régis J. [Radiosurgery and brain radio-induced carcinogenesis: update.] Neurochirurgie 50: 414–420, 2004 (Fr).

[44] Newell K, Pollack A. Bilateral cranial nerve VII-VIII malignant peripheral nerve sheath tumors mimicking neurofibromatosis type 2. J Neuropathol Exp Neurol 71:593, 2012.

[45] Norén G. Long-term complications following gamma knife radiosurgery of vestibular schwannomas. Stereot Funct Neurosurg 70 Suppl:165–173, 1998.

[46] Pollock BE, Lunsford LD, Kondziolka D, Sekula R, Subach BR, Foote RL, et al. Vestibular schwannoma management. Part II. Failed radiosurgery and the role of delayed microsurgery. J Neurosurg 89:949–955, 1998.

[47] Puataweepong P, Janwityanujit T, Larbcharoensub N, Dhanachai M. Radiation-induced peripheral malignant nerve sheath tumor arising from vestibular schwannoma after linac-based stereotactic radiation therapy: a case report and review of literatures. Case Rep Med 2012:648191, 2012.

[48] Scheithauer BW, Erdogan S, Rodriguez FJ, et al. Malignant peripheral nerve sheath tumors of cranial nerves and intracranial contents: a clinicopathologic study of 17 cases. Am J Surg Pathol 33:325–338, 2009.

[49] Schmitt WR, Carlson ML, Giannini C, et al. Radiation-induced sarcoma in a large vestibular schwannoma following stereotactic radiosurgery: case report. Neurosurgery 68:E840–E846, 2011.

[50] Shin M, Ueki K, Kurita H, Kirino T. Malignant transformation of a vestibular schwannoma after gamma knife radiosurgery. Lancet 360:309–310, 2002.

[51] Tanbouzi Husseini S, Piccirillo E, et al. Malignancy in vestibular schwannoma after stereotactic radiotherapy: a case report and review of the literature. Laryngoscope 121:923–928, 2011.

[52] Thomsen J, Mirz F, Wetke R, Astrup J, Bojsen-Møller M, Nielsen E. Intracranial sarcoma in a patient with neurofibromatosis type 2 treated with gamma knife radiosurgery for vestibular schwannoma. Am J Otol 21:364–370, 2000.

[53] Van Rompaey K, Michotte A, Ampe B, Moens M, Ates R, Chaskis C, et al. Malignant transformation of a vestibular schwannoma after radiosurgery. Surg Neurol 71:145, 2009.

[54] Wilkinson JS, Reid H, Armstrong GR. Malignant transformation of a recurrent vestibular schwannoma. J Clin Pathol 57:109–110, 2004.

[55] Yanamadala V, Williamson RW, Fusco DJ, Eschbacher J, Weisskopf P, Porter RW. Malignant transformation of a vestibular schwannoma after gamma knife radiosurgery. World Neurosurg 79:593.e1–593.e8, 2013.

[56] Yang T, Rockhill J, Born DE, Sekhar LN. A case of highgrade undifferentiated sarcoma after surgical resection and stereotactic radiosurgery of a vestibular schwannoma. Skull Base 20:179–183, 2010.

[57] Best PV. Malignant triton tumour in the cerebellopontine angle. Report of a case. Acta Neuropathol 74:92–96, 1987.

[58] Caporlingua F, Lapadula G, Antonelli M, Missori P. Pleomorphic rhabdomyosarcoma of the cerebellopontine angle in an adult: a review of literature. BMJ Case Rep 2014: bcr2013203257, 2014.

[59] Chen L, Mao Y, Chen H, Zhou LF. Diagnosis and management of intracranial malignant peripheral nerve sheath tumors. Neurosurgery 62:825–832, 2008.

[60] Earls JP, Robles HA, McAdams HP, Rao KC. General case of the day. Malignant melanotic schwannoma of the eighth cranial nerve. Radiographics 14:1425–1427, 1994.

[61] Gong L, Liu XY, Zhang WD, Han XJ, Yao L, Zhu SJ, et al. A rare case of malignant triton tumor in the cerebellopontine angle. Diagn Pathol 7:43, 2012.

[62] Gonzalez LF, Lekovic GP, Eschbacher J, Coons S, Spetzler RF. A true malignant schwannoma of the eighth cranial nerve: case report. Neurosurgery 61: E421–E422, 2007.

[63] Gruber B, Petchenik L, Williams M, Thomas C, Luken MG. Malignant vestibular schwannoma. Skull Base Surg 4:227–231, 1994.

[64] Han DH, Kim DG, Chi JG, Park SH, Jung HW, Kim YG. Malignant triton tumor of the acoustic nerve. Case report. J Neurosurg 76:874–877, 1992.

[65] Harada K, Nishizaki T, Adachi N, Suzuki M, Ito H. Pediatric acoustic schwannoma showing rapid regrowth with high proliferative activity. Childs Nerv Syst 16:134–137, 2000.

[66] Hernanz-Schulman M, Welch K, Strand R, Ordia JI. Acoustic

neuromas in children. AJNR Am J Neuroradiol 7:519–521, 1986.

[67] Higami Y, Shimokawa I, Kishikawa M, Okimoto T, Ohtani H, Tomita M, et al. Malignant peripheral nerve sheath tumors developing multifocally in the central nervous system in a patient with neurofibromatosis type 2. Clin Neuropathol 17:115–120, 1998.

[68] Hong W, Cheng H,Wang X, Hu X, Feng C. Study of malignant peripheral nerve sheath tumor in cerebellopontine angle. J Craniofac Surg 25:699–701, 2014.

[69] Karami KJ, Kelkar PS, Verdon MP, Grills IS, Bojrab DI, Pieper DR. Malignant peripheral nerve sheath tumor of the vestibulocochlear nerve and brainstem: multimodality treatment with survival of 27 months. A case report and review of the literature. Neurosurgery 69:E1152–E1165, 2011.

[70] Kudo M, Matsumoto M, Terao H. Malignant nerve sheath tumor of acoustic nerve. Arch Pathol Lab Med 107:293–297, 1983.

[71] Kuzmik GA, Michaelides EM, Chiang VL, Nonaka Y, Fukushima T, Vortmeyer AO, et al. Rapidly progressive epithelioid malignant peripheral nerve sheath tumor of the vestibular nerve. Otol Neurotol 34:1739–1742, 2013.

[72] Maeda M, Jozaki T, Baba S, Muro H, Shirasawa H, Ichihashi T. Malignant nerve sheath tumor with rhabdomyoblastic differentiation arising from the acoustic nerve. Acta Pathol Jpn 43:198–203, 1993.

[73] Matsumoto M, Sakata Y, Sanpei K, Onagi A, Terao H, Kudo M. [Malignant schwannoma of acoustic nerve: a case report.] No Shinkei Geka 18:59–62, 1990 (Jpn).

[74] Miller RT, Sarikaya H, Sos A. Melanotic schwannoma of the acoustic nerve. Arch Pathol Lab Med 110:153–154, 1986.

[75] Mrak RE, Flanigan S, Collins CL. Malignant acoustic schwannoma. Arch Pathol Lab Med 118:557–561, 1994.

[76] Saito T, Oki S, Mikami T, Kawamoto Y, Yamaguchi S, Kuwamoto K, et al.[Malignant peripheral nerve sheath tumor with divergent cartilage differentiationfrom the acoustic nerve: case report.] No To Shinkei 52:734–739, 2000(Jpn).

[77] Scheithauer BW, Erdogan S, Rodriguez FJ, Burger PC, Woodruff JM, Kros JM, et al. Malignant peripheral nerve sheath tumors of cranial nerves and intracranial contents: a clinicopathologic study of 17 cases. Am J Surg Pathol 33:325–338, 2009.

[78] Suresh TN, Mahadevan A, Chandrashekhar Sagar B, Santosh V, Yasha TC, Shankar SK. Unusual case of multiple cellular and malignant schwannomas of the cranial and spinal nerves. Clin Neuropathol 22:23–29, 2003.

[79] Wei C, Heman-Ackah SE, Newman K, Zagzag D, Golfinos JG, Roland JT Jr. Temporal bone histopatholoGycase of the month: malignant peripheral nerve sheath tumor arising within vestibular schwannoma. Otol Neurotol 33:e83–e84, 2012.

[80] Gousias K, Boström J, Kovacs A, Niehusmann P, Wagner I, Kristof R. Factors of influence upon overall survival in the treatment of intracranial MPNSTs. Review of the literature and report of a case. Radiat Oncol 5:114, 2010.

[81] McLean CA, Laidlaw JD, Brownbill DS, Gonzales MF. Recurrence of acoustic neurilemoma as a malignant spindle-cell neoplasm. Case report. J Neurosurg 73:946–950, 1990.

[82] Scheithauer BW, Erdogan S, Rodriguez FJ, Burger PC,Woodruff JM, Kros JM, et al. Malignant peripheral nerve sheath tumors of cranial nerves and intracranial contents: a clinicopathologic study of 17 cases. Am J Surg Pathol 33:325–338, 2009.

[83] Son EI, Kim IM, Kim SP. Vestibular schwannoma with malignant transformation: a case report. J Korean Med Sci 16: 817–821, 2001.

第 25 章 前庭神经鞘瘤放射外科治疗后的影像学随访

Bruce E. Pollock, Michael J. Link

25.1 引言

在过去的 30 年里，立体定向放射外科（SRS）兴起并逐渐被接受成为中小前庭神经鞘瘤（VS）治疗的一种选择。在这段时间内，VS 的 SRS 治疗变化包括磁共振成像（MRI）用于剂量计划，改良剂量计划软件系统，降低辐射剂量，对于耳蜗辐射剂量可能影响听力预后认识的提高。SRS 技术最重要的改进是边缘剂量从 18~20Gy 减少到 12~13Gy，其他的改变也有助于改善患者的预后。与早期的研究相比，现代 VS 的 SRS 治疗后的颅神经致残率明显降低了，相比外科手术切除，SRS 治疗之后面神经预后和早期听力保留率明显更佳。基于 SRS 对于恰当选择的前庭神经鞘瘤治疗的有效性和安全性，超过 100 000 例病患接受了 VS 的 SRS 治疗。然而，对于 VS SRS 治疗后影像学随访的误判并不少见，医生可能会过早地得出 SRS 失败的结论，导致患者遭受不必要的、不恰当的手术。在本章中，根据 SRS 术后 VS 的影像学特点，提出了相应的处理建议。

25.2 肿瘤大小评估的方法

在 VS SRS 后，要求患者进行随访并作临床评估，评估颅神经功能，对 SRS 前存在可用听力的患者进行听力测试，并进行 MRI 检查以确定肿瘤大小，评估邻近脑组织的水肿，并监测脑室扩大的程度。尽管每个中心在 VS SRS 治疗后都会遵循自己的规程随访，我们通常要求在 6 个月、12 个月、24 个月和 48 个月后进行随访，之后每两年一次。然而，许多患者与实施 SRS 的中心相距甚远，因此从当地医疗机构那里查阅临床信息和 MRI 并不少见。

VS 行 SRS 治疗后通常使用两种方法评估肿瘤反应。两种技术都依赖于 SRS 与随访检查时肿瘤大小的比较。尽管在一些不能接受 MRI 检查的患者中必须进行计算机断层扫描（CT），但是绝大多数患者都需要进行连续 MRI 检查。第一种方法基于对左右（X 平面）、前后（Y 平面）和上下（Z 平面）等分量进行线性测量比较桥小脑角（CPA）肿瘤的大小，分量进行线性测量的比较。在大多数情况下，管内肿瘤遵循 CPA 肿瘤对于 SRS 规律反应，不进行比较。肿瘤大小通常分为不变、减小或增大。对于大多数系列，肿瘤任何平面平均单独直径改变 2mm 或更大，才能被认为肿瘤减小或增大。正如 Linskey et 所指出的，与 SRS 时相比，认为肿瘤

体积变化时必须考虑到潜在的测量误差和初始肿瘤大小。例如，平均直径 <1cm 的肿瘤必须在体积上增加大约 100%，才能可靠地识别出肿瘤的扩大，而平均直径 >2cm 的肿瘤仅需要增加 25%，即可肯定地说肿瘤已经扩大。线性测量比较简单，却是临床实践和已发表的 VS 研究中最常用的实用性技术。

第二种方法是基于 SRS 时的肿瘤体积与后续 MRI 的比较，该技术比线性测量的方法对肿瘤大小的微小变化更敏感，但更耗时，需要分段（轮廓化）SRS 后对肿瘤进行测定，以确定肿瘤体积。准确的体积测定与 MRI 扫描厚度密切相关，尤其是对于较小的肿瘤。在大多数系列中，如果肿瘤体积保持在 SRS 前体积的 10%~15%，则定义为未改变或稳定，因此将变化超过 10%~15% 的肿瘤定义为肿大或消退。迄今为止，定量体积分析主要作为研究手段更准确地定义 SRS 后肿瘤的反应，但其在患者日常临床管理中的价值仍不清楚。

25.3 前庭神经鞘瘤放射外科术后预期的影像学改变

VS 的 SRS 后所见的影像学改变最初是由 GeorgNorén 在瑞典斯德哥尔摩的 Karolinska 研究所期间所认识到和描述的。他指出，大多数 VS 在 SRS 后将表现为"肿胀"，而肿瘤中心缺乏强化且肿瘤体积变大。这种假性进展（也称为肿瘤扩展）通常于 SRS 后 3~12 个月出院，而后的影像随访中逐渐恢复其中心增强，肿瘤大小也稳定或减小（图 25.1）。据报道，在此期间，肿瘤体积增加了 23%~27%，而在系列成像随访中，大多数肿瘤的体积缩小到小于 SRS 之前的体积（图 25.2）。先前，我们描述了 VS 患者在 SRS 后肿瘤增大的 3 种肿瘤体积变化模式。1 型患者最终显示出肿瘤缩小或者不变；2 型患者的肿瘤增大且保持较大状态，但未显示进行性的增大（图 25.3）；3 型患者在系列研究中显示进行性肿瘤增大，表明治疗的失败。表 25.1 显示了许多有关 VS SRS 的研究结果。VS SRS 后的治疗失败范围为 2%~12%，具体取决于每个中心使用的标准。

25.4 放射治疗后增大的前庭神经鞘瘤的建议

在过去 20 年中获得的有关 VS 的 SRS 术后预期影像学改变的知识，使许多患者 SRS 术后无须进行不必

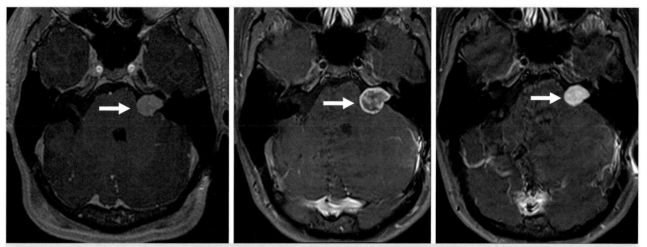

图 25.1　一位 25 岁女性左侧放射外科治疗前庭神经鞘瘤的钆造影剂注射后轴位的 MRI 表现。（左图）放射外科治疗前的磁共振成像（肿瘤体积，1.5cm³；肿瘤边缘剂量，13Gy）。（中图）放射外科术后 3 个月的 MRI 显示中心强化消失和肿瘤扩大。（右图）放射外科术后 1 年磁共振显示肿瘤已恢复增强并恢复到原来的体积

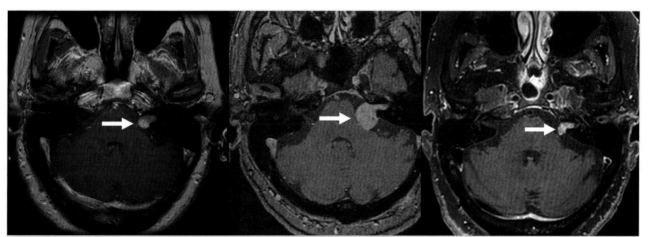

图 25.2　一位 67 岁女性左侧前庭神经鞘瘤的钆造影剂注射后轴位 MRI 表现。（左图）诊断时的磁共振成像。建议采用连续成像观察。（中图）4 年后 MRI 显示肿瘤扩大，放射外科治疗时（肿瘤体积 3.0cm³，肿瘤边缘剂量 13Gy）。（右图）放射外科术后 8 年 MRI 显示肿瘤明显变小

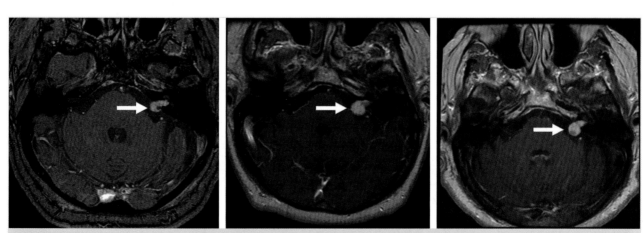

图 25.3　一位 72 岁男性左侧前庭神经鞘瘤的钆造影剂注射后轴位磁共振成像。（左图）放射外科治疗前的磁共振成像（肿瘤体积，0.7cm³；肿瘤边缘剂量，12Gy）。（中图）放射外科术后 2 年磁共振成像显示肿瘤较大，患者出现轻度半面痉挛。（右图）放射外科术后 10 年的 MRI 显示肿瘤仍然较治疗前增大，但大小稳定。患者的面肌痉挛消失了

表 25.1 放射外科术后前庭神经鞘瘤影像学选择报告

研究者	病例数 / 例	SRS	测量方法	假性进展率 /%	失败率 /%
Prasad 等，2000	153	GK	体积法	31	8[a]
Yu 等，2000	126	GK	体积法	62	8[b]
Okunaga 等，2005	42	LINAC	体积法	45	7[b]
Lunsford 等，2005	829	GK	线性法	6	2[c]
Pollock，2006	208	GK	线性法	14	2[b]
Delsanti 等，2008	332	GK	线性法	54	5[d]
Nagano 等，2008	100	GK	体积法	74	NS
Meijer 等，2008	45	LINAC	体积法	31	9[b]
Hayhurst 和 ZAdeh，2012	75	GK	体积法	23	12[b]

缩写：GK，伽马刀；LINAC，直线加速器；NS，未说明
[a]：定义为肿瘤体积大于放射外科手术时的体积
[b]：定义为超过 2 年的渐进和持续扩大
[c]：定义为需要额外的外科或放射外科干预
[d]：定义为超过 3 年的渐进和持续增长

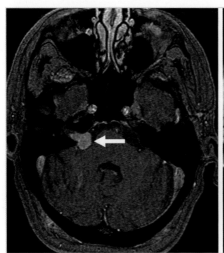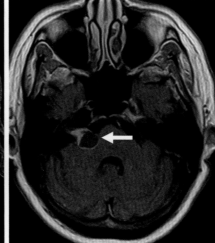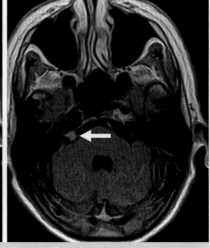

图 25.4 右前庭神经鞘瘤 51 岁女性的钆造影剂注射后轴位 MRI。（左图）放射外科治疗前的 MRI（肿瘤体积，1.0cm³；肿瘤边缘剂量，12Gy）。（中图）磁共振成像 9 年后，放射外科显示囊肿已经发展，并压缩脑干。患者仍然没有症状。（右图）放射外科术后 15 年的 MRI 显示囊肿已经消退，肿瘤明显变小

要的肿瘤切除。首先，现在可以理解，大部分 VS 可能在出现面部无力或听力下降的同时（SRS 后 3~12 个月）显示假性进展，这并不等于治疗失败。其次，少数患者（2%）在 SRS 后会出现半面痉挛（HFS）。根据我们的经验，HFS 的发作通常发生在 SRS 后 1~2 年，并且通常在其肿瘤开始扩大且比 SRS 术前时更大的患者中出现。在大多数情况下，HFS 是暂时的，将在几个月后缓解。如果患者对暂时性半面肌痉挛感到困扰，卡马西平通常可有效控制 HFS，两三个月后停药。因此，应避免在 VS SRS 后因为 HFS 的发生予以肿瘤切除。最后，VS SRS 后可发生囊性变化或增大。如果患者有继

发于囊性变的症状性占位效应，则有指征行手术切除。但是，我们也注意到有几例患者出现囊性变稳定或消退（图 25.4），因此，在无症状的患者中，我们建议进行连续影像学观察。总之，仅对表现出进行性肿瘤增大的患者再考虑其他的肿瘤治疗方式。

参考文献

[1] Flickinger JC, Kondziolka D, Pollock BE, Lunsford LD. Evolution in technique for vestibular schwannoma radiosurgery and effect on outcome. Int J Radiat Oncol Biol Phys. 1996; 36(2):275–280.

[2] Jacob JT, Carlson ML, Schiefer TK, Pollock BE, Driscoll CL, Link

MJ. Significance of cochlear dose in the radiosurgical treatment of vestibular schwannoma: controversies and unanswered questions. Neurosurgery. 2014; 74(5):466– 474, discussion 474.

[3] Massager N, Nissim O, Delbrouck C, et al. Irradiation of cochlear structures during vestibular schwannoma radiosurgery and associated hearing outcome. J Neurosurg. 2007; 107(4):733–739.

[4] Miller RC, Foote RL, Coffey RJ, et al. Decrease in cranial nerve complications after radiosurgery for acoustic neuromas: a prospective study of dose and volume. Int J Radiat Oncol Biol Phys. 1999; 43(2):305–311.

[5] Carlson ML, Tveiten ØV, Driscoll CL, et al. Long-term quality of life in patients with vestibular schwannoma: an international multicenter cross-sectional study comparing microsurgery, stereotactic radiosurgery, observation, and nontumor controls. J Neurosurg. 2015; 122(4):833–842.

[6] Myrseth E, Møller P, Pedersen PH, Vassbotn FS, Wentzel-Larsen T, Lund-Johansen M. Vestibular schwannomas: clinical results and quality of life after microsurgery or gamma knife radiosurgery. Neurosurgery. 2005; 56(5):927– 935, discussion 927–935.

[7] Pollock BE, Driscoll CLW, Foote RL, et al. Patient outcomes after vestibular schwannoma management: a prospective comparison of microsurgical resection and stereotactic radiosurgery. Neurosurgery. 2006; 59(1):77–85, discussion 77–85.

[8] Régis J, Pellet W, Delsanti C, et al. Functional outcome after gamma knife surgery or microsurgery for vestibular schwannomas. J Neurosurg. 2002; 97 (5):1091–1100.

[9] Linskey ME, Lunsford LD, Flickinger JC. Neuroimaging of acoustic nerve sheath tumors after stereotaxic radiosurgery. AJNR Am J Neuroradiol. 1991; 12(6):1165–1175.

[10] Prasad D, Steiner M, Steiner L. Gamma surgery for vestibular schwannoma. J Neurosurg. 2000; 92(5):745–759.

[11] Yu CP, Cheung JYC, Leung S, Ho R. Sequential volume mapping for confirmation of negative growth in vestibular schwannomas treated by gamma knife radiosurgery. J Neurosurg. 2000; 93 Suppl 3:82–89.

[12] Norén G. Gamma knife radiosurgery for acoustic neuromas. In: Gildenberg PL, Tasker RR, eds. Stereotactic and Functional Neurosurgery. New York, NY: McGraw-Hill; 1998: 835–844.

[13] Norén G, Arndt J, Hindmarsh T. Stereotactic radiosurgery in cases of acoustic neurinoma: further experiences. Neurosurgery. 1983; 13(1):12–22.

[14] Delsanti C, Roche PH, Thomassin JM, Régis J. Morphological changes of vestibular schwannomas after radiosurgical treatment: pitfalls and diagnosis of failure. Prog Neurol Surg. 2008; 21:93–97.

[15] Hayhurst C, Zadeh G. Tumor pseudoprogression following radiosurgery for vestibular schwannoma. Neuro Oncol. 2012; 14(1):87–92.

[16] Lunsford LD, Niranjan A, Flickinger JC, Maitz A, Kondziolka D. Radiosurgery of vestibular schwannomas: summary of experience in 829 cases. J Neurosurg. 2005; 102 Suppl:195–199.

[17] Meijer OW, Weijmans EJ, Knol DL, et al. Tumor-volume changes after radiosurgery for vestibular schwannoma: implications for follow-up MR imaging protocol. AJNR Am J Neuroradiol. 2008; 29(5):906–910.

[18] Nagano O, Higuchi Y, Serizawa T, et al. Transient expansion of vestibular schwannoma following stereotactic radiosurgery. J Neurosurg. 2008; 109(5): 811–816.

[19] Okunaga T, Matsuo T, Hayashi N, et al. Linear accelerator radiosurgery for vestibular schwannoma: measuring tumor volume changes on serial threedimensional spoiled gradient-echo magnetic resonance images. J Neurosurg. 2005; 103(1):53–58.

[20] Pollock BE. Management of vestibular schwannomas that enlarge after stereotactic radiosurgery: treatment recommendations based on a 15 year experience. Neurosurgery. 2006; 58(2):241–248, discussion 241–248.

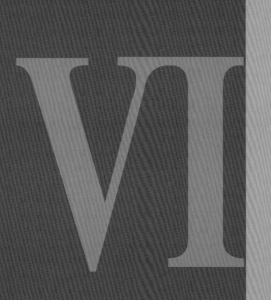

第 26 章　前庭神经鞘瘤手术的全身麻醉

Michael E. Johnson

26.1　前庭神经鞘瘤开颅手术的一般事项

前庭神经鞘瘤（VS）切除的显微手术涉及多个麻醉事项：有些是一般开颅术通用的，但由于神经电生理监测的使用尤其是肌电图（EMG）以及坐位手术，会有一定的麻醉困难，本章将做详细讨论。

神经外科麻醉的标准流程需考虑以下因素。应放置适宜血管注射用的一根动脉导管和两根外周静脉导管（或中心静脉导管）。使用麻醉剂应能让头架固定的患者完全制动，并能由麻醉状态快速苏醒，方便术后立即行神经系统检查，由于多数 VS 切除需要较长时间，让这种情况更为困难（进一步讨论见下文）。

由于 VS 肿瘤会影响听力和前庭功能，因此很多都得以早期发现并早期切除。但较大的肿瘤，会有明显的占位效应，颅内压（ICP）升高。应该运用标准降颅压措施进行干预，包括使用地塞米松、过度通气、甘露醇和头朝上位置。考虑到 ICP 的控制，最好静脉用丙泊酚作为基础麻醉控制，而不是用挥发性麻醉剂。较大肿瘤的切除会影响颅神经（CN）Ⅸ 和 Ⅹ，故在拔管之前务必需要证实有无保护性吞咽呛咳反射。

应该严防角膜擦伤。VS 肿瘤切除有可能损伤眼和眼睑的三叉神经（CN Ⅴ）感觉支配、眼睑运动肌和促进泪腺分泌神经支配的面神经（CN Ⅶ）。麻醉诱导后，应立即仔细用胶带粘住眼睛。若原先有颅神经障碍引起干眼，则在粘胶带之前考虑涂润眼膏。紧急情况及复苏室（PACU）时应格外警惕，以防患者意外出现角膜擦伤。

从麻醉苏醒到 PACU，至少术后第一天，VS 手术的术后恶心呕吐（PONV）发生率高于多数开颅术。这可能与肿瘤或手术导致前庭神经损伤有关。大概半数 VS 患者首次就诊时有感觉不平衡或眩晕，而任何患者的眩晕症病史都会升高 PONV 的风险。现已表明昂丹司琼高度有效，格拉司琼可能同样有效。常规在术后头 24h 预防性用药非常有益。

地塞米松也是种有效的止吐药，对肿瘤相关脑水肿也有效。术中使用应与术前和术后医嘱一致。东莨菪碱透皮贴可能对高风险 PONV 患者有帮助。对有眩晕症病史的普通患者特别有效。应该贴在耳朵附近的皮肤，尽量贴在对侧以避开手术部位。此贴剂一般应至少保持 24h，最长可保持 72h。其主要副作用是眼干和口干及视力模糊，可影响防护角膜擦伤的治疗和实施神经系统检查。东莨菪碱是前庭抑制剂，可帮助减轻早期 PONV，但若长期使用，也可破坏早期前庭代偿。

另一种麻醉治疗常可减少 PONV，就是用丙泊酚而不用任何吸入麻醉剂实施全身静脉麻醉。令人惊讶的是，尽管这对预防幕上肿瘤开颅术的 PONV 有效，但却不能降低包括 VS 在内的幕下肿瘤开颅术的 PONV 发生率。

26.2　前庭神经鞘瘤手术的神经生理监测

本章的重点并不是详细的神经监测机制和原理，这两个内容主要在第 27、28 章介绍。本章重点是麻醉技术对神经监测的作用，以及如何减少麻醉药对其干扰。

26.2.1　听神经监测

尝试保留听力手术时，听神经（CN Ⅷ）最常用脑干听觉诱发电位监测。麻醉剂和肌松剂对这些电位影响很小，因此选择麻醉剂时不需要考虑。

26.2.2　EMG 监测目标

在 VS 手术背景下，"EMG 监测"对神经给予两种刺激：

自发肌肉活动，亦称为被动或自由描记 EMG。基线肌肉活动反映了自发神经束膜放电。神经受到刺激或损伤，自发肌肉活动的低频将会升高。峰电位总频率超过 30Hz，则认为是神经紧张性放电及可能有神经损伤的迹象。除了放电的图形显示外，它可转换成频率依赖性音频输出，从而给外科医生提供即刻的实时警告。

刺激诱发 EMG，亦称主动或激发 EMG。运动神经应用刺激电极，可以在目标肌肉产生复合肌肉动作电位。这可帮助识别神经，特别是其正常解剖被肿瘤推挤移位后。相反，当运动神经被监测时，还能用于排除手术切开过程中碰到的未知结构。使用刺激阈值和 EMG 波幅，还可用于评估神经的功能状态。

26.2.3　EMG 监测目标

颅神经最常在 VS 手术期间监测，其目标肌肉列于表 26.1 中。由于面神经解剖走行紧靠听神经，故面神经在 VS 切除时有非常高的损伤风险。现已表明，面神经 EMG 监测可改善结局，始终都应使用。较大的 VS 肿瘤会给其他颅神经带来风险，使得 EMG 监测更谨慎。大肿瘤的头侧可能影响三叉神经（CN V）。大肿瘤的尾侧可能影响后组颅神经（CN IX、CN XII）。尚无确凿证据证明面神经之外的颅神经EMG监测可改善结局。无论如何，EMG 都能帮助识别已被肿瘤扭曲的邻近颅神经，从而辅助手术切除过程。

26.3　麻醉选择

VS手术有诸多限制，选用哪种麻醉剂时必须考虑：（1）长时间手术结束时从麻醉中及时苏醒；（2）有制动作用同时麻痹性肌肉松弛最小。

26.3.1　长时间手术结束时从麻醉中及时苏醒

同多数开颅术一样，VS 手术结束时患者最好从麻醉中迅速苏醒，并能接受基本的神经系统检查，以便排除手术部位的出血或缺血。在其他神经外科麻醉中，使用最小合适剂量和全身麻醉剂以避免意识下降及血流动力学反应迟钝，以同时辅助大剂量肌松剂。但大剂量肌松剂并不适用 EMG 监测。

此外，VS 的手术特殊性和大剂量辅助肌松剂增加从麻醉到苏醒的时间。麻醉药剂量使苏醒时间延长，

表 26.1　VS 手术期间神经和目标肌肉的 EMG 监测

颅神经	目标肌肉 [a]
标准：	
眼轮匝肌	口轮匝肌
可能有用，取决于肿瘤解剖：	
三叉神经（CN V）	咬肌
迷走神经（CN X）	声带（声带肌）[b, c]
副神经（CN XI）	斜方肌
舌下神经（CN XII）	舌

[a]：针式电极插入肿瘤同侧肌肉内。针式电极一般仅用胶带固定，但若在病例不小心脱落，则对麻醉医生造成针刺风险污染的风险

[b]：针式电极有一种侵袭性较小的替代品，置于声带肌内，在导管两侧都配有电极。目前有多种商业产品。电极的位置用有色标带或其他标记标在管上，导管的位置应让电极置于声带的正中间。插入时使用可视喉镜可以更准确放置导管电极，气管应固定在放置的准确位置。喉头上不应喷洒利多卡因或其他局麻药

[c]：刺激迷走神经（CN X）有严重心动过缓的潜在风险。但实践中这种情况不多见，也是可以治疗的，停止刺激，酌情用阿托品治疗

因为 EMG 监测，不能用肌松剂，为了确保制动和手术时间，麻醉药剂量就必须增加。为了不破坏面神经和其他神经，VS 手术中需要仔细暴露、切开和清除肿瘤。手术时间随肿瘤大小和其他解剖变量而变，但这是一种时间较长的神经外科手术。一项较早的研究报道，肿瘤 <1cm 的平均手术时间是（6.7 ± 2.0）h，而 >2.5cm 的肿瘤的平均手术时间是（10.4 ± 2.8）h。

26.3.2　轻微麻痹性肌松剂制动

因为 EMG 监测需要，而不用肌松剂进行制动主要有两种方法（除了初次，插管时用短效剂量）。

经典方法使用肌松剂达到可供 EMG 监测的最大肌松状态以下，但预防患者活动联合麻醉药水平本身不能确保制动。鉴于先前麻醉药的限制，高剂量后苏醒时间基本延长，有理由推断"肌松剂是平衡麻醉必不可少的部分"。多数研究是用阿曲库铵或衍生物以 <75% 神经肌肉阻断实施的。其半衰期仅由在血液内的自发降解速度决定，与肝肾功能无关，用注射可达到最稳定的亚极量麻痹水平。

经典方法有两个优势，与减轻所需麻醉深度有关。异氟醚和芬太尼等较古老的麻醉药，可使用较低的水平而不会明显延长手术结束后的苏醒时间。此外，较低水平的麻醉药引起的血流动力学下降较小。有严重心血管疾病的患者，这是不得不考虑的问题。经典方法的主要缺点是即使部分麻痹也会抑制 EMG。尽管这并非对所有患者都有临床意义，但对原先有一定程度神经损伤的患者，或外科解剖使神经损伤风险升高的问题最大。若在这些条件下 EMG 反应改变，则可能难以可靠鉴别到底是手术损伤还是药物麻痹作用。此外，部分神经肌肉阻断对自发性 EMG 的作用，未得到很好证实。

最近，使用非肌松剂方法的高级麻醉剂提供完全制动而不使用任何肌松药（除外插管）。其主要优势是完全去除了麻醉性麻痹对 EMG 的影响。除了少数病例，这是作者偏爱的 VS 手术麻醉方法。面神经麻痹是个严重的并发症，应尽一切努力避免，去除麻醉干扰 EMG 监测的因素。

可惜的是，尚无麻醉状态下活动情况的完全可靠的预测指标。血流动力学和双频谱指标（BIS）处理 EEG 监测仪都不是麻醉期间活动的可靠监测指标。BIS 最初设计是预测运动功能，但用于该目的并不可靠，特别是当催眠药作为全身麻醉药的重要组分时，对其使用也进行了修改，反而是用于苏醒监测。有意思的是，一项研究报道面部自发 EMG 可用于开颅术麻醉下活动的预测指标，阴性预测值为 95%。

在没有可靠预测麻醉下运动功能的监护时，则需

要使用超高剂量麻醉剂。吸入性麻醉剂对运动的作用按其最低肺泡有效浓度（MAC）定义，即50%的患者对手术切开不会有活动反应时的肺内气体浓度。吸入性麻醉剂剂量反应曲线的标准差约为10%。为了让95%患者（ED95）无活动，则需要均值以上2个标准差，或1.2MAC。然而，标准MAC值限定于且只用于手术切口。喉部术间使用EMG刺激，气管导管意外活动可能对喉部气管的刺激，直接或通过附着呼吸机管道，赞成使用MAC作为气管内插管术（MACEI），约为标准MAC的1.5倍。

尽管非肌松剂方法可不用吸入麻醉剂作为唯一麻醉剂，但会导致麻醉到苏醒的时间大大延长，血流动力学也更加不稳定。引入超短效强力麻醉剂后（尤其是瑞芬太尼），一种更为平衡的方法成为可能，无论输注多长时间，敏感半衰期都<5min。非肌松剂方法结合全身麻醉药和注射高剂量瑞芬太尼，可以在长时间麻醉后及时苏醒。关于足量麻醉药的很多现成数据都是经验性的。一项设计良好的研究发现，未用肌松剂的患者，给予异氟醚0.6%（0.5MAC）和瑞芬太尼0.21pg/（kg·min），21%患者在开颅术中有活动。作者在实践中采取了这种做法，使用异氟醚1.0%（测量潮气末浓度）和瑞芬太尼0.25~1.0pg/（kg·min），成功预防了活动，但开展进一步研究之前，这仍应视为经验性。

EMG监测期间使用地氟烷或七氟烷而不用异氟醚，长时间手术后从麻醉到苏醒快得多，所有吸入性麻醉剂都保持了神经肌肉功能，适合EMG监测。但有人担心地氟烷和七氟烷可能会导致自发性神经元放电水平高于异氟醚，因此可能会漏掉微小的神经牵拉放电。这尚无正式研究或报道。作者当前的做法是EMG监测期间使用异氟醚，监测结束时再换用地氟烷。

26.3.3 运动诱发电位监测

一项研究报告了面神经运动诱发电位（MEP）监测，与面神经功能结局良好相关。但在一项用了两种监测方法的研究中，虽然并未与EMG监测直接比较，但对资料回顾并未发现MEP比EMG有巨大优势。由于MEP对麻醉药造成的限制比EMG还多，因此在VS手术的MEP相比EMG监测并无明显优势。

26.4 坐位手术前庭神经鞘瘤切除

VS切除可在侧卧位或俯卧位实施，或仰卧位时偏转头。但对部分病例，坐位可有手术上的优势，如更好接近肿瘤、减少牵拉和水肿、静脉引流更佳、血液及脑脊液（CSF）更好从手术部位引流及ICP下降。但

不幸的是，这也会引起不良作用，特别是静脉空气栓塞（VAE），因为手术部位和心脏之间的开放静脉负压梯度增加。麻醉时血管空气栓塞的问题已被权威综述过。本章的重点是VS切除的坐位风险。

26.4.1 与静脉空气栓塞无关的坐位风险

颈部脊髓病变是坐位手术的相对禁忌证。头部固定，颈部弯曲，以取得最佳手术部位。过屈有可能导致脊髓损伤，从而阻碍静脉回流。共识推荐下颚和胸骨切迹之间至少保留两指宽距离。应于麻醉诱导前患者清醒时检查这一空间是否充裕。放置经食管超声心动描记术（TEE）探头有可能会对受损的颈部脊髓造成额外压力，极度屈曲位会引起舌肿胀。对于部分病例，使用经颅多普勒可能比TEE来监测反常空气栓塞（PAE）更明智。

严重的心脏病也是坐位手术的相对禁忌证。若出现大块VAE，将会影响复苏。与VAE无关，由于肢体内静脉血聚集，坐位会导致血流动力学不稳定。当EMG监测期间用深部麻醉剂制动而不用麻痹时，这种情况会加重。心血管系统未受损，用动脉插管、静脉补液和血管加压治疗一般可直接解决。

26.4.2 静脉空气栓塞发生率

近几十年来，坐位手术的使用已有下降，很可能是因为VAE的风险。各研究中坐位开颅术的VAE发生率相差很大，为7%~76%。这受VAE所用的监测方法和标准、枕下入路手术程度及患者选择影响。坐位的VAE发生率约为40%。比较仰卧位和坐位行VS切除的唯一一项大型研究发现，两组患者术中和术后死亡率无差异，但坐位的VAE发生率（28%）高于卧位（5%）。

有些肿瘤采用坐位有明显优势，抵消了其风险。尽管这最终是个手术决定，但应告知会诊的麻醉医生。由经验丰富的麻醉团队给予正确的监测和治疗，这些风险也是可以规避的。利弊评估应包括未使用坐位的风险，对手术时间、失血、肿瘤切除充分性和颅神经功能保护有不利影响。避免坐位，尽管降低了风险，也并不能完全消除VAE的可能性。仰卧位或俯卧位手术发生严重VAE的情况也有多个病例报告报道。

26.4.3 静脉空气栓塞的病理生理

VAE并发症有几个病因。夹带的空气量足以阻碍右心室流出而导致严重的血流动力学受损。成人的急性致死量是200~300mL空气。慢性栓塞的耐受性好些，因为肺循环可作为缓冲，让一些血管内的空气通过肺

泡散逸。但空气通过肺循环会损伤微血管内皮，造成炎症因子释放。这还可以激活凝血级联反应，造成凝血病变。与空气物理阻塞一起，这会导致通气/灌注失匹配。肺损伤可能会很严重，需要长时间插管和通气支持。

在某些情况下，VAE还能引起反常性动脉栓塞（PAE），空气从静脉进入全身动脉循环。这是一种特别可怕的并发症。动脉循环内即使是少量空气，都会导致重要器官缺血性梗死。最常见的机制是通过未闭卵圆孔（PFO）的房间隔右向左分流（RLS）。大概25%人口患无症状的针状PFO。即使静息时无RLS，但空气抵达右心房，会急性增加右心房压力，足以引起新发RLS（右向左分流）。

担心PAE时决定是否采用坐位，需要慎重的临床判断，目前的知情都来自不完整的风险研究。增加反常性动脉空气栓塞危害风险的情况是相对禁忌证，包括冠心病、左心功能不全、右心压力升高、肺性高血压、卒中或短暂性缺血发作或心血管疾病病史。PFO是左心和右心之间有微小或只有潜在交通，与此相反的是，左心和右心之间房间隔缺损或其他明显通路是坐位的绝对禁忌证。

若PFO伴或不伴有RLS，如何处理尚无一致意见。两项坐位手术的小型早期研究显示，PFO并不是排除标准，报道PAE的发生率是6.6%和14%。多数中心将PFO检查作为麻醉前评估的一部分，认为PFO是坐位手术的绝对禁忌证，无论是否能引发RLS。但更近的两项大型研究未排除PFO患者，发现坐位时未发生PAE。就PFO患者数量而言，这些研究规模都不够大，无法考虑确切结果。这些研究的患者确实接受过广泛监护［包括心前区多普勒和（或）TEE］和VAE的立刻治疗。由于PAE最有可能出现大块VAE，因此这种方法可解释为何PAE发生率低。

另一个潜在方法是使用基于导管的干预，坐位手术之前选择性关闭PFO。这种手术的并发症少，效果好，但涉及了独立的心脏内操作和麻醉，除少数病例报告外，尚无其他研究。还必须考虑到，排除PFO并不保证不出现PAE。大块或持续VAE可压制肺循环的缓冲防御机制，即使没有心内分流也会导致PAE。

任何情况下，所有坐位手术病例手术切开之前，都应先用超声心动图或经颅多普勒，明确是否存在PFO或其他潜在心内RLS。即使未用作排除标准，存在PFO也会影响麻醉、监测和治疗计划。超声心动图直接观察，或经颅多普勒间接观察脑血管内的微气泡，微气泡注入静脉循环都可见从右心房向左心房通过。应使用Valsalva手法，使注射期间的右心室压力短暂性高于左心房压力，检查出静息时不存在的动态RLS。

26.4.4　静脉空气栓塞的术间监测

VAE的实时敏感监测是所有坐位开颅术必不可少的。即使是未引起严重并发症的少量空气，也应该认真处理，因为这可能预示术野容易被带入更大量的空气。表26.2按敏感性列出了主要监测指标。每种都各有优势，理想情况是至少联合使用3种中到高度敏感监测指标。

现有一些监测指标的实用性有限。除了表示VAE很严重外，多数低敏感监测指标都没用。直接目视术野内的血管气泡格外有帮助，如VAE是风险低的病例，因为未准备其他监测设备或者没用好。潮气末氮升高，对VAE比潮气末CO_2更有特异性，但很多现代麻醉气体分析仪并不检测氮，需要使用质谱法的独立氮气分析仪。肺动脉压升高是VAE的敏感指标，但特异性有限，右心衰竭的其他原因与其类似。肺动脉导管的小直径管腔严重限制了抽出右心空气作为治疗的能力。鉴于肺动脉导管为有创，可能有并发症，因此不能将肺动脉导管常规VAE监测。

作者的偏好是用TEE、心前区多普勒和潮气末CO_2作为VAE的主要监测手段。使用心前区多普勒作为敏感性和特异性都较高的VAE监测仪，经颅多普勒可用于替代TEE作为已变为PAE的VAE监测仪。但这限制了评估VAE大小的能力，失去了证实空气右向左通过形成PAE之前心前信号的能力。心前多普勒的听觉信号应持续监测。多普勒探头固定在胸部，探查右心室流出道的血液活动，一般是沿着第2~4肋的胸部右缘或左缘。静脉注射微气泡（1mL空气用9mL液体搅拌）证实位置正确，常规的正常血流"洗衣机"湍流声变为游走的高调"嗖嗖"轰鸣声。

放置TEE探头使左、右心房能同时监测，按心前多普勒注射微气泡证实位置。对于非专家型超声心动图操作员，胃短轴四腔室视图在麻醉期间通常最容易采集和维持，也可以评估心室空气。TEE间隔短期间断监测，心前多普勒提示可能有VAE时，也给予监测。除了短期限外，持续监测TEE不大现实，因为TEE探头使用时会发热。超声仪有保护机制以防食管烧伤和探头损坏，达到设定温度会关闭探头，未冷却到此温度以下时是无法使用的。因此，持续TEE监测可能会造成这样一种情况，当急需使用TEE时却无法使用。

潮气末CO_2是VAE的必要监测指标。仅比心前多普勒敏感性略差，应始终作为常规监测。由于潮气末CO_2的降低与VAE阻断的肺动脉循环量呈正比，因此是定量的，无主观判读。其特异性比TEE和心前多普勒差得多，会受心输出量、代谢速度、温度和呼吸机设定影响。但当这些因素及潮气末CO_2均稳定后，麻

表 26.2　血管空气栓塞检测方法比较

检测方法	敏感性（单位：mL/kg）	有效性	侵入力	局限性
TEE	高（0.02）	低	高	需要专业知识，昂贵，侵入性强
心前区多普勒	高（0.05）	中	无	肥胖患者
PA 导管	高（0.25）	中	高	固定距离，小孔口
TCD	高	中	无	专业知识要求
ET N_2	中（0.5）	低	无	一氧化二氮（N_2O），低血压
ET CO_2	中（0.5）	中	无	肺病
氧饱和度	低	高	无	后期变化
直接显像	低	高	无	无生理数据
食管听诊器	低（1.5）	高	无	后期变化
心电图	低（1.25）	高	无	后期变化

缩写：ET CO_2，潮气末二氧化碳气体；ET N_2，潮末氮气；PA，肺动脉；TCD，经颅多普勒；TEE，食管超声心动图

醉期间通常可得到稳态。在这种情况下，潮气末 CO_2 降低 2mmHg（1mmHg ≈ 133.322Pa）具有意义，是可能出现 VAE 的指征。

26.5　静脉空气栓塞的术中治疗

26.5.1　呼吸机调整

若使用一氧化二氮（N_2O），则应立即关闭，将供气改变为 100% 氧气。N_2O 不会增加 VAE 发生率，但会增大任何 VAE 的大小。VAE 的来源是室内空气，因此即使患者用上了 N_2O 并保持平衡，栓子中间最初也不包含 N_2O，在接受 N_2O 的患者中栓子迅速增大。PFO 的存在是使用 N_2O 的绝对禁忌证。异氟醚是目前分散最快的麻醉药，使用 N_2O 降低异氟烷浓度是合理的，会更快苏醒，以便在拔管之前实施神经系统检查。有了丙泊酚、瑞芬太尼和地氟烷，便很难判断在任何坐位开颅术中是否有理由使用 N_2O。

呼气末正压通气（PEEP）在理论上可降低心脏和开颅部位之间的压力梯度，降低 VAE 的可能性。但若 VAE 确实出现且右心房压力升高，则存在 PEEP 会增加右到左的压力梯度，升高 RLS 和 PAE 的概率。

26.5.2　手术治疗

检测到 VAE，应立即告知外科医生。空气带入部位通常是明显的，处理不难，外科缝合或覆盖静脉损伤即可。若不能定位 VAE 的起源，则应对颈部实施仔细的双侧颈静脉按压，而不要按压颈动脉。静脉压的升高通常会导致开放静脉血液回流且肉眼可见。血流

动力学明显的 VAE，若不能立即定位，则应使用盐水冲洗术野，以防定位时进一步带入空气。若患者情况不稳定或空气继续栓塞，则用纱布盖住开颅处或迅速临时关闭，重新调整患者位置，使头低于心脏。

26.5.3　静脉空气栓塞的抽吸

在 VAE 动物模型中，放置大口径（≥ 16 号 /5French）多孔中心导管，尖端放在上腔静脉 - 右心房连接处，可有效抽出空气栓塞，改善 VAE 动物模型的生存时间。以前有几种商业品牌的抽气管，放在肘前静脉，用心电图引导放置在上腔静脉 - 右心房连接处，但美国现在仅有 Cook Bunegin-Albin 抽气管（Cook Medical，Bloomington，Indiana），无菌心电图适配器也必须独立采办。多数情况下，使用 TEE 引导放置更为简单和精确。上腔静脉 - 右心房连接作为理想的导管尖端放置部位，依据的是使用人体右心房 Silastic 硅模型作为模型的研究结果。相反，在猪模型中，将导管尖端放在右心室，比放在右心房抽出的空气更多。尚未报道使用相同大口径导管对上腔静脉 - 右心房连接和右心室作为抽气部位的直接比较，临床上取得一致的部位是上腔静脉 - 右心房连接。若抽气管通过插管器护套用无菌插套罩置入，则出现 VAE 时，其位置可用 TEE 引导调整取得最大效应。任何一种位置，导管都应在 PACU 中取出，避免穿孔和心脏压塞的风险。

还有些中心并不常为坐位枕下入路开颅放置抽气管，担心放置导管的风险，认为早期检查 VAE 可有效治疗而不用导管。已经发表的 1 例相反报道中，未用中心抽气管，TEE 监测且立即治疗，未能预防

两次 VAE 的严重并发症，需要长期住 ICU 及呼吸机支持。

26.5.4　心血管支持

大块 VAE 需要血管加压药和液体支持。但不首选定位和消除 VAE 来源。

参考文献

[1] Cottrell JE, Young WL. Cottrell and Young's Neuroanesthesia. Philadelphia, PA: Mosby Elsevier; 2010.

[2] Miller RD, Cohen NH, Eriksson LI, Fleisher LA, Wiener-Kronish JP, Young WL. Miller's Anesthesia. 8th ed. Philadelphia, PA: W.B. Saunders Co.; 2014.

[3] Hartsell T, Long D, Kirsch JR. The efficacy of postoperative ondansetron (Zofran) orally disintegrating tablets for preventing nausea and vomiting after acoustic neuroma surgery. Anesth Analg. 2005; 101(5):1492–1496.

[4] Honkavaara P. Effect of transdermal hyoscine on nausea and vomiting during and after middle ear surgery under local anaesthesia. Br J Anaesth. 1996; 76 (1):49–53.

[5] Tan C, Ries CR, Mayson K, Gharapetian A, Griesdale DE. Indication for surgery and the risk of postoperative nausea and vomiting after craniotomy: a case-control study. J Neurosurg Anesthesiol. 2012; 24(4):325–330.

[6] Sclabassi RJ, Balzer JR, Crammond D, Habeych ME. Neurophysiological moni?toring: a tool for neurosurgery. In: Sekhar LN, Fessler RG, eds. Atlas of Neuro?surgical Techniques: Brain. 1st ed. New York, NY: Thieme; 2006:50–71.

[7] Minahan RE, Mandir AS. Neurophysiologic intraoperative monitoring of trigeminal and facial nerves. J Clin Neurophysiol. 2011; 28(6):551–565.

[8] Oh T, Nagasawa DT, Fong BM, et al. Intraoperative neuromonitoring techni?ques in the surgical management of acoustic neuromas. Neurosurg Focus. 2012; 33(3):E6.

[9] Schlake HP, Goldbrunner RH, Milewski C, et al. Intra-operative electromyo?graphic monitoring of the lower cranial motor nerves (LCN IX-XII) in skull base surgery. Clin Neurol Neurosurg. 2001; 103(2):72–82.

[10] Thirumala PD, Mohanraj SK, Habeych M, et al. Value of free-run electromyo?graphic monitoring of lower cranial nerves in endoscopic endonasal approach to skull base surgeries. J Neurol Surg B Skull Base. 2012; 73(4):236–244.

[11] Sinclair RCF, Faleiro RJ. Delayed recovery of consciousness after anaesthesia. Contin Educ Anaesth Crit Care Pain. 2006; 6:114–118.

[12] Buchman CA, Chen DA, Flannagan P, Wilberger JE, Maroon JC. The learning curve for acoustic tumor surgery. Laryngoscope. 1996; 106(11):1406–1411.

[13] Holland NR. Intraoperative electromyography. J Clin Neurophysiol. 2002; 19(5):444–453.

[14] Sloan TB. Muscle relaxant use during intraoperative neurophysiologic monitoring. J Clin Monit Comput. 2013; 27(1):35–46.

[15] Jellish WS, Leonetti JP, Buoycm, Sincacore JM, Sawicki KJ, Macken MP. Facial nerve electromyographic monitoring to predict movement in patients titrated to a standard anesthetic depth. Anesth Analg. 2009; 109(2):551–558.

[16] Johansen JW, Sebel PS. Development and clinical application of electroence?phalographic bispectrum monitoring. Anesthesiology. 2000; 93(5):1336–1344.

[17] Aranake A, Mashour GA, Avidan MS. Minimum alveolar concentration: ongoing relevance and clinical utility. Anaesthesia. 2013; 68(5):512–522.

[18] Kapila A, Glass PS, Jacobs JR, et al. Measured context-sensitive half-times of remifentanil and alfentanil. Anesthesiology. 1995; 83(5):968–975.

[19] Maurtua MA, Deogaonkar A, Bakri MH, et al. Dosing of remifentanil to prevent movement during craniotomy in the absence of neuromuscular blockade. J Neurosurg Anesthesiol. 2008; 20(4):221–225.

[20] Fukuda M, Oishi M, Takao T, Saito A, Fujii Y. Facial nerve motor-evoked poten tial monitoring during skull base surgery predicts facial nerve outcome. J Neurol Neurosurg Psychiatry. 2008; 79(9):1066–1070.

[21] Jadik S, Wissing H, Friedrich K, Beck J, Seifert V, Raabe A. A standardized protocol for the prevention of clinically relevant venous air embolism during neurosurgical interventions in the semisitting position. Neurosurgery. 2009;64(3):533–538, discussion 538–539.

[22] Mirski MA, Lele AV, Fitzsimmons L, Toung TJ. Diagnosis and treatment of vascular air embolism. Anesthesiology. 2007; 106(1):164–177.

[23] Hitselberger WE, House WF. A warning regarding the sitting position for acoustic tumor surgery. Arch Otolaryngol. 1980; 106(2):69.

[24] Leonard IE, Cunningham AJ. The sitting position in neurosurgery–not yet obsolete! Br J Anaesth. 2002; 88(1):1–3.

[25] Porter JM, Pidgeon C, Cunningham AJ. The sitting position in neurosurgery: a critical appraisal. Br J Anaesth. 1999; 82(1):117–128.

[26] Jürgens S, Basu S. The sitting position in anaesthesia: old and new. Eur J Anaesthesiol. 2014; 31(5):285–287.

[27] Leslie K, Hui R, Kaye AH. Venous air embolism and the sitting position: a case series. J Clin Neurosci. 2006; 13(4):419–422.

[28] Fathi AR, Eshtehardi P, Meier B. Patent foramen ovale and neurosurgery in sitting position: a systematic review. Br J Anaesth. 2009; 102(5):588–596.

[29] Duke DA, Lynch JJ, Harner SG, Faust RJ, Ebersold MJ. Venous air embolism in sitting and supine patients undergoing vestibular schwannoma resection. Neurosurgery. 1998; 42(6):1282–1286, discussion 1286–1287.

[30] Feigl GC, Decker K, Wurms M, et al. Neurosurgical procedures in the semisitting position: evaluation of the risk of paradoxical venous air embolism in patients with a patent foramen ovale. World Neurosurg. 2014; 81(1):159–164.

[31] Lindroos AC, Niiya T, Randell T, Romani R, Hernesniemi J, Niemi T. Sitting position for removal of pineal region lesions: the Helsinki experience. World Neurosurg. 2010; 74(4–5):505–513.

[32] Roessler K, Krawagna M, Bischoff B, et al. Improved postoperative facial nerve and hearing function in retrosigmoid vestibular schwannoma surgery signifi cantly associated with semisitting

position. World Neurosurg. 2016; 87:290–297.

[33] Gómez-Perals LF, Bayo R, Lorenzana-Honrado LM, Antona-Díaz M, Cabezudo JM. Severe intraoperative air embolism during convexity meningioma sur gery in the supine position. Case report. Surg Neurol. 2002; 57(4):262–266, discussion 266–267.

[34] Wei ST, Chen DC. Catastrophic venous air embolism during craniotomy in the supine position: the bleeding pattern as a warning sign? J Craniofac Surg. 2013; 24(3):e228–e229.

[35] Wong AY, Irwin MG. Large venous air embolism in the sitting position despite monitoring with transoesophageal echocardiography. Anaesthesia. 2005; 60 (8):811–813.

[36] Clayton DG, Evans P, Williams C, Thurlow AC. Paradoxical air embolism during neurosurgery. Anaesthesia. 1985; 40(10):981–989.

[37] Furtado SV, Venkatesh PK, Murthy GK, Furtado AD, Hegde AS. Paradoxical embolus across atrial septal defect and posterior circulation infarct in neurosurgical patients. Int J Neurosci. 2010; 120(7):516–520.

[38] Cucchiara RF, Nugent M, Seward JB, Messick JM. Air embolism in upright neurosurgical patients: detection and localization by two-dimensional trans esophageal echocardiography. Anesthesiology. 1984; 60(4):353–355.

[39] Mammoto T, Hayashi Y, Ohnishi Y, Kuro M. Incidence of venous and paradox ical air embolism in neurosurgical patients in the sitting position: detection by transesophageal echocardiography. Acta Anaesthesiol Scand. 1998; 42(6):643–647.

[40] Ganslandt O, Merkel A, Schmitt H, et al. The sitting position in neurosurgery:indications, complications and results. A single institution experience of 600 cases. Acta Neurochir (Wien). 2013; 155(10):1887–1893.

[41] Laban JT, Rasul FT, Brecker SJ, Marsh HT, Martin AJ. Patent foramen ovale closure prior to surgery in the sitting position. Br J Neurosurg. 2014; 28(3):421–422.

[42] Webb ST, Klein AA, Calvert PA, Lee EM, Shapiro LM. Preoperative percutane ous patent foramen ovale closure before neurosurgery in the sitting position. Br J Anaesth. 2009; 103(2):305–306, author reply 306.

[43] Butler BD, Hills BA. Transpulmonary passage of venous air emboli. J Appl Physiol (1985). 1985; 59(2):543–547.

[44] Cucchiara RF, Nishimura RA, Black S. Failure of preoperative echo testing to prevent paradoxical air embolism: report of two cases. Anesthesiology. 1989; 71(4):604–607.

[45] Mojadidi MK, Roberts SC, Winoker JS, et al. Accuracy of transcranial Doppler for the diagnosis of intracardiac right-to-left shunt: a bivariate meta-analysis of prospective studies. JACC Cardiovasc Imaging. 2014; 7(3):236–250.

[46] Van H, Poommipanit P, Shalaby M, Gevorgyan R, Tseng CH, Tobis J. Sensitivity of transcranial Doppler versus intracardiac echocardiography in the detection of right-to-left shunt. JACC Cardiovasc Imaging. 2010; 3(4):343–348.

[47] Prabhu M, Raju D, Pauli H. Transesophageal echocardiography: instrumenta tion and system controls. Ann Card Anaesth. 2012; 15(2):144–155.

[48] English JB, Westenskow D, Hodges MR, Stanley TH. Comparison of venous air embolism monitoring methods in supine dogs. Anesthesiology. 1978; 48(6):425–429.

[49] Bunegin L, Albin MS, Helsel PE, Hoffman A, Hung TK. Positioning the right atrial catheter: a model for reappraisal. Anesthesiology. 1981; 55(4):343–348.

[50] Colley PS, Artru AA. Bunegin-Albin catheter improves air retrieval and resuscitation from lethal venous air embolism in upright dogs. Anesth Analg.1989; 68(3):298–301.

[51] Mongan PD, Hinman JA. Evaluation of a double-lumen multiorifice catheter for resuscitation of swine from lethal venous air embolism. Anesthesiology.1995; 83(5):1104–1111.

[52] Jeon Y, Ryu HG, Yoon SZ, Kim JH, Bahk JH. Transesophageal echocardiographic evaluation of ECG-guided central venous catheter placement. Can J Anaesth.2006; 53(10):978–983.

[53] Kerr RH, Applegate RL, II. Accurate placement of the right atrial air aspiration catheter: a descriptive study and prospective trial of intravascular electrocar diography. Anesth Analg. 2006; 103(2):435–438.

[54] Schäfer ST, Lindemann J, Neumann A, Brendt P, Kaiser GM, Peters J. Cardiac air transit following venous air embolism and right ventricular air aspiration. Anaesthesia. 2009; 64(7):754–761.

[55] Medniuk A, Bareisiene D, Ahmad I. Nerve integrity monitor tubes for thyroid surgery. Anaesthesia. 2014; 69(3):287–288.

第 27 章　前庭神经鞘瘤显微手术中的面神经监测

David R. Friedmann, Sean O. McMenomey, J. Thomas Roland Jr.

27.1　引言

面神经监测已经成为神经耳科手术的标准配备，这与在耳鼻咽喉科学其他亚专科中处于更加辅助性的作用不同。评估神经监测作用的很多早期研究都是回顾性的，利用的是历史匹配队列。对照组常由面神经监测采用之前实施的手术病例组成，与同一外科医生使用常规神经监测的结果进行比较。从方法学角度来看，这些研究被混杂因素困扰，如医生的技能随时间改善，研究期间颅底手术出现了有利的其他进展。尽管从伦理要求上这些研究的证据并非随机化试验设计，基于现有的资料，国家健康研究所听神经瘤共识明确推荐常规使用术中面神经监测。

影像学技术的改进，方便了前庭神经鞘瘤（VS）的早期监测，保留面神经功能已成为显微手术治疗患者的主要考虑因素。本章将介绍颅后窝手术采用了两种不同但互补的面神经监测技术。连续面部肌电图（EMG）在实施耳科和神经耳科的中心广泛使用，而经颅运动诱发电位（TCMEP）监测用得则少些。这些技术的使用能有助于面神经保留，并在 VS 切除时辅助决定治疗策略。

27.2　历史和概述

最早最原始的面神经监测是直接观察面神经受机械刺激后肌肉收缩导致的面神经抽搐。头颈外科医生切除腮腺以及没有面神经监测条件下，这仍是个常用技术。对颅后窝显微手术，这也有历史意义。1979 年，首次引入术中面神经 EMG。面部 EMG 可允许早期识别确认内听道远处或脑干近处的面神经，提供良好的空间解析度，在低刺激水平判断神经走行的方向。分离肿瘤包膜特定区域之前，还可使用阈上刺激水平，证实神经不在近端。持续 EMG 检测，通过机械操作产生的自发 EMG 活性可实时探测神经刺激，为外科医生在切除过程提供有价值的反馈。最后，近端神经在肿瘤切除后直接电刺激，为术后面神经功能和术后面神经麻痹恢复可能有一定的预测价值。

TCMEP 监测面神经的目的是为颅底手术时提供颅神经完整性的"功能"评估，而不需要外科医生的直接近端刺激。在处理巨大肿瘤时的最大帮助是肿瘤切除（图 27.1）之前需要仔细识别面神经。

27.3　监测设置

尽管面神经监测的出现是颅底手术的巨大进步，但其有效使用需要考虑一些关键的因素。导致长期神经肌肉阻滞的麻醉剂可不同程度干扰监测，应该避免。一般来说，使用短效麻醉剂（即琥珀胆碱）实施气管内插管麻醉诱导，以便在实施手术关键环节之前及早清除神经肌肉阻滞。提供神经麻醉的医生务必在不使用长效肌松剂前提下也能够轻松管理这类患者。此外，注射利多卡因和其他类似药物，特别是在茎乳孔附近，可能诱发面神经的局部肌肉阻断，干扰面神经 EMG 的解读。VS 显微手术神经监测期间麻醉因素的进一步讨论见第 26 章。

尽管是必不可少的工具，但术中监测中仍有可能对手术结局起到不利和反作用。面神经监测绝不能取代基本解剖知识和完美的显微手术切除技术。术中监测的潜在问题可通过如下方法解决，如规范使用，并对参与监测的人员进行技术培训。实时解决设备故障、失灵时识别及配合手术流程的能力，是其使用的重要方面。

使用多个 EMG 通道能改善 EMG 监测的敏感性，因此建议至少监测面神经的两个分支。皮下电极比表面电极好用，后者容易受伪影影响，手术期间容易移位。面部 EMG 电极通常放置在眼轮匝肌和口轮匝肌。电极应该用胶带妥善固定，眼轮匝肌皮下针电极，指向偏离眼球，以避免眼部损伤。电极导线在插入部位盘一松弛的环，以防近端导线被意外牵拉，降低意外移位的风险。此外，在胸骨上放接地电极，在对侧肩部放一反向电极行单极刺激。

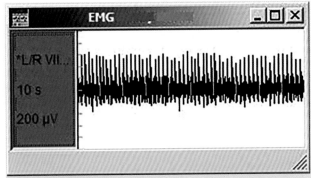

图 27.1　连续性面部肌电图（EMG）在肿瘤切除过程中提供实时反馈

使用多个通道可为排除潜在术中问题进行"内部控制"。例如，一条通道活动增强，而其他导联静息，则提示非手术因素或电极放置错误。此外，多个导联可同时监测面神经的多个部位，这对非常脆弱的神经可能特别有用。对神经的机械创伤可能会诱发高音调的 EMG 活动，使得对直接刺激的反应难以监测。这种情况下，加用额外电极常会使更安静通道对直接刺激有声频反应。

我们选择加入"轻叩测验"作为手术"延时"程序的一部分。实施过程如下，轻轻叩击电极和周围脸部，在监测系统上诱发出 EMG 电位。务必要知道哪些信号通过轻扣试验能收集，哪些不能。这也能让手术医生确认：（1）扬声器音量调节在合适水平；（2）设备连接完整。但这种反应是个假象，并不是面神经发射出来的复合肌肉动作电位（CMAP）。最终，有神经生理术中监测经验的外科医生或技术人员应负责正确设置。

27.4　术中使用

错误设置导致的假阳性或假阴性结果，危害比根本不用监测还要大，因为这样会误导外科医生，可能导致手术时产生错误的决定。作者所在的中心，一名电生理医师负责监测设备设置，整个过程都在场监测、判读并排除 EMG 监测故障。TCMEP 和其他术间神经监测技术需要他们在场，虽然多数 EMG 系统是为医生已经编好程序的，外科医生本不必关心其他事情。可调式刺激电极可让外科医生直接更改刺激水平，EMG机器设置可编程，提供刺激参数的音频反馈。

电生理医生在场时，应位于外科医生的视线内，用视频监视器观看肿瘤切除。监测 EMG 活动，应用扬声器检查音频反馈，示波器显示视觉反馈。刺激之前，务必让外科医生和电生理医生就参数进行沟通，包括刺激水平和基线 TCMEP 值。TCMEP 刺激本身会导致面部EMG检测出活动和患者的肌肉系统出现明显收缩。因此，每次使用之前，电生理医生都应该向外科医生证实，确保是用在恰当的时间。"去噪电路"是另一种常规采用的方式，可以消除电凝时产生的伪影。

27.5　面部肌电描记

自由描记 EMG 也就是所谓的被动监测，包括利用面部肌肉针式电极，通过对神经的非电流刺激（机械或牵拉活动），记录 CMAP。持续 EMG 为医生提供了面神经剥离时的实时即时反馈。自发神经兴奋性放电和易激惹性增加，可能提示永久性损伤的风险升高，会让医生停止当前操作，在其他地方操作直至 EMG 活动回到基线。还应注意到，若患者在手术过程中因麻醉不足而"苏醒"，则面肌肌束震颤及所致 EMG 活动

可能是躯体粗大运动之前的早期表现，双频谱（BIS）监视器有时用于确定麻醉深度。

电流或轻微机械刺激神经可引发爆发电位，是多个神经元一次放电而形成的短暂同步发放。有趣的是，与牵拉、挤压或轻微操作相比，面神经尖锐切口或裂口引发神经紧张性活动的可能性较小。神经受机械牵拉导致持续异常 EMG 活动，称为串电位。串电位表示紧张性活动，通常是不同运动单元多次非同步放点所致，持续数秒到数分钟。已经描述过两种串电位模式 – 高频串电位（50~100Hz）由于听起来类似飞机引擎，称为"肌强直电位"，而低频串电位（150Hz）听起来则像炸爆米花。串电位可能是切除肿瘤产生的压力或牵拉导致的。这种反馈可指导医生改变手术策略，降低面神经永久性损伤的风险。不幸的是，刺激性事件到发生串性活动之间经常存在数秒到数分钟的延迟。与爆发电位相似的是，热烧灼和冷刺激可能也会导致串电位活动。

27.6　直接刺激

面神经直接电刺激常命名为"主动"监测。术中可用直接电刺激确切识别神经，证实神经完整性及标记神经位置和走行。在此情形中早期使用刺激电极，可证实设备设置是否正确，保证系统反应正确。采用主动刺激之前，可在周围软组织中检查，而不是直接在切除术野中检查。

单相和双相电极都可用于直接面神经刺激。理论上来讲，双相探针的刺激特异性和精确度高于单相探针。但在实际应用中，由于颅后窝空间狭小，双相探针使用麻烦。此外，刺激效率取决于电极尖端相对于面神经的方向，额外增加了复杂性。相反，单相探针体积小，使用低刺激设定时，也能提供亚毫米空间解析度。此外，肿瘤描记需要高度敏感性，因此较高电流水平的单相刺激对其价值不大。如今，多数市售探针都是按绝缘单相设计的，使用最广的是 Prass 探针（Medtronic Xomed, Jacksonville, FL）。Kartush 及其同事开发了一套设备，具有非绝缘切割面，允许同时刺激和分离（Neurosign Magstim Co., Carmarthenshire, UK）。这就避免了需要刺激时总要更换设备。

可使用恒定电流或恒定电压系统实施刺激。尽管仍存在争议，但术中颅底神经监测最常使用恒定电流刺激器。恒定电流刺激的主要局限性是电流可能会通过周围液体分流，如脑脊液（CSF）和灌洗液，从而可能形成假阴性刺激。但使用绝缘的平整尖端刺激探针基本可解决这一缺点。

VS 显微手术期间最常调整的脉冲参数包括电流幅度（毫安，mA）、电流时长［脉冲持续时间，微秒

（μs）]。为了确定脉冲电流的幅度，两个参数必须都要知道。例如，使用 0.1mA 和一个 50μs 脉冲持续时间给神经的电量比使用 0.1mA 和一个 100μs 脉冲持续时间给神经的电量小。常用的局部直接刺激面神经的参数可在 0.05~0.2mA 之间及 50~200μs 脉冲持续时间内波动。

刺激参数可按照手头工作定制。确切识别神经之前，一般采用阈上水平。使用较高的刺激设定，术者在用双极电凝电灼或切除肿瘤包膜时，可确认神经不在近处。处理肿瘤之前，肿瘤包膜的整个背面都应该用较高水平的刺激，确保面神经未推移到肿瘤的后方和确认肿瘤不是面神经神经鞘瘤，这两种情况都很罕见。若是明显挤压脑干的较大肿瘤，则使用较低的连续刺激设定，可帮助定位面神经脑干处。一般使用最小设置，直接刺激之前确定的神经，评估神经总体完整性，以及通过近端刺激波形消失来精确判断神经传导阻滞的部位。尽管医生的偏好因人而异，但一般总是先切除小脑脑桥部分，再切除内听道部分，因为可以经常进行面神经刺激以远离急性损伤。若近处发现面神经之前，内听道中出现明显的传导阻滞，则脑干、脑池和内听孔等处面神经的分离可能更为困难。

27.7 经颅运动诱发电位

TCMEP 监测不需要直接近端神经刺激，就可得到面神经全部走行完整性的信息（图 27.2）。躯体其他地方运动诱发电位的常规技术已被用于脊柱病例的术中监测，但其用于面神经手术则更为复杂。既往研究已证实这一技术有效，提示对预测面神经结局有一定作用。我们中心将这一技术常规用于 VS 手术，感觉对较大肿瘤最为有用，可在脑干面早期识别面神经。值得注意的是，吸入麻醉时 TCMEP 比 EMG 更敏感，原因是其对皮质兴奋性有影响，判读测量结果时必须记住这点。根据 BIS 监测来推测麻醉深度。

这一技术的准确设置超出了本章的范围，但 Cosetti 和 Cueva 等介绍过。作者用螺旋状电极按照颅脑电极导联进行刺激，用于面神经的独立皮下双相电极记录。由于通过颅骨刺激皮质相应部位需要较长距离，故面神经 TCMEP 可能也会导致面部外周运动反应（图 27.3）。仔细设置和判读测量到的反应，可识别并避免这一缺陷。

直接刺激反应缺失但证实有基线 TCMEP 反应，可为医生提供重要的反馈，表明纤细的神经仍完整，从而有信心继续切开。EMG 监测反应缺失或过度活跃，医生会"被麻痹"。我们的意见是，对于较大的肿瘤，由于 TCMEP 监测能提供的额外信息，从而使我们能完成全切。

27.8 面神经结局的预测

术中面神经监测的最终用途是估测术后面神经的短期和长期功能。具体来说，电生理监测提供了进行性神经损伤的客观实时评估，可帮助指导切除的程度，特别是对较大肿瘤（可见第 32、第 41 和第 55 章），并为术后患者提供面神经长期功能的估测。然而，检查的最终理论目标是可信地识别面神经功能不能满意

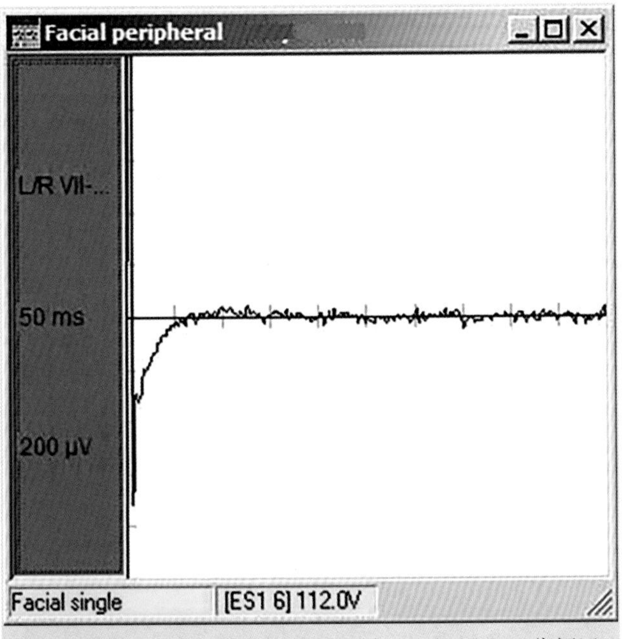

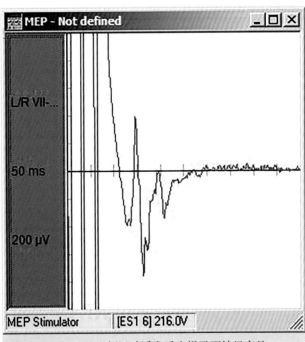

图 27.2 另外放置的一个外周面神经电极用以区分颅运动诱发电位（TCMEP）与伪影

图 27.3 216μV 经颅运动诱发反应提示面神经完整

表 27.1　选择评估术中面神经电刺激后测试预测术后面神经功能效用的文献

研究者	研究设计	患者数量/例	组织学	脉冲持续时间/μs	刺激方案(CC/CV)	探测	通道，肌肉	刺激部位	IOFNM 标准	结果
Beck 等，1991	回顾	56	VS	100	CC	单极	1，口	REZ	1. 神经张力放电的 500μV 振幅持续 >30s；2. 在肿瘤切除结束时使用 0.05mA 刺激进行 500μV 轮状眼面肌反应的振幅	4 组患者：a）<500μV 肌电图和 500μV 刺激；b）>500μV 肌电图和刺激；c）<500 个肌电图和刺激；d）500μV 肌电图和 500μV 刺激 A 组，1 周，97%h HB I
Prasad 等，1993	回顾	34	CPA	100~200	CV	无	2，眼，口	REZ	肿瘤切除前后变化 < 近端刺激 0.2V	90%，HB I/II 在 2 天 83%，HB I/II 在 1~44 个月
Wolf 等，1993	预期	25	VS	100	CC	单极	肿瘤侧；1，对侧	REZ	1. 神经张力放电（训练）的 500μV 振幅持续 30s；2. 在肿瘤切除结束时，用 0.1~0.4mA 刺激肌肉反应的 500μV 幅度	<500μV 肌电图和 500> 对刺激的反应与 90% 的患者在 1 天时的正常面部功能有关
Lacombe 等，1994	回顾	62	VS	100	CC	单极	2，眼，口	REZ	刺激阈值	<0.1mA，所有 HB I/II 在 1 个月之间，0.1~0.3mA，71.4%HB I/II 在 1 个月 >0.3mA，20%HB I/II 在 1 个月
Lalwani 等，1994	回顾	129	VS	200	CV	单极	2，眼，口	REZ	肿瘤切除后 <0.2V 刺激	刺激阈值与术后相关，HB I/II 在 1 年时不相关，如果 >0.2V，则为 50%HB I/II
Silverstein 等，1994	回顾	44	VS	200	CC	单极	NA（肌电图）；口（运动检测器）	REZ	肿瘤切除后 <0.1mA 刺激（肌电图或运动检测器）	95%，HB I/II >1 年，82%HB I/II，0.1~0.2mA，HB I/II
Hone 等，1997	预期	27	VS	100	CC	双极	2，额叶	REZ	最低电流引出 >250μV 用于面部肌肉收缩	刺激阈值 >0.1mA，HB> II 术后立即在 6 个月
Nissen 等，1997	回顾	81	VS	NA	CV	单极	无	IAC, REZ	最小电压刺激以引起肌电响应（刺激阈值）	中值阈值为 0.1V，HB I/II 在 6 个月时的中值为 0.725V，HB III/IV 在 6 个月时的中值
Zeitouni 等，1997	预期	109	VS	NA	CC	单极	2，眼，口	REZ	1. 最小电流刺激引起肌电反应（刺激阈值）；2.CMAP 振幅	术中阈值与即刻和后期随访显著相关，87% 的阈值为 0.05~0.1mA（HB I/II 在即刻为 83%，1 年为 91.6%），CMAP 振幅不能用于预测面部功能

续表

研究者	研究设计	患者数量/例	组织学	脉冲持续时间/μs	刺激方案(CC/CV)	探测	通道、肌肉	刺激部位	IOFNM标准	结果
Axon 和 Ramsden, 1999	预期	184	VS	200	CC	双极	2，眼，口	靠近肿瘤部位	最小刺激阈值（0.05mA）	94% 的敏感性预测良好的长期面部功能和91% 的PPV
Fenton 等, 1999	预期	35	VS	100	CC	无	无	肿瘤的内侧和外侧	肿瘤切除后对肿瘤内侧和外侧的最小刺激强度	中极小刺激<0.1mA，术后立即>0.15mA 提示面部功能异常
Fenton 等, 2002	预期	67	VS	100	CC	无	2，眼，口	肿瘤正中	肿瘤切除后对肿瘤内侧和外侧的最小刺激强度	根据肿瘤大小和刺激阈值，88% 的患者被正确预测有良好的初始结果
Isaacson 等, 2003	回顾	229	VS	100	CC	单极	2，眼，口	IAC, REZ	1. 刺激阈值；2. 近端与远端CMAP振幅比	<0.5mA，93.6%HB I/II在6个月 比>0.33，97%HB I/II在6个月
Fenton 等, 2004	预期	16	CPA non-VS	100	CC	无	无	REZ	刺激阈值<0.1mA	良好的长期FN结果
Akagami 等, 2005	预期	71	CPA	NA	NA	无	2，眼，口	无	近端与远端CMAP振幅比	自变量预测满意的FN结果
Anderson 等, 2005	回顾	67	VS (3cm)	NA	CC	单极	无	REZ	绝对CMAP振幅>100μV 响应高达0.4mA的刺激	93%，HB I/II在最终随访（6个月至1年）
Grayeli 等, 2005	预期	89	VS	NA	CC	单极	4，眼，口，额，颈阔肌	眼底，IAC，REZ	1. 最低的强度，引起至少1个通道；2. 上>100μV 的刺激阈值	0.01~0.04mA，90%HB I/II 第8天 0.05~0.2mA，第1天和第8天 75%HB I/II在第1天和第8天>0.2mA，20%HB I/II
Neff 等, 2005	预期	74	VS	NA	CC	无	2，眼，口	REZ	1. 响应幅度>240μV 或更大；2. 刺激阈值0.05mA或以下	一个标准，85%HB I/II在1年 两个标准，98%的概率HB I/II在1年刺激阈值或响应幅度单独具有较低的概率与相同的结果
Isaacson 等, 2005	回顾	60	VS	100	CC	单极	2，眼，口	IAC, REZ	1. 刺激阈值；2. 近端与远端CMAP振幅比	准确地预测长期FN功能障碍的风险增加时，使用Logistic回归模型>0.8分，所有最终HB III或更好评分<0.8分，67%的患者不能恢复闭眼

续表

研究者	研究设计	患者数量/例	组织学	脉冲持续时间/μs	刺激方案（CC/CV）	探测	通道，肌肉	刺激部位	IOFNM标准	结果
Lin 等，2006	预期	38	VS	200	CC	双极	3，眼、口、额	REZ	通过将 CMAP 对 REZ 刺激的反应（0.05~0.3mA）除以远端同侧经皮最大刺激反应的幅度来计算百分比	CMAP>最大值的 50%，HB I/II 的 93%PPV>最大值的 20%，81%PPV
Bernat 等，2010	预期	120	VS	100	CC	单极	4，眼、口、额、下巴	IAC、REZ	1.刺激阈值；2.超极量刺激（2mA）后的反应幅度；3.近端与远端 CMAP 振幅比	<0.04mA，敏感性 89%，特异性 43%，CMAP 振幅>800μV，敏感性 38%，特异性 87%，比率 <0.6，敏感性 78%，特异性 40%，所有 3 项标准，敏感性 90% 和特异性第 78 天预测 HB I/II

缩写：CC，恒流；CMAP，复合肌肉动作电位；CPA，桥小脑角；CV，恒定电压；EMG，肌电图；FN，面神经；HB，面神经功能；IAC，内听道；IOFNM，术中面神经监测；PPV，阳性预测值；REZ，根入口区；VS，前庭神经鞘瘤；

恢复的特定患者群，以便及早考虑神经移植手术。很多医学中心的常规做法仍是将神经移植手术延迟至少12个月甚至18个月，直至面神经功能状况最终显现。但这一模式可能会导致结局欠佳，因为长时间无神经支配可能会导致运动终板消失和不可逆肌萎缩。若术中检查能可靠排除满意恢复的可能性，则面神经损伤节段进行原位修补或一期手术进行神经移位到V3咬肌支或舌下神经。可惜的是，尽管付出很大努力，但迄今尚无研究能找到一个检查策略，能可靠地区分最终功能差的患者和获得满意恢复的患者。面神经电生理预后还存在一个重要缺点——急性面神经损伤时，直接面神经刺激检查不能区别完全可逆的简单传导阻滞（神经失用）和更严重的不可逆神经损伤，如轴索断裂或神经断裂。切除结束时非常好的反应，保证患者将有良好的长期功能；但非常差的反应并不能肯定患者不会良好恢复。为了证实检查的极限值，一项

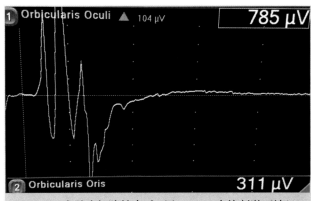

图27.4　在肿瘤切除结束时，用0.05mA直接刺激面神经，对785μV有快速反应，预示着面神经预后良好。

研究评估了11例VS，肿瘤切除结束时面神经解剖结构完整，但近端高水平刺激（如10mA）缺失，术后HouseBrackmann（HB）确切中位数为Ⅲ。有3例患者

表27.2　选择评估经颅运动诱发电位监测预测术后面神经功能效用的文献

研究者	研究设计	患者数量/例	组织学	脉冲持续时间/μs	刺激方案（CC/CV）	强度	通道，肌肉	IOFNM标准	结果
Zhou 和 Kelly, 2001	预期	50	脑瘤	500	5，频率0.5~2Hz	40~160mA	1，口	持续 MEP 下降 >50%	MEP 幅度降低与术后运动障碍有关，幅度降低程度与术后即刻恶化程度相关，未提及面部功能
Dong 等，2005	预期	76	颅底	50/500	3~4，ISI 1ms 或 2ms	100~400V	1，口	最终 – 基线 MEP–比	显著的术后即刻面部缺损预测50%比例，敏感性100%，特异性88%，35%比例，敏感性91%，特异性97%，0%比例（丢失），敏感性64%，特异性10% 所有术后出现完全面瘫的患者中，FMEP 损失为0
Akagami 等，2005	预期	71	颅底	50	3~5，ISI 1~3ms	200~400V	1，口	最终 – 基线 MEP 比	50% 的最终 – 基线比预测了即刻 HB Ⅰ/Ⅱ面部功能
Fukuda 等，2008	回顾	26	颅底	无	5，ISI 1ms	180~550V	2，眼、口	最终 – 基线 MEP 比	一个 50% 的阈值一致地预测了两个肌肉的即时 HB Ⅰ/Ⅱ面部功能和瘫痪
Acioly 等，2010	回顾	60	CPA	50	3 或 5，ISI 2ms	200~600V	2，眼、口	最终 – 基线 MEP 比	术后即刻面部功能与眼轮匝肌的 FMEP 在 80% 振幅比下显著相关，眼轮匝肌的 FMEP 为 35%；FMEP 损失为 ALW 与术后面部轻瘫有关

缩写：CC，恒流；CPA，桥小脑角；CV，恒定电压；IOFNM，术中面神经监测；FMEP，面部运动诱发电位；ISI，刺激间距；MEP，运动诱发电位

的 HB> Ⅳ，2 例甚至恢复了 Ⅱ 级 HB 功能。作者的结论是，电生理检查方法目前尚不能可靠预测哪些人预后差，若面神经解剖连续性完整，则不应考虑一期手术神经修复。

文献中已经发表的几种刺激方法有各自的预测价值，汇总在表格 27.1 中，综述如下。Harner 等首次报道使用了诱发 CMAP 绝对波幅，此后被他人改良过。这种检查方法根据的是以下观察结果，即 CMAP 波幅与刺激肌肉纤维数量直接呈正比，而反过来反映了能传导电信号的完整神经元的数量。使用 CMAP 波幅检查，医生切除肿瘤后在脑干刺激近端面神经，用微伏（μV）记录绝对值。这种检查方法的主要限制是反应的个人差异性很大，原因是面部 EMG 电极放置和肌肉大小不同。各研究的刺激设定相差很大，但多数作者都支持较低的刺激水平，降低不必要电损伤的风险。然而，最高或接近最高水平刺激的优势是所有神经元都同时评估，为神经完整性提供了更完整的评估。低刺激设定对于因为 CSF 而产生的不良电流分流更敏感，只能选择性刺激一部分神经元，特别是当神经严重推挤变薄时。

面神经功能术中预测的第二种方法是最小刺激阈值测试。这种策略的理论是首次引出 EMG 反应需要的最低刺激水平与总体面神经完整性相关。例如，完成肿瘤切除后，以 0.05mA 或 0.1mA 在脑干刺激面神经，500μV 的活跃反应预示 HB Ⅱ 级或更高级的良好预后，不论术后直接结局如何（图 27.4）。与 CMAP 绝对幅度相似的是，除了不同作者使用的参数有显著差异外，患者反应存在差异，并不能取得一致可供参考的绝对阈值。但除了这些限制外，最小刺激阈值测试可能是当今预测术中面神经功能最常用的方法。

面神经电刺激预测的最终方法是相对波幅比值。这种技术有几种不同的做法，但都需要使用恒定的刺激参数，引出正在比较的两种 CMAP。例如，肿瘤切除之前和之后在脑干刺激近端面神经时绝对波幅的差异，在脑干刺激面神经时与肿瘤切除完整后瘤腔基底相比波幅存在差异（即近端 / 远端波幅比）。这两种方法评估了肿瘤切除所致神经损伤所致诱发 EMG 反应的变化。使用这一技术的主要优势根据的是反应比，而不是绝对反应，据此控制个体间患者差异。

TCEMP 的准确预测参数仍在研究之中，但可能包括阈值较基线的改变、反应幅度、面部运动诱发电位比值及波形形态。作者发现术中 δTCMEP>57μV 面神经功能长期预后不良。最近文章指出，事件 / 基线比大于等于 60% 可预测远期较好的面神经功能。表 27.2 汇总了以前评估 TCMEP 预测价值的文章。解读这些数据的一个重要警示是，吸入麻醉剂对 TCMEP 监测的固有影响，这解释了为何迄今各研究中的范围值相差很大。

参考文献

[1] Acoustic neuroma. Consens Statement. 1991; 9(4):1–24.

[2] Delgado TE, Bucheit WA, Rosenholtz HR, Chrissian S. Intraoperative monitor ing of facila muscle evoked responses obtained by intracranial stimulation of the facila nerve: a more accurate technique for facila nerve dissection. Neurosurgery. 1979; 4(5):418–421.

[3] Cosetti MK, Xu M, Rivera A, et al. Intraoperative transcranial motor-evoked potential monitoring of the facial nerve during cerebellopontine angle tumor resection. J Neurol Surg B Skull Base. 2012; 73(5):308–315.

[4] Kartush JM. Electroneurography and intraoperative facial monitoring in contemporary neurotology. Otolaryngol Head Neck Surg. 1989; 101(4): 496–503.

[5] Kartush JM, Niparko JK, Bledsoe SC, Graham MD, Kemink JL. Intraoperative facial nerve monitoring: a comparison of stimulating electrodes. Laryngoscope. 1985; 95(12):1536–1540.

[6] Cueva RA. Preoperative, intraoperative, and postoperative auditory evalua tion of patients with acoustic neuroma. Otolaryngol Clin North Am. 2012; 45 (2):285–290, vii.

[7] Carlson ML, Van Abel KM, Schmitt WR, Driscoll CL, Neff BA, Link MJ. The anatomically intact but electrically unresponsive facial nerve in vestibular schwannoma surgery. Neurosurgery. 2012; 71(6):1125–1130, discussion 1130.

[8] Harner SG, Daube JR, Beatty CW, Ebersold MJ. Intraoperative monitoring of the facial nerve. Laryngoscope. 1988; 98(2):209–212.

[9] Bhimrao SK, Le TN, Dong CC, et al. Role of facial nerve motor-evoked potential ratio in predicting facial nerve function in vestibular schwannoma surgery both immediate and at 1 year. Otol Neurotol. 2016; 37(8):1162–1167.

[10] Dong CC, Macdonald DB, Akagami R, et al. Intraoperative facial motor evoked potential monitoring with transcranial electrical stimulation during skull base surgery. Clin Neurophysiol. 2005; 116(3):588–596.

[11] Acioly MA, Liebsch M, de Aguiar PH, Tatagiba M. Facial nerve monitoring during cerebellopontine angle and skull base tumor surgery: a systematic review from description to current success on function prediction. World Neurosurg. 2013; 80(6):e271–e300.

[12] Beck DL, Atkins JS, Jr., Benecke JE, Jr., Brackmann DE. Intraoperative facial nerve monitoring: prognostic aspects during acoustic tumor removal. Otolar yngol Head Neck Surg 1991; 104:780–782.

[13] Prasad S, Hirsch BE, Kamerer DB, Durrant J, Sekhar LN. Facial nerve function following cerebellopontine angle surgery: prognostic value of intraoperative thresholds. Am J Otol 1993; 14:330–333.

[14] Wolf SR, Schneider W, Hofmann M, Haid CT, Wigand ME. [Intraoperative monitoring of the facial nerve in transtemporal surgery of acoustic neuri noma]. HNO 1993; 41:179–184.

[15] Lacombe H, Keravel Y, Peynegre R, Eshraghi A. [Value of the monitoring of the facial nerve in the evaluation of facial function in translabyrinthine surgery for acoustic neuroma]. Ann Otolaryngol Chir Cervicofac 1994; 111:89–93.

[16] Lalwani AK, Butt FY, Jackler RK, Pitts LH, Yingling CD. Facial nerve outcome after acoustic neuroma surgery: a study from the era of cranial nerve moni toring. Otolaryngol Head Neck Surg 1994; 111:561–570.

[17] Silverstein H, Willcox TO, Jr., Rosenberg SI, Seidman MD. Prediction of facial nerve function following acoustic neuroma resection using intraoperative facial nerve stimulation. Laryngoscope 1994; 104:539–544.

[18] Hone SW, Commins DJ, Rames P, et al. Prognostic factors in intraoperative facial nerve monitoring for acoustic neuroma. J Otolaryngol 1997; 26:374–378.

[19] Nissen AJ, Sikand A, Curto FS, Welsh JE, Gardi J. Value of intraoperative threshold stimulus in predicting postoperative facial nerve function after acoustic tumor resection. Am J Otol 1997; 18:249–251.

[20] Zeitouni AG, Hammerschlag PE, Cohen NL. Prognostic significance of intra operative facial nerve stimulus thresholds. Am J Otol 1997; 18:494–497.

[21] Axon PR, Ramsden RT. Facial nerve injury caused by vestibular Schwannoma compression: severity and adaptation to maintain normal clinical facial func tion. Am J Otol 1999; 20:763–769.

[22] Fenton JE, Chin RY, Shirazi A, Fagan PA. Prediction of postoperative facial nerve function in acoustic neuroma surgery. Clin Otolaryngol Allied Sci 1999;24:483–486.

[23] Fenton JE, Chin RY, Fagan PA, Sterkers O, Sterkers JM. Predictive factors of long-term facial nerve function after vestibular schwannoma surgery. Otol Neurotol 2002; 23:388–392.

[24] Isaacson B, Kileny PR, El-Kashlan H, Gadre AK. Intraoperative monitoring and facial nerve outcomes after vestibular schwannoma resection. Otol Neurotol2003; 24:812–817.

[25] Fenton JE, Chin RY, Fagan PA, Sterkers O, Sterkers JM. Facial nerve outcome in non-vestibular schwannoma tumour surgery. Acta Otorhinolaryngol Belg2004; 58:103–107.

[26] Akagami R, Dong CC, Westerberg BD. Localized transcranial electrical motor evoked potentials for monitoring cranial nerves in cranial base surgery. Neu rosurgery 2005; 57:78-85; discussion 78–85.

[27] Anderson DE, Leonetti J, Wind JJ, Cribari D, Fahey K. Resection of large vestib ular schwannomas: facial nerve preservation in the context of surgical approach and patient-assessed outcome. J Neurosurg 2005; 102:643–649.

[28] Grayeli AB, Guindi S, Kalamarides M, et al. Four-channel electromyography of the facial nerve in vestibular schwannoma surgery: sensitivity and prognostic value for short-term facial function outcome. Otol Neurotol 2005; 26:114–120.

[29] Neff BA, Ting J, Dickinson SL, Welling DB. Facial nerve monitoring parameters as a predictor of postoperative facial nerve outcomes after vestibular schwan noma resection. Otol Neurotol 2005; 26:728–732.

[30] Isaacson B, Kileny PR, El-Kashlan HK. Prediction of long-term facial nerve out comes with intraoperative nerve monitoring. Otol Neurotol 2005; 26:270–273.

[31] Lin VY, Houlden D, Bethune A, et al. A novel method in predicting immediate postoperative facial nerve function post acoustic neuroma excision. Otol Neu rotol 2006; 27:1017–1022.

[32] Bernat I, Grayeli AB, Esquia G, Zhang Z, Kalamarides M, Sterkers O. Intraope rative electromyography and surgical observations as predictive factors of facial nerve outcome in vestibular schwannoma surgery. Otol Neurotol 2010;31:306–312.

[33] Zhou HH, Kelly PJ. Transcranial electrical motor evoked potential monitoring for brain tumor resection. Neurosurgery 2001; 48:1075-1080; discussion 1071–1080.

[34] Fukuda M, Oishi M, Saito A, Takao T, Fujii Y. [Facial nerve motor evoked potentials elicited by transcranial electrical stimulation for intraoperative monitoring]. No Shinkei Geka 2008; 36:315–321.

[35] Acioly MA, Liebsch M, Carvalho CH, Gharabaghi A, Tatagiba M. Transcranial electrocortical stimulation to monitor the facial nerve motor function during cerebellopontine angle surgery. Neurosurgery 2010; 66:354-361; discussion 362.

第 28 章 前庭神经鞘瘤显微手术中第 8 对颅神经监测

Joseph P. Roche, Marlan R. Hansen

28.1 引言

第 8 对颅神经（CN Ⅷ）耳蜗分离术中进行神经电生理监测为显微外科医师提供了一种工具，评估前庭神经鞘瘤（VS）手术治疗期间手术操作对听觉系统生理完整性和长期功能的影响。外科医师监测整个听觉系统或其某些部分可有几种方案，各有优劣。目前可用的方案包括听觉脑干反应/脑干听觉诱发反应（ABR/BAER）、耳蜗神经动作电位（CNAP）、耳蜗电位图（ECoG）、耳声发射和耳蜗血流量估测。一些团队利用了组合监测技术，包括 BAER 和 ECoG 及 BAER 和 CNAP。每种监测技术都有其支持者，发表了诸多报道颂扬各自种种优点。但当代显微外科治疗 VS 最常采用的两种技术是术中 BAER 和 CNAP。本章重点介绍这两种技术。

28.2 背景

ABR 和耳蜗神经复合电位监测测量了两种听觉诱发电位（AEP）：总体神经元对听觉刺激做出反应产生的电位。每种反应均由专业术语描述。本章中将使用脑干听觉诱发反应（BAER）和耳蜗神经动作电位（CNAP）两个术语。BAER 和 CNAP 监测都能提供听觉系统生理功能的测量指标，也可用于推测神经解剖上潜在的问题。在显微外科手术中，这些反应能帮助指导外科医师的操作，从而可能保留残存的听觉功能。但两种反应测量的都不是听力本身。听力是对声环境的感知和处理。AEP 反应彻底和永久的丧失，听力仍可能保留。AEP 完全保留，却不能保证术后听力。AEP（包括 BAER 和 CNAP）的实用性来自反应的客观性，对全身麻醉和肌松剂相对不敏感。若操作得当，这些反应可估测受累及听觉结构的潜在可逆性损害，或预防 VS 手术治疗期间的进一步损伤。

本书其他部分，包括第 36、第 37 和第 53 章讨论了保留听力显微手术的几种候选方法及其效果，本章便不再讨论。尽管是个微小的构成因素，但能进行听觉生理监测也是在选择入路时的一个考虑因素。在合理挑选的患者中，可不用术中监测即实施保留听力的入路，可达到成功保留听力的目的。事实上，远在 1954 年就首次报道过切除 VS 后保留听力的病例，而 BAER 的发现则出现在 20 世纪 70 年代早期。

BAER 和 CNAP 需要外周和中枢听觉系统有足够的剩余生理功能，因为这些结构的作用是监测电位的"发电机"。除罕见情况外，外耳、中耳和内耳结构一般不受 VS 影响，肿瘤大小和残留听力是保留听力治疗方案的一个考虑因素。若患者存在传导性、感觉性或混合性听力受损，则无论 VS 对听觉生理有多大影响，这些损害都可能阻碍监测波形的产生。

28.3 AEP 一般记录原则

AEP 监测和记录所用的记录技术，包括 BAER 和 CNAP，都已得到确证，具有相同的特点。这些 AEP 信号是由大簇群的声音敏感神经系统结构同步放电产生的，主要是外毛细胞及内毛细胞（换能器电位）和中枢听觉系统（动作电位）神经元。一般来讲，听觉刺激呈递到外耳，从刺激发生时开始的某个时间节点，测量听觉反应元件产生的电压变化。听觉处理的每个阶段产生各自的反应，特征是形态（反应的形状、极性和幅度）和与刺激的时间关系（潜伏期）。这些电位极其微小，一般在微伏或纳伏级别。为可靠识别这些电位，采用了多种技术和处理策略。已发表的文献中有各种电极配置；最常用的导联包括在颅顶（标准"10-20 系统"脑电图命名法中的 Cz）的记录（AKA 作用或阳极）电极，以及在 CN（耳垂或同侧乳突，命名为 A1 或 A2）相同或之下水平的参考（AKA 无作用或阴极）电极。接地电极可放在多个位置，如前额中线（Fz）或某个三角区。图 28.1 展示的是爱荷华大学在第 8 对颅神经术中监测使用的典型电极导联。电极可以是表皮接触或皮内针。两者都可用于术中 AEP 监测，但根据我们的经验，皮内针电极的电阻一般较低，也更稳定。正确记录需要每个电极具有较低的电阻，3 个电极（作用、非作用和参考）之间的差异极其微小。电阻高和差异大会降低或改变 AEP 的大小及形状。

AEP 有很多反应（常称为波），可从耳蜗的反应开始记录，延续到新皮质。术中 BAER 和 CNAP 关注 5 个重要波形：颅顶正向波形 Ⅰ ~ Ⅴ。每个波都代表听觉系统内趋于中心位置的一簇神经元的同步放电。每个波形都有特征性的形状和潜伏期，使用一般正常数值将反应划分为正常或异常。此外，还可测量连续波之间的时间（波间潜伏期）并与正常数值比较。使用如图 28.1 所示的电极配置，按 Jewett 用罗马数字标记，由 5 个顶点（Cz）正向波组成 BAER。时标从刺激开始用毫秒计。图 28.2 展示的是 1 例 1mmVS 患者的术前

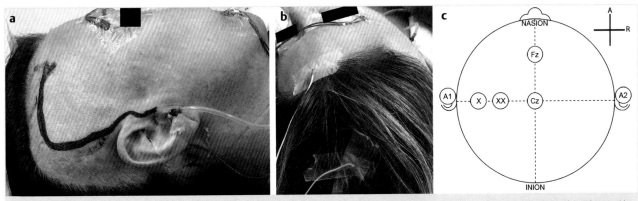

图 28.1 爱荷华大学为第8对颅神经术中监测使用的电极导联。（a）右耳侧面观。将插入式耳麦置于外听道，并用一块封闭胶布密封。非作用（Ai）电极（单根红色缆线）置于乳突尖端皮下，并用胶布固定。面神经监测电极置于眼轮匝肌和口轮匝肌均可。（b）自顶向下观展示的是颅顶（Cz）放置作用电极（绿线），前额中线放置参考电极（白线）（Fz）。（c）标准"10-20系统"EEG命名中左耳的设置简图。X，IAC中的非作用电极；XX，置于脑干的非作用电极；A1，非作用电极放置在左侧乳突/左耳；A2，对侧（非测试耳）电极放置在右侧乳突/右耳

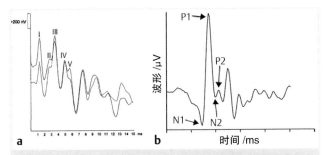

图 28.2 脑干听觉诱发反应和耳蜗神经直接反应的正常波形。（a）此图形用罗马数字标记的明确波形展示了两种平均 BAER 反应。这个反应来自 1 例极其微小（1mm，正常听力测量）的前庭神经鞘瘤，划分为正常，（b）这显示的是第 8 对颅神经直接记录的波形。1 例 5mm 前庭神经鞘瘤患者得到的第 8 对颅神经直接记录波形。每个重要的波形组成都标记为颅顶阴性（N1 和 N2）或阳性（P1 和 P2）

BAER 记录，与一般正常数值相比，该病例归为正常范围。Martin 和 Stecker 的综述，推测出每个波的神经起源，得到普遍认可。波 I 是 I 型传入神经在蜗轴内向外侧的同步激活，开始于听觉刺激。已将其命名为复合动作电位，可用 CNAP、BAER 和 ECoG 表示。波 II 代表的是近端 CN，可能是一些起反应的耳蜗神经核的神经元。波 III 代表的是耳蜗神经核和上橄榄状复合体（脑干结构）的神经元反应。波 V 被认为由外侧丘系的电活动产生。波 V 是下丘（中脑结构）尖峰放电的结果。这些电位的时间和空间都有重叠，因此每个波形似乎都有多个神经起源的部分作用。第 8 对颅神经术中监测最常用的波形是波 I 和波 V。总之，波 I 能良好估计耳蜗功能（包括蜗神经），波 V 则可预测脑干听觉功能。本章不讨论发电器背后科学原理。

由于记录电位幅度小，AEP 对其他内源性和外源性电信号格外敏感，前者比如骨骼肌活动，后者比如电子设备等。减少其他电信号影响的策略有 3 种：取平均、去除伪影及滤波。平均技术是使用相同的刺激类型和强度，执行多次单个记录（如测试），然后计算试验中每个时点的平均电压。同步于记录时段（即待研究 AEP）开始的信号将会保留；其他非同步信号将会减少或消除。对于均匀的大 AEP，仅需要少量测试就能得到可靠的反应模式。测试的次数越多，则得到反应模式的时间越长。去除伪影程序中，电位大幅波动的测试从平均过程自动排除，原因是这些记录含有明显的干扰信号。调整去伪影参数可选择性排除更多或更少的记录。排除阈值越低，则需要更多的尝试次数才能得到足够的数据以得到平均值。滤波程序是从每次测试记录去除或减少不想要的信号。这可在实际记录（在线）期间实施，也可在记录完成后实施（离线）。此外，可用模拟回路或数字信号处理技术实施滤波。最常用的配置是带通滤波器（或低通滤波器和高通滤波器的组合），可让频率在上限和下限之间的交流电信号无衰减通过；带通范围之外的信号被减弱或消除。过滤器的上限和下限一般设定在 300~1500Hz（赫兹），因为 BAER 发出的能量大多为 400~1400Hz。这些参数设置应减少 50~60Hz 信号对波形记录和处理的影响。可使用额外的"等级"过滤器降低 60Hz 电线的干扰，但有些作者警告不要使用这些过滤器，因为可能会使波形扭曲。

诱发 AEP 采用的刺激范围从咔嗒音、短促音到纯音。术中 AEP 监测常使用咔嗒音。咔嗒音由于其物理性质，可刺激大片耳蜗区域，产生强烈的反应，而大反应对取平均更为有效，因此有重要作用。刺激的频率一般为 10~30Hz；有些报道称，可使用更高的频率。

更高的刺激频率可更快积累足够的测试产生可靠的反应，但可能会降低反应的幅度。若已记录的波形小，则采用较低的刺激频率以减少这种影响。此外，刺激呈现速度的值不应是 60Hz 的整除数，以避免对 60Hz 电线干扰的混淆。咔嗒音刺激可以是单极性（密集或稀疏）或交变极性。若某信号不是想要的，则可用交变极性刺激平均掉耳蜗微音的任何作用。最后，刺激强度一般较高（>70dB HL），这样可提供可重复的大波形。若纯音阈值显著下降，则需要高达 95dB HL 的刺激强度。但较高强度的刺激会导致声音交叉，对侧耳可能也有反应，非测试耳需要掩蔽刺激。

AEP 的产生和记录需要应用各种设备和耗材。总的来说，可将其分为三部分：刺激源和传送方法，记录电极以及一台记录和处理信号的计算机。声刺激可由放置在外听道内或远离外耳的接收器产生，但由插入式耳机传送。后一配置具有一些独特的优势：物理分离接收器有更好的电屏蔽，刺激传输到外听道的时间延迟。屏蔽可帮助减少接收器产生咔嗒音时造成的电子伪影（AKA 刺激伪影）。刺激从接收器通过管道到插入式耳机的距离造成的延时，可额外帮助降低刺激伪影的影响。这是因为延时为 AEP 和任何刺激伪影提供了时间隔离。记录电极可以是前述的表皮接触电极或皮内针。CNAP 记录则需要在切开颅骨之后在耳蜗神经上或附近放置额外电极。用于 CNAP 的电极种类很多，例如简单的导线、带有球形尖端的导线、双极导线电极、扁平接触电极及特殊的"C"形电极。其中一些样例需要每次由外科医生或医疗机构自制，其他则可直接购买。电极连接到记录装置，一般是连接计算机的放大器。在当代 AEP 系统中，计算机驱动声频信号的产生，记录处理任何反应，展示波形以供解读。这些系统可让我们控制各种刺激类型和速度、过滤选项、伪影排除标准及记录参数。最后，需要一名经验丰富的技术人员或神经生理医师评估 AEP 记录的示值读数，确定反应模式是否有变化。

28.4　BAER 和 CNAP 对比

VS 手术管理期间 AEP 监测第 8 对颅神经的总体目标是，识别可能会引起残存听力下降的操作并可在治疗结束后预测听力功能。理想的监测系统：（1）可在手术中有结构损伤风险时能提供明确而稳定的电生理反应；（2）反应可实时测量，这些反应的变化可快速、可靠、客观识别；（3）这些反应的变化表示的是干预引起的可逆性功能障碍；（4）变化能准确反映已损伤的神经解剖结构；（5）反应能可靠预测术后听力情况。目前尚无系统或方案能完全甚至大部分符合这些标准。但 BAER 和 CNAP 都能为听觉系统的残存生理功能提供有意义的评估。两者各有优劣。表 28.1 对 BAER 和 CNAP 监测技术进行了总体比较。

BAER 是一种远场记录技术，意思是记录电极的位置距离 AEP 信号神经发生器有一段距离。BAER 的优点有：多数神经科医师和神经生理医师熟悉 BAER 波形；能获得术前测量结果；电极放置位置一致；由于电极不在术野，故记录环境一般比较稳定。BAER 则是很多神经耳科医师、神经科医师、听力学家和研究人员使用的标准技术，因此对波形形态、潜伏期和解读都很熟悉（图 28.2a）。任何时间都可将术前记录可与术中发现进行比较，评估变化或技术问题。电极放置稳定有助于更可靠地评估变化。改变电极的相对位置后，目标波的形状会改变，则可能会干扰判断变化是否由手术操作所致。BAER 一大重要缺点：这种技术测量的电位相对较小（纳伏或微伏）。这就导致了需要多次测试取平均值来减少其他混杂信号的影响。为辨别 BAER 波形，测试几千次并不少见。这会耗费大量的时间，通常要几分钟，降低 BAER 监测的时间准确性，无法在可能有损伤的操作造成不可逆损害之前提醒外科医生。

CNAP 是一种近场记录技术，意思是其中一个电极非常靠近 AEP 信号的神经发生器。这种技术是作为一种克服 BAER 缺点而引进的。由于 BAER 测量的幅度小，减少污染信号需要大量平均处理。CNAP 反应是一

表 28.1　BAER 和 CNAP 特点的比较

参数	BAER	CNAP
非作用电极	同侧乳突	IAC、CN 或脑干
位置	（Ai）/耳垂	CN
	远场	近场
作用和接地	作用 =Cz	作用 =Cz
电极位置	接地 =Fz/ 其他	接地 =Fz/ 其他
刺激类型、刺激频率、过滤、记录	相同	相同
目标波	I 和 / 或 V	N1
近似波形	<1 μV 到毫伏	1 ~10μV
潜伏期	变量	变量
测试次数	1000~2000 次	10~300 次
典型时帧	分	秒
听觉系统焦点	耳蜗到中脑	远端和近端 CN

缩写：BAER，脑干听觉诱发反应；CN，耳蜗神经；CNAP，耳蜗神经作用电位；Cz，顶点；Fz；额中线；IAC，内听道

种三相波形，第1个是顶点的正波，然后是大一点儿的负波，接着是第2个正波（P1N1P2构型）。P1波可以非常小，有时会有第4个负波（N2）而造成N1P2N2和P1N1P2N2构型。图28.2b显示的是爱荷华大学识别的典型CNAP波形。关于命名习惯，已发表的文献中有些不一致，某些作者从第一个负波开始命名，爱荷华大学用的就是这种习惯（图28.2b）。这些反应的发生器来源和潜伏期会随着非作用电极的放置位置而变：内听道（IAC）远端CN，或脑干处或其附近桥小脑角内的近端CN。术中CNAP的最初描述中，Moller和Jannetta描述的CNAP潜伏期与BAER的波Ⅱ匹配，提示其来源是近端CN。一些作者报道波形形态的变化取决于非作用电极的准确放置位置。

用于颅中窝入路时，电极放在远端CN附近，而用于乙状窦或枕骨下入路时，电极则放在脑干的近端CN，有些则在Luschka孔附近。CNAP的一大重要优点是电位较大。由于平均测试的次数少，故可快速识别信号，从而得到听觉系统生理状态接近实时的读数。这种接近实时的评估可及时识别损伤性的手术操作，从而改变操作或进行干预，有望保留残存生理功能。我们发现使用CNAP记录，在很多患者中只要测试100次，就可以识别出可靠的波形，与已经发表的文献一致。其他作者报道CNAP识别波形平均需要100~300次。CNAP有几项缺点：术前无法测量CNAP，直至肿瘤暴露；电极放置稳定性不如BAER；多数神经科医师和神经生理医师对此波形不够熟；目前尚无标准电极。无法获得术前CNAP测量结果并不是主要障碍，若能记录BAER，则获得CNAP的可能性很大（除非残存听觉生理功能被手术方法损坏；见下文）。很多报道都显示，无论术前还是术后，没有BAER的情况下也都有CNAP反应。电极放置和稳定性是重要问题。无论采取哪种手术方法，电极及其导线总会在术野变动，造成手术操作期间移动或完全移位。电极移动后，即使发生器生理未改变，但波的形态会改变，极性也可能会改变。下文将会讨论此点，但显而易见的是，信号的非生理改变会使得判读的可靠性降低。依据电极的准确位置，有的反应波会增强，有的则会减弱。若电极放在IAC内，则波Ⅰ会较大，后来的波则较小。另一方面，神经根入脑干段放置电极会增强波Ⅲ。因此，若形态不够稳定，不好预测，多数神经外科医生或神经心理医生都不太熟悉，则判读更为困难。

尽管CNAP有种种缺点，但依旧是Iowa大学术中监测第8对颅神经喜欢用的方法，因为可以接近实时地评估手术操作引起的生理影响。此外，若在有些病例中CNAP不够稳定或可靠而无法使用时，也可迅速轻松切换回BAER。

28.5　术前评估

本书的其他章节讨论了VS的评估和诊断、诊疗计划制订、手术备选方案以及患者做听力保存手术的适宜性，本章不再赘述。通常做听力测验（包括纯音阈值和言语评估），偶尔也做BAER。若尚未完成标准波，则可做BAER评估有无标准波，特别是波Ⅰ和波Ⅴ。实施时一般用表皮电极，让患者静坐，尽量放松，减少骨骼肌伪影。对侧BAER能对记录技术质量给出评估：非肿瘤累及耳的波正常，目标耳的波较差，提示记录的技术娴熟，但目标耳的BAER有生理功能障碍。相反，若对侧耳的BAER较差，则可能存在技术问题，要寻求解决办法。图28.3显示的是各耳的波形正常，但肿瘤累及耳的绝对潜伏期和波间潜伏期延迟。图28.4显示的是1例患者的术前BAER，肿瘤累及耳的BAER减弱，但对侧耳的反应正常。这表明BAER记录环境适宜，肿瘤累及耳的反应异常可能是来自肿瘤。术前BAER不是必需，但可估算刺激参数，满足产生可靠AEP反应的需要，并可创建基线。AEP可在手术室内患者麻醉后获取，但出现非反应模式时要耗费大量时间寻找原因，确定是技术还是生理问题；术前记录可帮助明确此问题。此外，技术上满意记录的无反应AEP，并不是术中监测第8对颅神经的禁忌证。皮下针电极的电阻较低，可改善已记录AEP的大小和可重复性。此外，患者在全麻下，骨骼肌干扰最小。即使排除所有技术性问题都没有发现可识别的波的病例，在无反应BAER情况下，通常也能记录到CNAP（图28.5）。

28.6　术中设置和方法

第8对颅神经监测术中AEP记录的技术方面有很多变动。以下描述的是爱荷华大学在第8对颅神经有风险而同时需要保留听力的手术期间使用的技术。尝试保留听力的VS切除，我们首选的手术方法是IAC和桥小脑角的颅中窝暴露。表28.2提供了本机构使用的技术记录参数。首次手术会诊制定并检查了术前BAER记录。患者实施了全身麻醉，摆好手术体位。使用了Natus BioLogic Navigator Pro（Pleasanton，CA）系统产生听觉刺激，记录任何AEP反应。图28.1显示的是爱荷华大学为术中面神经和第8对颅神经监测而采用的术中设置。将泡沫插入式耳机置入双侧外听道，将有防护罩的扬声器用胶布固定在肩膀上，使连接扬声器和耳机的管道不扭结，并留在术野之外。将一小块闭塞透明胶布置于术耳的耳郭，以防制剂溶液或其他液体流入外听道。将针式电极置于双侧乳突尖端（非作用/参考电极；Ai和Ac分别代表同侧和对侧位置）、颅顶（非作用/参考电极；Cz）和额中线（接地电极；

Fz）的皮下。用胶布将其固定，尽量减少术中针的移动或被挤出，固定位置时避开术野。将电极连接到记录系统，放置时尽量远离其他电子设备。获取基线 BAER 并评估波形。在手术部位正式备皮和铺巾之前完成这项工作，以防电极或耳机需要重新定位。切开皮肤后，记录另一 BAER，评估备皮、铺巾和首次手术暴露对 BAER 造成的影响。一般来说，术前和切开之后记录的波形形态及潜伏期没有太大变化，但若出现变化，则务必要在处理肿瘤之前注意这些情况。

IAC 和肿瘤一旦暴露，就获取 BAER 作为切开前基线值。打开硬脑膜，切除肿瘤，见本书其他章节所述。实施持续 BAER 监测，若波 V 的形态或波幅有变化，则由神经生理医生提醒外科医生。除了变化的可重复性和稳定性外，我们机构未使用客观标准。以下讨论变化机理的解读、术式的可能干预或改变。肿瘤切除完成后，得到最终 BAER。将有代表性的记录保存到患者的病历记录中，储存所有资料。图 28.6 显示的是整个操作期间稳定的 BAER 波形。

若采用 CNAP，则设置与 BAER 相同。一旦暴露 IAC，就将一根电极针插入 IAC 前下硬脑膜与骨性前 IAC 之间（图 28.7）。这接近远端 CN 的位置，可帮助固定电极。然后将电极与记录系统连接，更换同侧乳突电极。使用相同的刺激和记录参数，但获得 CNAP 反应所需的必要试测次数明显减少。判读策略与 BAER 监测所用的相近。图 28.8 显示的是术中 CNAP，切开前基线到切开后最终记录值轻微下降。

若采用乙状窦或枕下入路暴露肿瘤，则 BAER 的设置和记录与颅中窝暴露相同。若使用 CNAP，则将电极放在更近的位置，包括第 8 对颅神经复合体神经根入脑干段的近端 CN。很多时候，放置电极之前必须减缩肿瘤体积。此外，多数电极重复直接放在神经上，固定位置的方法很少，从而让电极移动成为一个大问题。判读策略与颅中窝入路所用的相似，讨论如下。乙状窦后入路使用 CNAP 的更多描述见第 36 章。

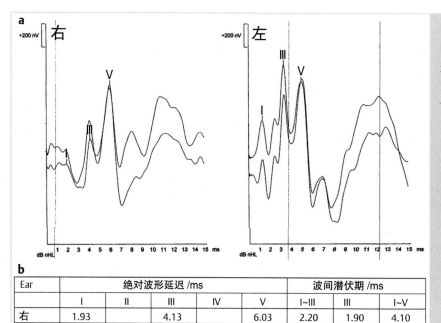

图 28.3　1 例右侧前庭神经鞘瘤患者的术前 BAER。（a）左、右图显示的是正常波形，但右图的潜伏期稍长。（b）潜伏期数据显示右耳的潜伏期延长，绝对和波间潜伏期均延长

Ear	绝对波形延迟 /ms					波间潜伏期 /ms		
	I	II	III	IV	V	I~III	III	I~V
右	1.93		4.13		6.03	2.20	1.90	4.10
左	1.33		3.33		5.00	2.00	1.67	3.67

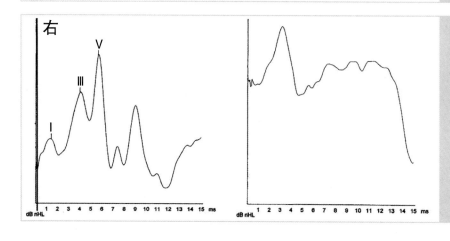

图 28.4　1 例左侧前庭神经鞘瘤患者的术前 BAER。此图显示的是右侧的正常 BAER 波形，左侧无可识别波形

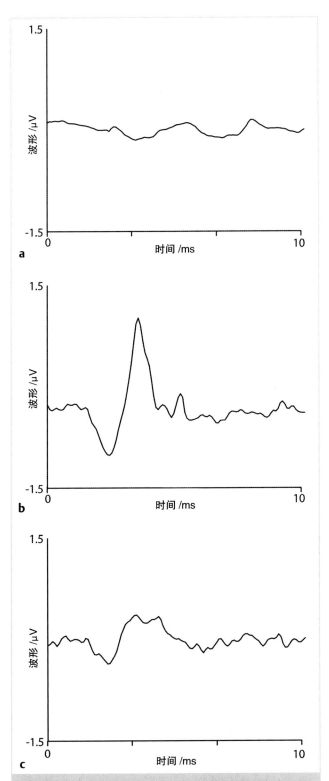

图 28.5　1例中等大小前庭神经鞘瘤患者的 BAER 和 CNAP 反应。（a）病例开始时的术中 BAER，但未显示可识别波形。（b）远端 IAC 中非作用电极的 CNAP。这表明，尽管 BAER 上缺乏可显示波，但仍有大而明显的 CNAP。（c）显示存在 CNAP 反应减弱，但在肿瘤切除时仍存在

表 28.2　显示的是爱荷华大学为术中面神经和第 8 对颅神经监测而采用的术中设置。

参数	设备 / 位置	特点
电极导联	位置	
● 作用 / 记录	顶点（Cz）	
● 非作用 / 参考	同侧乳突尖端（Ai）	
● 接地	额中线（Fz）	
● CN 电极（仅 CNAP）	IAC 硬脑膜与 IAC 前壁之间	
刺激		
● 类型 / 极性	稀疏化	
● 频率	27.7 Hz	
● 幅度	80~90 dB nHL	
● 记录期限	21.33 ms	
● 采样速度	12 500 Hz	
过滤		
● 类型	带通	
● 上限	1500 Hz	
● 下限	100 Hz	
● 陷波滤波器	不常使用	
放大器增益	100 000	
伪影排除		
● 阈值电压	不常使用	
● 测试次数	BAER	CNAP
	1000~2000 次	运行目视评估
监测波形		监测波的参数
● BAER	波 V	仅幅度
● CNAP	P1[a]	仅幅度

缩写：Ai，同侧乳突皮质；BAER，脑干听觉诱发反应；CN，耳蜗神经；CNAP，耳蜗神经作用电位；Cz，顶点；Fz，额中线；IAC，内听道
[a]：基于 N1P1N2P2 波形配置

若使用表皮电极，则应使用酒精清洁皮肤，去除天然油脂和脱屑上皮，以减少电阻。此外，表面电极应固定，因其在术中脱落或移位的可能性更大，降低记录的可靠性。若使用金属表面电极，则应清除任何残屑或锈斑。

28.7　AEP 反应的判读

使用 AEP 作为听觉系统生理术中监测指标的主要

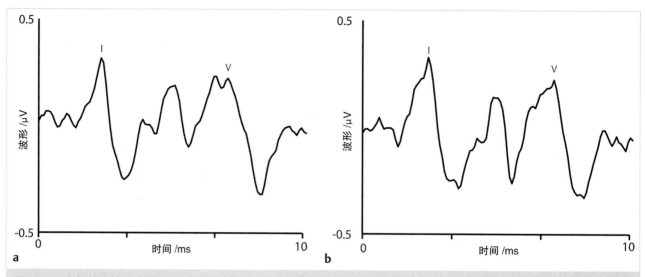

图28.6　右侧前庭神经小鞘瘤的 BAER 反应。(a)切开前 BAER 显示波形形态正常。标记了波 I 和波 V。在手术咨询时,这例患者的听力测验结果正常。(b)切除肿瘤后 BAER 反应显示保留波形形态。与术前测验相比,这例患者的术后听力测验结果稳定

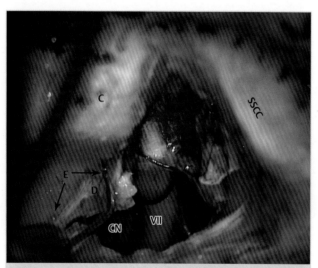

图28.7　第 8 对颅神经直接监测电极的放置。电极塞在前骨性内听道与紧靠硬脑膜之间。我们喜欢给导线打个小弯,让电极从主术野拐开。此外,我们还将电极的顶端绕起来,以防针尖穿透硬脑膜或邻近耳蜗神经。缩写:C,耳蜗;CN,耳蜗神经;D,前 IAC 硬脑膜;E,神经直接监测电极;SSCC,上半规管;Ⅶ,面神经 /CN Ⅶ

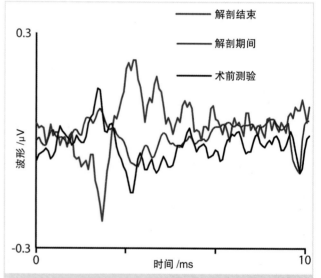

图28.8　CNAP 反应减小后又恢复。这例患者的前庭神经鞘瘤中等大小,BAER 波形无法识别。解剖期间,反应的幅度降低,潜伏期延长。手术接受后,CNAP 反应恢复,比切开前的基线值大。与术前测验相比,这例患者的听力测验结果降低,但仍存在

优势是这些信号是客观的,对全身麻醉和常用的神经肌肉松弛剂不太敏感。在理想条件下,在手术开始时识别出准确波形,并在手术期间保持不变,并由患者在复苏后证实目标耳的听力完整。变化通常出现在手术过程中,可分为 3 类:(1)技术性问题,发生器的生理无变化,但记录的波形已改变;(2)并非是手术操作引起的发生器的生理改变;(3)手术损伤导致的生理变化。一种生理变化同另一种的鉴别很困难,因为所有变化都相对独立,都会导致波形较基线指标出现相似波动。前两种术中变化可认为是假阳性变化,最后一种则表示真阳性变化。

技术性记录问题包括电极或导线断裂、传声管缠绕、插入式耳机与耳蜗之间传导阻滞(外耳或中耳中有液体或骨粉)、强度不够的刺激、电极电阻过高或记录和参考电极之间差异太大、滤波设定太宽或太窄、伪影排除标准太松或太严、电极偏移或明显位移以及

手术设备有竞争性电信号。导线破裂会导致波形异常或消失以及巨大和（或）不稳定电阻。从接收器到内耳，任何类型的声能传输阻断（音管缠绕、外耳或中耳有液体）都会引起传导感觉上皮接收的声音强度较低从而导致波形小而延迟。电极电阻过高，或电极导联点过远，会扭曲或衰减 AEP 波形。滤波设定过宽会让竞争性信号进入记录，而滤波设定过窄，则会剔除 AEP 的部分能量，降低信号。所有这些技术问题在手术过程中一般都是稳定的。电极偏移是更重要的问题，因为偏移或移位导致电极位置的改变，会改变波形的形态，看上去像是其他生理性的改变。电子干扰来源可以是面神经监测仪、手术显微镜、头灯和阅片灯、麻醉机及其各种监护设备、手术室桌子、电动手术器械（超声吸引器或电钻）、声音刺激扬声器 / 接收器，甚至吸引器。消除这些设备的干扰存在一定困难，它们通常是手术成功必不可少的设备。只要有可能，就应使用带防护罩的设备。此外，放置电极应尽可能远离干扰源。最后，可暂停使用电动仪器设备，获得清晰的记录，但这一策略可能会大量增加手术时间。

非手术操作导致的生理性变化有低温、低氧和掩蔽。随着中心和外周温度降低，幅度呈非线性降低，潜伏期延长。中心温度的改变问题较少，因为用当代麻醉技术 / 设备一般能实现严格的控制，用颅底入路暴露的表面积也较小。外科冲洗液温度低于体温，造成局部温度降低，对波形形态有影响。使用加温冲洗可帮助减少影响。任何原因的低氧都会影响产生同步化反应的能力。手术器械的噪声可作为掩蔽信号，降低或消除目标耳的反应。这一般来自耳科电钻，但抽吸或超声吸引系统也会产生噪声。任何来源的生理性变化，都会改变波形，混淆手术和监护团队的判读。

对听觉结构的手术损害可来自很多手术操作，这些操作可能导致永久性听力丧失，因此是外科医生最关注的类型。损害性事件可以是 CN 解剖上的破坏（牵拉、切割、撕裂或撕脱）、热损伤或烧灼。另外，CN 或耳蜗血供破坏或血管阻塞，可能会导致缺氧或梗死，或两者都有。这些事件很多都是不可逆的，但及时识别可告知外科医生是损伤性操作，以便改变术式预防进一步损伤。可逆性改变包括 CN 或血管被拉钩牵拉（可松开）或血管痉挛导致低氧，可局部使用血管扩张剂（如罂粟碱 30mg/mL），升高全身血压，降低血液黏稠度。

波形的变化可以是波形形态或潜伏期的改变。听觉处理早期的生理性改变，可影响后续波形，哪怕是这些位置对生理没有影响。例如，CN 的缺血会导致波Ⅱ～Ⅴ潜伏期延迟，波幅降低，或消失。更中心位置的损害，一般对更早波形的影响很小。例如，对 IAC

近处第 8 对颅神经的损害，一般不会影响波Ⅰ，但可能减弱波Ⅴ。但若脑干的损伤性操作导致耳蜗梗死（内耳动脉破坏 / 阻塞），则所有的波都会消失。因此，没有一种改变类型可精确预测哪些神经解剖结构已受损及损伤机制。此外，损伤性操作可能会在不久的将来会导致 AEP 波形改变或消失。因此，手术期间临时观察到的一次变化可能并不与手术操作相关，降低了有效改变手术进程的能力。

28.8　AEP 反应参数及术中相对于基线变化的创建标准

哪些是构成相对基线记录的变化，目前尚无一致的客观标准。由于记录方案多种多样（电极导联、刺激频率和强度等），肿瘤表现各异导致残留生理功能高低不一，故这并不意外。文献调查显示，多数作者监测的变化有：AEP 幅度、AEP 波形的绝对存在（或消失）和 / 或 AEP 波形的潜伏期变化。监测波形时，反应稳定（较基线无变化）、暂时性改变（部分或完全丧失，恢复到基线）、永久改变（部分或完全丧失，相对于基线）。此外，哪些是构成变更范围，到主观评估某变化，到客观标准，这些都尚未定义。一些作者根据对自己数据的事后分析界定有意义的变化。基于确定较基线改变各种阈值的前瞻性对照尚无高质量充分证据。变化的判断标准应该根据患者术前基线和手术团队经验实现个体化。

最常追踪的 BAER 波是波Ⅴ，各项研究中也追踪波Ⅰ和波Ⅲ或各种组合波。对于波Ⅴ，最常监测的参数是幅度，绝对潜伏期也常监测，但用得少些。波Ⅴ潜伏期曾被用作唯一测量指标，但这种情况较少见。尽管定义得比较随意，常用的一个参数是波幅降低 50% 或以上。类似的，波Ⅴ绝对潜伏期的变化也用过。波Ⅴ幅度的主观降低也报道过。同样，很多作者也认为潜伏期变动为 0.1~1.0 有意义。考虑某变化相对基线是否有意义时，很多作者会同时使用波Ⅴ幅度降低和潜伏期延长。美国神经生理监测学会（ASNM）在 2007 年对术中第 8 对颅神经的警报标准为波Ⅴ幅度下降 >50% 和延长 >10%，提醒外科医生必须考虑颅后窝手术类型和残留听觉生理。事实上，因为非 VS 原因而行颅后窝手术的报道发现，与 VS 手术相比，调查波形变化意义得到各不相同的结果。此外，ASNM 2007 声明提出了严格数字标准的选择项：任何可重复的变化（不止测试 - 复测变异性）应该报告给外科医生。

文献中确定 CNAP 波形变化的标准，差异明显更大。如上所述，电极位置在 IAC 或是脑干，会影响记录波形的形态和潜伏期。此外，由于非作用电极在术野内可以动，因此容易活动或移位，所有这些都会干扰较基线变化的监测。较基线变化的已发表的标准，从波形形态或潜伏期的主观变化到客观测量都类似于 BAER 波 V 使用的方法，都各不相同。此外，CNAP 各个组分有不同的命名习惯，使得对报告的直接对比错综复杂。Colletti 及其同事使用了 P1 降低 >10%：总 CNAP 比值或 CNAP 总幅度降低 >50% 作为有意义的变化。Wiet 及其同事定义 CNAP 幅度降低 >50% 作为有显著性。CNAP 反应 N1 部分的绝对潜伏期是最常监测的潜伏期度量，当变化为 0.5~1ms 时，要提醒外科医生。

由于非作用电极的位置和类型多样，以及电极位置的不稳定，对那些构成基线的明显变化，神经生理医生必须谨慎，要更灵活的解读。至于 BAER 监测，则合理地将可重复的任何变化（超过测试－复测变异性）报告给外科医生。

28.9　术中 AEP 监测的预后价值

实施保留听力手术入路的终极目标是保留听力，而不是术中 AEP 反应。如上所述，存在 AEP 反应并不能完美预测术后听力，AEP 反应缺失也不能确定术后听力消失。过去 40 年文献的总体趋势是，术中 AEP 监测仍有用，尽管存在争议，且并未获得一致支持。这种"有用"的定义，各种报道差别很大，这是因为保留听力的术前和术后定义不同。如前讨论，反应可稳定（较基线无变化）、暂时性改变（部分或完全丧失但恢复到基线），或永久改变（相对基线，部分或完全丧失）。其他已经评估的参数包括改变的速度（缓慢还是骤然）和术前 BAER 监测未见的波形状。

考虑 BAER 时，最为一致和确定的预后发现是，稳定波 V 的存在在某些情况下与保留听力相关。但手术结束时存在波 V 可能不足以保留听力，因为 Levine 及其同事证明，只有当波 V 存在且稳定（即未消失，然后再出现，或波幅显著下降在病例结束时恢复），术后可能存在听力。此外，当波 V 消失时，预后保留听力较差。但应该再次强调的是，两种情况都不能纳入或排除术后听力。有报道称，其他波和度量比波 V 更敏感。Matthies 和 Samii 报道称，波 Ⅲ 是预测术后听力最敏感的波。有人也报道，波（包括波 V）的丢失速度可预测术后听力。波骤然消失（推测是因为急性血管阻塞）与永久性听觉缺失相关，而逐渐消失则与术后听力保留率更高相关。

CNAP 反应的预后价值一般对术后听力也有适用性和预测作用。最常报道的两种度量是 N1 组分的潜伏期和反应的幅度。多数作者报道，若手术结束时存在 CNAP，则对术后听力的预后有利。Yamakami 等发现，22 例没有 CNAP 的患者术后均无听力，但有 CNAP 的患者中，术后听力均保留，CNAP 的敏感性和特异性

是 100%。Cohen 等发现类似结果——反应缺失患者无一有听力，但他们不能证明阳性预后价值。Colletti 和 Fiorino 认为，反映 N1 组分的潜伏期对 CNAP 监测最有预测作用。

比较 BAER 和 CNAP 时，多数已发表的报道发现，两种 CNAP 都优于 BAER，BAER 加入 CNAP，对术后听力结局有利。Battista 等对使用了 BAER 或 CNAP 的患者进行比较，发现使用 CNAP 将听力保留率从 18% 提高到 40%。同样，Colletti 及其同事报道，使用 CNAP 监测极大改善了听力结局，听力保留率从 30% 提高到 70%，术后纯音听力测量平均值大约改善 29dB。进一步分析显示，为 BAER、ECoG 和 CNAP 监测构建接受者－操作者曲线后，CNAP 监测对术后听力的预测特点最好。Danner 等证明，使用 CNAP 监测，听力保留率从 41% 提高到 64%。最后，Yamakami 等发现，如上所述，对预测听力结局，CNAP 优于 BAER（100% 敏感性和特异性），而 ABR 则无特异性（14 例没有 ABR 波 V 的患者中 12 例有术后听力）。尽管数量较少，但并非所有报道都证明 CNAP 有利。在 99 例患者的一项大型报道中，Piccirillo 等发现加用 CNAP 对听力保留率无益：未用 CNAP 为 21%，使用 CNAP 为 26%。此外，Cohen 等证明，使用 CNAP 监测对保留听力无益。

使用 BAER 还是 CNAP 术中监测第 8 对颅神经，很难对其实用性得出确切结论。直白而言，任何一种技术对长期听力的预测价值，可靠性都不足以得出确切的术中决定。此外，很难将某些波的术中变化与手术操作关联起来，因为从操作开始到可以检测出波形改变，至少有一些延迟。这部分是因为很多测试的要求，需要实施和平均化，也因为某些操作可能会启动一连串的事件，最终导致波形改变，但需要时间表现出来（Levine 等提出）。但考虑到 BAER 和 CNAP 对患者造成的风险较小，多数作者都支持 AEP 监测可改善听力结局，故这一技术的应用没有下滑趋势，我们也发现其在肿瘤切除中是有用的。合理判读是关键所在，这需要一个能充分了解 AEP 发生和记录细微差别的外科及神经生理团队。

28.10　总结

术中第 8 对颅神经生理监测，为获得各种手术操作对残留听觉系统健康的影响，提供了实时反馈的可能性。由于肿瘤大小、部位、同侧残留听力、手术室噪声、所用术式及肿瘤科医生的经验和技能，都存在巨大差异，都会影响术中 AEP 的作用，因此很难制定出广泛应用的特定标准。各种波的幅度和（或）潜伏期的变化，可用于判断较基线记录的改变。解读术中信号时须小心，因为可能存在严重的错误来源。监测

CNAP 反应的优点在于反应幅度较大，从而需要较少的平均处理，比 BAER 更快提供反馈，但其缺点是电极放置更加困难，波形形态更容易受各种假性变化的影响。BAER 的优点是更加稳定，但需要明显更多的平均处理时间，才能得到有意义的波形，降低了其作为实施反馈系统的价值。

参考文献

[1] Martin WH, Steckermm. ASNM position statement: intraoperative monitor ing of auditory evoked potentials. J Clin Monit Comput. 2008; 22(1):75–85.

[2] Yingling CD, Ashram YA. Intraoperative monitoring of cranial nerves in skull base surgery. In: Jackler RK, Brackmann DE, eds. Neurotology. Vol 1. 2nd ed. Philadelphia, PA: Mosby; 2005:958–996.

[3] Ojemann RG, Levine RA, Montgomery WM, McGaffiffiffigan P. Use of intraopera tive auditory evoked potentials to preserve hearing in unilateral acoustic neuroma removal. J Neurosurg. 1984; 61(5):938–948.

[4] Levine RA, Ojemann RG, Montgomery WW, McGaffiffiffigan PM. Monitoring auditory evoked potentials during acoustic neuroma surgery. Insights into the mechanism of the hearing loss. Ann Otol Rhinol Laryngol. 1984; 93(2, Pt 1):116–123.

[5] Cueva RA, Morris GF, Prioleau GR. Direct cochlear nerve monitoring: first report on a new atraumatic, self-retaining electrode. Am J Otol. 1998; 19(2): 202–207.

[6] Danner C, Mastrodimos B, Cueva RA. A comparison of direct eighth nerve monitoring and auditory brainstem response in hearing preservation surgery for vestibular schwannoma. Otol Neurotol. 2004; 25(5):826–832.

[7] Colletti V, Fiorino FG. Vulnerability of hearing function during acoustic neuroma surgery. Acta Otolaryngol. 1994; 114(3):264–270.

[8] Grundy BL, Jannetta PJ, Procopio PT, Lina A, Boston JR, Doyle E. Intraoperative monitoring of brain-stem auditory evoked potentials. J Neurosurg. 1982; 57 (5):674–681.

[9] Battista RA, Wiet RJ, Paauwe L. Evaluation of three intraoperative auditory monitoring techniques in acoustic neuroma surgery. Am J Otol. 2000; 21(2): 244–248.

[10] James ML, Husain AM. Brainstem auditory evoked potential monitoring: when is change in wave V significant? Neurology. 2005; 65(10):1551– 1555.

[11] Mustain WD, al-Mefty O, Anand VK. Inconsistencies in the correlation between loss of brain stem auditory evoked response waves and postoperati ve deafness. J Clin Monit. 1992; 8(3):231–235.

[12] Harner SG, Harpercm, Beatty CW, Litchy WJ, Ebersold MJ. Far-field auditory brainstem response in neurotologic surgery. Am J Otol. 1996; 17(1):150–153.

[13] Browning S, Mohr G, Dufour JJ, et al. Hearing preservation in acoustic neu roma surgery. J Otolaryngol. 2001; 30(5):307–315.

[14] Yamakami I, Yoshinori H, Saeki N, Wada M, Oka N. Hearing preservation and intraoperative auditory brainstem response and cochlear nerve compound action potential monitoring in the removal of small acoustic neurinoma via the retrosigmoid approach. J Neurol

Neurosurg Psychiatry. 2009; 80(2):218– 227.

[15] Piccirillo E, Hiraumi H, Hamada M, Russo A, De Stefano A, Sanna M. Intraope rative cochlear nerve monitoring in vestibular schwannoma surgery–does it really affffect hearing outcome? Audiol Neurootol. 2008; 13(1):58–64.

[16] Yingling CD, Gardi JN. Intraoperative monitoring of facial and cochlear nerves during acoustic neuroma surgery. 1992. Neurosurg Clin N Am. 2008; 19(2): 289–315, vii.

[17] Roberson JB, Jr, Jackson LE, McAuley JR. Acoustic neuroma surgery: absent auditory brainstem response does not contraindicate attempted hearing preservation. Laryngoscope. 1999; 109(6):904–910.

[18] Elliott FA, McKISSOCK W. Acoustic neuroma; early diagnosis. Lancet. 1954; 267(6850):1189–1191.

[19] Jewett DL. Volume-conducted potentials in response to auditory stimuli as detected by averaging in the cat. Electroencephalogr Clin Neurophysiol. 1970; 28(6):609–618.

[20] Jewett DL, Romano MN, Williston JS. Human auditory evoked potentials: possible brain stem components detected on the scalp. Science. 1970; 167 (3924):1517–1518.

[21] Jewett DL, Williston JS. Auditory-evoked far fields averaged from the scalp of humans. Brain. 1971; 94(4):681–696.

[22] Kileny PR, Edwards BM. Objective measure of auditory function. In: Jackler RK, Brackmann D, eds. Neurotology. Vol 1. Philadelphia, PA: Mosby; 2005:287–305.

[23] Slavit DH, Harner SG, Harpercm, Jr, Beatty CW. Auditory monitoring during acoustic neuroma removal. Arch Otolaryngol Head Neck Surg. 1991; 117(10): 1153–1157.

[24] Samii M, Gerganov V, Samii A. Improved preservation of hearing and facial nerve function in vestibular schwannoma surgery via the retrosigmoid approach in a series of 200 patients. J Neurosurg. 2006; 105(4):527–535.

[25] Neu M, Strauss C, Romstöck J, Bischofff B, Fahlbusch R. The prognostic value of intraoperative BAEPpatterns in acoustic neurinoma surgery. Clin Neurophy siol. 1999; 110(11):1935–1941.

[26] Gouveris H, Mann W. Association between surgical steps and intraoperative auditory brainstem response and electrocochleography waveforms during hearing preservation vestibular schwannoma surgery. Eur Arch Otorhinolar yngol. 2009; 266(2):225–229.

[27] Klem GH, Lüders HO, Jasper HH, Elger C, The International Federation of Clin ical Neurophysiology. The ten-twenty electrode system of the International Federation. Electroencephalogr Clin Neurophysiol Suppl. 1999; 52:3–6.

[28] Dinh CTO, Ojo R, Yilmazer R, et al. Intraoperative neurophysiologicial monitoring. In: Brackmann D, Shelton C, Arriaga M, eds. Otologic Surgery. Vol 1. 4th ed. Philadelphia, PA: Elsevier; 2016:678–689.

[29] Legatt AD. Mechanisms of intraoperative brainstem auditory evoked potential changes. J Clin Neurophysiol. 2002; 19(5):396–408.

[30] Fridman J, John ER, Bergelson M, Kaiser JB, Baird HW. Application of digital filtering and automatic peak detection to brain stem auditory evoked poten tial. Electroencephalogr Clin Neurophysiol. 1982; 53(4):405–416.

[31] Harpercm, Harner SG, Slavit DH, et al. Efffect of BAEPmonitoring

on hearing preservation during acoustic neuroma resection. Neurology. 1992; 42(8): 1551–1553.

[32] Jackson LE, Roberson JB, Jr. Acoustic neuroma surgery: use of cochlear nerve action potential monitoring for hearing preservation. Am J Otol. 2000; 21(2): 249–259.

[33] Roberson J, Senne A, Brackmann D, Hitselberger WE, Saunders J. Direct coch lear nerve action potentials as an aid to hearing preservation in middle fossa acoustic neuroma resection. Am J Otol. 1996; 17(4):653–657.

[34] Silverstein H, McDaniel AB, Norrell H. Hearing preservation after acoustic neuroma surgery using intraoperative direct eighth cranial nerve monitoring. Am J Otol. 1985 Suppl:99–106.

[35] SchrammJ, Mokrusch T, Fahlbusch R, Hochstetter A. Detailed analysis of intraoperative changes monitoring brain stem acoustic evoked potentials. Neurosurgery. 1988; 22(4):694–702.

[36] Levine RA, Montgomery WW, Ojemann RG. Evoked potential detection of hearing loss during acoustic neuroma surgery. Neurology. 1978; 28:339.

[37] Colletti V, Fiorino FG. Advances in monitoring of seventh and eighth cranial nerve function during posterior fossa surgery. Am J Otol. 1998; 19(4):503– 512.

[38] Colletti V, Fiorino FG, Mocella S, Policante Z. ECochG, CNAPand ABR monitor ing during vestibular schwannoma surgery. Audiology. 1998; 37(1):27–37.

[39] Meyer TA, Canty PA, Wilkinson EP, Hansen MR, Rubinstein JT, Gantz BJ. Small acoustic neuromas: surgical outcomes versus observation or radiation. Otol Neurotol. 2006; 27(3):380–392.

[40] Møller AR, Jannetta PJ. Compound action potentials recorded intracranially from the auditory nerve in man. Exp Neurol. 1981; 74(3):862–874.

[41] Colletti V, Bricolo A, Fiorino FG, Bruni L. Changes in directly recorded cochlear nerve compound action potentials during acoustic tumor surgery. Skull Base Surg. 1994; 4(1):1–9.

[42] Zappia, JJ, Wiet RJ, O' Connor CA, Martone L. Intraoperative auditory monitor ing in acoustic neuroma surgery. Otolaryngol Head Neck Surg. 1996; 115(1): 98–106.

[43] Silverstein H, Norrel H, Hyman SM. Simultaneous use of CO2 laser with con tinuous monitoring of eighth cranial nerve action potential during acoustic neuroma surgery. Otolaryngol Head Neck Surg. 1984; 92(1):80–84.

[44] Colletti V, Fiorino FG, Carner M, Cumer G, Giarbini N, Sacchetto L. Intraopera tive monitoring for hearing preservation and restoration in acoustic neuroma surgery. Skull Base Surg. 2000; 10(4):187–195.

[45] Nedzelski JM, Chiongcm, Cashman MZ, Stanton SG, Rowed DW. Hearing preservation in acoustic neuroma surgery: value of monitoring cochlear nerve action potentials. Otolaryngol Head Neck Surg. 1994; 111(6):703–709.

[46] Youssef AS, Downes AE. Intraoperative neurophysiological monitoring in ves tibular schwannoma surgery: advances and clinical implications. Neurosurg Focus. 2009; 27(4):E9.

[47] Matthies C, Samii M. Management of vestibular schwannomas (acoustic neuromas): the value of neurophysioloGyfor intraoperative monitoring of auditory function in 200 cases. Neurosurgery. 1997; 40(3):459–466, discus sion 466–468.

[48] Tonn JC, Schlake HP, Goldbrunner R, Milewski C, Helms J, Roosen K. Acoustic neuroma surgery as an interdisciplinary approach: a neurosurgical series of 508 patients. J Neurol Neurosurg Psychiatry. 2000; 69(2):161–166.

[49] Radtke RA, Erwin CW, Wilkins RH. Intraoperative brainstem auditory evoked potentials: significant decrease in postoperative morbidity. Neurology. 1989; 39(2, Pt 1):187–191.

[50] Fischer G, Fischer C, Rémond J. Hearing preservation in acoustic neurinoma surgery. J Neurosurg. 1992; 76(6):910–917.

[51] Watanabe E, SchrammJ, Strauss C, Fahlbusch R. Neurophysiologic monitoring in posterior fossa surgery. II. BAEP-waves I and V and preservation of hearing. Acta Neurochir (Wien). 1989; 98(3–4):118–128.

[52] Kveton JF. The effifififficacy of brainstem auditory evoked potentials in acoustic tumor surgery. Laryngoscope. 1990; 100(11):1171–1173.

[53] Cohen NL, Lewis WS, Ransohoffff J. Hearing preservation in cerebellopontine angle tumor surgery: the NYU experience 1974–1991. Am J Otol. 1993; 14 (5):423–433.

[54] Nadol JB, Jr, Chiongcm, Ojemann RG, et al. Preservation of hearing and facial nerve function in resection of acoustic neuroma. Laryngoscope. 1992; 102 (10):1153–1158.

[55] Schlake HP, Milewski C, Goldbrunner RH, et al. Combined intra-operative monitoring of hearing by means of auditory brainstem responses (ABR) and transtympanic electrocochleography (ECochG) during surgery of intra-and extrameatal acoustic neurinomas. Acta Neurochir (Wien). 2001; 143(10): 985–995, discussion 995–996.

[56] Matthies C, Samii M. Management of vestibular schwannomas (acoustic neuromas): the value of neurophysioloGyfor evaluation and prediction of auditory function in 420 cases. Neurosurgery. 1997; 40(5):919–929, discussion 929–930.

第 29 章　前庭神经鞘瘤显微手术培训

Alex D. Sweeney, Joseph T. Breen, and Jeffrey T. Vrabec

29.1　引言

过去一个世纪以来，手术培训方法发展很好。早期培训是通过正规的学徒模式，特点是在"师傅"身旁观察。学员的安排是共同商定的，实践长短通常不限制，技术性"现成"培训不能保证，费用一般由学员承担。尽管最初常用金字塔程序，每年淘汰一些进步不大的学员，但正式住院医师计划的制订允许开展结构化的培训。为了保持一致性，成立了管理委员会，提供培训监管和毕业证书。久而久之，正规化教育的益处得到加强，部分原因是发现培训和术后效果之间的关系。本章将概括前庭神经鞘瘤（VS）显微手术的过去、现在和将来，深入聚焦手术方案的优势。

29.2　前庭神经鞘瘤手术培训历史

历史上手术切除是 VS 治疗的标准方式。但早期尝试肿瘤切除的方式导致了很多并发症的发生。早期由于能见度、无菌技术、麻醉监护和止血方法的局限性，导致了很高的围手术期死残率。通过 Harvey Cushing、Walter Dandy 和 Vilhelm Magnus 等神经外科先驱的探索性工作，死亡率才得以显著降低。因此，开始出现改善预后相关因素的问题研究。据报道，1928 年 Magnus 访问 Cushing 时，提到 Cushing 曾"对没有必备经验的外科医生实施这些手术提出严厉的批评，在经验不足的外科医生手中，手术切除肿瘤实际上是令人绝望的治疗手段"。随着时间流逝，手术入路、手术技术和围手术期管理都出现了标准化流程，使得术后结果得以极大改善。

与任何医学学科一样，各种新进展改变了现有的管理范式。在 20 世纪 60 年代早期，主要是通过 William House 的努力，制定了侧颅底的经颞入路。手术显微镜引入到肿瘤切除，还发展了听觉和前庭系统的电生理检查，拓宽了神经耳科学新兴领域的知识。由于 VS 显微手术相关死亡率稳步降低，治疗重点便转到减少并发症上。具体而言，术后如何提高和保留颅神经功能变得更加重要。越来越多地关注面神经结局、术后前庭功能康复、切除肿瘤但保留听力的技术，同时强化了综合专科培训在侧颅底手术的重要性。

29.3　前庭神经鞘瘤的现代培训

对侧颅底手术培训的要求，自然导致培训机会增加。很多早期耳神经学医师都参加了 House 耳科学研究所主办的专科医师培训，在 William House 医师的指导下获得经验。到 20 世纪 80 年代末，耳科学大概有 30 个专科医生培训项目，对侧颅底肿瘤的治疗，重视度高低不一。大量的专科医生培训项目促进了耳科学标准化培训的产生，医学教育认证委员会（ACGME）于 1995 年批准了设立神经耳科学这一亚专业并颁发证书。培训计划认证要求两年的培训期，重点是侧颅底手术的经验。认证的核心要素包括与住院医师计划的关联、通过委员会资质认证的教师、学员有足够的病例量以及研究的时间。2004 年，举办了首届认证考试，证书有效期为 10 年。该流程实施的早期，高年资医生默认为符合认证条件，但如今证书仅发给参加认证计划的毕业生。目前有 19 种认证计划，每年产出 14~16 名专科医生。几乎所有专科医师的职位都是通过亚专业考试取得的。

ACGME 已经制定了神经耳科学专科医师的最少病例数，包括 25 例侧颅底入路，20 例肿瘤切除和颞骨切除，以及 10 例颅底缺损用局部组织皮瓣或移植体修复，其他颅底病例占另外 5 例，包括脑脊液耳漏修复和上半规管骨裂修复病例。临床经验要求诊断 20 例 VS、3 例颞骨副神经节瘤和 2 例面神经肿瘤。

尽管确定了最低条件，但住院医师培训的重点并不是病例总数，而是对技术、专业知识和认知的熟练程度。采用这种分析可以认识到学员的学习能力各不相同。一些学员"天生"快速吸收手术概念，会轻松模仿各种技术。不够熟练的学员，尽管经手的病例数量更大，但可能要更长时间才能熟练掌握。这两种情况中，学员所展示的收集、整合、沟通和将数据用于临床实践的能力，可以很好地进行自我评估和促使学员能力持续稳步提高。

尽管美国神经外科学会（ABNS）并未提供亚专业认证，但在神经外科住院医师阶段后，有颅底手术的专科医师培训。神经外科医师学会（SNS）常被称为"高级学会"，担负各个学科（包括神经外科肿瘤学和脑血管外科）神经外科专科培训的认证机构。专科培训一般为期 1 年，应考者要求完成 ACGME 认证（或加拿大等同认证）神经外科住院医师培训。目前，SNS 批准了 8 家神经外科肿瘤学专科培训。专门针对颅底肿瘤手术的神经外科专科培训，目前并不单独认证。

29.4 经验如何影响前庭神经鞘瘤手术的预后？

毫无疑问，颅底显微手术的专项培训可提供丰富的经验，了解 VS 切除时碰到的复杂解剖和病理生理。学员通过逐级的主动学习，可更满意地实现从精准观察到独立肿瘤切除的转变。正如 Cushing 和 Magnus 曾提到过的一样，VS 手术的预后与外科医生经验密不可分。确定 VS 手术中可保留面神经功能后，便开始研究评估可以成功保留面神经功能的因素。1996 年，Moffat 等报道了一家中心做 300 例 VS 切除的经验。分析这组患者时，明显可见外科医生的经验越多，面神经结局越好。值得一提的是，两组的肿瘤大小无明显差异，这家中心最初 50 例连续的手术患者中 52% 面神经功能达到了 House Brackmann（HB）Ⅰ～Ⅳ级，后 50 例患者中 92% 有同样的面部结局。此外，还注意到与乙状窦后入路相比，经迷路入路的学习曲线更为明显，但最近的研究发现，学习曲线的存在，并不一定具有入路特异性。前述研究工作近 20 年之后，Moffat 等对来自同一家中心 652 例行 VS 显微手术开展了一项随访研究，评估了影响术后面神经功能的因素。再次观察到经验与预后之间呈正相关，具体来说，通过任何入路行手术的前 50 例患者，学习曲线都是最陡峭的。此外，据报道，10 年外科经验的医生实施手术的患者，面神经结果“满意”（HB Ⅰ～Ⅲ）的可能性将近高 4 倍。为了进一步定量学习曲线，Buchman 和 Welling 各自开展的研究，分析了能稳定取得术后良好面神经功能所需练习的病例数。Welling 证明，20 例手术后达到 HB Ⅰ 结局的可能性更大，而 Buchman 发现，在达到一个很有经验的团队之前，需要近 60 例病例积累。最近，Wang 等利用了学习曲线累积总和检验（LC-CUSUM），确定了新成立手术团队要稳定取得“满意”结果（HB Ⅰ～Ⅲ）之前，病例累积需要近 56 例。

与面神经结局类似，同样有很多因素会影响 VS 显微手术中的听力保留。考虑到外科医生的不同经验，一项研究尝试评估了一家中心显微手术听力保留随时间的趋势。2001 年，Kanzaki 等报道了 24 年间的 127 例听力保留手术。所有病例都是通过颅中窝入路实施的，使用耳蜗电图描记或听觉脑干反应监测耳蜗神经。在数据采集的最后 5 年，单变量分析显示，与更早期手术患者相比，Ⅰ级 GardnerRobertson 听力保留率更高。尽管外科医生的经验可能确实在 VS 手术时保留听力的概率中起一定作用，但与肿瘤大小、肿瘤部位、手术入路和术前听力状态相比，这一变量的相对影响仍不清楚。

特定医院或手术团队的经验对术后结果也有一定作用。2004 年，Slattery 等评估了 1996—1998 年加利福尼亚州医院出院数据库（CHDD），用以确定医院就诊量和 VS 显微手术结局之间的关系。根据每年开展的 VS 切除平均数量，将医院分为四组。在就诊量最高（每年平均 185 例）中心手术的患者，与每年开展 5 例或更少例数中心的患者相比较，前者常规按期出院的可能性是后者 4 倍（95% 置信区间，8.2~26.6）。Mahboubi 等评估 1997—2011 年间 CHDD 时，也报道了类似发现。在马里兰州，Ward 等发现，在就诊量大的中心行手术的 VS 患者，术后再入院、紧急或急诊入院的可能性较低。有个发现还值得关注，1990—2009 年期间，在低就诊量中心，治疗病例的绝对数量和相对百分比都下降。本章的作者推测，VS 管理的中心化趋势将继续，通过这些趋势，神经外科、神经耳科、听力科、言语病理科、前庭治疗、面部整形外科和放射肿瘤科多学科合作，未来这种方式将会优化 VS 患者的治疗。

29.5 前庭神经鞘瘤手术培训的新思考

认证程序明显改善了培训经验，规范了 20 世纪早期很多培训的不一致性。随着培训经验的累积，确定适宜的学员人数成为讨论的焦点。确定亚专科的主要因素是人口密度、执业范围和疾病负担。很常见的问题，可以集中精力进行解决。相反，人口稀疏和某问题发生率不高，决定了治疗这些少见问题所需的技术将会用得不多。已有 300 多人通过了神经耳科的认证考试。对这些专科医生的分布分析显示与人口匹配合理，少数地区可能存在医生不足（若确有）。

疾病患病率的改变和管理策略的变化，显著影响了执业医生保持其手术技能的能力。这种作用的一个典型例子是，普通耳鼻喉科医师实施镫骨切开术的能力会随着时间变化而改变。培训计划的增加和 VS 管理规范变化趋势的双重影响，引发了对 VS 显微手术同样的担忧。发现肿瘤但不治疗的比例在升高，这些病变一般较小，技术上更容易清除。<3cm 的 VS，也常用放射治疗，这进一步限制了手术病例，同时还有可能增加适合手术切除病例的复杂性。显然，若控制肿瘤生长的分子学策略提高，则手术的适应证会进一步降低。往后，所有学员保持相应的侧颅底手术技能会越来越困难，这为以下论断提供了证据，即 VS 显微手术未来可能只会在患者流量较大的少数几家中心开展。

模拟手术对手术培训有多大贡献仍需拭目以待。在颞骨手术中，过去几十年已在培训方案中引入了视觉模拟器。这一技术的初期结果发现经验和能力之间存在正相关，提示模拟器有望用作学员和外科主治医师的评估工具。此外，随着更高解析度影像技术和三维打印的出现，将可以打造出人体结构的精确示意图，这在手术培训方面有着激动人心的应用前景。尽管外科培训的临床经验无可替代，但模拟方法对颅底外科医生的培训和评估范式，最终可能会被证明是有价值的。

29.6　总结

VS 外科执业人员的培训流程，变得越来越标准化。但显然，持续的学习过程超过正规培训时限。外科医生的经验确实会影响 VS 手术后的结局。但熟练掌握显微外科入路和分离切除技术，克服其学习曲线需要积累多少经验尚不清楚，特别是与其外科团队的每一部分都有关系。此外，获得经验的同时如何提供良好的患者看护的理想方法仍不明了，就像外科模拟作为辅助工具所承担的角色一样。多学科团队的患者医疗模式，可为患者提供综合医疗，为相对不熟练的外科医生提供指导，有可能同时优化培训和患者结局。

参考文献

[1] Grover BT, Kothari SN. Fellowship training: need and contributions. Surg Clin North Am. 2016; 96(1):47–57.

[2] Tu JV, Austin PC, Johnston KW. The influence of surgical specialty training on the outcomes of elective abdominal aortic aneurysm surgery. J Vasc Surg. 2001; 33(3):447–452.

[3] Dueck AD, Kucey DS, Johnston KW, Alter D, Laupacis A. Survival after ruptured abdominal aortic aneurysm: effect of patient, surgeon, and hospital factors. J Vasc Surg. 2004; 39(6):1253–1260.

[4] Koerbel A, Gharabaghi A, Safavi-Abbasi S, Tatagiba M, Samii M. Evolution of vestibular schwannoma surgery: the long journey to current success. Neurosurg Focus. 2005; 18(4):e10.

[5] Machinis TG, Fountas KN, Dimopoulos V, Robinson JS. History of acoustic neurinoma surgery. Neurosurg Focus. 2005; 18(4):e9.

[6] McRackan TR, Brackmann DE. Historical perspective on evolution in manage?ment of lateral skull base tumors. Otolaryngol Clin North Am. 2015; 48(3):397–405.

[7] Lambert PR. Neurotology: past, present, and future–the 2012 William F. House Lecture. Otol Neurotol. 2013; 34(1):1–5.

[8] Moffat DA, Hardy DG, Grey PL, Baguley DM. The operative learning curve and its effect on facial nerve outcome in vestibular schwannoma surgery. Am J Otol. 1996; 17(4):643–647.

[9] Elsmore AJ, Mendoza ND. The operative learning curve for vestibular schwan?noma excision via the retrosigmoid approach. Br J Neurosurg. 2002; 16(5):448–455.

[10] Moffat DA, Parker RA, Hardy DG, Macfarlane R. Factors affecting final facial nerve outcome following vestibular schwannoma surgery. J Laryngol Otol.2014; 128(5):406–415.

[11] Buchman CA, Chen DA, Flannagan P, Wilberger JE, Maroon JC. The learn?ing curve for acoustic tumor surgery. Laryngoscope. 1996; 106(11):1406–1411.

[12] Welling DB, Slater PW, Thomas RD, McGregor JM, Goodman JE. The learning curve in vestibular schwannoma surgery. Am J Otol. 1999; 20(5):644–648.

[13] Wang AY, Wang JT, Dexter M, Da Cruz M. The vestibular schwannoma surgery learning curve mapped by the cumulative summation test for learning curve. Otol Neurotol. 2013; 34(8):1469–1475.

[14] Kari E, Friedman RA. Hearing preservation: microsurgery. Curr Opin Otolar?yngol Head Neck Surg. 2012; 20(5):358–366.

[15] Kanzaki J, Inoue Y, Ogawa K. The learning curve in post-operative hearing results in vestibular schwannoma surgery. Auris Nasus Larynx. 2001; 28(3):209–213.

[16] Slattery WH, Schwartz MS, Fisher LM, Oppenheimer M. Acoustic neuroma surgical cost and outcome by hospital volume in California. Otolaryngol Head Neck Surg. 2004; 130(6):726–735.

[17] Mahboubi H, Ahmed OH, Yau AY, Ahmed YC, Djalilian HR. Complications of surgery for sporadic vestibular schwannoma. Otolaryngol Head Neck Surg. 2014; 150(2):275–281.

[18] Ward BK, Gourin CG, Francis HW. Vestibular schwannoma surgical volume and short-term outcomes in Maryland. Arch Otolaryngol Head Neck Surg. 2012; 138(6):577–583.

[19] Sharp MC, MacfArlane R, Hardy DG, Jones SE, Baguley DM, Moffat DA. Team working to improve outcome in vestibular schwannoma surgery. Br J Neurosurg. 2005; 19(2):122–127.

[20] Vrabec JT. Workforce analysis of neurotologists in the United States. Otol Neurotol. 2013; 34(4):755–761.

[21] Ruckenstein MJ, Staab JP. Who is performing stapedectomy surgery? Implica?tions for residency and fellowship training. Laryngoscope. 2008; 118(7):1224–1227.

[22] Dobie RA. Are we training too many otologists. Am J Otol. 1997; 18(2):131–132.

[23] Breen JT, Vrabec JT. Early practice: neurotology. Otolaryngol Clin North Am. 2015; 48(2):257–262.

[24] Slattery WH, III. Microsurgery after radiosurgery or radiotherapy for vestibular schwannomas. Otolaryngol Clin North Am. 2009; 42(4):707–715.

[25] Wiet GJ, Stredney D, Sessanna D, Bryan JA, Welling DB, Schmalbrock P. Virtual temporal bone dissection: an interactive surgical simulator. Otolaryngol Head Neck Surg. 2002; 127(1):79–83.

[26] Wiet GJ, Bryan J, Dodson E, et al. Virtual temporal bone dissection simulation. Stud Health Technol Inform. 2000; 70:378–384.

[27] Wiet GJ, Stredney D, Kerwin T, et al. Virtual temporal bone dissection system: OSU virtual temporal bone system: development and testing. Laryngoscope. 2012; 122 Suppl 1:S1–S12.

[28] Zhao YC, Kennedy G, Hall R, O'Leary S. Differentiating levels of surgical expe rience on a virtual reality temporal bone simulator. Otolaryngol Head Neck Surg. 2010; 143(5) Suppl 3:S30–S35.

[29] Zhao YC, Kennedy G, Yukawa K, Pyman B, O'Leary S. Can virtual reality simu lator be used as a training aid to improve cadaver temporal bone dissection? Results of a randomized blinded control trial. Laryngoscope. 2011; 121(4):831–837.

[30] Mick PT, Arnoldner C, Mainprize JG, Symons SP, Chen JM. Face validity study of an artificial temporal bone for simulation surgery. Otol Neurotol. 2013; 34(7):1305–1310.

[31] Rose AS, Kimbell JS, Webster CE, Harrysson OL, Formeister EJ, Buchman CA. Multi-material 3D models for temporal bone surgical simulation. Ann Otol Rhinol Laryngol. 2015; 124(7):528–536.

第 30 章　前庭神经鞘瘤手术相关解剖

Albert L. Rhoton Jr.

30.1　引言

随着前庭神经鞘瘤体积不断增大，可能累及大部分颅神经、小脑动脉以及中脑、脑桥和延髓。了解桥小脑角和内听道的显微外科解剖为优化手术效果奠定了基石。本章将回顾前庭神经鞘瘤的解剖学基础。

30.2　显微外科解剖

30.2.1　神经关系

面神经和耳蜗神经是前庭神经鞘瘤切除过程中遇到的重要神经结构，熟练掌握显微外科解剖对术中保存这两条神经至关重要。目前认同的手术原则是：肿瘤近端和远端的受累及神经出现牵拉移位的程度最轻，因此分离肿瘤与神经界面之前，应当首先识别出肿瘤两端的神经。但这条原则在实际操作中的应用并不广泛。早期从内听道端寻找识别面神经和前庭蜗神经已引起外科医生的关注，但较少注意到肿瘤脑干端面神经的识别。下文将从两个角度即肿瘤远端（内听道端）和肿瘤近端（脑干端）神经相关解剖关系进行分类阐述。

30.2.2　内听道与神经解剖关系

内听道外侧部的 4 条神经是面神经、耳蜗神经和前庭下神经和前庭上神经（图 30.1）。在内听道最外侧基底部（Fundus）神经的相对位置关系比较恒定，在该处有一水平走行的骨嵴（横嵴或镰状嵴）将其分为上、下两部分，面神经和前庭上神经位于横嵴上方，它们又由一条垂直骨嵴相互分开（该垂直骨嵴被 William House 命名为 Bill's Bar）。耳蜗神经和前庭下神经在横嵴下方，耳蜗神经在前，前庭下神经在后。因此，内听道最外侧可分为 4 个象限，面神经在前上象限、耳蜗神经在前下象限、前庭上神经在后上象限、前庭下神经在后下象限。

前庭神经鞘瘤最常起源于前庭神经，位于面神经和耳蜗神经后方，因此通常会将这两条神经推向前方（图 30.2）。面神经最常被拉伸分布于肿瘤包膜的前半部分。由于肿瘤生长方向的不同，面神经的移位方向也不尽相同，可能位于正前方，也可能向前下或向前上移位。由于面神经总是在内听道外侧基底部的前上象限进入面神经管，因此在显露内听道后，最容易

在此处定位面神经，而不是在神经移位程度更为多变的较内侧位置。耳蜗神经也位于前庭神经的前面，通常会在肿瘤的前方边缘周围伸展。

30.2.3　脑干与神经关系

早期识别面神经脑干端的重要性较少受到关注，事实上肿瘤近端（脑干端）的神经与脑干的关系十分恒定，利于早期识别。

前庭神经鞘瘤近端与颅神经出脑桥、延髓和小脑的交界处密切相关（图 30.3a、图 30.4a 和图 30.5a）。以下结构有助于引导手术医生找到面神经与脑干交界处：脑桥延髓沟、舌咽神经、迷走神经和副神经与延髓的交界处；从卢氏孔突出的绒球和脉络丛；下橄榄核。

脑桥延髓沟

面神经的脑干起源处靠近脑桥延髓沟外侧端。这条沟沿着脑桥和延髓的交界处延伸，止于卢氏孔的内侧和第四脑室的外侧隐窝处（图 30.3a、图 30.4a 和图 30.5a）。面神经在脑桥延髓沟外侧的起源点比前庭蜗神经的起源点靠前 1~2mm。前庭蜗神经与面神经之间的间隔在脑桥延髓沟处最大，随着神经向内听道走行，神经之间的间距逐渐减小。当处于直立位置时，脑桥延髓沟大致呈水平位。在经乙状窦后入路开颅显露时，面神经与脑桥延髓沟的连接部位于前庭蜗神经的正前方，在某些情况下，只有轻轻抬高、压低或分开前庭蜗神经才能看到面神经。

舌咽神经、迷走神经和副神经

面神经与舌咽、迷走神经和副神经与延髓外侧的连接处有恒定的关系，面神经出现于这些神经吻合支上方 2~3mm 处。在枕下入路手术显露术野可见，这 3 条神经根从肿瘤下方进入脑干。因此，即使在肿瘤将面神经出脑干端推移的情况下，仍有一种有效的方法寻找面神经：想象将舌咽神经、迷走神经和副神经与延髓的联结点连成一条线向上延伸，在舌咽神经与延髓交界处上方 2~3mm 处，将穿过面神经出脑干处的脑桥延髓沟相交。

小脑—脑干裂

前庭神经鞘瘤与小脑脑桥裂和小脑延髓裂密切相

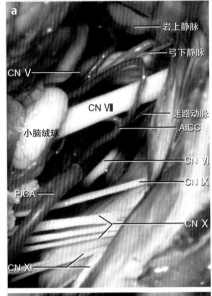

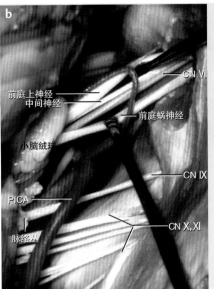

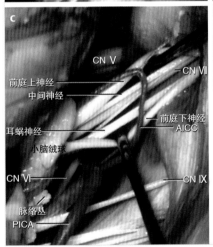

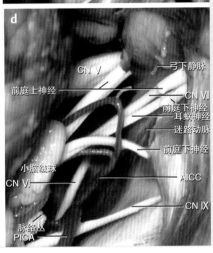

图30.1 乙状窦后入路显露右侧桥小脑角的神经。（a）前庭耳蜗神经与小脑前下动脉（AICA）迷路支一起进入内听道。小脑后下动脉（PICA）环绕舌咽神经、迷走神经和副神经。外展神经在脑桥前方上行。弓下动脉进入位于内听道开口外上方的弓下窝。脉络丛从舌咽神经和迷走神经后突入桥小脑角。（b）切除了内听道后壁可见前庭蜗神经，由前庭上神经形成的上束与由前庭下神经和耳蜗神经形成的下束之间的界面开始于外侧的内听道基底部，神经在此处分开并向内侧延伸。中间神经起源于前庭耳蜗神经的前面，在脑池和/或内听道内为游离节段，最终在远端汇入面神经。面神经位于前庭上神经前方，耳蜗神经位于前庭下神经前方。（c）耳蜗神经与前庭下神经之间的裂隙在内听道外侧端较明显，向内侧延伸。在桥小脑角内，前庭上神经位于后上象限、面神经位于前上象限、前庭下神经位于后下象限、耳蜗神经位于前下象限。（d）将前庭上神经和前庭下神经分开，显露出面神经和耳蜗神经。一条迂曲的PICA迷路分支进入内听道

关，裂隙是由小脑围绕脑桥及延髓折叠而形成的（图30.1~ 图30.3）。小脑脑桥裂是小脑岩骨面围绕脑桥外侧和小脑中脚折叠形成的"V"形裂。小脑岩骨面面向岩骨后表面，牵开后可显露进入内听道的神经。小脑脑桥裂的上肢位于头端脑桥与小脑岩骨面上半部之间，下肢位于尾端脑桥与小脑岩骨面下半部之间。裂尖位于上肢与下肢交汇处的侧面。上肢和下肢之间的"V"形区域，其底部有小脑中脚，对应称为桥小脑角的区域。三叉神经、外展神经、面神经、前庭蜗神经和舌咽神经在小脑脑桥裂的上肢及下肢之间出脑干。面神经和前庭蜗神经出现在小脑脑桥裂的下肢正前方，紧贴小脑中脚下方。三叉神经出现在小脑脑桥裂的上肢附近。

小脑延髓裂即小脑扁桃体与延髓之间向上延伸的

裂，与第四脑室外侧隐窝附近的小脑脑桥裂下支相通。一些与外侧隐窝有关的结构在面神经和前庭蜗神经附近伸入桥小脑角。

卢氏孔、脉络丛和小脑绒球

与第四脑室外侧隐窝相关的结构与面神经、前庭蜗神经有恒定的关系，这些结构是卢氏孔、从卢氏孔突出的脉络丛和小脑绒球（图30.6）。卢氏孔位于脑桥延髓沟外侧，舌咽神经与脑干交界处正后方，面神经与前庭蜗神经与脑干交界处正后方。从乙状窦后手术入路显露的角度不能看到卢氏孔，但可见脉络丛从卢氏孔突出，位于舌咽神经和迷走神经的后面，就在面神经和前庭神经与脑干交界处的下方，可作为定位

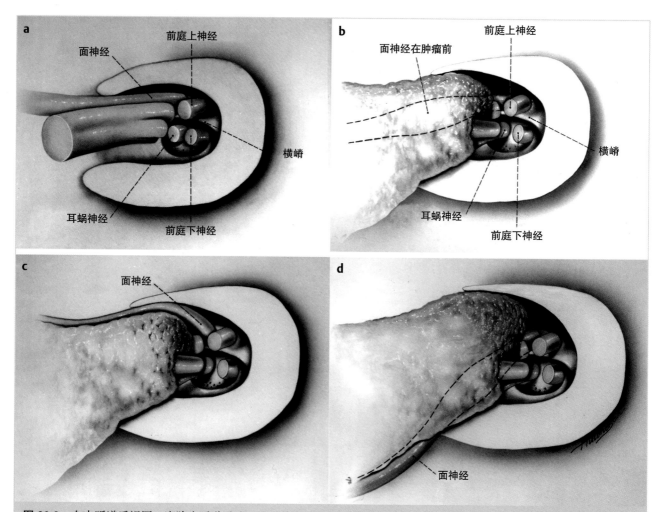

图 30.2 右内听道后视图,磨除内听道后壁,显示前庭神经鞘瘤造成的面神经不同移位方向。(a)正常的前庭蜗神经在内听道外侧分为三部分(前庭上、下神经和耳蜗神经)。面神经和前庭上神经位于横嵴上方,耳蜗神经和前庭下神经位于横嵴下方。面神经位于内听道基底的前上象限。(b)面神经受肿瘤推挤直接向前移位。这是常见的神经移位方向。(c)另一种常见的移位方向是面神经向前上移位。(d)面神经被肿瘤推向前下方移位,肿瘤侵蚀神经上方的内听道上壁,并生长到神经上方区域,使神经向下移位

标志。

另一个与外侧隐窝相关的结构是小脑绒球。它是一个扇形的小脑小叶,从外侧隐窝的边缘突入到脑桥小脑角。绒球和蚓部结节一起形成小脑的原始绒球结节小叶。小脑绒球附着在卢氏孔和外侧隐窝的头端,在内侧与下髓帆连续,髓帆是一对蝴蝶形的神经组织,参与形成结节的表面,向外侧覆盖扁桃体上方,形成第四脑室顶部的下半部分。下髓帆的外侧部分变窄成一个较小的束,即绒球脚,与外侧隐窝和卢氏孔的头端融合。小脑绒球突入桥小脑角,就在面神经和前庭蜗神经连接脑桥延髓沟的后方,可作为定位面神经脑干端的标志。

30.2.4 动脉与神经关系

穿过桥小脑角的动脉,特别是小脑前下动脉(AICA),与面神经和前庭神经、卢氏孔和小脑绒球有着恒定的关系(图 30.1,图 30.3b,图 30.4b,图 30.5b 和图 30.7)。AICA 起源于基底动脉,沿脑桥延髓沟附近环绕脑桥,发出分支供应进入内听道的神经和从卢氏孔伸出的脉络丛,越过小脑绒球到达小脑中脚的表面,发出终末支供应小脑脑桥裂上、下肢及小脑的岩骨面。AICA 可能在面神经和前庭神经的上方、下方或之间越过脑干;但是会恒定地返回到绒球上方、小脑中脚表面。AICA 通常在面和前庭神经附近分叉,

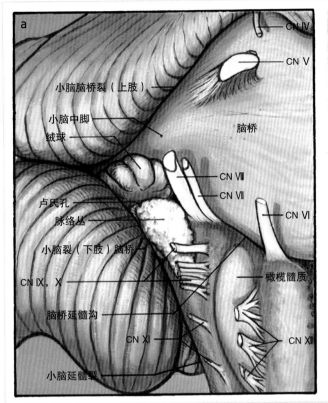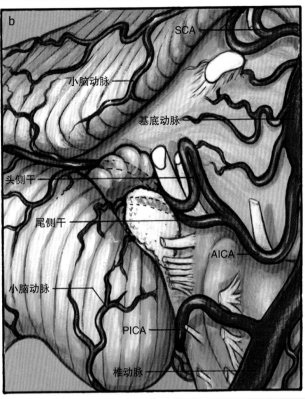

图30.3　前庭神经鞘瘤脑干侧的神经血管关系。右侧桥小脑角的前外侧的（a）神经的关系。面神经和前庭耳蜗神经起源于脑干近脑桥延髓沟外侧端，位于从卢氏孔突出的脉络丛前方，绒球的前方，舌咽神经（CN Ⅸ）、迷走神经（CN Ⅹ）和副神经（CN Ⅺ）根与脑干交接连线的头端，下橄榄上极的稍后方。外展神经（CN Ⅵ）起源于脑桥延髓沟的内侧。舌下神经根（CN Ⅻ）起源于橄榄核前面。小脑桥脑裂由小脑围绕着脑桥和小脑中脚的外侧面构成，上肢走行在三叉神经（CN Ⅴ）上方，下肢在卢氏孔下方延伸。小脑延髓裂沿延髓和小脑之间向上延展，与小脑脑桥裂在卢氏孔区汇合。滑车神经（CN Ⅳ）位于三叉神经之上。（b）动脉的关系。小脑前下动脉（AICA）起源于基底动脉，又分为头侧干和尾侧干。头侧干通常是两根分支中较大的一根，行经面神经和前庭耳蜗神经下方，在小脑绒球上方到达小脑中脚表面。小脑后下动脉（PICA）起源于椎动脉。首先穿经舌下神经根丝之间，然后在迷走神经和副神经之间到达小脑半球。小脑上动脉经过三叉神经的上方。小脑动脉发出小脑半脑各分支

分成头侧分支与尾侧分支，头侧分支走行经过小脑中脚表面，供应小脑岩骨面的上部。尾侧分支走行经过外侧隐窝，供应小脑岩骨面的下部。如果AICA在走行到达绒球之前即已分叉，在绒球上方、小脑中脚表面走行的一般是头侧分支。

在大多数情况下，AICA在环绕脑干时会经过面神经和前庭蜗神经的下方，但也可能会在这些神经上方或之间穿行（图30.7）。如果AICA从神经下方通过，肿瘤会使动脉向下移位。如果AICA在面神经和前庭蜗神经神经之间走行，起源于动脉后方的肿瘤将使AICA向前移位。如果动脉经过神经上方，则肿瘤的生长将使AICA向上移位。根据这样的位置关系，只要在

AICA的绒球上段下方辨认小脑绒球，就可以预测面神经进入脑干的部位。AICA的出现在面神经和前庭蜗神经附近的分支有：（1）内听道动脉，供应面神经和前庭蜗神经及其邻近结构；（2）回返穿支动脉，先向内听道内走行但随后又向内侧折返供应脑干；（3）弓下动脉，走行入位于内听道后壁的骨性切迹——弓下窝。

小脑上动脉与肿瘤之间有三叉神经相隔，通常被肿瘤推向头侧，小脑后下动脉连同舌咽和迷走神经一起被推向尾段。

磨除内听道后壁时，通常需要牺牲弓下动脉，因为它穿过内听道后壁的硬脑膜到达弓下窝（图30.1和图30.8）。该动脉通常有足够长的干，离断后不会对

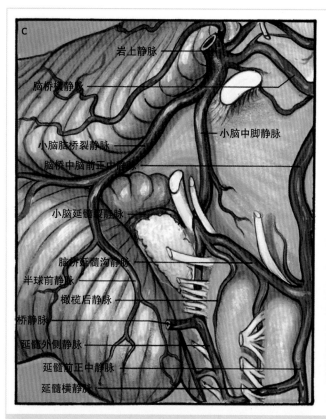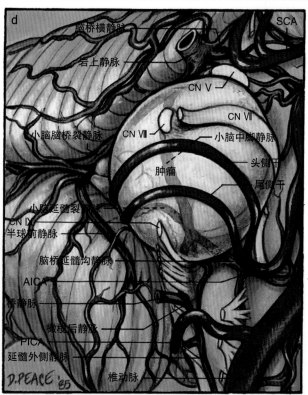

图 30.3（续） （c）静脉的关系。汇聚于面神经和前庭蜗神经与脑干交界处的静脉有脑桥延髓沟静脉、小脑延髓裂静脉、小脑中脚静脉，以及橄榄后静脉和延髓外侧静脉。小脑脑桥裂静脉由起自小脑的半球前静脉形成，在小脑中脚表面经过绒球上方。脑桥横静脉和延髓横静脉经过脑桥和延髓表面。延髓前正中静脉和脑桥中脑前正中静脉于延髓和脑桥的前表面走行。小脑中脚静脉与小脑脑桥裂静脉、脑桥横静脉汇合形成岩上静脉，汇入岩上窦。一支桥静脉从迷走神经根下方回流至颈静脉孔。（d）前庭神经鞘瘤的神经血管关系。肿瘤起源于前庭蜗神经，向前推移面神经，向上推移三叉神经，向下推移迷走神经和舌咽神经。尽管面神经受到肿瘤挤压，但仍沿着脑桥延髓沟的外侧缘，舌咽神经和迷走神经的头端，在小脑绒球前、从突出于卢氏孔的脉络丛的头端进入脑干。小脑前下动脉头侧干在肿瘤下方通过后，回到小脑绒球上方的小脑中脚表面。肿瘤内侧周围被推移的静脉有小脑中脚静脉、小脑延髓裂静脉、小脑脑桥裂静脉、脑桥延髓沟静脉、橄榄后静脉和延髓外侧静脉

AICA 造成损害。但是，在少数情况下，弓下动脉和 AICA 分支共同封闭到覆盖弓下窝的硬膜内，在这种情况下，在打开内听道前，必须首先将弓下窝硬膜和动脉作为一整体与内听道后壁分开（图 30.8）。在极少数情况下，弓下动脉与 AICA 一起将被骨骼包围，在打开内听道前，必须首先磨除该处骨质、松解动脉。

30.2.5　静脉与神经关系

　　脑干侧与面神经和前庭蜗神经有关系的静脉是那些引流小脑岩骨面、脑桥和延髓、小脑脑桥裂以及小脑延髓裂的静脉（图 30.3c，图 30.4c、d 和图 30.5c、d）。在切除肿瘤过程中，辨认这些静脉有助于寻找面神经和前庭蜗神经与脑干的连接部位。肿瘤内侧的这些静脉是：（1）桥延沟静脉，在脑桥－延髓沟横向走行；（2）延髓外侧静脉，沿舌咽神经、迷走神经和副神经根的起始线，在橄榄核的背侧纵向走行；（3）小脑延髓裂静脉，沿小脑扁桃体上方的下髓帆走行，经过小脑绒球的背侧或腹侧，然后与桥小脑角的其他静脉汇合；（4）小脑中脚静脉，由延髓外侧静脉和桥延沟静脉汇合而成沿小脑中脚上升，与小脑脑桥裂静

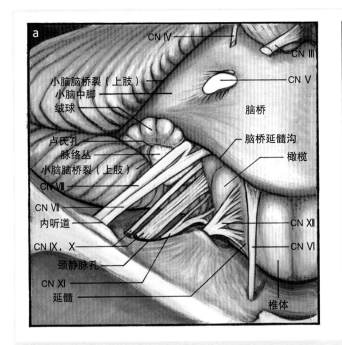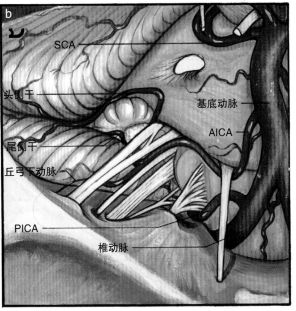

图 30.4 前庭神经鞘瘤脑干侧的神经血管关系，前上面观。（a）神经的关系。切除大脑和小脑幕，离断三叉神经（CN Ⅴ）、滑车神经（CN Ⅳ）和动眼神经（CN Ⅲ），使脑干向后移位，从上方显露桥小脑角。面神经（CN Ⅶ）和前庭蜗神经（CN Ⅷ）起自脑桥延髓沟的外侧端，位于绒球前方。舌咽神经（CN Ⅸ），迷走神经（CN Ⅹ）和副神经（CN Ⅺ）的头侧，突出于卢氏孔的脉络丛前上方。舌下神经（CN Ⅻ）出现在下橄榄前方。外展神经（CN Ⅵ）起源于脑桥延髓沟内侧，向上穿入斜坡硬脑膜。面神经和前庭蜗神经向外走行进入内听道。舌咽神经、迷走神经和副神经在颈静脉孔内侧汇合。小脑脑桥裂，由小脑围绕脑桥和小脑中脚的外侧面构成，分上肢和下肢。卢氏孔在面神经和前庭蜗神经附近开口于下肢。（b）动脉的关系。小脑前下动脉起源于基底动脉，行经面神经和前庭蜗神经下方，发出弓下动脉，然后分成头侧干和尾侧干。头侧干沿小脑绒球上方至小脑中脚表面走行并供应相应区域，尾侧干则供应小脑绒球以下的区域。小脑后下动脉起源于椎动脉，在舌下神经下方穿过。小脑上动脉在三叉神经上方走行

脉相连；（5）小脑脑桥裂静脉是由起源于小脑岩骨面，覆盖小脑脑桥裂尖部的静脉汇合形成的。所有这些静脉都在外侧隐窝、面神经和前庭蜗神经与脑干的交界处附近走行。小脑延髓裂的静脉在与其他静脉汇合之前，可能通过小脑绒球的背侧或腹侧。如果从腹侧进入绒球，则与桥延沟静脉和延髓外侧静脉汇合，形成小脑中脚静脉；如果从背侧进入绒球，则与小脑脑桥裂静脉汇合。

前庭神经鞘瘤周围的静脉系统会形成桥静脉（岩静脉），并引流到岩上窦内。这些穿过桥小脑角到达

岩上窦的静脉是在桥小脑角手术过程中最常受损的静脉。与内听道附近的手术相比，在三叉神经附近进行的手术显露和损伤小脑脑桥脚头端桥静脉的概率更高。通过枕下开颅显露三叉神经通常需要牺牲一根或多根桥静脉，但显露内听道相关的神经无须牺牲桥静脉，通过牵拉小脑半球表面使其远离乙状窦，即可在桥小脑角外侧隐窝附近显露肿瘤。前庭神经鞘瘤上极周围遇到的最大静脉是小脑脑桥裂静脉，该静脉从面神经和前庭蜗神经上方的小脑岩骨面穿过，并连接岩上窦的其他分支。

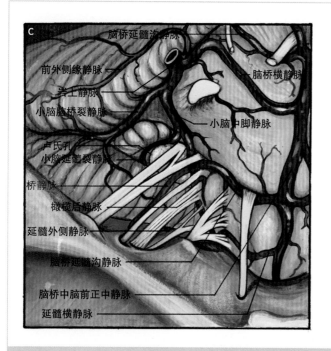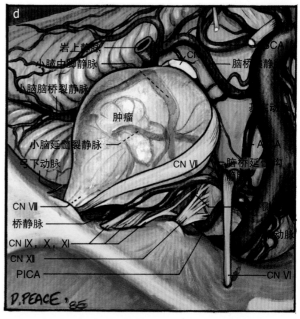

图 30.4（续）　（c）静脉的关系。在面神经与脑干交界处汇合的静脉包括延髓外侧静脉、橄榄后静脉、脑桥延髓沟静脉、小脑延髓裂静脉和小脑中脚静脉。脑桥中脑前正中静脉在脑干的前表面上行，而脑桥横静脉和延髓横静脉经过脑桥和延髓表面。小脑脑桥裂静脉通过小脑绒球上方。脑桥横静脉、小脑中脚静脉与小脑脑桥裂静脉汇合形成岩上静脉，汇入岩上窦。一支桥静脉经过脑干侧方汇入颈静脉孔。前外侧缘静脉经过小脑前外侧缘。脑桥中脑沟静脉在动眼神经下方走行于脑桥中脑沟内。（d）前庭神经鞘瘤的神经血管关系。肿瘤起源于前庭蜗神经，向前推移面神经，向上推移三叉神经，向下推移舌咽神经和迷走神经。前庭蜗神经消失在肿瘤中。面神经沿脑桥延髓沟外侧缘进入脑干，位于舌咽神经头侧、小脑绒球前方，从卢氏孔突出的脉络丛的头侧。小脑前下动脉通常沿肿瘤下缘移位。肿瘤内侧被推移的静脉有脑桥延髓沟静脉、小脑中脚静脉和小脑延髓裂静脉、延髓外侧静脉及橄榄后静脉

30.2.6　一般手术原则

前庭神经鞘瘤显微外科相关的主要手术入路可参见图 30.9~ 图 30.14。各个手术入路的详细讲解请参见第 33~39 章。所有手术入路均会打开乳突气房，必须将其密封，以防止脑脊液漏和颅内感染。颅骨骨窗边缘用骨蜡小心地封闭，硬脑膜用脂肪、硬脑膜替代物、用组织黏合剂和缝合线进行水密缝合。

肿瘤内侧脑干面有一系列标记物帮助识别面神经和前庭蜗神经。这些神经虽然被肿瘤扭曲，但通常位于肿瘤的脑干侧，脑桥延髓沟的外侧端，紧贴舌咽神经头端，以及卢氏孔、绒球及脉络丛的前上方。在肿瘤的内侧和外侧都识别出面神经及前庭蜗神经后，再将肿瘤的残余部分从神经的中间部分分离出来。

桥小脑角肿瘤的手术操作应使肿瘤远离神经，而不是牵拉神经使其远离肿瘤。最初的步骤是用面神经刺激器探测显露的肿瘤表面，以确保神经没有在显露的包膜周围。如果肿瘤是囊性的，早期打开囊肿减压有助于后续分离。不要在刚牵开小脑时就尝试显露全部肿瘤，打开肿瘤包膜并进行活检，并囊内减压。当通过取瘤镊、吸引器、超声吸引器或激光切除囊内内容物后，肿瘤会向外侧移位，便于进一步包膜切口内

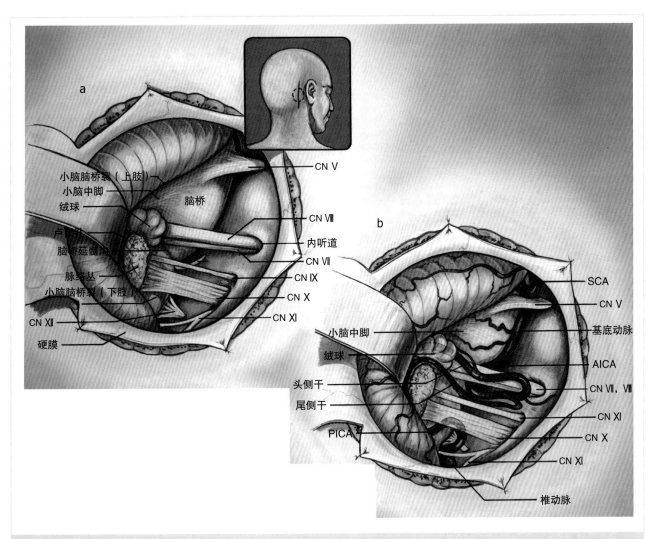

图 30.5 前庭神经鞘瘤脑干侧的神经血管关系，经乙状窦后开颅的后面观。（a）神经的关系。插图中显示了头位、皮肤切口（实线）和骨窗部位（虚线）。牵开器牵开小脑岩面。面神经和前庭蜗神经分别起自脑桥延髓沟的外侧端，绒球前方，舌咽神经、迷走神经和副神经的头侧，由卢氏孔突出的脉络丛前上方。舌下神经走行在橄榄核前方。外展神经起源于脑桥中脑沟的内侧。三叉神经位于显露区域的上部。由小脑围绕脑桥和小脑中脚外侧构成小脑脑桥裂，分上肢和下肢。（b）动脉的关系。小脑前下动脉起源于基底动脉，并分成头侧干和尾侧干，头侧干经小脑绒球上方到达小脑中脚的表面，尾侧干供应小脑绒球的下部区域。小脑后下动脉起源于椎动脉，在迷走神经与副神经之间走向背侧。小脑上动脉在三叉神经上方走行

切除更多的肿瘤。仔细应用精细的双极电凝控制出血和缩小肿瘤体积，最后使用精细的剥离子从神经和血管结构上分离出最后肿瘤包膜（图 30.12）。在试图保留听力的情况下，沿前庭蜗神经的精细剥离方向应为从内侧到外侧，而不是从外侧到内侧，因为向内侧牵拉可能会撕裂穿过内听道最外端进入耳蜗的耳蜗神经细小分支（图 30.9b）。

肿瘤与神经紧密粘连的最常见原因是包膜内残留的肿瘤原位嵌入。当囊内肿瘤被切除时，肿瘤囊向内折叠，从而可切除更多肿瘤。如果囊内肿瘤被切除后，肿瘤仍不容易从神经组织中分离出来，可稍事等待，脑组织搏动会将更多肿瘤推入术野内，便于进一步囊内切除。如果肿瘤包膜与重要的神经或血管结构（包括面神经和耳蜗神经）紧密粘连，切除肿瘤包膜会损伤这些结构，那么可能会残留薄层的肿瘤。

如果软脑膜、蛛网膜与肿瘤包膜粘连紧密，或者残留肿瘤使包膜无法完全塌陷，则需向两侧牵开肿瘤包膜和软脑膜 – 蛛网膜，并将神经表面的血管小心分

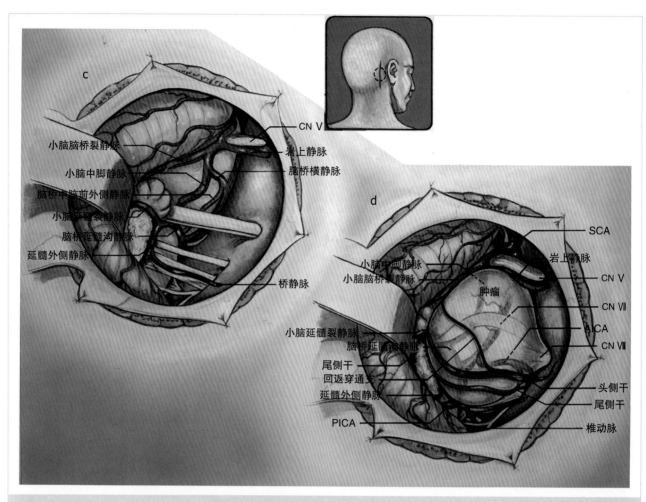

图 30.5（续）　（c）静脉的关系。在面神经和前庭蜗神经与脑干交界处附近汇合的静脉有延髓外侧静脉、小脑延髓裂静脉、脑桥延髓沟静脉、小脑中脚静脉。小脑脑桥裂静脉沿着小脑脑桥裂上肢在绒球上方走行，与小脑中脚静脉和脑桥横静脉汇合形成岩上静脉，最终汇入岩上窦。一支桥静脉从迷走神经后方经过。脑桥中脑前外侧静脉经脑桥表面上行。（d）前庭神经鞘瘤的神经血管关系。起源于前庭神经，向前推移面神经，向上推移三叉神经，向下推移舌咽神经和迷走神经，前庭蜗神经消失在肿瘤中。面神经在脑桥延髓沟外侧缘进入脑干，位于绒球前方，在从卢氏孔突出的脉络丛头侧。小脑前下动脉的头侧干在肿瘤下方及绒球上方走行，到达小脑中脚表面。围绕肿瘤内侧走行的静脉包括：延髓外侧静脉、小脑中脚静脉、小脑延髓裂静脉和脑桥延髓沟静脉。小脑脑桥裂静脉在肿瘤上方走行。小脑前下动脉的一支回返穿通支跨越肿瘤供应脑干

离。在牵开前，应最大限度地囊内切除肿瘤，仅留一层几乎透明的包膜。如果不确定肿瘤包膜与蛛网膜下腔之间的关系，应精细解剖该区域找到合适的分离界面。在清除囊内肿瘤后，使用轻柔的显微外科技术将剩余的肿瘤囊壁从脑干侧和受累及颅神经上分离。

　　尤其重要的是保留与肿瘤包膜相连并被推移的动脉，因为手术死亡率和病残率主要原因是小脑动脉穿支和分支的损伤。任何位于肿瘤上方或围绕肿瘤走行的血管，在早期处理时都应将其视为途经肿瘤表面但最终供应脑组织的血管。当囊内切除肿瘤后，才可尝试用小剥离子将血管与肿瘤包膜分离。当分离完成后，可以发现最初与包膜粘连紧密的血管通常是供应神经

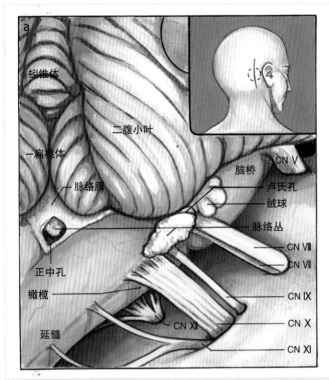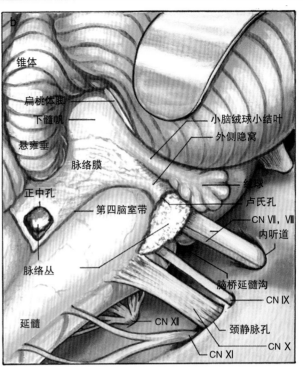

图 30.6 枕下开颅观察卢氏孔和第四脑室外侧隐窝与面神经和前庭蜗神经出脑干处的关系。（a）头位、皮肤切口（实线）和骨窗（虚线）如图所示。正中孔开口于小脑扁桃体和卢氏孔（开口于桥小脑角）之间的中线。脉络丛附着于脉络膜的内表面，在略低于面神经和前庭蜗神经出脑干处、舌咽和迷走神经后方突出卢氏孔。绒球经卢氏孔上方突入桥小脑角。副神经起自迷走神经下方。舌下神经根起自橄榄的腹侧。三叉神经经过术野的上部。（b）离断扁桃体脚，切除右侧小脑扁桃体，显示外侧隐窝与面神经和前庭蜗神经的关系。小脑绒球和脉络丛在面神经和前庭蜗神经与脑干交界处后方的小脑角突出。下髓帆从蚓部外侧伸向小脑绒球，是绒球和小结之间仅有且唯一的残余连接，形成小脑绒球小结叶。下髓帆向外伸展形成绒球脚，脉络膜形成第四脑室顶壁的尾侧部，脉络丛附着在其内表面。脉络膜末端附着在第四脑室底边缘的部位的一个小隆起被称为"第四脑室带"。舌咽神经、迷走神经和副神经从颈静脉孔通过。面神经和前庭蜗神经在脑桥延髓沟外侧端进入脑干

的血管。在切除肿瘤时也可能显露小脑、基底动脉和椎动脉。小脑动脉被阻断是桥小脑角肿瘤手术最常见的死亡原因之一。小脑前下动脉（AICA）是前庭神经鞘瘤最常累及的动脉。

应尽可能少地牺牲静脉，预防过度损伤导致不良预后。在切除部分桥小脑角肿瘤时，牺牲从小脑和脑干表面到岩上窦的岩静脉有时不可避免。由于这些岩静脉大部分引流区域是小脑和脑干，因此偶尔会导致小脑和脑干水肿。如果肿瘤延伸到内听道上方，牺牲部分静脉的概率也会增加。然而，小型前庭神经鞘瘤和其他位于桥小脑角下段的肿瘤切除时可以不损伤岩静脉。

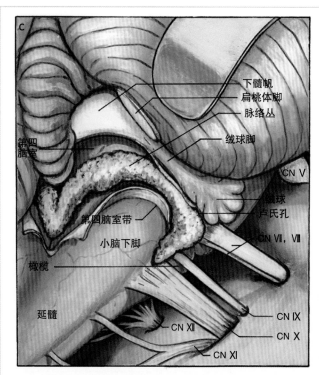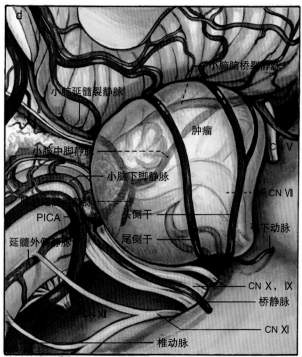

图 30.6（续）　（c）脉络膜被打开，但起源于第四脑室脉络膜内表面的脉络丛被保留。条纹状脉络丛从卢氏孔突出，位于面神经和前庭蜗神经与脑干交界处的稍后下方。小脑下脚经延髓背外侧缘上行。（d）前庭神经鞘瘤的解剖关系。面神经在桥小脑角内向前上方移位，并于脑桥延髓沟的外侧端，突出于卢氏孔的脉络丛前上方、绒球沿外侧隐窝附着缘的附近进入脑干。肿瘤向上推移三叉神经，向下推移舌咽神经和迷走神经。小脑前下动脉发出弓下动脉，进入内听道后壁的弓下窝，分成头侧干和尾侧干。头侧干经绒球上方到达小脑中脚表面。小脑后下动脉起源于椎动脉，行经延髓的外侧面。延髓外侧静脉、小脑下脚静脉以及小脑延髓裂静脉，在面神经进入脑干位置的下方区域汇合并形成小脑中脚静脉。一支桥静脉由延髓外侧面走行至颈静脉孔。小脑脑桥裂静脉沿肿瘤的内上缘走行

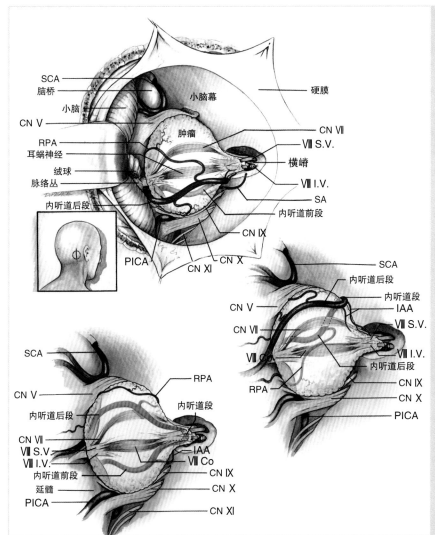

图30.7　小脑前下动脉被前庭神经鞘瘤移位方向的后面观。左上插图显示皮肤切口（直线）和骨窗（虚线）。动脉的内听道前段和内听道后段最常见的位置在于肿瘤下缘周围。道前段从前下侧接近肿瘤，内听道后段从后下方通过肿瘤。小脑上动脉和三叉神经位于肿瘤上方，小脑后下动脉和舌咽神经、迷走神经和副神经位于肿瘤下方。脉络丛经肿瘤内侧突入桥小脑角。切除内听道后壁，显露横嵴、前庭上神经（Ⅷ S.V.）和前庭下神经（Ⅷ I. V.）。前庭神经消失于肿瘤内，而耳蜗和面神经则被推移到肿瘤前缘周围。弓下动脉起自内听道前段，而回返穿通动脉（RPA）则发自内听道后段。右中图所示：小脑前下动脉走行的不常见的模式，在这种模式中，内听道前段和内听道后段位于肿瘤上方。内听动脉（IAA）起源于内听道段。回返穿通动脉发自内听道后段。左下图所示：小脑前下动脉的内听道前段和内听道后段被推移至肿瘤前方。若小脑前下动脉在前庭蜗神经（Ⅷ Co.）与面神经之间走行，就会发生这种情况。肿瘤起源于前庭神经，肿瘤生长向前推移内听道前、后段动脉

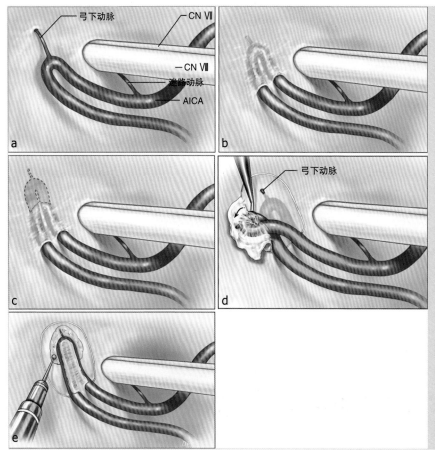

图 30.8 左内听道后视图。（a）弓下动脉穿入内听道外侧的弓下窝硬脑膜。迷路动脉与前庭蜗神经、面神经一起进入内听道。（b）小脑前下动脉环被包裹入覆盖弓下窝的硬脑膜内，并在那里发出弓下动脉。（c）小脑前下动脉环被嵌入弓下窝周围的硬膜和骨中。（d）切开弓下窝上方的硬脑膜，并将动脉环连同附着的硬脑膜一起从弓下窝中分离出来，为磨开内听道做准备。（e）弓下窝表面的硬脑膜已被切开，但仍附着在动脉上。用 2mm 的金刚石钻磨除小脑前下动脉环周围的骨质，向内侧移位动脉，为磨开内听道做准备

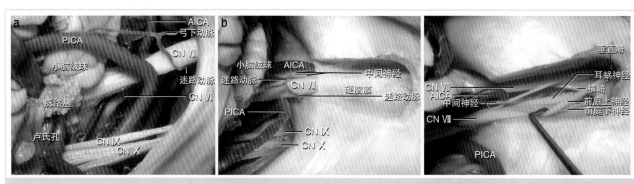

图 30.9 乙状窦后视角显露内听道。（a）抬高从卢氏孔突出的小脑绒球和脉络丛，露出面神经和前庭蜗神经与脑干的连接处。面神经在前庭蜗神经下面。小脑前下动脉的一支分支发出弓下动脉和迷路动脉。弓下动脉从内听道上外侧穿入硬脑膜和骨质。面神经与脑干的交界处较易从小脑绒球和前庭蜗神经下方显露，而不易从上方显露。（b）内听道后壁已被切除，以显露衬于内听道的硬脑膜。在切除内听道后壁之前，通常必须离断并移位弓下动脉。前庭蜗神经上方有两束中间神经。如果要保留听力，在磨除内听道后壁时要注意避免损伤半规管和前庭。（c）切开内听道硬脑膜，牵开前庭蜗神经，显露面神经在内听道的前上象限的走行。通常中间神经由多个小根组成，沿前庭蜗神经的前表面走行，并汇入面神经。前庭上神经从面神经后通过，耳蜗神经部分隐藏在前庭下神经前。前庭上神经与面神经通过横嵴上方，前庭下神经和耳蜗神经通过横嵴下方。垂直嵴在内听道基底将前庭上神经和面神经分开

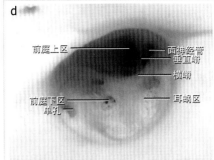
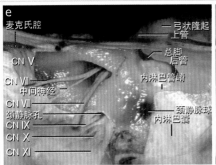
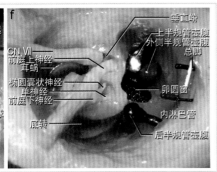

图30.9（续） （d）右内听道基底。横嵴将内听道基底分为上、下两部分。在横嵴上方，面神经管位于前方，前庭上神经区位于后方。在横嵴下面，耳蜗神经区在前方，前庭下神经区位于后方。单神经孔位于前庭下神经区后部，前庭下神经的一单根分支通过该孔支配后半规管壶腹。前庭下神经也有一个囊状（偶尔也呈椭圆囊状）分支。当耳蜗神经纤维穿过耳蜗神经区时会分裂成细丝。若小脑和神经被牵拉向内侧，这些纤维很容易被撕裂，导致听力丧失。（e）三叉神经从岩尖上方穿过进入麦克氏腔。面神经和前庭蜗神经进入内听道，舌咽神经、迷走神经和副神经进入颈静脉孔。后半规管和上半规管位于弓状隆起的内侧边缘下方。后半规管的上端和上半规管的后端连接起来形成一个共同的通道，即"总脚"，通向前庭。内淋巴管从前庭向下延伸，并开口于内听道下外侧硬脑膜下的内淋巴囊。内淋巴管嵴是形成内淋巴管下唇的骨桥，已保留。通过内听道下方的菲薄骨质可以看到颈静脉球。在磨除内听道过程中进入后半规管、总脚、上半规管后部或前庭可能导致听力丧失。（f）沿内听道基底前缘磨除骨质，打开耳蜗，沿后缘磨除骨质，显露前庭。耳蜗神经穿过耳蜗的蜗轴，其纤维分布在耳蜗管的转弯处。耳蜗的底转与前庭在蜗轴下方相沟通。镫骨已从卵圆窗移除。鼓室内侧壁的岬位于耳蜗底转外侧。上半规管内穿入银色纤维，外侧半规管内穿入红色纤维，后半规管内穿入蓝色纤维。半规管的壶腹终端如图中3根纤维的球形末端所示。上、后半规管的总脚位于蓝、银纤维交叉处。前庭上神经通过上、外侧半规管壶腹。前庭下神经的单孔分支支配后壶腹。黑色的小纤维被穿入到内淋巴管向前庭的开口

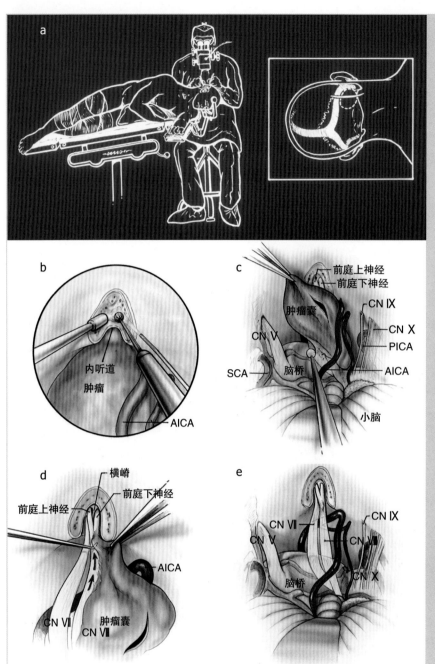

图 30.10 乙状窦后入路。（a）患者取 3/4 俯卧位，外科医生在患者头后。如图（右）显示头皮切口（直线）和骨窗（虚线）的位置。（b）使用带冲洗系统的磨钻移除内听道后壁。小脑前下动脉绕肿瘤下缘走行。（c）肿瘤囊内内容物已被移除。分离肿瘤包膜与脑桥、脑干旁的面神经和前庭蜗神经后表面。可以看到前庭上神经和前庭下神经在内听道的外侧端。三叉神经与小脑上动脉位于肿瘤上方，舌咽神经和迷走神经及小脑后下动脉位于肿瘤下方。（d）沿着前庭蜗神经从内侧到外侧进行解剖分离（如箭头所示），以避免撕裂耳蜗神经穿过内听道外侧端筛板处的细丝。横嵴在内听道外侧端将前庭上神经和前庭下神经分离。（e）肿瘤切除后的桥小脑角和内听道。面神经和前庭蜗神经均被保留

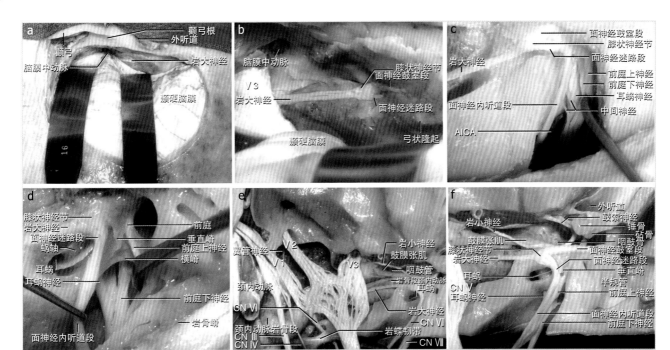

图30.11　硬脑膜外右侧颅中窝显露。（a）骨窗位于颧弓根部上方，延伸至颅中窝底。抬起右侧颅中窝底部硬脑膜，露出岩大神经和脑膜中动脉。内听道手术的颅中窝入路通常是通过硬膜外间隙。（b）放大视图。面神经的膝状神经节和远端迷路段和近端鼓室段直接显露在硬脑膜下。膝状神经节在15%颞骨中没有骨质覆盖。抬起硬脑膜时损伤神经节可能导致面瘫。脑膜中动脉沿颅中窝底向膝状神经节及邻近的面神经节段发出一条小分支。这条小动脉阻塞可能导致面瘫。（c）磨除骨质显露内听道，打开硬脑膜。这种显露内听道的磨骨通常从内听道口上方的岩骨嵴开始，向前外方延展直至内听道基底，骨磨除范围逐渐变窄。打开内听道内硬脑膜，显露位于桥小脑角和内听道的肿瘤和神经。（d）扩大骨窗，显露沿着内听道基底的前内侧边缘走行的耳蜗，以及沿内听道基底的后外侧边缘走行的前庭和半规管。颅中窝入路显露内听道时必须小心，避免损伤耳蜗和前庭，否则听力就会丧失。横嵴将内听道基底分为上、下两部分。面神经和前庭上神经在横嵴上方走行，耳蜗神经及前庭下神经在横嵴下方走行。面神经通过前上象限，前庭上神经通过后上象限，耳蜗神经通过前下象限，前庭下神经通过后下象限。面神经和前庭上神经由垂直嵴分开。（e）颅中窝俯视图。咽鼓管、鼓膜张肌、岩骨段颈内动脉、内听道上方及三叉神经第二支下方的骨头已被切除。剪去海绵窦外侧壁硬脑膜，露出滑车神经、三叉神经、动眼神经，以及从岩蝶韧带下方穿行和进入Dorello管的外展神经。岩大神经走行于岩骨段颈内动脉内侧表面。岩小神经起源于舌咽神经的鼓室支，穿过鼓室丛的岬，在颅中窝底行经鼓膜张肌表面。鼓膜张肌和咽鼓管伴行，与岩骨段颈内动脉之间由一薄层骨质分开。（f）咽鼓管与内、外道交界处的放大俯视图。半规管外侧的乳突气房已被切除。前庭上神经、前庭下神经、面神经和耳蜗神经显露于内听道基底。耳蜗神经进入耳蜗的蜗轴。面神经和前庭上神在内听道基底部由垂直嵴分开。鼓索穿过鼓膜和锤骨柄的上部。岩大神经通过岩骨段颈内动脉的内侧表面。耳蜗位于面神经迷路段和岩大神经之间的夹角处。岩小神经在鼓膜张肌表面走行，在卵圆孔附近出颅，到达耳神经节并支配腮腺

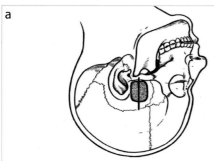

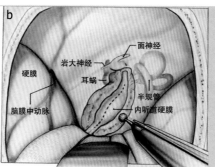

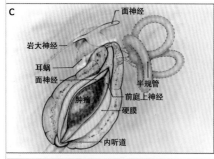

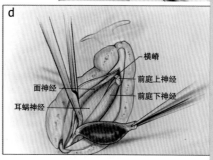

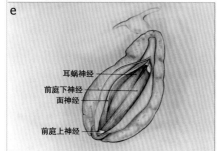

图 30.12 颅中窝入路切除小型前庭神经鞘瘤。(a) 做耳前垂直皮肤切口,切除位于颅中窝底部分颅骨(阴影区)。(b) 从颅中窝底部抬高硬脑膜,辨识岩大神经。脑膜中动脉走行于脑膜上。从内听道孔上方开始磨除骨质,一直延伸到肿瘤外侧的内听道基底。必须特别小心,避免损伤位于磨除区域后方的半规管,以及靠近内听道基底部的面神经内侧深处的耳蜗。(c) 骨切除区的放大图。硬脑膜已经被打开,显露内听道的肿瘤。肿瘤起源于前庭上神经并将面神经推移向前方。(d) 在横嵴上方分离前庭上神经并抬起肿瘤,在肿瘤内侧离断前庭上神经。面神经、耳蜗神经和下前庭神经均保留。(e) 肿瘤切除后的术野

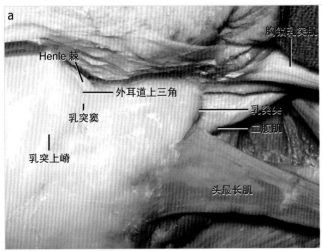
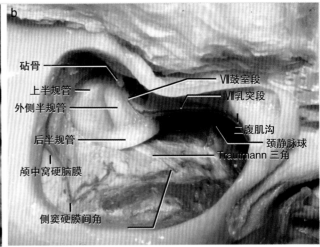
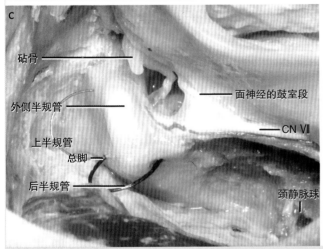
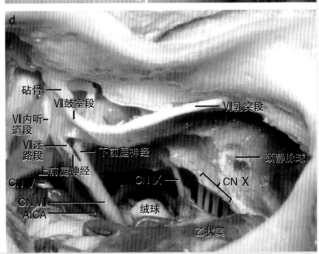

图30.13　（a）右侧乳突演示：乳突切除和迷路后入路、部分迷路入路及经迷路入路。耳后皮瓣向前翻起。Henle 棘位于外听道后上缘，其深面为外侧半规管以及面神经鼓室段和乳突段连接处。乳突上嵴是颞上线的延续，大致位于横窦和乙状窦的上缘。乳突上嵴前部下面和 Henle 棘后面的区域，称为内听道上三角，位于乳突窦的表面。半规管位于乳突窦的深处。（b）扩大骨窗，显露上方的颅中窝硬脑膜、后方乙状窦和下方颈静脉球。上半规管、外侧半规管与后半规管位于乳突窦和内听道上三角的深处。上半规管在弓状隆起下向上突出。后半规管面向颅后窝硬脑膜。外侧半规管位于面神经鼓室段上方。面神经行经外侧半规管下方，转向下形成乳突段。乙状窦和半规管之间的硬脑膜，称为 Trautmann 三角，朝向小脑前表面及桥小脑角。咽升动脉的脑膜支穿过颈静脉孔，在 Trautmann 三角的硬脑膜内上升。颈静脉球位于二腹肌沟表面骨皮质的内侧。窦脑膜角位于乙状窦、横窦和岩上窦的交界处，在那里乙状窦与颅中窝硬脑膜相交。（c）放大视图。砧骨的短突指向面神经的鼓室段（沿外侧半规管与卵圆窗内的镫骨之间走行）。上、外侧半规管壶腹位于两半规管的前端，由前庭上神经支配。后半规管壶腹位于后半规管下端，由前庭下神经单根支配。在经迷路入路中，磨穿上、外侧内听道的前（半规管）端，显露了前庭上神经区和内听道基底的神经。磨除内听道后面的下（半规管）端，显露了前庭下神经区和内听道基底部的神经。上半规管后端和后半规管的上端连接形成一个单一的通道，即总脚，通向前庭。（d）经迷路入路显露内听道中前庭蜗神经和面神经。面神经的内听道段和迷路段位于膝状神经节近端，而鼓室段和乳突段位于远端。面神经乳突段朝向茎突孔下行，发出鼓索神经。打开 Trautmann 三角的硬脑膜，显露了桥小脑角的三叉神经、舌咽神经和迷走神经。小脑前下动脉在向后转向脑干走行前，向外侧形成血管襻进入内听道。在内听道基底显露面神经、前庭上神经和前庭下神经。耳蜗神经隐藏在前庭下神经的前面

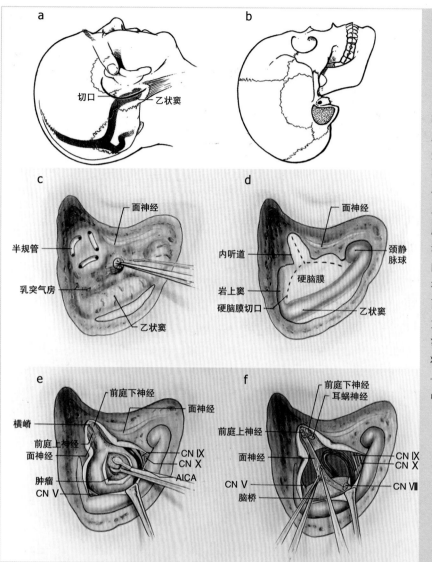

图 30.14 经迷路入路。（a）手术时患者取仰卧位，脸部朝向肿瘤对侧。乳突后皮肤切口的位置如图。（b）阴影区域显示经乳突的骨窗大小与位置。（c）磨除乳突气房，显露半规管。继续向内磨除半规管，显露内听道。（d）磨除半规管及其周围骨质，露出内听道的硬脑膜。显露岩上窦和乙状窦之间的硬脑膜。虚线显示剪开硬脑膜的位置。（e）用取瘤镊切除肿瘤囊内内容物。前庭上神经和前庭下神经位于肿瘤的外侧，被横嵴隔开。小脑前下动脉绕肿瘤下缘走行。面神经在肿瘤的前面。三叉神经在肿瘤上方，舌咽神经和迷走神经在肿瘤下方。（f）从面神经表面移除最后的肿瘤残留。因为手术经半规管进行，导致听力丧失，没有机会挽救听力或前庭功能，因此将前庭上、下神经和耳蜗神经与肿瘤一起切除。脑干上可见前庭蜗神经的中央残端

参考文献

[1] Pait TG, Harris FS, Paullus WS, Rhoton AL, Jr. Microsurgical anatomy and dis-section of the temporal bone. Surg Neurol. 1977; 8(5):363–391.

[2] Rhoton AL, Jr. Microsurgery of the internal acoustic meatus. Surg Neurol. 1974; 2(5):311–318.

[3] Rhoton AL, Jr. Microsurgical removal of acoustic neuromas. Surg Neurol. 1976; 6(4):211–219.

[4] Rhoton AL Jr. Microsurgery of the Temporal Bone and of Acoustic Neuromas. Tryon, NC: Paul C. Bucy & Associates; 1977.

[5] Rhoton AL, Jr. Microsurgical anatomy of the posterior fossa cranial nerves. Clin Neurosurg. 1979; 26:398–462.

[6] Rhoton AL, Jr. Suboccipital–retrolabyrinthine removal of acoustic neuromas. J Fla Med Assoc. 1983; 70(10):895–901.

[7] Rhoton AL, Jr. Microsurgical anatomy of acoustic neuromas. Neurol Res. 1984; 6(1)(–)(2):3–21.

[8] Rhoton AL Jr. Microsurgical anatomy of the cerebellopontine angle by the ret-rosigmoid approach. In: Samii M, Gerganov V, eds. Surgery of Cerebellopon-tine Lesions. Berlin: Springer-Verlag; 2013.

[9] Takemura Y, Inoue T, Morishita T, Rhoton AL, Jr. Comparison of microscopic and endoscopic approaches to the cerebellopontine angle. World Neurosurg. 2014; 82(3)(–)(4):427–441.

[10] Rhoton AL, Jr. Microsurgical anatomy of the brainstem surface facing an acoustic neuroma. Surg Neurol. 1986; 25(4):326–339.

[11] Atkinson WJ. The anterior inferior cerebellar artery; its variations, pontine distribution, and significance in the surgery of cerebello-pontine angle tumours. J Neurol Neurosurg Psychiatry. 1949; 12(2):137–151.

[12] Fujii K, Lenkey C, Rhoton AL, Jr. Microsurgical anatomy of the choroidal arteries. Fourth ventricle and cerebellopontine angles. J Neurosurg. 1980; 52(4):504–524.

[13] Hardy DG, Peace DA, Rhoton AL, Jr. Microsurgical anatomy of the superior cer-ebellar artery. Neurosurgery. 1980; 6(1):10–28.

[14] Lister JR, Rhoton AL, Jr, Matsushima T, Peace DA. Microsurgical anatomy of the posterior inferior cerebellar artery. Neurosurgery. 1982; 10(2):170–199.

[15] Martin RG, Grant JL, Peace D, Theiss C, Rhoton AL, Jr. Microsurgical relation-ships of the anterior inferior cerebellar artery and the facial-vestibulocochlear nerve complex. Neurosurgery. 1980;

6(5):483–507.

[16] Tanriover N, Abe H, Rhoton AL, Jr, Kawashima M, Sanus GZ, Akar Z. Microsur-gical anatomy of the superior petrosal venous complex: new classifications and implications for subtemporal transtentorial and retrosigmoid supramea-tal approaches. J Neurosurg. 2007; 106(6):1041–1050.

[17] Tanriover N, Rhoton AL, Jr. The anteroinferior cerebellar artery embedded in the subarcuate fossa: a rare anomaly and its clinical significance. Neurosur-gery. 2005; 57(2):314–319, discussion 314–319.

[18] Matsushima T, Rhoton AL, Jr, de Oliveira E, Peace D. Microsurgical anatomy of the veins of the posterior fossa. J Neurosurg. 1983; 59(1):63–105.

[19] Matsushima T, Rhoton AL, Jr, Lenkey C. Microsurgery of the fourth ventricle: Part 1. Microsurgical anatomy. Neurosurgery. 1982; 11(5):631–667.

[20] Rhoton AL Jr. Meningiomas and other cerebellopontine angle tumors. In: Long D, ed. Current Therapy in Neurological Surgery. Toronto: B.C. Decker Publishers; 1989:14–19.

第31章　前庭神经鞘瘤显微手术入路的选择

Alex D. Sweeney, Matthew L. Carlson, Colin L. W. Driscoll

31.1　引言

许多处理内听道（IAC）和桥小脑角（CPA）病变的手术入路已经被描述过，目前最常用的入路仍然是经迷路入路（TL）、颅中窝入路（MF）和乙状窦后入路（RS）（图31.1~图31.4）。肿瘤本身特征、解剖因素、患者个体因素和手术团队经验都会影响手术入路的选择。

上述手术入路的优缺点并没有得到普遍共识。针对每个手术入路，技能精湛的外科医生之间可能存在完全相反的意见。这说明：可选择的手术入路不止一种，而术者的个人经验对选择手术入路有重要影响。与"观察、手术或放射外科手术"的治疗决策选择类似，不可能遵循一条标准决策通路来选择前庭神经鞘瘤的最佳手术方法。外科医生需充分了解每种方法的利弊，结合个人操作的经验与效果，最终进行决策，才能使每位患者获得最佳预后。

每个手术入路的详细描述将在单独的章节中介绍，这里不再重复：经迷路入路在第33章和第34章中介绍，乙状窦后入路在第35章和第36章中介绍，颅中窝入路在第37章中介绍，内镜入路在第39章中介绍。

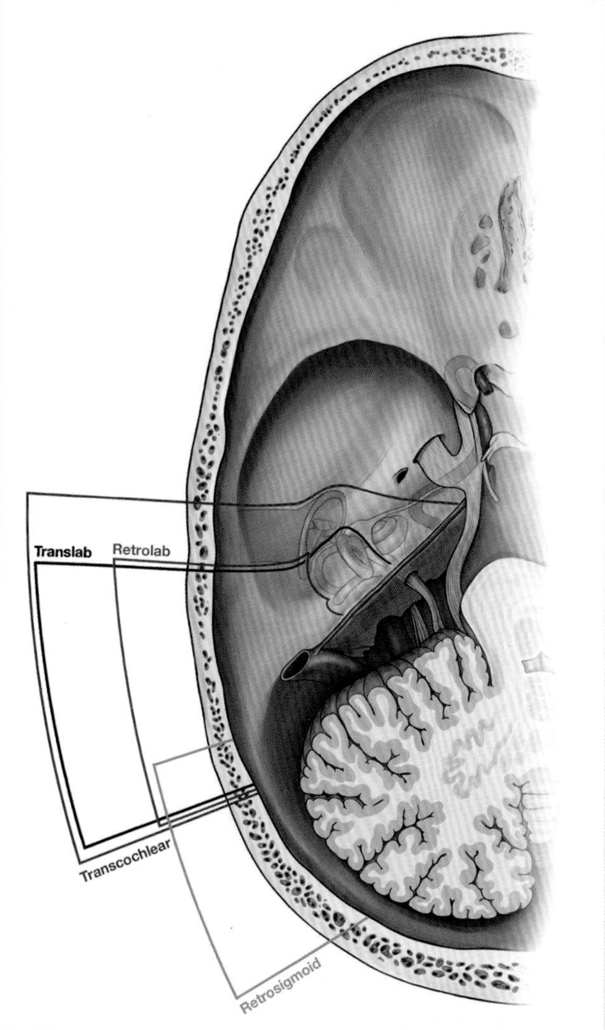

图31.1　侧颅底常见入路示意图

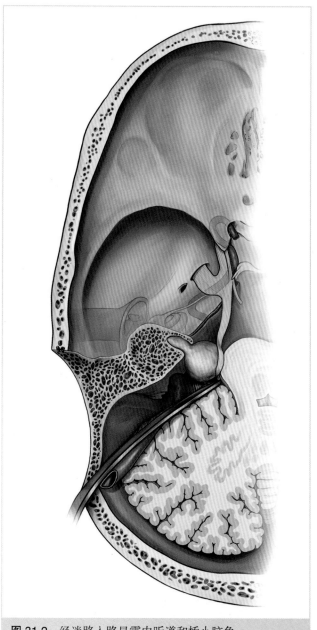

图31.2　经迷路入路显露内听道和桥小脑角

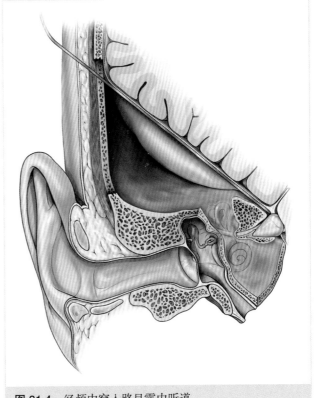

图 31.4 经颅中窝入路显露内听道

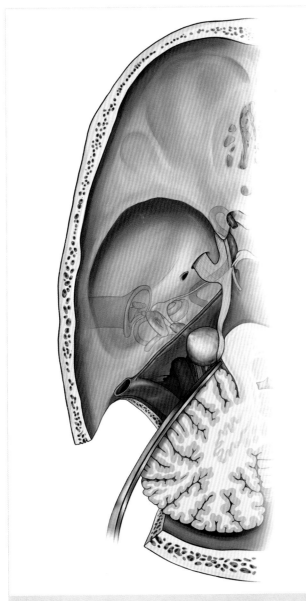

图 31.3 经乙状窦后入路显露内听道和桥小脑角

表 31.1 列出了 3 种手术入路常见的优势与不足。

31.2 肿瘤特征

31.2.1 肿瘤大小

肿瘤大小是选择手术入路的主要因素之一。如果肿瘤延伸到内听道以外，我们认为不适合颅中窝入路，该入路保留听力的可能性降低，面神经损伤的风险增加，因此乙状窦后入路手术更适合。假设没有其他改变解剖或患者的因素，我们也更趋向于乙状窦后入路切除大于 3cm 的肿瘤，该入路对颅后窝的显露范围更大，上达小脑幕，下至枕骨大孔，腹侧至麦克氏腔（Meckel's Cave）。一些中心倾向于使用经迷路入路切除大型肿瘤，但这需要更广泛的磨除骨质，并需要在内耳门的腹侧进行操作。

31.2.2 肿瘤部位

肿瘤部位是选择手术入路时考虑的另一个重要因素。若要保留听力，且肿瘤位于内听道基底部，可以选择颅中窝入路，若肿瘤靠近内耳门，则乙状窦后入

本章将回顾如何进行手术入路的选择和影响选择的因素，基于不同临床场景的入路选择理念随时间的推移、临床数据的深入分析而不断发展。

特定的肿瘤特征、解剖因素和患者因素会排除或支持特定的手术入路。通常，需要评估每个因素的加权重要性。例如，保留听力的方法可能会稍微增加肿瘤复发的可能性。如果是这样，我们必须考虑在特定病例中保留听力的可能性。在下面的章节中，我们将重点介绍促使我们采用特殊手术方法的决定性影响因素。在许多情况下，我们认为有多条入路可供选择。

表 31.1　经迷路、颅中窝及乙状窦后入路切除前庭神经鞘瘤的优势和劣势

	优势	劣势
经迷路入路	• 直接暴露内听道 • 内听道底部面神经远端的早期辨认 • 主要是硬膜外，不需要牵拉脑组织 • 直接暴露迷路内的肿瘤 • 可与其他操作（面神经重建、人工耳蜗植入）同步进行 • 可与其他手术（如面神经重建、耳蜗植入）结合	• 听力保全是不可能的 • 神经外科医生不熟悉 • 可能延长手术时间 • 需要腹部脂肪填充 • 乙状窦损伤的风险
乙状窦后入路	• 后窝广泛及早期暴露 • 可能保全听力 • 小肿瘤患者脑干侧面神经的早期辨认 • 所有的肿瘤都可以经这种入路切除	• 常需牵拉小脑 • 为进入内听道，需硬膜内经内耳门磨除骨质 • 内耳门侧方的暴露可能受迷路位置的限制 • 可导致术后早期头痛 • 可能需更长的术后恢复期 • 可能较长的恢复时间
颅中窝入路	• 这种方法主要是经硬膜外的 • 听力保全是可能的 • 相对较低的内听道侧方早期暴露于内耳的风险	• 桥小脑角区和脑干的暴露有限 • 内听道底部下部分暴露有限 • 面神经相对于肿瘤的不利位置 • 颞叶牵拉是必需的

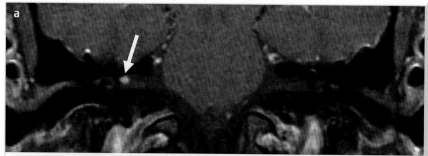
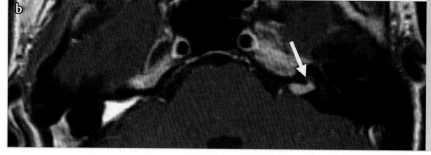

图 31.5　肿瘤位置显著影响了听力保留的实际可能性。（a）冠状位增强 T1 加权 MRI 显示前庭上神经小肿瘤。根据我们的经验，使用颅中窝入路成功维持术前听力水平的概率超过 80%。（b）轴位增强 T1 加权 MRI 显示左侧内听道内肿瘤，影响内听道基底。根据我们的经验，无论采用何种手术入路，全切肿瘤并保留听力都很难

路更适合。如果肿瘤深入内听道基底与蜗轴，无论采用何种入路，保留有效听力功能均面临极大挑战（图 31.5）。对于巨大肿瘤，其最大的尺寸平行于岩骨，且位于内听道轴前方，我们将趋向于选择乙状窦后入路（图 31.6）。与此相反，同样大小的肿瘤，深凹于脑干，通过经迷路入路更容易接近。如果有肿瘤延伸入迷路，经迷路入路或经耳囊入路是最佳的手术选择（图 31.7）。此外，如果存在需要放置插入移植物、进行舌下神经 – 面神经吻合或插入耳蜗植入物的可能，经迷路入路提供的灵活性更大。

31.3　解剖因素

特定的患者解剖结构会影响手术入路的选择，术前应使用磁共振成像预判静脉引流系统。经迷路入路有一定风险损伤乙状窦和颈静脉球。如果患者是优势侧乙状窦或孤立乙状窦，那么选择乙状窦后入路更合理（图 31.8、图 31.9）。

高位颈静脉球常被认为是选择乙状窦后入路的重要原因，但对技术要求更高。我们已经看到颈静脉球向上延伸到内听道的位置，通过乙状窦后入路如果不

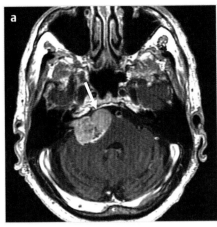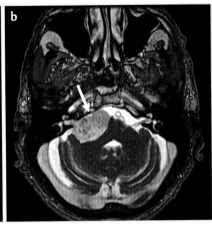

图31.6　（a）轴向 T1 加权和（b）轴向 T2 加权 MRI 显示右侧大型前庭神经鞘瘤。该肿瘤的腹侧延伸到内听道（白色箭头）的轴线前方，因此经迷路入路变得更加困难。除非将内听道广泛磨除直至岩尖，否则肿瘤会拐入视线死角而无法显露。这带来了另一个问题：面神经也有可能走行在腹侧表面而无法直视。因此，尽管肿瘤已延伸至斜坡，手术操作距离很长，乙状窦后入路对该肿瘤仍是更合适的选择

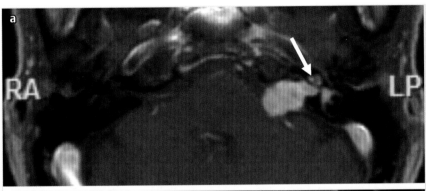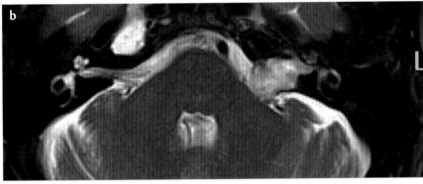

图31.7　（a）轴位增强 T1 加权（b）轴位 T2 加权 MRI 显示左侧前庭神经鞘瘤，累及耳蜗、前庭和半规管（白色箭头）。经耳囊入路可以同时直接切除内耳、内听道和桥小脑角内的肿瘤

首先松解这部分静脉系统并向推向下方，就无法显露内听道肿瘤（图 31.10），手术将非常困难。在这些静脉解剖异常的病例中，通过乳突手术更容易、更安全（图 31.11）。

乙状窦前移伴乳突硬化使经迷路入路更加困难，因此乙状窦后入路相对更合适（图 31.12，图 31.13）。有慢性耳病、鼓膜穿孔或胆脂瘤可能的患者，最好避开可能感染或病变的乳突和中耳。因此，在这些情况下，优选乙状窦后入路或颅中窝入路。对少数仍选择经迷路入路的病例，应首先进行岩骨次全切除加耳道闭合术处理可能对术野造成污染的耳病。

既往手术史可能是选择手术入路的重要因素。对于复发肿瘤，我们倾向于采用与原手术不同的手术入路。这样术中仍可以通过正常的解剖层次，避免瘢痕组织，减少意外的结构损伤。对复发性肿瘤，听力保护很少被考虑；因此，我们通常使用乙状窦后入路或经迷路入路。对乳突开放的患者，乙状窦后入路手术可以降低感染风险，简化手术过程。部分患者可能接受过其他手术，对手术入路的固有优缺点造成影响，在决策时也必须加以考虑。

虽然不常被讨论，但身体形态也有可能影响选择。一个病态肥胖的短颈患者不太适合乙状窦后入路。我们对大多数乙状窦后入路患者采用侧卧位，对于体重比较大的患者，侧卧位比仰卧位更不安全。经迷路入路入路可能也很困难，但肩部更容易适应，在最坏的情况下，可将外听道缝合，以获得更多的空间。假设

颈部的活动性足以使头部旋转，那么在外科医生处于床头的情况下，颅中窝入路手术也减少了身体形态的影响。

31.4　患者因素

术前听力状况和保留听力的主观期望是最明显及最重要的患者因素。如果有可能保留听力，则不应选择经迷路入路。如前所述，试图保留听力时可采用颅中窝入路或乙状窦后入路。然而，如本章后面所述，颅中窝入路有较高的暂时性和永久性面神经损伤的风险。我们通常通过颅中窝入路进行切除位于内听道基底部的肿瘤，但根据患者的意愿和他们对面神经功能的优先考虑，也可以选择乙状窦后入路。在某些特定情况下，甚至可以牺牲良好的听力来最大限度地保留正常的面神经功能。例如，一些患者如审判律师和影视名星，认为他们的职业生涯更取决于完美的外表和正常的面神经功能。根据以往的经验，当肿瘤局限于内听道并选择经迷路入路切除时，95%以上的病例都能保留正常面神经功能。相对而言，颅中窝入路更难预测术后面神经功能（图31.14）。

对于有慢性头痛或偏头痛病史的患者，当听力保留不是主要考虑因素时，我们通常更趋向经迷路入路。尽管无论采用何种治疗方法，长期头痛的风险似乎都是相似的，但根据我们的经验，有头痛病史的患者在

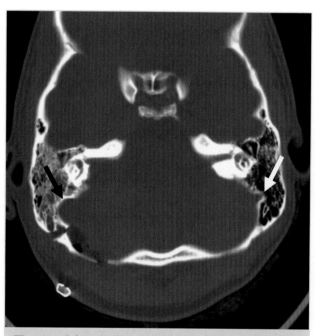

图31.8　右侧乙状窦后入路切除3cm前庭神经鞘瘤的术后轴位CT。该患者术前影像显示对侧乙状窦静脉系统发育不良。在这个病例中，选择乙状窦后入路来减少乙状窦损伤和血栓形成的风险。还要注意迷路位置的变化。在这种情况下，整个内听道可以直接显露，无须损伤后半规管或前庭

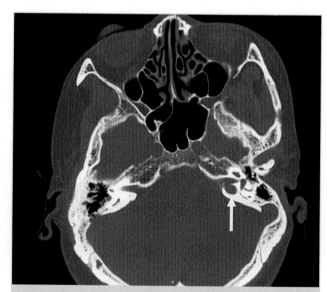

图31.10　颅底轴位CT显示：非常高位的颈静脉球直接开口于左侧内听道（白色箭头）。在这种情况下，无论采用何种入路，进入内听道都是一项挑战

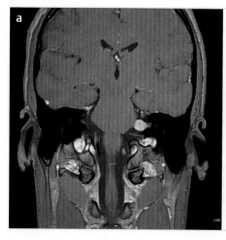

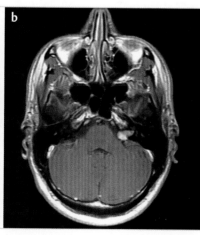

图31.9　（a）冠状和（b）轴位增强T1加权MRI显示左侧小型前庭神经鞘瘤。在本例中，气化良好的乳突和较小的乙状窦提示，经迷路入路是到达肿瘤最直接和最短的途径

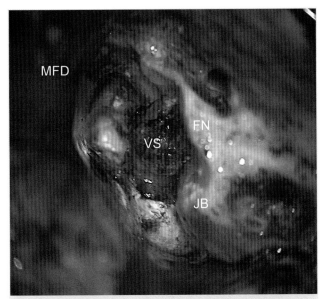

图31.11　右侧经迷路入路切除小型肿瘤。尽管颈静脉球一直延伸到内听道的下方，但显露仍然足以到达肿瘤，无须松解和向下移位颈静脉球。缩写：FN，面神经乳突段；JB，高位颈静脉球；MFD，颅中窝硬脑膜；VS，前庭神经鞘瘤

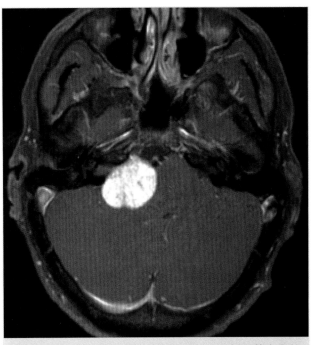

图31.12　增强的轴位 T1 加权 MRI 显示右侧中等大小的前庭神经鞘瘤。注意前置的乙状窦和骨化的乳突。在这种情况下，与乙状窦后入路相比，经迷路入路更耗时且具挑战性

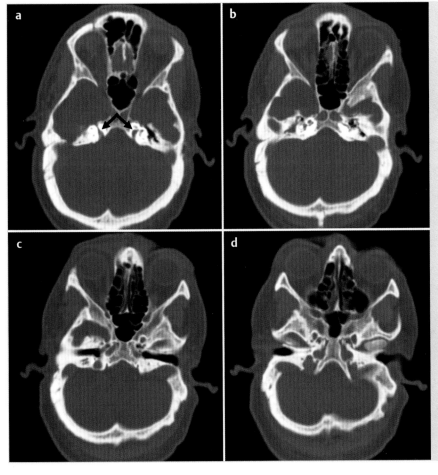

图31.13　颅底连续（从上往下）轴位 CT 图像，显示了一个前置乙状窦和硬化乳突的极端例子。很明显，通过乙状窦后入路入路进入颅后窝是最好的。注意内听道的不典型的方向，呈前后方向走行，使任何入路都更复杂且不可预测

乙状窦后入路手术后的前 3~6 个月有更多的麻烦。

术前头晕或担心术后头晕通常被认为是选择经迷路入路的原因。但回顾文献，并没有证据证明一种入路明显优于另一种，因此这不是我们考虑的因素。

颅中窝入路需要硬膜外牵拉颞叶。虽然大多数患者能很好地耐受，但我们通常避免在 65 岁以上患者或已知有癫痫的患者中应用。部分学者认为牵拉小脑是乙状窦后入路的一个缺点，但对各年龄段患者的长期预后没有影响。

每个患者都希望尽早恢复出院，对某些人来说可能更为迫切。总体而言，选择经迷路入路行肿瘤切除术的患者比乙状窦后入路组恢复快。他们往往较少出现头痛、颈痛和疲劳症状。如果保留听力的可能性很低，那么可以使用经迷路入路，获得患者更快的恢复。

31.4.1　面神经功能：手术入路比较

大多数手术入路选择的决策都是基于术者的个人经验，将其与文献报道和他人的经验进行比较，有助于更客观地评估单个手术入路的优劣。有时只要改变手术中的一些小操作技巧，即可大大改善患者预后，而无须大动干戈，改变手术入路。例如，某治疗组为了避免术后头痛风险而不使用乙状窦后入路，但调整手术切口和精细磨除骨质可降低严重头痛的风险，从而改变手术入路的利弊平衡。下面我们将回顾不同手术入路中面神经功能保留情况。

前庭神经鞘瘤手术中面神经保留经常讨论的问题是颅中窝入路对面神经损伤的潜在高风险。考虑到内听道的解剖结构，面神经通常位于肿瘤上方，从颅中窝入路进行分离通常需要在面神经周围操作（图31.14）。相反地，通过经迷路入路或乙状窦后入路从内听道后方进行分离，可不牵拉面神经的情况下切除肿瘤。尽管很多研究表明，虽然颅中窝入路术后即刻面神经功能受损的风险较高，但长期面神经功能与其他入路无明显差异（表 31.2），Meta 分析也证实颅中窝入路时面神经更易受伤害。Ansari 等在 2012 年的研究表明，对于单纯的内听道内肿瘤，颅中窝入路肿瘤切除术后面神经功能比乙状窦后入路手术更差。此外，与经迷路入路相比，直径 <1.5cm 的桥小脑角内肿瘤选择颅中窝预后较差。对于直径 >1.5cm 的桥小脑角内肿瘤，乙状窦后入路保留面神经功能更为出色。其他研究发现乙状窦后入路和经迷路入路的结果相当。

Meta 分析证实肿瘤大小和术者经验是前庭神经鞘瘤术后面神经保留的主要决定因素。2004 年，Mangham 比较了乙状窦后入路和颅中窝入路，证明前者更易保留面神经功能。当然，外科医生的经验也至关重要，甚至可以弥补入路之间的优劣。有经验的中

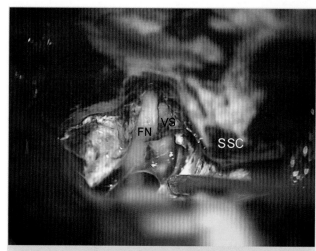

图 31.14　右侧颅中窝入路切除小型肿瘤，显示面神经恰巧位于在肿瘤上方，不利于手术操作的位置。缩写：FN，面神经；SSC，上半规管；VS，前庭神经鞘瘤

心报道的术后面神经功能可优于平均水平。

31.4.2　保留听力：手术入路比较

与面神经功能相似，许多文献也评估了颅中窝入路和乙状窦后入路的听力保留率（表 31.3）。2012 年，Ansari 等回顾了 5064 例患者数据，研究结果表明，向桥小脑角内凸入小于 1.5cm 的肿瘤，颅中窝入路的听力保留结果优于乙状窦后入路。对更大体积的肿瘤，两种入路没有统计学意义上的差异。Sughrue 等发现即使将肿瘤体积纳入考虑时，颅中窝入路仍然更易保留听力。Noudel 等研究发现，当肿瘤位于内听道时，两种入路之间没有显著差异。Ahsan 等最近发表的一篇文章，回顾自 1980 年至 2014 年间关于听力保留的文献，认为由于之前发表的研究中可用数据不完整性，不能在方法的基础上进行听力保护的 Meta 分析。

31.4.3　脑脊液漏：手术入路比较

在脑脊液漏方面，没有一种手术入路是始终优选的（表 31.4）。2004 年，Selesnick 等对前庭神经鞘瘤术后脑脊液漏发生率进行了 Meta 分析，乙状窦后入路发生脑脊液漏比例为 10.6%（n=2273）、经迷路入路为9.5%（n=3118）和颅中窝入路为 10.6%（n=573），这些百分比之间没有显著差异。Ansari 等发现乙状窦后入路手术后脑脊液漏的发生率明显较高，Sughrue 等发现经迷路入路手术后脑脊液漏的发生率明显较高。

31.5　全内镜和内镜辅助入路

在颅后窝手术中，内镜技术是显微外科的有效辅助手段。全内镜和内镜辅助技术用于前庭神经鞘瘤手

表 31.2　根据手术入路比较纳入原始文献中面神经的保存结果

作者	年份	研究设计	经迷路入路	乙状窦后入路	颅中窝入路	说明及统计意义
Arriaga 和 Chen	2001	回顾性研究	90%HB Ⅰ、Ⅱ级	100%HB Ⅰ、Ⅱ级	89%HB Ⅰ、Ⅱ 级	仅对＜1.5cm 的肿瘤进行分析，随访时无显著差异
Mamikoglu 等	2001	回顾性研究	68%HB Ⅰ、Ⅱ级	59%HB Ⅰ、Ⅱ级	不适用	仅对 2~3cm 之间的肿瘤进行了分析，随访时无显著差异
Colletti 和 Fiorino	2003	前瞻性队列研究	不适用	92%HB Ⅰ、Ⅱ级	80%HB Ⅰ、Ⅱ 级	仅对＜12mm 的内听道内肿瘤进行了分析，随访时未见显著差异
Ho 等	2003	回顾性研究	89%HB Ⅰ、Ⅱ级 肿瘤＜1.5cm 者占 81%（肿瘤＞1.5cm 者 占 81%）	89%HB Ⅰ、Ⅱ级 肿瘤＜1.5cm 者占 63%（肿瘤＞1.5cm 者占 63%）。	不适用	患者年龄、肿瘤大小和手术日期相匹配。对于至少达到 HB Ⅲ级的患者，未观察到显著差异（未对 HB Ⅰ、Ⅱ 进行统计学分析）
Oghalai 等	2003	回顾性研究	87% HB Ⅰ、Ⅱ 级	95%HB Ⅰ、Ⅱ级	93%HB Ⅰ、Ⅱ 级	未在各种入路之间进行统计比较
Darrouzet 等	2004	回顾性研究	仅 34% 的 HB Ⅰ 级	36% 的 HB Ⅰ级	不适用	未在各种入路之间进行统计比较
Isaacson 等	2005	回顾性研究	93%HB Ⅰ、Ⅱ级	不适用	92%HB Ⅰ、Ⅱ 级	仅对 1~1.8cm 的肿瘤进行了分析，随访时无显著差异
Jacob 等	2007	回顾性研究	88% HB Ⅰ~Ⅲ	96%HB Ⅰ、Ⅱ级	94%HB Ⅰ、Ⅱ 级	未在两种方法之间进行统计比较
Hillman 等	2010	回顾性研究	不适用	90%HB Ⅰ、Ⅱ级	88%HB Ⅰ、Ⅱ 级	HB Ⅰ级在乙状窦后入路中更为常见，但在最终随访时达到 HB Ⅰ、Ⅱ级方面没有显著差异
Sameshima 等	2010	回顾性研究	不适用	100%HB Ⅰ、Ⅱ级	100%HB Ⅰ、Ⅱ级	仅对＜1.5cm 的肿瘤进行分析，随访时无显著差异。乙状窦后入路手术时间较短
Falcioni 等	2011	回顾性研究	86%HB Ⅰ、Ⅱ级	96%HB Ⅰ、Ⅱ级	68%HB Ⅰ、Ⅱ 级	当肿瘤小于 1cm 时颅中窝入路的结果明显较差
Rinaldi 等	2012	回顾性研究	61%HB Ⅰ、Ⅱ级	83%HB Ⅰ、Ⅱ级	不适用	在对肿瘤大小进行加权后，随访时乙状窦后与经迷路入路的结果无显著差异。
Seo 等	2013	回顾性研究	92%HB Ⅰ、Ⅱ级	100%HB Ⅰ、Ⅱ级	不适用	仅对＜2cm 的肿瘤进行分析，随访时无显著差异
Wilkinson 等	2016	回顾性研究	不适用	100%HB Ⅰ、Ⅱ级	97%HB Ⅰ、Ⅱ 级	HB Ⅰ级在乙状窦后入路中更为常见，但在最终随访时达到 HB Ⅰ、Ⅱ级方面没有显著差异

缩写：HB，House–Brackmann 面神经功能分级

术的报道越来越多，目前不认为该技术明显优于显微外科手术（见第 40 章）。在大多数情况下，显微镜可为肿瘤全切提供充分的显露，未来的研究可以展示高清晰度的内镜显示直视线之外的结构，或发现两层结构之间原本模糊的分离层面。

目前，已有报道利用内镜下经外听道 – 鼓岬入路

表 31.3 根据手术入路比较纳入原始文献中听力的保留结果

作者	年份	研究设计	乙状窦后入路	颅中窝入路	说明及统计学意义
Staecker 等	2000	回顾性研究	47% 保持 A–B	62% 保持 A–B	选择颅中窝入路的患者术前和术后平均 WRS 和 PTA 均较好，但保持 A、B 级听力的概率无显著差异
Holsinger 等	2000	回顾性研究	33% 保持 A–B	69% 保持 A–B	乙状窦后入路组的肿瘤直径较大（15mm 相比 9mm）；未在两种方法之间进行统计比较
Colletti 和 Fiorino	2003	前瞻性队列研究	30% 保持 A–B	33% 保持 A–B	随访时未见显著差异
Oghalai 等	2003	回顾性研究	保持 A–B 的比例为 1.9%	41% 保持 A–B	未在两种方法之间进行统计比较
Sanna 等	2004	回顾性研究	30% 保持 A–B	32% 保持 A–B	未在两种方法之间进行统计比较
Jacob 等	2007	回顾性研究	42% 保持 A–B	59% 保持 A–B	未在两种方法之间进行统计比较
Hillman 等	2010	回顾性研究	39% 保持 A–B	59% 保持 A–B	A–B 级听力的保持无显著差异，但颅中窝入路更有可能保持 A 级听力
Sameshima 等	2010	回顾性研究	73% 保持 A–B	77% 保持 A–B	肿瘤均小于 1.5cm；随访未见显著差异。乙状窦后手术时间较快
Phillips 等	2010	回顾性研究	49% 保持 A–B	71% 保持 A–B	随访时未见显著差异

缩写：A–B，美国耳鼻咽喉科 – 头颈外科学会 A 级或 B 级听力；PTA，纯音听阈均值；WRS，单词识别分数

表 31.4 根据外科手术方法比较脑脊液渗漏的结果

作者	研究设计	年份	经迷路入路	乙状窦后入路	颅中窝入路	说明及统计学意义
Brennan 等	回顾性研究	2001	10%	8%	不适用	上次报告随访时，未见显著差异
Leonetti 等	回顾性研究	2001	8%	15%	0%	资料包括所有由作者切除的肿瘤（不仅仅是前庭神经鞘瘤）；没有在两种方法之间进行统计比较；由于病例数量少，未讨论颅中窝入路（$n=3$）
Slattery 等	回顾性研究	2001	11%	15%	5%	未在各种方法之间进行统计比较
Becker 等	回顾性研究	2003	13%	10%	10%	上次报告随访时，未见显著差异
Oghalai 等	回顾性研究	2003	14%	16%	11%	未在各种方法之间进行统计比较
Fishman 等	回顾性研究	2004	5%	8%	8%	未在各种方法之间进行统计比较
Sanna 等	回顾性研究	2004	2%	18%	4%	乙状窦后入路的脑脊液漏出率明显偏高
Sameshima 等	回顾性研究	2010	不适用	5%	5%	在上次报告的随访中，未见显著差异；乙状窦后入路的手术时间较短
Mangus 等	回顾性研究	2011	12%	12%	13%	在上次报告的随访中，未见显著差异，但当联合多种入路时，脑脊液渗漏的发生率显著增加
Copeland 等	回顾性研究	2015	15%	7%	6%	经迷路入路病例的脑脊液漏出率明显偏高

治疗内听道内和桥小脑角的前庭神经鞘瘤（见第39章）。随着内镜应用的增加，已有学者对内镜入路和传统入路进行了比较。此外，甚至有人提出3cm以上的肿瘤应行内镜辅助切除。随着时间推移，这些方法的适应证以及有效性将继续被评估，以便进一步比较与传统方法在面神经、听力保护和脑脊液漏方面的差异，以及其他患者指标，如疼痛、头痛、头晕和生活质量等。

31.6　总结

前庭神经鞘瘤的2种主要手术入路有着显著差异。一般来说，最合适的手术入路选择取决于肿瘤特征、解剖因素、患者因素和手术团队经验。

参考文献

[1] Carlson ML, Link MJ, Wanna GB, Driscoll CL. Management of sporadic vestibular schwannoma. Otolaryngol Clin North Am. 2015; 48(3):407–422.

[2] Perry A, Graffeo CS, Copeland WR, III, et al. Microsurgery for recurrent vestibular schwannoma after previous gross total resection. Otol Neurotol. 2017; 38(6):882–888.

[3] Carlson ML, Tveiten OV, Driscoll CL, et al. Risk factors and analysis of long-term headache in sporadic vestibular schwannoma: a multicenter cross-sectional study. J Neurosurg. 2015; 123(5):1276–1286.

[4] Kim HH, Johnston R, Wiet RJ, Kumar A. Long-term effects of cerebellar retraction in the microsurgical resection of vestibular schwannomas. Laryngoscope. 2004; 114(2):323–326.

[5] Carlson ML, Tveiten ØV, Driscoll CL, et al. Long-term dizziness handicap in patients with vestibular schwannoma: a multicenter cross-sectional study. Otolaryngol Head Neck Surg. 2014; 151(6):1028–1037.

[6] Carlson ML, Van Gompel JJ, Wiet RM, et al. A cross-sectional survey of the North American Skull Base Society: current practice patterns of vestibular schwannoma evaluation and management in North America. J Neurol Surg B Skull Base. 2018; 79(3):289–296.

[7] Nejo T, Kohno M, Nagata O, Sora S, Sato H. Dorsal displacement of the facial nerve in acoustic neuroma surgery: clinical features and surgical outcomes of 21 consecutive dorsal pattern cases. Neurosurg Rev. 2016; 39(2):277–288, discussion 288.

[8] Ansari SF, Terry C, Cohen-Gadol AA. Surgery for vestibular schwannomas: a systematic review of complications by approach. Neurosurg Focus. 2012; 33 (3):E14.

[9] Gurgel RK, Dogru S, Amdur RL, Monfared A. Facial nerve outcomes after surgery for large vestibular schwannomas: do surgical approach and extent of resection matter? Neurosurg Focus. 2012; 33(3):E16.

[10] Arriaga MA, Chen DA. Facial function in hearing preservation acoustic neuroma surgery. Arch Otolaryngol Head Neck Surg. 2001; 127(5):543–546.

[11] Mamikoglu B, Esquivel C, Wiet RJ. Facial nerve functions at hospital discharge after acoustic neuroma surgery. Arch Otolaryngol Head Neck Surg. 2001; 127 (12):1518–1519.

[12] Colletti V, Fiorino F. Middle fossa versus retrosigmoid-transmeatal approach in vestibular schwannoma surgery: a prospective study. Otol Neurotol. 2003; 24(6):927–934.

[13] Ho SY, Hudgens S, Wiet RJ. Comparison of postoperative facial nerve out-comes between translabyrinthine and retrosigmoid approaches in matched-pair patients. Laryngoscope. 2003; 113(11):2014–2020.

[14] Oghalai JS, Buxbaum JL, Pitts LH, Jackler RK. The effect of age on acoustic neuroma surgery outcomes. Otol Neurotol. 2003; 24(3):473–477.

[15] Darrouzet V, Martel J, Enée V, Bébéar JP, Guérin J. Vestibular schwannoma surgery outcomes: our multidisciplinary experience in 400 cases over 17 years. Laryngoscope. 2004; 114(4):681–688.

[16] Isaacson B, Telian SA, El-Kashlan HK. Facial nerve outcomes in middle cranial fossa vs translabyrinthine approaches. Otolaryngol Head Neck Surg. 2005; 133(6):906–910.

[17] Jacob A, Robinson LL, Jr, Bortman JS, Yu L, Dodson EE, Welling DB. Nerve of origin, tumor size, hearing preservation, and facial nerve outcomes in 359 vestibular schwannoma resections at a tertiary care academic center. Laryngoscope. 2007; 117(12):2087–2092.

[18] Hillman T, Chen DA, Arriaga MA, Quigley M. Facial nerve function and hearing preservation acoustic tumor surgery: does the approach matter? Otolaryngol Head Neck Surg. 2010; 142(1):115–119.

[19] Sameshima T, Fukushima T, McElveen JT, Jr, Friedman AH. Critical assessment of operative approaches for hearing preservation in small acoustic neuroma surgery: retrosigmoid vs middle fossa approach. Neurosurgery. 2010; 67(3): 640–644, discussion 644–645.

[20] Falcioni M, Fois P, Taibah A, Sanna M. Facial nerve function after vestibular schwannoma surgery. J Neurosurg. 2011; 115(4):820–826.

[21] Rinaldi V, Casale M, Bressi F, et al. Facial nerve outcome after vestibular schwannoma surgery: our experience. J Neurol Surg B Skull Base. 2012; 73 (1):21–27.

[22] Seo JH, Jun BC, Jeon EJ, Chang KH. Predictive factors influencing facial nerve outcomes in surgery for small-sized vestibular schwannoma. Acta Otolar-yngol. 2013; 133(7):722–727.

[23] Wilkinson EP, Roberts DS, Cassis A, Schwartz MS. Hearing outcomes after middle fossa or retrosigmoid craniotomy for vestibular schwannoma tumors. J Neurol Surg B Skull Base. 2016; 77(4):333–340.

[24] Mangham CA, Jr. Retrosigmoid versus middle fossa surgery for small vestibu-lar schwannomas. Laryngoscope. 2004; 114(8):1455–1461.

[25] Sughrue ME, Yang I, Aranda D, Kane AJ, Parsa AT. Hearing preservation rates after microsurgical resection of vestibular schwannoma. J Clin Neurosci. 2010; 17(9):1126–1129.

[26] Noudel R, Gomis P, Duntze J, Marnet D, Bazin A, Roche PH. Hearing preserva-tion and facial nerve function after microsurgery for intracanalicular vestibu-lar schwannomas: comparison of middle fossa and retrosigmoid approaches. Acta Neurochir (Wien). 2009; 151(8):935–944, discussion 944–945.

[27] Ahsan SF, Huq F, Seidman M, Taylor A. Long-term hearing preservation after resection of vestibular schwannoma: a systematic review and meta-analysis. Otol Neurotol. 2017; 38(10):1505–1511.

[28] Staecker H, Nadol JB, Jr, Ojeman R, Ronner S, McKenna MJ. Hearing preserva-tion in acoustic neuroma surgery: middle fossa versus retrosigmoid approach. Am J Otol. 2000; 21(3):399–404.

[29] Holsinger FC, Coker NJ, Jenkins HA. Hearing preservation in

conservation surgery for vestibular schwannoma. Am J Otol. 2000; 21(5):695–700.

[30] Sanna M, Khrais T, Russo A, Piccirillo E, Augurio A. Hearing preservation sur-gery in vestibular schwannoma: the hidden truth. Ann Otol Rhinol Laryngol. 2004; 113(2):156–163.

[31] Phillips DJ, Kobylarz EJ, De Peralta ET, Stieg PE, Selesnick SH. Predictive factors of hearing preservation after surgical resection of small vestibular schwanno-mas. Otol Neurotol. 2010; 31(9):1463–1468.

[32] Committee on Hearing and Equilibrium guidelines for the evaluation of hear-ing preservation in acoustic neuroma (vestibular schwannoma). American Academy of Otolaryngology-Head and Neck Surgery Foundation, INC. Otolar-yngol Head Neck Surg. 1995; 113(3):179–180.

[33] Selesnick SH, Liu JC, Jen A, Newman J. The incidence of cerebrospinal fluid leak after vestibular schwannoma surgery. Otol Neurotol. 2004; 25(3):387– 393.

[34] Sughrue ME, Yang I, Aranda D, et al. Beyond audiofacial morbidity after vestibular schwannoma surgery. J Neurosurg. 2011; 114(2):367–374.

[35] Brennan JW, Rowed DW, Nedzelski JM, Chen JM. Cerebrospinal fluid leak after acoustic neuroma surgery: influence of tumor size and surgical approach on incidence and response to treatment. J Neurosurg. 2001; 94(2): 217–223.

[36] Leonetti J, Anderson D, Marzo S, Moynihan G. Cerebrospinal fluid fistula after transtemporal skull base surgery. Otolaryngol Head Neck Surg. 2001; 124(5): 511–514.

[37] Slattery WH, III, Francis S, House KC. Perioperative morbidity of acoustic neuroma surgery. Otol Neurotol. 2001; 22(6):895–902.

[38] Becker SS, Jackler RK, Pitts LH. Cerebrospinal fluid leak after acoustic neuroma surgery: a comparison of the translabyrinthine, middle fossa, and retrosigmoid approaches. Otol Neurotol. 2003; 24(1):107–112.

[39] Fishman AJ, Marrinan MS, Golfinos JG, Cohen NL, Roland JT, Jr. Prevention and management of cerebrospinal fluid leak following vestibular schwan-noma surgery. Laryngoscope. 2004; 114(3):501–505.

[40] Mangus BD, Rivas A, Yoo MJ, et al. Management of cerebrospinal fluid leaks after vestibular schwannoma surgery. Otol Neurotol. 2011; 32(9): 1525–1529.

[41] Copeland WR, Mallory GW, Neff BA, Driscoll CL, Link MJ. Are there modifiable risk factors to prevent a cerebrospinal fluid leak following vestibular schwan-noma surgery? J Neurosurg. 2015; 122(2):312–316.

[42] Marchioni D, Soloperto D, Masotto B, et al. Transcanal transpromontorial acoustic neuroma surgery: results and facial nerve outcomes. Otol Neurotol. 2018; 39(2):242–249.

[43] Marchioni D, Alicandri-Ciufelli M, Rubini A, Masotto B, Pavesi G, Presutti L. Exclusive endoscopic transcanal transpromontorial approach: a new perspective for internal auditory canal vestibular schwannoma treatment. J Neurosurg. 2017; 126(1):98–105.

[44] Marchioni D, Carner M, Rubini A, et al. The fully endoscopic acoustic neuroma surgery. Otolaryngol Clin North Am. 2016; 49(5):1227–1236.

[45] Wick CC, Arnaoutakis D, Barnett SL, Rivas A, Isaacson B. Endoscopic transca-nal transpromontorial approach for vestibular schwannoma resection: a case series. Otol Neurotol. 2017; 38(10):e490–e494.

[46] Alicandri-Ciufelli M, Federici G, Anschuetz L, et al. Transcanal surgery for vestibular schwannomas: a pictorial review of radiological findings, surgical anatomy and comparison to the traditional translabyrinthine approach. Eur Arch Otorhinolaryngol. 2017; 274(9):3295–3302.

[47] Marchioni D, Carner M, Soloperto D, et al. Expanded transcanal transpromonto-rial approach: a novel surgical technique for cerebellopontine angle vestibular schwannoma removal. Otolaryngol Head Neck Surg. 2018; 158(4):710–715.

第 32 章　前庭神经鞘瘤术中面神经处理

Sampath Chandra Prasad, Alessandra Russo, Abdelkader Taibah, Enrico Pasanisi, Francesco Galletti, Mario Sanna

32.1　引言

基于诊断和显微外科技术的快速发展，前庭神经鞘瘤显微外科手术的围手术期死亡率，尤其在大型医疗中心已降至 1% 以下，更多的外科医生开始关注术中对颅神经尤其是面神经和耳蜗神经的功能保护。由于面神经与前庭神经的密切关系，术中切除肿瘤的操作存在损伤面神经的风险。虽然面神经与颞骨和桥小脑角的解剖位置相对固定，但肿瘤可能导致神经的扭曲及移位，而使术前无法明确分辨面神经走行或通过影像学定位。事实上，面神经对肿瘤的牵拉和压迫有很强的耐受性，因此即使肿瘤体积较大，多数患者术前面神经功能也保存正常。外科医生必须做好准备，术中如何应对神经受压变薄及推移、被包裹或需要辨别定位肿瘤与神经的位置关系。虽然术中有意或无意破坏面神经连续性的情况较为少见，一旦出现则需要立即进行重建以获得好的预后，重建方式主要包括神经端端吻合或神经移植。在本章中，我们讨论各种术前和术中面神经的损伤情况和处理方法。

32.2　面神经麻痹的临床特征

如前所述，面神经可以耐受因肿瘤生长所引起的牵拉和移位，因此多数患者不出现明显的神经功能症状。面神经与多数运动神经一样，对肿瘤侵犯具有很强的抵抗力，因此神经功能障碍常发生在病程后期。Axon 和 Ramsden 发现面神经功能 House-Brackmann1 级的患者中，仅有 10% 可维持运动神经元功能。神经元退行性变和轴突脱髓鞘的功能损伤通过侧支形成及其支配的运动纤维束代偿。此外，由于桥小脑角和面神经的内听道段没有神经鞘膜包覆，使神经更容易移位，在大型肿瘤表面也更容易受压变形而分束。病程缓慢的前庭神经鞘瘤和脑膜瘤病例中，面神经纤维需要至少数月的时间被牵拉后分束贴附在肿瘤包膜上（图32.1）。相反，对于较小的内听道或桥小脑角区域的肿瘤如早起出现面神经麻痹症状的病例，则更多考虑面神经鞘瘤、海绵状血管瘤或其他少见类型的恶性肿瘤。与未治疗前庭神经鞘瘤相关的面神经功能障碍的发生率通常小于 10%，且与肿瘤大小相关。面神经麻痹常常首先以面肌抽搐或痉挛的形式出现。

32.3　术中面神经监测

术中面神经监测是颅底手术的重要组成部分。术中肌电图（EMG）监测有助于准确识别和定位面神经，进而更好地保护面神经，尤其当因肿瘤或解剖变

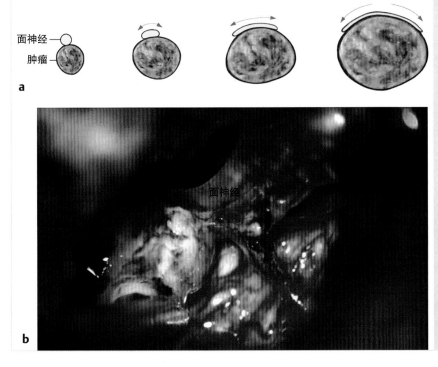

图 32.1 （a）在生长缓慢的肿瘤中，面神经在肿瘤包膜上被牵拉和张开，如前庭神经鞘瘤。（b）术中所见肿瘤切除后的面神经，可见神经明显变薄和透明

异使面神经不易识别时显得更为重要。在笔者所在的 Gruppo 医院耳科, 患者术中常规使用 Medtronic Xomed 公司生产的神经功能监护仪 (NIM Neuro 3.0) 进行监测。这是一套双通道肌电图系统, 用于检测面神经功能。显示器可显示双通道以用于同时监测眼轮匝肌和口轮匝肌的活动。为避免干扰和伪影, 这套设备配有"静音探头", 该探头连接在如双极电凝器或其他产生干扰信号的外部设备功率输出线上。电刺激或手术操作诱发的面神经肌电反应, 通过扬声器和示波器向外科医生提供即时反馈。术中面神经监测有助于: (1) 手术早期定位面神经; (2) 明确辨识面神经; (3) 在解剖分离过程中尽量减少损伤; (4) 在肿瘤切除过程中及术后确认神经功能的完整性。

肿瘤切除后, 可以在近端 (脑干的神经根起始处) 和远端 (内听道基底) 通过电刺激评估面神经功能。术后用于评估面神经功能的主要参数是近端电刺激的阈值和诱发反应幅度。在近端刺激时电流 0.05~0.1mA 即可产生面神经反应则说明功能良好。确认面神经反应的振幅, 并进行近端和远端的比较也很重要, 通常振幅大于 200mV 表明术后功能良好。在肿瘤切除的最后阶段, EMG 电位呈现 Burst 和 Train 波则提示预后良好。如刺激阈值升高到 0.3mA 以上仍无刺激反应, 尤其在低振幅的情况下则表明术后神经功能不良。高振幅 Train 波出现则提示预后不良。最后, 如果肿瘤切除后, 面神经对刺激缺乏反应, 也与术后神经功能不良有关。关于术中面神经监测的进一步讨论见第 27 章。

32.4 面神经的术前准备方案

本章中虽无法详细讨论术前策略, 但可对方法和策略进行简述。对于所有年龄段的小型肿瘤 (Ⅰ~Ⅱ级), 除小部分病例外我们建议患者行影像学随访。Ⅰ~Ⅱ级肿瘤患者, 如出现眩晕、影像学显示肿瘤生长加速或患者意愿强烈的可行手术治疗, 手术入路选择主要取决于患者的听力状况。如术前听力已经较差, 可采用扩大的经迷路入路 (ETLA), 即使肿瘤巨大, 这也是我们保护面神经功能最安全的方法。如对于术前听力未受累及的患者, 我们首选乙状窦后入路和颅中窝入路, 但颅中窝入路在术后早期存在较高的面神经轻瘫风险。对于Ⅲ级以上的肿瘤首选治疗是手术。对于符合手术条件的 65 岁以上患者, 我们可行次全切除或近全切除, 以较好的保护面神经功能。对于体质较差或存在手术禁忌的老年患者, 或经次全切除或近全切除后肿瘤复发的患者, 我们倾向于选择放射治疗。除了上述讨论外, 在决定治疗策略或面神经保护和处理方式时, 我们还应考虑患者的意愿、职业、手术团队经验、肿瘤位置、脑血管解剖和脑干压迫程度等因素。

32.5 面神经的术中管理

由于面神经麻痹会导致患者生理、社交、情感和心理等方面的影响, 尤其对于年轻患者而言, 因此术中应尽力保护面神经功能。无论何种手术入路, 都必须小心地在神经肿瘤包膜上精细解剖分离。即使手术经验丰富的术者, 也可能存在面神经损伤或牺牲其功能, 应尽可能一期进行神经的吻合或移植 (见第 64 章)。

32.5.1 术中保护面神经功能的技巧

宽度足够的手术入路可以为手术提供良好的操作术野, 从而提高肿瘤切除的安全性和效率 (图 32.2)。在扩大的经迷路入路 (ETLA) 中, 我们的经验是约有将近 70% 的病例其面神经主要定位于肿瘤包膜的前侧中下方表面, 约 15% 位于肿瘤上方, 10% 位于肿瘤下方, 5% 位于肿瘤侧方 (图 32.3)。在前庭神经鞘瘤手术中, 面神经常见的两个寻找定位是内听道的基底部 (图 32.4) 和脑干水平的神经发出处 (图 32.5)。面神经的定位随内听道管孔位置而变化, 如图 32.3 所示。在内听道管孔处, 面神经通常贴附在肿瘤表面, 肿瘤较大时面神经会受牵拉变薄, 因此在肿瘤表面解剖剥离神经时必须非常小心 (图 32.6)。

手术医生必须通过肉眼识别面神经, 而非单纯依靠术中面神经监测。在肿瘤体积较小时, 面神经可表现为一个亮灰色结构而易于识别。在肿瘤较大时, 神经通常因受压变薄、被牵拉等几近半透明的结构或与蛛网膜界面不清晰而无法分辨。在这种情况下, 术中面神经则严格遵循上述参考点通过面神经监护仪低强度刺激 (0.05mV) 来识别定位。了解不同刺激水平下的预期电波幅度是非常重要的。

如发现面神经在内听道管口侧被识别, 肿瘤的剥离切除就从外侧向内侧方向进行。如发现在脑干面被识别, 则从内侧向外侧方向进行。在许多情况下这两种操作步骤都有可能。在肿瘤体积较大时, 可能需切除大部分肿瘤在参与肿瘤的包膜上探查面神经的具体定位, 操作时需避免与肿瘤牵连在一起的神经过度牵拉或扭转。肌电图监测到 Train 波形反应时提示面神经可能受到潜在损伤。遇到这种情况时, 应暂停或改变剥离的操作, 以避免对神经造成进一步损害。需要注意的是, Train 波形的出现也有可能因术中冷水冲洗激发。术中大部分操作都是钝性分离, 也可使用剪刀锐性分开粘连紧密的结构, 避免过度牵拉神经。面神经上的出血常在出血点上贴敷明胶海绵或止血纱布来控制。不用过分强调术野内无血操作, 这并不是改善面神经预后的首要因素。操作术野内的血液会妨碍手术

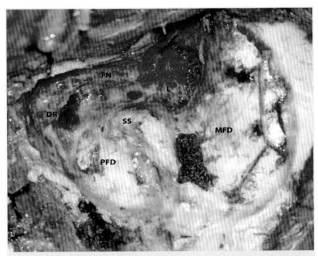

图 32.2 横跨颅中窝和颅后窝硬脑膜的宽骨窗扩大了术野，并有更大的空间使用器械

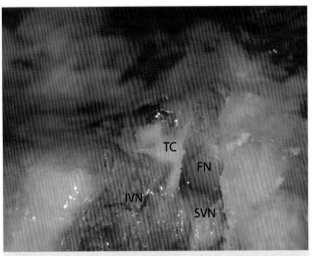

图 32.4 位于内听道底的面神经。缩写：FN，面神经；IVN，下前庭神经；SVN，上前庭神经；TC，横嵴

图 32.3 面神经可能与肿瘤相关的位置

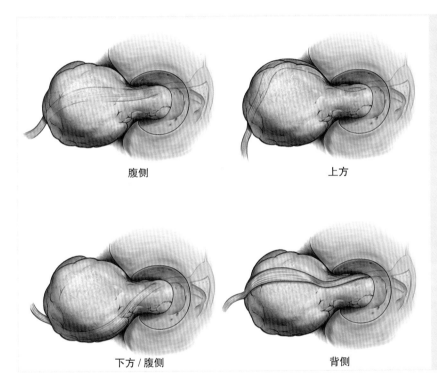

腹侧

上方

下方 / 腹侧

背侧

操作，大的血凝块可能会聚集并包裹神经，当吸除血块时可能会无意损伤神经。当接近面神经时，需要在低功率精确的双极电凝操作，应避免不加选择的电凝。保持清洁的双极尖端和使用冲洗可以进行有效止血，同时减少面神经的意外损伤。

在大多数研究中发现同等大小的囊性前庭神经鞘瘤较实体肿瘤在切除后的面神经预后较差。而我们研究结果显示两者之间没有显著的统计学意义上差异，我们考虑这一结果与我们在囊性肿瘤近全切除术中尽可能远离面神经的操作有关。

32.5.2 面神经损伤的处置方案

尽管面神经的保护非常重要，每一步操作都应该秉持这个目标，但在某些情况下，术者可能会因术中的情况和决策选择牺牲面神经的完整性和部分功能。主要包括以下 3 种可能。第一种，在危急情况下为了保全患者的生命安全，如动脉出血无法控制，必须切除面神经获取操作空间时是可以接受的，但我们认为这种情况非常罕见。第二种情况是多发性复发的巨大肿瘤，脑干受压明显的病例。在罕见的侵袭性复发肿

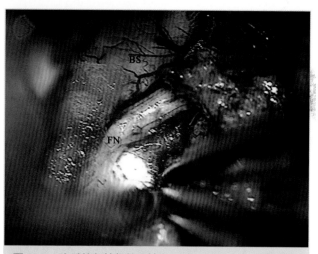

图 32.5　脑干的起始部的面神经。BS：脑干；FN：面神经

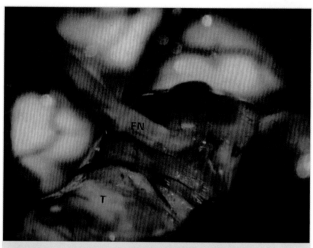

图 32.6　内听道内耳孔位置的面神经。FN，面神经；T，肿瘤

瘤的治疗中，尤其是年轻患者，彻底切除肿瘤以预防复发及其他并发症是首要考虑因素。在先前接受过显微外科切除和放射治疗的病例中，面神经与肿瘤粘连较紧，以至于在保留面神经的前提下完全切除肿瘤是不可能的。第三种情况是面神经麻痹病史较长的患者，无论是肿瘤压迫引起还是先前的治疗导致，这类情况必须首先鉴别是否为急性面神经麻痹，后者通常可通过类固醇类药物或肿瘤切除而改善。

在肿瘤切除过程中，面神经可能产生部分中断或变薄的情况，术后是否可能功能保留是一个问题。如果神经能经受高阈值的刺激，则面神经功能至少可以部分恢复。有时尽管面神经看似解剖学完整，但不能接受高阈值的刺激。在这种情况下，建议最好不要牺牲神经，可通过神经移植恢复部分功能。

如果术者已确认面神经离断，应立即进行重建以达到最佳效果，可通过端对端吻合或神经移植。移植是一种方便和公认的即时恢复面神经方法。在我们尚未发表的一项包括 213 例患者无缝线纤维蛋白胶辅助吻合技术的研究中提示吻合效果良好。该技术在第 64 章中详细讨论。

32.5.3　前庭神经鞘瘤次全或近全切除术中的面神经保护

手术切除的目的是在保留面神经和听神经功能的情况下，实现肿瘤的完全切除。在某些情况下，肿瘤与重要结构（如面神经、脑干、血管和桥小脑角中的其他神经）关系密切，期望术中肿瘤完全切除是不明智的。这一点尤其适用于肿瘤较大、放射治疗失败或伴有严重并发症的患者，手术的目的则应该是进行次全切除或近全切除。虽不常见，但术中重要生命体征

变化或出血过多也可能使肿瘤无法完全切除。

尤其是在术前面神经已受累的情况下，术者面临的难题是，残留部分肿瘤来保留神经功能，或是牺牲神经功能做到肿瘤全切，这是术前需要做的重要决策，尤其对于高龄或已有并发症的患者。如果能满足以下两个因素可考虑在保留面神经功能的情况下放弃全切肿瘤：（1）肿瘤生长和复发指数较低；（2）术后面神经功能保护有明确收益，这在我们最近发表文章和文献回顾中也已证实。因此，对于保留面神经的近全切除和次全切除的概念无疑是有价值的。与次全切除相比，近全切除显示残余肿瘤的复发率较低，而面神经功能的预后几乎相同。此外，放射外科的发展也提供了一种低风险的方法来治疗残留肿瘤。非完全切除肿瘤的患者需要长期甚至终生的随访。关于次全切除和近全切除的其他讨论见第 41 章。

32.5.4　要点和总结

- 面神经对缓慢生长的肿瘤引起的牵拉有一定耐受程度，通常情况下，即使肿瘤巨大，患者术前功能也可表现正常。
- 术前，必须充分告知手术对患者面神经损伤的风险及其后果。须获得充分的知情同意。
- 术中面神经监测有助于：（1）面神经定位；（2）面神经的明确识别；（3）在解剖过程中尽量减少损伤面神经；（4）在肿瘤切除期间和之后确认功能面神经的完整性。
- 在内听道处常发现面神经黏附在肿瘤表面，肿瘤巨大时面神经常受压变得非常薄。因此，在切除该区域肿瘤的神经时必须特别小心。
- 外科医生在显微镜下必须能够肉眼识别面神经，而不

单纯依靠术中肌电图监测。
- 在神经被切断的情况下，应尽可能神经重建。
- 在某些情况下，由于肿瘤与重要结构（如面神经、脑干、血管和桥小脑角中的其他神经）关系密切，完全切除肿瘤并不一定明智。这尤其适用于肿瘤巨大或伴有严重并发症的患者，手术目的可能是计划性的次全切除或近全切除，或通过二期手术或放疗后进行肿瘤减压。

参考文献

[1] Gjuriff M, Wigand ME, Wolf SR. Enlarged middle fossa vestibular schwannoma surgery: experience with 735 cases. Otol Neurotol. 2001; 22(2): 223–230, discussion 230–231.

[2] Samii M, Matthies C. Management of 1000 vestibular schwannomas (acoustic neuromas): surgical management and results with an emphasis on complica-tions and how to avoid them. Neurosurgery. 1997; 40(1):11–21, discussion 21–23.

[3] Sanna M, Taibah A, Russo A, Falcioni M, Agarwal M. Perioperative complications in acoustic neuroma (vestibular schwannoma) surgery. Otol Neurotol. 2004; 25(3):379-386.

[4] Wiet RJ, Mamikoglu B, Odom L, Hoistad DL. Long-term results of the first 500 cases of acoustic neuroma surgery. Otolaryngol Head Neck Surg. 2001; 124 (6):645–651.

[5] Brackmann DE, Cullen RD, Fisher LM. Facial nerve function after translabyrin-thine vestibular schwannoma surgery. Otolaryngol Head Neck Surg. 2007; 136(5):773–777.

[6] Nadol JB, Jr, Chiongcm, Ojemann RG, et al. Preservation of hearing and facial nerve function in resection of acoustic neuroma. Laryngoscope. 1992; 102 (10):1153–1158.

[7] Samii M, Matthies C. Management of 1000 vestibular schwannomas (acoustic neuromas): the facial nerve–preservation and restitution of function. Neuro-surgery. 1997; 40(4):684–694, discussion 694–695.

[8] Sterkers JM, Morrison GA, Sterkers O, El-Dinemm. Preservation of facial, cochlear, and other nerve functions in acoustic neuroma treatment. Otolar-yngol Head Neck Surg. 1994; 110(2):146–155.

[9] Ozmen OA, Falcioni M, Lauda L, Sanna M. Outcomes of facial nerve grafting in 155 cases: predictive value of history and preoperative function. Otol Neuro-tol. 2011; 32(8):1341–1346.

[10] Axon PR, Ramsden RT. Facial nerve injury caused by vestibular schwannoma compression: severity and adaptation to maintain normal clinical facial func-tion. Am J Otol. 1999; 20(6):763–769.

[11] Kartush JM, Lundy LB. Facial nerve outcome in acoustic neuroma surgery. Otolaryngol Clin North Am. 1992; 25(3):623–647.

[12] Sanna M, Khrais T, Mancini F, Russo A, Taibah A. Facial nerve management in vestibular schwannoma surgery. In: The Facial Nerve in Temporal Bone and Lateral Skull Base Microsurgery. Stuttgart: Georg Thieme Verlag; 2006:149– 186.

[13] Sanna M, Mancini F, Russo A, Taibah A, Falcioni M, Di Trapani G. The translabyrinthine approaches. In: Atlas of Acoustic Neurinoma Microsurgery. Stuttgart: Georg Thieme Verlag; 2011:60–140.

[14] Consensus meeting on systems for reporting results in acoustic neuroma. November 7–9, 2001. Tokyo, Japan. Abstracts. Keio J Med. 2001; 50 Suppl 4: 13–77.

[15] Patnaik U, Prasad SC, Tutar H, Giannuzzi AL, Russo A, Sanna M. The long-term outcomes of wait-and-scan and the role of radiotherapy in the management of vestibular schwannomas. Otol Neurotol. 2015; 36(4):638–646.

[16] Falcioni M, Fois P, Taibah A, Sanna M. Facial nerve function after vestibular schwannoma surgery. J Neurosurg. 2011; 115(4):820–826

[17] Rinaldi V, Casale M, Bressi F, et al. Facial nerve outcome after vestibular schwannoma surgery: our experience. J Neurol Surg B Skull Base. 2012; 73 (1):21–27.

[18] Friedman WA, Bradshaw P, Myers A, Bova FJ. Linear accelerator radiosurgery for vestibular schwannomas. J Neurosurg. 2006; 105(5):657–661.

[19] Sawamura Y, Shirato H, Sakamoto T, et al. Management of vestibular schwan-noma by fractionated stereotactic radiotherapy and associated cerebrospinal fluid malabsorption. J Neurosurg. 2003; 99(4):685–692.

[20] Goddard JC, Voelker CCJ, Brackmann DE. Facial nerve and vestibular schwannoma. In: Guntinas-Lichius O, ed. Facial Nerve Disorders and Diseases: Diagnosis and Management. Stuttgart: Georg Thieme Verlag KG; 2016:238–248.

[21] Sinha S, Sharma BS. Cystic acoustic neuromas: surgical outcome in a series of 58 patients. J Clin Neurosci. 2008; 15(5):511–515.

[22] Fundová P, Charabi S, Tos M, Thomsen J. Cystic vestibular schwannoma: surgical outcome. J Laryngol Otol. 2000; 114(12):935–939.

[23] Benech F, Perez R, Fontanellamm, Morra B, Albera R, Ducati A. Cystic versus solid vestibular schwannomas: a series of 80 grade III-IV patients. Neurosurg Rev. 2005; 28(3):209–213.

[24] Charabi S, Tos M, Børgesen SE, Thomsen J. Cystic acoustic neuromas. Results of translabyrinthine surgery. Arch Otolaryngol Head Neck Surg. 1994; 120 (12):1333–1338.

[25] Moon KS, Jung S, Seo SK, et al. Cystic vestibular schwannomas: a possible role of matrix metalloproteinase-2 in cyst development and unfavorable surgical outcome. J Neurosurg. 2007; 106(5):866–871.

[26] Wandong S, Meng L, Xingang L, et al. Cystic acoustic neuroma. J Clin Neurosci. 2005; 12(3):253–255.

[27] Piccirillo E, Wiet MR, Flanagan S, et al. Cystic vestibular schwannoma: classification, management, and facial nerve outcomes. Otol Neurotol. 2009; 30(6):826–834.

[28] Chen Z, Prasad SC, Di Lella F, et al. The behavior of residual tumors and facial nerve outcomes after incomplete excision of vestibular schwannomas. J Neurosurg. 2014; 120(6):1278–1287.

第 33 章　经迷路入路前庭神经鞘瘤切除术

Sampath Chandra Prasad, Alessandra Russo, Abdelkader Taibah, Enrico Pasanisi, Francesco Galletti, Mario Sanna

33.1　历史

1904 年，Rudolf Panse 最早记录了"经颞入路"切除前庭神经鞘瘤，该入路需要切除迷路进入桥小脑角。高并发症率和未消毒乳突气房传播潜伏的感染使该手术入路很快被冷落。正如 Franciscus Quix 在 1911 年所述，除侵蚀迷路的巨大肿瘤外，经迷路入路偶有采用。随着医学上麻醉技术和抗感染水平的进步，1964 年，House 教授首先把牙科磨钻和显微操作理念引入，发表论著介绍其运用经迷路入路（Translabyrinthine Approach，TLA）切除 41 例前庭神经鞘瘤，从而重新推广了这一入路。有关前庭神经鞘瘤手术发展历史请详见第 1 章。

33.2　患者选择

自 House 重新推广应用经迷路入路以来，该入路已经成为笔者切除前庭神经鞘瘤所用的主要方法，另外也使用于 50% 的颅底其他病例中。笔者的体会是，任何在内听道和桥小脑角的肿瘤，无论大小，都可以通过经迷路入路切除。该入路遵循了颅底外科的首要原则：通过最大化磨除骨质，提供了到达病变区域最直接的路径，同时避免牵拉小脑或颞叶。该入路还能够在不损伤面神经前提下从内听道开口至基底 270°，充分暴露内听道全长。作者认为在以下这些情况下该入路具有独特的优势：首先是体积巨大的前庭神经鞘瘤（>3.5cm）（图 33.1），巨大的前庭神经鞘瘤常伴随脑干和小脑受压，唯有广泛的暴露才能安全地切除这些重要结构附件的肿瘤。经迷路入路提供了切除肿瘤的直接途径，而无须牵拉脑组织。当然有些术者更

倾向于乙状窦后入路切除巨大前庭神经鞘瘤，这主要由手术医生个人偏好决定。另外，对于有放疗和显微外科手术治疗史的患者我们也推荐经迷路入路。这类患者的面神经常包裹于蛛网膜瘢痕或黏附于肿瘤表面，对内听道的广泛暴露对再次手术中确认和解剖面神经至关重要。最后，需要肿瘤切除和听觉脑干植入的NF2 患者也是经迷路入路的良好适应证。

33.3　入路局限

患者是否存在有用听力是考虑该入路的主要因素。如果听力正常（纯音平均 <50dB，语音辨别 >50%），肿瘤小（<2.0cm）且（或）位置合适，则考虑其他保留听力的入路。乙状窦和颈静脉球的解剖变异会影响显露的空间，如前置乙状窦和高位颈静脉球在不充分减压情况下会导致该入路对肿瘤的显露不足。此时，如果对侧静脉窦系统不存在或不发达，血管并发症的风险就会上升，可以通过乙状窦后入路来降低该风险。

33.4　步骤

在大多数情况下，手术由一个 6 人小组完成：神经耳科医生、神经外科医生、麻醉医生、巡回护士、手术室技术员和神经监测技术员。全身麻醉后，患者 180° 翻身，准备接受手术（图 33.2）。

33.4.1　监测

放置导尿管和进行血流动力学监测的动脉导管。手术开始时，应用甘露醇和呋塞米进行利尿，降低颅内压。将面神经监测电极插入面神经的 4 个分支（额肌、眼轮匝肌、口轮匝肌和颏肌）的肌肉，并连接到神经

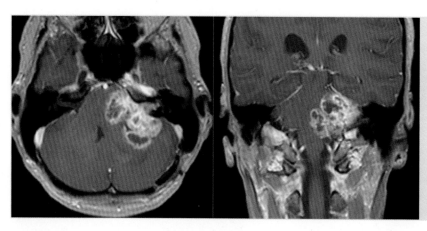

图 33.1　该患者有一个散发的 4.5cm 大型前庭神经鞘瘤，脑干和小脑受压。先前已通过乙状窦后入路部分切除了肿瘤，但肿瘤继续生长。再次手术是从经迷路入路进行的

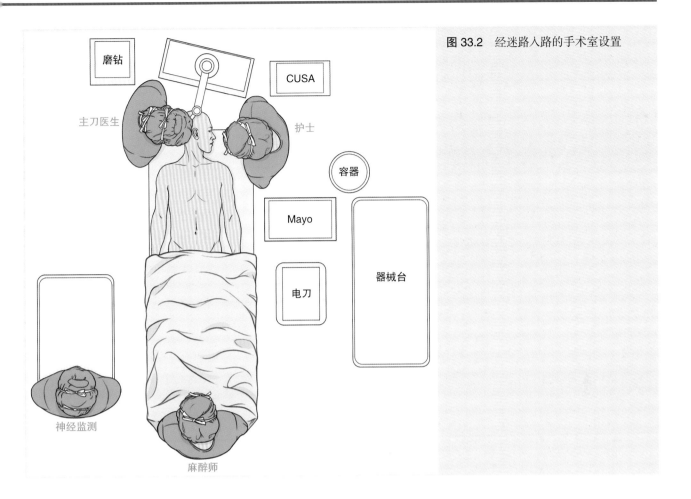

图 33.2 经迷路入路的手术室设置

监测控制台（Nimo-Response2.0 或 3.0，Medtronic，Jacksonville，FL）。必要时也可对三叉神经、迷走神经、副神经和体感诱发电位监测。最后，插管仅使用短效肌松药，便于准确可靠地监测神经。

33.4.2 体位

经迷路入路手术时患者取仰卧位，与常规慢性耳部手术体位类似，头下放置凝胶垫。这个过程不需头架固定。左下腹做好获取脂肪的准备。

33.4.3 软组织暴露

剃干净耳后及上方的毛发。记住鼓室盖部和乙状窦的位置，它们通常在颧弓根水平和乳突后沟水平。剃发范围应足够宽，便于充分减压乙状窦、乙状窦后硬膜以及中颅底硬膜，一般来说，皮肤切口应在耳后2~3指宽（图 33.3），由上至下分别经过颞肌筋膜和乳突骨膜。显露颞肌筋膜后，向耳道方向剥离乳突周围骨膜，这部分骨膜在术后将用于封闭裸露的钛板，所以保留其完整性至关重要。为确保严密缝合，这一步

的关键是骨膜切口与皮肤切口错位切开。两者不在同一平面，即可减少钛板裸露和脑脊液漏的风险。

掀起骨膜瓣向前方暴露外听道后缘，后方弧形跨过乙状窦，上方经过颞线表面，下方达二腹肌。电刀有助于向后上方分离骨膜。最后用丝线悬吊向前牵开皮瓣并放置两个大的自固定撑开器。

33.4.4 骨质暴露

磨除骨质首先应确认乳突盖部，然后向前方确定鼓室窦，将后半规管的管壁磨薄，并向下一直磨到乳突尖，后方即可确定乙状窦，向上磨除骨质显露窦脑膜角（Sinodural Angle）。沿颅中窝硬膜和乙状窦后方广泛磨除颅骨，直至将硬膜表面骨质全部磨除变软，结扎粗大的乳突导静脉，增加乙状窦的游离度。双极电凝将所有从乙状窦发出的导静脉离断，有利于减少出血。进一步向内侧解剖，逐步磨除颅中窝底及乙状窦前硬膜（颅后窝硬膜）表面的骨质以减压。乙状窦表面可留下一层薄薄的骨质，可以是单片骨岛（Bill 岛）或多个"蛋壳样"碎片，以防止颞骨内侧骨质磨除后，

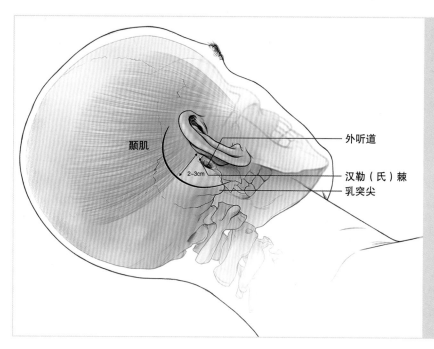

图 33.3 经迷路入路的皮肤切口。注意颞肌、乳突尖和外听道的位置

颞肌

外听道

2~3cm

汉勒（氏）棘

乳突尖

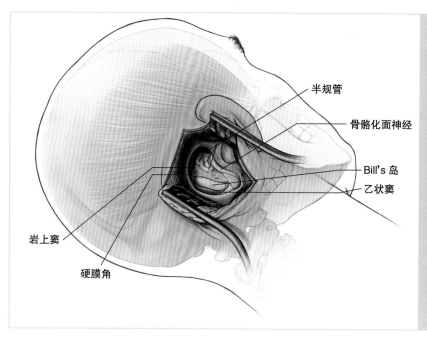

图 33.4 乳突切除术完成后，可以识别出面神经。颅中窝和颅后窝硬脑膜也被减压，在乙状窦表面保留了一片骨岛

半规管

骨骼化面神经

Bill's 岛

乙状窦

岩上窦

硬膜角

乙状窦被器械误伤或变干涸（图 33.4）。

继续向前上方磨骨，进入乳突窦，其内可见外侧半规管和砧骨。据此可以初步确定面神经垂直段走行，去除面神经表面气化骨质，只留下一薄层骨质，追踪面神经直至乳突尖。

一旦确定了面神经的位置，就可以切除迷路，并同时磨除迷路上方和后方的骨质。随着半规管的移除，在分别磨除的外侧半规管与后半规管壶腹时，面神经在第二膝和垂直段处有受伤的危险（图 33.5）。尤其

是在暴露前庭时，任何不慎切开下方面神经第二膝部都会造成不可挽回的损害。通常，外侧半规管上方和后半规管后方的骨质可以使用切割钻安全地去除。然后建议换成金刚钻，磨除剩余的迷路骨质。在迷路切除过程中，总是会遇到穿过上半规管弓形通道的弓形动脉，这可以用金刚钻很容易地控制，很少需要使用骨蜡。颅后窝骨质减压后，可以看到内淋巴囊，应将其与内淋巴管鉴别开，因为它会穿过岩骨面进入前庭。分离内淋巴管通常会使颅后窝硬脑膜从岩骨上松解开，

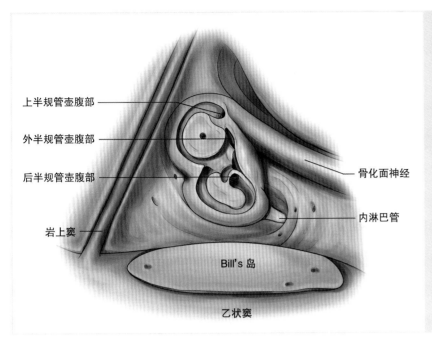

图33.5 部分切除迷路后的视图。注意上半规管壶腹、外侧和后半规管壶腹与面神经的关系

上半规管壶腹部

外半规管壶腹部

后半规管壶腹部

岩上窦

骨化面神经

内淋巴管

Bill's 岛

乙状窦

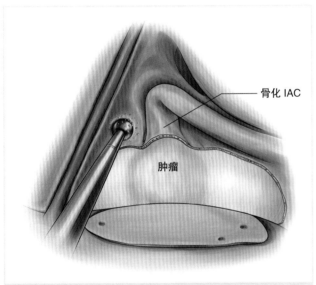

骨化 IAC

肿瘤

图33.6 轮廓化内听道。首先要解剖出下槽，然后再解剖上槽

有利于暴露。去除迷路的最后部分时，请记住上、后半规管壶腹的位置，因为它们是内听道上、下边界的良好标记。

接下来，减压乙状窦，并向下辨认颈静脉球。一旦确定了颈静脉球，就在该球的前上方减压硬脑膜，识别耳蜗导水管。一旦确定，将使用 Rosen 针打开耳蜗导水管中的蛛网膜释放脑脊液。在较大的肿瘤中，耳蜗导水管可能在桥小脑角的内侧开口处阻塞。此时，不应继续磨除耳蜗导水管下方的骨质，因为后组颅神经穿入颈静脉孔的神经部就在此位置。

去除比颈静脉球高的骨头后，会形成内听道的下槽，并在骨头最厚的内听道开口处确定内听道下极，轮廓化此处并继续向外侧磨骨，此时可探及内听道的前表面，以确认向前分离的界线。下槽完成后，将内听道后部轮廓化，并磨除上槽（图33.6）。为了保护面神经（通常位于内听道的前上部分），通常先磨除下槽，再磨除上槽。如果鼓室盖与内听道之间的空间狭窄，则必须格外小心，避免损伤内听道。在这些情况下，充分暴露下槽有助于更好地移动肿瘤和分离面神经。在更广泛的减压后，也可用双极电凝收缩硬脑膜并增加显露范围。一些外科医生主张在轮廓化右侧内听道的下槽或左侧内听道的上槽时反转钻头，以防止磨钻"跳入"内听道。最终目标是 270° 暴露内听道从开口到基底部的全长。对内听道周围的骨质进行环形减压可为分离肿瘤与面神经提供更多空间，也增加了内耳门附近的可视度，这对于面神经散布和粘连风险更大的大型肿瘤尤其重要。通常，应在打开硬脑膜之前完成所有骨质磨除，以减少用钻头损伤面神经的风险并减少颅内骨粉尘的扩散。

33.4.5 内听道底部解剖

内听道的最外侧解剖始于识别明显的神经。小心地从上方去除骨骼，以显露分隔前庭上神经和前庭下

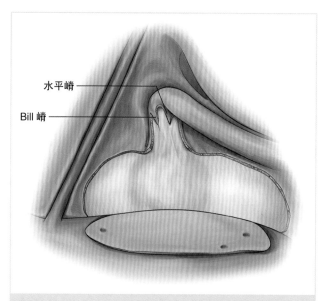

图 33.7　将内听道完全轮廓化后，在内听道底部可见 Bill 嵴和水平嵴

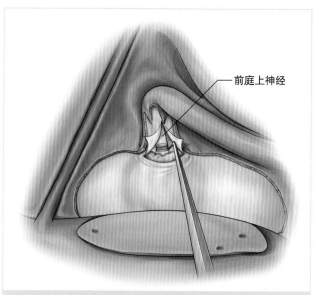

图 33.8　显露 Bill 嵴后，就可以使用直角剥离子切断并翻起前庭上神经。面神经应该位于前庭上神经的前方

神经的横嵴（或镰状嵴）。然后在上方可以识别出垂直嵴（或 Bill 嵴，由 William House 命名），其将位于后方的前庭上神经与位于前部的面神经分开（图 33.7）。一旦确定，继续轮廓化内听道的最外侧部分直至面神经迷路段。这种解剖可能很乏味，但对于识别面神经至关重要。用尖头的神经钩触及 Bill 嵴，并在前庭上神经的外侧末端进入前庭处切开它。尽管此解剖学关系是一定的，但仍应在切开前庭上神经前用刺激探针对局部解剖进行确认。在这里另一个常用解剖标记物是 Mike 点（以 Mike Glasscock 的名字命名），即前庭上神经进入前庭的末端。翻开前庭上神经，可以在 Bill 嵴的前面看到面神经（图 33.8）。

33.4.6　咽鼓管填充

在打开剩余硬脑膜之前，应填充中耳以减少术后脑脊液漏的风险。有多种方法可以达到此目的。笔者的方法是用锋利的钩子从鼓室腔中取出砧骨，但注意避免撕裂鼓膜。然后用 2mm 的金刚石磨钻将面神经隐窝处磨除，以使视线能直接进入咽鼓管口。将鼓室张肌分开，并在直视下使用颞筋膜填充咽鼓管开口。随后是骨蜡与止血纱布（Surgicel Nu-knit, Ethicon, Somerville, NJ）混合。然后将肌肉填入中耳，用骨蜡密封乳突的窦腔和面神经隐窝。如存在面神经后气房，也用骨蜡密封。

33.4.7　移除肿瘤

首先切开颅后窝硬脑膜，前方至内听道开口，后方至乙状窦中部（图 33.7）。硬脑膜正下方的蛛网膜和血管应小心地拨开，并在小脑上放置一条细长棉片以保护其免受伤害。沿内听道后方做第二个硬膜切口，两个切口相交与内听道开口处，此处是肿瘤最粘连和血供丰富的位置。电凝切断穿透硬脑膜的小血管，松解硬脑膜与肿瘤和内听道内结构的粘连，悬吊硬膜瓣并向上、下方牵开。

切除肿瘤通常分 3 个阶段完成：首先减压桥小脑角内的部分，在面神经上留下一薄层肿瘤，然后切除内听道内肿瘤，最后去除面神经的脑池段中最粘连的部分。首先，解剖肿瘤周边的无血管的蛛网膜界面，使肿瘤脱离周围硬脑膜和小脑。应使用神经探测仪协助进行解剖，以帮助识别最通常位于肿瘤前部的面神经。其次，从桥小脑角的肿瘤包膜后表面切一个小口。然后，使用超声抽吸器（CUSA, Integra, Plainsboro, NJ）将中心部分的肿瘤减压（图 33.9）。随着囊内减瘤的不断进行，应向内侧扩展肿瘤周围的平面，直到可以在脑干处识别出面神经。穿进肿瘤的血管应烧灼并切断。如果血管仅位于肿瘤表面，则应将它们推到一边并保留下来，以减少脑干穿支动脉受伤的风险。剩余的肿瘤包膜应用锋利的剪刀和双极电灼逐块取出。如果肿瘤包膜粘连牢固，作者建议使用 CO_2 激光

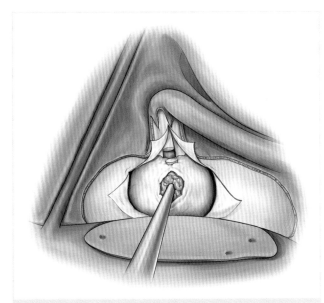

图 33.9　在桥小脑角的肿瘤包膜后表面上开一个小口，进行囊内减压

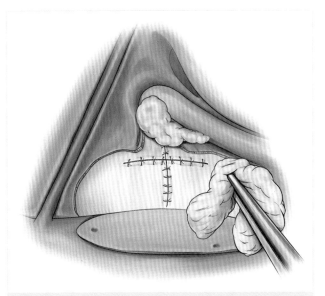

图 33.10　缝合硬脑膜后，将呈条状的腹部脂肪条填入桥小脑角的乳突缺损处。避免过度填充乳突，这可能导致乙状窦阻塞或血栓形成。该图代表了硬脑膜闭合的理想状态。在大多数情况下，乙状窦前方的颅后窝硬膜不能达到水密闭合

（BeamPath，OmniGuide Surgical，Lexington，MA）而不是锐利的解剖，以最大限度地减少对肿瘤和面神经的牵拉。切勿向前或向内拉肿瘤，因为这可能会无意中损害面神经。肿瘤的任何牵引都应朝后或朝外方向。

用神经钩在内听道底部分离前庭上神经并识别出面神经的后部，之后开始切除内听道内的肿瘤。从外向内钝性分离面神经与前庭上神经之间的平面，但应避免向内牵拉面神经。面神经刺激探针是分离和区分面神经的有用工具。靠近内听道开口处的肿瘤分离相对容易。当内听道内和桥小脑角的肿瘤都切除后，最后的步骤就是将剩余的肿瘤从面神经的脑池段上分离出来。此时应十分轻柔，因为该部分的神经可能变薄，散开并与肿瘤紧密粘连。如果肿瘤与面神经的粘连太强而无法安全切除，则应做近全切除（NTR）或次全切除（STR），以防止损伤面神经。

33.4.8　关颅

完成肿瘤切除后，应尽最大可能地重建硬脑膜。将取自腹部的脂肪条放入桥小脑角内，与内听道平行放置，填充乳突的缺损。通常，脂肪大约为小石灰的大小就足够了。将脂肪条以栅栏的方式填充剩余的乳突缺损（图 33.10）。避免过度填充乳突缺损很重要，因为这会压迫乙状窦和面神经。如果肿瘤与优势乙状窦位于同一侧，则这一点尤其重要。作者习惯使用钛板修补颅骨。固定好钛板后，应该能够观察到脑脊液搏动，但看不到脑脊液渗出，确保乳突没有被过度填充（图 33.11）。

水密缝合钛板上方的骨膜瓣。如果缝合后该层中有小缝隙，则可以放置一小块脂肪以填补缺陷（图 33.12）。缝合皮瓣，放置乳突敷料。作者将乳突敷料放置 3 天。理想情况下，取下头部敷料后，应观察到愈合良好的干燥、扁平伤口。有时会出现假性脑膜膨出，只要创口没有张力，这在接下来的几周内会自行消失。

33.5　手术细节与技巧

在显微手术切除前庭神经鞘瘤的 3 种入路中，经迷路入路需要去除的骨质最多。因此，清晰地牢记每个步骤并依次完成每一步，是有效而安全地去除骨质的前提。此外，尽可能使用大切割钻安全地去除尽可能多的骨质，在使用金刚磨钻头之前减少更换钻头的次数，有助于减少手术时间。以下是在进行经迷路入路操作时可能需要做调整的几种情况。对传统经迷路入路的改良，包括扩大的经迷路入路和扩大经迷路入路伴岩尖扩展，将在第 34 章中进一步介绍。

33.5.1　大型前庭神经鞘瘤

较大的前庭神经鞘瘤会扩张内听道，在磨除上、

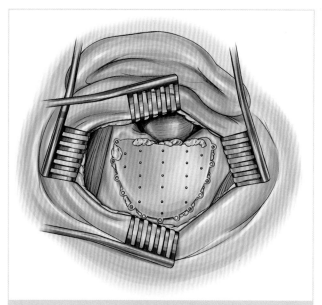

图 33.11　用钛板进行颅骨修补。固定好钛板后，仍然应该能够观察到通过脂肪随脑脊液搏动

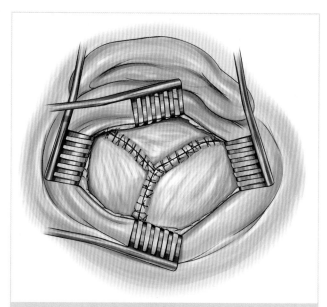

图 33.12　钛板上方骨膜瓣的水密缝合对于防止术后脑脊液漏至关重要。该层中的空隙可以充满腹部脂肪

下槽时有可能提前显露肿瘤，从而阻碍了进一步的解剖。在这种情况下，应尽可能多地去除骨质，并尝试在磨出的骨槽内尽可能分离至内听道前壁，这为后续切除过程中移动肿瘤提供了条件。此外，当肿瘤较大时，用面神经刺激器频繁刺激内听道和桥小脑角中的硬脑膜对于确定硬脑膜下神经的位置至关重要。尽管面神经通常位于前上方，但大的肿瘤可将其移位到意想不到的位置。

大型前庭神经鞘瘤也可以向前方和下方延伸，切除肿瘤时器械难以进入这些区域。这个局限导致一些团队更喜欢采用乙状窦后入路切除大型肿瘤。在这些患者中，沿颅中窝和颅后窝对硬脑膜进行广泛减压至关重要，骨窗至鼓室盖上方 1cm，乙状窦后 1cm，这也为器械操作开辟更宽的通道。

33.5.2　高位颈静脉球

高位颈静脉球会使下槽和脑池内肿瘤的下极暴露困难。术前磁共振成像有助于识别高位颈静脉球。高位颈静脉球可能位于内听道后方，在减压颅后窝硬脑膜时会较早遇到。手术目标是将内听道下槽所在的颈静脉球前方硬膜充分减压。为了实现这一点，广泛去除外侧颅中窝硬脑膜表面的骨质，创造出此处由上向下磨除骨质的操作空间。一些外科医生还会用双极电凝轻轻地烧灼颈静脉球，以使其向下方收缩。应谨慎使用这种方法，因为电灼过度收缩会导致血栓形成，或更常见的是会损伤后组颅神经。此外，颈静脉球的

静脉壁比乙状窦更易脆弱，减压可能会导致颈静脉球受伤和活动性出血。

33.5.3　前置乙状窦

非常靠前的乙状窦可能给分离带来困难，但在颞部和乙状窦硬膜广泛减压后通常可以解决。此外，一旦释放脑脊液并利尿，患者的硬脑膜就会经常松弛，从而增加了操作空间。在极少数情况下，这还不足以解决问题，可以将外听道壁取下来以改善手术暴露。对于这些情况，需进行外听道封闭和咽鼓管填充。

33.5.4　经迷路手术后的二次手术

如果肿瘤次全切除后再生长，有可能需要再次经迷路入路。在这些情况下，识别面神经是第一要点。一旦确定，乳突骨的其余部分可以迅速去除。切开皮肤和骨膜后，小心清除乳突内容物，优选钝性解剖，防止误伤暴露在外的乙状窦和硬脑膜。辨认外听道后壁，因为它与内听道处于同一平面，是很好的起始标志。在内侧操作，确定窦腔，这将有助于识别面神经的垂直段，紧邻的内侧就是内听道底部，找到面神经，然后追溯进入桥小脑角。

33.6　并发症

33.6.1　乙状窦损伤

如果出现乙状窦损伤，止血的关键是轻度和耐心

的压迫。如果损伤较小或在硬脑膜附近，作者喜欢在窦损伤处放置一小块明胶海绵，并用脑棉固定压迫几分钟。此处可以手动控制吸引管压迫明胶海绵，也可以将明胶海绵嵌在骨下方（如果有骨质）。关键是不要过度压迫乙状窦，因为这会促进血栓形成。如果出血孔较大且无法用明胶海绵压迫或缝合，也可以将一块 Alloderm（真皮基质，LifeCell Corporation，Bridgewater，NJ）放在乙状窦上方，并缝合到窦前和窦后的硬脑膜上。作为最后的手段，可以结扎乙状窦。这需要暴露乙状窦前后硬脑膜，打开硬脑膜并缝合结扎。硬膜窦出血时，重要的是要提醒麻醉医师，使他们意识到潜在的罕见却严重的静脉空气栓塞风险。

33.6.2　岩上窦损伤

岩上窦可能会被钻头直接损伤，或者在去除颅中窝与颅后窝硬脑膜之间剩余的骨质时被撕脱。作者采用的技巧是将最后一块骨头留在岩骨脊上，并在释放脑脊液后再去除骨质。由于硬脑膜已经松弛，此时分离更容易，而不会损伤岩上窦。如果岩上窦受伤，可以通过双极电灼和轻柔的填压轻松控制出血。作者更喜欢用 Surgicel 止血纱（Ethicon，Somerville，NJ）填入窦腔止血。

33.6.3　脑脊液漏

在作者所在单位，使用钛板和腹部脂肪进行颅骨修补，脑脊液漏的发生率为 3.3%。脑脊液漏最常见于切口处，但也可能表现为鼻漏或耳漏（更少见）。作者倾向于通过加缝切口来治疗渗漏。对于鼻漏或耳漏，主要处理措施是重新打开创口，用筋膜、肌肉与骨蜡重新填入中耳和咽鼓管，并将外听道闭锁。在这些情况下，乳突和 CPA 中的钛板和脂肪不会受到影响。

33.7　术后管理

经迷路入路患者术后在监护病房观察 24h。患者在手术室内拔管，送入病房后的头 24h 内每小时接受神经系统检查。术后第 1 天进行 CT 或 MRI 扫描，然后将患者转移到术后病房再过 2~4 天。除了监测脑脊液漏的体征和症状外，我们还会监测患者的面神经功能。最常见的是，患者在术后第 1 天上起床坐在椅子上，并从第 2 天开始与理疗师一起行走。继续使用类固醇并在下一周逐渐减量。在术后第 1 天去除腹腔引流管，

在术后第 3 天去除头部敷料。

33.8　手术结果

回顾过去 10 年的文献，一年内面神经功能"良好"的结局（House–Brackmann Ⅰ、Ⅱ级）的发生率为 59.9%~93.7%（表 33.1）。也有明确的证据表明，较大的肿瘤的面神经结局较差。在作者所在机构的一项研究中，回顾了 580 多例经迷路入路切除的前庭神经鞘瘤，当以 3.5cm 作为临界值时，面神经结局之间存在统计学意义上的显著差异。在小于 3.5cm 的肿瘤中，术后 1 年面神经结局良好的比例为 84%，而在大于 3.5cm 的肿瘤中仅 53%。

总体而言，经迷路入路带来的其他并发症非常少，脑脊液漏最常见，发生率为 0.85%~13.5%，中位数为 5.5%（表 33.1）。来自荷兰的 Springborg 等报道的脑脊液漏发生率较高，但是，这项研究回顾了过去 34 年间的患者，而这期间前庭神经鞘瘤相关的手术技巧，相关技术和治疗方式都有了明显进步。

随着前庭神经鞘瘤显微外科手术的不断演进，作者变得更愿意进行"次全切除"或"近全切除"以避免远期的面神经损伤。当然，对每一例患者，作者都将全切除作为目标，但最终能否实现完全基于术中发现。作者最近对 400 例接受过经迷路入路且肿瘤大于 2.5cm 的患者进行回顾，有 325 例（81.3%）获得全切除。在这一队列中，肿瘤近全切除和次全切除的患者面神经的功能良好率要高得多（96.6% 和 96.2%），而肿瘤全切除的患者这一比例仅为 76.9%。只有 1 例（2.3%）肿瘤近全切除的患者需要二次干预，而只有 3 例（9.7%）接受次全切除的患者需要额外治疗。此外，在肿瘤全切除的队列中，对眼部进行治疗或手术的需求大大增加。关于术中对面神经和肿瘤不完全切除的决策请参见第 32 章和第 41 章。

33.9　总结

在过去的 50 年中，自 William House 重新引入经迷路入路以来，这种方法已成为作者所在单位切除前庭神经鞘瘤的主要方法。当不需要保留听力时，可使用经迷路入路去除内听道或桥小脑角内任何大小的肿瘤，同时提供广泛的视野，以安全地解剖面神经，并减少并发症。最后，尽管应将全切除肿瘤作为每个病例的目标，但外科医生应根据术中所见权衡全切除肿瘤对面神经损伤的风险。

表 33.1　近 10 年文献报道的 TLA 结果

作者	患者数量 / 例	肿瘤平均直径 /cm	随访时间	面神经预后	其他并发症，n	肿瘤全切率，n	备注
Schwartz 等	400	3.2（0.7）	>1 年	HB Ⅰ、Ⅱ：80.3%[a]	脑脊液漏：8%；再次入院率：8%	325（81.3%）	
Rinaldi 等	36	NA[b]	>1 年	HB Ⅰ、Ⅱ：22（61.1%）	脑脊液漏：4（3）[c]	NR	大型肿瘤术后面神经预后更差
Springborg 等	1152	2.5（1.3）	>1 年	HB Ⅰ、Ⅱ：810（70.3%）	脑脊液漏：168（13.5）；死亡：12（1）	1011（84%）	研究数据来源于数据库（1976—2005）
BenAmmar 等	1865	1.8（0.97）	>1 年	HB Ⅰ、Ⅱ：1 043（59.9%）	脑脊液漏：16（0.85）；脑膜炎：2（0.1）；post- 术区出血：15（0.8）；死亡：15（0.8）	1722（92.33%）	单中心回归分析（超 22 年）
Charpiot 等	123	NR	>1 年	HB Ⅰ~Ⅲ：68.5%	脑脊液漏：6.5%；脑膜炎：1.6%；死亡率：1（0.8）	NR	
Shamji 等	128	2.3	平均 17 个月（范围：9~39）	HB Ⅰ~Ⅲ：87%	脑脊液漏：6（5）	NR	良好面神经预后的预测指标：肿瘤直径，耳鸣及听力下降时长
Jacob 等	231	NR	>1 年	HB Ⅰ~Ⅲ：205（88.7%）	NR	NR	神经起源与面神经预后之间无关联
Brackmann 等	580	2.4	>1 年	HB Ⅰ、Ⅱ：317（81%）	脑脊液漏：28（5.5）；中风：5（1）；脑膜炎：3（0.6）；深静脉血栓：2（0.4）	552（95%）	
Isaacson 等	63	1.3	>10 个月	HB Ⅰ、Ⅱ：59（93.7%）[d]	NR	NR	面神经预后与不同入路之间无关联。（MFC vs TLA）
Rinaldi 等	36	NA[b]	>1 年	HB Ⅰ、Ⅱ：22（61.1%）	脑脊液漏：4（3）[c]	NR	大型肿瘤术后面神经预后更差

缩写：HB，面神经功能分级；MFC，颅中窝入路；NA，不可用；NR，未报道；TLA，经迷路入路

注意：包含扩大经迷路入路，NF2 患者，分期手术，仅包括巨大听瘤和 Meta 分析被剔除

[a]：HB Ⅰ / Ⅱ在 1 年时被分级切除：全切，76.9%；近全切，96.6%；部分切除，96.2%

[b]：肿瘤大小被分为 Ⅰ ~ Ⅳ级；肿瘤平均直径未报道

[c]：脑脊液漏发生率为整体概率，包括乙状窦后入路及颅中窝入路

[d]：肿瘤 <10mm：100%HB Ⅰ；肿瘤 >10mm：92.7%HB Ⅰ / Ⅱ

参考文献

[1] Panse R. Klinische und pathologische Mitteilungen. Eur Arch Otorhinolar?yngol. 1904; 61:251–255.

[2] Quix FH. Ein Acusticustumor. Arch Ohrenheilk.. 1911; 84:252–253.

[3] House WF. Transtemporal bone microsurgical removal of acoustic neuromas. Evolution of transtemporal bone removal of acoustic tumors. Arch Otolaryngol. 1964; 80:731–742.

[4] Fayad JN, Schwartz MS, Slattery WH, Brackmann DE. Prevention and treatment of cerebrospinal fluid leak after translabyrinthine acoustic tumor removal. Otol Neurotol. 2007; 28(3):387–390.

[5] Brackmann DE, Cullen RD, Fisher LM. Facial nerve function after translabyrin?thine vestibular schwannoma surgery. Otolaryngol Head Neck Surg. 2007;136(5):773–777.

[6] Springborg JB, Fugleholm K, Poulsgaard L, Cayé-Thomasen P, Thomsen J, Stangerup SE. Outcome after translabyrinthine surgery for vestibular schwannomas: report on 1244 patients. J Neurol Surg B Skull Base. 2012; 73(3):168–174.

[7] Schwartz MS, Kari E, Strickland BM, et al. Evaluation of the increased use of partial resection of large vestibular schwanommas: facial nerve outcomes and recurrence/regrowth rates. Otol Neurotol. 2013; 34(8):1456–1464.

[8] Rinaldi V, Casale M, Bressi F, et al. Facial nerve outcome after vestibular schwannoma surgery: our experience. J Neurol Surg B Skull Base. 2012; 73(1):21–27.

[9] Ben Ammar M, Piccirillo E, Topsakal V, Taibah A, Sanna M. Surgical results and technical refinements in translabyrinthine excision of vestibular schwannomas: the Gruppo Otologico experience. Neurosurgery. 2012; 70(6):1481–1491, discussion 1491.

[10]Charpiot A, Tringali S, Zaouche S, Ferber-Viart C, Dubreuil C.

Perioperative complications after translabyrinthine removal of large or giant vestibular schwannoma: outcomes for 123 patients. Acta Otolaryngol. 2010; 130(11):1249–1255.

[11] Shamji MF, SchrammDR, Benoit BG. Clinical predictors of facial nerve outcome after translabyrinthine resection of acoustic neuromas. Clin Invest Med.2007; 30(6):E233–E239.

[12] Jacob A, Robinson LL, Jr, Bortman JS, Yu L, Dodson EE, Welling DB. Nerve of origin, tumor size, hearing preservation, and facial nerve outcomes in 359 vestibular schwannoma resections at a tertiary care academic center. Laryngoscope. 2007; 117(12):2087–2092.

[13] Isaacson B, Telian SA, El-Kashlan HK. Facial nerve outcomes in middle cranial fossa vs translabyrinthine approaches. Otolaryngol Head Neck Surg. 2005;133(6):906–910.

第 34 章 经迷路入路到达桥小脑角区的改良术式

Sampath Chandra Prasad, Alessandra Russo, Abdelkader Taibah, Enrico Pasanisi, Francesco Galletti, Mario Sanna

34.1 引言

经迷路入路是一种侧方入路，用于处理桥小脑角内的各种肿瘤，最常见的是前庭神经鞘瘤。这种方法由 Rudolf Panse 于 1904 年首次描述，1911 年来自荷兰 Utrecht University 的 Franciscus Hubertus Quix 首次采用该入路切除前庭神经鞘瘤。但是，由于结果不理想，该方法遭到当时神经外科的两位先驱 Harvey Cushing 和 Walter Dandy 的批评，后来此方法声名狼藉。显微镜应用于耳科手术后，William House 在洛杉矶的 House 耳研究所重新发展了经迷路入路，标志着现代颅底显微手术时代的开始。当时出现一种观点认为，经迷路入路仅适用于切除小型肿瘤，对大型肿瘤，该入路无法提供足够大的手术视野，因此更适合通过枕下入路切除。为了克服这一局限，热衷于该入路的医生通过在颅中窝和颅后窝硬膜外磨除更多骨质以及扩大岩尖入路（不同程度的磨除内听道周围骨质），从而获得更广阔的手术视野并更好地掌控肿瘤和周围结构。通过向前和向内扩展该入路甚至可以切除非常大的肿瘤。此外，该入路可以与其他颅底入路结合，例如 William House 的经耳蜗入路或 Ugo Fisch 的经耳囊入路，以获得更大范围的显露（第 38 章）。

多年来，为切除巨大肿瘤，作者对经迷路入路进行了一些技术改进，死亡率小于 1%，并发症发生率也非常低。主要技术改进包括：（1）使用壶腹神经而非垂直嵴（Bill's bar）作为识别面神经的标志；（2）降低高位颈静脉球；（3）扩大磨除内听道周围和前方的骨质（经岩尖扩展）。

第 33 章已经详细介绍了标准经迷路入路的技巧。本章将讨论作者所在的意大利 Gruppo Otologico 医院对 House 的传统经迷路入路的两项主要改进。作者将这些改进称为扩大的经迷路入路（ETLA）和扩大的经迷路入路伴岩尖扩展（ETLA+TAE）。下文将分别描述和讨论这两种入路。本章内容以 1986 年至 2016 年 Gruppo Otologico 医院使用该入路对 3000 多例前庭神经鞘瘤的治疗经验为基础。

34.2 扩大的经迷路入路

34.2.1 基本原理

经典经迷路入路由于暴露有限，不适合用于切除

大型前庭神经鞘瘤，尤其是碰到高位颈静脉球、乙状窦前置、低位颅中窝硬膜和乳突腔较小等局部解剖变异时。

扩大的经迷路入路的目的与经典经迷路入路相同，即从获得侧方到达内听道和桥小脑角的手术角度，从而可以在无须牵拉小脑的前提下切除病变。在经典入路中，有时会在颅中窝硬膜、乙状窦和颈静脉球上留下一薄层颅骨。在扩大的经迷路入路中，这些结构表面的骨质需完全磨除，以充分暴露颅中窝硬膜、颅后窝硬膜、乙状窦、乙状窦后硬膜、颈静脉球以及内听道的内容物。这样，在手术时就可以牵拉这些结构，从而获得足够的暴露来切除非常大的前庭神经鞘瘤。与传统入路相比，ETLA 获得的显露优势如图（图 34.1）所示。两种入路的另一个区别是，常规入路仅能磨除内听道周围 180°，而 ETLA 能磨除 270° 或更大，提供了更多的前内侧暴露（图 34.2）。

34.2.2 适应证

- 术前听力差患者的任何大小的肿瘤：此入路适用于术前无有用听力而不考虑保留听力的患者。这种入路暴露范围广泛，便于术者切除肿瘤。
- 无论术前听力状况如何患者的大型肿瘤：尽管对此有不同意见，但作者认为，内听道外部分直径 >1.5cm 的前庭神经鞘瘤，无论术前听力如何，都适用扩大的经迷路入路，因为全切除（GTR）肿瘤并保留听力的可能性较低。该入路可以安全切除非常大的（甚至直径 >4cm）肿瘤。
- 肿瘤较大的神经纤维瘤病 2 型（NF2）：NF2 通常与双侧前庭神经鞘瘤一起出现，因此听力保护或康复非常重要。在肿瘤较小时，采用乙状窦后入路或颅中窝入路可保留听力，但肿瘤较大时，上述入路也无法确保术后听力得以保留。在这种情况下，可以采用扩大的经迷路入路，切除大型肿瘤的同时尝试保留耳蜗神经，同期行人工耳蜗植入（CI）。同样，当无法保留耳蜗神经时，可以通过这种方法将听觉脑干植入物（ABI）放置在相应位置。

34.2.3 禁忌证

- 单侧听力耳：仅有听力的一侧禁忌这一手术。但是，目前这已成为相对禁忌证，因为如上所述，可同时行同侧人工耳蜗植入或听觉脑干植入，或行对侧人工耳

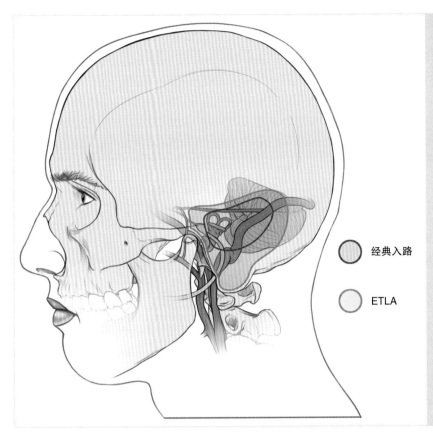

图 34.1 ETLA 所获得的 CPA 和周围区域的暴露比经典 TLA 所获得的要大得多

- 经典入路
- ETLA

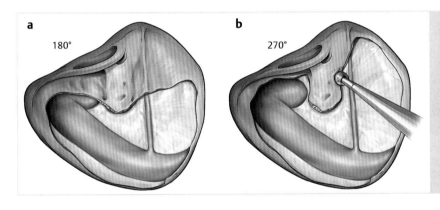

a 180°

b 270°

图 34.2 显示了内听道的传统（a）180°暴露与（b）270°暴露之间的区别

蜗植入。

- 同侧慢性中耳炎：在存在活动性感染的情况下，禁忌该入路。但是，单纯鼓膜穿孔而无活动性感染，外听道又像"死胡同"样闭塞的情况，可以采用该入路。如果存在活动性感染，则应进行岩骨次全切除术，根除感染，用腹部脂肪消灭空腔，并封闭外听道成为"死胡同"。然后行二期 ETLA 手术。

34.2.4 手术技巧

乳突切除术（左耳）

在耳郭上方 2~3cm 处开始做一个"C"形耳后皮肤切口，延伸至耳郭后沟 4~5cm，止于乳突尖（图34.3）。皮瓣向前翻拉，用鱼钩悬吊固定。用电刀"T"形切开肌骨膜层（图 34.4）并翻起。用电刀切断附着在乳突尖的肌肉，将皮瓣翻起。这时可能发生乳突导静脉出血，可以使用骨蜡来控制。将肌骨膜瓣的后缘缝合到皮瓣上，一方面可帮助皮肤切口止血，同时有助于牵拉肌骨膜瓣（图 34.5）。笔者不推荐使用传统的牵开器，因为这会影响器械进出和显露。

行扩大乳突切除术，辨认中颅底硬膜和乙状窦，在它们表面留一小片骨质，乙状窦后 2~3cm 的骨质也用大切割钻进行磨除（图 34.6）。清理乳突内容物，充分打开鼓室窦。找到二腹肌嵴，把面神经轮廓化，磨除面后气房。用大的金刚钻头，将颅中窝、乙状窦及乙状窦后的颅后窝硬膜表面的骨质全部磨除。清晰地暴露窦脑膜角，便于确认岩上窦汇入乙状窦的位置。沿乙状窦一直往下直至颈静脉球，标记出 3 个半规管的位置。

随后进行迷路切除术，进入内听道和桥小脑角。首先使用中等大小的切割钻打开外侧半规管。接下来打开后半规管，然后打开上半规管（图 34.7）。外侧半规管的前端保留在原位，以保护前方的面神经。最后去除的是颅中窝硬膜表面与迷路相邻的骨质，用剥离子将颅骨与硬脑膜分离，再使用咬骨钳咬除。磨去外侧和上半规管的壶腹。但应保留这两个半规管壶腹部的前部，以保护面神经的迷路段，并作为前庭上神经的标记物。

充分打开前庭，注意不要磨穿前庭底部，以避免无意中进入内听道。同样，磨穿前庭的顶部可能会损伤面神经，因为面神经的走行紧贴前庭的外侧。使用 Beaver 刀横断内淋巴管（图 34.8）。这样做，便于磨除颅后窝硬膜表面的骨质以及随后对硬膜进行牵拉。

彻底磨除覆盖颅后窝和颅中窝硬膜的骨质。在此步骤中，可以识别耳蜗导水管，这是重要的解剖标记物，舌咽神经紧邻其下方。对于中小型前庭神经鞘瘤，可打开耳蜗导水管释放脑脊液，但大型肿瘤通常阻塞了导管，因此无法这样操作。完全广泛暴露硬膜后，沿着颅后窝硬膜可以找到内听道开口。上半规管的壶腹是内听道底部上界的标志。磨除面后气房至耳蜗导

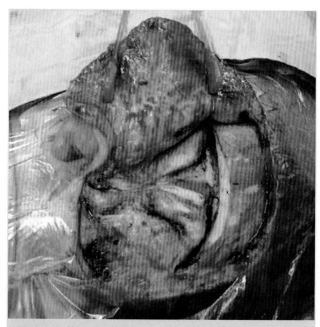

图 34.4　使用单极电刀以"T"形切开肌骨膜瓣。垂直切口向下延伸至乳突尖端

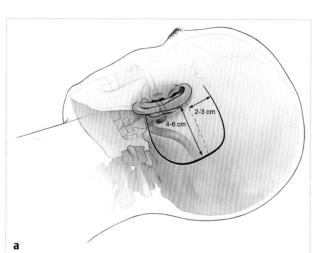

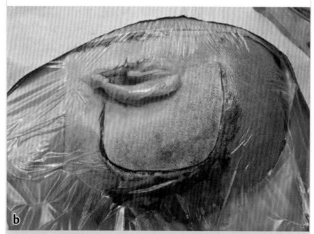

图 34.3　右侧 ETLA 耳后皮肤切口

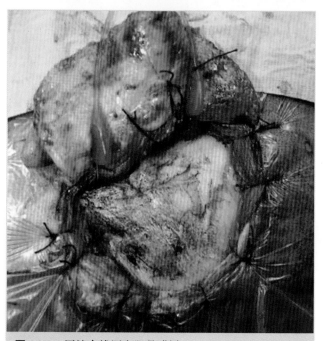

图 34.5　用缝合线固定肌骨膜瓣

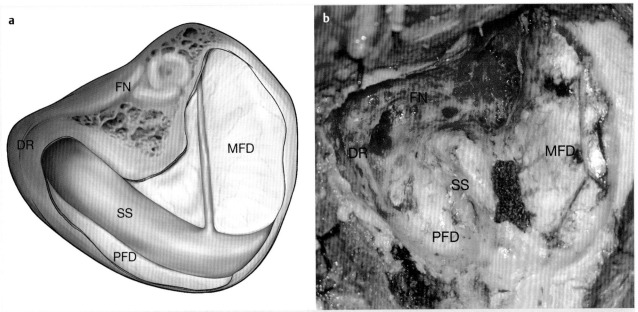

图34.6　（a）在ETLA中广泛清除颅中窝及乙状窦（SS）后方骨质。（b）磨除乳突气房，暴露面神经（FN）乳突和乳突段。充分暴露延伸到乙状窦后约3cm。缩写：DR，二腹肌嵴；MFD，颅中窝硬脑膜；PFD，颅后窝硬脑膜

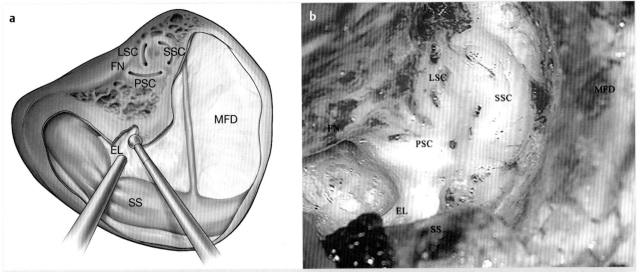

图34.7　（a）注意，吸引器将乙状窦推离工作的磨钻。（b）3个半规管已经开放。请注意，内淋巴管（EL）从后半规管（PSC）的内侧表面延伸到颅后窝硬脑膜（PFD）。缩写：FN，面神经；LSC，外侧半规管；MFD，颅中窝硬脑膜；SS，乙状窦；SSC，上半规管

管，可以暴露内听道的下界。在内听道底部水平进一步小心钻磨，可确定水平嵴以及上壶腹管。根据肿瘤的大小，可以进一步磨钻除内听道上界与颅中窝硬脑膜之间以及内听道下界与颈静脉球之间的骨质。作者常规磨除内听道周围270°的骨质（图34.2）。

在内听道底部识别面神经

　　根据House的描述，识别内听道底部的面神经首先要找到垂直嵴（Bill's bar），作者改进了此技术。通过在内听道底部向下磨，可以显露前庭下神经，在其上方可辨认出水平嵴，即分隔前庭下神经与前庭上神经的骨嵴。向外侧追踪前庭上神经，直至其离开内听道底部，进入上半规管壶腹的小管中，移行为壶腹上神经（图34.9）。用90°神经钩头端朝下将壶腹上神经从其神经管中分离（图34.10a）。壶腹上神经与面神经之间有垂直嵴隔开，在操作时可以保护面神经。

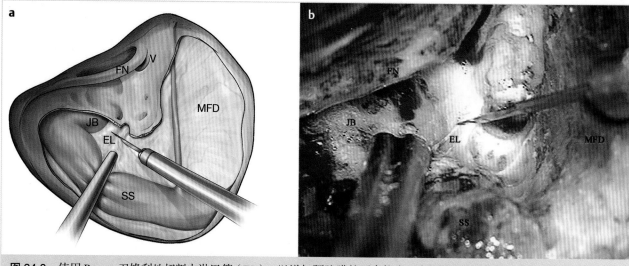

图 34.8　使用 Beaver 刀锋利地切割内淋巴管（EL），以增加硬脑膜的可牵拉度。半规管已经被磨开，可以看到前庭（V）。缩写：FN，面神经；JB，颈静脉球；MFD，颅中窝硬脑膜；SS，乙状窦

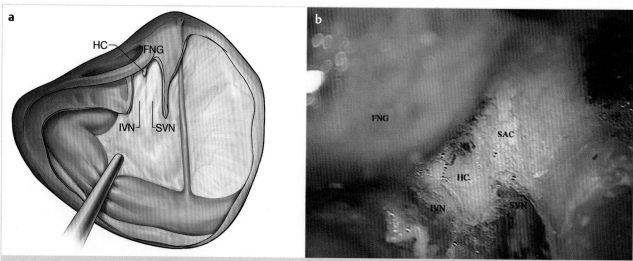

图 34.9　向侧方追踪前庭上神经（SVN）直至壶腹上神经管（SAC），壶腹上神经经此进入外侧半规管壶腹。缩写：FNG，面神经膝；HC，水平嵴；IVN，前庭下神经

神经钩向内侧朝内听道底部的方向移动，慢慢分离出前庭上神经和前方的面神经之间的界面。一旦将壶腹上神经分离开并向内后牵拉，就可以清楚地看到面神经（图 34.10b）。面神经和耳蜗神经与水平嵴和垂直嵴之间的关系已广为人知。继续向内小心分离前庭上神经。通常，在此可能会遇到前庭上神经和面神经之间的粘连束带（图 34.11），分离时可能会出血，从而使术野模糊。为了减少出血，可将一小块干的明胶海绵放在面神经上，这样也有助于在进一步分离时保护神经。我们通过壶腹上神经和水平嵴来确定面神经的

技术比用垂直嵴能更准确定位并更好地保护面神经。

打开硬脑膜

在打开颅后窝硬脑膜之前，先用双极电凝沿切开线电凝，使硬膜收缩，从而提供了更宽的通道。在图 34.12 中，红色虚线表示硬脑膜切口。使用神经外科显微剪刀，在乙状窦与岩上窦的交界处，乙状窦前方、岩上窦下方先做一个小切口并逐步扩大，放入明胶海绵并逐步前推以便剪开硬膜时保护下面的结构。上方硬膜切口紧邻岩上窦下缘，与之平行直至骨缘。下方

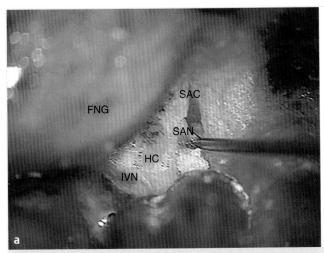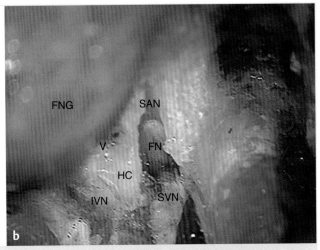

图 34.10　（a）小心地用一个小神经钩将壶腹上神经（SAN）从壶腹上神经管（SAC）上移开。（b）将前庭上神经（SVN）翻起后，可以在前面看到面神经（FN）。缩写：FNG，面神经膝；HC，水平嵴；IVN，前庭下神经；V，前庭

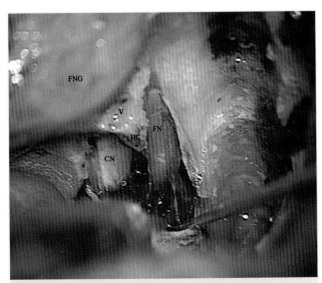

图 34.11　向内侧进一步分离前庭神经时，面神经（FN）与前庭神经之间的粘连带（AD）开始出现。缩写：CN，耳蜗神经；FNG，面神经膝；HC，水平嵴

硬膜切口起自远端乙状窦的前方，然后沿着乙状窦和颈静脉球的方向延伸，随后转向内听道口孔与上方切口汇合。

无血切除肿瘤技术

硬膜打开后，可见位于桥小脑角内的肿瘤，剪开外侧池的蛛网膜，释放脑脊液，松弛小脑以增加操作空间。肿瘤较大时，可因为蛛网膜池受压而难以释放脑脊液（图 34.13），可从肿瘤中心切开，用显微剪刀和双极电凝进行囊内切除，减小其体积。找到肿瘤包膜粘连的蛛网膜和包绕桥小脑角中其他结构的蛛网膜，将这二者进行分离，这非常重要。一旦找到了这个界面，放入明胶海绵，以防止血流进桥小脑角（图 34.14）。用双极电凝肿瘤的外表面，在每个方向都这样电凝，肿瘤会缩小并与周围结构分离。

分离肿瘤的上表面（图 34.15），经常发现三叉神经粘连在肿瘤上。反复电凝并切开肿瘤表面，缩小肿瘤体积。进一步解剖后方，可以发现肿瘤与脑干之间的界面。此后，将面神经和肿瘤分开，由于在内听道底部已经找到了肿瘤与面神经之间的界面，可沿此界面从外向内进行分离。面神经也可以从内听道底部一直追踪至内听道开口（图 34.16）。分离时，应注意不要在面神经上施加任何牵拉力。在内听道开口处，面神经通常与肿瘤粘连紧密，并经常变薄和散开，因此十分脆弱。在此步骤中必须非常轻柔地操作（图 34.17）。然后识别出脑干水平的面神经，把最后一部分肿瘤从面神经和脑干面仔细切除。千万不要电凝或牵拉这些重要结构（图 34.18）。对面神经近脑干端进行刺激可以帮助判断面神经的完整性。麻醉师提高血压，并进行 Valsalva 动作，判断是否有出血点，并进行确切止血。

关颅

仔细观察所有气房（尤其是面后气房）是否与鼓室相通。如果相连通，用骨蜡封闭这些气房，以避免术后脑脊液漏。分离和切除砧骨后，用骨膜封闭鼓

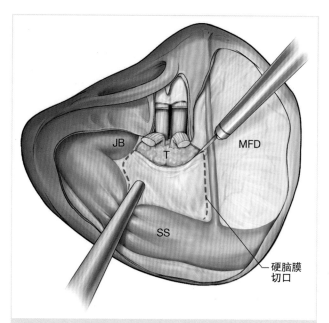

图 34.12　在切开硬脑膜之前对颅后窝硬脑膜进行双极电凝。虚线表示硬脑膜切口的轮廓。缩写: T, 肿瘤; JB, 颈静脉球; MFD, 颅中窝硬脑膜; SS, 乙状窦

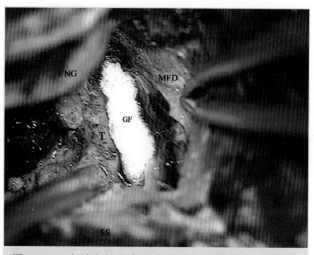

图 34.14　在肿瘤的上表面 (T) 电凝蛛网膜后, 寻找一个分离平面。大块的明胶海绵 (GF) 用于填充肿瘤 (T) 周围的间隙, 以防止血液填充桥小脑角区。缩写: FNG, 面神经膝; MFD, 颅中窝硬脑膜; SS, 乙状窦

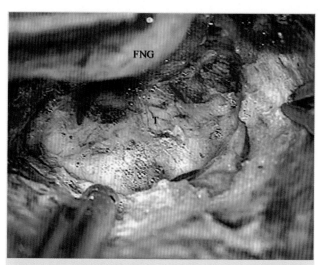

图 34.13　在硬脑膜打开后, 可见肿瘤 (T) 填满了桥小脑角。缩写: FNG, 面神经膝

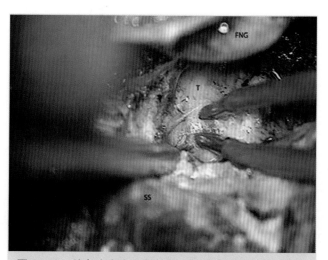

图 34.15　从各个方向电凝结肿瘤的外表面, 以使肿瘤从周围组织中充分回缩。缩写: FNG, 面神经膝; SS, 乙状窦; T, 肿瘤

窦入口。先前取好的腹部脂肪切成几个薄薄的长条, 填入桥小脑角。用 1-0 的可吸收线缝合肌骨膜层 (图 34.19)。然后缝合皮下和皮肤。用敷料覆盖切口。采用这种方法, 作者团队的术后脑脊液漏发生率 <1%。

　　根据作者应用 ETLA 的经验, 体积非常大的肿瘤也可以安全切除。广泛磨除颅中窝硬膜表面、颅中窝与内听道之间的骨质, 可以很好地暴露肿瘤上极和三叉神经区域。磨除乙状窦表面及其后 2~3cm 的骨质, 在内听道下方磨出一条深槽, 就能在无须联合枕下入路或经耳囊入路的情况下, 暴露最远到桥前池侧方的肿瘤前极。此外, 广泛磨除内听道与颈静脉球之间的骨质, 可以很好地暴露肿瘤下极。作者使用这种方法曾经安全地切除了内听道外直径达 6cm 的肿瘤 (图 34.20)。

34.2.5　经验

- 完全磨除术野内颅中窝、颅后窝、乙状窦和乙状窦后方硬膜表面的骨质是 ETLA 手术中最重要的部分。暴

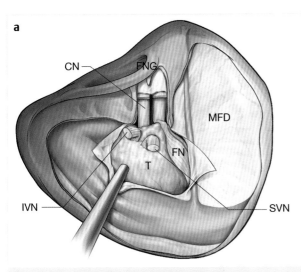
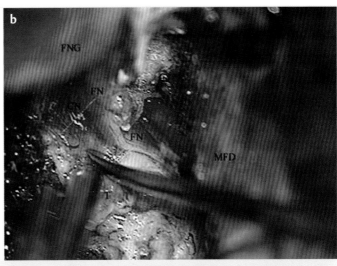

图 34.16 从内听道内追踪辨别面神经（FN），在内听道开口处，面神经向前扭曲成角并黏在肿瘤（T）的前表面上。可以通过经岩尖扩展帮助辨认附着于周围的结构区域的神经。缩写：CN，耳蜗神经；FNG，面神经膝；MFD，颅中窝硬脑膜；IVN，前庭下神经

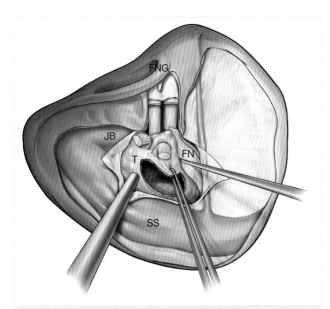

图 34.17 缩小肿瘤的核心与瘤壁后，继续解剖面神经。在该区域需要进行非常精细的操作。缩写：FNG，面神经膝；SS，乙状窦；T，肿瘤；FN，面神经；JB，颈静脉球

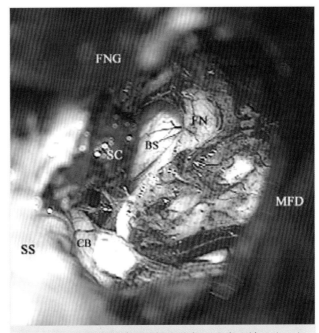

图 34.18 全肿瘤切除后的桥小脑角。注意面神经（FN）及其血供的完整性。缩写：BS，脑干；CB，小脑；FNG，面神经膝；MFD，颅中窝硬脑膜；SC，Surgicel（可吸收止血纱）；SS，乙状窦

露上述部分有助于牵拉，以更好地显露肿瘤的各个边界。

- 面神经紧贴在耳蜗的外侧。在磨耳蜗时千万注意不能损伤面神经。
- 暴露内听道周围 270°~310° 的范围，在内听道上方

和下方形成两条骨槽。为了暴露三叉神经的区域，必须充分磨除内听道上方的骨质。否则，将无法完全暴露肿瘤上极和 Dandy 静脉（岩静脉）。

- 不同于传统经迷路入路首先确定确定垂直嵴（Bill's bar）来识别内听道底部的方法，作者首先确定前庭

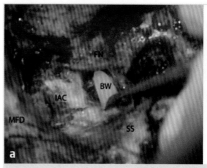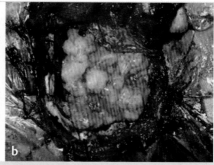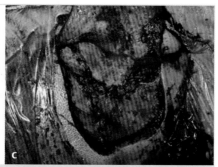

图 34.19　（a）在气化的颞骨中，用骨蜡封闭内听道上方和下方的气室。缩写：BW，骨蜡；FN，面神经；IAC，内听道；SS，乙状窦；MFD，颅中窝硬脑膜。（b）用腹部脂肪封闭桥小脑角和骨缺损区。（c）用 1–0 Vicryl 缝线缝合肌骨膜层。肌骨膜层紧密闭合后，将皮瓣复位并缝合

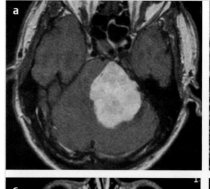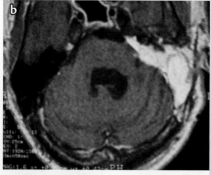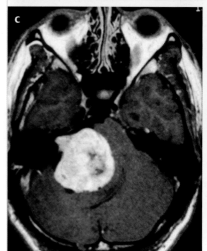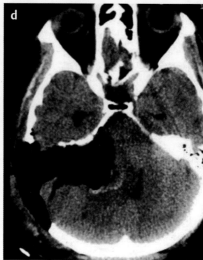

图 34.20　大型肿瘤经 ETLA 全切除的（a）术前和（b）术后 1 周的 MRI 扫描。使用相似的方法对另一例具有相似大肿瘤的患者进行（c）术前和（d）术后 1 年扫描。注意，脂肪被填充到岩尖

下神经和水平嵴（图 34.21），然后识别前庭上神经，并继续向外侧磨骨直至显露壶腹神经。一旦在内听道底水平确定壶腹神经，将其分离，其内侧就是垂直嵴，垂直嵴内侧即可辨识面神经。

- 切除肿瘤时面神经监测很有帮助。监护到串联反应提示面神经可能受到损伤。

- 保持术野干净无血很重要，这样所有重要的解剖结构都始终清晰可见。主要措施是：解剖肿瘤表面与周围蛛网膜之间的界面，并电凝肿瘤表面的静脉和小动脉，用明胶海绵垫在肿瘤与蛛网膜之间的界面。持续用双极分离并电凝肿瘤。

- 关颅时，使用削薄的长条腹部脂肪填满桥小脑角和颅骨缺损区。与仅使用脂肪填充颅骨缺损区相比，前者预防脑脊液漏的效果更好。

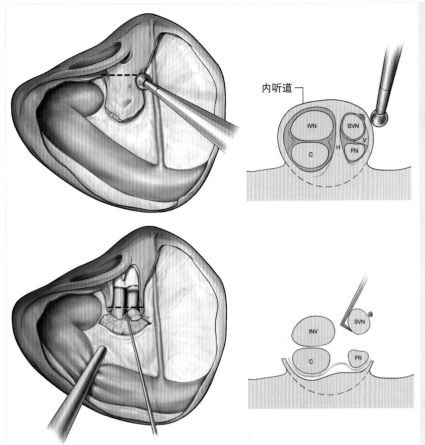

图34.21　在我们的技术中，我们首先确定壶腹部上神经，然后沿前庭上神经分离，寻找面神经（FN）。在House所描述的传统技术中，通过在前庭上神经（SVN）后方磨骨来确定垂直嵴（Bill's Bar）。缩写：IVN，前庭下神经

内听道

- 使用这种方法可以安全地切除内听道外直径达6cm的肿瘤。

34.2.6　隐患

- 不推荐使用自动牵开器牵拉皮肤和皮下组织。这样会影响手术器械的进出，手术操作的角度更小，术野更深。

- 先进行瘤内减压对于大肿瘤很重要。肿瘤质地较软或囊性变时要小心，以免穿透肿瘤包膜的前壁或内侧壁并损伤邻近的结构，尤其是面神经和脑干。

- 肿瘤较小时，小脑前下动脉（AICA）会环绕在瘤周，也可能走行在面神经和前庭蜗神经之间。

- 在手术快要结束时，小心切除砧骨，避免折断底板，因为这会在桥小脑角和中耳之间形成连通，并导致术后脑脊液漏。作者更喜欢用骨膜而不是脂肪来封闭，因为它易于塑形，并且密封效果更好，也很持久。

34.3　扩大的经迷路入路伴岩尖扩展

34.3.1　基本原理

扩大的经迷路入路伴岩尖扩展（ETLA+TAE）入路是ETLA向前内侧的扩展，将内听道周围骨质磨除至320°（Ⅰ型）或360°（Ⅱ型）（图34.22）。这个入路便于暴露桥小脑角内大型肿瘤的前、上和内侧部。

34.3.2　适应证

该方法适用于体积大的或显著向前方生长的CPA肿瘤，且无意保留听力。这包括大型或巨大型向前伸入桥前池的前庭神经鞘瘤，及起源于颞骨后表面，以内听道为中心，且明显向前方生长的脑膜瘤。如果肿瘤较小，但向前生长明显，也可采用此入路。

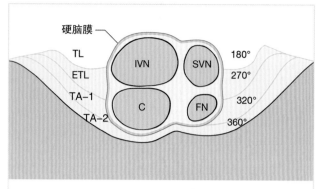

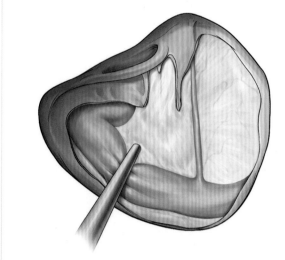

图 34.22 在 TLA 的不同扩展中，内听道周围的骨质磨除量。灰线显示了可扩展去除骨头的操作区域。缩写：C，耳蜗神经；ETL，扩大的经迷路入路；FN，面神经；IVN，前庭下神经；SVN，前庭上神经；TA-1，扩大的经迷路入路，经岩尖扩展类型 1；TA-2，扩大的经迷路入路，经岩尖扩展类型 2；TL，经迷路入路

34.3.3 局限性

尽管这种方法提供了进入桥前池的途径，但是难以切除岩斜区域肿瘤，例如脑膜瘤，用改良的经耳蜗方法更适合处理此类病变。

34.3.4 手术技巧

根据前述内容，完成扩大的经迷路入路（ETLA），同样如前所述，识别内听道并在其周围磨除 270°的颅骨。根据需要，在内听道上下进一步向岩尖处磨除骨质（图 34.23a）。在 Ⅰ 型入路中，最大可显露内听道周围 320°（图 34.23b），仅在前方留下一小片薄骨。在 Ⅱ 型入路中，暴露内听道圆周的 360°（图 34.23c）。将内听道的结构向下移位，以便磨除内听道前壁（图

34.24）。注意避免损伤岩上窦。如前所述，打开硬脑膜。

34.3.5 经验

- 肿瘤向前方内侧生长较多时，面神经明显向前移位。经岩尖扩展能更好的显露神经。
- 对于引起颅内高压的巨大肿瘤，硬脑膜通常会隆起，从而阻碍深入操作。在这种情况下，首先将肿瘤从中央减压，然后打开硬脑膜以释放脑脊液，降低颅内压并使颅内内容物回缩。
- 采用这个入路后，作者已经不再应用经耳蜗入路来切除前位肿瘤，只有对于侵犯耳蜗、颈内动脉垂直段受累及或极高位颈静脉球和乙状窦高度发达的肿瘤，才采用经耳蜗入路。

34.3.6 隐患

- 进行经岩尖磨除时，面神经存在风险。因此，应使用金刚石磨钻，并格外小心，以免损伤神经。一个有用的技巧是将吸引器放置在钻头和神经之间，以提供保护。
- 在内听道上方磨除岩尖时，必须小心避免损伤岩上窦。

34.3.7 ETLA 中的困难情况和特殊处理

尽管这是一项安全的手术，但仍然可以遇到困难的情况和并发症。这些问题可能会出现在入路或肿瘤切除过程中，可能是由于解剖学变异，手术中的意外或肿瘤本身的特点。

高位颈静脉球

在大约 25% 的情况下会遇到高位颈静脉球（图 34.25）。这可能会妨碍后组颅神经周围区域的术野。在这种情况下，可以遵循以下步骤。在完全暴露出颈静脉球的穹顶之后（图 34.26），将其连同其骨膜层一并从其骨壁上轻轻分开，注意避免损伤薄的颈静脉球壁（图 34.27）。然后，使用一大块 Surgicel（可吸收止血纱）将颈静脉球的穹顶向下压，并将止血纱塞入颈静脉球与周围颅骨之间的适当位置。止血纱有助于控制此步骤中可能发生的轻微出血。然后将一块骨蜡放在止血纱上，以将颈静脉球固定在适当的位置，进一步磨骨时注意防止止血纱与磨钻缠结（图 34.28）。通过适当的颈静脉球向下移位，可以安全地磨除周围更多骨质，以实现额外的暴露。

乙状窦前位与乙状窦和颈静脉球的出血

对于靠前或发达的乙状窦，术前必须评估对侧静

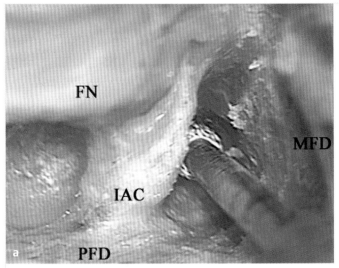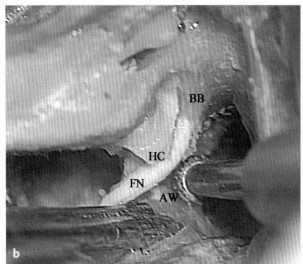

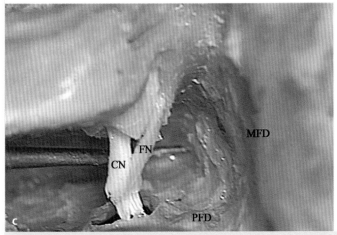

图 34.23　（a）扩展 TLA 加上（b）Ⅰ型 TAE 和（c）Ⅱ型 TAE。缩写：AW，前壁；BB，垂直嵴；CN，耳蜗神经；FN，面神经；HC，水平嵴；IAC，内听道；MFD，颅中窝硬脑膜；PFD，颅后窝硬脑膜

脉回流。如果对侧静脉回流不充足，那么对优势侧乙状窦进行手术可能是危险的，甚至可能危及生命。这时，必须尽量避免手术。如果必须进行手术，应格外小心，以免损害优势侧乙状窦。在乙状窦非常靠前的情况下，乙状窦后部空间可能特别宽敞。

磨除乙状窦后方 2~3cm 的颅后窝硬膜上的颅骨，能使术者可以把任何前置的乙状窦推向后方。在非常发达的乙状窦中，可以磨除后鼓室壁和下鼓室骨，然后盲端封闭，以增加空间。最好在乙状窦表面放置一块棉片，以防止其受到器械的摩擦和热量的伤害。乙状窦上的小渗血点可以使用双极电凝来控制。将双极电极调到较低的功率，用双极电极尖端轻轻接触破口，在连续吸引下进行电凝，如同把破口焊上。如果不能用双极电凝止血，可以通过在血管腔外放置大片明胶

海绵或止血纱并用脑棉来支持固定，以控制出血。大的破口可以通过取游离的肌肉片缝合的方式来控制。如果上述方法仍不能控制出血，结扎乙状窦和颈内静脉是最后的办法。这在作者的实践中从未碰到过。岩上窦出血通过电凝或窦腔内填压可轻松控制。但是，颈静脉球出血可能更具挑战性。通常在损伤颈静脉球后会发生大量出血。此处不应该尝试双极电凝，因为这会导致非常薄的球壁进一步撕裂，并可能导致颅神经损伤。最好通过将一大块止血纱放在颈静脉球并用骨蜡或脑棉固定在适当的位置来控制出血。

面神经在肿瘤中的位置

文献和作者自己的经验都表明，到目前为止，面神经相对于肿瘤的最常见位置是肿瘤包膜的前下表面。

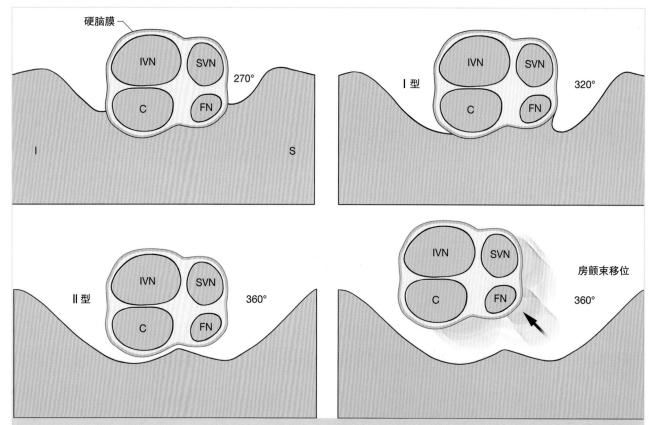

图 34.24　在 ETLA 暴露（270°），Ⅰ 型（300°~320°）和 Ⅱ 型 TAE（360°）中看到的内听道截面示意图。内听道的内容物可向下移动。缩写：C，耳蜗神经；FN，面神经；IVN，前庭下神经；SVN，前庭上神经

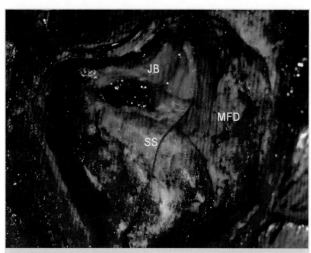

图 34.25　达到迷路高度的极高位颈静脉球的情况。缩写：JB，颈静脉球；MFD：颅中窝硬脑膜；PFD，颅后窝硬脑膜；SS，乙状窦

在将近 70% 的情况下，可以在此位置找到面神经。在 15% 的病例中，可以发现神经靠近肿瘤前上方，另外 10% 的患者中可以发现神经靠近肿瘤上方。在剩余的 5% 中，面神经位于后方（图 34.29）。外科手术时必须在 3 个部位识别出面部神经：内听道底部、内听道口和面神经出脑干处。相比于内听道口，面神经在内听道的底部及出脑干处位置比较恒定。谨慎地先识别内听道底部面神经，然后再识别内听道口和脑干处的面神经。在内听道口处，由于神经被肿瘤压迫和粘连，可能会出现神经厚度和方向的巨大变化（图 34.30）。在看到面神经后，必须使用面神经刺激器进行确认。由于桥小脑角内的面神经缺乏像远端神经那样的厚神经束膜与纤维鞘，因此使用最低刺激强度进行识别。

小脑前下动脉

通常，大型肿瘤会将 AICA 移向肿瘤的下极。在某些情况下，AICA 可能向后或向外移位。虽然很少见但重要的是，紧贴着颅后窝硬脑膜下方就是该血管，在此处行硬脑膜切口时易损伤。当 AICA 与肿瘤紧密接触时，电凝此动脉分出的包绕在肿瘤上的小的滋养动脉，即可使动脉与肿瘤分离。

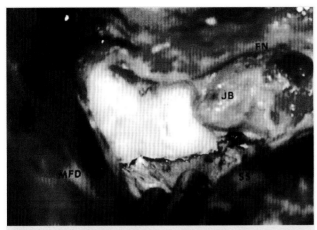

图 34.26　暴露高位颈静脉球。缩写：FN，面神经；JB，颈静脉球；MFD，颅中窝硬脑膜；SS，乙状窦

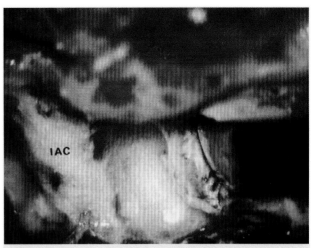

图 34.27　使用较大的剥离子分离颈静脉球。IAC，内听道

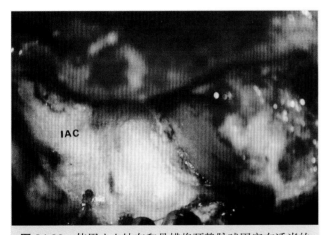

图 34.28　使用止血纱布和骨蜡将颈静脉球固定在适当的位置。缩写：IAC，内听道

岩（Dandy）静脉

严重的出血可能是由于岩静脉损伤引起的。在分离肿瘤上极时，可以通过保持静脉上方的蛛网膜不受影响来保护静脉。如果确实发生了出血，则可以使用双极电凝法止血。通常，该静脉闭塞不会产生危险影响。

与蛛网膜囊肿相关的肿瘤

肿瘤外的蛛网膜囊肿是由于肿瘤生长过程中压闭了蛛网膜反折造成的，体积可以比较大。在切除肿瘤之前，可能的话，首先释放囊肿，可使脑组织松弛和方便切除肿瘤。肿瘤外蛛网膜囊肿必须与壁薄的大囊性肿瘤进行鉴别。通常，囊壁的厚度和磁共振成像（MRI）的增强有助于区分这两种情况。蛛网膜囊肿可以仅作为囊肿处理，而囊性肿瘤壁则应切除以防止复发。

囊性、异质性和不规则肿瘤

囊性肿瘤（图 34.31）由于通常附着在周围的神经和脑干上而难以解剖。这也使面神经处于相当大的风险中。有时，建议将囊性肿瘤残留在面神经和脑干上。外观不均质和（或）形状不规则的前庭神经鞘瘤通常表明它们具有快速生长的特性（图 34.32）。这样的肿瘤也黏附在周围的结构上，也同样带来了面神经损伤的风险。

放疗失败后的肿瘤切除

近年来，放射治疗已成为前庭神经鞘瘤的主要治疗选择之一。手术切除曾接受放射治疗的肿瘤比原发肿瘤更困难。通常，蛛网膜–肿瘤平面不存在，并且与未照射的肿瘤相比，肿瘤和周围结构粘连更严重。肿瘤通常也更加纤维化和坚硬，使得解剖变得困难。第 44 章更详细地介绍了放射外科手术后的显微手术。

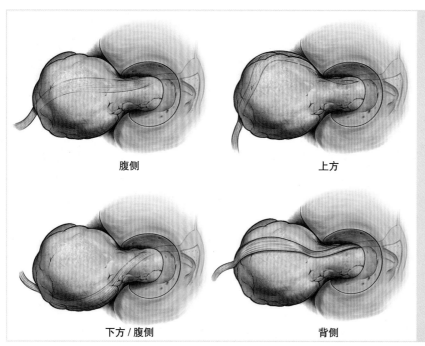

图 34.29　面神经（FN）相对于肿瘤的可能位置

腹侧　　　　　　　上方

下方 / 腹侧　　　　背侧

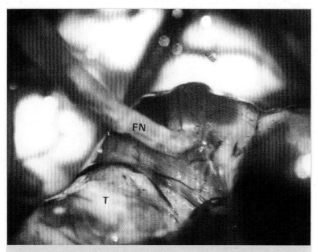

图 34.30　内听道孔处的面神经（FN）位置的不恒定。观察到神经在肿瘤前表面方向的急性变化

34.4　总结

扩大的经迷路入路（ETLA）是一种安全的方法，即使是非常大的肿瘤也能提供良好的暴露。该入路的独特优势是：不需要牵拉小脑，即可良好地显露内听道和桥小脑角，在硬膜外完成骨质磨除，术后脑脊液漏的发生率降低。ETLA 和扩大的经迷路入路伴岩尖扩展（ETLA+TAE）进一步扩展了该入路的适应证，并帮助更有效地解决了大型、巨大型和前内侧的肿瘤。困难的解剖和肿瘤相关情况均可使用 ETLA 有效处理。

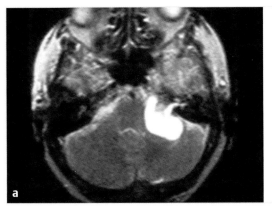
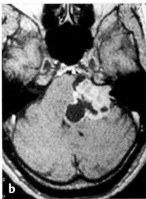

图 34.31　囊性前庭神经鞘瘤的 MRI。（a）T2 加权图像不能明确显示肿瘤特征。（b）然而，T1 增强图像可以清楚地显示出肿瘤包膜和囊性成分

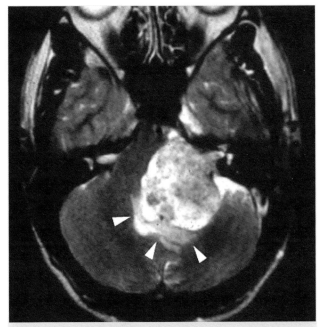

图 34.32　不均质性前庭神经鞘瘤的 MRI。该肿瘤分布广泛，并延伸至桥前区。分离平面无法辨认，这表明其粘连于脑干和小脑（箭头）

参考文献

[1] Ben Ammar M, Piccirillo E, Topsakal V, Taibah A, Sanna M. Surgical results and technical refinements in translabyrinthine excision of vestibular schwannomas: the Gruppo Otologico experience. Neurosurgery. 2012; 70(6): 1481–1491, discussion 1491.

[2] House WF, Hitselberger WE. transtemporal bone microsurgical removal of acoustic neuromas. Morbidity and mortality of acoustic neuromas. Arch Otolaryngol. 1964; 80:752–754.

[3] House WF, Belal A, Jr. Translabyrinthine surgery: anatomy and pathology. Am J Otol. 1980; 1(4):189–198.

[4] House WF. Translabyrinthine approach. In: House WF, Luetjecm, eds. Acoustic Tumors. Baltimore, MD: University Parke-Davis; 1979.

[5] Hitselberger WE, House WF. Transtemporal bone microsurgical removal of acoustic neuromas. Tumors of the cerebellopontine angle. Arch Otolaryngol. 1964; 80:720–731.

[6] Hardy DG, Macfarlane R, Baguley D, Moffat DA. Surgery for acoustic neurinoma. An analysis of 100 translabyrinthine operations. J Neurosurg. 1989; 71(6):799–804.

[7] Angeli RD, Piccirillo E, Di Trapani G, Sequino G, Taibah A, Sanna M. Enlarged translabyrinthine approach with transapical extension in the management of giant vestibular schwannomas: personal experience and review of literature. Otol Neurotol. 2011; 32(1):125–131.

[8] Sanna M, Russo A, Taibah A, Falcioni M, Agarwal M. Enlarged translabyrin thine approach for the management of large and giant acoustic neuromas: a report of 175 consecutive cases. Ann Otol Rhinol Laryngol. 2004; 113(4): 319–328.

[9] Falcioni M, Russo A, Mancini F, et al. Enlarged translabyrinthine approach in large acoustic neurinomas [in Italian]. Acta Otorhinolaryngol Ital. 2001; 21(4):226–236.

[10] Naguib MB, Salch E, Cokkeser Y, et al. The enlarged translabyrinthine approach for removal of large vestibular schwannomas. J Laryngol Otol.1994; 108(7):545–550.

[11] House WF, Hitselberger WE. The transcochlear approach to the skull base. Arch Otolaryngol. 1976; 102(6):334–342.

[12] Chen JM, Fisch U. The transotic approach in acoustic neuroma surgery. J Otolaryngol. 1993; 22(5):331–336.

[13] Browne JD, Fisch U. Transotic approach to the cerebellopontine angle. Otolaryngol Clin North Am. 1992; 25(2):331–346.

[14] SannammF, Russo A, Taibah A, Falcioni M, Di Trapani G. Atlas of Acoustic Neurinoma Microsurgery. Stuttgart: Georg Thieme Verlag; 2008.

[15] Gantz BJ, Fisch U. Modified transotic approach to the cerebellopontile angle. Arch Otolaryngol. 1983; 109(4):252–256.

[16] Rabelo de Freitas M, Russo A, Sequino G, Piccirillo E, Sanna M. Analysis of hearing preservation and facial nerve function for patients undergoing vestibular schwannoma surgery: the middle cranial fossa approach versus the retrosigmoid approach–personal experience and literature review. AudiolNeurootol. 2012; 17(2):71–81.

[17] Sanna M, Di Lella F, Guida M, Merkus P. Auditory brainstem implants in NF2 patients: results and review of the literature. Otol Neurotol. 2012; 33(2):154–164.

[18] Di Lella F, Merkus P, Di Trapani G, Taibah A, Guida M, Sanna M. Vestibular schwannoma in the only hearing ear: role of cochlear implants. Ann Otol Rhinol Laryngol. 2013; 122(2):91–99.

第 35 章　乙状窦后入路切除中大型前庭神经鞘瘤

Travis C. Hill, John G. Golfinos

35.1　引言

20 世纪初，乙状窦后入路开始被用于处理颅后窝的多种病变。该入路最早由 Fraenkel 在 1903 年详细描述，在达到目前标准形态之前，经过了多次迭代。早期乙状窦后入路由于颅压控制不佳、小脑牵开导致损伤以及失血，导致较高的并发症发生率和死亡率。这为 1904 年经迷路入路的发展提供了机会，后者需要牺牲听力，并被认为不适用于切除较大的肿瘤。Cushing 为了解决早期单侧乙状窦后入路无法解决的许多相关问题采用了如下方法：（1）采用大型双侧枕下开颅，以减少牵拉必要，降低对小脑和延髓的伤害；（2）将患者置于俯卧位；（3）从枕大池或侧脑室释放脑脊液以缓解脑内压力。这些创新大大降低了以前与该手术相关的死亡率。

面部神经损伤无论在过去还是现在都是前庭神经鞘瘤切除的严重并发症。为了避免面神经功能障碍，Cushing 提倡进行次全切，直到 1931 年 Dandy 首次报道了完整切除前庭神经鞘瘤且保留面神经的案例。与 Cushing 的双侧枕下入路相反，Dandy 重新采用了小型的单侧枕下入路，充分利用了 Cushing 的许多降低发病率的创新方法，还通过细心寻找面神经与肿瘤之间的解剖平面来降低面神经受损的风险。

之后的技术改进包括放弃俯卧位，术中使用显微镜，术前影像学检查以识别最适合于乙状窦后入路的患者，以及重要手术相关解剖细节的揭示。该方法的最新改进包括扩大乙状窦后入路——通过轮廓化乙状窦来改善桥小脑角的显露程度，利用经颅诱发动作电位加强术中面神经监测，同样加强术中对耳蜗神经的监测。

35.2　优势和局限

乙状窦后入路为适当选择的病例提供了许多优势（图 35.1）。保留内耳结构是该方法的主要优势：对体积过大不适于颅中窝入路的肿瘤或主要位于内听道外的肿瘤，保留听力仍然是外科手术可达到的目标。乙状窦后入路是否更适合于大肿瘤仍存在争议。传统上，神经外科医师接受乙状窦后入路的培训更多，但是接受过颅底手术技术训练的人能理解：经迷路入路在许多方面都体现了颅底手术的宗旨，即磨除骨质获得空间，消除牵拉脑组织的需要，并通过相对较小的开口来切除较大的肿瘤。通过仔细的解剖技术可以保留面神经功能，但入路越靠后，分离位于前方的面神经就越困难。乙状窦后入路脑脊液漏的风险和损伤血管、神经结构（乙状窦、面神经乳突段）的风险均更低。最后，乙状窦后入路对伸入内听道的肿瘤显露有限，因此，经迷路入路可以更适当地显露并切除这些病变，尤其适用于无法保留听力的患者。第 36 章聚焦于乙状窦后入路切除小型前庭神经鞘瘤，旨在保护听力。本章主要集中于乙状窦后入路切除中型或大型前庭神经鞘瘤，在这种情况下，通常不考虑保留听力。感兴趣的读者可以对比阅读这两个章节，并查阅两张总结表格，明确肿瘤体积与临床预后的相关关系。

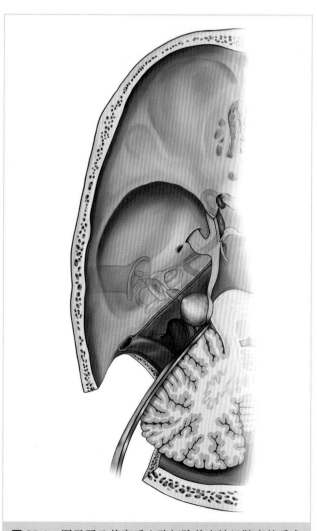

图 35.1　图示了乙状窦后入路切除前庭神经鞘瘤的手术视角

35.3　患者的选择（适应证和禁忌证）

传统观点认为，乙状窦后入路最适合切除大部分位于桥小脑角，未延伸至内听道基底，且试图保留听力的肿瘤。在我们的实践中，我们认为乙状窦后入路主要是一种听力保留入路，尤其适用于无法经颅中窝入路切除的肿瘤。对于完全在内听道内的肿瘤、内听道外侧端的肿瘤，以及向桥小脑角延伸不到10mm的肿瘤，我们更倾向于采用颅中窝入路以保留听力。对于任何听力差或很难保留听力的肿瘤，无论大小，我们都建议采用经迷路入路。最后，如果存在高位颈静脉球或乙状窦前置非常严重的状况，就不适合采用经迷路入路，而应选择乙状窦后入路。尽管乙状窦后入路没有绝对的禁忌证（当然除外异常的解剖学情况，例如阻塞性发育性静脉畸形或其他复杂解剖病症），但是值得一提的是，经迷路入路对于肥胖患者更容易，可以在不牵拉小脑半球的情况下尽早释放脑脊液。

35.4　手术技巧

气管插管和留置导尿管后，患者取仰卧位，头部尽可能向对侧旋转，也可取侧卧位。在某些地区，取决于不同的训练背景，有些神经外科医师更喜欢取坐位，这样小脑半球松弛度更好，但是增加了麻醉的复杂性和风险。应考虑对同侧面部肌电图，同侧面神经动作诱发电位，双侧听觉脑干反应和双侧体感诱发电位进行连续电生理监测。将 Mayfield 头架的双钉放置于对侧枕骨，单钉置于同侧额骨，并注意确保在旋转颈部时静脉仍能充分引流，对侧颈静脉没有被下颌骨挤压。许多神经外科医师都有过由于对侧静脉引流完全闭塞而使颅后窝压力过高、硬膜紧绷的经历。对乙状窦后入路切除前庭神经鞘瘤的患者，我们已经不再常规使用头架固定。对于颈部柔软的患者，很容易将头放在泡沫圈垫上并向对侧旋转后用胶带将头固定在床上。该胶带具有一定的延展性，因此不会过度旋转颈部或阻塞静脉回流。对于颈椎病或脖子短粗、颈部旋转困难的患者，我们还是毫不犹豫地在头架固定的情况下取完全侧卧位。该位置完全避免了旋转颈部，即使病态肥胖的患者也可最大限度地松弛小脑半球。仰卧患者头部应尽可能靠上且靠近术者一侧，缩短工作距离。在乳突后缘4cm处标记一个基底向前的"C"形切口，从乳突尖端的水平延伸到耳郭上方2cm（图35.2）。无论计划切口在哪一侧，仅需剃发0.5cm。围手术期给予抗生素，并对该部位进行消毒准备和铺巾。对每位患者，都做好取自体脂肪封闭乳突气房的准备。对腹部取脂肪的部位（脐周或左下腹）也进行同样的

消毒处理和铺巾。

皮肤切开应深达覆盖星点，乳突后部和枕骨下表面的骨膜层。浅表皮瓣沿骨膜上方分离并翻向前方，而骨膜瓣（又名 Palva 瓣），同样沿皮肤切口方向切开，也翻向前方，并用鱼钩橡皮筋牵开固定。此时，有很多方法可以显露颅后窝硬脑膜。对于神经外科医生而言，骨窗式开颅比回纳骨瓣式开颅更普遍，但需要使用其他材料进行颅骨修补。我们希望尽可能避免异物，因此选择回纳骨瓣式开颅。与常规钻圆形骨孔的方式不同，我们选择显露乙状窦和其后 2mm 硬脑膜，以置入铣刀底座。具体方法是：使用切割钻和金刚钻，将乙状窦从乙状窦 – 横窦交界处（星点深处）至颈静脉球的骨质轮廓化，仅留下一层薄薄的骨头覆盖乙状窦表面，并显露乙状窦后 2~3mm 的硬脑膜。骨蜡封闭开放的乳突气房，如果导静脉出血，用双极电凝精准电凝（图 35.3）。现在，以显露的乙状窦后硬脑膜为起点分离硬膜与骨质，无须另外磨骨孔、去骨瓣，避免骨缺损。在直视下将铣刀底座置于硬膜外腔，在枕骨上做 2~3cm 直径的乙状窦后骨瓣，并将骨瓣从术野取出。一些作者报道内镜下的桥小脑角入路，声称骨窗直径仅为 1 英寸（in，1in=2.54cm）。利用上述技术，我们通常用 2cm 直径的骨窗切除前庭神经鞘瘤，很少需要大于 3cm 直径的骨窗。

通过低剂量甘露醇（0.25~0.5g/kg），暂时的过度通气和头高脚低卧位等常规操作来降低颅内压，直到硬脑膜松弛为止。随后在乙状窦后 5mm、平行于乙状窦打开硬脑膜并弯向后方沿着横窦走行扩大切口（图35.4）。在乙状窦前方的乳突上钻固定骨孔，将乙状窦连同硬膜瓣翻向前方，悬吊在固定骨孔上。在手术显微镜下，锐性打开桥小脑角下池（后组颅神经上方或延髓外侧池上方），释放脑脊液。小脑即可自然向后松弛，无须使用固定牵开器。操作的关键是充分利用显微镜保护小脑下半球，避免双极电凝镊和吸引器将其向上和向后抬起时造成损伤。此时可以识别出后组颅神经。

随着小脑放松，乙状窦向前方稍移位，无须使用任何类型的固定牵开器即可精确、完整地显露岩骨后部，在桥小脑角内可观察到肿瘤。即使肿瘤体积较大，打开蛛网膜池并耐心地释放脑脊液也可使小脑在重力作用下塌陷良好。用单层 Telfa 薄片保护小脑半球，以最大限度扩大视角，也避免磨除内听道后壁时与钻头发生缠绕。使用面神经直接刺激仪，确认面神经没有走行在肿瘤后表面。同样，如果手术试图保留听力，则现在可以在肿瘤的下极识别出耳蜗神经。在随后的分离中，始终应用面神经自发肌电图和经颅面神经运动诱发电位来监测面神经的功能状况。绒球是重要的

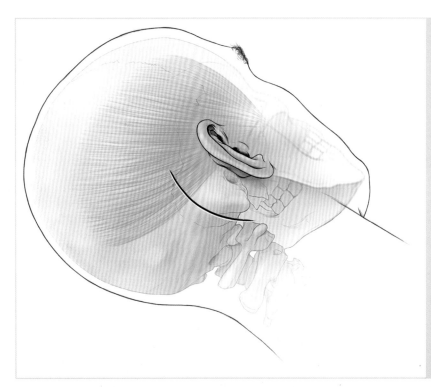

图 35.2　乙状窦后入路"C"形切口

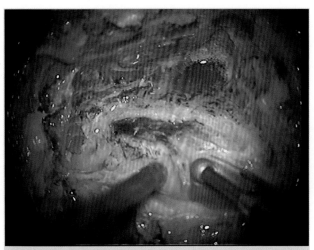

图 35.3　乙状窦后入路形成骨瓣前预先显露乙状窦和导静脉

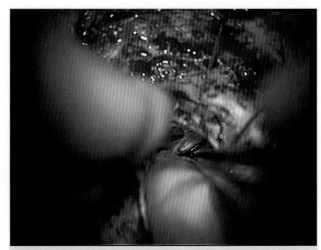

图 35.4　打开乙状窦后硬脑膜

标记物,着眼于肿瘤主体与绒球的关系有助于定位位于其深面的前庭蜗神经。例如,如果整个肿瘤都位于绒球上方,则术者可以预见肿瘤起源于前庭上神经,前庭下神经能保护耳蜗神经免受肿瘤侵犯,且不累及后组颅神经。现在,使用超声吸引器在肿瘤内部进行减压,使肿瘤的包膜向内塌陷,并依次从小脑半球,绒球,最后是脑干和颅神经侧分离肿瘤。首先是将肿瘤由小脑翼、三叉神经和岩静脉(Dandy 静脉)分离。

应尽可能保留岩静脉,以确保足够的静脉引流。但如果岩脉静脉很短,牵拉时有张力,我们主动将其电凝并锐性剪断,防止它被无意中从岩窦中拉出导致大量出血。高年资住院医师学习乙状窦后入路切除前庭神经鞘瘤时,总是沉迷于及早发现面神经,如果做不到就会很沮丧。事实上,无论肿瘤的体积大小,前庭蜗神经和面神经根部的入脑干区域都保持相对固定的关系。找到前庭蜗神经干,面神经就在其内下方从脑干

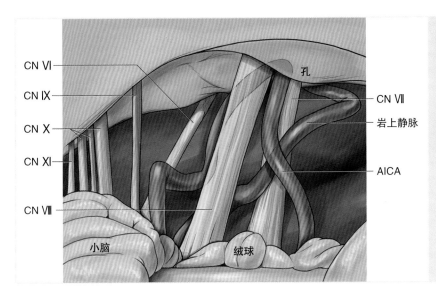

图 35.5 左侧乙状窦后入路展示桥小脑角解剖。可以看到小脑前下动脉的一条分支走行在面神经和前庭蜗神经之间。另外，可见一支岩静脉注入岩上窦。图左侧可见后组颅神经，走行入颈静脉孔的神经部

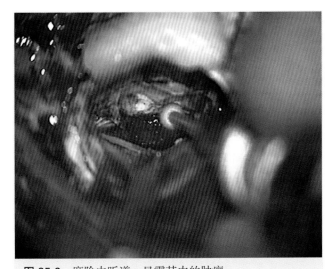

图 35.6 磨除内听道，显露其内的肿瘤

发出，与前庭蜗神经之间由小脑前下动脉的一条小而恒定的回返分支分开（AICA；图 35.5）。前庭蜗神经干经常会主动"跳"出到经验不足的术者眼前，而非由术者主动发现。不止一位年轻的术者说过，在切除大的前庭神经鞘瘤时，他们选择在脑干区域出现明显的静脉出血时停止解剖分离。该出血多半来自前庭蜗神经干的静脉，该神经干的静脉随着肿瘤切除而充盈扩张，为术者在分离中的位置提供了笨拙却有效的确认。对于不准备保留听力的大型肿瘤，控制前庭蜗神经干周围的静脉可使术者电凝并分离稀疏的神经，从而在内下方找到从脑桥延髓沟发出的面神经。换个角度来说，即使不考虑保留听力，在解剖分离过程中发

现并保持扁平和张开的前庭蜗神经也是一种非常有效的策略。可以将几乎半透明的前庭蜗神经当作保护罩，在分离时保护其深处的面神经。此时，可以透过完整但展开的前庭蜗神经，直接刺激脑干来确认面神经位置。在脑干端，将肿瘤从面神经和前庭蜗神经分离出来，使其与脑干完全游离。面神经离开脑干上行至内耳门的部分是切除大型肿瘤时特别易损的区域。此时，与其将盲目地从神经上拉起肿瘤，不如在内听道的内侧找到面神经并从外侧向内侧进行逆行分离，更为有效。

肿瘤几乎都会向内听道内延伸，需要磨除内听道后壁才能完整切除。在不损害内耳结构的情况下，可磨除 6~9mm 距离。首先在内听道上方的硬脑膜做一个"H"形切口，形成可闭合的"轿车门"样硬膜瓣。由内向外磨除内听道（图 35.6），外侧最远到前庭和半规管，下方至颈静脉球。纵向打开硬脑膜并识别前庭神经。这是避免因内听道底部残留少量肿瘤而复发的手术关键点。锐性切断前庭神经并翻向外侧，显露肿瘤最外侧的圆形末端。如果看不到光滑的肿瘤圆形末端，提示肿瘤被从中间切断，仍有一部分残留在远端，应联合使用微型直角刮匙和剥离子，继续探查内听道外侧端。如果是保留听力的手术，乙状窦后入路处理此处肿瘤会稍显粗略和盲目，防止损伤耳蜗神经，却增加了复发的风险。大型肿瘤在手术的每个阶段都需要使用超声吸引器来进行减容，以便于将肿瘤从面神经和耳蜗神经上剥离，并且应始终从面神经的两端进行分离，最终在脑池段汇合（图 35.7）。超声吸引器

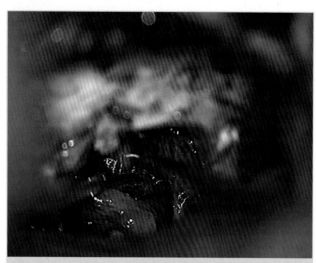

图 35.7 从耳蜗神经分离肿瘤和横断前庭神经

最小的刀头很有用，尤其适合处理内听道内的肿瘤。术中必须切断前庭上、下神经，以免术后长期眩晕。这是保留听力手术的另一个注意点，保护耳蜗神经和听觉脑干诱发电位的愿望可能导致外科医生残留完整的前庭纤维，导致患者术后顽固的头昏眼花。解剖分离的最后一个关键点位于内听道口（或刚出内听道口），此处面神经直径最细。有经验的外科医生将在每个病例中都尝试保留耳蜗神经（哪怕是暂时的），防止面神经独自承受剩余肿瘤的全部重量。肿瘤完全切除后，充分冲洗术野并检查是否有残留。使用明胶海绵处理面神经、耳蜗神经（完整保留且听觉脑干诱发电位良好）附近的出血点，避免使用双极电凝防止意外损伤神经，使前期精细的解剖分离前功尽弃。

用 4-0 缝合线关闭硬膜的"轿车门"后，取腹部脂肪置于内听道并密封，防止脑脊液从内听道旁的气房渗漏。在愈合过程中，组织胶可以起到承托作用，将脂肪固定在原位。彻底冲洗，确认止血效果，在关颅过程中防止再出血。缝合乙状窦后硬膜并用组织胶加固缝线，将第二块脂肪置于乙状窦表面，回纳骨瓣并以 3 块小钛板固定。骨膜瓣缝合于周围的骨膜上，枕部肌肉与周围的肌肉组织和上项线缝合。皮肤通常分两层缝合。拔管后应尽快评估面部神经功能，以便可以及早发现面神经迟发性麻痹。术后听力评估通常会延迟到患者足以完成正式的听力图检查且乳突和中耳完全充气为止。

除了标准的术后护理外，还应密切监测患者是否有脑脊液漏，这可能表现为切口或鼻腔有清亮液体渗出。术后应进行一系列神经功能检查，监测小脑或脑干水肿、脑积水和颅神经功能障碍。手术后的听力保持通常是持续的，研究者仍在不断寻找预防术后听力

恶化的药物或操作。对于听力保留的患者，如果能够耐受药物，血压稳定，我们会在术后持续使用尼莫地平。术后即刻可能存在一些面部功能障碍，取决于在分离过程中对面神经的操作牵拉，以及肿瘤对神经的损害程度。但是应告知患者，如果在分离结束时面神经根部入脑干区神经完整且可在低阈值刺激（<0.1mA）下有应答，则面神经功能有望改善。另外，面神经运动诱发电位的刺激阈值在术后仅有微小变化也是面神经功能保留完好的指标。

35.5 结果和并发症（表 35.1）

35.5.1 听力丧失

尽管患者和外科医生在手术前计划保留听力，但术中可能发现保留听力并不可行。如果肿瘤起源于耳蜗神经，或者耳蜗神经变薄或紧密粘连在肿瘤包膜上，则可能需要损伤或切断神经以完全切除肿瘤。在手术前应与患者讨论这种可能性，以便术中基于患者的手术目标进行决策。术中使用听觉脑干诱发电位监测可以在神经受牵拉时提醒外科医生，从而改善结果。

35.5.2 头痛

如果在互联网上检索，乙状窦后入路的最常见并发症是术后头痛。大多数患者由术后颅内积气或血性脑脊液引起的头痛通常在术后头几天内缓解。一小部分患者会发展为持续性头痛，甚至严重到需头痛专科医生诊治。为了避免在开颅过程中切断枕大和枕小神经的近端分支，我们将切口尽可能短且弯向前方（图 35.1）。从我们和其他团队的经验来看，回纳骨瓣会显著降低持续性头痛的发生率。既往采用的骨窗式开颅需行颅骨修补，以防止颈部肌肉瘢痕累及硬脑膜。回纳患者自己的骨瓣也可以避免使用任何较大的钛网或异物，这可能引起刺激反应，甚至会侵蚀穿透耳后的皮肤。

35.5.3 面神经功能障碍

面神经功能障碍可能是由于肿瘤生长和术中操作对神经造成的损害。术中同时应用面神经肌电图和经颅运动诱发电位监测能帮助识别面神经，并在神经被无意中牵拉时为术者提供反馈，将损伤面神经的风险降至最低，从而改善预后。在恢复期间也建议进行一系列面神经功能评估。为协助眼睑闭合并防止角膜磨损，我们在上眼睑放置金质重物，即使对面神经功能恢复有很大信心的患者，我们也坚持这样做。如果神经被离断或未能恢复功能，有几种方法修复面神经。我们的团队青睐使用舌下神经 – 面神经（Ⅻ – Ⅶ）吻合术，效果极佳。

表35.1 使用乙状窦后入路切除大型前庭神经鞘瘤后选择的大系列并发症和结果报告

发表文章	研究中心	时间	设计	病例数/例	随访时间	肿瘤大小	切除程度	复发	面神经结果	三叉神经结果	听力保留结果	脑积水的处理	其他并发症
Jung 等,2000年发表	Chonnam National University Hospital, Dong-Ku, Kwangju, South-Korea	1993—1998	回顾性	30	至少12个月	全部≥4cm;平均4.9cm(范围:4.1~7.0cm)	73%GTR 27%STR	3%复发率	术后1年:HB I:32%;HB II:11%;HB III:42%;HB IV:16%	NR	NR	术前视乳头肿占20‰。术后发生脑积水1例(3%),用VP分流处理	无死亡,27%CSF漏,3%小脑出血,无脑膜炎病例,无下颌神经麻痹病例
Yamakami 等,2004年发表	Chiba University School of Medicine, Chiba, Japan	1992—2001	回顾性	50	平均58个月(范围:12~115个月)	全部≥3cm;平均4.1cm(范围:3.0~5.8cm)	86%GTR 14%STR	8%复发率(仅在STR后发生)	共有46个神经患者:HB I、II:91%;HB III、IV:7%;HB V、VI:2%	切除肿瘤后,大多数患者的术前三叉神经病变完全消除,或有1例患者面部感觉减退加剧	49例患者未保留有用的听力。但是,有3例患者使听力从C级提高到B级,并且恢复了有用的听力	在15例前脑积水患者中,5例(33%)需要CSF转流	没有与VS治疗有关的死亡术后持续性共济失调4%,其中10%的病例中,肿瘤切除导致严重的术前共济失调
Zhao 等,2010年发表	The Second Hospital of Shandong University, Jinan, Shandong Province, China	2005—2008	回顾性	89	至少12个月	全部≥4cm;大小没有进一步说明	43%GTR 39%NTR 18%STR	3%复发率;所有都在NTR后发生	术后早期:HB I:18%;HB II:23%;HB III:20%;HB IV:10%;HB V:16%;HB VI:14%;术后1年:HB I:25%;HB II:29%;HB III:17%;HB IV:9%;HB V:12%;HB VI:8%	术后三叉神经缺损占7%	"保存听力"不在考虑因素	NR	无死亡,CSF漏:7%;小脑血肿:1%;脑膜炎:3%;CN IV缺损:5%;CN V缺损:7%;CN VI缺损:6%;CN IX和X缺损:8%;CN XI缺损:2%;CN XII缺损:1%;小脑性共济失调:6%

续表

发表文章	研究中心	时间	设计	病例数/例	随访时间	肿瘤大小	切除程度	复发	面神经结果	三叉神经结果	听力保留结果	脑积水的处理	其他并发症
Samii 等, 2010 年发表	International Neuroscience Institute, Hannover, Germany	2001—2006	回顾性	50	平均 34 个月（范围：5~62 个月）	全部 ≥4cm；平均 4.4cm（范围：4~6.5cm）	100%GTR	NR	共有 46 个（92%）解剖上保存面神经患者 HB Ⅰ~Ⅲ：75%；HB Ⅳ：19%；HB Ⅴ：6%；HB Ⅵ：0%	NR	NR 使用 AAO-HNS 或 Gardner-Robertson 分级	术前脑积水占 43.2%，手术后，现仍有脑积水，但 4 例患者无症状（25%）。11 例患者无症状或完全消退（69%），但无须进一步治疗，1 例患者发生了新的脑积水，并通过放置腰部引流管进行治疗	无死亡，术后的 5 例患者有下颅神经功能障碍，得到改善，但 6% 出现新的功能障碍，但其中 4% 患者恢复；8% 的无症状小血肿中以保守治疗且无引流，脑干和小脑浮肿需要临时 EVD 放置占 2%；单一癫痫发作发生率为 2%，脑脊液漏为 6%
Di Maio 等, 2011 年发表	Vancouver General Hospital, University of British Columbia, Vancouver, British Columbia, Canada	2003—2009	回顾性	47	平均 25 个月	平均 3.6cm（范围：3.0~5.0cm）	87%GTR 13%NTR	无须治疗的复发	术后早期：HB Ⅰ、Ⅱ：94%	NR	21%（6/28）术后保留 SH，术前 A 级听力的所有力保留率为 31%（5/13），后将其移除，保留听力与脑脊液囊肿有关，且少于 35% 的肿瘤位于 IAC 轴前	1 例患者术后立即进行需要立即脑室外引流以处理脑积水，几天后将立即移除，后将进行 VP 无须进行 VP 分流	死亡率 2%；在手术结束时未保留大的岩静脉，出血性脑干和小脑肿胀进行性发展，尽管立即减压颅骨切除术，但患者死亡，2% 的患者因脑积水而进行术后 EVD 浅表切口感染占 2%，假性脑膜膨出症占 2%，轻度小脑功能障碍会影响步态占 2%

续表

发表文章	研究中心	时间	设计	病例数/例	随访时间	肿瘤大小	切除程度	复发	面神经结果	三叉神经结果	听力保留结果	脑积水的处理	其他并发症
Silva 等，2012 年发表	Hospital Sao Joao, University of Porto, Porto, Portugal	2005—2010	回顾性	29	平均 39 个月（范围：4~73 个月）	全部 ≥ 4cm；（范围：4~6.1cm）平均或中位大小 NR	全部 GTR	无复发	共有 21 个（72%）不需要Ⅶ~Ⅷ的吻合：HB Ⅰ：19%；HB Ⅱ：43%；HB Ⅲ：24%；HB Ⅳ：14%	手术后前 4 至 12 周，术前面部感觉异常或三叉神经痛消失	NR 使用 AAO-HNS 或 Gardner-Robertson 分级	尽管术后 MRI 仍存在一定程度的脑室扩张，但所有情况下脑积水均得到改善，无须脑脊液导流	无死亡，CSF 漏的发生率为 14%；脑膜炎的发生率为 7%；下颅神经功能障碍的发生率为 4%；无血肿病例
Liu 等，2015 年发表	Tongji Hospital, Tongji Medical College, Huazhong University of Science and Technology, Wuhan, China	2010—2012	回顾性	106	所有病例，2 年	全部 ≥ 3cm；平均 3.9cm（范围：3.0~5.7cm）	82%GTR 14%STR 4% 部分切除	18% 复发率所有 STR 和部分分切除的病例都复发了，但迄今为止都没有需要治疗的病例	术后早期：HB Ⅰ：17%；HB Ⅱ：21%；HB Ⅲ：30%；HB Ⅳ：15%；HB Ⅴ：10%；HB Ⅵ：7%。术后两年：HB Ⅰ：56%；HB Ⅱ：24%；HB Ⅲ 21%；HB Ⅳ：1%；HB Ⅴ，Ⅵ：0%	NR	NR	如果在手术前存在脑积水，则在开出血，颅手术之前先进行脑室外引流。手术后，没有患者患有持续性脑积水	无死亡；无持续性脑积水；术后出血，需要血肿清除的患者占 3%；脑脊液漏 5%
Mendelsohn 等，2016 年发表	University of British Columbia, Vancouver, British Columbia, Canada	2002—2013	回顾性	85	NR	平均 3.6cm（范围：30~58cm）	NR	NR	术后 6 周：HB Ⅰ、Ⅱ：86%	NR	41%（17/42）术后仍有 SH	NR	NR

续表

发表文章	研究中心	时间	设计	病例数/例	随访时间	肿瘤大小	切除程度	复发	面神经结果	三叉神经结果	听力保留结果	脑积水的处理	其他并发症
Boublata 等，2017年发表	Batna University Hospital, Batna, Algeria	2010—2015	回顾性	151	平均28个月（范围：3~54个月）	全部≥3cm（范围：3.0~6.0cm）中位或平均NR	83%GTR 14%STR 3%部分切除	NR	术后早期：HB I、II：76%，HB III、IV：18%，HB V、VI：6%；术后2年：HB I、II：82%，HB III、IV：14%，HB V、VI：4%	NR	NR	NR	死亡率0.7%；1例因术后血肿而1例因脑膜炎；2%CSF漏；1%脑膜炎；3%小脑血肿的；1%的清除小脑血肿的；1%的外展神经障碍；车神经障碍；3%小脑共济失调；4%下颅神经功能障碍
Huang 等，2017年发表	Huashan Hospital, Fudan University, Shanghai	1999—2014	回顾性	657	平均60个月（范围：6~191个月）	全部≥4cm；大小没有进一步描述	85%GTR 15%NTR 0.3%部分切除 分叶切除	NR	术后早期：HB I、II：33%，HB III：47%，HB IV、VI：20%；长期面神经功能：HB I、II：56%，HB III：20%，HB IV、VI：24%	术后面部麻木的发生率为16%	7%术后仍有SH	2%的患者因脑积水行脑脊液分流术和3%的患者因脑积水行脑室外侧切除术。1%的病例发生迟发性脑积水	死亡率0.6%；2例患者死于脑出血和急性脑水肿；1例患者死于脑水肿。1%的患者因下颅神经麻痹而死于严重的肺；1%颅内血肿；1%脑膜炎；3%脑脊液漏；8%下颅神经麻痹

缩写：AAO-HNS，美国耳鼻咽喉科-头颈外科学会；CSF，脑脊液；EVD，脑室外引流；FN，面神经；GTR，全切除；HB，House-Brackmann；HP，听力保留；IAC，内听道；MRI，磁共振成像；NR，未报告；NTR，近全切除；SH，有效听力；STR，次全切除；VP，脑室腹部

35.5.4　脑脊液漏

由于在桥小脑角区硬脑膜走行不规则，且有丰富的乳突气房，预防脑脊液漏变得更加困难。当术前 CT 提示颞骨气化很好，气房延伸至颧骨，甚至更糟的情况下出现前床突气化伴随巨大的额窦时，外科医生应该紧张重视起来。除了小心地关闭硬脑膜外，腹部脂肪能降低术后脑脊液漏的风险。如果发生泄漏，无法通过保守治疗（限制液体、限制活动、腰大池引流）解决，则必须进行手术修复缺损。

35.5.5　小脑 / 脑干水肿

总的来说，使用现代手术技术特别是在颅后窝手术中弃用牵开器，脑干或小脑肿胀已成为罕见的并发症，通常仅在小脑上动脉分支受损的情况下才能看到。但颅后窝肿胀是紧急情况，需要紧急手术减压以防止脑疝和脑干结构受损。

35.5.6　脑疝

脑疝曾是早期行乙状窦后入路后的"梦魇"，但目前已十分罕见。如今，小脑上疝对于年轻神经外科医生来说更像是一个"鬼故事"，督促他们对乙状窦后入路患者进行仔细地神经学检查，而不是害怕脑疝真的会发生。一个有用的经验是：小脑肿胀脑干受压的情况下不能只做脑室外引流，而应当结合小脑半球减压。

35.5.7　感染

尽管乳突气房可能含有细菌，但感染是一种罕见的并发症，可以通过严格的无菌技术加以预防。通常仅在长时间脑脊液漏的情况下才能看到。

35.5.8　血管损伤

现代技术已使乙状窦后开颅手术中血管损伤的风险降至最低。最常见的损伤结构是乙状窦和横窦，长期压迫可能会继发血栓形成，或在操作过程中受损。术中渗血可通过压迫和明胶海绵来控制，较大的裂口可进行缝合止血。小脑前下动脉损伤可导致非常典型的小脑中脚梗死表现：严重的同侧手部功能不良和明显的步态共济失调。由于小脑运动通路有代偿，虽然可能要花费数月的时间，但幸运的是几乎都能得到恢复。除非处理 4cm 或更大体积的肿瘤，否则小脑后下动脉或小脑上动脉的损伤很少见。这类大肿瘤中，动脉被推移也远比与肿瘤粘连紧密要多见。

35.5.9　颅神经功能障碍

当正常的解剖结构被肿瘤扭曲并且神经被错误地识别和意外损坏时，可能会发生颅神经损伤。对于高危神经（CN Ⅶ，CN Ⅷ），如上所述，术中进行电生理监测是适当的。后组颅神经的损伤非常罕见，因此很少对这些神经进行监测。但对神经纤维瘤病 2 型患者是个例外，在这种情况下，先前的手术或多个肿瘤会使解剖结构模糊不清，甚至使后组颅神经处于危险之中。

35.5.10　出血和血肿形成

随着现代电凝技术的使用以及其他止血材料（如凝血酶浸透的明胶海绵）的出现，这种并发症的发生率急剧下降。在手术的所有阶段进行细致的止血对于预防出血和术后血肿形成至关重要。在关颅过程中，冲洗后的液体清亮透明是确保完全止血的令人放心的信号。

35.6　手术要点和陷阱

35.6.1　次全切除保留面神经功能

应当避免面神经功能障碍。当术者意识到神经已经磨损或被压扁，或者很难在不损伤神经的情况下全切除肿瘤时，勉强全切除可能会以严重的面神经功能障碍为代价，在神经上残留一小条肿瘤以避免机械性破坏可能是更好的选择。确实，次全切除比全切除具有更好的面神经结果，但其代价是复发风险增加和再次手术相关的并发症率更高。应在术前与患者讨论这种可能性。"切除刚好足够的肿瘤以使大型肿瘤获得更好的效果"，说起来容易，做起来难。通常这么说的时候，面神经已经处于危险之中。对"次全切除"的预后相关文献解读十分困难，因为某人描述的次全切除可能是另一位术者的近全切除。关于次全切术的优缺点的进一步讨论请参见第 41 章。

35.6.2　脂肪填充和骨蜡应用最大限度降低脑脊液漏风险

使用脂肪填充可以显著降低手术后脑脊液漏的风险，在磨除内听道骨质过程中使用骨蜡来严密封闭所有打开的气房也如此。此外，在关颅过程中使用脂肪填充还与术后头痛发生率降低有关。

35.6.3　术中电生理监测

在前庭神经鞘瘤切除术中对面神经诱发肌电图进行持续监测可有助于对术后面神经功能障碍的风险进行分级，并指导外科医生做出必要时寻求早期干预以治疗面瘫的决定。当使用刺激探针时，较低幅度的刺激引起面神经反应的能力与面神经功能保持良好密切相关。同样，可以通过记录听觉脑干诱发电位或耳蜗神经动作电位来监测耳蜗神经功能。后者使用起来更加灵活，能快速反馈与术后听力密切相关的神经状态变化。第 27 和 28 章进一步讨论了术中面神经和前庭蜗神经的监测。

35.7　总结

乙状窦后入路是一种并发症发生率低的多用途入路，它最适合需要保留听力但桥小脑角内肿瘤体积过大，无法经颅中窝入路安全切除的前庭神经鞘瘤，但不适合处理延伸至内听道基底的肿瘤。必要时可对乙状窦后入路进行改良，例如扩大乙状窦后入路，在无须额外牵拉小脑的前提下增加显露。如果可能，神经内、外科医生合作有助于为患者提供最佳的治疗效果。最后，乙状窦后入路适用于多种神经外科手术，即使不是专攻前庭神经鞘瘤的神经外科医生也应熟练掌握。

参考文献

[1] Cohen NL. Retrosigmoid approach for acoustic tumor removal. Otolaryngol Clin North Am. 1992; 25(2):295–310.

[2] Cushing H. Tumors of the Nervus Acusticus and the Syndrome of the Cerebellopontile Angle. Philadelphia, PA: W. B. Saunders; 1917.

[3] Samii M, Matthies C. Management of 1000 vestibular schwannomas (acoustic neuromas): the facial nerve–preservation and restitution of function. Neurosurgery. 1997; 40(4):684–694, discussion 694–695.

[4] Jacobson J, Rihani J, Lin K, Miller PJ, Roland JT, Jr. Outcomes of direct facial-tohypoglossal neurorrhaphy with parotid release. Skull Base. 2011; 21(1):7–12.

[5] Roland JT, Jr, Lin K, Klausner LM, Miller PJ. Direct facial-to-hypoglossal neurorrhaphy with parotid release. Skull Base. 2006; 16(2):101–108.

[6] Gurgel RK, Dogru S, Amdur RL, Monfared A. Facial nerve outcomes after surgery for large vestibular schwannomas: do surgical approach and extent of resection matter? Neurosurg Focus. 2012; 33(3):E16.

[7] Cerullo L, Grutsch J, Osterdock R. Recurrence of vestibular (acoustic) schwannomas in surgical patients where preservation of facial and cochlear nerve is the priority. Br J Neurosurg. 1998; 12(6):547–552.

[8] Fishman AJ, Marrinan MS, Golfinos JG, Cohen NL, Roland JT, Jr. Prevention and management of cerebrospinal fluid leak following vestibular schwannoma surgery. Laryngoscope. 2004; 114(3):501–505.

[9] Amano M, Kohno M, Nagata O, Taniguchi M, Sora S, Sato H. Intraoperative continuous monitoring of evoked facial nerve electromyograms in acoustic neuroma surgery. Acta Neurochir (Wien). 2011; 153(5):1059–1067, discussion 1067.

[10] Yingling CD, Gardi JN. Intraoperative monitoring of facial and cochlear nerves during acoustic neuroma surgery. Otolaryngol Clin North Am. 1992; 25(2): 413–448.

[11] Oh T, Nagasawa DT, Fong BM, et al. Intraoperative neuromonitoring techniques in the surgical management of acoustic neuromas. Neurosurg Focus. 2012; 33(3):E6.

[12] Jung S, Kang SS, Kim TS, et al. Current surgical results of retrosigmoid approach in extralarge vestibular schwannomas. Surg Neurol 2000; 53:370–377; discussion 377–378.

[13] Yamakami I, Uchino Y, Kobayashi E, Yamaura A, Oka N. Removal of large acoustic neurinomas (vestibular schwannomas) by the retrosigmoid approach with no mortality and minimal morbidity. J Neurol Neurosurg Psychiatry 2004; 75:453–458.

[14] Zhao X, Wang Z, Ji Y, et al. Long-term facial nerve function evaluation following surgery for large acoustic neuromas via retrosigmoid transmeatal approach. Acta Neurochir (Wien) 2010; 152:1647–1652.

[15] Samii M, Gerganov VM, Samii A. Functional outcome after complete surgical removal of giant vestibular schwannomas. J Neurosurg 2010; 112:860–867.

[16] Di Maio S, Malebranche AD, Westerberg B, Akagami R. Hearing preservation after microsurgical resection of large vestibular schwannomas. Neurosurgery 2011; 68:632–640; discussion 640.

[17] Silva J, Cerejo A, Duarte F, Silveira F, Vaz R. Surgical removal of giant acoustic neuromas. World Neurosurg 2012; 77:731–735.

[18] Liu SW, Jiang W, Zhang HQ, et al. Intraoperative neuromonitoring for removal of large vestibular schwannoma: Facial nerve outcome and predictive factors. Clin Neurol Neurosurg 2015; 133:83–89.

[19] Mendelsohn D, Westerberg BD, Dong C, Akagami R. Clinical and Radiographic Factors Predicting Hearing Preservation Rates in Large Vestibular Schwannomas. J Neurol Surg B Skull Base 2016; 77:193–198.

[20] Boublata L, Belahreche M, Ouchtati R, et al. Facial Nerve Function and Quality of Resection in Large and Giant Vestibular Schwannomas Surgery Operated By Retrosigmoid Transmeatal Approach in Semi-sitting Position with Intraoperative Facial Nerve Monitoring. World Neurosurg 2017; 103:231–240.

[21] Huang X, Xu J, Xu M, et al. Functional outcome and complications after the microsurgical removal of giant vestibular schwannomas via the retrosigmoid approach: a retrospective review of 16-year experience in a single hospital. BMC Neurol 2017; 17:18.

第 36 章　保留听力的乙状窦后入路切除前庭神经鞘瘤

Roberto A. Cueva, Bill Mastrodimos

36.1　引言

现代用于切除前庭神经鞘瘤的乙状窦后入路改良于早期减压手术的经典枕下入路。19 世纪中后期和 20 世纪初，努力挽救大型听神经瘤患者生命的外科先驱们，将重点放在避免手术死亡和面瘫上。当时 Krause 主张单侧枕下入路，但 Cushing 支持双侧枕下暴露（图 36.1）。继 Cushing 报道前庭神经鞘瘤最常见的首发症状为单侧听力缺失之后，对于肿瘤特异性症状的认识和诊断技术的进步使后世的外科医生能够发现并处理小型的肿瘤，并将治疗的焦点从避免死亡转移到保留神经功能。初诊时体积较小的肿瘤术后面神经保留的可能性更大。到了 20 世纪 70 年代，文献中开始报道并讨论完全切除肿瘤且保留听力的可行性。最初认

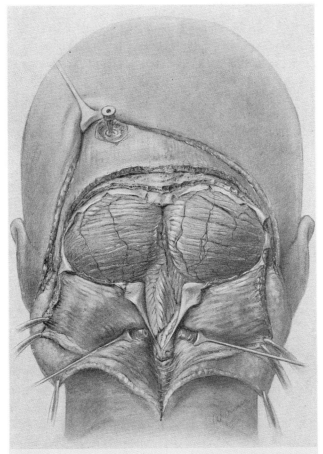

图 36.1　Cushing 发表于 1917 年的前庭神经鞘瘤专著中描述的双侧枕下开颅

为单侧枕下 / 经内听道入路有利于听力保护。然而，William House 证明了颅中窝入路切除前庭神经鞘瘤可获得良好的听力保留。在随后的几十年中，多项报道均支持颅中窝入路更有利于保留听力，直到有文献报道称，乙状窦后入路也能获得类似的听力保留结果。

目前，经验丰富的团队通过各自擅长的技术，无论使用颅中窝入路还是乙状窦后入路，均能实现同样良好的听力保留结果。每种方法都有其优点和缺点。颅中窝入路能充分显露内听道的上部。但是由于面神经的位置，手术角度和镰状嵴的遮挡，内听道下部外侧段显露不佳。乙状窦后入路可以在早期显露肿瘤内侧端，在切除过程中，在极少骚扰面神经的情况下即可显露内听动脉走行全程，但内听道远端的 2~3mm 是术野盲区。两种入路的其他差异还包括临时和永久性面神经麻痹 / 瘫痪、脑脊液漏和慢性术后头痛的发生率。据报道，颅中窝入路的暂时和永久性面神经麻痹发生率略高。这是由于面神经走行在肿瘤上方，需要牵拉神经才能切除肿瘤。乙状窦后入路与术后头痛的相关发生率较高，为 5%~16%。

无论采用何种手术方式，术中监测听力至关重要。多项研究均证明了直接监测耳蜗神经动作电位优于监测听觉脑干反应（ABR），可以提高术后听力保留的概率和质量。有关前庭蜗神经术中监测技术的详细阐述，请参见第 28 章。

36.2　患者的选择

直径不超过 25mm 的前庭神经鞘瘤都可以经乙状窦后入路切除，并尝试保留听力。听力保留的成功率与肿瘤体积呈反比。术前听力良好且肿瘤直径 ≤ 10mm 的患者保留听力的机会最佳。随着肿瘤体积的增加，保留听力的概率也随之迅速下降。直径 >25mm 的患者肿瘤切除后保留听力的机会很少。在作者的临床工作中，也曾尝试为肿瘤直径 ≥ 25mm 且要求保留听力的患者进行手术，但术前需详细告知：为了保留听力，肿瘤的复发的风险和面神经功能损伤的风险有可能轻度增高。

一些报告表明肿瘤累及内听道底部是听力保留率下降的指标。而另外一些研究者则认为肿瘤整体大小比内听道底部是否受累及影响更为重要。一些其他的因素，如术前的听力水平也可预测术后听力保留效果更好或更差。作者不提倡术前用听觉脑干反应或视频

眼震描记术来辅助听力保留的决策过程，因为这些信息不像肿瘤大小和患者期望值那么重要。术前没有听觉脑干反应波形并不影响术中直接使用第8对颅神经监测（DENM），因为即使没有听觉脑干反应的患者中也常常可测得耳蜗神经动作电位。

前庭神经鞘瘤患者的治疗选择包括：多次磁共振检查随访；立体定向放射外科/放射治疗和显微外科手术。如果肿瘤体积较小，且保留听力对患者最重要，观察或显微外科手术的长期效果更好。超过75%的放射治疗病例在5~10年内出现有用听力丧失。对于肿瘤较小且单词识别得分（WRS）为100%的患者，选择观察随访，此后10年中保持良好听力的比例为88%。如果初始单词识别有轻度下降，在观察随访期间只有55%的患者最终能保持良好的听力。对于≤10mm的肿瘤，由经验丰富的团队进行显微手术切除，保留听力的可能性为80%~85%。本书第51章介绍了观察随访后听力保留的结果，第52章介绍了放射外科治疗后的听力保留的结果，第53章介绍了不同手术方法保留听力的结果。感兴趣的读者可进行阅读。

36.3 手术技术

患者首先取仰卧位，在全身麻醉并放置面部和耳蜗神经监测电极后，再摆放手术体位。一些外科医生习惯在同侧肩部下方放置肩垫，但笔者认为这对于暴露耳后头皮是适得其反的。另一些外科医生提倡公园长椅位（侧俯卧位），但执行起来笨拙且耗时，并且可能增加压疮和短暂性神经病变的风险。不建议行腰

大池置管引流脑脊液。头架固定患者的头部，并转向对侧肩部。可能的话，将头抬高至同侧肩膀上方，然后朝对侧肩部屈曲（图36.2）。这使枕下颅骨远离肩部，便于手术暴露耳后头皮。必须注意不要过度旋转头部，这会影响脑静脉回流，也会导致臂丛神经过伸伤。最后，在下颌骨与对侧锁骨之间必须保留空间，以避免产生压疮。

从耳朵后面剃掉一小块头发，以便在耳郭后方2横指的位置标记6~7cm的切口线。切口的下限通常平乳突尖。沿着外听道上缘的切线大致是横窦的平面，并且通常将切口分为上1/3与下2/3（图36.3）。将由1%或2%的利多卡因与1∶100 000肾上腺素组成的局部麻醉剂注射到皮肤和皮下组织中，可起到止血效果。切皮前静脉注射药物包括地塞米松10mg、甘露醇75g和头孢唑林钠2g。

在患者身上放置面神经和听觉脑干反应监测电极并连接到各自的装置上。A听觉脑干反应的电极和耳机设备也可用于耳蜗神经直接电刺激。常规消毒皮肤，作者更喜欢DuraPrep，它在干燥时会使皮肤变黏，有助于和无菌巾单贴敷。垂直切开皮肤和肌肉直至颅骨，向前掀起骨膜，充分暴露乳突后部，可见二腹肌沟的后部，这是乙状窦后缘的标识（图36.4）。在乙状窦–横窦交角附近形成2cm的骨窗，前界是乙状窦的后缘，上界是横窦的下方（图36.5）。开颅过程中任何打开的乳突气房都要仔细用骨蜡封闭，降低术后脑脊液漏的风险。

"十"字形切开硬脑膜，将硬膜瓣悬吊固定在一

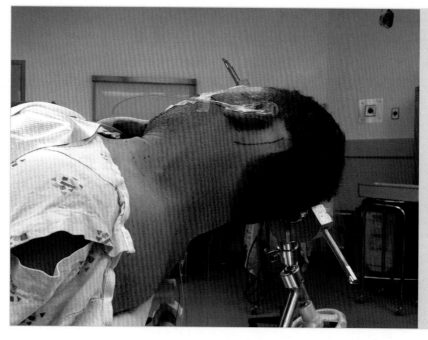

图36.2 左侧手术时头部相对于同侧肩膀的位置

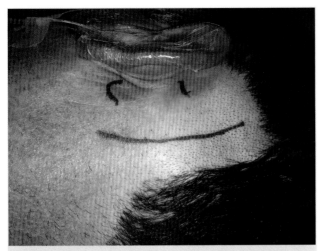

图36.3　耳后切口的位置，标有乳突尖和外听道顶部

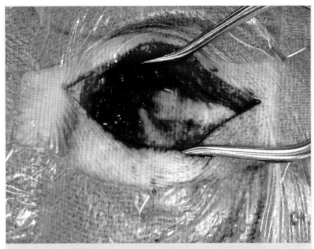

图36.4　显露乳突后方骨质，可见二腹肌沟后槽

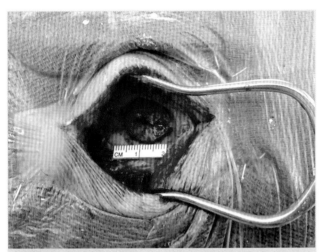

图36.5　在乙状窦－横窦交角处完成骨窗

边，此后将小脑从颅后窝底部抬高，打开基底池，释放脑脊液。使小脑松弛并向后收缩。手术伊始可使用牵开器将小脑固定在原位，但随着手术进行，小脑维持放松状态，不必再使用牵开器。接下来检查桥小脑角的解剖结构辨认后组颅神经（舌咽神经、迷走神经、副神经）走行入颈静脉孔神经部。三叉神经通常在前庭蜗神经/面神经束和（或）肿瘤的前上方。如果没有肿瘤，面神经通常位于前庭蜗神经前方。如果存在肿瘤，则需使用面神经刺激探针刺激肿瘤的后表面，以确保面神经不在此处走行。

听觉脑干反应监测通常用于囊内切除肿瘤期间，但如果肿瘤很小，也可以放置耳蜗神经电极用于直接电刺激监测。锐性打开肿瘤包膜，进行囊内切除。随着肿瘤包膜活动度增加，并向瘤腔内塌陷时，才开始

辨识耳蜗和面神经。桥小脑角内的肿瘤显著减压后，将注意力转向岩骨的后表面。后岩骨表面上有一个凹坑，是内淋巴囊盖的位置，内淋巴囊双层硬脑膜比邻近结构的单层硬脑膜更白。以内听道为中心做倒"U"形的硬脑膜切口，最外侧缘达内淋巴囊盖。将该硬膜瓣掀起并切除，可直接观察内淋巴囊进入骨质的位置，此后开始磨除内听道骨质。如果在肿瘤切除期间放置了耳蜗神经直接刺激电极，在磨骨期间必须将其移除，防止与磨钻缠绕造成损伤。

在耳蜗神经上方和下方的蛛网膜池内填充有罂粟碱浸渍的 BICOL 明胶海绵，以减少磨钻时骨粉的飞散。使用持续冲洗－吸引系统和4mm金刚石钻头，呈半圆形磨除岩骨后部的骨质，直到通过薄薄的骨质可看见内听道后方硬脑膜。应始终将内淋巴囊盖的位置保持在视线中以避免损伤迷路。当内听道后表面的硬脑膜清晰可见时，继续磨除内听道上方和下方的骨质。由内向外磨除内听道周围骨质的过程中，根据局部解剖空间更换合适的金刚钻头。为了确定骨质磨除的最外侧界，小心地暴露内淋巴囊和内淋巴管的走行，并向迷路方向继续显露一小段距离（图36.6、图36.7）。保持在这个重要标志的内侧以防止损伤迷路。磨除骨质的目标是在内听道底部 2~3mm 内显露内听道周围270°（或更大）的空间。

除了使用内淋巴囊和内淋巴管作为磨骨时最外侧的标记物之外，可用特殊设计的内听道剥离子（Grace Medical，Memphis，TN）将内听道内的硬脑膜进行分离，从而在硬膜外估算尚未显露的内听道长度。这种直接测量对于判断内听道显露是否充分十分有效，剥离子上以毫米为刻度的标记，可以精确读出尚未暴露的内听道长度。触及镰状嵴后，通常继续显露内听道下半

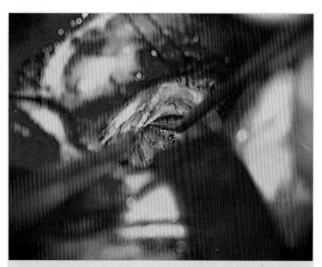

图 36.6　器械所示：内淋巴囊 / 内淋巴管的初始部

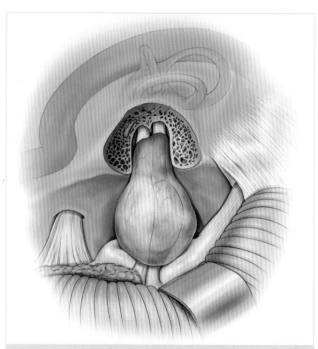

图 36.7　乙状窦后入路，磨除内听道骨质后，左侧中等体积前庭神经鞘瘤的手术视图。内淋巴囊和内淋巴管是重要的标记物，在试图保留听力时，可在不损伤后半规管或前庭的情况下，使内听道外侧端达到最大程度显露

部 2mm，显露上半部 3mm（图 36.8）。完成骨质磨除后，准备打开内听道硬脑膜并移除肿瘤。

在移除内听道肿瘤时需全程使用直接耳蜗神经监测。专门设计的电极（AD Tech Medical Instrument Corporation，Racine，WI）可提供稳定的电极定位，且不会被脑脊液脉冲所取代影响。在所有听力监测模式中，直接神经监测能最快反映出耳蜗和耳蜗神经状态。波形振幅比听觉脑干反应大一到两个数量级，可在 10~20 次扫描（1~2s）内捕获到耳蜗神经动作电位。提示耳蜗 / 耳蜗神经受牵拉的最初变化是动作电位潜伏期的延长，随后发生振幅下降。没有潜伏期延长的振幅变化可能是由于耳蜗表面的电极与耳蜗神经之间的血液干扰所致。

放置好耳蜗神经电极，就可锐性切开内听道的硬脑膜，形成上下矩形硬脑膜瓣，翻至磨除内听道后上下方的骨性间隙中。沿由内向外的顺序分离肿瘤，以减少对穿出神经孔的耳蜗神经牵拉。此外，留意内听动脉（也称为迷路动脉）。如果动脉走行在肿瘤表面，分离时可能导致动脉痉挛，此时应停止分离，应用罂粟碱。与桥小脑角内肿瘤的切除原则一样，辨认出面神经和耳蜗神经后，就对内听道内的肿瘤进行囊内减压，切断前庭上神经和前庭下神经，它们是绝大多数这些肿瘤的起源神经。既往经验表明：如果尝试保留这两根神经，会导致术后长时间平衡障碍的发生率增高。

随着肿瘤切除接近内听道底部，内听道剥离子在分离肿瘤与面神经和耳蜗神经时很有用。另外，头端呈勺状的剥离子有助于将内听道底部的不能直视的肿瘤取出（图 36.9）。必要时可在完成肿瘤切除后采用内镜检查内听道基底部。在大多数情况下，通过从内听道底部取出的肿瘤的形状 / 轮廓可以清楚地看出是否可能残留肿瘤。当然仔细系统地探查内听道远端以确保没有肿瘤残留也很必要。

一旦完成肿瘤切除，用罂粟碱浸渍的明胶海绵暂时覆盖耳蜗和面神经。所有磨开的骨质表面都要仔细涂上骨蜡，并用小脑棉压实，以降低脑脊液漏的风险。取出罂粟碱浸渍的明胶海绵，换成甲泼尼龙醋酸盐（Depo-Medrol）浸渍的明胶海绵再置于内听道内的神经上。最后移除明胶海绵，对术区进行大量冲洗以完全去除骨渣或血液。在开始缝合硬膜之前仔细检查，确保止血充分。

用 4-0 编织尼龙（Neurolon）缝合线间断 / 连续缝合硬脑膜，用静脉血液浸润微纤维胶原止血剂（Avitene），填充骨缺损区。这样可以加强硬脑膜缝线的密封性，并在愈合过程中被瘢痕取代。肌肉筋膜层用 2-0 编织可吸收缝合线间断缝合。用同样的缝线以内翻间断方式缝合皮肤的真皮层，用皮钉缝合表皮，将皮肤清洁并干燥，沿着钉线施加少量抗生素软膏，并在闭合的切口上放置不黏的纱布和敷贴。卸除头架，将患者从全身麻醉中唤醒。

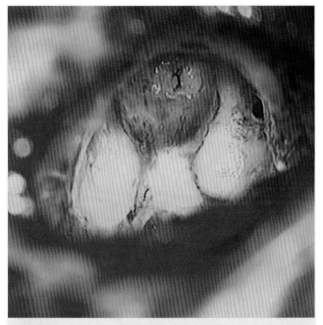

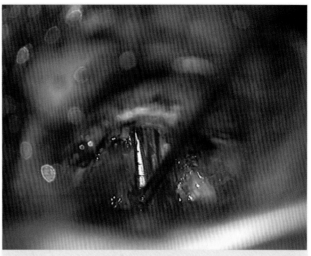

图36.9　使用特别设计的肿瘤剥离子切除在内听道远端的肿瘤

图36.8　完成内听道骨质的显露，透过完整的硬脑膜可见肿瘤

36.4　并发症

表36.1中详细列出了乙状窦后入路切除前庭神经鞘瘤的效果。对于尝试保留听力的手术入路，数据表明最大的手术风险是听力丧失。正如本章"患者的选择"一节中所讨论的，随着肿瘤体积增加，听力丧失的风险显著增加，暂时性面神经麻痹/面瘫的风险也会升高。对术后面瘫的管理重点在于保持同侧眼角膜的良好润滑。

白天经常使用保湿性眼药水，晚上使用眼药膏，足以预防角膜过度暴露/干燥导致的溃疡和潜在的失明。如果这些措施不奏效，则需要紧急请眼科医生会诊。脑脊液漏是另一种常见的手术风险，在作者的手术患者中，发生率小于1%。如果脑脊液从皮肤切口渗出，用缝线进行紧密缝合，或使用氰基丙烯酸酯皮肤黏合剂辅以加压包扎，通常可以解决。如果术后的最初几周内脑脊液从耳/咽鼓管漏出，则需收入院进行腰大池引流，50%的患者可成功控制。腰大池引流也无法解决的脑脊液漏则需要行手术探查，以再次确认内听道周围的磨骨区域和开颅过程中打开的任何乳突气房均已用骨蜡充分封闭。本手术出现大出血的风险很小，平均失血量小于100mL。脑干中风或小脑牵拉损伤的风险小于1%。死亡风险远低于1%，但不是0%。特别指出的是乙状窦后入路会导致术后延迟头痛的风险增加。已有头痛或颈椎僵硬病史的患者，术后头痛的风险更高。术后头痛的患者中有一部分与枕神经痛有关，在触诊时能激发"扳机点"，引起从触发区域向同侧颞区放射的疼痛信号，可在触发点和邻近的肌肉组织区域注射1mL 1%的利多卡因和1mL的40mg/mL Kenalog（曲安奈德，一种糖皮质激素）的混合物通常可以显著缓解这种类型的头痛。要长久缓解这类疼痛可能需要重复多次注射，如头痛仍严重，可能需要转诊给疼痛专科医生进行治疗。

表 36.1　通过乙状窦后入路切除前庭神经鞘瘤后的听力保留率的报道

发表者	研究中心	时间	方案	病例数量/例	随访时间	肿瘤大小 分类报道平均或中位大小	切除程度	复发	FN结局	HP结局	其他并发症
Goel 等, 1992	Presbytrian University Hospital, Pittsburgh, Pennsylvania	NR	回顾性分析	42 SH	平均 2.5 年	分类报道平均或中位大小 NR	NR	无复发	NR	31%（13/42）保留 SH，更小的肿瘤有更好的听力保留	NR
Post 等, 1995	Mount Sinai School of Medicine, New York, New York	NR	NR	46 SH	平均 2.5 年	分类报道平均或中位大小 NR	89%GTR	4%	96%HB I、II	39%（18/46）保留 SH，更小的肿瘤有更好的听力保留	没有死亡，18%CSF 漏
Rowed 等, 1997	Sunnybrook Health Sciences Centre, University of Toronto, Toronto, Ontario, Canada	1985—1996	NR	23 管内 VS 和 SH	最少 1 年	管内	GTR	无复发需要治疗	96%HB I、II	48%（11/23）保留 SH	NR
Colletti 等, 2000	University of Verona, Verona, Italy	1990—1998	回顾性分析	106 SH	NR	平均 20mm（范围：4~50mm）	NR	NR	NR	55%（58/106）保留 SH	NR
Lee 等, 2022	UMDNJ–Robert Wood Johnson University Hospital, New Brunswick, New Jersey	1995—2001	回顾性分析	58 SH	平均 24 个月（范围：3 个月到 4.8 年）	分类报道平均或中位大小 NR	73%GTR 14%NTR 11%STR	2%	87%HB I、II；10%HB III、IV；3%HB V、VI	19%（11/58）最后一次随访保留 SH，与较大的肿瘤（0%）相比，较小的肿瘤（25%）保留听力的可能性最大。	0.6% 死亡率，11%CSF 漏，6% 脑膜炎，4% 切口感染，3% 小脑挫伤
Maw 等, 2003	Frenchay Hospital, Bristol, United Kingdom	1991—2000	前瞻性研究	33 SH	中位和平均时间未报道（范围：6 个月到 9 年）	平均或中位大小 NR；范围：0.7~4.5cm	95%GTR 5%STR	NR	90%HB I 10%HB III	42%（14/33）保留 SH	NR
Chee 等, 2003	Sunnybrook ± Women's College Health Science Centre, Toronto, Ontario, Canana	1978—1997	回顾性分析	29 SH	平均 113.4 个月（范围：36~264 个月）	NR	GTR	无复发	NR	79%（23/29）保留 SH	NR

续表

发表者	研究中心	时间	方案	病例数量/例	随访时间	肿瘤大小	切除程度	复发	FN 结局	HP 结局	其他并发症
Lassaletta 等, 2003	La Paz University Hospital, Madrid, Spain	1990—2000	回顾性分析	29 SH	最少1年	平均24.1mm(范围：8~50mm)	NR	无复发	60%HB I 12%HB II 16%HB III 6%HB IV 4%HB V 2%HB VI	17%（5/29）保留 SH，年龄、性别、或者肿瘤的左右、或者肿瘤的大小与听力保留没有明显关系	10 例脑脊液漏 2 例小脑和硬膜外血肿
Mohr 等, 2005	Sir Mortimer B.Davis—Jewish General Hospital, McGill University, Montreal, Quebec, Canana	1981—2004	NR	128 SH	NR	分类报道，平均或中位大小NR	NR	NR	NR	24%（31/128）保留 SH。肿瘤大小和管道的填充和听力丧失的发展有关，然后术前的听力与其无关	NR
Betchen 等, 2005	Mount Sinai School of Medicine, New York, New York	1985—2002	回顾性分析	142 SH	平均7年	NR	NR	NR	97%HB I、II	27%（38/142）保留 SH，肿瘤大小是听力保存结果的独立影响因素	19%CSF 漏，2% 脑膜炎
Yamakami 等, 2009	Chiba University, Chiba, Japan	1998—2007	回顾性分析	18 SH	平均48个月（范围：1~110个月）	NR	GTR	无复发	100%HB I、II	78%（14/18）保留 SH	NR
Phillips 等, 2010	Weill Medical College of Cornell University, New York, New York	1991—2009	回顾性分析	23 SH[a]	NR	平均0.52cm（范围：0~1cm）	83% GTR 17%大于90%切除	NR	NR	48%（11/23）保留 SH，听力保留与患者的年龄、性别和术前听力状况、肿瘤大小、左、右侧、IAC 填充的程度、手术入路、切除的程度都没有明显的预测关系	NR
Sameshima 等, 2010	Carolina Neuroscience Institute, Raleigh, North Carolna	1998—2007	回顾性分析	82 SH[a]	平均或中位未报道（范围：13~42个月）	平均12.4mm	GTR	无复发需要治疗	99%HB I 1%HB II	73%（60/82）保留 SH	5%CSF 漏，4% 脑膜炎

续表

发表者	研究中心	时间	方案	病例数量/例	随访时间	肿瘤大小	切除程度	复发	FN结局	HP结局	其他并发症
Tringali 等, 2010	Hospices Civils de Lyon, Pierre-Bénite, France	1993—2007	回顾性分析	213 SH	NR	Koos分级I和II	NR	无复发	90%HB I	40%（87/213）保留SH 回归分析表明，IAC的侧向伸展程度是听力的有力预测指标	NR
Mazzoni 等, 2012	Ospedali Riuniti, Bergamo, Italy	1976—2000	回顾性分析	189 SH	平均14年（范围：6~21年）	分类报道平均或中位大小 NR	NR	NR	NR	29%（54/189）保留SH, 44%（39/89）接受了A级预处理的患者保留了SH	NR
Nguyen 等, 2012	Kaiser Permanente, San Diego, California	2001—2010	回顾性分析	53 AAO-HNS 经典A、B或C级	NR	平均7.2mm（范围：3~10mm）	NR	NR	NR	79%（42/53）保留AAO-HNS经典A、B级C级	NR
Freitas 等, 2012	Grppo Otologico Piacenza, Roma, Italia	1988—2008	回顾性分析	82 SH[a]	最少1年	平均大小8.0mm	GTR	NR	97%HB I、II	24%（20/82）保留SH	没有死亡，6例发生脑脊液漏，1例发生脑膜炎，1例发生小脑水肿伴颅内压升高需要分流
Yamakami 等, 2014	Chiba University, Chiba, Japan	1998—2012	回顾性分析	36 SH	平均81个月（范围：5~181个月）	小（小管内或<1.5cm）	GTR	无复发	100%HB I	72%（26/36）保留SH84%（16/19）接受A级预处理保留了SH	没有死亡或其他的并发症发生
Anaizi 等, 2016	University of Cincinnati College of Medicine, Cincinnati, Ohio	2003—2012	回顾性分析	35 SH[a]	平均34个月	Koos分级I和II	89%GTR 11%NTR	NR	95%HB I、II	37%（13/35）保留SH	5%CSF漏

缩写：AAO-HNS，美国耳鼻咽喉科-头颈外科学会；CSF，脑脊液；FN，面神经；GTR，全切除；HB，House-Brackmann；HP，听力保护；IAC，内听道；STR，次全切除；NTR，近全切除；SH，有效听力（AAO-HNS A或B级，Gardner-Robertson I或II级，WRS>50%，PTA或STR<50dB HL）；a：仅包括那些经过乙状窦后入路的患者

参考文献

[1] Ballance CA. Some Points in the Surgery of the Brain and Its Membranes.London: Macmillan & Co.; 1907:276.

[2] Cushing H. Tumors of the Nervus Acusticus and the Syndrome of the Cerebellopontine Angle. Philadelphia, PA: W.B Saunders Co.; 1917.

[3] Krause, f. Zur Freilegung der hinteren Felsenbeinflache und des Kleinhirns. Beitr Klin Chir. 1903;37:728–764.

[4] MacCarty CS. Acoustic neuroma and the suboccipital approach (1967–1972). Mayo Clin Proc. 1975; 50(1):15–16.

[5] Mackay IS, King IJ. Pre-and post-operative brainstem responses in a case of acoustic neuroma, sparing the VIII nerve. Clin Otolaryngol Allied Sci. 1977; 2(3):233–238.

[6] Cohen NL. Acoustic neuroma surgery with emphasis on preservation of hearing. Laryngoscope. 1979; 89(6, Pt 1):886–896.

[7] Belal A, Jr, Linthicum FH, Jr, House WF. Acoustic tumor surgery with preservation of hearing. A histopathologic report. Am J Otol. 1982; 4(1):9–16.

[8] House WF, Shelton C. Middle fossa approach for acoustic tumor removal. Otolaryngol Clin North Am. 1992; 25(2):347–359.

[9] Brackmann DE, House JR, III, Hitselberger WE. Technical modifications to the middle fossa craniotomy approach in removal of acoustic neuromas. Am JOtol. 1994; 15(5):614–619.

[10] Arts HA, Telian SA, El-Kashlan H, Thompson BG. Hearing preservation and facial nerve outcomes in vestibular schwannoma surgery: results using the middle cranial fossa approach. Otol Neurotol. 2006; 27(2):234–241.

[11] Yamakami I, Yoshinori H, Saeki N, Wada M, Oka N. Hearing preservation and intraoperative auditory brainstem response and cochlear nerve compound action potential monitoring in the removal of small acoustic neurinoma via the retrosigmoid approach. J Neurol Neurosurg Psychiatry. 2009; 80(2):218–227.

[12] Nguyen QT, Wu AP, Mastrodimos BJ, Cueva RA. Impact of fundal extension on hearing after surgery for vestibular schwannomas. Otol Neurotol. 2012; 33(3):455–458.

[13] Haberkamp TJ, Meyer GA, Fox M. Surgical exposure of the fundus of the internal auditory canal: anatomic limits of the middle fossa versus the retrosigmoid transcanal approach. Laryngoscope. 1998; 108(8, Pt 1):1190–1194.

[14] Driscoll CLW, Jackler RK, Pitts LH, Banthia V. Is the entire fundus of the internal auditory canal visible during the middle fossa approach for acoustic neuroma? Am J Otol. 2000; 21(3):382–388.

[15] Domb GH, Chole RA. Anatomical studies of the posterior petrous apex with regard to hearing preservation in acoustic neuroma removal. Laryngoscope. 1980; 90(11, Pt 1):1769–1776.

[16] Colletti V, Fiorino F. Middle fossa versus retrosigmoid-transmeatal approach in vestibular schwannoma surgery: a prospective study. Otol Neurotol. 2003; 24(6):927–934.

[17] Hillman T, Chen DA, Arriaga MA, Quigley M. Facial nerve function and hearing preservation acoustic tumor surgery: does the approach matter? Otolaryngol Head Neck Surg. 2010; 142(1):115–119.

[18] Schessel DA, Nedzelski JM, Rowed D, Feghali JG. Pain after surgery for acoustic neuroma. Otolaryngol Head Neck Surg. 1992; 107(3):424–429.

[19] Harner SG, Beatty CW, Ebersold MJ. Headache after acoustic neuroma excision. Am J Otol. 1993; 14(6):552–555.

[20] Jackson LE, Roberson JB, Jr. Acoustic neuroma surgery: use of cochlear nerve action potential monitoring for hearing preservation. Am J Otol. 2000; 21(2):249–259.

[21] Danner CJ, Mastrodimos B, Cueva RA. A comparison of direct eighth nerve monitoring and ABR in hearing preservation surgery for vestibularschwannoma. Otol Neurotol. 2004; 25(5):826–832.

[22] Woodson EA, Dempewolf RD, Gubbels SP, et al. Long-term hearing preservation after microsurgical excision of vestibular schwannoma. Otol Neurotol.2010; 31(7):1144–1152.

[23] Yates PD, Jackler RK, Satar B, Pitts LH, Oghalai JS. Is it worthwhile to attempt hearing preservation in larger acoustic neuromas? Otol Neurotol. 2003; 24(3):460–464.

[24] Goddard JC, Schwartz MS, Friedman RA. Fundal fluid as a predictor of hearing preservation in the middle cranial fossa approach for vestibular schwannoma. Otol Neurotol. 2010; 31(7):1128–1134.

[25] Roos DE, Potter AE, Brophy BP. Stereotactic radiosurgery for acoustic neuromas: what happens long term? Int J Radiat Oncol Biol Phys. 2012; 82(4):1352–1355.

[26] Carlson ML, Jacob JT, Pollock BE, et al. Long-term hearing outcomes following stereotactic radiosurgery for vestibular schwannoma: patterns of hearing loss and variables influencing audiometric decline. J Neurosurg. 2013; 118(3):579–587.

[27] Stangerup SE, Caye-Thomasen P, Tos M, Thomsen J. Change in hearing during 'wait and scan' management of patients with vestibular schwannoma. J Laryngol Otol. 2008; 122(7):673–681.

[28] Cueva RA, Mastrodimos B. Approach design and closure techniques to minimize cerebrospinal fluid leak after cerebellopontine angle tumor surgery. Otol Neurotol. 2005; 26(6):1176–1181.

第37章 保留听力的颅中窝入路切除前庭神经鞘瘤

Ravi N. Samy, Jennifer Kosty, Bruce J. Gantz

37.1 引言

讨论颅中窝入路切除前庭神经鞘瘤就不能不提到 William F. House 医生,他于 1959 年首次介绍了该技术。在与神经外科医生 Theodore Kurze 共同发表于 1961 年的著作中,House 描述了颅中窝入路治疗 4 例患者的最初经验,患者所罹患的疾病分别是:耳蜗耳硬化(行耳蜗神经减压),面神经肿瘤,耳鸣和梅尼埃病(行前庭神经离断术),手术未导致面瘫或严重的颅内并发症。在术前,House 判断患者的症状与梅尼埃病有关,但在离断前庭神经时,他偶然发现一个小型前庭神经鞘瘤,切除肿瘤后患者听力得到改善,House 敏锐地意识到颅中窝入路的潜在价值。

基于无数小时的尸体标本解剖,House 进一步完善了他对颅中窝入路的理论。例如,他通过暴露膝状神经节然后逆向追踪面神经的迷路段来识别内听道。他也提出使用在术中使用金刚砂磨钻并持续冲洗降低内听道内血管神经结构的损伤风险,沿用至今。

House 的早期经验是在没有现代颅底技术(例如术中面神经或耳蜗神经功能监测或术前磁共振成像扫描)的情况下开发的。对体积较小局限于内听道内的肿瘤,他倾向于早期手术以减少神经损伤的风险,提高听力和面神经保留率。他正确地认识到迷路动脉的出血、损伤或血栓形成可能导致严重的听力损失,他还指出,面神经的血供比耳蜗神经的血供更有可替代性。到 1968 年,House 发表了第二篇关于颅中窝入路的专著,他通过各种手术入路切除了近 200 例前庭神经鞘瘤。局限于内听道内的肿瘤有 80%(4/5 例)的患者听力得到保留,延伸至桥小脑角超过 1cm 的较大型肿瘤仅有 21%(3/14 例)的患者保留听力。

37.2 颅中窝入路的优势和局限

自 House 首次研究报道颅中窝入路以来,前庭神经鞘瘤的治疗方法已逐步发展为观察、立体定向放射外科和手术 3 种方案。如果选择手术,可以使用的 3 种主要手术入路分别是经迷路入路、乙状窦后入路以及本章着重介绍的颅中窝入路。

颅中窝入路的主要优点是可以直接显露内听道的内部结构,既能很好地暴露内听道内的小型肿瘤,又能保留听力和面神经功能。对于这类前庭神经鞘瘤,颅中窝入路比乙状窦后入路的听力保留率往往更高,

但出现暂时性面神经麻痹率也比乙状窦后入路更高。颅中窝入路保留听力的优势也与肿瘤大小有关。一项系统评估总结了 35 项研究中报道的超过 5000 例前庭神经鞘瘤的患者,作者 Ansari 等得出结论:对 ≤ 15mm 的肿瘤,颅中窝入路比乙状窦后入路更不容易导致可用听力的丧失(44%:64%),然而,对于直径 >15mm 的肿瘤,颅中窝入路损伤听力的可能性则更大。尽管差异没有统计学意义,但颅中窝入路病例中 82% 失去可用听力,而乙状窦后入路这一比例为 71%。颅中窝入路对局限于内听道的小肿瘤能更好地保留听力可能有以下几个原因:首先,许多内听道内的肿瘤延伸到内听道底,使用颅中窝入路能更直接地显露肿瘤。如果采用乙状窦后入路,后半规管和前庭会阻挡对于内听道最外侧 1/3 的显露。而如果采用颅中窝入路,内听道底尽入眼底,当然内听道底的最下方仍可能被横嵴阻挡。另外,应用颅中窝入路理论上比乙状窦后入路更容易看到内听道内的血管,也更有利于血管保护。最后,与乙状窦后入路相比,耳蜗神经位于颅中窝入路的解剖深处,也有助于保护神经免受骚扰。

立体定向放射外科(SRS)通常作为同等体积肿瘤的替代治疗方案。与立体定向放射外科相比,颅中窝入路长期听力保留更好。一些作者报告 5 年听力保护率为 65%~89%。相比之下,放射外科治疗后听力会随着时间的推移而减退。在最近的长期随访研究中,Carlson 等报道 5 年听力保留率为 48%,10 年保留率为 23%。关于保留听力的放射外科治疗将在第 52 章进一步讨论。

一些作者发现,与乙状窦后入路相比,颅中窝入路术后早期面部麻痹更常见;但在术后 1 年再次评估通常没有差异。其他人发现这两种入路在保留面神经功能方面没有差异。在内听道远端,面神经通常位于肿瘤的上极表面,在术者与肿瘤之间,这可以解释术后早期面部麻痹的原因。

颅中窝入路对桥小脑角区域显露有限;因此,肿瘤延伸入桥小脑角(>0.5cm)是该入路的相对禁忌证,且与较低的听力保留率和可能较高的颅内并发症风险相关。

37.3 患者的选择

随着增强 MRI 的应用不断广泛,每年新诊断的前庭神经鞘瘤体积越来越小。鉴于较小的肿瘤可能会处

于静止期，因此通常对无症状肿瘤首先进行观察随访。如果观察到肿瘤变大或开始出现症状，则可以进行手术切除或立体定向放射治疗。对于老年患者或不适合手术的患者，立体定向放射外科治疗能获得良好的肿瘤控制率和适度的长期听力保护。对于听力正常的年轻健康患者，通过颅中窝入路进行手术切除可能是长期保留听力和面神经功能的最佳选择（表37.1）。在那些被归类为丧失听力（即美国耳鼻咽喉科 – 头颈外科学会C级或D级）的患者中，仍可采用颅中窝入路尝试保留部分听力，此后可通过人工耳蜗甚至传统或非传统助听器来增强这部分听力。对一侧听力丧失的患者，另一侧即使仅残存一点儿听力对他们而言都很有价值。对其他患者而言，残存听力也有助于促进声音的定位。尽管存在一些争议，但颅中窝入路也可用于内听道减压，治疗神经纤维瘤病2型或仅有一耳可用且罹患肿瘤的患者，以最大限度地延长有双侧听力丧失严重风险的患者的听力保留时间。

37.4　手术技巧

37.4.1　术前准备

回顾患者的病史，行体格检查、听力图检查和MRI扫描，外科医生讨论潜在的风险、收益、并发症、危害以及手术流程的类型。术前麻醉访视，确保患者适合进行手术和麻醉。行冠状计算机断层扫描（CT）或带有Stenvers视角平片，以评估覆盖内听道和上半规管的颞骨气化程度。

37.4.2　手术步骤

患者全麻插管，连接麻醉监测器以及动静脉导管。如前文所述，放置术中监测电极，监测脑功能、面神经功能和耳蜗功能。设计基底位于前方的皮瓣并剃去局部头发，静脉给予抗生素和类固醇。

患者取仰卧位，消毒铺单后，开始切开皮瓣（图37.1），电凝止血。取颞肌筋膜并用湿纱布包裹保存，在手术结束时铺在颅中窝底部，减少手术后脑脊液漏的风险。接下来，制作一个向前的颞叶的颞肌瓣，并从颞骨鳞部向上翻起。辨认颧骨根部。

用4mm的切割磨钻，以颧骨根为中心，形成4cm×5cm的骨窗（图37.2，图37.3）。开颅过程中，利用过度通气和甘露醇降低颅内压。将骨瓣用湿润的纱布包裹保存。可用止血材料（FloSeal和Oxycel）进行止血。将中颅底硬脑膜从颅骨内侧皮质翻起，沿从后到前的方向进行分离，减少膝状神经节处面神经意外撕脱的风险，或是牵拉岩大浅神经（GSPN）造成膝状神经节的张力。

颅底显露范围的解剖标记为：后方至乙状窦，内侧至岩上窦，前方至脑膜中动脉 / 棘孔（图37.4）。大多数外科医生喜欢将上半规管蓝线化，以便为磨骨提供标记。如果不小心将上半规管磨开，应使用骨蜡封堵，减少感觉神经性听力损失的风险。与鼓室盖相比，耳蜗的骨质具有特征性的黄色或象牙外观，这有助于进行安全分离。弓状隆起通常位于上半规管尖端的上方或附近。确定岩浅大神经（GSPN）后，将其与蓝线化的上半规管的夹角做角平分线，可确定内听道的位置。

在内耳门的前内侧以4mm的磨钻开始磨骨，此处对内耳造成意外伤害的风险最小。边向外磨除骨质，边更换较小的金刚钻头，直至到达Bill's bar，即分开面神经与前庭上神经的垂直骨嵴。内听道全长应至少打开180°，必要时可以进一步磨开内听道前后的骨质（尤其在内听道内侧段），扩大手术空间。偶尔需要处理桥小脑角区时，可以切开小脑幕。用2mm的金刚石磨钻松解面神经的迷路段。此时，应特别注意避免损伤耳蜗或前庭。监测近场反应 ［耳蜗神经动作电位（CNAP）］的电极楔入内听道骨质和面神经前方的硬膜之间。

在靠近后方的前庭上神经区域打开内听道硬脑膜。释放脑脊液，使颞叶进一步松弛，移除放置在颅中窝的牵开器，获得进入桥小脑角的空间。将硬膜翻向前方，识别面神经的迷路段并向内追踪（图37.5、图37.6）。为了全切肿瘤，应分块切除并注意确保内听道底部没有肿瘤残留。切除肿瘤时，应尽量减少应用双极电凝，以减少损伤面神经和迷路动脉的风险。如果遇到耳蜗神经动作电位（CNAP）或听觉脑干反应（ABR）发生变化，将浸润罂粟碱的明胶海绵片放在神经上以增加血流量，并等待一段时间等信号恢复。

关颅有好几种方法。作者成功经验最多的方法是在缺损处放置一块颞肌，并用一块颞筋膜覆盖颅中窝底，以减少术后脑脊液漏的风险。用骨蜡封闭开放的气房，沿颅中窝底部铺开颞肌筋膜，拆除颞下牵开器。回纳骨瓣，必要时骨缺损处可用钛片修补。根据外科医生的习惯，根据解剖层次逐层缝合切口。

37.4.3　术后处理

缝合完毕，用敷料加压包扎，并将患者送入重症监护室。术后第1天，开始进食和移动。开始物理治疗，减少患者跌倒的风险，并安全地提高活动水平。压力袜和气动装置可以降低深静脉血栓形成的风险。患者通常在术后第3天出院。术后第3个月第一次复查听力图。在术后1年随访时，复查增强MRI检查，评估肿瘤是否有残留。

表 37.1　使用颅中窝入路的当代系列（2000—2016 年）总结

作者	患者数量/例	手术前可用听力 [a]	可用听力保留率	手术后 AAO-HNS 分级 n (%) [b]		随访期中的最终面神经功能		并发症		
				A	B	HB I	HB II	脑脊液漏	感染	其他
Arts 等（2006）	73	62（85%）	45（72%）	21（33%）	24（39%）	61（85%）	8（11%）	—	1（1%）	4（5%）无菌性脑膜炎；1（1%）一过性表达性失语症；1（1%）深静脉血栓；1（1%）一过性尺神经病变
Brackmann 等（2000）	333	300（90%）	188（62%）	108（36%）	80（26%）	—	—	—	—	—
Ginzkey 等（2013）	89	65（82%）	48（74%）	25（39%）	23（35%）	82（89%）	3（3%）	—	—	—
Gjurić 等（2001）	735	423（58%）	188（38% 总体保留率；仅有内听道肿瘤的患者达 52% 的保留率）	114（23%）	74（15%）	463（72%；在内听道肿瘤患者中占 90%，在桥小脑角肿瘤患者中占 78%）	129（20%；在内听道肿瘤患者中占 9%）	16（2.2%）	9（1.2%）	3（0.4%）死亡率；2（0.3%）CPA 区血肿；2（0.3%）颞叶挫伤；1（0.1%）癫痫发作；45（5.7%）一过性神经功能缺损
Goddard 等（2010）	101	92（91%）	56（44%）	27（26%）	29（29%）	—	—	—	—	—
Hillman 等（2010）	88	59（67%）	35（59%）	32（54%）	3（5%）	63（72%）	14（16%）	—	—	—
Hilton 等（2011）	78	78（100%）	51（65%）	22（28%）	29（37%）	—	—	—	—	—
Meyer 等（2006）	162	124（77%）	61（57%）	45（36%）	16（21%）	140（86%）	17（10%）	9（5.6%）	—	2（1.2%）无菌性脑膜炎；2（1.2%）失语症；2（1.2%）癫痫发作
Raheja 等（2016）	60	49（81%）	38（77%）	14（30%）	23（47%）	50（76%）	9（14%）	0	3（3.8%）	0
Vincent 等（2012）	77	73（95%）	46（60%）	25（32%）	21（27%）	96% 的患者达 HB I 级或 II 级	—	—	—	—

缩写：AAO-HNS，美国耳鼻喉科–头颈外科学会；CPA，桥小脑角；CSF，脑脊液；HB，House–Brackmann 分级；IAC，内听道。

a：可用听力被定义为单词识别评分（WRS）≥ 50% 且平均纯音听阈 ≤ 50dB 的听力水平

b：百分比表示为具有术前可用听力的患者的百分比

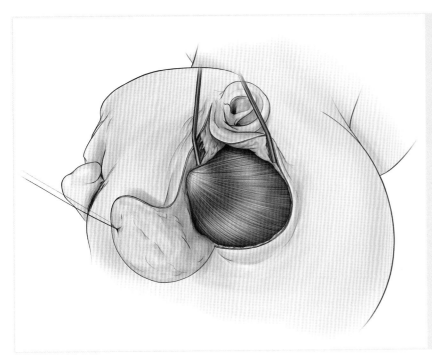

图 37.1　设计基底朝向前方的皮瓣，暴露颞肌。也可以根据术者的偏好，设计基底位于后方的皮瓣

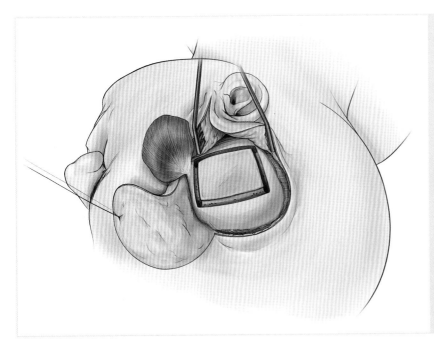

图 37.2　设计带蒂的颞肌瓣翻向前下，基底部与颞深动脉的血管蒂相连。颞肌瓣应尽可能低，以便显露颧弓根进行开颅，这大约是颅中窝底水平

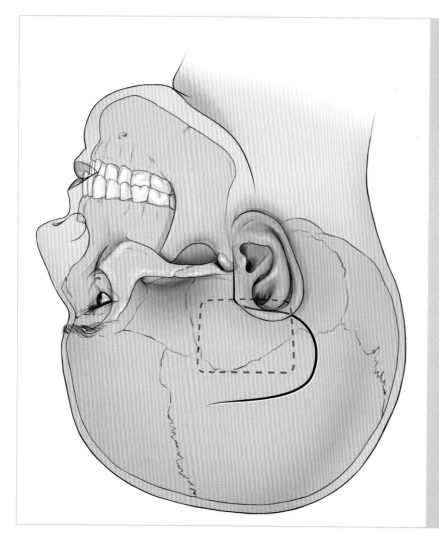

图 37.3 此图描绘了皮肤切口和开颅骨窗的设计。注意，骨窗以颧骨根上方为中心。将骨窗中心置于外听道的前方很重要，这样才能获得显露颅中窝底部和内听道的最佳角度

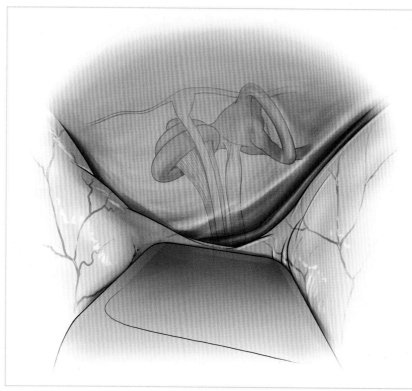

图 37.4 以从后到前的方向从颅中窝底抬起颞底硬膜，以避免牵拉或撕脱岩浅大神经。在内侧辨认出真正的岩骨嵴——岩上窦的沟所在的位置。这有助于手术暴露并更好地放置颅中窝牵开器。继续向前分离直至前方到达位于棘孔的脑膜中动脉

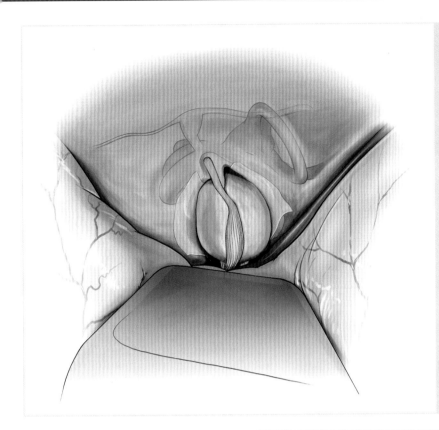

图 37.5 内听道骨质减压后，打开硬脑膜并识别面神经。面神经的内侧端存在变异，但通常位于肿瘤囊的前方或上方。了解这种关系对于在磨骨、剪开硬脑膜或切除肿瘤过程中避免损伤面神经非常重要

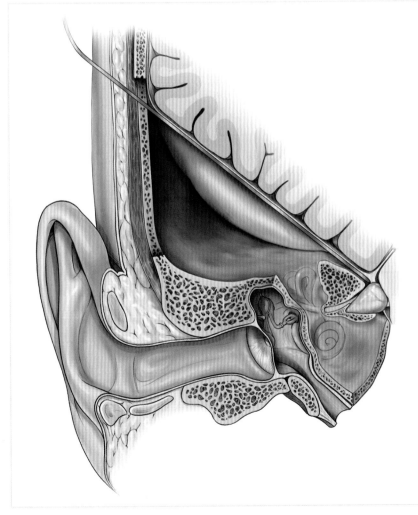

图 37.6 通过颅中窝入路显露内听道内肿瘤

37.5　手术学习曲线

在切除前庭神经鞘瘤的各种手术入路中，颅中窝入路无疑是最具挑战性的。尝试进行全切肿瘤时，术者一方面要注意保留面神经和听神经功能，一方面又要避免颅内并发症，同时实现所有目标并不容易。几位研究者描述了包括颅中窝入路在内的前庭神经鞘瘤手术的学习曲线，他们发现，前 25~50 例的预后可能相对较差，因为外科医生和团队仍在适应相关细节。随着经验不断累积，手术效果也随之改善。因此，早期遇到的困难不应成为外科医生使用该入路的桎梏，而应坚信: 熟能生巧。有兴趣的读者可参阅第 29 章中有关前庭神经鞘瘤显微手术学习曲线的相关内容。

37.6　术中监测

术中监测是采用颅中窝入路进行颅底手术的标准流程。手术全过程均需监测面神经和耳蜗神经。耳蜗神经监测包括耳蜗神经动作电位（CNAP）和听觉脑干反应（ABR）测试。主动和被动面神经监测可描绘出面神经与肿瘤的位置关系。手术结束时，可以使用恒定电流刺激器探头评估面神经的连续性并评估术后面神经的功能。有关术中面神经和前庭蜗神经监测的详细内容可分别参见第 27 章和第 28 章。

37.7　面神经和听力的保留结果

总体而言，颅中窝入路能非常好地保留面神经功能（表 37.1），有文献报道，有 90% ~96% 患者可保留 House-Brackmann Ⅰ、Ⅱ级的面神经功能。如前所述，当肿瘤大小相同时，颅中窝入路术后面神经的长期功能可与乙状窦后入路和经迷路入路相媲美。

不同研究的听力保留结果存在差异，但大多数研究组发现术后有 50% ~75% 的患者保有可用听力〔AAO-HNS（美国耳鼻咽喉科-头颈外科学会）A 级或 B 级〕（表 37.1）。听力保留的效果是持久的，有 65% ~89% 的患者在术后 5 年仍可维持这种听力水平。术后听力丧失的危险因素包括术前听力差，肿瘤起源于前庭下神经，肿瘤大小和肿瘤向桥小脑角内延伸的程度。第 53 章详细讨论了显微手术后长期保留听力的结果。

37.8　手术并发症

颅中窝入路最常见的并发症是脑脊液漏，报道的发生率为 0% ~12%。在一组包含了 1922 例行乙状窦后入路、颅中窝入路或经迷路入路切除肿瘤的患者中，各组发生脑脊液漏的概率无明显差异。颅中窝入路的反对者认为: 为了在内听道内和桥小脑角区进行操作，

有可能牵拉颞叶，增加颞叶失语和（或）癫痫发作的风险。然而这种情况十分罕见，有文献报道，仅在 0.3% ~1% 的患者中出现。

颅中窝入路的其他罕见并发症包括切口感染、颅神经损伤、死亡、颅内出血（硬膜外或硬膜下血肿）、脑膜炎、深静脉血栓形成和肺栓塞，这些并发症的发生率与其他手术入路相当。

37.9　爱荷华大学采用颅中窝入路的经验

Gantz 等于 1986 年首次报道了爱荷华大学使用颅中窝入路的经验。在该组病例中，43 例肿瘤扩展至内听道外 ≤ 15mm 的患者，听力保留率为 50%。第二篇更新报道选择了 1986 年至 1996 年的病例，听力保留率提高到了 69%。在他们最新的 2006 年报告中称，72% 的患者保留了一定程度的听力。对于直径 ≤ 1cm 的肿瘤，77% 的患者可保留 70% 以上的单词识别分数（WRS）。肿瘤尺寸较小和术前听力更好与较高的听力保留率相关。值得注意的是，另外有 12 例患者在手术后 WRS 改善到 70% 以上。

一项 2010 年发表的综述对 1994—2007 年接受颅中窝入路切除肿瘤的 49 例患者的长期听力保留结果进行回顾，Woodson 等根据 WRS 将其分为 4 类: Ⅰ级（>70%），Ⅱ级（50% ~70%），Ⅲ级（<50%）和 Ⅳ级（0 分）。49 例患者中的 42 位（86%）WRS 为 Ⅰ级的患者接受了至少 2 年的随访，在 42 例患者中有 38 例（91%）在最后一次随访中还是 WRS 为 Ⅰ级，其中随访超过 5 年的 26 例患者中 23 例（88%）患者 WRS 为 Ⅰ级。

37.10　辛辛那提大学应用颅中窝入路的 10 年经验

本章节的第一作者，在爱荷华大学完成专科医生（Fellow）训练后，将颅中窝入路相关技巧带到了他工作的辛辛那提大学，并延续了前述的良好结果。46 例患者接受颅中窝入路切除前庭神经鞘瘤，有 27 例（58%）患者保留了听力，而 45 例（98%）的患者则保留了 House-Brackmann Ⅰ、Ⅱ级的面神经功能。在此期间，有 1 例患者的肿瘤复发再次治疗。并发症包括 1 例（2%）硬膜外血肿、1 例（2%）需要清创的皮下切口感染和 4 例（9%）脑脊液漏，均行腰大池引流治疗（未发表数据）。

37.11　总结

有经验的术者，采用颅中窝入路切除主体位于内听道内的小型前庭神经鞘瘤，可获得极佳的听力和面

神经保留率，并发症发生率和死亡率极低。作者建议对听力良好的年轻健康患者应用此入路。甚至对听力较差的特定患者，为了保留一些耳蜗神经功能，也可选用此入路。

参考文献

[1] House WF. Surgical exposure of the internal auditory canal and its contents through the middle, cranial fossa. Laryngoscope. 1961; 71:1363–1385.

[2] House WF, Gardner G, Hughes RL. Middle cranial fossa approach to acoustic tumor surgery. Arch Otolaryngol. 1968; 88(6):631–641.

[3] Chamoun R, MacDonald J, Shelton C, Couldwell WT. Surgical approaches for resection of vestibular schwannomas: translabyrinthine, retrosigmoid, and middle fossa approaches. Neurosurg Focus. 2012; 33(3):E9.

[4] Irving RM, Jackler RK, Pitts LH. Hearing preservation in patients undergoing vestibular schwannoma surgery: comparison of middle fossa and retrosigmoid approaches. J Neurosurg. 1998; 88(5):840–845.

[5] Colletti V, Fiorino F. Middle fossa versus retrosigmoid-transmeatal approach in vestibular schwannoma surgery: a prospective study. Otol Neurotol. 2003;24(6):927–934.

[6] Mangham CA, Jr. Retrosigmoid versus middle fossa surgery for small vestibular schwannomas. Laryngoscope. 2004; 114(8):1455–1461.

[7] Ansari SF, Terry C, Cohen-Gadol AA. Surgery for vestibular schwannomas: a systematic review of complications by approach. Neurosurg Focus. 2012; 33(3):E14.

[8] Friedman RA, Kesser B, Brackmann DE, Fisher LM, Slattery WH, Hitselberger WE. Long-term hearing preservation after middle fossa removal of vestibular schwannoma. Otolaryngol Head Neck Surg. 2003; 129(6):660–665.

[9] Hilton CW, Haines SJ, Agrawal A, Levine SC. Late failure rate of hearing preservation after middle fossa approach for resection of vestibular schwannoma. Otol Neurotol. 2011; 32(1):132–135.

[10] Woodson EA, Dempewolf RD, Gubbels SP, et al. Long-term hearing preservation after microsurgical excision of vestibular schwannoma. Otol Neurotol.2010; 31(7):1144–1152.

[11] Carlson ML, Jacob JT, Pollock BE, et al. Long-term hearing outcomes following stereotactic radiosurgery for vestibular schwannoma: patterns of hearing loss and variables influencing audiometric decline. J Neurosurg. 2013; 118(3):579–587.

[12] Gjuriff M, Wigand ME, Wolf SR. Enlarged middle fossa vestibular schwannoma surgery: experience with 735 cases. Otol Neurotol. 2001; 22(2):223–230, discussion 230–231.

[13] Stangerup SE, Caye-Thomasen P, Tos M, Thomsen J. The natural history of vestibular schwannoma. Otol Neurotol. 2006; 27(4):547–552.

[14] Régis J, Carron R, Park MC, et al. Wait-and-see strateGycompared with proactive Gamma Knife surgery in patients with intracanalicular vestibular schwannomas: clinical article. J Neurosurg. 2013; 119 Suppl:105–111.

[15] Arts HA, Telian SA, El-Kashlan H, Thompson BG. Hearing preservation and facial nerve outcomes in vestibular schwannoma surgery: results using the middle cranial fossa approach. Otol Neurotol. 2006; 27 2:234–241.

[16] Brackmann DE, Owens RM, Friedman RA, et al. Prognostic factors for hearing preservation in vestibular schwannoma surgery. Am J Otol. 2000; 21(3):417–424.

[17] Ginzkey C, Scheich M, Harnisch W, et al. Outcome on hearing and facial nerve function in microsurgical treatment of small vestibular schwannoma via the middle cranial fossa approach. Eur Arch Otorhinolaryngol. 2013; 270(4):1209–1216.

[18] Goddard JC, Schwartz MS, Friedman RA. Fundal fluid as a predictor of hearing preservation in the middle cranial fossa approach for vestibular schwannoma. Otol Neurotol. 2010; 31(7):1128–1134.

[19] Hillman T, Chen DA, Arriaga MA, Quigley M. Facial nerve function and hearing preservation acoustic tumor surgery: does the approach matter? Otolaryngol Head Neck Surg. 2010; 142(1):115–119.

[20] Meyer TA, Canty PA, Wilkinson EP, Hansen MR, Rubinstein JT, Gantz BJ. Small acoustic neuromas: surgical outcomes versus observation or radiation. Otol Neurotol. 2006; 27(3):380–392.

[21] Vincent C, Bonne NX, Guerin C, et al. Middle fossa approach for resection of vestibular schwannoma: impact of cochlear fossa extension and auditory monitoring on hearing preservation. Otol Neurotol. 2012; 33(5):849–852.

[22] Raheja A, Bowers CA, MacDonald JD, et al. Middle fossa approach for vestibular schwannoma: good hearing and facial nerve outcomes with low morbidity. World Neurosurg. 2016; 92:37–46.

[23] Slattery WH, Hoa M, Bonne N, et al. Middle fossa decompression for hearing preservation: a review of institutional results and indications. Otol Neurotol.2011; 32(6):1017–1024.

[24] Wang AY, Wang JT, Dexter M, Da Cruz M. The vestibular schwannoma surgery learning curve mapped by the cumulative summation test for learning curve. Otol Neurotol. 2013; 34(8):1469–1475.

[25] Welling DB, Slater PW, Thomas RD, McGregor JM, Goodman JE. The learning curve in vestibular schwannoma surgery. Am J Otol. 1999; 20(5):644–648.

[26] Rinaldi V, Casale M, Bressi F, et al. Facial nerve outcome after vestibular schwannoma surgery: our experience. J Neurol Surg B Skull Base. 2012; 73(1):21–27.

[27] Schmitt WR, Daube JR, Carlson ML, et al. Use of supramaximal stimulation to predict facial nerve outcomes following vestibular schwannoma microsurgery: results from a decade of experience. J Neurosurg. 2013; 118(1):206–212.

[28] Seo JH, Jun BC, Jeon EJ, Chang KH. Predictive factors influencing facial nerve outcomes in surgery for small-sized vestibular schwannoma. Acta Otolaryngol. 2013; 133(7):722–727.

[29] Mangus BD, Rivas A, Yoo MJ, et al. Management of cerebrospinal fluid leaks after vestibular schwannoma surgery. Otol Neurotol. 2011; 32(9):1525–1529.

[30] Gantz BJ, Parnes LS, Harker LA, McCabe BF. Middle cranial fossa acoustic neuroma excision: results and complications. Ann Otol Rhinol Laryngol. 1986; 95(5, Pt 1):454–459.

[31] Weber PC, Gantz BJ. Results and complications from acoustic neuroma excision via middle cranial fossa approach. Am J Otol. 1996; 17(4):669–675.

[32] Scheich M, Ginzkey C, Reuter E, Harnisch W, Ehrmann D, Hagen R. Quality of life after microsurgery for vestibular schwannoma via the middle cranial fossa approach. Eur Arch Otorhinolaryngol. 2014; 271(7):1909–1916.

第 38 章　经耳入路切除前庭神经鞘瘤

Edwin M. Monsell, Yin Xia, Ugo P. Fisch

38.1　引言

1979 年，Ugo Fisch 引入了经耳入路以改进外科手术的暴露率以及 William House 经迷路入路的种种不足。经迷路入路主要是经内听道（IAC）和桥小脑角的后方入路，而经耳入路是最宽的外侧入路，以乙状窦、岩骨上窦、颈内动脉和颈静脉球为界（图 38.1，图 38.2）。这种入路方法还结合了岩锥部分切除术，可以减少脑脊液（CSF）漏和相关颅内感染的风险。如今，经迷路入路和乙状窦后入路是最常用的方法，尽管会出现颞骨解剖受限的情况，包括高位颈静脉球、突出或前置的乙状窦、低位鼓室盖等情形，乃至出现上述种种情况的结合和变异，这种入路仍具有明显优势。与经迷路入路相比，经耳入路术中所需时间更少，因为该入路切除肿瘤所需的时间更少。而与经迷路入路一样，经耳入路无法保留听力，因此仅在无意保留患者耳朵的听力时才会使用。

在横切法中，除了一根能保护面神经内听道段的骨头以外，内听道的整个周径都暴露在外。应用横切法能更好地直接观察面神经的颅内结构，包括靠近内耳孔的面神经和肿瘤之间的界面，此处神经最易受损。在横切法中，面神经被广泛边缘化，不过仍位于原处。

但是，在 House 和 Hitselberger 的经耳蜗入路中，他们将其向后移位以露出斜坡，而这种方法增加了面神经损伤的风险。

38.2　手术技巧

38.2.1　准备阶段

患者取仰卧位，头部转过 45°，并进行全身麻醉。可以使用神经外科头部支架。手术部位周围的头发在耳郭上方和后方附近剪短。用聚维酮碘磨砂膏和颜料画好手术部位。腹部取脂肪备用。如果预期可能采用腓肠神经移植，则准备好对侧腿的消毒铺巾。术中应监测面神经功能。

38.2.2　皮肤切口

在 Fisch 和 Mattox 的《颅底显微外科手术》一书中详细描述了岩锥大部切除术和经耳入路的手术技术，并对各种外科手术器械的适用情形进行了详细说明。本章节从中引用了大量插图。皮肤切口开始于耳郭（图 38.3），向耳后发际线后方延伸，并继续于乳突尖端上方延伸。切口的上半部分（图 38.3）是在肿瘤切除后划开的，以充分暴露结构从而制作颞肌皮瓣。

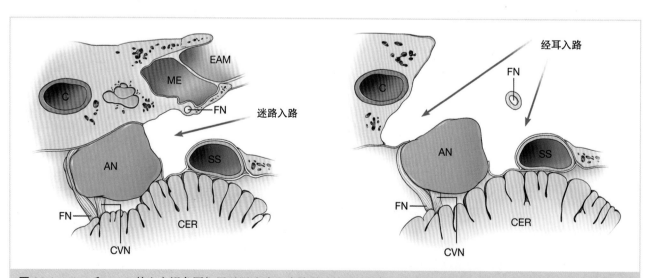

图 38.1　Chen 和 Fisch 的上方视角图解展示了迷路入路暴露后的相关结构，以及更广泛的经耳入路。缩写：C，颈动脉；CER，小脑；CVN，耳蜗前庭神经；EAM，外听道；FN，面神经；ME，中耳；SS，乙状窦。图中展示了这些结构在经迷路入路的暴露情况；AN，听神经瘤

38.2.3　手术技巧

如图 38.4 所示，乳突骨膜瓣已经完成。将外听道（EAC）在骨–软骨交界处横切。将外听道皮肤与软骨分开，向外翻，并用缝合线封闭。旋转骨膜瓣以覆盖外听道的侧端，并缝合到外听道软骨上（图 38.4），由此形成外听道的水密密封。外听道的皮肤被抬高到环带，从而暴露中耳空间，鼓膜鼓室神经也得以游离。分开耻骨联合关节并切下锤骨颈部。鼓膜，手柄和剩余的外听道皮肤作为连续的组织块被去除。再次仔细检查手术部位，以确保所有鳞状上皮均已去除，因为此后腔室将被闭塞（图 38.5）。

38.2.4　岩锥大部切除术

颞下肌被从鳞状颞骨上拉起，从而暴露乳突筋膜，同时，切开胸锁乳突肌的附着处以暴露整个乳突尖端。如图 38.6 所示，完整的乳突切除术已经完成。移除外听道壁并将其降低至面神经水平。由此，所有可及的空气室都被系统地、完全地排除。将咽鼓管的鼓膜末端向峡部开放并闭塞，移除乳突尖端。

38.2.5　经耳入路

如图 38.7 所示为迷路切除术，去除耳蜗，并将内听道边缘化。乙状窦和颈静脉球亦被边缘化，颅后窝硬脑膜暴露于面神经的内侧和前侧。面神经从膝状神经节到茎突肌孔的部分被边缘化，并保留在被骨头覆

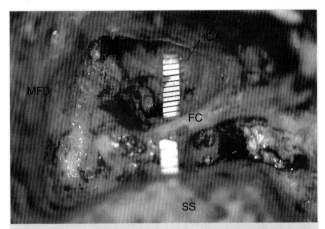

图 38.2　术中显微镜下拍摄的 1 例有着巨大且前置的乙状窦（前景中的蓝色物体）的右侧前庭神经鞘瘤。图中白色的卷尺穿过面神经的乳突部分。在这例手术中，面神经的前方暴露了 4mm，后方暴露了 12mm。缩写：FC，面神经神经管；ICA，颈内动脉；MFD，颅中窝硬脑膜；SS，乙状窦

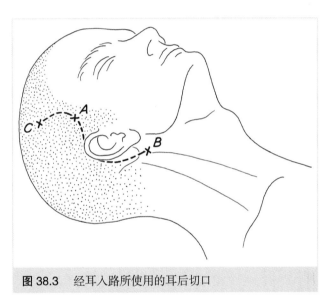

图 38.3　经耳入路所使用的耳后切口

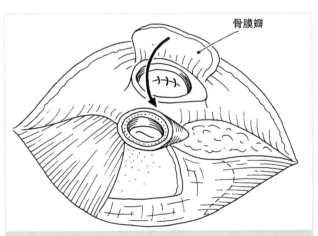

图 38.4　骨膜瓣位于距颞线较低的位置，且其根蒂位于耳后软组织之前

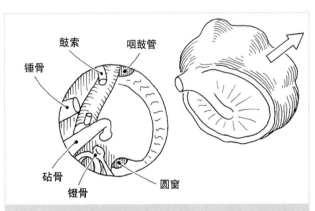

图 38.5　分离听骨链，切断鼓索神经。鼓膜、纤维环和外听道残留的皮肤被整块切除

盖的位置。将骨前环去除。颈内动脉作为为解剖结构的前缘进行边缘化。

面部神经的迷路部分可在内孔处识别（图38.8）。需要注意的是，此处操作必须格外小心，以免损坏面神经的鼓膜段。此步骤对于在切除肿瘤并分离面神经时的充分暴露十分重要。颅后窝硬脑膜沿岩上窦向暴露于内孔上方，并将面神经的鼓膜段边缘化（图38.8）。

38.2.6 肿瘤切除

切除肿瘤后，在窦脑膜角和内耳孔后缘之间打开硬脑膜后窝。这个操作可以暴露肿瘤的后极和岩静脉（图38.9）。切口从内耳孔向前延伸到颈内动脉的垂直部分，暴露出肿瘤下段和前极，也就是第7、第8对颅神经和小脑前下动脉（AICA）的起源区域（图38.10）。用双极钳灼烧肿瘤表面的血管。再应用显微锉刀或精密直角镐将肿瘤与IAC中的面神经分离，并通过神经外科棉球间接地使用非创伤性吸引头。在凝血切除肿瘤分支后，小心地移动AICA。其余较大的血管被凝固在肿瘤的表面。然后，剩余的硬脑膜附着在

肿瘤上以保护面神经。在充分地瘤内去肿瘤后，硬脑膜与肿瘤分离，使剩余的肿瘤处于低位（图38.11）。

在一些病例中，有少量残余肿瘤由于神经的黏附或浸润而附着在神经上（图38.12）。在存在致密的肿瘤黏附或浸润的情况下，外科医生可以决定是切除剩下的肿瘤还是剩下少量肿瘤，以平衡肿瘤再生的风险和神经损伤的风险。

治疗较大肿瘤的关键是在瘤内切除手术中尽量广泛地切除肿瘤体积。在大的肿瘤中，第8对颅神经起源的区域周围可能充满了AICA或岩静脉的分支。在这个区域操作时要特别小心。

在高位颈静脉球的病例中，经耳方法明显比经迷路神经的方法往前暴露得更好。即使当颈静脉球延伸到IAC下极时，也可以通过在面神经管内侧操作而将几毫米的硬脑膜后窝暴露于小孔和颈静脉球的圆顶之间。

38.2.7 关闭切口

取颞肌筋膜移植物并将其缝合到硬脑膜的内侧，为大的腹部脂肪移植物提供空间——将腹部脂肪置于

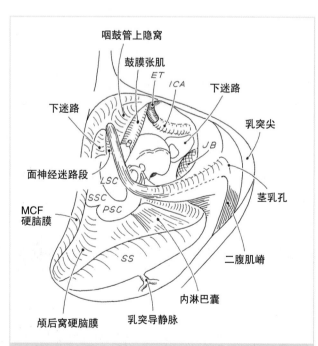

图38.6 乳突切除术已经完成。管道壁已被移除并降低到面神经的水平，面神经已被边缘化。颈静脉球和颈内动脉已被边缘化。咽鼓管已被闭塞。所有的气室已被去除。缩写：ICA，颈内动脉；JB，颈静脉球；LSC，外侧半规管；SS，乙状窦；MCF，颅中窝；SSC，上半规管；PSC，下半规管；ET，咽鼓管。

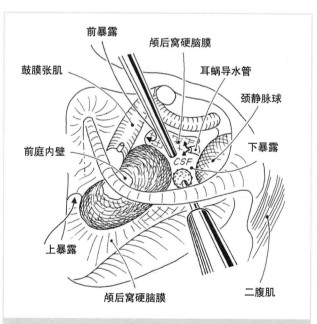

图38.7 迷路切除术已完成。耳蜗和硬脑膜被切除（必要时将产生张力的肌腱也切除），颈内动脉和肿瘤已经暴露。将中、颅后窝硬脑膜从乙状窦暴露到颈内动脉，并从颈静脉球暴露到鼓膜张肌。脑脊液（CSF）在打开硬脑膜之前通过打开耳蜗导水管来释放

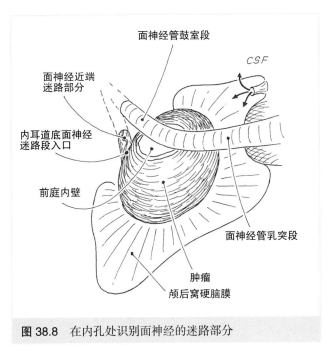

图 38.8　在内孔处识别面神经的迷路部分

标注：面神经管鼓室段、面神经近端迷路部分、内耳道底面神经迷路段入口、前庭内壁、CSF、面神经管乳突段、肿瘤、颅后窝硬脑膜

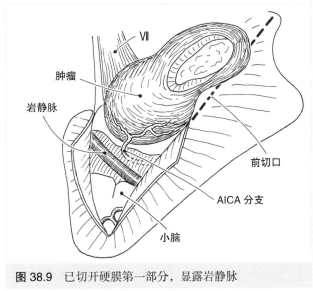

图 38.9　已切开硬膜第一部分，显露岩静脉

标注：VII、肿瘤、岩静脉、前切口、AICA 分支、小脑

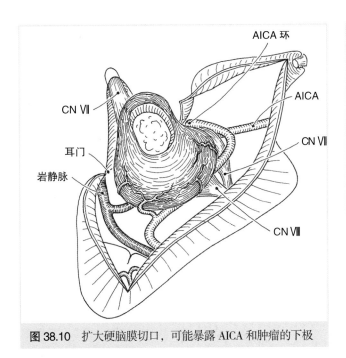

图 38.10　扩大硬脑膜切口，可能暴露 AICA 和肿瘤的下极

标注：AICA 环、CN VII、AICA、耳门、CN VII、岩静脉、CN VIII

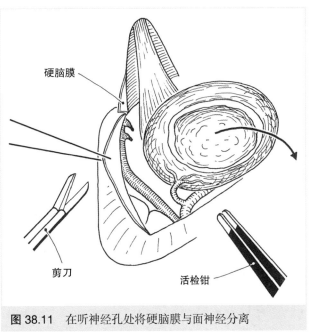

图 38.11　在听神经孔处将硬脑膜与面神经分离

标注：硬脑膜、剪刀、活检钳

面神经的乳突段中间，以填补颞骨的手术缺损。将颞肌肌瓣延展、旋转于颞骨周围，并缝合至胸锁乳突肌（图 38.13）。将切口层层缝合。

38.2.8　敷料及术后护理

使用一整块压缩敷料。患者要在重症监护室观察至少 24h，直至充分苏醒，以确保他们的神经功能完整。他们通常在手术之后的几天就可以出院回家。

38.3　技术上的优点和缺点

38.3.1　小结岩锥切除术

切断 EAC 前面的皮肤时，应避免损伤腮腺中的面神经上支，因为这些分支可能位于 EAC 前面的皮肤附

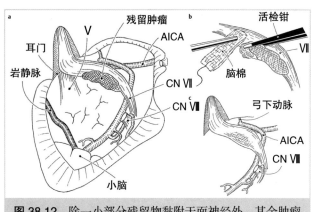

图 38.12 除一小部分残留物黏附于面神经外, 其余肿瘤已被切除

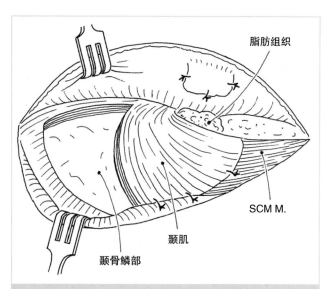

图 38.13 通过将筋膜和肌肉缝合至硬脑膜后窝来关闭切口, 使乳突伤口腔内充满腹部脂肪, 并将颞肌与胸锁乳突肌上缝合

近。至少要提起 1cm 的 EAC 皮肤, 以保证有足够的皮肤进行翻转。修剪多余的组织, 从而可以均匀地关闭切口并且愈合良好。注意不要在 EAC 或中耳留下任何皮肤残留物。清除所有空气, 细胞需要完整的迷路囊、面神经、颈静脉球和颈内动脉骨架。

38.3.2 经耳方法

在向前暴露时, 将颅后窝硬脑膜从鼓膜张肌半规管向上暴露到颈内动脉, 向下暴露至颈静脉球。这对于暴露肿瘤前面的面神经是必要的。用骨蜡来控制颈静脉球周围的海绵状骨出血。大部分肿瘤的血液供应来自流经第 8 对颅神经的血管, 第 8 对颅神经通常见于经耳方法暴露的下侧部分。注意 AICA 可能会发出进入颞骨的弓下动脉。在切断第 8 对颅神经时, 要小心, 以免损伤底层 AICA。切断第 8 对颅神经对于暴露进入面神经的区域可能是必需的。当出现高颈静脉球时, 必须特别小心 AICA 和它的分支, 以及肿瘤下极的小静脉。

38.3.3 并发症及临床结果

我们对 Fisch 的经耳方法切除的 147 例散发性前庭神经鞘瘤病例 (1.0~2.5cm) (1979—1990 年) 与类似的经迷路神经方法切除的 114 例肿瘤病例的并发症和结果进行了比较 (表 38.1)。所有病例均全部切除肿瘤。每组的肺栓塞死亡率是 1%。没有重大颅内并发症。经耳病例的 CSF 通过鼻或切口渗漏占 3%, 而经迷路病例是 22% (P<0.001)。所有渗漏的经耳病例都发生在术后早期; 只有其中 1 例患者需要手术处理。经迷路病例有 22% 的患者发生脑脊液漏。有 15% 的手术病例是在术后立即发生渗漏, 有 7% 的病例则在后期才发生。

表 38.1 最初 147 例连续经耳入路手术患者中 66 例患者的术后 2 年面神经情况

肿瘤大小 / cm	n	恢复比例 /%				
		100	80~99	60~79	40~59	0~39
1~1.4	14	100	—	—	—	—
1.5~2.5[a]	52	61	19	12	4	4
总计	66	70	15	9	3	3

[a]: 切除肿瘤大小在 1.5~1.9cm 与 2~2.5cm 之间没有明显差异

经迷路的病例中有 3 例在手术后 4 年后出现脑膜炎。66 例患者术后 2 年的面神经结果见表 38.1。

Xia 等最近描述了一组中 36 个肿瘤的结果, 肿瘤外侧到内侧的范围为 0.5~4.1cm, 所有颞骨与限制解剖手术均由经耳途径完成。94% 的病例的肿瘤完全切除, 其中有 1 例发生脑脊液漏。这例渗漏病例肿瘤大于 4cm, 需要手术修复以终止渗漏。这组中没有死亡。其中有 1 例患者由于颅内出血需要再次手术。没有颅内感染等严重并发症。所有病例均在解剖上保留面神经。短期面神经结果见表 38.2。

38.4 总结

经耳方法与经迷路方法相比, 有几个潜在的优点,

表格38.2　36例连续经耳入路手术患者的术后短期面神经情况

肿瘤大小 / cm	患者数量（比例）	面神经功能（House-Brackmann 分级）/面神经对称性的详细评估（平均分数）					
		术后			术后6周		
		Ⅰ /100%	Ⅱ /76%~99%	Ⅲ /51%~75%	Ⅰ /100%	Ⅱ /76%~99%	Ⅲ /51%~75%
0.5~2.0	13（36%）	13/100%	0	0	6/100%	7/83%	0
2.1~4.0	18（50%）	15/100%	3/87%	0	1/100%	17/81%	0
4.1~5.0	5（14%）	0	4/82%	1/66%	0	3/77%	2/59%
合计	36（100%）	28/100%	7/84%	1/66%	7/100%	27/81%	2/59%

包括增强手术暴露和较低的脑脊液渗漏率。相比于经颞方法，在前乙状窦、高位颈静脉球、低鼓室或肿瘤明显向前扩展的病例中，经耳方法尤其有利。

参考文献

[1] Fisch U, Mattox D. Microsurgery of the Skull Base. New York, NY: Thieme Medical Publishers; 1988.

[2] Chen JM, Fisch U. The transotic approach in acoustic neuroma surgery. J Otolaryngol. 1993; 22(5):331–336.

[3] Browne JD, Fisch U. Transotic approach to the cerebellopontine angle. Otolaryngol Clin North Am. 1992; 25(2):331–346.

[4] Rickenmann J, Jaquenod C, Cerenko D, Fisch U. Comparative value of facial nerve grading systems. Otolaryngol Head Neck Surg. 1997; 117(4): 322–325.

[5] Xia Y, Zhang W, Li Y, Ma X, Liu Q, Shi J. The transotic approach for vestibular schwannoma: indications and results. Eur Arch Otorhinolaryngol. 2017; 274 (8):3041–3047.

第 39 章 内镜下经外听道 – 鼓岬入路前庭神经鞘瘤切除术

Daniele Marchioni, Davide Soloperto, Livio Presutti

39.1 引言

全内镜下手术作为一种微创的手术方式，现已被广泛应用于许多前颅底的病变。相较于这些成熟的内镜下手术入路，颅底的其他区域如桥小脑角（Cerebellopontine Angle，CPA）及内听道（Internal Auditory Canal，IAC）病变的全内镜手术一直比较局限。当前在 CPA 手术中，内镜主要用作前庭神经鞘瘤传统显微外科手术的一种辅助技术。而内镜在内听道手术中首先用于乙状窦后入路的辅助观察。在切除 CPA 的病变以后，在内镜下切除管内部分，以避免过多磨除颞骨岩部，或者采用乙状窦后锁孔入路。在 CPA 手术中内镜辅助显微外科（EAM）为今后的颅后窝内镜手术提供了一个绝佳的起点，而在中听道胆脂瘤和赘生物中的应用，则进一步提高了耳科和侧颅底外科对其的认可。随着中耳内镜手术的逐步发展和进步，内镜下对内耳的解剖和手术技术也取得巨大进步。在此之前已经确立了 VS 的显微镜下手术入路，手术效果得到广泛的研究，这些入路包括经乙状窦后 / 枕骨下、经乳突 – 迷路或经颞下 – 颅中窝。然而以上的所有入路都需要做外部切口，并不同程度地磨除颞骨，以充分暴露内听道和桥小脑角。近来，对经外听道前庭神经鞘瘤切除术从内镜辅助下显微外科手术发展到全内镜下手术被越来越多地报道和临床运用。2012

年，率先报道了 1 例内镜下内听道手术入路，内镜下经外听道 – 鼓岬入路（Transcanal Transpromontorial Endoscopic Approach，TTEA），切除了侵犯内听道的蜗神经鞘瘤（Cochlear Schwannoma，CS）。在此之后随即发表了多篇经 TTEA 入路切除前庭神经鞘瘤的文章。

39.2 内镜下经外听道 – 鼓岬（TTEA）入路抵达内听道（IAC）

在 TTEA 入路中，外听道（External Auditory Canal，EAC）用做自然的手术通路到达内听道（IAC）的底部，可由外听道经过耳蜗、前庭继而暴露整个内听道（图 39.1）。从解剖学的角度来看，这种方法可使外科医生经由外听道抵达鼓室腔的内侧壁和侧颅底，避免了对小脑及中、颅后窝的操作，旨在减少传统入路可能的并发症风险（图 39.2）。

39.3 手术指征

- 局限于内听道的，进行性生长或有症状的前庭神经鞘瘤，同时伴听力障碍［C 型或 D 型，根据 AAO-HNS（美国耳鼻咽喉科 – 头颈外科学会）分型］。
- 蜗神经鞘瘤、伴或不伴累及内听道。
- 显微外科术后残留或复发的累及内听道的前庭神经鞘瘤。

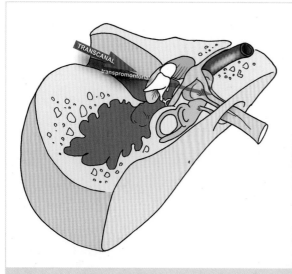
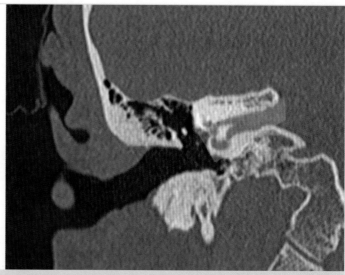

图 39.1 左图是手术通道的示意图；EAC 被用作自然通道以到达 IAC。右图为冠状位 CT 扫描显示黄色的工作区域

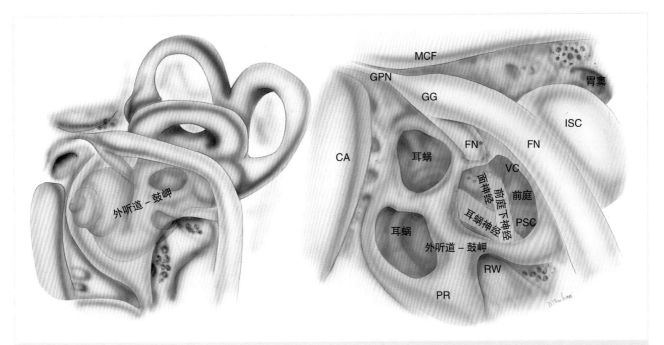

图 39.2　左耳：内镜下经外听道–鼓岬入路的解剖标志。读者可以注意到面神经进入内听道底部的位置，以及前庭、耳蜗和内听道之间的密切关系。缩写：CA，颈动脉；FN，面神经；FN*，面神经迷路部分；GG，膝状神经节；GPN，岩大神经；LSC，外侧半规管；MCF，颅中窝；PR，鼓岬；PSC，后半规管开口；RW：圆窗；SPH，球囊隐窝；VC，前庭神经嵴

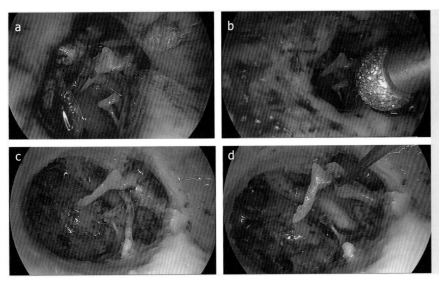

图 39.3　左耳：经外听道–鼓岬入路（TTEA）。（a）鼓膜已切除。（b）使用金刚砂磨头扩大 EAC。（c）扩大 EAC 后，在内镜下显露鼓室。（d）磨除听骨链

39.4　手术技术

使用 0° 刚性内镜（Karl Storz, Tutelingen, Germany），长 15cm，直径 3~4mm，AIDA 三芯片高分辨率监视器及摄像头（Karl Storz, Tutelingen, Germany）。患者取仰卧位，头偏向健侧，应用面神经监测（NIM）。在 0° 内镜下，做圆形皮切，位置位于外听道的软骨和骨性连接处，随后一起提起皮瓣和鼓膜，将其从骨上分离。将鼓膜凸起处的皮瓣侧向移位，然后使用显微剪刀将其从槌骨上取下。请确保除去所有皮肤，以避免医源性胆脂瘤。在鼓室腔暴露后（图 39.3a），在骨性外听道上钻孔（图 39.3b），前限为颞下颌关节，后限为面神经乳突段，以求对鼓膜腔内侧壁的最大术野。之后沿周向钻削骨环，逐渐暴露鼓膜下、鼓膜后、鼓膜前以及鼓室上腔隙，见听骨链和鼓室岬部（图 39.3c）。随即进行听骨链分离，以暴露整个鼓

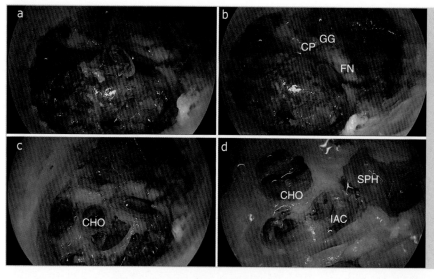

图 39.4　左耳：经外听道 – 鼓岬入路 TTEA。（a）去除镫骨进入前庭。（b）打开前庭后，内镜下显露鼓室部的面神经直至膝状神经节。（c）鼓岬被逐步磨除，显露耳蜗。（d）IAC 的底部在球囊隐窝和耳蜗间被打开。缩写：CHO，耳蜗；CP，匙突；GG，膝状神经节；IAC，内听道；SPH，球囊隐窝；FN，面神经

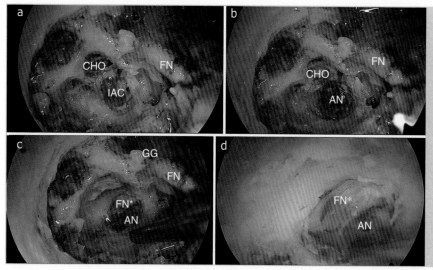

图 39.5　左耳：经外听道 – 鼓岬入路 TTEA。（a）内听道骨性结构逐步显露。（b）打开内听道硬膜，显露前庭神经鞘瘤。（c）可见内听道内走行的面神经。（d）前庭神经鞘瘤切除后，面神经完整性得以保留。缩写：AN，听神经瘤（前庭神经鞘瘤）；CHO，耳蜗；FN*，内听道内走行的面神经；GG，膝状神经节；IAC，内听道

膜腔。移除砧骨、锤骨，保留镫骨（图 39.3d）。之后暴露面神经鼓膜段，从膝状神经节暴露至第二膝部，去除镫骨，进入前庭并识别内耳球囊（图 39.4a，b）。在内镜下识别囊状窝中的球形凹陷，该结构为前庭下神经的终点，是定位内听道底部的重要标志。于耳蜗同一水平使用超声刀（Mectron，CARASCO，Italy）去除耳软骨囊侧面的鼓岬，暴露出耳蜗的基底部、中部和上部（图 39.4c）。暴露耳蜗后，仔细钻削耳蜗和球形凹陷之间的骨壁，进入内听道的底部（图 39.4d）。逐步解剖内听道，并解剖从内听道底部到内听道孔的硬脑膜，逐渐暴露前庭神经鞘瘤（图 39.5a）。沿圆周逐步内听道周边的骨骼：前部达颈内动脉，后部达面神经乳突段，下部达颈静脉球瘤，上部达面神经鼓膜段。从外之内移除耳软骨囊的骨质，从而暴露颞骨内侧的

硬脑膜，此解剖标志代表术野最深处。在完全暴露内听道之后，打开硬脑膜从而更好暴露前庭神经鞘瘤（图 39.5b）。此时，请务必在内听道术野中识别面神经，以避免损伤，必要时可行面神经刺激（图 39.5c）。随后小心地解剖并逐块切除肿瘤，同时保持面神经的完整性（图 39.5d）。当听神经鞘瘤延伸至大脑脑桥角而术野受限时，可以使用钻石锉刀扩大内听道孔，便可安全地切除累及侵犯大脑脑桥角的肿瘤。一旦肿瘤切除完成，对术野进行检查以确认肿瘤完全切除（图 39.6a~c）。术后用腹部脂肪进行闭合，填塞鼓岬缺口，并封闭内耳和中耳的连通（图 39.6d）。用纤维蛋白胶固定鼓岬部脂肪填塞，另取肌肉组织关闭咽鼓管口。整个外听道用脂肪填塞，外听道口皮肤用盲囊封闭。术后依情况护理，作者未常规使用重症监护，

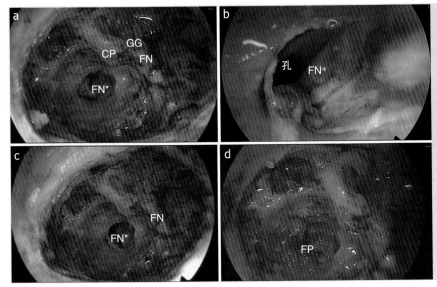

图39.6　左耳：经外听道–鼓岬入路 TTEA。（a）前庭神经鞘瘤切除后的腔体。（b）肿瘤切除后近观内听道至开口。（c）显露岬部缺损。（d）使用脂肪垫关闭岬部缺损。缩写：CP，匙突；FN，面神经；FN*，内听道内走行的面神经；FP，脂肪垫；GG，膝状神经节

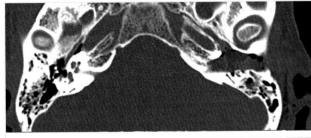

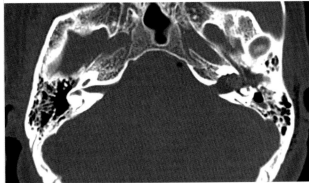

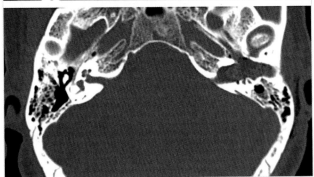

图39.7　术后轴位 CT 扫描提示左耳自外听道至内听道的手术路线

手术后 6h 对手术部位进行 CT 平扫（图 39.7）。

39.5　讨论

对于前庭神经鞘瘤，传统显微外科一般采用乙状窦后/枕骨下、经乳突–迷路或经颞下–颅中窝入路。乙状窦后入路保证了对小脑脑桥脚病灶的良好疗效，尽管通过颞骨岩部后侧钻削可以暴露内听道，但是有时依旧不能获得对内听道底部的良好术野。对于听力尚可的前庭神经鞘瘤患者通常采用颅中窝入路，但此术式需要先牵引颞叶［注：译者非神外专业，原句 Temporal Lobe Retraction，未查到准确翻译］，并且限制了大脑脑桥角的暴露。经乳突–迷路则保证了在脑组织有限牵引情况下，内听道和小脑脑桥脚的良好暴露，但此术式会导致较严重的听力损失，并且需要较大范围的颞骨岩部切削。总体来说，所有传统的显微外科手术都需要做外部切口和软组织分离，其带来的死亡率也与开颅、颅脑牵引、颞骨不同程度的切开有关，具体并发症及死亡率与术式相关。

在正式临床应用之前，TTEA 已进行了数次大体实验，验证了其安全性和可靠性，并划定了手术适应证和术野标志。由于全内镜下手术是通过自然通道（即外听道）进行的，对骨质的切削也局限于鼓膜腔的内侧和外颅底，顺序从外至内，从而可以避免对小脑和大脑的牵引。TTEA 技术可以被认为是一种微创手术，有经验的外科医生可以达到很低的复发率和死亡率。重要的是这些手术必须由有资质的外科医生进行，并且要经过多年的内镜中耳手术培训。关于 TTEA 的手术技术，也有一些需要注意的要点：该手术的一个重要问题即是注意识别血管，在某些情况下，内听道解

剖时可能会遇到小脑前下动脉（AICA）。同时与标准的显微外科手术相比，TTEA术中止血也更具有挑战性，因其术野空间更加有限，这点在之前通过乙状窦后锁孔入路时就已被多次提及。目前这两点是对全内镜手术方法的主要顾虑，但通过术前影像学的筛查或可以避免此类并发症。另一个担忧是对面神经的保护，由于TTEA使用"单手操作"，因此如何在内听道中保留面神经，则需要外科医生凭借自己的经验应对，尤其是在遇到神经与肿瘤之间的粘连时。最后一点是这种方法也有一些潜在的并发症：闭合耳道可导致胆脂瘤；由于比邻关系，颈内动脉也可能被损伤；与显微外科相比，在钻削过程中会损伤面神经更多的分支；同时颞下颌关节也可能会被暴露。以上的担忧都会随着时间推移被更大样本量、更多随访的研究而验证。根据目前作者的估计，对TTEA将来的应用仍持乐观态度。

39.6　总结

经内听道入路的TTEA提供了一种由外听道切除前庭神经鞘瘤的全新微创方法。通过这种方法，可以减少传统显微外科的一些并发症，如外部切口和颅脑牵引引起的并发症等，从而降低死亡率。然而目前全内镜下前庭神经鞘瘤术的适应证仅限于涉及前迷路和/或内听道的病理类型，这些手术也必须由有经验的外科医生主刀，并且要经过多年的内镜中耳手术培训。

参考文献

[1] Magnan J, Chays A, Lepetre C, Pencroffi E, Locatelli P. Surgical perspectives of endoscopy of the cerebellopontine angle. Am J Otol. 1994; 15(3):366–370.

[2] Presutti L, Magnaguagno F, Pavesi G, et al. Combined endoscopic-microscopic approach for vestibular schwannoma removal: outcomes in a cohort of 81 patients. Acta Otorhinolaryngol Ital. 2014; 34(6):427–433.

[3] Shahinian HK, Ra Y. 527 fully endoscopic resections of vestibular schwannomas. Minim Invasive Neurosurg. 2011; 54(2):61–67.

[4] Marchioni D, Alicandri-Ciufelli M, Molteni G, Genovese E, Presutti L. Endoscopic tympanoplasty in patients with attic retraction pockets. Laryngoscope. 2010; 120(9):1847–1855.

[5] Marchioni D, Alicandri-Ciufelli M, Piccinini A, et al. Surgical anatomy of transcanal endoscopic approach to the tympanic facial nerve. Laryngoscope. 2011; 121(7):1565–1573.

[6] Marchioni D, Villari D, Alicandri-Ciufelli M, Piccinini A, Presutti L. Endoscopic open technique in patients with middle ear cholesteatoma. Eur Arch Otorhinolaryngol. 2011; 268(11):1557–1563.

[7] Marchioni D, Alicandri-Ciufelli M, Gioacchini FM, Bonali M, Presutti L. Transcanal endoscopic treatment of benign middle ear neoplasms. Eur Arch Otorhinolaryngol. 2013; 270(12):2997–3004.

[8] Marchioni D, Alicandri-Ciufelli M, Mattioli F, et al. From external to internal auditory canal: surgical anatomy by an exclusive endoscopic approach. Eur Arch Otorhinolaryngol. 2013; 270(4):1267–1275.

[9] Bennett M, Haynes DS. Surgical approaches and complications in the removal of vestibular schwannomas. Otolaryngol Clin North Am. 2007; 40(3):589–609, ix–x.

[10] Presutti L, Alicandri-Ciufelli M, Cigarini E, Marchioni D. Cochlear schwannoma removed through the external auditory canal by a transcanal exclusive endoscopic technique. Laryngoscope. 2013; 123(11):2862–2867.

[11] Marchioni D, Alicandri-Ciufelli M, Rubini A, Presutti L. Endoscopic transcanal corridors to the lateral skull base: initial experiences. Laryngoscope. 2015; 125 Suppl 5:S1–S13.

[12] Marchioni D, Alicandri-Ciufelli M, Rubini A, Masotto B, Pavesi G, Presutti L. Exclusive endoscopic transcanal transpromontorial approach: a new perspective for internal auditory canal vestibular schwannoma treatment. J Neurosurg. 2016; 11:1–8.

第 40 章　内镜下前庭神经鞘瘤和侧颅底手术

Beth N. McNulty, Seilesh C. Babu, Daniel R. Pieper

40.1　引言

自 19 世纪末以来，颅底外科医生一直在尝试使用内镜，来增强观察的直观性和降低手术并发症发生率。1917 年 Doyen 在伦敦报道了内镜在桥小脑角手术中首次使用。早期神经内镜的使用仅限于脑室系统，治疗脑积水和小肿瘤。早期内镜景深有限，光学质量差，因为光源来自火或小的电灯泡而亮度低。现代内镜的一大优点是视野开阔——直径 4mm 的 0° 镜和角度镜使外科医生能够看到被阻挡的周围和以外的解剖结构，从而减小了过去手术所需暴露的程度。这在颅后窝手术中特别有用，可以在不使用牵开器或直视侧方内听道（IAC）的情况下改善小脑周围的可视效果。现在氙光源是行业内的标准光源，其峰值波长为 800~1000nm，与卤光源相比，其通过增加输出光量来提高可视效果，同时使产热减少到最小。

内镜鼻窦和前颅底手术开始于 20 世纪 70 年代，得益于 Messerklinger 和 Stammberger 在欧洲的工作成果，然后于 1985 年在美国 Kennedy 开始了被其称为"内镜下功能性鼻窦手术"（FEES）的手术。随着手术技术的发展和鼻窦的器械的不断改进，侧颅底外科医生开始涉足前颅底手术。最初内镜仅仅是作为手术显微镜的一种辅助工具，直到 2001 年才报道了全内镜下的 CPA 入路。虽然目前文献中有关内镜下 CPA 入路的大部分报道是关于微血管减压手术的，但已有几个团队发表了蛛网膜囊肿、表皮样囊肿、前庭神经鞘瘤（VS）和脑膜瘤内镜下 CPA 入路手术切除的病例。内镜对那些越过中线，或延伸到小脑幕切迹上方或枕骨大孔下方的肿瘤或囊肿特别有用。Marchioni 等最近也描述了一种全内镜下经外听道鼓室入路切除前庭神经鞘瘤的方法，该方法仅限于肿瘤完全位于内听道内（参考第 39 章）。

40.2　优势和局限性

内镜下侧颅底入路有明显的优势，包括更小的手术切口、更少的颅骨切开和软组织、小脑牵拉。这些因素可有助于缩短住院时间并加快康复。

内镜的照明可能会有问题。光线不像在显微镜下那样分散，在 CPA 内的重要结构可能会因为聚焦作用而产生局部组织过热。这个问题已经通过内镜外部的水冷套的设计得到解决。使用脚踏板使该装置能定期冷却术野和清洗镜子的远端（Endoscrub）。此外，在不使用固定的内镜支持臂时，内镜需要频繁在术野中移动，从而会限制操作术野和延长对于重要结构的产热时间。

神经内镜手术器械的发展已经克服了早期器械操作不便的限制，如可反向握持的器械。直的，"握枪式"可伸缩带防护的刀片，可 360° 旋转的器械，有吸引和刮除双重功能的器械，复合神经刺激器的剥离子。一个巨大的技术障碍是需要双人四手技术和相对固定的术野操作。硬性内镜支架常用于内镜心室病例。然而，CPA 的可视化需要术野的不断变化和调整，硬性内镜支架并不实用。此外，有限的操作空间对于助手持镜的确是个挑战。多关节、多轴臂的气动内镜支架（UniARM，Mitaka Kohki，Tokyo）已被用来克服这些障碍。当硬性内镜固定在一个位置时，最需要关注的是头部运动的可能性，这会对关键结构产生潜在损伤。因此，建议在神经外科手术中使用头架固定患者头部。最后，对于大多数以熟悉显微镜使用为主的侧颅底外科医生来说，内镜下术野景深度需要逐渐适应。与手术显微镜相比，大多数内镜系统只利用单一的光学，因此无法形成三维图像。与内镜鼻窦手术类似，器械在视野内外的移动有助于形成工作深度的感觉。

40.3　患者的选择

随着侧颅底内镜技术的发展，患者的选择适应证也在不断拓展。肿瘤大小是选择手术入路的一个重要考虑因素。在我们的一系列内镜下治疗前庭神经鞘瘤病例中，肿瘤大小为 1~2cm。最初，听力正常、内听孔累及有限的小肿瘤（<1cm）的患者被认为是理想的入选病例。随着经验积累，患者选择的范围已经扩展到包含更大尺寸的肿瘤（<2cm）病例。我们的观点是，对术前听力不好的患者，应该考虑迷路入路，因为此入路直接到达肿瘤，面神经创伤的风险低，且恢复期短。目前，虽然可以磨内听道，而且使用角度内镜可以有助于观察，在试图保留听力的病例中内听道内肿瘤的扩展部分仍是一个挑战。在我们看来，内镜下桥小脑角手术的相对禁忌证是那些会导致显著占位效应和合并脑积水或者血供非常丰富的肿瘤。对于此类病例，采用显微镜下入路可以更快和便捷地打开枕大池使脑组织得到松弛并提供更大的操作空间。

40.4　相关解剖

内镜下提供了桥小脑角宽阔的术野，上方以小脑幕为限，中间是脑桥和延髓，侧方是颞骨和听神经孔，下方是枕骨大孔（图 40.1，更详细的解剖结构描述见第 30 章）。

40.5　手术技巧

1. 患者仰卧位，头转向对侧，用带钉的头架固定。然后床头抬高大约 30°，以降低颅内压力，更好暴露手术部位（图 40.2）。

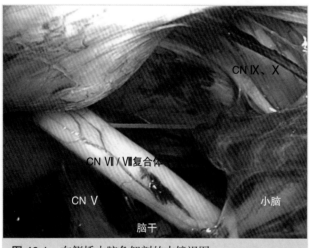

图 40.1　右侧桥小脑角解剖的内镜视图

2. 在切开前，静脉注射甘露醇（0.5~1g/kg）和静脉注射 20mg 呋塞米可降低颅内压。动脉的二氧化碳分压降低到 28~30mmHg。在作者看来，这些是内镜下入路的关键步骤。

3. 一条长约 3cm 的斜线切口，中点位于横窦 – 乙状窦交界处。这个交界处位于两条固定的标志线的交叉点上：一条从颧弓根到枕外隆突的连线 和一条从颞鳞 – 顶乳缝交点到乳突尖的连线。

4. 开颅在横窦乙状窦交界处的前上方为限。可以使用 14mm 的开颅孔钻，不过，我们更喜欢使用标准的凹槽切割钻和金刚砂磨头将横窦 – 乙状窦交界处的损伤风险降到最低（图 40.3）。对微血管减压术或神经切断术病例，一个 1.5cm 的骨窗就足够了（图 40.4）。对于前庭神经鞘瘤切除术，必须另外增加 5~10mm，以便更容易在内镜下容纳磨钻和超声吸引器。应该小心地用磨钻将横窦 – 乙状窦交界处轮廓化。

5. 硬脑膜切口平行于横窦及乙状窦，但尽可能靠近乙状窦使前方得到最大暴露，同时要注意留下足够的硬膜边缘，以便缝合关闭脑硬膜。

6. 接着，小心地置入 4mm 0° 硬镜（图 40.5）。内镜缓慢地前进以便辨认岩静脉。这些静脉位置变化各异，可以松解或在必要时烧灼，从而得到充分显露。角度内镜可用于观察内听道，并在必要时辅助肿瘤切除。

7. 下一步，采用显微外科技术做蛛网膜的锐性松解。

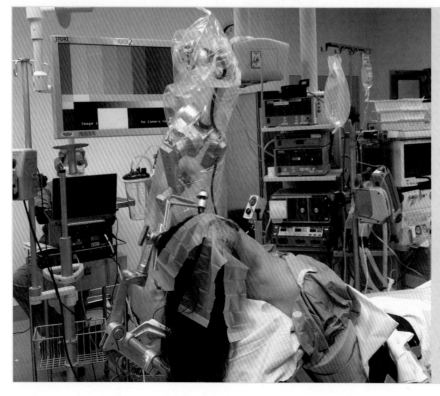

图 40.2　患者位置：仰卧位头抬高 30°，转向对侧，用梅菲尔德头夹固定

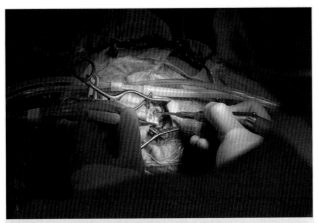

图 40.3 开颅手术采用凹槽切割和钻石毛刺，以最小化横窦 – 乙状窦交界处损伤的风险

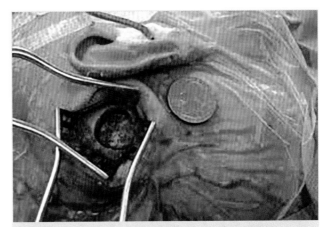

图 40.4 在微血管减压术或前庭神经切除术中使用 1.5cm 开颅手术

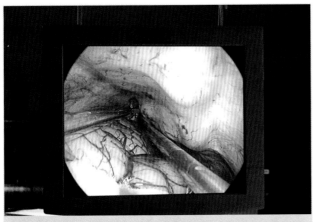

图 40.5 术中视图，内镜放在腹侧沿小脑半球进入桥前池

这步很重要，需要足够的时间来放出脑脊液（CSF），并最大限度地使小脑得到松弛。

8. 接着识别第 4~ 第 11 对颅神经，以及重要的血管结构。内镜用气动臂固定在合适的位置（图 40.6a，b）。

9. 肿瘤切除：耳蜗神经可能沿肿瘤包膜展开并在肿瘤的下面找到（图 40.7）。接着沿肿瘤腹侧找到面神经和中间神经。应该注意电凝阻断任何可能的肿瘤的血供。内镜下用高速磨钻磨除内听道上的骨质来暴露内听道内硬脑膜并注意避免进入迷路。将大块的明胶海绵平铺在小脑上及覆盖桥小脑角，以防止在磨骨时骨屑飞散。降低磨钻速度来最大限度地减少钻头跳动，同时冲洗来维持充分的术野。内镜冲洗装置（Endoscrub）也有助于在磨骨时维持术野。肿瘤暴露和分离后，锐性剪开肿瘤并行瘤内减压。根据外科医生的习惯和肿瘤血供情况，可以使用带刺激器的剥离子或者超声吸引。严格按照包膜界面

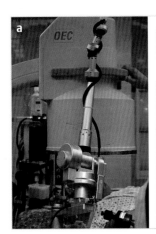

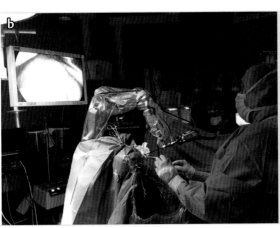

图 40.6 （a）带有一个多节多轴臂的气动内镜架，（UniARM，Mitaka Kohki Co.，Tokyo）。（b）安装好内镜架和外科医生手术切除用的高清监视器的手术室

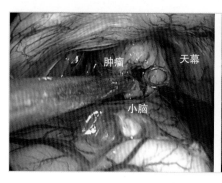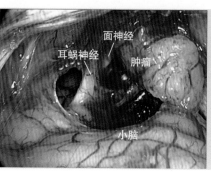

图 40.7　左侧桥小脑角的内镜视图，易观察和移动前庭神经鞘瘤（左图）。肿瘤切除后神经血管保留（右图）

（左图标注）肿瘤　天幕　小脑

（右图标注）面神经　耳蜗神经　肿瘤　小脑

分离技术，可以将肿瘤从神经上分离，从而保留面神经和耳蜗神经。

10. 准备关颅，在神经出脑干区刺激确认面神经的完整性，施行瓦氏操作确保止血。硬脑膜严密缝合不漏水。当无法严密缝合硬脑膜时，可用人工硬脑膜替代或用密封胶、自体筋膜、肌肉或脂肪修补硬膜缺损。

11. 骨瓣用钛板、钛网或者羟磷灰石黏合剂接合固定。

12. 分层缝合皮肤，并采用乳突加压敷料。

40.6　并发症

任何外科手术相关的出血、感染和瘢痕风险仍然存在，但很少有报道。桥小脑角内镜手术，更确切地说是前庭神经鞘瘤切除术，其主要并发症病因在于手术非常接近脑神经或颅内重要结构。术后头晕、听力丧失、面瘫、偏瘫是所有此类手术后可能的并发症。脑脊液漏是一种少见的并发症，在我们实施的一系列全内镜肿瘤切除术只出现 1 例（2.7%）。我们随访中观察到 1 例肿瘤复发病例（2.7%），最终通过开颅经迷路入路进行切除。未见报道因使用内镜导致的损伤，比如内镜本身造成的损伤或颅内结构的热损伤。为了患者安全，偶尔内镜下手术病例会转换成标准的开颅手术（表 40.1）。

表 40.1　关于内镜辅助下和全内镜下前庭神经鞘瘤切除预后的已发表文献数据

研究	患者数量 / 例	手术入路	肿瘤大小	大体完全切除百分比	面神经保留	听力保留	并发症	平均住院
Goffksu 等，内镜辅助下	32	乙状窦后迷路后联合入路	平均 20.9mm	96.8%（31 例）	100%	15.7%（5 例）	3.1%（1 例，CSF 漏）	NA
King 和 Wackym，内镜辅助下	10	枕下入路	平均 22.4mm	90%（9 例）	100%	0	0	NA
Magnan 等，内镜辅助下	119	乙状窦后入路	小 / 中等（<25mm）	NA，1 例肿瘤复发	100%	48.7%（58 例）	10.9%（13 例）	8 天
Shahinian 和 Ra 以及 Kabil 和 Shahinian，全内镜下	527	锁孔乙状窦后入路	平均 28mm	94%（495 例）	100%	57%（300 例）	0	NA
Pieper 全内镜下	23	乙状窦后锁孔入路	NA	NA	100%	92%（29 例）	13%（3 例，1 例 CSF 漏，2 例切口感染）	NA
Iacoangeli 等，内镜辅助下	10	乙状窦前迷路后入路	中等 ~ 大	80%（8 例）	100%	60%（6 例）	20%（2 例）	NA
Setty 等，全内镜下	12	乙状窦后锁孔入路	平均 15mm	100%，1 例肿瘤复发	92%（11 例）	67%（8 例）	0	3.6 天

缩写：CSF，脑脊液；HA，头痛；NA，数据不可得

参考文献

[1] Doyen E. Surgical Therapeutics and Operative Techniques. Vol. 1. London: Balliere, Tindall, and Cox; 1917:599–602.

[2] King WA, Wackym PA. Endoscope-assisted surgery for acoustic neuromas (vestibular schwannomas): early experience using the rigid Hopkins telescope. Neurosurgery. 1999; 44(5):1095–1100, discussion 1100–1102.

[3] Chandra RK, Conley DB, Kern RC. Evolution of the endoscope and endoscopic sinus surgery. Otolaryngol Clin North Am. 2009; 42(5):747–752, vii.

[4] Kennedy DW. Functional endoscopic sinus surgery. Technique. Arch Otolaryngol. 1985; 111(10):643–649.

[5] Artz G, Rosen M, Evans J, Pieper D. Minimally invasive and endoscopic approaches to the skull base. In: Babu S, ed. Practical NeurotoloGyand Skull Base Surgery. San Diego, CA: Plural Publishing; 2013:47–57.

[6] Eby JB, Cha ST, Shahinian HK. Fully endoscopic vascular decompression of the facial nerve for hemifacial spasm. Skull Base. 2001; 11(3):189–197.

[7] Jarrahy R, Eby JB, Cha ST, Shahinian HK. Fully endoscopic vascular decompression of the trigeminal nerve. Minim Invasive Neurosurg. 2002; 45(1):32–35.

[8] Setty P, D'Andrea KP, Stucken EZ, Babu S, LaRouere MJ, Pieper DR. Endoscopic Resection of Vestibular Schwannomas. J Neurol Surg B Skull Base. 2015; 76(3):230–238.

[9] Setty P, D'Andrea KP, Stucken EZ, Babu S, LaRouere MJ, Pieper DR. Fully endoscopic resection of cerebellopontine angle meningiomas. J Neurol Surg A CentEur Neurosurg. 2015.

[10] de Divitiis O, Cavallo LM, Dal Fabbro M, Elefante A, Cappabianca P. Freehand dynamic endoscopic resection of an epidermoid tumor of the cerebellopontine angle: technical case report. Neurosurgery. 2007; 61(5) Suppl 2:E239–E240, discussion E240.

[11] Krass J, Hahn Y, Karami K, Babu S, Pieper DR. Endoscopic assisted resection of prepontine epidermoid cysts. J Neurol Surg A Cent Eur Neurosurg. 2014; 75(2):120–125.

[12] Shahinian HK, Eby JB, Ocon M. Fully endoscopic excision of vestibular schwannomas. Minim Invasive Neurosurg. 2004; 47(6):329–332.

[13] Shahinian HK, Ra Y. 527 fully endoscopic resections of vestibular schwannomas. Minim Invasive Neurosurg. 2011; 54(2):61–67.

[14] Pieper DR. The endoscopic approach to vestibular schwannomas and posterolateral skull base pathology. Otolaryngol Clin North Am. 2012; 45(2):439–454, x.

[15] Marchioni D, Alicandri-Ciufelli M, Rubini A, Presutti L. Endoscopic transcanal corridors to the lateral skull base: initial experiences. Laryngoscope. 2015;125 Suppl 5:S1–S13.

[16] O'Donoghue GM, O'Flynn P. Endoscopic anatomy of the cerebellopontine angle. Am J Otol. 1993; 14(2):122–125.

[17] Kabil MS, Eby JB, Shahinian HK. Endoscopic vascular decompression versus microvascular decompression of the trigeminal nerve. Minim Invasive Neurosurg. 2005; 48(4):207–212.

[18] Artz GJ, Hux FJ, Larouere MJ, Bojrab DI, Babu S, Pieper DR. Endoscopic vascular decompression. Otol Neurotol. 2008; 29(7):995–1000.

[19] Göksu N, Bayazit Y, Kemaloff lu Y. Endoscopy of the posterior fossa and dissection of acoustic neuroma. J Neurosurg. 1999; 91(5):776–780.

[20] Magnan J, Barbieri M, Mora R, et al. Retrosigmoid approach for small and medium-sized acoustic neuromas. Otol Neurotol. 2002; 23(2):141–145.

[21] Kabil MS, Shahinian HK. A series of 112 fully endoscopic resections of vestibular schwannomas. Minim Invasive Neurosurg. 2006; 49(6):362–368.

[22] Iacoangeli M, Salvinelli F, Di Rienzo A, et al. Microsurgical endoscopy-assisted presigmoid retrolabyrinthine approach as a minimally invasive surgical option for the treatment of medium to large vestibular schwannomas. Acta Neurochir (Wien). 2013; 155(4):663–670.

第 41 章　散发性前庭神经鞘瘤次全切除

Ashkan Monfared, Robert K. Jackler

41.1　引言

有关巨大前庭神经鞘瘤（Vestibular Schwannomas, VS）部分切除的争议绝不是一个新话题。这个问题可以追溯到 VS 手术的两个较早主角，即 Harvey Cushing 和 Walter Dandy。也许因为"一山不能容二虎"，双方均看不得对方比自己要强，而这一问题也成了他们争执的焦点之一。Dandy 提倡彻底切除肿瘤，而 Cushing 则是部分切除的主要支持者。Dandy 的每个患者均遭受了完全性面瘫，而 Cushing 的患者则死于手术后数年的肿瘤复发。随着下一世纪显微外科技术的进步，除部分年老体弱患者外，大多数外科医生都倾向行全切术。然而，由于外科手术的重心已从保留性命转移到保留功能，许多外科医生面对巨大肿瘤时更愿意选择次全切除，以保留患者的面神经功能。

41.2　次全切除和近全切除的定义

目前，当肿瘤未被完整切除时，尚无被广泛接受的切除程度定义。对于不同程度的非全切，会遇到诸如"部分""次全""近全""囊内"和"根治性次全"之类的术语。最为广泛接受的术语是"近全"切除和"次全"切除（图 41.1）。许多外科医生倾向使用描述性术语，并且在使用次全（Subtotal）切除（STR）或近全（Near-Total）切除（NTR）时，未提供切除肿瘤的确切尺寸或百分比。小部分医生采用 2003 年共识会议上确定的标准。在该共识声明中，NTR 定义为肿瘤残留量小于原始肿瘤的 2%（按体积计算），部分切除的残留量则不超过肿瘤的 5%，而存在更大的肿瘤残留时，则一律称为 STR。正如作者证明的那样，这种分类是非常主观的，其采用存在重大问题。首先，对大多数外科医生来说，在手术过程中很难精确测量肿瘤残留。几项研究证实了术后 MRI 表现与外科医生对肿瘤残留量的估计之间的较大差异性。其次，使用百分比作为定义标准是错误的，因为直径为 2cm（约 4.19cm³）的肿瘤的 5% 为 0.21cm³，而直径为 4cm（约 33.51cm³）肿瘤的 5% 为 1.67cm³，后者的肿瘤残留量是前者的 8 倍。其他人则提出了一个基于残留物实际大小的定义。例如，Bloch 等建议将 5mm×5mm×2mm 或更小的残

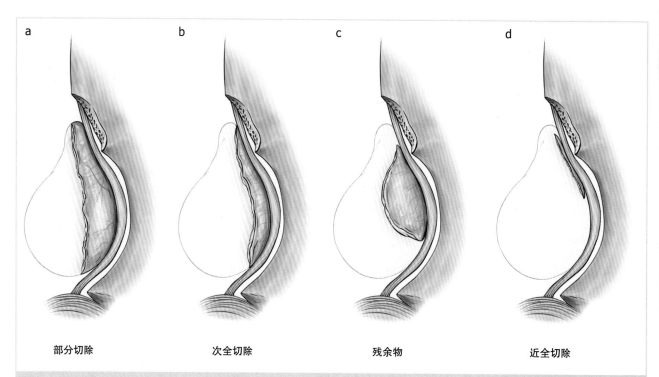

a	b	c	d
部分切除	次全切除	残余物	近全切除

图 41.1　（a）部分切除的大前庭神经鞘瘤。（b）巨大前庭神经鞘瘤的次全切除，面神经的走行伴有结节状增强。（c）次全切除后 6~12 个月的残余肿瘤。请注意，肿瘤已合并或"隆起"成较短、较宽的残余物。（d）前庭神经鞘瘤的近全切除，在耳孔区域有一小块薄薄的肿瘤

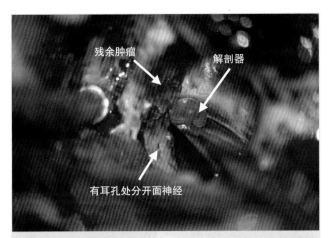

图 41.2　左侧前庭神经鞘瘤的近全切除。为了保持神经完整性，在耳孔处的面神经上留下了一个小的残余肿瘤平面

留物视为 NTR，将任何较大的残留物归类为 STR（图41.2）。这个定义无法解释的是，残留量在 0.5~5cm³ 之间的潜在临床结果差异都被认为是 STR。

41.3　与切除程度相关的面神经预后

临床医生选择非全切手术的动机主要是为了保留面神经功能。大多数文献表明，全切除（Gross-Total Resection，GTR）较大肿瘤后，短期和长期的面神经功能保存率均不理想。大量外科病例表明，进行更彻底的手术后，其面神经功能良好的比例［即 House-Brackmann（HB）Ⅰ、Ⅱ级］为 33%~73%。相反，当外科医生执行计划好的 STR 作为治疗的第一阶段，然后进行放射治疗或第二阶段手术时，患者预后更好。当肿瘤与娇嫩脆弱的面神经或脑干面未粘连时，面神经功能良好的概率达到 85%~100% 就不足为奇了。1688 例符合分析条件的 VS 患者中，有 471 例报告了肿瘤切除的程度。该评估表明，切除程度与面神经的良好/优异预后之间有密切而显著的关联（HB Ⅰ、Ⅱ级）。80 例接受 STR 的患者面神经功能良好率为 92.5%，而 NTR 为 74.6%（n=55），GTR 为 47.3%（n=336）。

术中切到何种程度会导致面神经功能损害，主要由外科医生考虑。可以想象，这一点在很大程度上取决于外科医生的习惯和经验，以及他们根据患者资料和其自身意愿所设想的合适方案。最近，一些外科医生提倡利用神经的电生理特性来帮助指导切除范围。在 Haque 等的研究中，作者提出，若至少需

要 0.3mA 的电流刺激脑干神经，或观察到基线电流增加 0.1mA，则 STR 更优。在类似的研究中，当振幅下降至比初始值低 50% 时，术中连续诱发面神经肌电图（Electromyography，EMG）结果较差。Schmitt 等提出，使用脉冲恒流以超极限水平刺激神经根出口区，与刺激离开茎突孔的外周段相比，有更可靠的预后提示价值。他们报告说，从近到远下降超过 69% 的患者，长期面部功能不良的发生率为 44%，而低于 69% 的患者为 6%。作者提议，该方法可作为指导非全切手术的潜在手段。有关术中电刺激检查提示面神经功能预后的更多细节，可参见本书第 27 章中的详细讨论。

41.4　肿瘤控制率取决于切除程度

行非全切手术的主要问题是，残留的肿瘤需要在几年内进行治疗。就像定义切除程度一样，目前在我们的文献中还没有关于"残余肿瘤生长"或"治疗失败"的通用定义。已有研究使用放射学定义将肿瘤直径增长 1~5mm 的范围定义为临床治疗的失败。这是为什么非全切的复发率在文献中变化如此之大的原因之一。研究中的第二个差异来源是随访时间。这点在文献中很明显，随着随访时间的延长，报道的复发率亦随之增加。因此，最好使用事件-时间分析（例如 Kaplan-Meier 方法）来总结复发风险。平均而言，接受 STR 的患者中约有 1/3 出现残余肿瘤再生长，而 GTR 和 NTR 患者中的再生长率通常为个位数。例如，Bloch 等发现其 NTR 患者的再生率为 3%，而 STR 为 32%。与之类似，Seol 等报道 GTR、NTR 和 STR 的统计学显著再生率分别为 3.8%、9.4% 和 27.6%。表 41.1 选取了部分出版物中报道的 VS 非全切术后再生长率。

41.5　辅助放疗治疗

随着较大的 VS 中 STR 比例的增长，更多患者需要对残余肿瘤进行治疗。与原发肿瘤手术相比，切除残留肿瘤的术后面部神经预后通常差得多。立体定向放射在控制中小型肿瘤方面的功效，目前已经在足够长时间的实践内得到证实，联合治疗已经成为一种更具吸引力的选择。几项研究报道，采用非全切除配合放射治疗，面神经的预后良好（HB Ⅰ、Ⅱ级，为78%~94%），肿瘤控制率也较高（79%~100%）。不幸的是，这些研究都是回顾性的，部分研究的对象很少，而其他则有随访时间相对较短的问题。而且，在一些研究中，对每个患者采用的放射疗法都是常规方案，并且仅在出现肿瘤生长的情况下才采取治疗。在关于该问题的唯一前瞻性研究中，残余肿瘤对放射治疗的肿瘤反应率远低于初次放射治疗。对于接受适形调强放疗（Intensity-Modulated Radiation Therapy，IMRT）

表 41.1 选择发表量较大的系列报告：前庭神经鞘瘤非全切除后的面神经功能和肿瘤复发率

作者	中心	研究性质	数量	随访时间	STR/NTR 定义	面神经功能	复发率	复发预测因子
Bloch 等（2004）	加利福尼亚大学旧金山分校	回顾性	50 NTR，29 STR	平均：4.3年（范围：1~13年）	NTR：残余≤25mm²，厚2mm，STR：残留大于厚2mm，大于NTR	81%的患者术后1年FN功能良好（HBⅠ、Ⅱ）。Logistic回归分析显示，在控制年龄、术方法和手术方法时，NTR和STR组之间的面神经功能在统计学上无显著差异	NTR：3%复发 STR：32%复发	调整随访时间和肿瘤大小后，STR的复发概率比NTR大12倍（P=0.033）
Godefroy 等（2009）	荷兰，莱顿大学医学中心	回顾性	29 NTR，8 STR	平均：48个月	NTR：<剩余初始肿瘤体积的5%，但不包括GTR STR：>剩余初始瘤体积的5%	NTR：76%具有良好的FN功能（HBⅠ、Ⅱ） STR：100%具有良好的FN功能（HBⅠ、Ⅱ）	NTR＋STR：6%；两者无区别	
Sughrue 等（2011）	加利福尼亚大学旧金山分校	前瞻性	89 NTR，112 STR	中位数：37个月	NTR：仅一层附着于一条或多条神经的肿瘤；影像学检查示残留肿瘤的数量与GTR相似 STR：影像学检查或术中印象作为残余肿瘤的总体证据	NR	NTR：5年后肿瘤控制率为84%，10年后肿瘤控制率为81% STR：5年后肿瘤控制率为82%，10年后肿瘤控制率为82%	
Fukuda 等（2011）	日本，新潟大学	回顾性	25 STR，8 PR	平均：104.1个月（范围：60~241个月）	STR：剩余初始肿瘤体积的1%~10% PR：>剩余初始肿瘤10%	STR：60%具有良好的面神经功能（HBⅠ、Ⅱ） PR：88%具有良好的面神经功能（HBⅠ、Ⅱ）	NTR：52%复发 STR：63%复发 复发时间为6~76个月（中位数31.9个月）	对各种因素的单因素和多因素分析显示，基于术后MR成像的残留肿瘤的厚度和MIB-1指数与残留肿瘤的再生呈正相关。针对残留肿瘤的厚度和MIB-1指数绘制的受试者操作特性曲线，确定了这些值的最佳临界点为7.4mm（敏感性83.3%，特异性86.7%）和1.6mm（敏感性86.7%，特异性66.7%）

续表

作者	中心	研究性质	数量	随访时间	STR/NTR 定义	面神经功能	复发率	复发预测因子
Carlson 等（2012）	明尼苏达州罗切斯特市，Mayo 诊所	回顾性	32 NTR，27 STR	平均：3.5 年（范围 0.3~9.3 年）	NTR：残留小于 5mm×5mm×2mm；STR：残留大于 NTR	NR	NTR：总复发率为 3%；术后 5 年估计无复发生存率为 93%；STR：总复发率为 22%；术后 5 年估计无复发生存率为 71%	STR，结节强化，结节体积 >0.4cm³ 和最大结节尺寸 >15mm 与复发率在统计学上显著相关。接受 STR 治疗的患者复发生复发的可能性是接受 GTR 治疗的患者的 9 倍以上（危险比，9.4；$P<0.001$），并且与线性模式相比，基线术后 MRI 结节性强化的患者发生复发的风险增加 16 倍（危险比，16.5；$P=0.008$）
Schwartz 等（2013）	洛杉矶，House 诊所	回顾性	44 NTR，31 STR	平均值：3.7 年（范围：1.0~9.8年）	NTR：面神经上仅残留一薄层肿瘤包膜（<1cm）；STR：剩余肿瘤 ≥1cm	NTR：分别在术后和末后 1 年随访，FN 功能良好（HB I、II）的患者分别为 78%和 97%；STR：分别在术后和末后 1 年随访，FN 功能良好（HB I、II）的患者分别为 71%和 96%	NTR：21%复发；STR：22%复发；NTR 和 STR 组在首次至最后 MRI 的基础上，肿瘤的平均复发时间分别为 4.0 年和 4.3 年	在平均随访时间分别为 3.7、3.7 和 5.1 年时，NTR 和 STR 组的复发率显著高于 GTR 切除术（21%和22%相比 3%）。NTR 和 STR 的复发率更高，但很少复发（2%和10%相比 0%）
Chen 等（2014）	意大利皮亚琴察-罗马，Gruppo Otologico	回顾性	73 NTR，38 STR	平均值：45.4 个月（范围：12~156 个月）	NTR：<剩余初始肿瘤体积的 2%，但不包括 GTR；STR：剩余初始肿瘤体积的 2~5 %；PR：>剩余初始肿瘤体积的 5%	NTR：49 %的患者术后 1 年面神经功能良好（HB I、II）；STR：47 %的患者术后 1 年具有良好的面神经功能（HB I、II）功能；两组之间的面神经功能没有显著差异	NTR：0%复发；STR：复发率 18%；5 年无肿瘤复发生存率为 92%，平均无肿瘤复发期为 140 个月（95% CI：127~151 个月）	

续表

作者	中心	研究性质	数量	随访时间	STR/NTR 定义	面神经功能	复发率	复发预测因子
Jacob 等 (2015)	明尼苏达州罗切斯特市, Mayo 诊所	回顾性	50 NTR, 53 STR	平均值56.1个月 (范围12~150个月)	NTR: 残留<5mm×5mm×2mm; STR: 残留大于NTR	NTR: 82%具有良好的面神经(HB I、II)功能 STR: 81%具有良好的面神经(HB I、II)功能 即使在多变量环境中调整了肿瘤大小后, 两组的术后面神经功能在统计学上也没有显著差异	NTR: 在24个月、48个月、72个月、96个月和120个月时, 估计的无复发生存率(95% CI; 仍处于危险状态)分别为100%(100~100; 45), 100%(100~100; 25), 100%(100~100; 15), 100%(100~100; 10)和90%(73~100; 6) STR: 24、48、72和96个月时的估计无复发生存率(95% CI; 仍处于危险中的数字)分别为96%(90~100; 42), 71%(57~89; 17), 67%(51~86; 10)和67%(51~86; 6) NTR后复发的中位时间为124月(范围: 98~136), 而STR后仅32月(范围: 21~55个月)(P<0.001)	STR复发的可能性是NTR的13倍(HR: 13.31; 95% CI: 1.71~103.91, P=0.014)
Monfared 等 (2015)	多中心	前瞻性	22 NTR, 39 STR	平均值: 38个月(范围: 12~96个月)	NTR: 残留<5mm×5mm×2mm; STR: 切除肿瘤时, 切除肿瘤的体积为80%~90%, 表面积为60%~70%	外科医师根据MRI确定, 首次术后访视和术后≥1年的面神经功能与切除程度无关	NTR: 9.1%, STR: 28.2% 从手术到再生长的平均时间为35月(范围: 4~74个月)	肿瘤复发与更长的随访时间(P=0.0002), 非囊性肿瘤(29%相比5%; P=0.02), 更大的残余肿瘤体积百分比(P=0.003)以及外科医生定义的STR有关(P=0.02)
Nakatom 等 (2017)	明尼苏达州罗切斯特市, Mayo 诊所	回顾性	18 STR	中位数7.1年(范围:1.0~26.3年)	STR: 小于GTR	NR	STR: 切除后中位2.7年复发83%(IQR: 1.9~8.9, 范围:1.2~18.7) STR后第5年、10年和15年的估计无复发发生率分别为47%(95% CI: 28~78, 仍有7例患者处于危险中), 17%(5~55, 2)和8%(1~52, 1)	STR的复发风险比GTR高11倍(HR: 10.55, P<0.001)

缩写: HB, House – Brackmann; GTR, 全切除; NTR, 近全切除; STR, 次全切除

的患者，由于肿瘤残余较大，无法采用立体定向放射，因此失败率特别高。现在的几项研究表明，大多数接受 NTR 的患者和大约 2/3 接受 STR 的患者可能未出现肿瘤再生。诚然，大多数这些研究的随访有限，需要对大量患者进行更长的随访以验证这些有价值的原始数据。基于这些结果，可能没有必要在非全切除后广泛应用放疗。取而代之的是，使用连续 MRI 扫描，并进行严谨的随访，可以减少部分患者用于放疗的费用，并降低潜在发病率。

41.6 术后监测

研究表明，术中估计的切除范围与术后 MRI 上发现的切除程度之间的一致性程度还很不理想。这在 NTR 病例中尤为如此。在某些情况下，极其细小的残余肿瘤可能会失活，尽管其在术中可见，但在术后 MRI 扫描中，可能无明显增强。更常见的是，外科医生在手术结束时似乎低估了肿瘤残余量。术后行首次 MRI 检查的时机是一个重要问题。大多数中心没有在手术后的最初 24h 内立即进行 MRI 检查，因为术后患者的急性血运重建可能会限制造影剂的摄取，从而使残余肿瘤体积被低估。一方面，应将检查时机推迟到早期炎症产物消退时，否则手术部位会产生强化；另一方面，又不能推迟太久，因为可能错过肿瘤的早期再生长迹象。由于手术区域的增强可能会持续数年，因此初始研究只能作为与后续研究进行比较的基准。Carlson 等证明，在某些情况下，手术后残余的肿瘤外皮可能会在 3 个月内合并成更大的球形团块。出于临床和研究目的，随着肿瘤的生长成熟，追踪其残留物要容易得多。可能有人认为，最好将第一个"基线"研究延后 6 个月至 1 年，但据报道，很少有病例在术后几个月就出现残留肿瘤的早期生长，特别是囊性肿瘤或非常大的残瘤。因此，在手术后 3 个月进行含造影剂的 MRI 检查似乎是最好的基线，此时既可使炎症物质消退，又可使肿瘤外皮巩固成块，而较难遗漏罕见的早期肿瘤生长情况。另一个研究较少的问题是随访肿瘤残余所需的时间跨度。有研究报道了在 GTR 或残余肿瘤稳定后近 10 年复发的晚期病例。考虑到这种晚期复发，对所有非全切除甚至 GTR 的患者进行随访可能是明智的，但至少须持续 10 年，否则不确切。通常，大多数机构在手术后的前几年频繁复查，并在观察到残瘤静止后增加了两次复查间的时间间隔。关于建议的术后监测间隔和随访时间的进一步讨论将在第 49 章中进行。关于非全切除后 MRI 的一个主要问题是残留物的大小或影像学特征是否可用于评估肿瘤复发风险。在一项研究中，残留肿瘤的厚度超过 7.4mm 与再生长率的增加有关。在这项研究中，肿瘤的初始大小和囊性不是其生长的独立预测因子。在另一项针对 350 例患者的研究中，Carlson 等报道说，与线性增强特征相比，若术后首次 MRI 上出现结节状增强，则肿瘤再生长的概率将增加 16 倍。这项研究还发现，最大直径超过 15mm（或体积超过 $0.4mm^3$）的残瘤，其再生率也高出 5 倍。

41.7 总结

先前的研究表明，接受 STR 或 NTR 的巨大肿瘤患者通常比接受 GTR 的患者面神经预后更好。对于接受 STR 的患者来说，一个明显的担忧是，他们只是用当前更好的面神经功能，换来了将来更高的肿瘤复发率。针对复发肿瘤的手术通常会导致更差的面神经预后。

关于 VS 的 STR，还有很多发现。通过外科医生的共同努力，诸如肿瘤大小、切除程度、肿瘤再生长与治疗失败等变量都有了定义和通用术语，这都有助于将来的研究进展。最后，可能还需要人们进行严谨的前瞻性研究，以确定最佳切除程度，影像学检查的时机和频率，以及 STR 和 NTR 基于预后及临床相关的定义。由于存在局限性，因此几乎不可能对 STR 进行双盲随机研究。这些较大的肿瘤相对罕见，甚至三级中心也可能没有足够的患者，达不到统计学意义。一个更具挑战性的问题是，将患者随机分为 GTR 或 STR 组是不道德的，因为当情况允许时，外科医生肯定会完成切除。并且肿瘤要是粘连紧密，医生更不会去贸然切断神经。由于这个问题，比较 STR 和 GTR 患者时就会存在固有偏倚，因为肿瘤粘连水平是与其病理性质有关的——这意味着面对生长更快、侵袭性更强的肿瘤时，医生会普遍选择 STR。

根据我们的现有数据，可以考虑以下观点：首先，仅在残瘤出现生长的情况下才可以使用放射治疗，因为许多真正的 NTR 和 STR 残瘤在术后不会长期生长。其次，手术后 3~6 个月，非全切除后的残瘤初始基线 MRI 可能是最好的。再次，经历了 NTR 和 STR（或在巨大肿瘤的情况下为 GTR）的患者应接受至少 10 年的长期随访，或者可以无限期地进行 MRI 扫描。最后，如果首次手术时无法进行 GTR，则外科医生应尝试将残余肿瘤尽可能减到最小。在这种情况下，真正的 NTR 可能面神经预后更好，而不会增加复发风险。

参考文献

[1] FlammES. New observations on the Dandy-Cushing controversy. Neurosur gery. 1994; 35(4):737–738, discussion 738–740.

[2] Dandy W. Results of removal of acoustic tumors by the unilateral approach. Arch Surg. 1941; 42:1026–1033.

[3] Cushing H. Intracranial Tumors. Springfield, IL: C. C. Thomas; 1932

[4] Eisenhardt L. Long postoperative survivals in cases of intracranial tumor. Proc Assoc Res Nerv Ment Dis. 1935; 16:390.

[5] House WF. Partial tumor removal and recurrence in acoustic tumor surgery. Arch Otolaryngol. 1968; 88(6):644–654.

[6] Horrax G. A comparison of results after intracapsular enucleation and total extirpation of acoustic tumors. J Neurol Neurosurg Psychiatry. 1950; 13(4):268–270.

[7] Roland JT, Jr, Fishman AJ, Golfinos JG, Cohen N, Alexiades G, Jackman AH. Cranial nerve preservation in surgery for large acoustic neuromas. Skull Base.2004; 14(2):85–90, discussion 90–91.

[8] Sughrue ME, Kaur R, Rutkowski MJ, et al. Extent of resection and the long term durability of vestibular schwannoma surgery. J Neurosurg. 2011; 114(5):1218–1223.

[9] Hahn CH, Stangerup SE, Caye-Thomasen P. Residual tumour after vestibular schwannoma surgery. J Laryngol Otol. 2013; 127(6):568–573.

[10] Angeli RD, Piccirillo E, Di Trapani G, Sequino G, Taibah A, Sanna M. Enlarged translabyrinthine approach with transapical extension in the management of giant vestibular schwannomas: personal experience and review of literature. Otol Neurotol. 2011; 32(1):125–131.

[11] Kanzaki J, Tos M, Sanna M, Moffat DA, Monsell EM, Berliner KI. New and modified reporting systems from the consensus meeting on systems for reporting results in vestibular schwannoma. Otol Neurotol. 2003; 24(4):642–648, discussion 648–649.

[12] Godefroy WP, van der Mey AG, de Bruine FT, Hoekstra ER, Malessy MJ. Surgery for large vestibular schwannoma: residual tumor and outcome. Otol Neurotol. 2009; 30(5):629–634.

[13] Monfared A, Corrales E, Theodosopoulos P, et al. Facial nerve outcome and tumor control rate as a function of degree of resection in treatment of large acoustic neuromas: preliminary report of the Acoustic Neuroma Subtotal Resection Study. Neurosurgery. 2015(Nov):28.

[14] Darrouzet V, Martel J, Enée V, Bébéar JP, Guérin J. Vestibular schwannoma surgery outcomes: our multidisciplinary experience in 400 cases over 17 years. Laryngoscope. 2004; 114(4):681–688.

[15] Falcioni M, Fois P, Taibah A, Sanna M. Facial nerve function after vestibular schwannoma surgery. J Neurosurg. 2011; 115(4):820–826.

[16] Lanman TH, Brackmann DE, Hitselberger WE, Subin B. Report of 190 consec utive cases of large acoustic tumors (vestibular schwannoma) removed via the translabyrinthine approach. J Neurosurg. 1999; 90(4):617–623.

[17] Gurgel RK, Dogru S, Amdur RL, Monfared A. Facial nerve outcomes after surgery for large vestibular schwannomas: do surgical approach and extent of resection matter? Neurosurg Focus. 2012; 33(3):E16.

[18] Anderson DE, Leonetti J, Wind JJ, Cribari D, Fahey K. Resection of large vestib ular schwannomas: facial nerve preservation in the context of surgical approach and patient-assessed outcome. J Neurosurg. 2005; 102(4):643–649.

[19] Samii M, Gerganov VM, Samii A. Functional outcome after complete surgical removal of giant vestibular schwannomas. J Neurosurg. 2010; 112(4):860–867.

[20] Sanna M, Russo A, Taibah A, Falcioni M, Agarwal M. Enlarged translabyrinthine approach for the management of large and giant acoustic neuromas: a report of 175 consecutive cases. Ann Otol Rhinol Laryngol. 2004; 113(4):319–328.

[21] Jung S, Kang SS, Kim TS, et al. Current surgical results of retrosigmoid approach in extralarge vestibular schwannomas. Surg Neurol. 2000; 53(4): 370–377, discussion 377–378.

[22] Haque R, Wojtasiewicz TJ, Gigante PR, et al. Efficacy of facial nerve-sparing approach in patients with vestibular schwannomas. J Neurosurg. 2011; 115 (5):917–923.

[23] Amano M, Kohno M, Nagata O, Taniguchi M, Sora S, Sato H. Intraoperative continuous monitoring of evoked facial nerve electromyograms in acoustic neuroma surgery. Acta Neurochir (Wien). 2011; 153(5):1059–1067, discussion 1067.

[24] Schmitt WR, Daube JR, Carlson ML, et al. Use of supramaximal stimulation to predict facial nerve outcomes following vestibular schwannoma microsur gery: results from a decade of experience. J Neurosurg. 2013; 118(1):206–212.

[25] Schwartz MS, Kari E, Strickland BM, et al. Evaluation of the increased use of partial resection of large vestibular schwannomas: facial nerve outcomes and recurrence/regrowth rates. Otol Neurotol. 2013; 34(8):1456–1464.

[26] Bloch DC, Oghalai JS, Jackler RK, Osofsky M, Pitts LH. The fate of the tumor remnant after less-than-complete acoustic neuroma resection. Otolaryngol Head Neck Surg. 2004; 130(1):104–112.

[27] Seol HJ, Kim CH, Park CK, et al. Optimal extent of resection in vestibular schwannoma surgery: relationship to recurrence and facial nerve preser vation. Neurol Med Chir (Tokyo). 2006; 46(4):176–180, discussion 180–181.

[28] Freeman SR, Ramsden RT, Saeed SR, et al. Revision surgery for residual or recurrent vestibular schwannoma. Otol Neurotol. 2007; 28(8):1076–1082.

[29] Hasegawa T, Kida Y, Kobayashi T, Yoshimoto M, Mori Y, Yoshida J. Long-term outcomes in patients with vestibular schwannomas treated using gamma knife surgery: 10-year follow up. J Neurosurg. 2013; 119 Suppl:10–16.

[30] Lunsford LD, Niranjan A, Flickinger JC, Maitz A, Kondziolka D. Radiosurgery of vestibular schwannomas: summary of experience in 829 cases. J Neurosurg. 2013; 119 Suppl:195–199.

[31] Fuentes S, Arkha Y, Pech-Gourg G, Grisoli F, Dufour H, Régis J. Management of large vestibular schwannomas by combined surgical resection and gamma knife radiosurgery. Prog Neurol Surg. 2008; 21:79–82.

[32] Iwai Y, Yamanaka K, Ishiguro T. Surgery combined with radiosurgery of large acoustic neuromas. Surg Neurol. 2003; 59(4):283–289, discussion 289–291.

[33] Park CK, Jung HW, Kim JE, Son YJ, Paek SH, Kim DG. Therapeutic strateGyfor large vestibular schwannomas. J Neurooncol. 2006; 77(2):167–171.

[34] van de Langenberg R, Hanssens PE, van Overbeeke JJ, et al. Management of large vestibular schwannoma. Part I. Planned subtotal resection followed by Gamma Knife surgery: radiological and clinical aspects. J Neurosurg. 2011; 115(5):875–884.

[35] Chung WY, Pan DH, Lee CC, et al. Large vestibular schwannomas treated by Gamma Knife surgery: long-term outcomes. J Neurosurg. 2010; 113 Suppl: 112–121.

[36] Inoue HK. Low-dose radiosurgery for large vestibular schwannomas:

long-term results of functional preservation. J Neurosurg. 2005; 102 Suppl: 111–113.

[37] Mandl ES, Meijer OW, Slotman BJ, Vandertop WP, Peerdeman SM. Stereotactic radiation therapy for large vestibular schwannomas. Radiother Oncol. 2010;95(1):94–98.

[38] Weissman JL, Hirsch BE, Fukui MB, Rudy TE. The evolving MR appearance of structures in the internal auditory canal after removal of an acoustic neuroma. AJNR Am J Neuroradiol. 1997; 18(2):313–323.

[39] Mueller DP, Gantz BJ, Dolan KD. Gadolinium-enhanced MR of the postoperati ve internal auditory canal following acoustic neuroma resection via the middle fossa approach. AJNR Am J Neuroradiol.

1992; 13(1):197–200.

[40] Brors D, Schäfers M, Bodmer D, Draf W, Kahle G, Schick B. Postoperative magnetic resonance imaging findings after transtemporal and translabyr inthine vestibular schwannoma resection. Laryngoscope. 2003; 113(3):420–426.

[41] Carlson ML, Van Abel KM, Driscoll CL, et al. Magnetic resonance imaging surveillance following vestibular schwannoma resection. Laryngoscope. 2012; 122(2):378–388.

[42] Fukuda M, Oishi M, Hiraishi T, Natsumeda M, Fujii Y. Clinicopathological factors related to regrowth of vestibular schwannoma after incomplete resection. J Neurosurg. 2011; 114(5):1224–1231.

第 42 章　巨大前庭神经鞘瘤分期切除

Aaron Metrailer, Michael J. LaRouere

42.1　引言

巨大前庭神经鞘瘤的定义是: 颅后窝部分最大直径 ≥ 3cm。它对外科医师来说是一个挑战,因为与较小的肿瘤相比,它们的围手术期并发症发生率更高,面神经预后更差。由于肿瘤的大小、生长及所致占位效应等原因,很少人将保守治疗作为一种选择。同样,放疗也很少被用于处理大型肿瘤,因为其可能对周围的关键结构造成放射损伤,同时还存在肿瘤膨胀性生长或脑实质血管性水肿诱发脑积水的风险。因此,大多数巨大前庭神经鞘瘤都采用外科手术治疗。

在当今颅底显微外科时代,死亡病例极为罕见,患者预后主要根据肿瘤切除程度、复发与否、并发症发生率以及听力和面神经功能保存情况来衡量。在巨大肿瘤病例中,听力保留仍然是一个挑战,但其重要性远远落后于肿瘤控制和面神经功能保护。显微外科手术优于放疗和随访观察的地方之一是,在实现全切除后可以彻底治愈肿瘤。然而,全切除巨大前庭神经鞘瘤并保持良好的面神经功能颇具挑战。从历史上看,巨大前庭神经鞘瘤切除后面神经功能的远期预后并不理想,汇总数据分析显示,只有大约一半的患者达到 House–Brackmann (HB) I 级或 II 级 (表 42.1)。这些令人失望的结果使许多研究组主张,对巨大前庭神经鞘瘤应行次全切除,再实施或不实施辅助放疗。然而,

有研究表明,许多肿瘤在不完全切除后出现再生,因此次全切除不应被视为长期或确定性的治疗方案。分期显微外科手术技术的发展已使巨大前庭神经鞘瘤得以切除,同时降低了面神经功能远期不良预后的风险。

42.2　分期显微手术

Dandy 于 1925 年首次讨论了分期手术治疗前庭神经鞘瘤的优势。他指出, "残留肿瘤质地软,伴坏死且无血管",使其在第二次手术中更易于切除。1979年,Sheptak 和 Jannetta 首次发表了一系列文章,探究分两阶段从枕下入路切除大前庭神经鞘瘤的可行性。像 Dandy 一样,他们注意到第二次手术中肿瘤的粘连和血供减少。并得出结论认为,分期显微外科手术存在某些优势,应根据术中的发现决定是否进行分期手术。

自初始 Sheptak 和 Jannetta 报道以后,涌现出了一系列关于前庭神经鞘瘤分期手术切除的研究。显微外科器械和神经监测技术的进步已为术中判断前庭神经鞘瘤是否分期手术的客观标准提供了发展条件。通常进行分期手术的原因包括面神经张开、肿瘤与面神经或脑干粘连以及面神经兴奋性变化。较不常见的是由于生命体征不稳定而提早终止初次手术。分期切除的手术入路已从严格的枕下入路发展至先行枕下入路随后在第二阶段采用经迷路入路。现在,经迷路入路的方式也开始适用于两个阶段的手术。分期手术的优点包括: 第二阶段的面部神经更坚固、面部神经展开更少,残留的肿瘤缩小。也就是说,第一次手术会导致占位效应大大降低,从而使面神经纤维重新聚集,及周围水肿得以改善或缓解。此外,面神经有机会从潜在的神经失用症中恢复。最后,在两次手术间的时间间隔内,残余肿瘤可能会从毯状开始融合成结节样形态,这可能有助于后续肿瘤分离切除。从理论假设上来说,这些因素可能会提高肿瘤近全切除或全切除后的面神经保存率。

42.2.1　手术指征与术前注意事项

分期切除术通常用于巨大前庭神经鞘瘤。但是,如果术中出现特殊情况,中型肿瘤也可以考虑采用分期手术。患者和家属应在术前被告知接受分期手术的可能性,以期改善远期面神经功能。尽管分期手术的决定通常是在术中做出的,但我们认为,术前仅根据

表 42.1　巨大前庭神经鞘瘤单次手术后的面神经预后的数据统计

作者	时间	肿瘤直径 /cm	患者总数 / 例	术后 HB I 级或 II 级占比 /%
Tos 和 Thomsen	1989	>4	149	64
Briggs 等	1994	>4	143	42
Naguib 等	1995	>2.5	30	30
Lanman 等	1999	>3	95	53
Wu 和 Sterkers	2000	>3	40	65
Sluyter 等	2001	>2	116	47
Mamikoglu 等	2002	>3	70	45
Godefroy 等	2009	>2.6	50	73
总计			693	53

肿瘤大小而制订分期切除的计划是可以接受的。我们的经验是，若分期手术能够带来提高远期生活质量和面神经预后的益处，那么患者将接受分期手术。通常，由于先前丧失的前庭功能会被代偿，患者在第二次术后康复时间将缩短。

42.2.2　首期手术

传统上，首期手术采用乙状窦后入路，从桥小脑角（Cerebellopontine Angle，CPA）切除内侧肿瘤，并保留其内的神经血管结构。第一阶段采用乙状窦后入路的优点包括在内听道（Internal Auditory Canal，IAC）中保留面神经周围的解剖平面完整。如果术中具备有利于肿瘤切除和神经保护的因素，则可以在 IAC 上磨除骨质并继续分离面神经与切除肿瘤。如果术中因素指示需分期切除肿瘤，则不钻开骨性内听道，并在桥小脑角内放置硅橡胶薄片（0.004s），以减少颅神经、脑干、小脑和残留肿瘤之间的粘连。

最近，有学者提倡首期手术采用经迷路入路代替乙状窦后入路。即使术前由于肿瘤较大而计划分期切除，但如果术中因素允许，我们通常仍会进行全切除或近全切除。如果情况不允许单次手术切除，则将覆盖内听道的蛋壳样薄骨保持完整，并从桥小脑角中取出肿瘤，放置硅橡胶薄片。保留骨性内听道可以在随后的手术中留出原始分离界面。

42.2.3　术中因素

自 Sheptak 和 Jannetta 发表首个系列报道以来，术中因素一直是判断是否分期显微手术的主要原因。如前所述，一些外科医生可能会根据患者的健康状况，肿瘤大小和脑干受压程度，在术前即决定分期手术。但最常见的情况是，术中因素仍被作为首次手术的"终结者"。早期报道称，肿瘤粘连于脑干是分期切除术的主要指征；然而，随着技术的进步，人们发现制定深层次的标准是大为有益的，随后将对此进行概述。

面神经监测的出现极大改善了巨大肿瘤中面神经的预后。作者所在机构通常使用神经刺激剥离子，以最大限度地发挥面神经监护的作用。这些器械包括刺激针、圆刀和与尖端绝缘的其他器械（图 42.1）。这些仪器可进行"主动"监测，通过连续的电刺激向外科医生发出警告，提示已到达神经附近。这与神经刺激器探针的间歇性刺激或"被动"监测相反，后者仅在神经出现牵拉或机械损伤时才向外科医生提供反馈。较高水平的电流（例如 1mA）用于面神经的大致定位，而较低水平的电流（例如 0.1mA）用于区分肿瘤与相邻的神经血管结构。神经刺激剥离子的使用让外科医生更可靠地分离肿瘤，更精确地定位面神经，这两者

都减少了术中对神经的损伤并促进了高效肿瘤切除。

面神经兴奋性的改变通常会导致外科医生暂时或最终停止切除肿瘤。延长或连串的 EMG 电位表明神经受到骚扰和潜在损伤，提示外科医生及时改变切除方式。刺激阈值的增加表示面神经损伤，并作为停止肿瘤切除和考虑分期手术的指标。肿瘤和面神经的关系对于确定是否需要分期手术也很重要。面神经过于娇嫩或被牵张开，及与肿瘤粘连紧密通常是分期切除的指征。另外，面神经在肿瘤上极上方，或较为罕见的在背侧瘤囊上方时，常预示着其预后较差，并且可能需要分期手术。其他较不常见的分期手术指征包括生命体征改变（心动过缓）、小脑或脑干水肿较重，或肿瘤周边出血。

考虑到上述标准，分期手术的指导原则是"仅抓住肿瘤所致的问题"。在面神经不难被保留的前提下，单次"常规手术"显然是理想的选择。但若面神经的保留或患者的健康可能受到影响时，分期手术或多种手段治疗（例如辅助性立体定向放疗）则应被充分考虑。术中监测与刺激仪器的结合以及医生本身的经验，使主刀能够知道何时将发生面神经损伤，并修改手术方案，甚至终止手术。了解上述因素包括"仅抓住肿瘤所致的问题"的原则后，外科医生应做出适当的术中决定，权衡分期切除肿瘤还是继续单次手术。有兴趣的读者还可以查阅第 27 章有关术中面神经监测，第 32 章有关术中面神经处理和第 41 章有关肿瘤次全切除的内容。

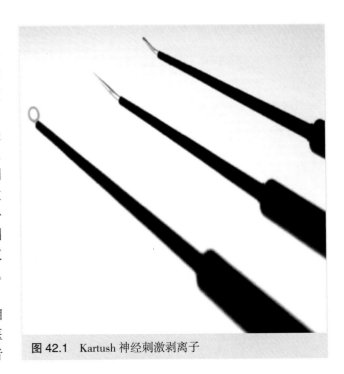

图 42.1　Kartush 神经刺激剥离子

42.2.4　二期手术

两次手术间的最佳间隔时间尚未有定论；但是，大多数已发表的研究建议在初次手术后的 6 个月内进行二期手术。Raslan 等建议，如果术后即时面神经功能为 HB Ⅰ级或Ⅱ级，则应在初次手术后 2~4 周进行二期手术；否则，通常要隔 6 个月，以使面神经功能基本恢复。我们通常建议在初次手术后等待 4~6 个月，有利于面神经恢复。如果太早进行二期手术，则外科医生可能会在术中碰见到更多肉芽组织和急性炎性反应。在作者所在的医学中心，所有情况下均采用经迷路入路进行二期手术。二期手术使用不同入路（例如，一期行乙状窦后入路，二期行经迷路入路）的一个优点是，两种入路均存在原始或未切开的手术通道。如果患者在第一阶段接受了乙状窦后入路手术，则接下来将采用标准的经迷路入路。对于首期经迷路入路的患者，二期手术就要通过同一切口进入。提前备好腹部脂肪非常重要，以将新的脂肪填充物取代旧物。完成暴露后，用神经刺激剥离子将先前的脂肪移植物从周围结构中分离移出。一旦暴露了骨性内听道，就可去除上方的蛋壳样骨质，从而通过未被干扰的解剖平面暴露面神经。面神经很容易在耳道孔处被识别出来，我们经常进行耳道孔减压，以减少迟发性面瘫的风险。然后，将首期手术期间放置的硅橡胶薄片从桥小脑角中取出。此时，前庭神经鞘瘤剩余的外侧部分，包括靠近耳孔的肿瘤均被切除。在第二阶段，面神经几乎总是更加坚韧，因此，更容易被识别并且更耐受牵拉损伤。肿瘤切除完成后，用标准方式关颅（图42.2）。

只有在罕见情况下，外科医生才会在二期手术中不对残留肿瘤行近全切除或全切除，进而再考虑后续手术或放疗。抑或，仅留下只有连续成像才能观察到的微小肿瘤，只有在肿瘤复发时才对其进行治疗。总之，应坚持"仅抓住肿瘤所致的问题"这一原则，以及应用先前描述的术中因素指导该决策过程，以便将面神经功能保持在令人满意的 HB Ⅰ级或Ⅱ级。

42.3　预后

从既往经验看，巨大前庭神经鞘瘤的近全切除和全切除与面神经预后不良有关。另一方面，在某些研究中，肿瘤次全切除与超过 50% 的高再生长率相关。分期切除前庭神经鞘瘤可使肿瘤近全切除或全切除，且保持高面神经保留率。

42.3.1　面神经预后

前庭神经鞘瘤分期手术后，良好的面神经预后（HB Ⅰ级或Ⅱ级）比例达到 81%~94%（表 42.2）。2004 年，Patni 和 Kartush 报道了他们 1989 年至 2002 年间分期手术治疗的 34 例巨大前庭神经鞘瘤患者。在该研究中，32 例（94%）患者具有远期良好的面神经功能（HB Ⅰ级）。一例患者 HB Ⅲ级，而另一例患者 HB Ⅵ级。所有患者的平均随访时间为距最后一次手术后 6 年。

2012 年，Raslan 等报道了他们经治的 28 例前庭神

表 42.2　分期手术切除大型前庭神经鞘瘤的面神经预后平均水平比较

作者	术后 HB Ⅰ级或Ⅱ级占比
Patni 和 Kartush	94%
Raslan 等	82%
Porter 等	81%
	53%（历史平均值）

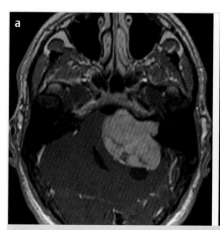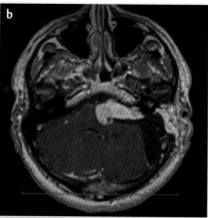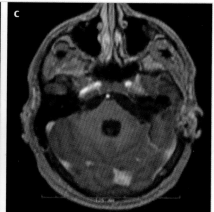

图 42.2　（a）左侧大型前庭神经鞘瘤的术前 MRI。（b）一期手术后复查 MRI 显示肿瘤体积缩小。（c）二期术后 MRI 未显示肿瘤残留

经鞘瘤，患者均行二期手术切除肿瘤。23 例（82%）患者获得了良好的面神经预后（HB Ⅰ级或Ⅱ级）。其余 5 例患者的远期面神经结局较差，功能分级为 HB Ⅲ级或更差。患者术后平均随访时间为 3 年。最后，2013 年，Porter 等报道了 2000 年至 2009 年间 75 例因巨大前庭神经鞘瘤而接受分期手术的患者。在接受分期切除手术的患者中，61 例（81%）在术后 1 年时面神经功能达到 HB Ⅰ级或Ⅱ级，7 例（9%）为 HB Ⅲ级，而其余 7 例在术后 1 年时只有 HB Ⅳ级甚至更严重。这些回顾性系列报道的分期手术患者远期面神经结局优于单次常规手术的巨大前庭神经鞘瘤患者，因其面神经功能达到 HB Ⅰ级或Ⅱ级的历史平均值只有 53%（表 42.1）。

42.3.2 肿瘤切除情况

当代文献报道单次手术肿瘤近全切除率和全切除率的比例很高，但往往以远期面神经功能为代价。行分期切除后的结果显示，超过 95% 的病例获得了肿瘤近全切除或全切除，并使面神经结局得到改善。在 Patni 和 Kartush 的研究中，术前磁共振成像（MRI）显示肿瘤最大直径平均为 4.4cm。34 例患者都在他们的最终手术后近全切除或全切除了肿瘤。在平均 6 年的随访中，MRI 未发现复发。

在 Raslan 等的文章中，肿瘤平均大小为 3.9cm（范围：3.2~7cm）。27 例（96.4%）实现了全切除和近全切除。1 例患者接受了肿瘤大部切除，随后对残留肿瘤进行了术后放疗。在平均 3 年随访时间内，MRI 扫描未发现复发。Porter 等将研究中纳入的标准定为肿瘤大于等于 3cm。在接受分期切除的患者中，有 26 例（35%）实现了肿瘤的全切除，而其余 49 例（65%）获得肿瘤近全切除（定义为切除程度 >95%）。

42.4 并发症

从历史上看，与较小的肿瘤相比，巨大前庭神经鞘瘤的围手术期并发症发生率更高。据报道，手术患者脑脊液（CSF）漏发生率为 11%~18%，其中高达 5% 的患者需要再次手术。巨大肿瘤患者中脑膜炎、颅内出血、中风、小脑损伤、其他颅神经损伤以及死亡等发生率可达 3%。对于分期手术，必须考虑重复手术是否会增加并发症发生率。

Patni 和 Kartush 报道其所进行的 71 例手术，未见脑膜炎、血管意外、颅内出血、脑积水或死亡等。术后有 5 例患者（7%）发生脑脊液漏；仅通过腰大池引流或敷料加压即可保守治疗成功。2 例患者出现短暂性外展神经麻痹，并在 1 年后缓解。报道提及有 1 例切口感染，2 例腹部血肿通过穿刺抽吸治疗有效。没有患

表 42.3 与单次显微手术的历史平均值相比，分期显微手术的常见并发症发生率

并发症	分期手术	单次手术
脑脊液漏	11%	11%~15%
外展神经麻痹	2%	3%
脑膜炎	1.7%	3%
切口感染	1.2%	3%
脑积水	1.2%	3%

者出现 2 次相同的并发症。Raslan 等在其治疗的 28 例患者中实施了 56 次手术。未报道有出现死亡或脑积水。所有患者术后均放置腰大池引流管以降低脑脊液漏出率。脑脊液漏是最常见的并发症，共有 8 例患者发生——其中 4 例需行腰大池分流术以治疗假性脑膜膨出。接下来最常见的并发症是切口感染，有 2 例患者发生，再随后是 1 例合并脑膜炎和硬脑膜窦血栓形成。

Porter 等报道其系列中最常见的并发症是脑脊液漏，45 例手术患者中有 6 例（13%）发生。在这项研究中，只有发生脑脊液漏后才放置腰大池引流管。2 例患者发生脑膜炎，同时有 2 例患者因脑积水需行临时脑室切开造瘘术。没有患者需要永久性的脑脊液分流。2 例患者术后出现短暂性外展神经麻痹。在该研究队列中没有中风、死亡或严重的血管损伤等发生。

这 3 项研究中最常见的并发症是术后脑脊液漏，平均发生率为 11%。该比例与前庭神经鞘瘤单次手术的历史平均发生率相当（11%~18%）。接下来最常见的并发症是暂时性外展神经麻痹（2%），再其次是脑膜炎（1.7%，表 42.3）。

42.5 总结

巨大前庭神经鞘瘤的管理仍然是一项重大挑战。分期显微手术可使经验丰富的外科医生在大多数情况下获得近全切除或全切除的效果，同时保持出色的远期面神经功能。分期手术可通过第一期乙状窦后入路或经迷路入路进行。术中因素包括面神经刺激反应减少，面神经牵拉张开，肿瘤黏附于面神经和脑干，外科医生的经验以及较不常见的生命体征改变，这些因素决定了何时终止首期手术。尽管暂无何时该进行二期手术的明确指南，但大多数外科医生在初次术后 4~6 个月再施行二期手术。肿瘤体积明显减小后，分期手术可能会减少脑干和小脑的水肿，使细小牵拉张开的面神经在两期手术之间得以恢复，并为残留的肿瘤"聚拢"提供时间——所有这些因素增加了肿瘤近全切除或全切除的概率，且伴有良好的面神经预后。多次手

术不会使患者的并发症发生率增加。

　　未来的研究包括探索肿瘤大部切除配合立体定向放射治疗的可行性。有趣的是，在最近的一项先导研究中，接受术后放射治疗的 11 例患者中有 4 例由于残留肿瘤生长需要后续挽救性手术治疗。巨大肿瘤的表现行为可能与中小型肿瘤有所不同，因为它们具有很高的再生长倾向。

参考文献

[1] Glasscock ME, III, Kveton JF, Jackson CG, Levine SC, McKennan KX. A systematic approach to the surgical management of acoustic neuroma. Laryngoscope. 1986; 96(10):1088–1094.

[2] Tos M, Thomsen J. The translabyrinthine approach for the removal of large acoustic neuromas. Arch Otorhinolaryngol. 1989; 246(5):292–296.

[3] Briggs RJ, Luxford WM, Atkins JS, Jr, Hitselberger WE. Translabyrinthine removal of large acoustic neuromas. Neurosurgery. 1994; 34(5):785–790, discussion 790–791.

[4] Naguib MB, Saleh E, Cokkeser Y, et al. The enlarged translabyrinthine approach for removal of large vestibular schwannomas. J Laryngol Otol. 1994; 108(7):545–550.

[5] Lanman TH, Brackmann DE, Hitselberger WE, Subin B. Report of 190 consecutive cases of large acoustic tumors (vestibular schwannoma) removed via the translabyrinthine approach. J Neurosurg. 1999; 90(4):617–623.

[6] Wu H, Sterkers J. Translabyrinthine removal of large acoustic neuromas in young adults. Auris Nasus Larynx. 2000; 27(3):201–205.

[7] Sluyter S, Graamans K, Tulleken CA, Van Veelen CW. Analysis of the results obtained in 120 patients with large acoustic neuromas surgically treated via the translabyrinthine-transtentorial approach. J Neurosurg. 2001; 94(1):61–66.

[8] Mamikoglu B, Wiet RJ, Esquivel CR. Translabyrinthine approach for the management of large and giant vestibular schwannomas. Otol Neurotol.2002; 23(2):224–227.

[9] Godefroy WP, van der Mey AG, de Bruine FT, Hoekstra ER, Malessy MJ. Surgery for large vestibular schwannoma: residual tumor and outcome. OtolNeurotol. 2009; 30(5):629–634.

[10] Dandy WE. An operation for the total removal of cerebellopontine (acoustic) tumors. SurgGynecol Obstet. 1925; 76:129–148.

[11] Sheptak PE, Jannetta PJ. The two-stage excision of huge acoustic neurinomas. J Neurosurg. 1979; 51(1):37–41.

[12] Porter RG, LaRouere MJ, Kartush JM, Bojrab DI, Pieper DR. Improved facial nerve outcomes using an evolving treatment method for large acoustic neuromas. Otol Neurotol. 2013; 34(2):304–310.

[13] Raslan AM, Liu JK, McMenomey SO, Delashaw JB, Jr. Staged resection of large vestibular schwannomas. J Neurosurg. 2012; 116(5):1126–1133.

[14] El-Kashlan HK, Zeitoun H, Arts HA, Hoff JT, Telian SA. Recurrence of acoustic neuroma after incomplete resection. Am J Otol. 2000; 21(3):389–392.

[15] Patni AH, Kartush JM. Staged resection of large acoustic neuromas. Otolaryngol Head Neck Surg. 2005; 132(1):11–19.

[16] Bryce GE, Nedzelski JM, Rowed DW, Rappaport JM. Cerebrospinal fluid leaks and meningitis in acoustic neuroma surgery. Otolaryngol Head Neck Surg.1991; 104(1):81–87.

[17] Mangham CA. Complications of translabyrinthine vs. suboccipital approach for acoustic neuroma surgery. Otol Head Neck Surg. 1998; 99:396–400.

[18] Monfared A, Corrales CE, Theodosopoulos PV, et al. Facial nerve outcome and tumor control rate as a function of degree of resection in treatment of large acoustic neuromas: preliminary report of the Acoustic Neuroma Subtotal Resection Study (ANSRS). Neurosurgery. 2016; 79(2):194–203.

第 43 章　复发或残余前庭神经鞘瘤的显微外科手术

Avital Perry, Christopher S. Graffeo, William R. Copeland III, Brian A. Neff, Matthew L. Carlson, Colin L. W. Driscoll, Michael J. Link

43.1　引言

既往显微外科手术（Microsurgery，MS）治疗前庭神经鞘瘤（Vestibular Schwannoma，VS），若初次手术为全切除（Gross Total Resection，GTR），则肿瘤复发情况很少见，估计为 0.05%~9.2%。肿瘤复发是指明确发生在 GTR 后的肿瘤生长；而残留肿瘤的进展则更为常见，次全切除（STR）后其发生率为 44%。在计划重复手术时要强调这一区别，因为人们通常认为，先前的肿瘤全切除或激进的次全切除中需要沿面神经 - 肿瘤界面（Facial Nerve–Tumor Interface，FNTI）全长进行肿瘤分离切除，从而会使沿这一界面产生瘢痕和粘连的风险更高。相比之下，仅限于活检或减瘤的较不积极的初次次全切除可能并未明显累及面神经 - 肿瘤界面，从而使得重复手术的危险性更小。此外，面神经承受第二次剥离的能力可能会大大降低，特别是在初次手术中承受过大量操作骚扰时。

多种方法可用于治疗显微外科术后复发或进展性的残余前庭神经鞘瘤，包括立体定向放射外科（Stereotactic Radiosurgery，SRS）、分割放疗、重复显微外科手术和随访观察，后者是针对生长缓慢性肿瘤且无脑干受压患者的保守策略。对于大多数患者，立体定向放射外科是首选治疗方法，已被证明可在显微外科术后前庭神经鞘瘤复发中拥有出色的肿瘤控制率。尽管如此，某些患者仍然需要再次接受显微外科手术，尤其是因脑干受压需要紧急治疗的患者，需要行三叉神经减压术的继发性三叉神经痛患者，肿瘤有较大囊性变的患者，以及强烈希望通过手术代替放射治疗的患者。

43.2　病例——复发前庭神经鞘瘤

一名健康的 28 岁男性在 12 个月内逐渐出现左耳听力下降。神经系统检查包括脑部磁共振成像（MRI），显示左侧桥小脑角（Cerebellopontine Angle，CPA）内 3.5cm 大小的肿块，并延伸至内听道（Internal Auditory Canal，IAC），增强均匀强化，符合前庭神经鞘瘤影像学表现（图 43.1a）。第四脑室消失，早期脑积水

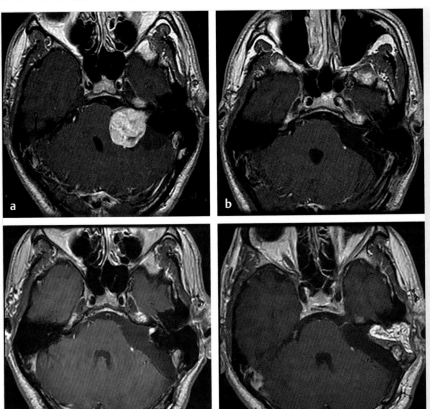

图 43.1　病例 1，全切除后复发的前庭神经鞘瘤再手术

的迹象明显。患者被送至手术室进行乙状窦后开颅和内听道钻削，施行了肿瘤全切除，并在脑干处保留了面神经基线刺激。患者苏醒后，面神经功能为House-Brackmann（HB）Ⅰ级，术后恢复如常。6个月后随访，MRI未发现结节强化或其他残留肿瘤（图43.1b）。

继续后续随访，直到首次切除后7年，影像学检查显示左侧IAC内有一新发小的增强区域（图43.1c）。医生为此讨论了包括立体定向放射外科、再次显微外科手术和随访观察在内的治疗方案，患者决定手术治疗。通过经迷路（Translabyrinthine，TL）入路再次施行显微外科手术；应用经典手法打开内听道硬膜，并沿着前庭上神经远端发现明确的结节样复发病灶。沿着FNTI进行分离切除很容易，且实现肿瘤全切也不难。术后患者面神经功能保持在HBⅠ级。该患者术后即时并发症为脑脊液（Cerebrospinal Fluid，CSF）鼻漏，在放置腰大池引流管和间歇性脑脊液引流48h后该问题得到了解决。术后3个月MRI随访证实为肿瘤已全部切除，且在随后5年以上的随访中，肿瘤仍无复发（图43.1d）。

43.3 文献回顾——复发前庭神经鞘瘤

4项研究描述了非神经纤维瘤病2型（NF2）复发前庭神经鞘瘤患者再次显微外科手术后的个体预后，其均未接受过放射治疗和面神经修复手术，共计50例

（表43.1），总体患者队列复发手术平均间隔时间为73个月。采用相同入路重复手术的情况很普遍（90%），大多数患者（95%）的切除程度为全切除，并且行复发手术后面神经预后不良（HBⅢ、Ⅵ级）的例子层出不穷（68%）。其他并发症很少见，主要限于脑脊液漏（4%）。

在先前的最大病例研究中，Samii等报道了36例初次全切除肿瘤之后再次接受显微外科手术且无放疗史个体的预后，以及第二批在初次肿瘤全切除与再次显微外科手术间隔之中曾接受过立体定向放射外科的17例患者的结局。为了提供对照，将两组的结果与随机选择的30例初发全切除肿瘤切除术后无放射治疗史患者的结果进行比较。所有手术均通过乙状窦后入路开颅，并且普遍实现了肿瘤全切。在显微外科手术后仅接受过显微手术的一组中，重复手术时25例（69%）患者术前面神经功能为HBⅠ、Ⅱ级；术后有12例患者（48%）保持在此水平。患者均没有第二次复发，重复显微外科手术后的平均随访期为60个月。特别令人感兴趣的是，就面神经功能、切除范围和肿瘤控制结果而言，Samii等在接受重复显微外科手术合并或不合并立体定向放射外科治疗史的两组患者之间并没有发现显著差异。

Roche等报道了6例复发病例，均无放射治疗史或面神经修复史。3例患者在经历初次经迷路入路手术后，接受了扩大的经迷路入路手术；或在初次乙状窦

表43.1 已发表的再次显微手术治疗复发前庭神经鞘瘤的结果

作者	年份	初次手术肿瘤切除程度	例数/例	再次手术时与上次手术的平均时间间隔/月	再次手术时肿瘤平均直径/cm	再次手术肿瘤切除程度（GTR）	再次手术前面神经功能良好（HBⅠ/Ⅱ级）	再次手术后面神经功能良好（HBⅠ/Ⅱ级）	再次手术时采用相同入路	再次手术后脑脊液漏	肿瘤第二次复发	再次术后平均随访时间/月
Shelton	1995	GTR	4	128	3	4（100%）	2（50%）	1（25%）	4（100%）	—	—	—
Freeman 等	2007	GTR	4	23	3	3（75%）	2（50%）	1（25%）	2（50%）	2（50%）	0（0%）	47
Roche 等	2008	GTR	6	80	—	4（67%）	4（67%）	2（33%）	3（50%）			24
Ahmad 等	2012	GTR	1	108	1	1（100%）	0（0%）	0（0%）	1（100%）			—
Samii 等	2016	GTR	36	25		36（100%）	25（69%）	12（33%）	36（100%）		0（0%）	60
总计	—	GTR	50	73	2	48（96%）	33（66%）	26（52%）	45（90%）	4（4%）	0（0%）	44
Sakaki 等	1991	STR	2	32		1（50%）	0（0%）	0（0%）	1（50%）		1（50%）	—
Ramina 等	2007	STR	12	36	4	12（100%）	3（25%）	1（13%）		3（25%）		73
Freeman 等	2007	STR	21	43	3	11（52%）	12（57%）	7（33%）	6（29%）	1（5%）	8（38%）	118
Roche 等	2008	STR	2	72		1（50%）	2（100%）	1（50%）	1（50%）			78
Chen 等	2014	STR	3	47		1（33%）	—	0（0%）				—
总计		STR	40	46	3.5	26（65%）	17（43%）	9（23%）	8（20%）	4（10%）	9（23%）	90

入路手术后，接受了经迷路入路重复手术。在扩大经迷路入路组中，有2例患者（67%）获得肿瘤全切除，并且仅术前面神经功能良好的患者术后仍保持在HB级Ⅰ、Ⅱ级（100%）。相比之下，在3例初次乙状窦后入路手术后再次接受经迷路入路TL手术的患者中，有2例（67%）再次获得GTR，但3例中也仅1例术前面神经功能良好的患者得以保持HBⅠ、Ⅱ级。

Freeman等报道了一系列接受重复手术的复发和残留肿瘤病例，其中4例为肿瘤全切除后复发。有2例术前面神经功能良好的患者接受了相同入路的重复手术，术后面神经功能均变差。在使用另一种入路的两例患者中，一例面神经功能保持在HBⅢ级，而另一例患者则从HBⅢ级改善至Ⅱ级。在平均随访47个月后，未有并发症或第二次复发的报道。Shelton报道了另一系列4例重复手术的患者，作者在初次手术和重复手术中均采用了经迷路入路。全部4例患者均获得肿瘤全切除（100%），并且2例术前HBⅠ至Ⅱ级的患者（50%）术后保留了良好的面神经功能；病例中无其他并发症报告。

Hong等报道了15例接受重复显微外科手术的患者；遗憾的是，其中3例是残余肿瘤病例，而非真正复发的患者，因而无法进行详细分析。尽管这些患者中有14例接受了另一种入路的重复手术，但报道并未根据患者的具体情况进行详细的预后描述，因而基于不同入路分组的患者的预后也无从比较。尽管如此，总体结果还是令人鼓舞的，10例患者中有7例（70%）保留了良好的面神经功能HBⅠ级、Ⅱ级，并在15例患者中有10例（67%）获得了肿瘤全切除。

43.4　文献回顾——残余前庭神经鞘瘤

与肿瘤复发一样，重复显微外科手术而非立体定向放射外科治疗的进展性残留肿瘤也并不常见，先前5项针对特定患者的系列研究共纳入40例病例（表43.1）。总体来看，平均手术间隔时间为46个月，另一种手术入路在二次手术中占主导（80%），术后面神经功能良好的病例不常见（23%），并有多个病例报道有脑脊液漏发生（10%）和肿瘤第二次复发（23%）。

Freeman等和Roche等早前的系列研究也包含了实施重复显微外科手术的进展性残留肿瘤患者。在Freeman等报道的21例初次次全切除的患者中，再手术前有12例（57%）面神经功能良好，并在7例（33%）中术后成功保留；在初次获得肿瘤全切的患者中，面神经功能有适度改善，但无统计学意义。相比之下，切除程度不尽如人意，只有11例患者（52%）

获得了肿瘤全切除。15例（71%）选择了另一种手术入路，8例（38%）观察到肿瘤二次复发——该结果与Freeman等报道的初次获得肿瘤全切除患者中的0%相比有明显增加，尽管这很可能反映了初次次全切除组随访时间更长以及重复获得肿瘤全切除的病例较少，而不是肿瘤生物学方面固有的差异。Roche等报道了另外2例接受初次次全切除的患者，其结果与初次肿瘤全切除后的结果大致相当。1例患者接受了另一种入路的重复手术，在此过程中保留了良好的面神经功能并获得了肿瘤全切除。

另外3个小型研究报道了进展性残留前庭神经鞘瘤接受重复显微外科手术后的个体结局。Chen等报道的3例患者临床数据非常有限：未明确记录重复手术前的面神经功能，但所有3例患者重复手术后的面神经功能均为HBⅥ级，且仅有1例患者获得肿瘤全切除。同样，在一项时间跨度更长的研究中，Sakaki等专注于前庭神经鞘瘤复发的研究，其详细描述了两例在肿瘤次全切除后接受重复显微外科手术的患者。两例患者重复手术前面神经功能均不佳，第一例患者获得了肿瘤全切，但第二例患者重复手术次全切除了肿瘤最终导致残余肿瘤进展。Ramina等报道的12例患者均在初次肿瘤次全切除后接受了再次手术全切除肿瘤；3例在重复手术前面神经功能为HBⅠ、Ⅱ级者，其中1例功能仍保存良好。

43.5　复发或残留前庭神经鞘瘤再次显微手术的一般注意事项

对于大多数在初次显微外科术后出现复发或进展性残余潜艇神经鞘瘤患者，立体定向放射外科是主要的治疗手段，它提供了一种安全可靠的方法使肿瘤得到良好的控制，而又不使面神经暴露于不必要的风险中。但是，对于那些患有巨大、大囊型肿瘤已压迫脑干或引起顽固性继发三叉神经痛的患者，或者非常倾向于手术而不是立体定向放射外科的患者，对他们再次施行显微手术同样能在肿瘤控制、切除程度和手术并发症方面获得理想的结果。正如先前的文献和我们的经验所证实的那样，许多因素可能促成了这些结果，包括在适当的情况下应用与初次手术不同的入路，以及用次全切除代替全切除，特别是本就脆弱的面神经，可能会因更激进的手术方式而处于危险之中。

要做出再次显微外科手术的决定，其考量是复杂且细致的，应针对具体患者、复发类型和初次手术细节（有的话）进行个性化设置。大量文献表明，使用全方位的技术策略都可以取得令人满意的结果——尽管Samii等的重大贡献使总体结论有些偏离，特别是当他们的实践仅使用乙状窦后入路手术并采取更激进的策略追求肿瘤切除程度时。根据我们的经验，我们观察到，改变入路可以减少复发肿瘤手术入路过程中需要切开瘢痕的范围。具有明显脑干压迫或占据桥小脑角区的大型肿瘤从该方法中获益最大；但是，在特殊情况下，经常需要我们舍弃对改变入路再次手术的偏好。这一点尤其明显的是，当复发仅限于内听道基底时，通过重复经迷路入路处理肿瘤将最为有效，并无须考虑原来的手术路径如何。

对复发前庭神经鞘瘤要不要再次施行显微外科手术的另一个重要考虑因素是在手术切除程度这一首要目标和避免术后面神经功能损害及其他并发症（例如中风、出血或脑脊液漏）之间取得适当的平衡。术中需要顾及的一个重要地方就是面神经的保护，换句话说，对于一条可能在上次手术中遭受骚扰而变得更脆弱的神经，要想使其功能不继续恶化，操作要进行到哪一步。对于许多患者来说，如果使用另外一种入路暴露面神经－肿瘤界面，则可以建立一个清晰的解剖平面，尤其根据我们的经验来说。但是，在少数重要情况下，术前面神经功能良好的患者术中会遇到神经明显衰弱、牵张开或瘢痕化的情况。在这种情况下，如果不能建立可接受的解剖平面，我们建议主动慎重地次全切除肿瘤，并在再次术后早期行 SRS 治疗残留的肿瘤。这种做法与初次手术采用经典入路获得肿瘤次全切除不同，后者将 SRS 的应用推迟到证实肿瘤进展为止。相反，我们在此建议采取积极的治疗措施，因为这些患者的 MS 已经失败，由此表明侵袭性肿瘤可能需要进行术后早期放疗。

尚未有明显证据表明再次接受 MS 的患者中并发症发生率更高；然而，零星的文献证据显示脑脊液漏和肿瘤第二次复发的发生率更高，故我们亦相应强调了彻底、严格关颅的重要性，以及密切的临床和影像学随访。必要时，常规策略（包括腰大池引流、切口修整、腹部脂肪移植或填充咽鼓管封闭外听道）处理再次手术后 CSF 漏是有效的。

43.6　关于初次入路的特别注意事项

除了在初次显微手术时经历了全切除或次全切除的前庭神经鞘瘤患者外，第三类患者可能会出现再次显微手术的情况是——由于入路过程中遇到并发症，导致初次手术在进行肿瘤切除甚至活检之前就已中止。此类事件的根本原因是多种多样的，从计划不当的开颅导致操作路径不理想，到恶性水肿导致小脑或颞叶快速肿胀从而妨碍桥小脑角的安全暴露，又或是因静脉窦或其他损伤引起的过度出血，不一而足。尽管每种个体情况的细节将决定对其施行挽救性显微手术更

详细的计划，但在我们的经验中，一些通用概念已被证明是有用的。

由于初次手术通常会在遇到一般不利情况时中断，因此在入路出现意外后，术后的全身和神经系统并发症可以说是顺理成章的。相应地，我们建议对所有存疑的地方都应多加留意，并在进行第二次手术之前，进行充分的术前评估。同样，再次 MS 后的术后恢复期需要提高对并发症的警惕性，应适当告知患者挽救手术的风险。哪怕是对于第一次并不顺利的显微外科手术，我们也建议术前先计划好替代入路，以应付特殊情况；而需要再次行显微外科手术时，正因为首次入路已经出现意外，我们更强调，尽可能选择另一条入路，这几乎具有普遍性意义。这在很大程度上是因为我们预计，既然原本的入路并不顺利，如果再次采用相同的方法，则更容易提高重复并发症的风险。

最后，尽管由于原先入路的并发症而导致挽救性手术风险升高，不确定因素增加，但我们的经验表明，尽管如此，这些患者仍可取得出色的治疗效果，尤其是在切除程度、面神经功能以及整体并发症发生率方面。我们认为，在多学科环境中汲取大量有关复杂肿瘤治疗的经验是这些成功的核心，并强烈建议在三级转诊中心由经验丰富的神经外科和神经病学专家组成专业的前庭神经鞘瘤团队对类似的挑战性案例进行治疗。也许最重要的是，尽管仅限于少数患者，但我们的经验证据表明，入路并发症几乎只发生在接诊数较少的中心，如果在优秀的中心进行前庭神经鞘瘤手术，则完全可以避免这类特定的不良预后。

43.7　病例——入路相关并发症

一名有 LEOPARD 综合征病史的 40 岁男子最初表现为进行性行走不稳，并被发现患有巨大的异质性桥小脑角肿瘤，符合出血性前庭神经鞘瘤表现，为此他在一家外部医院接受了手术（图 43.2a）。在施行左枕开颅手术和疏忽大意的幕上探查术时，因大量出血最终致手术终止。10 天后，该患者因脑脊液漏，遂被转诊至我们的急诊科。临床评估证实了有关切口感染的迹象，且初次手术几乎导致他完全失明。头颅 CT 显示广泛的双侧颅内气肿，伴有脑室扩大和左侧半球占位效应（图 43.2b~d）。大脑 MRI 显示完整的桥小脑角病变，并在手术部位有大型脑膜脑膨出（图 43.2e、f）。血管成像显示右横窦闭塞。首先对患者进行切口探查，冲洗和行清创术；再行脑膜脑膨出切除手术和自体筋膜硬膜修复术（图 43.2g、h）。患者随后出现脑积水，需行右额角脑室外引流（External Ventricular Drain，EVD）。最终，该患者再入手术室进行经迷路入路前庭神经鞘瘤切除术。面神经无法保存，但获得了 GTR（图

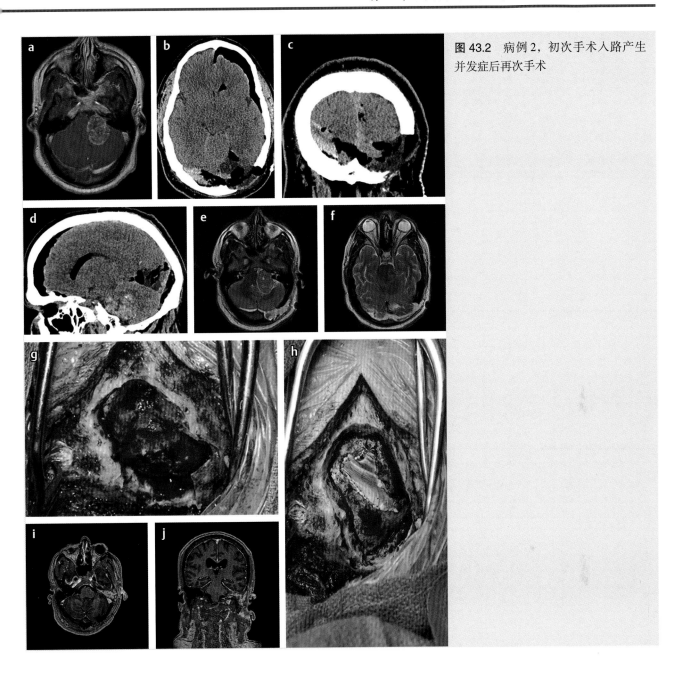

图 43.2 病例 2，初次手术入路产生并发症后再次手术

43.2i、j）。术后脑积水不未能缓解，最后在医院进行了脑室－腹腔分流术。3 个月的随访证实了肿瘤全切除，面神经功能为 HB Ⅳ级，切口愈合良好；不幸的是，该患者没有恢复视力，并且反复出现幻觉，需要接受心理治疗并居住于福利院中。

43.8 总结

对于真正复发或残余的前庭神经鞘瘤，再次显微外科手术的技术要求很高，这在很大程度上是由于在面神经－肿瘤界面全长上经常遇到广泛的瘢痕形成，特别是初次手术就获得了肿瘤全切除时。尽管很少见到相关临床指征，但再次显微外科手术是前庭神经鞘瘤治疗武器库的重要组成部分，对于巨大的大囊型复发肿瘤的患者、复发前庭神经鞘瘤伴顽固性三叉神经痛的患者或对手术有强烈倾向的患者可能具有特定的价值。由于初次入路并发症而产生的再次手术是再次显微外科手术领域中的一种特殊情况，应诚惶诚恐地解决，并且只能由训练有素的外科医生施行。在所有情况下，我们建议采用某些准则来制订手术计划，一般首选在条件允许的情况下（尤其是产生了入路并发症之后）选择另一条合适入路，并且当肿瘤全切除对术后面神经功能产生明确且永久性的威胁，或其他增加术后并发症的风险时，应考虑谨慎地行肿瘤次全切除，随后给予早期前瞻性立体定向放射外科治疗。

参考文献

[1] Ahmad RA, Sivalingam S, Topsakal V, Russo A, Taibah A, Sanna M. Rate of recurrent vestibular schwannoma after total removal via different surgical approaches. Ann Otol Rhinol Laryngol. 2012; 121(3):156–161.

[2] El-Kashlan HK, Zeitoun H, Arts HA, Hoff JT, Telian SA. Recurrence of acoustic neuroma after incomplete resection. Am J Otol. 2000; 21(3):389–392.

[3] Freeman SR, Ramsden RT, Saeed SR, et al. Revision surgery for residual or recurrent vestibular schwannoma. Otol Neurotol. 2007; 28(8):1076–1082.

[4] Hong B, Krauss JK, Bremer M, Karstens JH, Heissler HE, Nakamura M. Vestibular schwannoma microsurgery for recurrent tumors after radiation therapy or previous surgical resection. Otol Neurotol. 2014; 35(1):171–181.

[5] Roberson JB, Jr, Brackmann DE, Hitselberger WE. Acoustic neuroma recurrence after suboccipital resection: management with translabyrinthine resection. Am J Otol. 1996; 17(2):307–311.

[6] Samii M, Gerganov VM, Samii A. Functional outcome after complete surgical removal of giant vestibular schwannomas. J Neurosurg. 2010; 112(4):860–867.

[7] Samii M, Metwali H, Gerganov V. Microsurgical management of vestibular schwannoma after failed previous surgery. J Neurosurg. 2016; 125(5):1198–1203.

[8] Jacob JT, Carlson ML, Driscoll CL, Link MJ. Volumetric analysis of tumor control following subtotal and near-total resection of vestibular schwannoma. Laryngoscope. 2015.

[9] Matthies C, Samii M. Management of 1000 vestibular schwannomas (acoustic neuromas): clinical presentation. Neurosurgery. 1997; 40(1):1–9, discussion 9–10.

[10] Pollock BE, Lunsford LD, Flickinger JC, Clyde BL, Kondziolka D. Vestibular schwannoma management. Part I. Failed microsurgery and the role of delayed stereotactic radiosurgery. J Neurosurg. 1998; 89(6):944–948.

[11] Roche PH, Khalil M, Thomassin JM. Microsurgical removal of vestibular schwannomas after failed previous microsurgery. Prog Neurol Surg. 2008;21:158–162.

[12] Shelton C. Unilateral acoustic tumors: how often do they recur after translabyrinthine removal? Laryngoscope. 1995; 105(9, Pt 1):958–966.

[13] Chen Z, Prasad SC, Di Lella F, et al. The behavior of residual tumors and facial nerve outcomes after incomplete excision of vestibular schwannomas. J Neurosurg. 2014; 120(6):1278–1287.

[14] Sakaki S, Nakagawa K, Hatakeyama T, Murakami Y, Ohue S, Matsuoka K. Recurrence after incompletely resected acusticus neurinomas. Med J Osaka Univ. 1991; 40(1–4):59–66.

[15] Ramina R, Coelho Neto M, Bordignon KC, Mattei T, Clemente R, Pires Aguiar PH. Treatment of large and giant residual and recurrent vestibular schwannomas. Skull Base. 2007; 17(2):109–117.

[16] Samii M, Gerganov V, Samii A. Improved preservation of hearing and facial nerve function in vestibular schwannoma surgery via the retrosigmoid approach in a series of 200 patients. J Neurosurg. 2006; 105(4):527–535.

[17] Samii M, Matthies C, Tatagiba M. Management of vestibular schwannomas (acoustic neuromas): auditory and facial nerve function after resection of 120 vestibular schwannomas in patients with neurofibromatosis 2. Neurosurgery. 1997; 40(4):696–705, discussion 705–706.

第 44 章 前庭神经鞘瘤放疗后的挽救性手术治疗

Morten Lund-Johansen, Erling Myrseth, Øystein V. Tveiten

44.1 引言

定期诊治前庭神经鞘瘤（Vestibular Schwannoma, VS）患者的外科医生经常会遇到放疗失败的病例。通常情况下，放疗后的常规磁共振成像（Magnetic Resonance Imaging, MRI）检查中会发现肿瘤继续生长，并且患者可能会症状加重。尽管放疗的成功率很高，但不是100%，因此，尽管伽马刀放射外科（Gamma Knife Radiosurgery, GKRS）治疗的 VS 超过 80 000 例，随着时间推移，很多病例可能需要再次手术。然而，放疗后短期内便接受显微外科手术治疗的患者病例很少。本章旨在讨论已接受放射外科手术的患者应考虑在什么时间点进行挽救性手术以及可能遇到的外科手术挑战，最后总结了当前的文献。

44.2 放射治疗后前庭神经鞘瘤的体积变化

如果 VS 在放射治疗后膨胀，通常在体积增加后会伴随生长停滞或减退。2008 年，Pollock 报道了 208 例接受 GKRS 的 VS 患者的肿瘤体积变化。他发现其中31 例（14%）出现了肿瘤增大的情况，但只有 2 例接受了挽救性手术。在其余增大的病例中，16 例随后体积减退，8 例停止增长。2008 年，Nagano 及其同事报道肿瘤一过性增大的发生率很高，高达 75%。现在，人们普遍认为，GKRS 术后 2 年内肿瘤的体积增大是正常现象，如果患者耐受良好，并不需要额外的治疗。第 25 章详细介绍了放射外科手术后肿瘤的"假性进展"。

44.3 放疗带来的组织变化

组织纤维化和正常细胞损伤是放疗的结果。人们普遍认为，全脑辐射会影响认知。辐射引起的细胞死亡是由双链 DNA 损伤导致有丝分裂活性丧失所致。关于神经组织辐射变化的大多数文献都涉及分级治疗后的细胞死亡、水肿和神经胶质增生。然而，通过立体定向放射外科（Stereotactic Radiosurgery, SRS）手术到达靶标外的典型剂量要低得多，并且关于由单一SRS 治疗在正常组织中引起的组织病理学影响的文献资料有限。根据经验，在（单次）GKRS 递送的点剂量≥ 18Gy 时可见坏死。VS 中典型的肿瘤边缘剂量在等剂量线为 50% 时为 11~13Gy，到肿瘤中心的最大剂量为 22~26Gy。在放射外科手术的早期，肿瘤周边的高

剂量可导致颅神经和脑干损伤，但是这种不良事件如今已很少见。几位作者报告了放疗后 VS 的组织学表现：Lee 等、Iwai 等和 Hong 等在其放疗后 VS 的病例中未见任何放疗引起的组织学变化。Pollock 及其同事提出，在大多数情况下，可看到胶原蛋白和铁血黄素的沉积物以及硬化血管。可以理解的是，可能无法获得肿瘤和邻近神经结构之间相间的组织学标本。

目前，即使是小剂量的单组分 SRS 也可能诱发纤维化、神经胶质增生和对正常细胞的损害，从而使受辐射的患者在以后需要手术时比其他患者耐受性更差。许多作者报道过对先前接受过放射治疗的 VS 患者进行手术时，他们发现异常纤维瘢痕形成，导致肿瘤与相邻神经组织之间的粘连。

44.4 挽救性手术的指征是什么？

为了确定 VS 放疗是成功还是失败，临床医生必须检查 MRI 检查结果，并监测一定时间内可能出现的新发临床症状。一些患者可能由于短暂的肿瘤扩张而出现症状加重，但是如果可以耐受，这并不意味着需要挽救性治疗。在这些情况下，可能需要进行更密集的放射治疗和临床随访，例如，每 6 个月而不是每年进行一次随访，直到情况稳定下来。如果肿瘤在几次连续的影像复查间隔上持续生长或在放疗后 2 年后开始生长，则可能暗示 SRS 失败（图 44.1）。如果决定采取挽救治疗，则首选方法通常是手术。有利于手术的因素是年轻、肿瘤体积大和症状加重。在某些情况下，可以考虑对年龄较大的患者和较小的肿瘤进行重新放疗。

44.5 文献回顾

表 44.1 列出了有关放疗后 VS 手术患者预后的大部分研究结果，报告的结果均未统一标准，大多数出版物均涉及少数病例：神经纤维瘤病 2 型和零星 VS 经常合并在一起，有些病例在这种情况下，用来表示"先前放射外科手术"的标准包括在最终手术之前接受过显微外科手术加放疗的患者。同样，各种放射治疗，通常是 SRS 和分割放射治疗（Fractionated Radiotherapy, FRT），被归为"放射"和剂量计划的详细信息往往丢失或不完整。部分回顾性研究，在报告手术困难方面存在明显的偏倚风险。据称，在主张

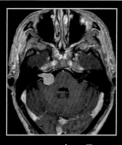

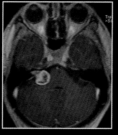
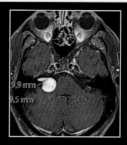
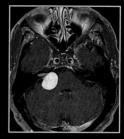
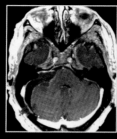

a.2012 年 1 月 伽马刀放射手术	b.2013 年 1 月 中央强化消失	c.2014 年 1 月 中央强化重新出现	d.2015 年 10 月 肿瘤生长	e.2016 年 1 月 手术后

图 44.1 （a）2012 年 1 月：一名 56 岁的男性患者因前庭神经鞘瘤而接受了伽马刀放射手术，给予肿瘤周边 12Gy。（b）2013 年 1 月：GKRS 后 1 年，显示中央强化消失。（c）2014 年 1 月：重新出现中央强化，体积略微增加。患者脸部麻木。（d）2015 年 10 月：肿瘤明显生长。患者已安排手术。（e）2016 年 1 月：患者通过枕下开颅手术进行了肿瘤切除。图像来自术后第 2 天。由于面神经和肿瘤包膜之间的粘连，沿面神经有少量残余肿瘤。出院时患者面部神经功能为 HB Ⅱ级，面部感觉得到了即时改善

将 SRS 作为首选治疗方法的中心，作者可能不太愿意描述放射治疗肿瘤时遇到的特殊困难。尽管如此，大多数研究仍得出结论，在受辐射治疗的病例中，由于蛛网膜瘢痕形成，手术更加困难（表 44.1）。据报道，将肿瘤与面神经（Facial Nerve，FN）分开非常困难。在这些情况下，作者不同意施行全切除（Gross Total Removal，GTR）的重要性，FN 结果也有所不同。与全切除相比，次全切除（Subtotal Removal，STR）相关的复发风险增加尚未确定。

单次放射治疗后的 VS 手术最大的 5 项系列研究如下：2 项来自洛杉矶 HOUSE 诊所，1 项来自德国汉诺威大学，1 项来自意大利的 Gruppo Otologico，1 项为挪威卑尔根市和明尼苏达州罗彻斯特市之间的联合研究。这 5 项研究共包括 114 个病例，包括匹配的对照组。Limb 等和 Wise 等描述了剂量计划的详细信息，但是这些数据不完整或缺失。除汉诺威大学的研究外，所有接受 SRS 和 FRT 的患者都被归为一类。Friedman 等发现放疗组 89% 的病例有严重蛛网膜粘连。尽管这显著高于对照组，但高达 63% 的对照病例显示出相似的发现。在放疗病例系列中，FN 结果较差，但当作者仅对术前 House-Brackmann（HB）分级正常的患者进行分析时，FN 功能未见明显改善。不同的是，Limb 以及 Gerganov 等在几乎所有先前接受过手术的患者中都遇到了蛛网膜瘢痕。Limb 等报道了较差的手术后"平均" FN 结果，而 Gerganov 等发现，在接受放疗和未接受放疗的患者中，FN 的功能和并发症发生率没有明显差异。后者没有提到肿瘤具有明显粘连性的对照病例比例。前面提到的一些出版物仅报告了接受肿瘤全切的患者，并得出结论，如果患者曾经接受过放射外科手术，则手术将比平时更加困难。在他们

的后续研究中，Friedman 及其同事在切除 FN 界面上的残余肿瘤时，不那么急于求成。他们表示，如果采取 STR 的手术策略，则 FN 结局显著改善（STR 组为 85.7%，GTR 组为 50%）。对患者进行术后 1 年的随访后，作者报告称，他们所在机构的患者均未接受任何其他治疗。为了避免 FN 损伤，Wise 及同事在研究中使用 STR 的比例大大高于对照组。采用该策略的两组 FN 结果相似。在 Husseini 等的研究中，尽管在照射组中发现了更多的轻度面瘫病例，但 14 例患者中有 13 例达到了 GTR，FN 效果良好。表 44.1 中提供的其余研究没有匹配的对照或包含少于 10 例患者，因此不作进一步回顾。

尽管从严格的科学角度来看，这只能称作两者有关联，但给先前受过 VS 放射治疗的患者进行手术的外科医生可能已经假设放射线与瘢痕形成之间存在因果关系。已确定传统放疗会导致纤维化。因此，VS 放射外科手术与粘连性之间可能存在因果关系，但是粘连性在大型非放射肿瘤中也很常见。必须记住，抗辐射在 VS 中并不常见，因此接受放射外科手术的人中只有少数需要额外的手术。这些肿瘤可能比其他肿瘤更难切除，这不仅是因为它们已经被辐射过，而且还因为它们在生物学上的独特性质。

44.6 总结

GKRS 治疗 VS 在一小部分情况下会失败，但这些病例应引起重视。由于放射治疗后肿瘤的短暂扩张，如果患者可以忍受，则应在治疗后观察等待至少 2 年，然后再决定采用挽救治疗。大多数已发表研究表明，必要时手术可作为放疗失败病例的治疗选择，尽管再次 GKRS 也可能是一种选择。诸多术者提到 GKRS 之

表 44.1 描述前庭神经鞘瘤放疗失败后挽救手术的文献总结

作者	数量	控制组	复发时间 / 日	放射剂量，GK/CK[a]（n）	放射剂量，分次（n）	GTR/STR	HB Ⅰ～Ⅲ / HB Ⅳ～Ⅵ	作者总结
Slattery 和 Brackmann（1995）	5	无	41（8~120）	（3）	（2）	5/0	4/1	难
Pollock 等（1998）	6	无	27（7~72）	11~20Gy（6）	—	NR	NR	某些病例中更难
Lee 等（2003）	4	无	19（12~24）	13~14Gy（2）	25~45Gy（2）	NR	3/1	难
Roche 等（2004）	20	无	36（10~83）	NR（20）	—	14/6	17/3	—
Limb 等（2005）	9	有	NR	NR（3）	10×300c Gy（6）	3/6	Nr	RS 组平均 HB 分级更差
Friedman 等（2005）	38	有	40（5~190）	13~20Gy（13）	13~20Gy,（7）[b]	30/8	13/17	RT 组中 FN 功能更差
Pollock（2006）	5	无	9（5~60）	12~14Gy	12~14Gy	2/3	3/2	未报告
Iwai 等（2007）	6	无	28（4~74）	11Gy	—	0/6	4/2	难
Shuto 等（2008）	8	无	29（7~120）	12.3Gy（8）	—	NR	4/4	难
Liscak 等（2009）	2	无	29（22~48）	12.5Gy, 60% 等剂量	—	NR	0/2	未报告
Lee（2010）	7	无	26（3~72）	12.4Gy, 60% 等剂量（7）	—	0/7	NR	难
Yang（2011）	4	无	23（4~50）	12Gy（11~15）, 50% 等剂量	—	NR		并未变难
Friedman 等（2011）	73	无	41（5~138）	12.8~20Gy, 中位数 12.8（18）	16~61Gy, 中位数 27.6 总剂量（18）[b]	58/15	40/22	RT 组更难
Gerganov 等（2012）	15	有	30.7（6~60）	NR（12）	NR（3）	15/0	10/4[b]	更难，HB 预后相似
Husseini 等（2013）	15	有	34（12~120）	NR（15）	NR	13/1	11/4	更难，RS 组 HB 分级更差
Hong 等（2014）	5	无	10.5（2~13）	NR（3）	NR（2）	3/2	4/NR	难
Wise 等（2016）	37	有	36（9~124）	12Gy（12~14Gy）（35）	（2）	28/9	27/10[b]	RS 组的 GTR 比例较对照组低，HB 相似
	259		28（4~190）					

缩写：FN，面神经；GTR，全切除；STR，次全切除；HB，House-Brackmann；NR，未报告；RS，放射外科；RT，放疗
[a]：剂量至周围，除非另有说明
[b]：两组之间的 HB 等级无差异

后多数肿瘤对周围结构的粘连性更强，手术难度更大，但是 FN 的结果和并发症发生率与其他报道的类似。尚无文献证明全切除的重要性，但次全切除可以获得更好的 FN 预后。

参考文献

[1] Leksell Gamma Knife Society. Indications Treated 1968 to 2014, Accumulated Treatments by Region and Indication 2014. Available: https://www.lgksoci?ety.com/library/annual-treatment-statistics/. Accessed February 8, 2016.

[2] Pollock BE. Management of vestibular schwannomas that enlarge after stereotactic radiosurgery: treatment recommendations based on a 15 year experience. Neurosurgery. 2006; 58(2):241–248, discussion 241–248.

[3] Nagano O, Higuchi Y, Serizawa T, et al. Transient expansion of vestibular schwannoma following stereotactic radiosurgery. J Neurosurg. 2008; 109(5):811–816.

[4] Varughese JK, Wentzel-Larsen T, Pedersen PH, Mahesparan R, Lund-Johansen M. Gamma Knife treatment of growing vestibular schwannoma in Norway: a prospective study. Int J Radiat Oncol Biol Phys. 2012; 84(2):e161–e166.

[5] Stubblefield MD. Radiation fibrosis syndrome: neuromuscular and musculoskeletal complications in cancer survivors. PM R. 2011; 3(11): 1041–1054.

[6] Balentova S, Adamkov M. Molecular, cellular and functional effects of radiation-induced brain injury: a review. Int J Mol Sci. 2015; 16(11): 27796–27815.

[7] Foote KD, Friedman WA, Buatti JM, Meeks SL, Bova FJ, Kubilis PS. Analysis of risk factors associated with radiosurgery for vestibular schwannoma. J Neurosurg. 2001; 95(3):440–449.

[8] Lee DJ, Westra WH, Staecker H, Long D, Niparko JK, Slattery WH, III. Clinical and histopathologic features of recurrent vestibular schwannoma (acoustic neuroma) after stereotactic radiosurgery. Otol Neurotol. 2003; 24(4):650–660, discussion 660.

[9] Iwai Y, Yamanaka K, Yamagata K, Yasui T. Surgery after radiosurgery for acoustic neuromas: surgical strateGyand histological findings. Neurosurgery. 2007; 60(2) Suppl 1:ONS75–ONS82, discussion ONS82.

[10] Hong B, Krauss JK, Bremer M, Karstens JH, Heissler HE, Nakamura M. Vestibular schwannoma microsurgery for recurrent tumors after radiation therapy or previous surgical resection. Otol Neurotol. 2014; 35(1):171–181.

[11] Pollock BE, Lunsford LD, Kondziolka D, et al. Vestibular schwannoma management. Part II. Failed radiosurgery and the role of delayed microsurgery. J Neurosurg. 1998; 89(6):949–955.

[12] Friedman RA, Brackmann DE, Hitselberger WE, Schwartz MS, Iqbal Z, Berliner KI. Surgical salvage after failed irradiation for vestibular schwannoma. Laryngoscope. 2005; 115(10):1827–1832.

[13] Shuto T, Inomori S, Matsunaga S, Fujino H. Microsurgery for vestibular schwannoma after Gamma Knife radiosurgery. Acta Neurochir (Wien). 2008; 150(3):229–234, discussion 234.

[14] Gerganov VM, Giordano M, Samii A, Samii M. Surgical treatment of patients with vestibular schwannomas after failed previous radiosurgery. J Neurosurg. 2012; 116(4):713–720.

[15] Mindermann T, Schlegel I. How to distinguish tumor growth from transient expansion of vestibular schwannomas following Gamma Knife radiosurgery. Acta Neurochir (Wien). 2014; 156(6):1121–1123.

[16] Yomo S, Arkha Y, Delsanti C, Roche PH, Thomassin JM, Régis J. Repeat Gamma Knife surgery for regrowth of vestibular schwannomas. Neurosurgery. 2009; 64(1):48–54, discussion 54–55.

[17] Lonneville S, Delbrouck C, Renier C, Devriendt D, Massager N. Repeat Gamma Knife surgery for vestibular schwannomas. Surg Neurol Int. 2015; 6:153.

[18] Kano H, Kondziolka D, Niranjan A, Flannery TJ, Flickinger JC, Lunsford LD. Repeat stereotactic radiosurgery for acoustic neuromas. Int J Radiat Oncol Biol Phys. 2010; 76(2):520–527.

[19] Liscak R, Vladyka V, Urgosik D, Simonova G, Vymazal J. Repeated treatment of vestibular schwannomas after Gamma Knife radiosurgery. Acta Neurochir (Wien). 2009; 151(3):317–324, discussion 324.

[20] Dewan S, Norén G. Retreatment of vestibular schwannomas with Gamma Knife surgery. J Neurosurg. 2008; 109 Suppl:144–148.

[21] Roche PH, Régis J, Devèze A, Delsanti C, Thomassin JM, Pellet W. [Surgical removal of unilateral vestibular schwannomas after failed Gamma Knife radiosurgery]. Neurochirurgie. 2004; 50(2–3, Pt 2):383–393.

[22] Slattery WH, III, Brackmann DE. Results of surgery following stereotactic irradiation for acoustic neuromas. Am J Otol. 1995; 16(3):315–319, discussion 319–321.

[23] Yang HC, Kano H, Awan NR, et al. Gamma Knife radiosurgery for larger-volume vestibular schwannomas. Clinical article. J Neurosurg. 2011; 114(3):801–807.

[24] Friedman RA, Berliner KI, Bassim M, et al. A paradigm shift in salvage surgery for radiated vestibular schwannoma. Otol Neurotol. 2011; 32(8):1322–1328.

[25] Wise SC, Carlson ML, Tveiten ØV, et al. Surgical salvage of recurrent vestibular schwannoma following prior stereotactic radiosurgery. Laryngoscope. 2016; 126(11):2580–2586.

[26] Husseini ST, Piccirillo E, Taibah A, Almutair T, Sequino G, Sanna M. Salvage surgery of vestibular schwannoma after failed radiotherapy: the Gruppo Otologico experience and review of the literature. Am J Otolaryngol. 2013; 34 (2):107–114.

[27] Limb CJ, Long DM, Niparko JK. Acoustic neuromas after failed radiation therapy: challenges of surgical salvage. Laryngoscope. 2005; 115(1):93–98.

第 45 章 如何避免及应对前庭神经鞘瘤手术中的血管并发症

Jacob B. Hunter, George B. Wanna, David S. Haynes

45.1 引言

与前庭神经鞘瘤显微手术相关的听力损失和面神经损伤的风险已经得到了广泛研究。然而相比之下，可能引起并导致毁灭性后果的神经血管并发症很少受到关注。颅内血管损伤是罕见的，但却是令人不寒而栗的手术并发症，如血管并发症，包括动脉或静脉中风、术中出血、血肿形成和静脉血栓形成，可能导致围手术期的高致残率和死亡率。

与显微手术切除前庭神经鞘瘤相关的血管并发症并不常见，据报道其发生率为 7%~10.1%。Mahboubi 等回顾了 6553 例前庭神经鞘瘤切除术，报告称需要输血的风险为 2.1%，中风的风险为 0.8%，脑水肿风险为 0.7%，颅内出血风险为 0.6%。Betka 等报道，接受手术的 317 例患者中，有 5% 发生出血，其中桥小脑角血肿 8 例（2.5%），小脑内血肿 4 例（1.3%），均需立即再次手术治疗。2001 年，Slattery 等报道，术后有 0.9%（15/1687）的患者发生颅内出血，其中 6 例发生在手术后 24h 内。有趣的是，在行挽救手术时，大多数情况下均未发现出血的起源。1994 年，Briggs 等回顾了 167 例大于 4cm 的前庭神经鞘瘤，接受了经迷路入路肿瘤切除术，其血管并发症发生率为 4.8%。4 例患者出现脑干或小脑梗死，其中 3 例需要行颅内血肿清除术，1 例出现小脑血肿。

迄今为止，还没有研究比较不同手术入路之间血管并发症发生率的差异。Sade 等比较了 413 例前庭神经鞘瘤切除中乙状窦后入路和经迷路入路中血管并发症的发生率，指出无论采用哪种方法，都有 2.7% 的患者发生血管并发症。同样，Ansari 等进行了系统回顾，指出 3 种最常见的桥小脑角区手术入路之间，在主要神经系统并发症（包括中风、癫痫发作和持续性小脑功能障碍）方面没有显著差异。

45.2 出血 / 血肿

术中和术后出血并伴有血肿形成是前庭神经鞘瘤显微手术后罕见的并发症，但却是灾难性的（图 45.1）。研究报道的出血的发生率为 0.8%~2.4%。硬膜下和硬膜外血肿的发生率为 0.8%。Barker 等利用美国全国住院病患样本医院的数据库（约占非联邦医院住院总患者数量的 20%）统计得出，在前庭神经鞘瘤病例中的血肿的发生率为 1.1%，而由于梗死或出血

引起的术后神经系统并发症则占所有患者的 10.1%。Springborg 等对丹麦中央临床数据库中接受经迷路入路切除前庭神经鞘瘤的 1244 例患者进行了回顾，并报道死亡率为 0.96%。在该系列研究中，有 8 例（0.64%）死亡由术后血肿所致，这促使作者术后定期进行头部 CT 复查，希望早期发现并处理该并发症。在另一项单中心约 1600 例前庭神经鞘瘤的研究中，Slattery 等描述了 1 例因采用颅中窝入路而出现颞肌下出血的患者，将骨瓣压向内侧而不得不接受手术；另外 2 例分别在术后第 10 天和第 14 天出现迟发性出血的患者，均接受严密监护及激素治疗，症状在出院前得到缓解。

为了评估手术结束时有无出血，Sanna 等对术野进行了至少 10min 的灌洗，其中包括 Valsalva 动作，可识别隐匿性出血并有助于止血。此外，他们在研究结论中强调，术后患者符合拔管条件时，应及早拔管，因为意识恶化是术后出现颅内血肿最可靠的早期临床指标之一。其他期刊报道，仅 33%~40% 的病例能在术后 24h 内发现颅内出血，而这些病例中起码一半左右需要进行干预。关于可能出现的症状，Sade 等指出，

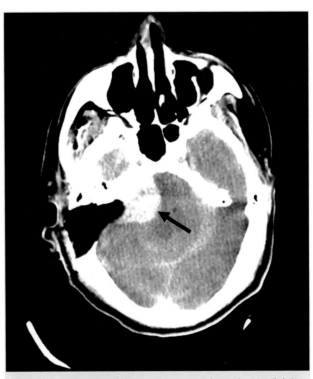

图 45.1 头部轴位增强 CT 显示，经右侧迷路开颅手术切除前庭神经鞘瘤 8h 后，右桥小脑角出现血肿

所有出血患者均在 72h 之内表现出如下进行性加重的症状，包括小脑功能障碍、颅神经相关症状、头痛、呕吐和意识恶化等。

在大多数病例中，早期出现血肿的可能原因是术中止血不到位，没有充分识别或处理动脉出血或更常见的静脉出血来源。如果出血来自动脉，则由于血液快速聚积，很可能患者还在复苏室时就有明显的临床表现了。此外，动脉出血几乎总是需要手术干预的，而当血肿变得足够大时，静脉的出血则会被压制住。在前庭神经鞘瘤手术后，由于咳嗽、呕吐或便秘引起的血压（Blood Pressure，BP）升高和颅内压升高并不罕见，因此必须进行严格止血。较不常见的因素包括易出血体质、药物性抗凝或先前接受过抗血小板治疗也可导致术后出血。

尽管我们尚无任何研究用以评估前庭神经鞘瘤手术患者静脉血栓栓塞（Venous Thromboembolism，VTE）预防和出血的风险，但有几项研究评估了接受颅内脑膜瘤切除术患者预防 VTE 的风险。Eisenring 等在 724 名脑膜瘤患者中比较了两种治疗方案：A 组是在术后第一天每 24h 给予 5000IU（international units，IU）低分子量肝素（LMWH），而 B 组是在术中抬高患者下肢以促进静脉回流，以及在手术当天给予不分次的肝素治疗，代替术后第一天的 5000 IU LMWH。A 组的肺栓塞发生率明显增加（A、B 组分别为 8% 和 2.5%），而深静脉血栓形成、出血或死亡率无显著差异。有关脑膜瘤患者的其他研究也关注了该何时开始术前药物预防，以及术中是否行血液稀释，还有术后 12h 开始 LMWH 治疗是否恰当等问题，结果不一。

关于高血压，其定义为血压持续 ≥ 160/90mmHg。Basali 等回顾了在同一机构中接受开颅手术的 11 214 例患者，并指出术中或术后最初 12h 内存在高血压的患者，更有可能发生颅内出血。而肿瘤本身固有的特征也可能导致次全切除术后出血风险的增加，尽管这十分罕见。这些特征包括肿瘤血管增多，瘤内血管扩张变细，或肿瘤呈囊性。其中已知的 2 例病例报告是在前庭神经鞘瘤次全切除后，发生肿瘤内出血，这可能就是肿瘤内在因素或止血不充分造成的后果。最后，我们应该始终意识到，由于老年患者的硬脑膜下桥静脉十分纤细，当腰大池引流脑脊液（Cerebral Spinal Fluid，CSF）过多时将引起术后出血危险。在这种情况下，即使在术野之外也可能发生硬膜下出血，并造成严重后果。

45.3　岩静脉与岩上窦损伤

脑桥横静脉和小脑脑桥裂及小脑中脚的所有静脉汇合在一起，形成了岩上静脉，也被称为 Dandy 静脉，它汇入岩上窦，通常位于三叉神经的外侧。关于岩静脉数量的研究显示，单根岩静脉占 40% ~69.1%，两根或多根岩静脉占 27.3% ~60%，有些报道还发现存在岩静脉缺如的情况。在文献中关于牺牲岩静脉的后果存在大量争论，Ebner 等在岩静脉铸型后进行了尸体标本研究，发现在岩静脉闭塞后，代偿性的静脉血流被导流向吻合的幕上深静脉通路。因此，Sampath 及其同事在切除大型前庭神经鞘瘤时，常规牺牲头端的岩静脉，以减少手术中出血的风险，并使小脑上半球更容易牵开，以帮助肿瘤暴露。

尽管没有文章讨论过前庭神经鞘瘤术中牺牲岩静脉的后果，但其他病种的研究报告了与岩静脉闭塞相关的并发症，包括听力丧失、小脑静脉梗死、大脑脚性幻觉、小脑和脑干水肿、脑干和小脑出血、脑积水、一过性的器质性精神症状（类似老年性痴呆，伴有记忆力和智力下降）以及死亡。Koerbel 等回顾性通过术中视频评估了 57 例岩尖脑膜瘤切除术中切断岩静脉的并发症，包括术后小脑水肿、脑室扩大和（或）小脑梗死。发现其中 30 例牺牲了 1 根以上的岩静脉，有 9 例患者出现上述静脉相关并发症。与保留了岩静脉丛的患者相比，两者的静脉瘀血相关并发症发生率有显著差异。进一步分析发现：牺牲了岩上静脉并在术后出现并发症的患者，与那些牺牲了岩静脉但未出现并发症的患者相比，岩静脉平均要大 1.2mm。尽管一些报告表明，在牺牲了岩上静脉的情况下，CPA 手术的并发症发生率高达 30%，但许多外科医生在前庭神经鞘瘤切除术后经历的并发症，实际要少得多。

几个研究小组研究了岩上静脉损伤与听力损失之间的关系，并得出相互矛盾的结果。Strauss 等指出，在微血管减压过程中的岩上静脉损伤将导致术后听力丧失。但是，Gharabaghi 等发现，在岩斜脑膜瘤切除过程中无论是否牺牲岩静脉，术后患者间的听力保留和丧失并无差异，并进一步提出，静脉的大小对此也没有明显影响。他们得出的结论是，尽管牺牲岩上静脉与术后的听力损失并不相关，但还是应该尽力保留它，因为已有研究报道其他严重并发症如静脉淤塞和出血仍会因此发生。

在作者所在机构中，情况允许时，通常会在 CPA 手术中保留岩静脉，同时避免任何可能导致静脉意外撕裂、撕脱或血栓形成的牵拉动作。使用小脑牵开器，到达肿瘤上极的过程或在硬膜内磨除骨质时，出现意外损伤的风险最大。当术野内存在脑棉或其他固定不牢的止血物时，无论如何均应避免磨骨，因为磨钻在以约 60 000r/min 转速旋转时，会缠绕这些物品，有可能造成严重的静脉损伤。小的静脉撕裂时，可用低功率双极电凝烧灼，或借助明胶海绵或 Floseal 胶（Baxter，

Hayward，CA）也能有效地解决，而大的撕裂出现时，便可能要将静脉牺牲。

45.4　硬膜窦血栓形成与Labbé静脉

与侧颅底手术相关的另一个静脉并发症是硬膜窦或侧窦血栓形成，据报道其发生率为0.1%～4.7%（图45.2、图45.3）。尽管患者出现侧窦血栓形成时可能没有主诉或临床体征，但硬脑膜静脉血栓形成，尤其是累及了主要的静脉回流系统时，可导致颅内压升高、视网膜出血、视盘水肿、头痛、视力丧失、头晕、脑水肿和精神状态改变。

De Bruijn等对脑静脉窦血栓形成患者的预后因素进行了前瞻性研究后指出，患者年龄大于33岁，累及直窦，视盘水肿，诊断延迟超过10天、意识障碍、昏迷和脑内出血均与不良预后相关，而CT阴性发现或空三角征（强化图像中上矢状窦的三角形充盈缺损表现）和孤立的颅高压症状均与良好预后相关。

Ohata等回顾了174例乙状窦前经岩骨入路手术，确定了5例乙状窦闭塞病例。他们发现有7例静脉窦损伤，其中5例术后出现窦闭塞。然而，必须指出，所有病例由于要打开天幕，因而岩上窦均被横断。1例患者在术后4h发生同侧颞叶大出血，并立即行血肿引流，1周后再次出现出现对侧额顶叶内大的血肿。考虑到硬膜窦血栓形成的风险，许多作者试图对窦汇、横窦、乙状窦的静脉结构进行分类，并对患者存在优势侧横窦时进行记录。Ohata等做出评论，在横窦发育不全或

闭锁的患者中，同侧乙状窦闭塞会导致Labbé静脉瘀血。Labbé静脉也称为下吻合静脉，起源于侧裂的中点，并向后下方走行，在岩上窦后方至少7mm处进入横窦，主要引流外侧颞叶的静脉血管。该静脉的损伤或闭塞会导致记忆力、语言和对侧运动功能障碍。颞叶牵拉过久是损伤Labbé静脉最常见的危险因素，同时采用中、颅后窝联合入路切开天幕时，也将此静脉至于危险之中。已有多种方法在文献中被描述用来避免Labbé静脉损伤，包括在天幕上、下方双术野分别进行操作，横断乙状窦并结扎Labbé静脉汇入点远端的横窦，从后向前方将天幕切开，以及其他技术等。

为了避免静脉窦血栓形成，许多学者建议保持术中和术后足够的体液，限制骨质暴露在必要范围内以防止脱水，最大限度地减少对静脉结构的牵拉，并保持优势侧窦的完整性。术前应仔细查看静脉窦的解剖情况，由此决定最佳手术入路。例如，在某些情况下，高位的颈静脉球或靠前的乙状窦可能提示乙状窦后入路比经迷路入路更为有利（图45.4）。如果乙状窦受损，可采用双极电灼加冲洗来处理小的撕裂，或使用腔外胶原、明胶海绵或氧化纤维素填充物来控制小或中型乙状窦撕裂的出血，而无须立即进行窦的结扎。在极少数情况下，大型的窦裂伤可进行通过直接缝合或使用补片进行修复。腔内填塞或结扎只能作为最后的手段。胶原蛋白和明胶海绵的工作原理是通过吸收血液和液体膨胀，从而提供适度的机械压缩作用，而氧化

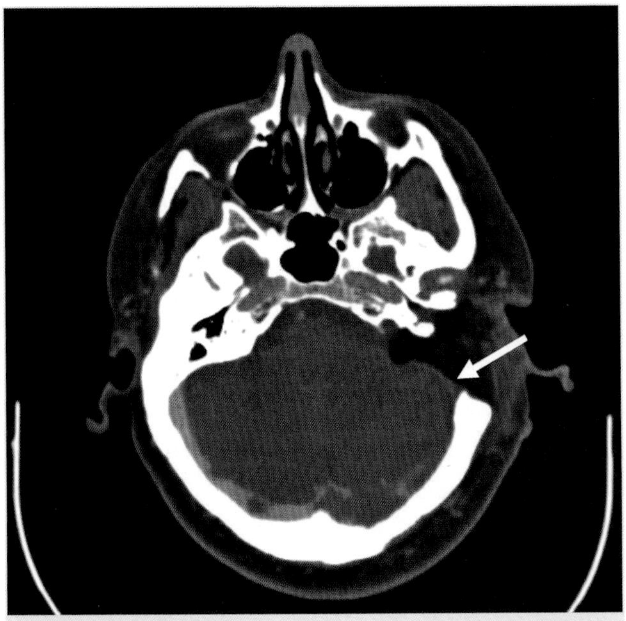

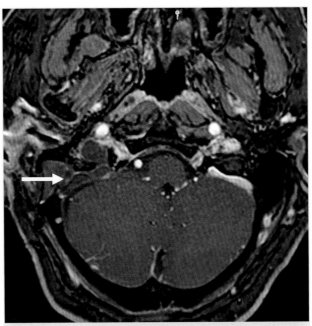

图45.2　头部轴位增强CT显示，经左侧迷路开颅手术后左乙状窦和横窦血栓形成（白色箭头）

图45.3　轴位T1加权增强MRI显示右侧经迷路开颅切除前庭神经鞘瘤术后第1天右侧乙状窦和颈静脉球血栓形成（白色箭头）

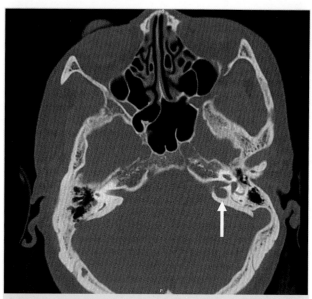

图 45.4　颞骨轴位 CT 显示左侧高位骑跨的颈静脉球毗邻左侧内听道

纤维素可与血液反应以形成人造凝集物沉淀，覆盖于静脉损伤处以提供止血作用。

虽然有研究认为在脑膜瘤手术的患者中，止血剂的使用和深静脉血栓及肺栓塞风险增加之间可能存在关联，但其他大型研究报道并无明胶 – 凝血酶材料相关的并发症发生。凝血酶一般用于 Floseal 胶中，并与胶原蛋白或明胶海绵结合，通过将纤维蛋白原转化为纤维蛋白，激活可稳定血凝块的 XIII 因子并抑制纤维蛋白溶解来协助凝血级联反应。尽管使用后产生获得性 V 因子抗体的情况十分罕见，但一旦发生，将导致致命性出血。根据我们的经验，脑棉覆盖大片的可吸收明胶海绵能起到轻度压迫止血作用，其对控制乙状窦的损伤几乎总是有效。明胶海绵应始终够大，以防止其意外进入静脉和循环系统的腔内。除此之外很少会用到直接缝合，并且也基本不需要结扎颈部的颈静脉并进行腔内填塞。

进一步的术后处理措施包括激素、抗凝、补充容量、使用碳酸酐酶抑制剂、直接血管内溶栓和手术取栓，具体选择取决于患者的病情和血栓蔓延的风险。同时应调查患者有无其他易感因素，例如吸烟、怀孕、避孕药物使用或潜在的凝血功能障碍性疾病（例如抗磷脂综合征、蛋白 C 和 S 缺乏症、狼疮抗凝体或因子 V 基因突变）。

45.5　静脉空气栓塞

颅后窝硬膜窦和板障静脉的损伤可能导致 1.6%~50% 颅后窝手术的静脉空气栓塞（Venous Air Embolism，VAE）发生。如果栓塞足够大，静脉空气栓塞会与同时发作的心动过速、低血压和频繁的室性早搏有关。由于空气快速或大量进入，导致血流动力学不稳定，右心室受压增大，肺动脉压力增加，降低肺静脉回流血量减少，左心室前负荷降低，从而使心排血量下降。Slbin 等在 180 例颅后窝手术中使用多普勒超声评估了静脉空气栓塞的发生率。虽然有 61 例怀疑有静脉空气栓塞，但只有 41 例被确诊，其中仅 2 例出现临床体征，均为最大空气进气量者（50mL）。Duke 等分析比较了仰卧位与坐位手术患者静脉空气栓塞的发生率，并指出坐位手术患者（28%）经历的静脉空气栓塞率明显高于仰卧位患者（5%）。但是，Himes 及其同事回顾了 1792 例经坐位进行神经外科手术的患者，发现静脉空气栓塞的发生率为 1.06%，这使他们得出结论认为采用现代麻醉技术的条件下，坐位可为外科手术提供安全的路径。Spektor 等的报道比较了 130 例前庭神经鞘瘤患者或总共 243 例神经外科手术患者的手术体位（坐位或侧卧位），发现所有患者之间静脉空气栓塞发生率均无显著差异（坐位 6.5%，侧卧位 4.4%）。尽管对静脉空气栓塞的全身治疗超出了本章的范围，预防工作仍落在外科医生肩上，这需要他们与神经麻醉师密切合作。本书第 26 章的内容强调了针对静脉空气栓塞合适的监测和治疗。当发现大的静脉窦损伤时，应立即用湿纱布、骨蜡或明胶海绵覆盖该部位。吸引器吸引时间过长，以及头高脚低位可以改善术野清晰度，但会增加静脉空气栓塞风险，因此，如果发生严重的静脉空气栓塞，应尽力避免上述行为。

45.6　硬脑膜动静脉瘘

当硬脑膜静脉血栓或狭窄发生时，在极少数情况下，逆向血流引起的静脉高压会导致毛细血管开放及随后的硬脑膜动静脉瘘（Dural Arteriovenous Fistulas，DAVF）。尽管硬脑膜动静脉瘘（可发生在任何地方，但其在横窦 – 乙状窦交界处有独特的发生偏好。由于许多动静脉瘘可能呈不对称性，患者会出现同侧眼球突出症和结膜充血、耳鸣、头痛、惊厥、颅内压增高、局灶性神经功能缺损、痴呆、中风和出血等表现，具体取决于瘘管的静脉引流情况。硬脑膜动静脉瘘可通过数字减影血管造影诊断，并可通过随访观察、手术阻断、血管内栓塞或立体定向放射外科进行处理。

关于经迷路前庭神经鞘瘤切除术后数年出现的硬脑膜动静脉瘘，已有数例病例报道。Ushewokunze 等报道了 1 例经迷路前庭神经鞘瘤切除术的病例，在 2 年前出现硬脑膜动静脉瘘，该患者症状表现为眼球突出和结膜充血。同样，Li 等介绍了 2 例在经迷路开颅术后 2 年出现硬脑膜动静脉瘘的病例。

45.7 小脑前下动脉 / 小脑后下动脉

小脑前下动脉（Anterior Inferior Cerebellar Artery, AICA；图45.5）通常是基底动脉外的第一个大分支，分为喙支和尾支。喙支通常较大，并在面神经与前庭蜗神经下方走行，最终向上弯曲到达绒球，向小脑中脚外侧和小脑供血。尾支走行于下方，向小脑下部和部分小脑中脚供血。弓状下动脉、迷路动脉和回返穿动脉均发自小脑前下动脉。另外两个重要的动脉包括小脑后下动脉（Posterior Inferior Cerebellar Artery, PICA），它起源于椎间动脉，在舌下神经根以及迷走神经、副神经之间穿行，而小脑上动脉（Superior Cerebellar Artery, SCA）从三叉神经上方通过。颅后窝的详细神经血管解剖结构在第30章中有进一步的描述。

完全性AICA分布区中风，也称为侧脑桥延髓综合征，可导致听力丧失、眩晕、共济失调、恶心和对侧眼球搏动性震颤。患者还会出现同侧面部无力和/或麻木，同侧霍纳综合征和对侧躯体感觉异常。然而，许多作者认为，因造成的脑桥小脑梗死范围有限，远端AICA梗死（图45.6）可能相对损害较少。Graffeo及其同事在包含591例前庭神经鞘瘤的大型回顾性研究中确定了4例小脑前下动脉梗死病例，其中3例为临床无症状患者。在同一研究中，61例符合影像学检查标准的脑血管并发症患者中，93%为无症状者：MRI T2加权像发现79%累及小脑中脚，54%出现新发颅后窝

脑组织软化灶，16%的患者有多个散在区域的MRI T2信号改变。

最近的研究表明，小脑脚梗死（图45.7）在前庭神经鞘瘤切除术患者中的发生率为0.2%~2.1%，在巨大肿瘤中的发生率为13%。Hegarty等回顾了12例前庭神经鞘瘤术后出现远端小脑前下动脉综合征的患者，并观察到最常见的症状是辨距不良，其通常数月即可缓解，以及步态共济失调，其在大约一半的患者中可得到改善。但是，其他并发疾病也可以并存，包括构音障碍和共济失调，作者将此归因于小脑绒球病变，而辨距不良、震颤、运动无力和轮替运动障碍均定位于小脑新皮层病变，这些也可能是远端小脑前下动脉分支损伤的结果。MRI检查结果记录了1例小脑上脚和中脚的缺血性实质病变，从第四脑室侧壁延伸至侧方软脑膜表面。尽管历史上许多外科医生面对巨大肿瘤时，常规切除小脑外侧1/3，但引起的后果极小，相比于小脑脚的保留，这种情况下未出现相关并发症被认为是次要的。

避免动脉血管损伤的预防措施包括细致地止血和仔细地分离肿瘤包膜，保留所有粘连的脑干穿支动脉，仅电凝烧灼直接为肿瘤供血的血管。使用超声吸引器或刨削器行肿瘤囊内减压时需格外小心，以免意

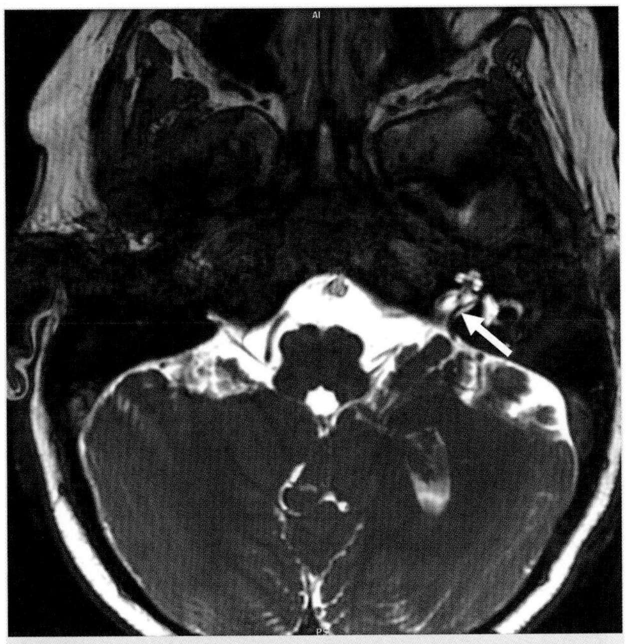

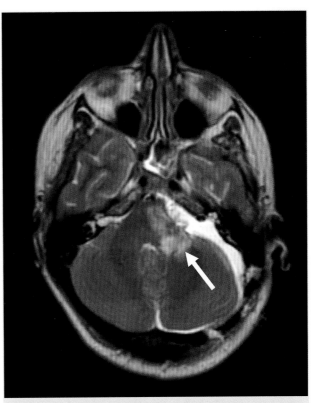

图45.6 乙状窦后切除前庭神经鞘瘤术后第1天，脑部MRI检查FLAIR序列显示左侧脑桥和小脑中脚水肿。患者表现出右侧偏瘫、左侧轻度面瘫及声带麻痹的症状

图45.5 轴向MRI FIESTA序列，显示小脑前下动脉襻（白色箭头）进入左内听道

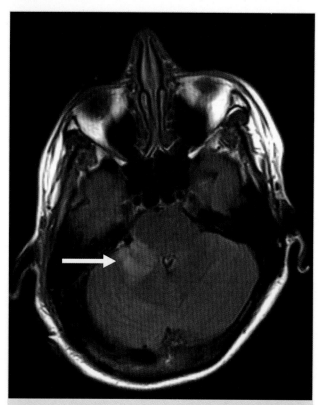

图 45.7 脑部轴位 MRI FLAIR 序列显示右侧小脑中脚水肿

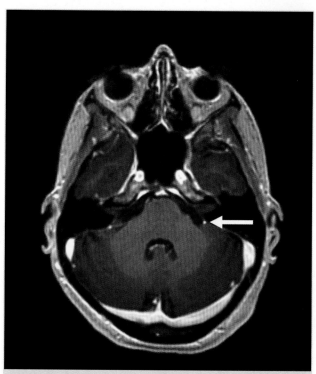

图 45.8 轴位 T1 加权增强 MRI 显示小脑前下动脉的一个分支（白色箭头）附着于或者说紧贴着颅后窝硬脑膜

外穿破肿瘤前壁包膜。罕见情况下，小脑前下动脉的分支可能会穿透弓状下窝或附着在颅后窝硬膜上（图45.8）；因此，在打开颅后窝硬膜或岩骨后部钻孔时必须十分小心。

45.8 总结

颅内血管损伤仍然是前庭神经鞘瘤手术中罕见却令人不寒而栗的并发症。细致的止血和仔细的显微手术解剖对避免动脉和静脉的损伤至关重要。尽管很罕见，但所有外科医生都应深入了解对这些损伤进行即时补救和长期管理的原则。

参考文献

[1] Sade B, Mohr G, Dufour JJ. Vascular complications of vestibular schwannoma surgery: a comparison of the suboccipital retrosigmoid and translabyrinthine approaches. J Neurosurg. 2006; 105(2):200–204.

[2] Barker FG, II, Carter BS, Ojemann RG, Jyung RW, Poe DS, McKenna MJ. Surgical excision of acoustic neuroma: patient outcome and provider caseload. Laryngoscope. 2003; 113(8):1332–1343.

[3] Mahboubi H, Ahmed OH, Yau AY, Ahmed YC, Djalilian HR. Complications of surgery for sporadic vestibular schwannoma. Otolaryngol Head Neck Surg. 2014; 150(2):275–281.

[4] Betka J, Zvěřina E, Balogová Z, et al. Complications of microsurgery of vestibular schwannoma. BioMed Res Int. 2014; 2014:315952.

[5] Slattery WH, III, Francis S, House KC. Perioperative morbidity of acoustic neuroma surgery. Otol Neurotol. 2001; 22(6):895–902.

[6] Briggs RJ, Luxford WM, Atkins JS, Jr, Hitselberger WE. Translabyrinthine removal of large acoustic neuromas. Neurosurgery. 1994; 34(5):785–790, discussion 790–791.

[7] Ansari SF, Terry C, Cohen-Gadol AA. Surgery for vestibular schwannomas: a systematic review of complications by approach. Neurosurg Focus. 2012; 33 (3):E14.

[8] Sluyter S, Graamans K, Tulleken CA, Van Veelen CW. Analysis of the results obtained in 120 patients with large acoustic neuromas surgically treated via the translabyrinthine-transtentorial approach. J Neurosurg. 2001; 94(1):61– 66.

[9] Roche PH, Ribeiro T, Fournier HD, Thomassin JM. Vestibular schwannomas: complications of microsurgery. Prog Neurol Surg. 2008; 21:214–221.

[10] Charpiot A, Tringali S, Zaouche S, Ferber-Viart C, Dubreuil C. Perioperative complications after translabyrinthine removal of large or giant vestibular schwannoma: Outcomes for 123 patients. Acta Otolaryngol. 2010; 130(11): 1249–1255.

[11] Springborg JB, Fugleholm K, Poulsgaard L, Cayé-Thomasen P, Thomsen J, Stangerup SE. Outcome after translabyrinthine surgery for vestibular schwannomas: report on 1244 patients. J Neurol Surg B Skull Base. 2012; 73 (3):168–174.

[12] Sanna M, Taibah A, Russo A, Falcioni M, Agarwal M. Perioperative

complications in acoustic neuroma (vestibular schwannoma) surgery. Otol Neurotol.2004; 25(3):379–386.

[13]Samii M, Matthies C. Management of 1000 vestibular schwannomas (acoustic neuromas): surgical management and results with an emphasis on complications and how to avoid them. Neurosurgery. 1997; 40(1):11–21, discussion21–23.

[14]Eisenring CV, Neidert MC, Sabanés Bové D, Held L, Sarnthein J, Krayenbühl N. Reduction of thromboembolic events in meningioma surgery: a cohort study of 724 consecutive patients. PLoS One. 2013; 8(11):e79170.

[15]Sjåvik K, Bartek J, Jr, Solheim O, et al. Venous thromboembolism prophylaxis in meningioma surgery: a population-based comparative effectiveness study of routine mechanical prophylaxis with or without preoperative lowmolecular-weight heparin. World Neurosurg. 2016; 88:320–326.

[16]Moussa WM, Mohamed MA. Prophylactic use of anticoagulation and hemodilution for the prevention of venous thromboembolic events following meningioma surgery. Clin Neurol Neurosurg. 2016; 144:1–6.

[17]Basali A, Mascha EJ, Kalfas I, Schubert A. Relation between perioperative hypertension and intracranial hemorrhage after craniotomy. Anesthesiology.2000; 93(1):48–54.

[18]Carlson ML, Tombers NM, Driscoll CL, et al. Clinically significant intratumoral hemorrhage in patients with vestibular schwannoma. Laryngoscope. 2016.

[19]Misra BK, Rout D, Bhiladvala DB, Radhakrishnan V. Spontaneous haemorrhage in acoustic neurinomas. Br J Neurosurg. 1995; 9(2):219–221.

[20]Chee CP, Bailey IC, Refsum SE. Spontaneous massive haemorrhage into acoustic neuroma during anticoagulation therapy. Br J Neurosurg. 1987; 1(4):489–493.

[21]Ebner FH, Roser F, Shiozawa T, et al. Petrosal vein occlusion in cerebellopontine angle tumour surgery: an anatomical study of alternative draining pathways. Eur J Surg Oncol. 2009; 35(5):552–556.

[22]Koerbel A, Gharabaghi A, Safavi-Abbasi S, et al. Venous complications following petrosal vein sectioning in surgery of petrous apex meningiomas. Eur JSurg Oncol. 2009; 35(7):773–779.

[23]Gharabaghi A, Koerbel A, Löwenheim H, Kaminsky J, Samii M, Tatagiba M. The impact of petrosal vein preservation on postoperative auditory function in surgery of petrous apex meningiomas. Neurosurgery. 2006; 59(1) Suppl 1: ONS68–ONS74, discussion ONS68–ONS74.

[24]Sampath P, Rini D, Long DM. Microanatomical variations in the cerebellopontine angle associated with vestibular schwannomas (acoustic neuromas): a retrospective study of 1006 consecutive cases. J Neurosurg. 2000; 92(1):70–78.

[25]Strauss C, Naraghi R, Bischoff B, Huk WJ, Romstöck J. Contralateral hearing loss as an effect of venous congestion at the ipsilateral inferior colliculus after microvascular decompression: report of a case. J Neurol Neurosurg Psychiatry. 2000; 69(5):679–682.

[26]Strauss C, Neu M, Bischoff B, Romstöck J. Clinical and neurophysiological observations after superior petrosal vein obstruction during surgery of the cerebellopontine angle: case report. Neurosurgery. 2001; 48(5):1157–1159, discussion 1159–1161.

[27]Hadeishi H, Yasui N, Suzuki A. Mastoid canal and migrated bone wax in the sigmoid sinus: technical report. Neurosurgery. 1995; 36(6):1220–1223, discussion 1223–1224.

[28]Crocker M, Nesbitt A, Rich P, Bell B. Symptomatic venous sinus thrombosis following bone wax application to emissary veins. Br J Neurosurg. 2008; 22(6):798–800.

[29]Keiper GL, Jr, Sherman JD, Tomsick TA, Tew JM, Jr. Dural sinus thrombosis and pseudotumor cerebri: unexpected complications of suboccipital craniotomy and translabyrinthine craniectomy. J Neurosurg. 1999; 91(2):192–197.

[30]Ohata K, Haque M, Morino M, et al. Occlusion of the sigmoid sinus after surgery via the presigmoidal-transpetrosal approach. J Neurosurg. 1998; 89(4):575–584.

[31]Heman-Ackah SE, Golfinos JG, Roland JT, Jr. Management of surgical complications and failures in acoustic neuroma surgery. Otolaryngol Clin North Am.2012; 45(2):455–470, x.

[32]de Bruijn SF, de Haan RJ, Stam J, For the Cerebral Venous Sinus Thrombosis Study Group. Clinical features and prognostic factors of cerebral venous sinus thrombosis in a prospective series of 59 patients. J Neurol Neurosurg Psychiatry. 2001; 70(1):105–108.

[33]Ishizaka H. [Anatomical study of the torcular Herophili]. Neurol Med Chir (Tokyo). 1985; 25(11):873–880.

[34]Zouaoui A, Hidden G. Cerebral venous sinuses: anatomical variants or thrombosis? Acta Anat (Basel). 1988; 133(4):318–324.

[35]Ichijo H, Hosokawa M, Shinkawa H. Differences in size and shape between the right and left sigmoid sinuses. Eur Arch Otorhinolaryngol. 1993; 250(5):297–299.

[36]Browning H. The confluence of dural venous sinuses. Am J Anat. 1953; 93(3):307–329.

[37]Lustig LR, Jackler RK. The vulnerability of the vein of Labbé during combined craniotomies of the middle and posterior fossae. Skull Base Surg. 1998; 8(1):1–9.

[38]Arriaga MA, Lin J. Translabyrinthine approach: indications, techniques, and results. Otolaryngol Clin North Am. 2012; 45(2):399–415, ix.

[39]Safaee M, Sun MZ, Oh T, et al. Use of thrombin-based hemostatic matrix during meningioma resection: a potential risk factor for perioperative thromboembolic events. Clin Neurol Neurosurg. 2014; 119:116–120.

[40]Fiss I, Danne M, Stendel R. Use of gelatin-thrombin matrix hemostatic sealant in cranial neurosurgery. Neurol Med Chir (Tokyo). 2007; 47(10):462–467.

[41]Yao HH, Hong MK, Drummond KJ. Haemostasis in neurosurgery: what is the evidence for gelatin-thrombin matrix sealant? J Clin Neurosci. 2013; 20(3):349–356.

[42]Gracia I, Fabregas N. Craniotomy in sitting position: anesthesioloGymanagement. Curr Opin Anaesthesiol. 2014; 27(5):474–483.

[43]Slbin MS, Babinski M, Maroon JC, Jannetta PJ. Anesthetic management of posterior fossa surgery in the sitting position. Acta Anaesthesiol Scand. 1976;20(2):117–128.

[44]Muthcm, Shank ES. Gas embolism. N Engl J Med. 2000; 342(7):476–482.

[45]Duke DA, Lynch JJ, Harner SG, Faust RJ, Ebersold MJ. Venous

air embolism in sitting and supine patients undergoing vestibular schwannoma resection. Neurosurgery. 1998; 42(6):1282–1286, discussion 1286–1287.

[46] Himes BT, Mallory GW, Abcejo AS, et al. Contemporary analysis of the intraoperative and perioperative complications of neurosurgical procedures performed in the sitting position. J Neurosurg. 2017; 127:182–188.

[47] Spektor S, Fraifeld S, Margolin E, Saseedharan S, Eimerl D, Umansky F. Comparison of outcomes following complex posterior fossa surgery performed in the sitting versus lateral position. J Clin Neurosci. 2015; 22(4):705–712.

[48] Li PL, Mao Y, Zhu W, Zhao NQ, Zhao Y, Chen L. Surgical strategies for petroclival meningioma in 57 patients. Chin Med J (Engl). 2010; 123(20): 2865–2873.

[49] Ushewokunze SO, Thomas A, Lamin S, Irving RM, Walsh AR. An unusual complication following translabyrinthine resection of an acoustic neuroma. Br J Neurosurg. 2011; 25(2):303–305.

[50] Hegarty JL, Jackler RK, Rigby PL, Pitts LH, Cheung SW. Distal anterior inferior cerebellar artery syndrome after acoustic neuroma surgery. Otol Neurotol. 2002; 23(4):560–571.

[51] Graffeo C, Perry A, Rayan T, et al. Cerebrovascular complications during vestibular schwannoma surgery. Skull Base. 2018; 79:A021.

[52] Kunimoto Y, Lauda L, Falcioni M, Taibah A, Hasegawa K, Sanna M. Staged resection for vestibular schwannoma. Acta Otolaryngol. 2015; 135(9):895–900.

[53] Tanriover N, Rhoton AL, Jr. The anteroinferior cerebellar artery embedded in the subarcuate fossa: a rare anomaly and its clinical significance. Neurosurgery. 2005; 57(2):314–319, discussion 314–319.

[54] Warren DT, Warren MD, Malfair D, Akagami R. An incidence of anteroinferior cerebellar artery/posteroinferior cerebellar artery anatomic variants penetrating the subarcuate fossa dura: operative technique and identification with 3-dimensional fast imaging employing steady-state acquisition magnetic resonance imaging. Neurosurgery. 2010; 66(6) Suppl Operative:199–203, discussion 204.

第 46 章　脑积水的围手术期处理

Nickalus Khan, Jon Robertson, L. Madison Michael III

46.1　引言

前庭神经鞘瘤患者偶尔会发生脑积水，相关报道可追溯到 20 世纪初。1956 年 Mayo 诊所的一篇文章引用了 Cushing 和 Dandy 在治疗前庭神经鞘瘤时的经历，他们报道了一名 44 岁的女性患者，行囊内切除肿瘤后，历时一年多治疗交通性脑积水。Bucy 也报道了一个病例，是一名 41 岁的妇女，接受类似的手术后，也发生了脑积水。

据报道，前庭神经鞘瘤的脑积水发病率为 3.7%~13.7%，肿瘤大小与脑积水显著正相关。一些研究表明完全切除肿瘤可以解决脑积水，而无须进一步进行脑脊液分流；而另一些研究则提示：即使完全切除肿瘤，脑积水仍可能发生并需要治疗。

为了更好地理解这些现象，应首先将前庭神经鞘瘤相关的脑积水分为交通性脑积水和非交通性脑积水。如果是非交通性脑积水（如桥小脑角内肿瘤压迫第四脑室），那么全切除肿瘤可以解决。然而，有些肿瘤体积小，却伴有脑室扩大，机械性压迫脑脊液路的理论就不能解释为脑积水的成因。有证据表明内听道外的神经鞘瘤组织可能分泌导致交通性脑积水的蛋白质。椎管内神经鞘瘤与交通性脑积水的相关的文献报道为这一理论提供了旁证。在 2003 年 Tanaka 等的一项研究发现老年患者交通性脑积水的发生率较高，作者假设交通性脑积水是由于肿瘤生长缓慢，增加肿瘤与脑脊液接触所致。这个假设得到了 2013 年 Miyakoshi 等发表的研究所支持，后者研究显示：脑脊液蛋白升高和肿瘤生长时间延长有显著

相关性。本章节将重点阐述与前庭神经鞘瘤相关的脑积水在术前、术中和术后的处理方法。

46.2　术前处理脑积水

前庭神经鞘瘤患者的继发脑积水有 4 种可能的临床情况：（1）无症状交通性脑积水；（2）有症状交通性脑积水；（3）无症状非交通性脑积水；（4）有症状非交通性脑积水。与梗阻性脑积水患者相比，出现交通性脑积水的患者年龄比较大（>60 岁）。临床表现与正常压力脑积水类似，即认知障碍、尿失禁和步态障碍。

对于有症状的交通性脑积水的患者，行脑脊液分流而不切除肿瘤可能是最理想的（图 46.1）。由于这些患者年龄较大，且通常具有显著的并发症，使用低压或可调压阀门进行分流可以改善症状，无须切除肿瘤。对于适合行肿瘤切除的交通性脑积水的患者（无论是否有症状），在肿瘤切除前均不需外引流脑脊液。这一原则也适用于无症状非交通性脑积水的患者。

出现急性非交通性脑积水和颅内压力升高症状的患者，在手术前需要做脑室外引流（EVD）或内镜下第三脑室造瘘（ETV）治疗。这些患者在症状改善后，通常在 1~2 天进行手术。如果不能在同一次住院期间做肿瘤手术，或者 ETV 手术失败的，可以做脑室腹腔分流术，便于将来进行肿瘤切除手术。

46.3　脑积水的术中处理

对于交通性脑积水的患者，手术入路的选择通常

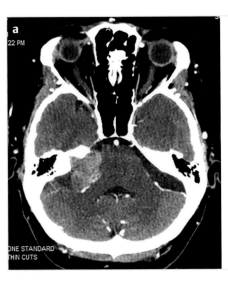
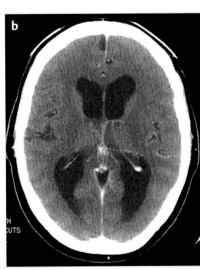

图 46.1　（a）头部 CT 显示一个中等大小的前庭神经鞘瘤，没有压迫相邻的脑脊液通路。（b）显示交通性脑积水所致的脑室扩大

取决于听力状况和肿瘤大小。对于无功能性听力的患者，作者更喜欢采用经迷路手术。术前腰大池置管，并在切开硬膜之前开放引流，放出 20mL 脑脊液后关闭。对于有功能性听力的患者，通常采用乙状窦后入路。和所有经颅后窝的手术一样，打开小脑延髓池充分松弛小脑是关键因素。打开硬脑膜之后，立即向枕骨大孔进行分离，充分开放小脑延髓池，释放脑脊液，并在术中一直保持脑脊液引流通畅。对于非交通性脑积水的患者，通常肿瘤体积较大（图 46.2），作者倾向于乙状窦后入路。历史上，在枕下开颅之前，首先常规在 Frazier 点（中线旁开 3~4cm，枕外隆凸上 6cm 的位置）打一个孔，当出现小脑疝时，这里可以最快进入脑室系统，降低颅后窝压力。作者现在仅在特定病例中这么做。在大多数情况下，在暴露肿瘤前打开小脑延髓池，小脑得到充分减压后可以安全地进行肿瘤切除。

46.4　脑积水的术后管理

大多数伴有交通性或非交通性脑积水的前庭神经鞘瘤患者不需要永久的脑脊液分流。对那些有持续脑积水症状的患者，可以暂时行脑室外引流术。将脑室引流管放置在外听道上方 10cm 水柱处，通过抬高引流瓶并监测脑积水或颅内压升高的症状和体征变化，逐渐加码。对于那些能够耐受的患者，就可以拔除脑室外引流管；对于那些无法耐受的患者，则需行脑室腹腔分流术。对于有症状的交通性脑积水的患者，需使用低压或可调压脑室分流管。

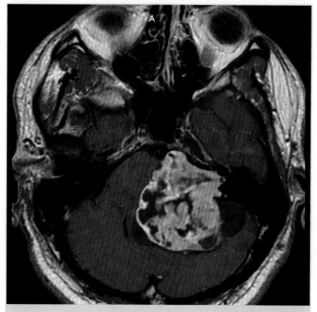

图 46.2　头部 MRI 显示一个左侧巨大的前庭神经鞘瘤明显压迫并造成第四脑室的移位

46.5　内镜下第三脑室造瘘术治疗脑积水

在前庭神经鞘瘤伴发的脑积水治疗中，内镜下第三脑室造瘘术（ETV）的作用值得一提。2006 年，Hayhurst 等发表了一篇使用 ETV 治疗桥小脑角肿瘤继发性脑积水的文章。一共 5 例前庭神经鞘瘤病例。2 例患者首先接受立体定向放射治疗，此后出现放疗后脑积水，其中 1 例接受了 ETV 治疗后成功缓解，而另 1 例在 ETV 2 年后再次出现继发性脑积水症状，再行脑室腹腔分流术。另 2 例患者出现了非交通性脑积水症状，在肿瘤切除前进行了 ETV 治疗，他们在术后都没有做脑脊液外引流，目前也都没有行脑脊液分流术。最后 1 例带瘤随访观察的老年患者仅仅做了 ETV 治疗，其继发于脑积水的症状得到了缓解。在作者的个人病例中，有 2 例大型前庭神经鞘瘤肿瘤继发了有症状的非交通性脑积水患者在肿瘤手术前进行了 ETV。这样避免了手术前的脑室外引流，也无须做分流手术。因此，对于出现继发于前庭神经鞘瘤的非交通性脑积水患者，ETV 似乎是一种替代脑室外引流的可行性手术。

46.6　讨论

在最近一项包含 400 例前庭神经鞘瘤患者的回顾性研究中，Gerganov 等发现 53 例（13.3%）伴有脑积水，其中大多数是交通性脑积水（79.3%）。在这组病例中，完全切除肿瘤是治疗合并脑积水的最佳方法。肿瘤大、肿瘤表面不规则、术前严重脑积水的患者在肿瘤手术后需要行脑积水治疗。他们还发现，在症状持续时间较长的老年患者和具有多囊变的前庭神经鞘瘤患者中，脑脊液漏的比例显著增加。他们提出，长时间接触前庭神经鞘瘤相关蛋白质可能导致不可逆的脑脊液改变。这得到 2003 年的另一项研究的支持，这项研究发现所有被分析的患者的蛋白质水平升高。研究者认为升高的蛋白质可能会阻碍脑脊液在蛛网膜颗粒的再吸收，他们进一步假设老年患者对脑脊液成分变化的耐受性可能较低，并且可能更容易发展为这种非阻塞性脑积水。在 2003 年 Tanaka 等的研究也证实在老年前庭神经鞘瘤患者中交通性脑积水发病率增加，在 2007 年的 43 例患者中多元回归分析发现只有脑脊液蛋白浓度对脑积水的发生有预测作用的报道。2013 年，Miyakoshi 等的最新研究分析了 376 例患者，发现病程时间长和脑脊液蛋白升高导致脑积水的发生，而最大限度地肿瘤切除可以避免不必要的分流手术。

46.7 总结

继发于前庭神经鞘瘤的脑积水，应通过评估脑脊液产生和吸收之间的不平衡来确定最佳处理方案。对于非交通性脑积水，在许多情况下，去除脑脊液通路上的阻塞因素可以恢复正常的脑脊液流动。较小肿瘤伴有交通性脑积水，可以做分流而不切除肿瘤，特别是对于肿瘤小伴有显著并发症的老年患者。对于进行了手术治疗，则在手术后仍有症状的患者，需要进行永久性脑脊液分流。根据目前掌握的证据，前庭神经鞘瘤伴有交通性脑积水的大多数可能病因是脑脊液蛋白增加影响了脑脊液动力学，造成蛛网膜颗粒重吸收脑脊液障碍。

参考文献

[1] Cushing H. Tumors of the Nervus Acusticus and the Syndrome of the Cerebellopontile Angle. Philadelphia, PA: W.B. Saunders Co.; 1917.

[2] Dandy WE. An operation for the total removal of cerebellopontile (acoustic) tumors. SurgGynec Obstet. 1925; 41:129–148.

[3] Love JG, Dodge HW, Jr, Remine WH, Wellman WE, Campagna MJ. Acoustic neuroma with meningitis and secondary communicating hydrocephalus: successful treatment; report of case. J Neurosurg. 1956; 13(4):312–316.

[4] Pirouzmand F, Tator CH, Rutka J. Management of hydrocephalus associated with vestibular schwannoma and other cerebellopontine angle tumors. Neurosurgery. 2001; 48(6):1246–1253, discussion 1253–1254.

[5] Kühne D, Schmidt H, Janzen RW, Lachenmayer L. [Communicating hydrocephalus due to acustic neurinoma (author's transl)]. Radiologe. 1977; 17(11):478–481.

[6] Steenerson RL, Payne N. Hydrocephalus in the patient with acoustic neuroma. Head Neck Surg. 1992; 107(1):35–39.

[7] Atlas MD, Perez de Tagle JR, Cook JA, Sheehy JP, Fagan PA. Evolution of the management of hydrocephalus associated with acoustic neuroma. Laryngoscope. 1996; 106(2, Pt 1):204–206.

[8] Briggs RJ, Shelton C, Kwartler JA, Hitselberger W. Management of hydrocephalus resulting from acoustic neuromas. Head Neck Surg. 1993; 109(6):1020–1024.

[9] Hoffman RA. Cerebrospinal fluid leak following acoustic neuroma removal. Laryngoscope. 1994; 104(1, Pt 1):40–58.

[10] Bloch J, Vernet O, Aubé M, Villemure JG. Non-obstructive hydrocephalus associated with intracranial schwannomas: hyperproteinorrhachia as an etiopathological factor? Acta Neurochir (Wien). 2003; 145(1):73–78.

[11] Gardner WJ, Spitler DK, Whitten C. Increased intracranial pressure caused by increased protein content in the cerebrospinal fluid; an explanation of papilledema in certain cases of small intracranial and intraspinal tumors, and in the Guillain-Barre syndrome. N Engl J Med. 1954; 250(22):932–936.

[12] Kudo H, Tamaki N, Kim S, Shirataki K, Matsumoto S. Intraspinal tumors associated with hydrocephalus. Neurosurgery. 1987; 21(5):726–731.

[13] Zavala LM, Adler JR, Greene CS, Winston KR. Hydrocephalus and intraspinal tumor. Neurosurgery. 1988; 22(4):751–754.

[14] Ohta K, Gotoh F, Amano T, Obara K. Normal pressure hydrocephalus associated with cauda equina neurinoma. Ann Neurol. 1990; 27(4):441–443.

[15] Dario A, Dorizzi A, Marra A, Scamoni C, Crivelli G, Fachinetti P. Lumbar neurinoma associated with hydrocephalus. Case report. J Neurosurg Sci. 1993; 37(3):179–182.

[16] Tanaka Y, Kobayashi S, Hongo K, Tada T, Sato A, Takasuna H. Clinical and neuroimaging characteristics of hydrocephalus associated with vestibular schwannoma. J Neurosurg. 2003; 98(6):1188–1193.

[17] Miyakoshi A, Kohno M, Nagata O, Sora S, Sato H. Hydrocephalus associated with vestibular schwannomas: perioperative changes in cerebrospinal fluid. Acta Neurochir (Wien). 2013; 155(7):1271–1276.

[18] Gerganov VM, Pirayesh A, Nouri M, et al. Hydrocephalus associated with vestibular schwannomas: management options and factors predicting the outcome. J Neurosurg. 2011; 114(5):1209–1215.

[19] Fukuda M, Oishi M, Kawaguchi T, et al. Etiopathological factors related to hydrocephalus associated with vestibular schwannoma. Neurosurgery. 2007; 61(6):1186–1192, discussion 1192–1193.

[20] Hayhurst C, Javadpour M, O'Brien DF, Mallucci CL. The role of endoscopic third ventriculostomy in the management of hydrocephalus associated with cerebellopontine angle tumours. Acta Neurochir (Wien). 2006;148 (11):1147-1150; discussion 1150.

第 47 章　术后脑脊液漏、假性脑膜膨出和脑膜炎：风险、规避和治疗

Raghuram Sampath, Stephen P. Cass, A. Samy Youssef

47.1　引言

术后脑脊液（CSF）漏是除面部麻痹外，前庭神经鞘瘤（VS）手术的第二大常见并发症。由于术后 CSF 漏导致住院时间延长、额外手术和增加脑膜炎风险，因此降低 CSF 漏的发生至关重要。在 20 世纪 60 年代，经迷路入路手术中使用腹部脂肪植入大大降低了术后 CSF 通过骨质的脑脊液漏。此外，在乙状窦后及颅中窝入路中，将肌肉或脂肪垫入内听道（IAC）和用骨蜡封堵气房可以减少了 CSF 漏。随着对防止 CSF 漏工作的高度重视，这种并发症的发生率逐渐下降。但是，文献报告的发生率仍为 2%~30%，实际估计约为 10%。本章将讨论：（1）风险因素和各种入路 CSF 漏的发生率；（2）回顾最佳手术闭合的各种技术和原理；（3）概述 CSF 漏、假性脑膜膨出和（或）脑膜炎的成功治疗策略。

47.2　危险因素

针对 CSF 漏的风险采集了肿瘤因素、患者因素和手术因素等参数。患者因素特征包括年龄、性别和身体质量指数（BMI）等；手术因素包括手术入路、特定关颅技术、手术时间长度、腰穿引流，甚至谁进行了关颅手术（住院医师还是主治医师）等。虽然，并发症如贫血、糖尿病、肾衰竭或营养不良可能被认为对愈合和 CSF 漏有重要影响，但没有一个具体研究给出证据。

在上述因素中，没有一种被最终证明是产生术后 CSF 漏的主要因素。然而，对于某些因素，存在潜在的相互冲突的证据。例如，一些研究表明 CSF 漏的风险与肿瘤大小之间有关，较大肿瘤其脑脊液漏的发生率较高，另一些研究表明与肿瘤大小没有关联，还有一些研究表明，较小的肿瘤脑脊液漏发生率较高。再次手术也被认为是 CSF 漏的危险因素，其中 Stieglitz 等报告首次手术脑脊液的脑脊液漏发生率为 4.5%，再次手术后脑脊液漏发生率上升至 11.1%。Copeland 等在超过 450 例患者的一系列研究中证明 BMI 的升高与术后 CSF 漏的增加有关。其他引起脑脊液漏的相关因素有岩骨的气化程度、脂肪和肌肉的填塞以及术前腰穿引流。

关于手术入路的影响，Ansari 等的 35 项系统回顾研究发现，经乙状窦后入路脑脊液漏的发生率比经颅中窝入路和迷路入路的高（分别为 10.3%、5.3% 和 7.1%；*P*=0.001）。然而，Selesnick 等的一个 25 项的 Meta 分析研究显示不同的手术入路脑脊液漏发生率没有差异，另外 Mangus 等对同一治疗中心超过 1900 例病例的分析得出相同的结论。同样，Sughrue 等发现，经颅中窝入路和乙状窦后入路的 CSF 漏发生率相近，但高于迷路入路。有比较经迷路入路和乙状窦后入路的文献报道迷路入路的脑脊液漏发生率更高，但其他手术入路报道的脑脊液漏发生率没有差异性。值得注意的是，CSF 漏的类型可能因入路的不同而不同。例如，Mangus 等报告迷路入路的切口脑脊液漏发生率高于乙状窦后入路，而鼻漏更多见于乙状窦后入路和颅中窝入路后（表 47.1）。

47.3　关颅的一般原则

所有外科医生都在努力做到不透水的多层严密闭合关颅。从深到浅的 5 层包括硬膜、颅骨、肌肉 / 筋膜、皮下组织和皮肤，并试图重建所有这些层来降低术后 CSF 漏的风险。如乙状窦后入路，防水硬脑膜紧密缝合是防止术后 CSF 漏和伪脑膜膨出的关键。相反，迷路入路中其硬脑膜缝合比较困难，使用脂肪填塞乳突气房更为有用。

介绍几种已经使用多年的比较成功的移植物。对于乙状窦入路，如果原来的硬脑膜无法严密缝合，作者更喜欢头部筋膜，或者用胶原蛋白补片来严密缝合，并通过调整麻醉来测试其严密性。然后我们使用硬脑膜密封剂来强化。回覆颅骨瓣有助于硬脑膜抵抗颅内的搏动性冲击。此外，放置骨瓣可以减少术后因肌肉与硬脑膜粘连引起的头痛。

对于乙状窦后入路和迷路入路手术，颅骨可以用钛板或可吸收板 / 网和螺钉替换。对于乙状窦后入路，骨瓣必须回纳，可以使用骨水泥，它避免了较薄皮肤下的钛板、钛钉等的突起，并能封闭乳突气房。一些外科医生使用钛网和 HA 水泥组合。对于所有入路，使用骨蜡彻底封闭骨缝和乳突气房，以避免 CSF 鼻漏。用骨蜡封堵气房的进口和出口是一个好习惯。

如果可能，必须重建肌肉复合层。虽然此层很少实现真正的严密缝合，但它有利于手术入路中的骨瓣稳定和脂肪吸收。重建的肌肉复合层也可以降低板材或 HA 水泥挤出或暴露的风险。最后，皮下组织和皮肤的严密复合是防止切口 CSF 渗漏的最后一道防线。

表 47.1 根据不同手术入路报告前庭神经鞘瘤切除术后脑脊液漏发生率

研究者（年份）	脑脊液漏发生率，手术入路			评论
	RS	TL	MF	
Selesnick 等（2004）	10.6%	9.5%	10.6%	Meta 分析；25 篇 Medline 索引文章未发现基于入路的差异
Sughrue 等（2011）	6%	27%	7%	Medline 搜索；32 870 例患者，RS 和 MF 的脑脊液漏发生率相似；更高的脑脊液漏发生率与 TL 入路有关
Mangus 等（2011）	12%	12%	13%	回顾性分析；1922 例患者，未发现基于入路的差异
Ansari 等（2012）	10.3%	7.1%	5.3%	系统性回顾；35 篇 Medline 索引文章与 TL 和 MF 相比，RS 入路的脑脊液漏发生率更高
Nonaka 等（2013）	7.9%	7.8%	0%	回顾性分析；357 例患者，RS 和 TL 入路具有相似的脑脊液漏发生率
Copeland 等（2015）	7%	15%	7%	回顾性分析；457 例患者，较高的 BMI 与较高的脑脊液漏发生率相关；TL 入路具有更高的脑脊液漏发生率
Crowson 等（2016）	9.2%	12.4%	6.5%	回顾性分析；282 例患者，未发现基于入路的差异

缩写：BMI，身体质量指数；MF，颅中窝；RS，乙状窦后；TL，转位

没有证据表明皮钉和缝合线哪一个更好。无论最终缝合技术如何，为了减少切口反应和 CSF 漏的风险，尤其是出现假性脑膜膨出，一般缝合线或皮钉都会在手术后 2 周内拆除。

47.4 手术入路——防止 CSF 漏的具体指南

47.4.1 乙状窦后入路

乙状窦后入路是许多颅后窝占位的主要手术方法，它对于 VS 特别适用。它可用于切除小肿瘤而保留听力，或切除大肿瘤而不要求完全保留听力。打开内听道（IAC）后壁以暴露管道内的肿瘤，这一操作会增加 CSF 鼻漏的风险，但这对于完全切除肿瘤又是必须做的。岩骨的气化程度是 CSF 漏的一个危险因素，打开岩骨气房造成脑脊液流到中耳，再通过咽鼓管流到鼻咽部。Stieglitz 等建议，较小肿瘤切除引起的高发生率的脑脊液鼻漏是因为 IAC 没有充分扩大，需要磨除更多的气房。所有手术在肿瘤切除后严密缝合脑膜前必须用骨蜡完全封堵打开的气房。我们发现，倾角 30°刚性内镜是一种有用的辅助器材，用于发现任何可能隐藏在显微镜视线之外的开放的气房（图 47.1）。在内镜直视下用骨蜡封闭开放的气房，用肌肉或脂肪团放入 IAC。作者采用了 Surgicel 纱封堵在 IAC 最后一层，为 CSF 漏提供了另一道防线。乙状窦后入路的 CSF 漏的第二个来源是随着颅骨打开，其骨窗边缘乳突气房的打开，"骨蜡封闭气房内外"的黄金法则应该适用

于每一个病例。严密缝合硬脑膜是防止皮下 CSF 漏或假性脑膜膨出的关键。如果不能严密缝合脑膜，可以采用多种替代方法，包括从切口周围获得自体的骨质、脂肪或肌肉等，以辅助硬膜闭合。如果使用自体移植物进行严密封闭，则可以应用硬质黏合剂。然后采用硬质密封剂和 Valsalva 动作。骨片和 HA 骨水泥封口一直是我们经验中一项成功的技术。用骨瓣或钛网加固可起到支撑作用，以抵御术后颅内压力的变化。其他作者已经使用了创造性的技术，如 Medpor 网格或 HA-钛组合，且 CSF 漏的发生率也有所下降。

47.4.2 颅中窝入路

颞下颅中窝手术是一种听力保留的入路，主要适用位于 IAC 内的小肿瘤。一些外科医生在手术前行腰穿引流来减压占主导地位的颞叶。使用颅中窝入路，硬膜开口通常仅限于 IAC，并且不可能严密缝合。由此产生的硬膜缺损通常用脂肪或肌肉与组织黏合剂一起封堵。在钻孔过程中打开的气房都需要用骨蜡密封。如果颞叶硬膜没有被破损，颅中窝入路的 CSF 漏发生率是我们手术病例中最低的。关颅是从骨瓣开始，然后是颞肌肌肉、帽状腱膜和皮肤。在我们的实践中，在骨瓣周围使用 HA 骨水泥，可以避免因钛钉突起导致的耳朵不适。

47.4.3 迷路入路

迷路入路提供了一条更直接到达 IAC 和桥小脑角的通道。它通常用于术前听力差或肿瘤较大且听力保

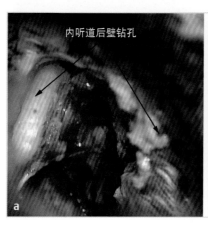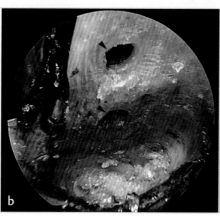

图 47.1 （a）肿瘤切除后内听道后壁钻孔的显微观察。（b）同样使用 30° 内镜观察同一钻孔区，显示有两个突出的气室

"内听道后壁钻孔"

留率低的情况。该方法能早期识别 IAC 中的面神经，硬膜外钻孔，很少影响到小脑。

有必要说明，迷路入路的扩大乳突切除和迷路切除开放了很多的气房、中耳和咽鼓管，会增加 CSF 漏的可能性。此外，由于 IAC 硬膜打开和颅后窝硬膜打开后通常不能完全缝合，这也成为 CSF 漏的可能途径。使用其他物质来填塞咽鼓管、中耳和乳突腔，其中自体组织是最常使用的（例如：干燥的骨膜、腹部脂肪、颞肌筋膜、肌肉、骨板）。首先，所有可见的气房使用骨蜡封堵，接下来，从上面打开中耳蜗或从面神经隐窝直接进入咽鼓管。这可能需要去除砧骨和锤骨，注意不要脱位或撕裂鼓膜。然后，咽鼓管口和中耳裂口使用自体材料修补，如筋膜、骨膜、肌肉或脂肪等。Sanna 和 Coworkers 描述了他们使用不同移植材料的经验，认为虽然肌肉会萎缩，而脂肪接触空气会溶解，但延迟了脑脊液漏。在开始钻孔乳突时，保留中耳裂处的骨膜是最重要的。

封闭骨性的和乳突气房最常见的方法是应用脂肪条以"软木样"的方式填到桥小脑角。可使用硬膜密封剂来代替 IAC 和颅后窝缺失的硬膜层。对于乳突气房打开后使用密封胶是一个明智的选择，但如果任何一点密封剂被重新吸收，则可能导致 CSF 漏。

总的来说，多层缝合是关键，可以降低出现 CSF 漏和假性脑膜膨出的风险。行迷路入路可以采用不同的策略来关颅，使用软组织直接覆盖在脂肪移植物上保持 3~5 天，这在历史上是最常规的做法。而用钛网、可吸收网、骨水泥甚至骨板来重建乳突已成为现在越来越常见的做法。这项技术的拥护者是借助了脂肪移植具有持久压迫性的好处，这可以降低假性脑膜膨出或经皮 CSF 漏的风险。虽然小样本中 HA 骨水泥与延迟出现的 CSF 瘘管 / 感染有关，但在公开发表的报告中没有报道。由于可吸收网可以维持几个月的支撑保护作用后吸收，这可以减少异

物感染，减少了使用钛网后的疼痛并发症。骨膜 / 软组织层闭合，然后是皮下组织和皮肤闭合。除了闭合技术外，术后还可以运用其他预防性措施，如让患者处于 30° ~45° 向上的卧位，避免屏气操作 / 过度用力，以及使用大便软化剂。当然这些没有直接证据来证实（见第 48 章）。

47.5 脑脊液漏的管理

如果气房在手术过程中或者在手术切口没有完全闭合，则 CSF 将从相对较高的颅内压力系统（正常：7~15mmHg）流向压力相对低的咽鼓管、中耳或骨膜间隙或皮肤。从理论上讲，无菌性脑膜炎或肥胖症者在术后 CSF 压力升高的风险比较高。在大多数情况下，无论是否屏气向前倾斜，在术后的体检中会明显发现 CSF 的切口漏或单侧鼻漏。因此，在许多情况下，使用 Beta-2 转移蛋白测试来确定诊断是没有必要的。然而，对于间歇性或可疑的 CSF 漏，这种实验室测定可能非常有价值。较不常见的隐匿性 CSF 漏可能最初表现为脑膜炎或颅内积气的头痛。特别是紧张时，假性脑脊膜膨出可能作为切口 CSF 漏的前兆发生。当然，CSF 耳漏非常罕见，并且仅在耳道或鼓膜穿孔或撕裂时出现，这在手术进入过程中在外听道骨附近提起肌肉复合层时会发生。迷路入路中经咽鼓管和中耳时会导致耳膜的撕裂。如果在手术过程中发现耳道撕裂，这必须修复，或者使用剩余的耳道皮肤和鼓膜来严密修复。

47.5.1 切口脑脊液漏

对于切口脑脊液漏，许多研究表明，先采取保守治疗，如果保守措施失败，则将治疗升级为手术干预。作者认为术后脑脊液漏患者的头颅 CT 检查对脑积水或颅内积气是很有价值的。无论采用何种手术入路都需要严密缝合切口、床头升高、卧床休息、粪便软化

剂和 Diamox（乙酰氨酰胺）等治疗。对于大多数经早期保守治疗仍无法解决的切口脑脊液漏，可以行腰穿外引流 3~5 天。腰穿引流必须非常小心，以避免大量 CSF 引流引起颅内积气的并发症。特别需要小心控制脑脊液引流量，以及管道周围和腰穿点的脑脊液渗出。在张力性假性脑膜膨出时可以采用穿刺和加压包扎的方法。当这些治疗失败的情况下，需要进行手术修复。手术修复是在手术部位重新多层严密缝合组织，并做腰穿引流 3~5 天。如果是因颅内压压力增加引起脑脊液漏，则需要做脑室腹腔分流术。这个手术只有在确定不存在感染或脑膜炎后才能进行。

47.5.2　脑脊液鼻漏

CSF 鼻漏，首选采取保守治疗，特别是少量或间歇性漏；若有增加的趋势，需早期进行手术修复。经迷路入路手术引起 CSF 鼻漏的，需要做乳突气房、中耳和咽鼓管的手术修复。这需要使用原来的手术入路，或通过耳道直接进入咽鼓管孔。

经乙状窦后入路出现脑脊液鼻漏的，如果听力不需要保留，则可以采用经乳突入路进行手术修复。或者在使用原来的手术切口旁做一个单独的较小切口，前提是中间的软组织多而不会造成缺血。经乳突入路，骨窗边缘的气房或迷路气房可以直接用骨蜡密封，乳突、中耳和咽鼓管可以用自体移植物修复。在经颅中窝或乙状窦后入路成功保留听力后，脑脊液鼻漏治疗变得更富挑战性。在这些情况下，通常避免最初的经乳突入路，因为中耳的大量填充和闭塞会导致传导性听力损失。在这种情况下，应首先选择保守治疗。如果需要手术干预，CT 检查可以帮助确定渗漏部位。手术治疗通常需要重新打开原来的切口，并对骨窗周围气房进行细致的修复，同时可以使用或不使用腰穿引流。如果散在的气房能够被识别并直接用骨蜡封堵，则通过经乳突入路的探查是可以成功的。

持续性脑脊液鼻漏罕见发生于采取中耳闭塞及其他措施的情况下，更多见于近端咽鼓管气房打开的情况，而这些气房经乳突入路很难达到。有报告通过外部颞下入路或经鼻途径进行咽鼓管填塞。在作者的经验中，这是非常罕见的。

47.5.3　假性脑膜膨出

假性脑膜膨出是由于硬脑膜、肌骨膜和皮下组织闭合不足形成的。最重要的是任何时候都要尽可能地进行硬脑膜的严密缝合。在没有脑积水的情况下，保守治疗在大多数情况下是成功的。腰穿开放压力和 CSF 分析是有用的，因为假性脑膜膨出可能是由于颅内压增加与无菌性脑膜炎或细菌性脑膜炎有关。在某

些情况下，特别是在 CSF 分析前给予抗生素时，鉴别细菌性脑膜炎还是无菌性脑膜炎具有挑战性。当细胞计数和蛋白质升高时会怀疑是无菌性脑膜炎，但革兰氏染色和培养必须是阴性。如果认为是无菌性脑膜炎，则类固醇逐渐减量治疗可能有助于假性脑膜膨出的解决。如果考虑是颅内压升高，可考虑短期使用 Diamix（乙酰氨酰胺）。腰穿引流或假性脑膜膨出的引流减压有助于治疗张力性假性脑膜膨出。手术修复被保留用于假性脑膜膨出逐渐增大、疼痛或引流假脑膜或那些保守治疗失败的患者。在这些情况下，无论是否腰穿引流，切口探查必须采用防水硬膜缝合。此外，对于切口愈合不良的患者（如有并发症、以前手术过或放疗后的患者）或体重指数较高的患者，在术后最初的 3~5 天采用腰穿引流，尽管实际上很少这么做。对于持续性脑积水可以行脑室腹腔分流术。当然，必须考虑有脑脊液漏的患者脑室压力会偏低，这在脑积水分流中必须考虑这一点。感兴趣的读者可参考第 46 章，更详细地讨论围手术期脑积水的治疗。

47.5.4　脑膜炎

脑膜炎的风险一般与脑脊液漏的发生率相当，为 1%~8%。重要的是，如果患者出现脑脊液漏，其患脑膜炎的风险要高出 10 倍。脑膜炎可以是有菌的或无菌的，文献表明无菌性脑膜炎更常见，有时很难区分这两种类型。无菌性脑膜炎被认为是由于手术残腔中的积血和骨屑所造成的炎症反应，通常对类固醇减量治疗有效。如前所述，当革兰氏染色和（或）培养物显示病原体时，细菌性脑膜炎就能被确诊。当伴有脑脊液漏时，腰穿引流除了提供暂时的脑脊液流出外，还将有助于监测抗生素治疗的效果。

47.6　总结

切除 VS 术后脑脊液漏会影响发病率和医疗费用。研究发现不同手术入路报告的脑脊液漏发生率有显著差异。精细、多层、严密的外科缝合是防止 CSF 漏的最重要因素。采用骨蜡完全封堵所有暴露的骨窗周围的气房、使用自体移植物以及精细的软组织缝合是至关重要的。使用腰穿引流可能有益于缓解已经出现的脑脊液漏，但不能作为预防措施。术后切口脑脊液漏的治疗方法包括局部补片缝合或切口整复，不一定行腰穿引流。在某些情况下，低流量或间歇性脑脊液鼻漏可以通过保守措施成功地治疗；然而，高流量脑脊液鼻漏通常需要手术治疗。确定某些危险因素，如身体质量指数升高、先前存在的脑积水或颞骨过度气化，这提醒外科医生对患者术后出现脑脊液漏做出更准确的评估，并及时预防脑脊液漏。

参考文献

[1] Fishman AJ, Hoffman RA, Roland JT, Jr, Lebowitz RA, Cohen NL. Cerebrospinal fluid drainage in the management of CSF leak following acoustic neuroma surgery. Laryngoscope. 1996; 106(8):1002–1004.

[2] Glasscock ME, III, Kveton JF, Jackson CG, Levine SC, McKennan KX. A systematic approach to the surgical management of acoustic neuroma. Laryngoscope. 1986; 96(10):1088–1094.

[3] Fishman AJ, Marrinan MS, Golfinos JG, Cohen NL, Roland JT, Jr. Prevention and management of cerebrospinal fluid leak following vestibular schwannoma surgery. Laryngoscope. 2004; 114(3):501–505.

[4] Selesnick SH, Liu JC, Jen A, Newman J. The incidence of cerebrospinal fluid leak after vestibular schwannoma surgery. Otol Neurotol. 2004; 25(3):387–393.

[5] Copeland WR, Mallory GW, Neff BA, Driscoll CL, Link MJ. Are there modifiable risk factors to prevent a cerebrospinal fluid leak following vestibular schwannoma surgery? J Neurosurg. 2015; 122(2):312–316.

[6] Crowson MG, Cunningham CD, III, Moses H, Zomorodi AR, Kaylie DM. Preoperative lumbar drain use during acoustic neuroma surgery and effect on CSF leak incidence. Ann Otol Rhinol Laryngol. 2016; 125(1):63–68.

[7] Merkus P, Taibah A, Sequino G, Sanna M. Less than 1% cerebrospinal fluid leakage in 1,803 translabyrinthine vestibular schwannoma surgery cases. Otol Neurotol. 2010; 31(2):276–283.

[8] Sughrue ME, Yang I, Aranda D, et al. Beyond audiofacial morbidity after vestibular schwannoma surgery. J Neurosurg. 2011; 114(2):367–374.

[9] Lüdemann WO, Stieglitz LH, Gerganov V, Samii A, Samii M. Fat implant is superior to muscle implant in vestibular schwannoma surgery for the prevention of cerebrospinal fluid fistulae. Neurosurgery. 2008; 63(1) Suppl 1: ONS38–ONS42, discussion 42–43.

[10] Stieglitz LH, Giordano M, Gerganov VM, Samii A, Samii M, Lüdemann WO. How obliteration of petrosal air cells by vestibular schwannoma influences the risk of postoperative CSF fistula. Clin Neurol Neurosurg. 2011; 113(9): 746–751.

[11] Stieglitz LH, Wrede KH, Gharabaghi A, et al. Factors affecting postoperative cerebrospinal fluid leaks after retrosigmoidal craniotomy for vestibular schwannomas. J Neurosurg. 2009; 111(4):874–883.

[12] Stieglitz LH, Giordano M, Gerganov V, et al. Petrous bone pneumatization is a risk factor for cerebrospinal fluid fistula following vestibular schwannoma surgery. Neurosurgery. 2010; 67(2) Suppl Operative:509–515.

[13] Nonaka Y, Fukushima T, Watanabe K, et al. Contemporary surgical management of vestibular schwannomas: analysis of complications and lessons learned over the past decade. Neurosurgery. 2013; 72(2) Suppl Operative: ons103–ons115, discussion ons115.

[14] Ansari SF, Terry C, Cohen-Gadol AA. Surgery for vestibular schwannomas: a systematic review of complications by approach. Neurosurg Focus. 2012; 33(3):E14.

[15] Mangus BD, Rivas A, Yoo MJ, et al. Management of cerebrospinal fluid leaks after vestibular schwannoma surgery. Otol Neurotol. 2011; 32(9):1525–1529.

[16] Hoffman RA. Cerebrospinal fluid leak following acoustic neuroma removal. Laryngoscope. 1994; 104(1, Pt 1):40–58.

[17] Azad T, Mendelson ZS, Wong A, Jyung RW, Liu JK. Fat graft-assisted internal auditory canal closure after retrosigmoid transmeatal resection of acoustic neuroma: technique for prevention of cerebrospinal fluid leakage. J Clin Neurosci. 2016; 24:124–127.

[18] Manjila S, Weidenbecher M, Semaan MT, Megerian CA, Bambakidis NC. Prevention of postoperative cerebrospinal fluid leaks with multilayered reconstruction using titanium mesh-hydroxyapatite cement cranioplasty after translabyrinthine resection of acoustic neuroma. J Neurosurg. 2013; 119(1):113–120.

[19] Ben Ammar M, Merkus P, Di Lella F, Sanna M. Management of CSF leak after vestibular schwannoma surgery. Otol Neurotol. 2012; 33(3):491–492.

[20] Kerr RG, Hearst MJ, Samy RN, et al. Delayed extrusion of hydroxyapatite cement after transpetrosal reconstruction. Neurosurgery. 2009; 64(3):527–531, discussion 531–532.

[21] Arriaga MA, Chen DA, Burke EL. Hydroxyapatite cement cranioplasty in translabyrinthine acoustic neuroma surgery-update. Otol Neurotol. 2007; 28(4):538–540.

[22] Allen KP, Isaacson B, Kutz JW, Purcell PL, Roland PS. The association of meningitis with postoperative cerebrospinal fluid fistula. J Neurol Surg B Skull Base.2012; 73(6):401–404.

[23] O'Malley MR, Haynes DS. Assessment and management of meningitis following cerebellopontine angle surgery. Curr Opin Otolaryngol Head Neck Surg. 2008; 16(5):427–433.

第 48 章 术后评估、制约和护理

David D. Walker, Michael B. Gluth

48.1 引言

近 50 年来，前庭神经鞘瘤的外科治疗取得了显著进展。然而对一些患者来说，前庭神经鞘瘤手术后的恢复仍然是一个艰难的过程。术后一段时间会出现头痛、眩晕，以及因颅神经损伤带来的身体和心理的困扰。即使这些问题最初得到了解决，患者还是会面对一条漫长的康复之路。在 Wiegand 和 Fickel 的回顾性调查中，报道有 21% 的患者经过了 6~12 个月才恢复到手术前的功能状态。更令人担忧的是，还有 40% 的患者在 12 个月后仍有持续的后遗症。

幸运的是，我们可以采取一些措施来促进术后的功能恢复，在此阶段护理工作的主要目标是在全身和神经系统稳定康复的同时，防止术后并发症的发生。严密监测生命体征和连续体检对是否成功康复至关重要，同时采取其他的预防措施来防止手术并发症的发生。遗憾的是，即使采取了适当的预防措施，一些患者仍会出现不良结果。在这种情况下，早期识别和干预对于防止进一步出现后遗症显得非常重要。这些措施可以帮助降低围手术期的病残率和死亡率，同时提高了手术疗效。

48.2 全身情况与神经系统的监测

在术后第一时间对患者的神经系统和全身情况进行密切监测。这项工作将在神经外科重症监护室（NICU）中进行，包括传统生理指标的监测。与一般的术后护理类似，正常生命体征的改变代表着全身并发症的早期反应，不过，颅底术后护理是独特的，其基本生命体征的改变往往反映出心跳、呼吸中枢的神经损伤状况。

生理指标监测

前庭神经鞘瘤手术后的气道管理需要手术团队和麻醉师之间的充分合作。除非为了及时进行神经功能评估，理想情况下，应在患者无呛咳刺激的情况下平稳地拔除气管套管。拔除气管套管可以减少咳嗽或由此引起上身的猛然弓背跃起。这些情况与术后早期并发症相关，如颅内出血、脑水肿和张力性颅内积气等。然而，盲目拔管会让气道处于危险之中。在有较大肿瘤或神经纤维瘤病 2 型（NF2）的患者中，显微手术仍

会侵袭后组颅神经。在这些神经受损或脑干出血的罕见病例中，保护性的气道反射可能会减弱或消失，导致气道保护不良和误吸风险增加。此外，如果拔管过早，患者可能需要短暂的正压面罩通气，这可能会增加脑脊液漏和（或）张力性颅内积气的风险。在全身麻醉中最后一个需要考虑的因素是，在使用俯卧或坐姿或咬垫放置不当的罕见情况下，会出现明显的舌肿胀和气道阻塞的风险。

拔管后，必须继续密切监测气道和心血管系统。这在一定程度上是因为脑干在这两个系统中都起着至关重要的作用。当血肿对脑干产生压迫通常表现为通气状态的微妙变化，最常见是换气过度、换气不足和间歇性呼吸暂停。当颅内压明显升高时，可观察到库欣反射，其特点是血压升高、呼吸不规律和心动过缓。所以应严格控制动脉血压参数（收缩压 <140mmHg，舒张压 <90mmHg）可以降低颅内出血的可能性。每天例行化验，包括全血细胞计数、基本的代谢状况可由外科医生视病情变化而定。尽管前庭神经鞘瘤手术后电解质异常并不常见，但在使用皮质类固醇药物时可能发生高血糖。

48.3 具体并发症：指导、预防和护理

术后并发症的预防有赖于采取适当的预防措施。此外，在康复期间需要医护人员与患者的良好沟通。

48.3.1 颅内并发症：出血、脑脊液漏、脑膜炎、脑积水

2004 年的一项 Meta 分析发现，前庭神经鞘瘤手术后脑脊液漏的发生率为 9.5%~10.6%。幸运的是，细致的术后护理措施可以降低脑脊液漏的可能性。这些措施包括将床头抬高至 ≥ 30°，按计划使用预防性止吐药、止咳药和大便柔软剂。除了这些，手术时常规放置乳突敷料并加压包扎，术后维持 3 天。在敞开敷料时需要马上检查切口、额头和耳郭，以确定包扎处是否有破裂或溃疡的迹象。如果此时发现切口脑脊液漏，局部治疗是非常有效的，已有报道的成功率为 63%~71%。手术部位用培他司汀消毒，切口用 2-0 尼龙缝线缝合。如果出现张力性假性脑膜膨出，可以进行无菌抽吸，再用乳突敷料加压包扎，卧床休息几天。在脑脊液鼻漏的处理中，局部保守治疗不可能是有效的，公开报

道的成功率为 6%~8%。在这些病例中，常常需要行腰穿引流和（或）手术探查。关于预防和护理脑脊液漏的完整讨论详见第 47 章。

其他颅内并发症包括术后血肿和脑膜炎。颅内血肿在手术病例中的发生率仅为 1%~2%。术后 24h 内 CT 或神经学检查可发现颅内血肿，所以护士每小时的神经检查和手术团队至少每天的检查非常重要。进一步讨论预防和血肿治疗可详见第 45 章节。除上述措施外，所有患者 24h 都接受对革兰氏阳性菌的抗生素预防，有助于预防脑膜炎和浅表感染。先锋霉素族抗生素通常首选使用。

48.3.2　前庭疾病

前庭神经鞘瘤显微手术后常见身体不平衡或眩晕。对不同手术入路的患者进行回顾性分析，45.5% 的患者术后有前庭功能紊乱。眩晕的急性治疗分为康复治疗和药物前庭抑制治疗。许多研究已经证实早期前庭功能康复对术后恢复有效，相关讨论详见第 69 章。前庭抑制剂可以帮助改善任何急性前庭紊乱，但应谨慎使用，它们可能会导致心理状态的改变而被误认为闭锁状态。此外，它们还可能延缓中枢前庭恢复，延长前庭病变的持续时间。出于这些原因，一旦患者在静止状态时眩晕得到缓解，眼球震颤开始好转，则应停止使用前庭抑制剂——尤其是手术后 1~3 天。

48.3.3　头痛和疼痛

前庭神经鞘瘤术后患者头痛发生率高达 75%，这术后疼痛需要即刻控制。常常使用可待因，虽然使用它会出现呼吸抑制，但不掩盖瞳孔变化反应。然而，Jellish 等认为吗啡具有更好的镇痛控制能力，且在正常剂量下没有增加呼吸抑制的风险。非甾体类抗炎药物是经典用药，可以避免众所周知的血小板功能障碍。对阿片类药物不耐药、有阿片类药物过敏史或术前使用镇痛药的患者，需及时调整对疼痛的药物控制。

48.3.4　面神经麻痹

对许多患者来说，学会应对脸部的变化既具有挑战性，也具有灾难性。面神经麻痹可在手术后不同时间发生。一般来说，患者表现为即发性面神经麻痹（IFP）或迟发性面神经麻痹（DFP）。这两种表现不仅有不同的病因，而且有不同的预后。发生 IFP 的患者可能会是术中对神经造成直接的机械损伤或是灼热损伤，并且可能有一个较差的临床预后和长期的恢复。在一项对 515 例患者的研究中，术后即刻评估的 House-Brackmann（HB）评分可以对面神经恢复功能作预测。在即刻评估为（HB Ⅰ、Ⅱ级）患者中，有 98%

的患者术后面神经功能可恢复到可接受的程度（HB Ⅰ、Ⅳ级）。即刻评估功能差（HB Ⅴ、Ⅵ级）的住院患者只有 69.8% 可恢复到可接受的程度（HB Ⅰ~Ⅳ级）。延迟面神经麻痹定义为术后即刻面神经评估为 HB Ⅰ、Ⅱ 的患者在术后 4 周内面神经功能进行性下降。目前尚不清楚 DFP 的发病机制。其中潜伏的单纯疱疹病毒的重新激活仍然是普遍的最流行的解释。目前的文献表明，DFP 在 VS 手术后有约 25% 的发生率，且患者的预后一般很好。术后 1 年有超过 90% 的患者显示出 HB（Ⅰ、Ⅱ级）功能。作为一般的经验，较长的延迟发病时间和较低的 HB 评分预示着 DFP 患者的长期预后更好。无论情况如何，手术后面神经麻痹的治疗有两个主要目标：（1）促进神经恢复；（2）限制发生率。对于 IFP 患者，皮质甾类药物一直是治疗的主要用药，典型的治疗方案包括地塞米松，疗程为 5~7 天，随后逐渐减量。对于 DFP 的治疗，在文献中存在两种主要治疗：使用糖皮质激素和使用抗病毒剂。就像 IFP 一样，支持皮质类固醇使用的数据有限。在抗病毒方面，Bracmann 等研究了广谱抗疱疹性抗病毒剂作为抗 DFP 的预防剂，多中心研究表明安慰剂组 DFP 好转率为 29.8%，较高；而泛昔洛韦组 DFP 好转率为 19.9%，较低。

第二个目标是预防面瘫本身可能引起的进一步并发症。这特别适用于术后 ≥ HB Ⅳ级的患者，通常表现出不同程度的兔眼，需要采取眼部预防措施以防止角膜干燥和磨损。然而，即使是轻度面瘫的患者，伴随干眼或 V1 感觉减退也会使眼睛处于危险中，应考虑采取保护眼部的预防措施，如润眼液、保护眼罩、墨镜，以及在夜间给眼睛贴上胶带等。在被切断面神经的患者中，早期考虑行上眼睑置重物手术。关于面神经麻痹后眼睛护理的深入讨论见第 63 章。

48.3.5　其他颅神经病

与其他颅神经相比，面神经和前庭耳蜗神经是前庭神经鞘瘤手术后最常见的颅神经损害，其他颅神经损伤比较罕见。Darrouzet 等回顾的 390 例中，三叉神经、外展神经和迷走神经/副神经麻痹的发生率分别为 2%、1% 和 0.7%，同时发生颅神经损伤的风险在 NF2 中更高。虽然发生率罕见，但这些颅神经的功能障碍可能会对吞咽、气道保护和角膜反射产生严重的影响。因此，医生应该警惕它们发生的可能性。如果神经保持完整的，皮质类固醇治疗效果是好的。

48.3.6　术后恶心和呕吐

前庭神经鞘瘤显微手术与术后恶心呕吐（PONV）密切相关。其发病机制是多因素的，但机械性压迫包括吞咽前庭神经刺激、刺激了极后区和迷走神经。无论其病因为何，PONV 都是很难治疗的。目前有多种药物，包括皮质类固醇如地塞米松、5-HT3 拮抗剂如昂丹司琼和多巴胺拮抗剂如甲氧氯普胺。手术后如果眼球震颤和眩晕是明显的，使用前庭抑制剂的药物如东莨菪碱、甲哌异丙嗪或异丙嗪等可能在术后即刻起效。尽管大多数病例都在这么治疗，但没有形成基本的常规治疗。无论所选择的初始药物如何，一致性指导原则都建议对单一药物治疗失败的患者，可以采取其他的治疗方案。由于每种药物都有独特的作用机制，通过疗效叠加来改善症状。第 26 章提供了关于早期 PONV 管理的其他信息。

48.3.7　抑郁／焦虑

有几项关于前庭神经鞘瘤患者术后的心理健康状况调查研究表明，抑郁和焦虑并不是显微手术的并发症，然而术后有 40% 的受访者表示他们的自我形象发生永久改变，15% 的人对此有严重的负面情绪。同时，Brooker 等的回顾性分析表明，随着与前庭神经鞘瘤有关的并发症增多，焦虑和抑郁的发生率也随之增加。治疗取决于症状的严重程度，可以采取包括支持小组、谈话治疗或药物治疗。应该让患者知道他们的选择，并授权他们与他们的护理团队协调设计一个适当的治疗计划。听神经瘤协会会给患者提供许多有价值的资源（见第 72 章）。

48.3.8　血栓栓塞事件

深静脉血栓（DVT）和肺栓塞（PE）是潜在的灾难性的术后并发症。预防这些事件尤其具有挑战性，因为临床医生必须平衡抗血栓治疗与颅内出血的风险。非恶性疾病如前庭神经鞘瘤的患者，需要接受开颅手术治疗，美国胸科医师学会的循证实践指南建议手术过程间歇性使用没有药物作用的气动压缩弹性袜。对于术前使用抗凝的患者，如有机械心脏瓣膜、药物洗脱支架、PE 史、房颤或高凝 OPA 病史的，在进行包括前庭神经鞘瘤在内的相关的开颅手术中的用药与停药的文献稀少。然而，作者试图对这些患者进行分类指导治疗。Lazio 和 Simand 建立了 3 个风险分类小组（表48.1），在与医务人员进行了术前协商后，指导他们暂时停止服用或改变用药方式等。无论选择哪种方案，都需要早期采取预防跌倒的措施。此外，在患者卧床时，应采用分级加压丝袜和间歇性气压按压的机械性预防措施。在术后卧床 12~24h，在康复过程中应尽早咨询理疗师。

表 48.1　神经外科手术患者的术后抗凝及恢复维持治疗的建议

患者分组	治疗选择
高危组： 3 个月内有 DVT/PE 1 个月内有心内血栓 1 个月内有 CVA/TIA 9 个月内有高度颈动脉狭窄、房颤或高危外周通路 1 个月内有其他动脉血栓	使用腔静脉滤网。对于上肢，术后皮下注射肝素，在术后 3~5 天恢复抗凝治疗。术后皮下注射肝素，在术后 3~5 天恢复抗凝治疗
中危组： 大于 1 个月前有心内血栓 大于 1 个月前有动脉血栓 有房颤的 CVA/TIA 患者，距上次发病 2 个月至 1 年 高度颈动脉狭窄，距上次发病 2 个月至 1 年 任何有房颤病史的换人工瓣膜的患者 机械性二尖瓣或混合瓣膜 9 个月至 3 年前曾有高危外周通路 颈动脉夹层	术后皮下注射肝素，在术后 5~7 天恢复抗凝治疗
低危组： 有房颤的 CVA/TIA 患者，距上次发病 1 年以上 无房颤的瓣膜疾病患者 机械性主动脉瓣 生物瓣膜 房颤病史 大于 3 个月前有 DVT/PE 外周血管疾病	术后皮下注射肝素，在术后 7~14 天恢复抗凝治疗

缩写：DVT, 深静脉血栓；PE, 肺栓塞；CVA, 脑血管意外；TIA, 短暂性脑缺血发作

48.4　总结

术后护理阶段对于确保最佳手术疗效至关重要。保持临床治疗的稳定，预防术后并发症，可以使患者获得良好的手术效果。

参考文献

[1] Wiegand DA, Fickel V. Acoustic neuroma–the patient's perspective: subjective assessment of symptoms, diagnosis, therapy, and outcome in 541 patients. Laryngoscope. 1989; 99(2):179–187.

[2] Selesnick SH, Liu JC, Jen A, Newman J. The incidence of cerebrospinal fluid leak after vestibular schwannoma surgery. Otol Neurotol. 2004; 25(3):387–393.

[3] Selesnick SH, Liu JC, Jen A, Carew JF. Management options for cerebrospinal fluid leak after vestibular schwannoma surgery and

introduction of an innovative treatment. Otol Neurotol. 2004; 25(4):580–586.

[4] Sanna M, Taibah A, Russo A, Falcioni M, Agarwal M. Perioperative complications in acoustic neuroma (vestibular schwannoma) surgery. Otol Neurotol.2004; 25(3):379–386.

[5] Darrouzet V, Martel J, Enée V, Bébéar J-P, Guérin J. Vestibular schwannoma surgery outcomes: our multidisciplinary experience in 400 cases over 17 years. Laryngoscope. 2004; 114(4):681–688.

[6] Enticott JC, O' leary SJ, Briggs RJS. Effects of vestibulo-ocular reflex exercises on vestibular compensation after vestibular schwannoma surgery. OtolNeurotol. 2005; 26(2):265–269.

[7] de Gray LC, Matta BF. Acute and chronic pain following craniotomy: a review. Anaesthesia. 2005; 60(7):693–704.

[8] Jellish WS, Murdoch J, Leonetti JP. Perioperative management of complex skull base surgery: the anesthesiologist' s point of view. Neurosurg Focus.2002; 12(5):e5.

[9] Arriaga MA, Luxford WM, Atkins JS, Jr, Kwartler JA. Predicting long-term facial nerve outcome after acoustic neuroma surgery. Otolaryngol Head Neck Surg.1993; 108(3):220–224.

[10] Megerian CA, McKenna MJ, Ojemann RG. Delayed facial paralysis after acoustic neuroma surgery: factors influencing recovery. Am J Otol. 1996; 17(4):630–633.

[11] Brackmann DE, Fisher LM, Hansen M, Halim A, Slattery WH. The effect of famciclovir on delayed facial paralysis after acoustic tumor resection. Laryngoscope. 2008; 118(9):1617–1620.

[12] Gan TJ, Diemunsch P, Habib AS, et al. Society for Ambulatory Anesthesia. Consensus guidelines for the management of postoperative nausea and vomiting.Anesth Analg. 2014; 118(1):85–113.

[13] Brooker JE, Fletcher JM, Dally MJ, et al. Factors associated with anxiety and depression in the management of acoustic neuroma patients. J Clin Neurosci.2012; 19(2):246–251.

[14] Gould MK, Garcia DA, Wren SM, et al. Prevention of VTE in nonorthopedic surgical patients. Antithrombotic therapy and prevention of thrombosis, 9th ed: American College of Chest Physicians Evidence-Based Clinical Practice Guidelines. Chest 2012;141(2, Suppl):e227S–e277S.

[15] Lazio BE, Simard JM. Anticoagulation in neurosurgical patients. Neurosurgery. 1999; 45(4):838–847, discussion 847–848.

第 49 章 前庭神经鞘瘤切除术后的影像学监测

Alexander Sevy, Nikolas H. Blevins

49.1 引言

前庭神经鞘瘤切除术后的影像学检查因手术治疗中心，术前肿瘤大小和形状，术中发现，症状评估，以及其他患者特有的因素而变化。做影像学检查的次数和方式需根据患者具体的临床情况而定。术后影像学检查可以确定肿瘤切除的程度、评估并发症，以及评估肿瘤是否复发和可能需要额外的治疗。随着越来越多的患者选择采取保守治疗或手术治疗，影像学评估残余肿瘤显得越来越重要，同时面神经功能也受到更多的关注。随着放疗作为治疗残留疾病的一种可选择的手段，残余肿瘤长期保持稳定的可能性越来越大，外科医生也越来越多地残留一些肿瘤来优化术后功能。但我们必须保持谨慎，因为个体间的差异很大。所以在本章中我们将重点讨论 VS 手术切除后的影像学表现，并提供指导。在第 8 章已经讨论了 VS 的初步诊断成像问题，以及第 25 章讨论了放射治疗后 VS 监测的问题。

49.2 监测方式

在 20 世纪，在脑瘤的检查中头骨的 X 线检查是很常见的。VS 的初始检测也是采用 X 线检查，直到 1912 年才注意到耳孔的扩张有助于 VS 的确定。Cushing 利用术前平片进行诊断，但没有在他的开创性工作中提及其术后的监测作用，而是集中在临床征象和症状来预示肿瘤生长情况。血管造影和脑室造影有助于颅内肿瘤定位以及术后肿瘤进展的评估。1974 年，颅后窝脑池造影已经成为门诊检查。1974 年，CT 第一次显示颞骨截面，1975 年，进一步显示了颅内软组织结构。当手术需要了解骨性解剖结构时，CT 相比较于 MRI 具有更好的分辨率，但在肿瘤监测方面表现较差。同时行 CT 和 MRI 检查可以为手术计划和术中提供很多有用的辅助信息。CT 在术后监测中的局限性与 CT 在早期肿瘤的诊断上的局限性相似，它必须通过造影剂对比观察，或侵蚀邻近的骨结构，才能确定肿瘤的大小。CT 的电离辐射对人体是有损害的，特别是用于需要连续检查的年轻患者。现在的 MRI 能提供良好的软组织结构分辨力，并能区分不同的软组织、区分肿瘤与相邻组织的解剖结构。自 1985 年由 DeFilipp 和 Buchheit 首次提出后，MRI 已取代 CT 成为主要的监测方式。

49.3 MRI 协议

MRI 的发展使 VS 诊断与术后监测发生了革命性的变化。在 VS 早期诊断中高分辨率序列和增强扫描可以发现小至 1mm 的颅内肿瘤，在术后的监测中也能同样准确，其线性或体积序列扫描检测最小肿瘤的差异度可降低至 21%。然而术后炎性反应、瘢痕和重建材料等相关组织的分辨率会使残留肿瘤的识别变得困难，并会持续多年。在肿瘤及手术区域（颞骨、IAC 和 CPA）通常采用内听道（IAC）MRI 方案进行术后监测，包括增强薄层扫描（<5mm）和亚毫米级薄层扫描（0.5~1mm）。当出现颅内并发症或同时存在病变时，需要做全头部扫描。标准协议将包括以下不同的序列：

1. 对于 VS 相关血管因素的监测可以行 T1 加权、矢状位和冠状位、增强前后对比序列。这是基于区别在增强前 T1 序列原组织就为高信号的组织，如脂肪。而局部炎性组织吸收增强造影剂后呈现高信号，并可持续术后 2 年时间甚至永久。这是肿瘤检测和术后监测的"金标准"。

2. 饱和脂肪的 T1 加权后增强序列会降低脂肪固有的明亮信号，将这些图像与 T1 序列进行比较有助于区别脂肪与肿瘤强化影。值得注意的是，肌肉移植物在 T1 时是等信号或低信号的，强化后会成高信号，所以仅根据信号特征来鉴别肿瘤是困难的。

3. 具有高分辨率的脑池造影序列是 T2 加权序列。与周围明亮的脑脊液（CSF）高信号相比，神经血管显示低信号。通过显示脑脊液帮助区分真正的占位性结构，如残余肿瘤和炎症。亚毫米级的扫描为残余肿瘤大小提供足够的分辨率，为术后随访患者提供了一个可靠的监测方案。

4. DWI/FLAIR 序列可以检测中枢神经系统（CNS）的改变。DWI 尤其擅长显示局灶性缺血，FLAIR 序列对水肿、蛋白质液和脱髓鞘的显示是敏感的。这些序列对于在围手术期显示较大的肿瘤以及出现中枢神经系统功能障碍的病例尤为重要，对于长期稳定的患者不需要做这些序列。当然在机构协议中，做这些序列没有额外的成本，仅仅增加了总扫描时间而已。

5. T2 加权矢状位和冠状位序列有助于提供有关中线区域缺血和水肿的额外信息，其分辨率高于 DWI，但低于脑池造影。

49.4　CT 协议

　　CT 在确定颅骨缺损程度以及在听力评估的内耳完整性方面是高度有效的。在 VS 研究中的 CT 检查时，按颞骨 /IAC 协议中使用亚毫米级扫描是一个经典的方案，可以采用正常层级的扫描，以减少噪声和伪影，增强对评估骨性结构没有必要。然而，在对肾功能正常患者的肿瘤检测中，CT 增强可以识别小于 2cm 的 VS。应用气脑脑池造影 CT，可以检出内听道内肿瘤，但这可能导致过度诊断。在 20 世纪 80 年代报道中脑池造影有 22% 的假阳性率，在术后监测中其作用尚未确定。由于 MRI 不兼容设备 / 假体或其他铁磁植入物的存在，CT 成为这些患者的首选监测方式。此外，随着越来越多的 VS 患者接受人工耳蜗植入（CI）或听觉脑干植入（ABI），这可能会对 MRI 的区域成像产生不利影响（详见第 10 章）。锥束 CT 是一种日益流行的技术，可以提供辐射较少的骨成像，但不能作强化对比，不能显示或很少显示软组织，并且受到相对较小的解剖区域的限制。

49.5　其他方面讨论

　　我们将对重建材料，术后改变，金属植入物 / 假体，神经纤维瘤病 2 型（NF2）患者，以及降低增强造影剂的风险作特别论述。

　　用于预防脑脊液漏的组织移植，因选用的组织不同而呈现不同的影像学特征，从而影响术后 MRI 的成像。例如，肌肉移植在成像序列上可能出现与残留肿瘤非常相似的情况，包括增强剂的摄取。这就要求在发生肿瘤可能复发的解剖区域减少肌肉移植的使用。脂肪组织在 T1 加权序列上本质上是高信号，这可以掩盖相邻组织的增强信号，除非使用脂肪饱和序列扫描。术后瘢痕和炎性反应常呈线状或弥漫性强化，需与残留肿瘤结节形态鉴别。然而，如果没有发生变化，往往就无法明确诊断。

　　如骨锚式听觉假体、金属网或人工耳钉的使用、CI 和 ABI 都能产生伪影，会对同侧颅底成像产生干扰。尽管如此，使用序列组合通常在大多数情况下能够获得足够的诊断准确性（图 49.1）。现在有了可以在 MRI 条件下使用的磁体听觉假体，但这种含有内部磁体的假体会产生比单独电子设备大得多的伪影，而且会掩盖潜在的肿瘤复发 / 生长影，所以在选择安装和定位时需谨慎考虑。

　　NF2 患者需要更频繁的监测，因为它有可能发生双侧 VS 的风险、肿瘤异常生长的风险，以及颅内和脊柱多点生长的潜在风险。有一些相对散发的 NF2 患者，其随访的方式也可相对宽松一些，而一些生长旺盛多

发的患者则需要更频繁的监测。MRI 监测不应局限于颞骨和 CPA，还需要包括整个头部，在大多数情况下也需要包括脊柱，而且这些患者需要终身随访和监测。

　　对术后稳定患者仅使用 MRI 脑池造影序列，可避免重复使用增强造影剂。已被证实在肾功能正常的患者中 MRI 增强造影剂会沉积在齿状核和苍白球内，但其临床意义尚不清楚。在基线图像与序列图像的增强序列和脑池造影序列中都表现出病情稳定的患者，在以后的随访中可仅仅使用非增强的 MRI 脑池造影序列。

49.6　评估复发风险

　　据报道，VS 术后的肿瘤复发率为 0.3%~56%，其最重要的影响因素是肿瘤切除程度。肿瘤切除程度可分为全切除、近全切除或次全切除。如果手术结束时没有可见的肿瘤残留，则认为是全切除。尽管作者之间的定义不同，但我们将近全切定义为很小的肿瘤残留，小于 5mm × 5mm × 2mm。次切除意味着有较大体积的肿瘤残留。外科医生在每次手术中并总不能准确评估手术时残留的肿瘤大小，所以有些人更喜欢使用第一次基线扫描来进行定量评估。研究表明，切除程度越大，肿瘤复发率越低。次全切除的复发风险是全切除的 3~12 倍（图 49.2、图 49.3）。在一项前瞻性

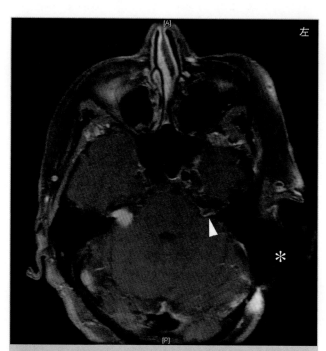

图 49.1　NF2 患者的矢状位 T1 加权增强 MRI。这是一位女性患者，在左乙状窦后切除 VS 术后 12 年，随访发现一个小的右侧 VS。同时她成功植入一个无磁体人工耳蜗。注意接收器刺激器产生的伪影（＊）。同侧术后变化，包括线性增强（箭头）。并且还可以看到对侧未治疗的肿瘤

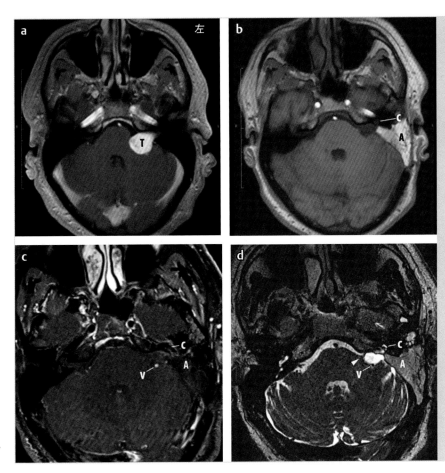

图 49.2　左侧前迷路肿瘤全切除的患者。（a）术前增强矢状位 T1 加权像显示增强肿瘤（T）充盈。IAC 并扩展到 CPA 中。（b）术后 T1 加权图像，无强化，注意脂肪组织移植（A）和耳蜗（C）的明亮信号。术后具有脂肪饱和的 T1 加权后图像。注意脂肪组织中信号的抑制，这样就可以更好地识别不同信号区域。耳蜗和 IAC 中存在一些弥漫性造影剂摄取，与术后变化一致。同时观察到血管的增强（V）。（d）术后 T2 加权脑池图像显示。在邻近血管（V）、脂肪组织（A）、耳蜗（C）和面神经根入脑处（箭头）的切除腔内有明亮的液体。术后 4 年随访无残留肿瘤的迹象

多中心队列研究报道，次全切除肿瘤复发的可能性是全切除和近全切除的 3 倍。在一项比较不完全肿瘤切除后复发率的回顾性研究报道，次全切除的复发率要高出 12 倍。Rosenberg 指出，对次全切除的患者平均随访 6.6 年中，肿瘤没有增长的占 47.4%，增长的占 15.8%，退化的占 21.1%，仅 6.1% 需要再次手术。另一项研究报道，次全切除后复发的风险是全切除的 9 倍，结节性增强与线状强化在术后影像学上有 19 倍以上的复发风险。当结节体积大于 0.4cm³ 或 15mm（最大直径）时，复发的风险增加 5 倍。Jacob 等对 103 例患者进行了术后肿瘤体积分析发现，次全切除 VS 肿瘤复发率是近全切除的 13 倍。进一步讨论不完全切除手术的治疗复发风险可参阅第 41 章。

49.7　监测模式

在实际工作中 VS 术后监测有很大的差异性，这与手术医生的偏爱和经验有很大关系。大多数手术医生认为全切除患者或在长时间内只有零星肿瘤残留并保持稳定的患者可以停止监测。然而有人认为延迟复发或低复发率的风险仍存在，故需要终生随访监测。Lee 和 Isaacson 对 135 名神经内科和神经外科医生进行了一项调查，对于随访 5 年没有发现肿瘤复发的情况下，

神经内科医生进行术后 MRI 监测的平均次数为 3.6 次（间距：1~11），神经外科医生平均为 5.6 次（间距：1~13）。Bloch 等报道肿瘤复发时间平均为 3 年。Jacob 等报道次全切除复发的中位数时间为 32 个月，而近全切除的复发时间为 124 个月。Shelton 注意到在 10 年随访期间经过迷路全切除的肿瘤复发率为 0.3%，并提出建议术后 5 年做一次 MRI 监测。一些有经验的医疗中心推荐 MRI 监测时间至少 15 年或更长，以确保安全。对于那些已经停止扫描监测的患者，如果出现可能预示肿瘤复发的新症状，就应该立即进行扫描监测。

术后第一次复查扫描的时间是不固定的，通常以临床情况为依据。一些医疗中心通常在术后第一天进行扫描成像，而另一些医疗中心则要等到 5 年。98% 的 MRI 扫描显示术后 3~6 个月的炎性反应可能存在掩盖微小残留肿瘤早期复发的可能性，虽然这种可能性会随着时间的推移而减少，但不能完全排除。因此，最初的扫描通常不是用来诊断早期复发，而是提供一个基本情况有利于将来作比较。Carlson 等建议在 3~6 个月进行基础扫描，如果显示出线性强化，同时手术医生报告肿瘤全切除，则复发的风险就很低，他们建议 7~15 年后复查 MRI；如果术后早期 MRI 有结节强化，同时手术医生报告肿瘤切除不完全，则复发的风险会

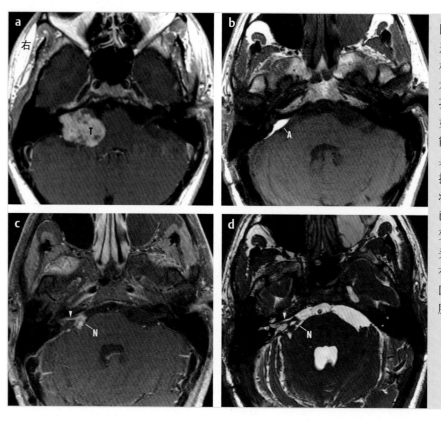

图 49.3　右侧 VS 患者接受乙状窦后近全切除。（a）术前增强矢状 T1 加权像显示混杂性增强肿瘤（T）。（b）术后 T1WI 图像无强化。在 IAC 的钻孔边缘有一个明亮的脂肪组织移植物。如果没有额外的脂肪饱和图像，这可能会被误认为是肿瘤残留。（c）术后具有脂肪饱和的 T1 加权后图像。注意抑制脂肪组织中的信号，有一个结节状的对比度摄取区（N）与之一致。已知的肿瘤残留在面神经上。与术后变化相一致的是相邻的线性增强（箭头）。（d）术后 T2 加权脑池成像图像，有助于进一步区分低信号（N）的结节区域，代表残留肿瘤与比较正常的无肿瘤的游离神经（箭头）

很高。在这些情况下，他们主张在全切除或近全切除后 3 年、7 年和 15 年复查 MRI，在次全切除后 2 年、5 年、10 年和 15 年复查 MRI。

　　早期影像学检查是针对术后可疑的颅内并发症，可能由此改变治疗计划。应该注意的是，对 1 例术后伴有精神症状的患者立即做 MRI 可能会带来一定程度的风险，所以此常规做法并不完全有利于患者。对于已知有肿瘤残留的患者，或切除程度不确定的患者，术后 3~6 个月的扫描检查是合理的。对次全切除患者，早期需要做基线扫描有利于一些术后出现病情变化的患者做紧急处理。在施行全切除的患者中，如果手术医生对肿瘤全切除有信心，术后 1 年复查是合理的选择。随访复查影像学检查的频率可根据手术医生对切除程度的评估、残留肿瘤的大小和稳定性进行调整（表 49.1）。

　　在非手术治疗的文献综述报道未经治疗的散发性 VS 通常生长缓慢，而且在长时间的观察中通常不会明显生长。估计肿瘤每年增长 1~2mm，范围为 0.6~2.9mm/a。比较相隔不到 6 个月的 MRI 成像不能令人信服地确定肿瘤是否增大或缩小，因为肿瘤体积测定与选用 MRI 不同切面而出现相关的差异性（图 49.4）。因此，在观察及后续治疗期间，很好的方法是

需将新的扫描同最近的扫描甚至最早的扫描进行比较。在比较多年的扫描、间隔超过 1 年的扫描中会显示更明显的变化趋势。鉴于 VS 的预期增长缓慢，老年患者和那些伴有共病影响其预期寿命的患者，不需要经常进行复查。这些患者即使肿瘤生长，临床上也可以不做处理，除非有即刻意外的风险发生。立体定向放疗

表 49.1　前庭神经鞘瘤术后监测模式流程图（基于切除程度的建议随访模式）

	全切除	近 / 次全切除
3~6 个月		建议随访
1 年	建议随访	建议随访
2 年		建议随访
3 年	建议随访	建议随访
5 年		建议随访
10 年	可选择随访[a]	可选择随访[a]
15 年	可选择随访[a]	可选择随访[a]

[a]：术后 5 年以上，若之前 MRI 扫描未发现肿瘤生长，可不进行增强扫描。如果肿瘤生长或患者出现症状，则需及早进行影像学检查

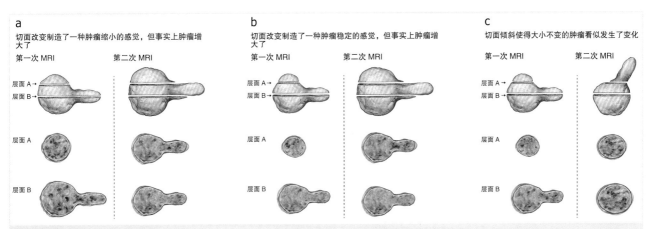

图 49.4 （a）切面改变使得肿瘤看似缩小，而实际上肿瘤增大。（b）切面改变使得肿瘤看似大小稳定，而实际上肿瘤增大。（c）因切面倾斜使得大小不变的肿瘤看似变化，MRI 图像中切面位置带来的影响。切面层厚及角度的微小变化使得从二维序列的层面难以确认肿瘤维度的微小变化。肿瘤相对于层厚越大（或者绝对层厚越小），以上这些影响就越小

后的影像学表现有其自身特殊的变化，特别是区分早期短暂性肿瘤肿胀呈现的"假进展"与真正残留肿瘤的复发。这项内容详见第 25 章和第 44 章。

49.8 并发症影像学检查

在术后出现症状的情况下，需要行计划之外的影像学检查。VS 切除后最常见的并发症是 CSF 漏、切口感染、脂肪坏死、气颅、静脉内血栓形成、出血、脑/小脑水肿、梗死或退化等。据报道，VS 切除后有高达30% 的风险发生 CSF 漏。而更实际情况是，无论手术方式如何，大约有 11% 的病例会发生脑脊液漏。在绝大多数病例中，CSF 漏是一种临床诊断，影像学检查没有很大的诊断价值，MRI 或 CT 可以通过显示气颅来间接诊断，CT 显示的积气部位对再次手术有帮助。张力性气颅是一种罕见的并发症，在 VS 手术中出现的概率不到 1%，CT 扫描可以快速确定。临床上脑脊液漏可通过 CT 或 MRI 得到进一步确定，如乳突或中耳内的液体或切口周围的假性脑膜膨出。肿瘤切除后切口感染发生率不到 4%，虽然临床上可以诊断，同时 T1加权对比 MRI 序列可以帮助描述感染的侵袭程度和脓肿的存在。头部 CT 最能反映病情急性变化，它能快速发现颅内出血、脑梗死和气颅。动脉损伤是罕见的，但在大型肿瘤手术中可能发生。当这种情况发生时，小脑前下动脉是最常见的损伤，MRI 可显示为脑干、小脑或小脑脚的缺血。在 VS 切除之时，静脉内血栓形成的发生率高达 5%，并且可以用 MRI 静脉造影序列或 CT 血管成像显示。颅内并发症的发生可能会促使临床医生对患者做持续监测，并通过额外的复查了解并发症的进展程度。

参考文献

[1] Monfared A, Corrales E, Theodosopoulos P, et al. Facial nerve outcome and tumor control rate as a function of degree of resection in treatment of large acoustic neuromas: preliminary report of the acoustic neuroma subtotal resection study. Neurosurgery. 2016; 79(2):194–203.

[2] Cushing H. Tumors of the Nervus Acusticus and the Syndrome of the Cerebellopontile Angle. Philadelphia, PA: W. B. Saunders Company; 1917.

[3] Gardner G. The early diagnosis of acoustic tumors using posterior fossa cisternography with iophendylate. Laryngoscope. 1980; 90(2):181–195.

[4] DeFilipp GJ, Buchheit WA. Magnetic resonance imaging of acoustic neuromas. Neurosurgery. 1985; 16(6):763–765.

[5] Lawson McLean AC, McLean AL, Rosahl SK. Evaluating vestibular schwannoma size and volume on magnetic resonance imaging: an inter-and intra-rater agreement study. Clin Neurol Neurosurg. 2016; 145:68–73.

[6] Thedinger BA, Glasscock ME, III, Cueva RA, Jackson CG. Postoperative radiographic evaluation after acoustic neuroma and glomus jugulare tumorremoval. Laryngoscope. 1992; 102(3):261–266.

[7] Casselman JW, Kuhweide R, Deimling M, Ampe W, Dehaene I, Meeus L. Constructive interference in steady state-3DFT MR imaging of the inner ear and cerebellopontine angle. AJNR Am J Neuroradiol. 1993; 14(1):47–57.

[8] Ginat DT, Martuza RL. Postoperative imaging of vestibular schwannomas. Neurosurg Focus. 2012; 33(3):E18.

[9] Brors D, Schäfers M, Bodmer D, Draf W, Kahle G, Schick B. Postoperative magnetic resonance imaging findings after

transtemporal and translabyrinthine vestibular schwannoma resection. Laryngoscope. 2003; 113(3):420–426.

[10] Mueller DP, Gantz BJ, Dolan KD. Gadolinium-enhanced MR of the postoperative internal auditory canal following acoustic neuroma resection via the middle fossa approach. AJNR Am J Neuroradiol. 1992; 13(1):197–200.

[11] Weissman JL, Hirsch BE, Fukui MB, Rudy TE. The evolving MR appearance of structures in the internal auditory canal after removal of an acoustic neuroma. AJNR Am J Neuroradiol. 1997; 18(2):313–323.

[12] Barrs DM, Luxford WM, Becker TS, Brackmann DE. Computed tomography with gas cisternography for detection of small acoustic tumors. A study of five false-positive results. Arch Otolaryngol. 1984; 110(8):535–537.

[13] Ramsden R, Khwaja S, Green K, O'Driscoll M, Mawman D. Vestibular schwannoma in the only hearing ear: cochlear implant or auditory brainstem implant? Otol Neurotol. 2005; 26(2):261–264.

[14] Carlson ML, Neff BA, Link MJ, et al. Magnetic resonance imaging with cochlear implant magnet in place: safety and imaging quality. Otol Neurotol. 2015; 36(6):965–971.

[15] Umezu H, Seki Y. Postoperative magnetic resonance imaging after acoustic neuroma surgery: influence of packing materials in the drilled internal auditory canal on assessment of residual tumor. Neurol Med Chir (Tokyo).1999; 39(2):141–147, discussion 147–149.

[16] Lüdemann WO, Stieglitz LH, Gerganov V, Samii A, Samii M. Fat implant is superior to muscle implant in vestibular schwannoma surgery for the prevention of cerebrospinal fluid fistulae. Neurosurgery. 2008; 63(1) Suppl 1: ONS38–ONS42, discussion 42–43.

[17] Carlson ML, Van Abel KM, Driscoll CL, et al. Magnetic resonance imaging surveillance following vestibular schwannoma resection. Laryngoscope. 2012;122(2):378–388.

[18] Peyre M, Goutagny S, Bah A, et al. Conservative management of bilateral vestibular schwannomas in neurofibromatosis type 2 patients: hearing and tumor growth results. Neurosurgery. 2013; 72(6):907–913, discussion 914, quiz 914.

[19] Huckle JE, Altun E, Jay M, Semelka RC. Gadolinium deposition in humans: when did we learn that gadolinium was deposited in vivo? Invest Radiol. 2016; 51(4):236–240.

[20] Lee WJ, Isaacson JE. Postoperative imaging and follow-up of vestibular schwannomas. Otol Neurotol. 2005; 26(1):102–104.

[21] Roberson JB, Jr, Brackmann DE, Hitselberger WE. Acoustic neuroma recurrence after suboccipital resection: management with translabyrinthine resection. Am J Otol. 1996; 17(2):307–311.

[22] Godefroy WP, van der Mey AG, de Bruine FT, Hoekstra ER, Malessy MJ. Surgery for large vestibular schwannoma: residual tumor and outcome. Otol Neurotol. 2009; 30(5):629–634.

[23] Bloch DC, Oghalai JS, Jackler RK, Osofsky M, Pitts LH. The fate of the tumor remnant after less-than-complete acoustic neuroma resection. Otolaryngol Head Neck Surg. 2004; 130(1):104–112.

[24] Rosenberg SI. Natural history of acoustic neuromas. Laryngoscope. 2000; 110(4):497–508.

[25] Jacob JT, Carlson ML, Driscoll CL, Link MJ. Volumetric analysis of tumor control following subtotal and near-total resection of vestibular schwannoma. Laryngoscope. 2016; 126(8):1877–1882.

[26] Shelton C. Unilateral acoustic tumors: how often do they recur after translabyrinthine removal? Laryngoscope. 1995; 105(9, Pt 1):958–966.

[27] Becker SS, Jackler RK, Pitts LH. Cerebrospinal fluid leak after acoustic neuroma surgery: a comparison of the translabyrinthine, middle fossa, and retrosigmoid approaches. Otol Neurotol. 2003; 24(1):107–112.

[28] Ajalloveyan M, Doust B, Atlas MD, Fagan PA. Pneumocephalus after acoustic neuroma surgery. Am J Otol. 1998; 19(6):824–827.

[29] Lee SH, Willcox TO, Buchheit WA. Current results of the surgical management of acoustic neuroma. Skull Base. 2002; 12(4):189–195.

[30] Keiper GL, Jr, Sherman JD, Tomsick TA, Tew JM, Jr. Dural sinus thrombosis and pseudotumor cerebri: unexpected complications of suboccipital craniotomy and translabyrinthine craniectomy. J Neurosurg. 1999; 91(2):192–197.

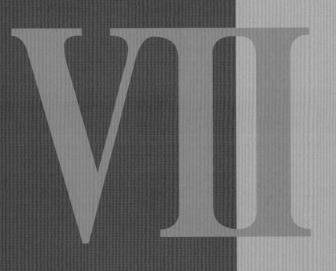

第 50 章 前庭神经鞘瘤的听力结果

Christian A. Bowers, Richard K. Gurgel

50.1 引言

如果前庭神经鞘瘤患者有可用听力，听力保护是一个重要的治疗目标。对于一些肿瘤较小，手术难度不大且具有多年潜在良好听力的年轻患者，对于对侧耳朵存在听力损失的患者，对于对侧耳朵有听力损伤风险的患者如神经纤维瘤病2型患者，或者在出于职业或娱乐需要而依赖双耳听力和声音定位的患者中，听力保护的重要性就更加明显。在用于前庭神经鞘瘤切除术的3种主要手术入路中，只有经迷路入路排除了保留听力的尝试。因此，听力保护是颅中窝入路或乙状窦后入路患者的重点。不幸的是，历史上使用的各种术前与术后听力测量和分类方案使得听力结果对比困难及复杂。

管理具有可用听力的前庭神经鞘瘤患者相当复杂。除了颅中窝和乙状窦后入路可以保留内耳结构和第8对颅神经的耳蜗部的完整性外，非手术治疗选择——即主动监测和放射治疗或放射外科——也保留了对听力至关重要的解剖结构。决策将各种策略中的哪一种应用于具有功能性听力的患者，需要了解这些治疗技术和现有数据对听力的保留率，此外还需要平衡其他重要的结果，如肿瘤控制和面神经结果。

术前和术后的听力评估是诊断前庭神经鞘瘤患者的基础。听力由具有听力学背景的训练有素的临床医生测量，并使用校准设备根据公布的标准进行分级。虽然传导性和感音神经性听力损失通常被测量，但对于前庭神经鞘瘤的患者，感音神经性听力损失是首要关注的问题。常规听力测量使用预定频率下的纯（单频）音调测量听力阈值（dB HL）。在每个频率下记录患者可以检测到的最小响度。因此，行为纯音测听是一种需要患者合作的主观测试。然后对语音理解的表示频率（最常见的 0.5kHz、1kHz、2kHz 和 3/4kHz）进行平均，以提供一个代表声音检测的平均阈值的数字——纯音平均（PTA）。一些研究已经使用语音接收阈值（SRT）代替 PTA，SRT 被定义为患者可以正确识别50%的常见双音节单词的最低强度水平(dB HL)，因为这两个测量值误差应该在 5dB 以内。听力评估的另一个关键组成部分是单词识别（或语音辨别）得分（WRS 或 SDS），它是在远远高于最小听力阈值的音量下测量声音清晰度。WRS 提供了关于听力损失程度的信息，在前庭神经鞘瘤患者中，听力损失通常

比 PTA 减少得多。两个基本指标：PTA 和 WRS，其中 WRS 对患者的功能具有更多的相关性，因为 WRS 能预测听力损失是否适合通过放大来弥补。助听器可以使声音更大，但它们不能使声音更清晰。因此，如果患者由于治疗或肿瘤进展而发生明显的 WRS 恶化，他们将有功能性听力障碍，不能通过简单地用助听器提高音量来纠正。

听力检测结果报告的标准化对于比较不同治疗方案的有效性和了解疾病的自然病史至关重要。例如，遗漏 PTA 或 WRS 可能会误导解读者，其试图解释精准听力结果来决策治疗方案。因此，多年来，已经提出了几种听力分类系统。本章的目标是：（1）回顾用于前庭神经鞘瘤研究和临床治疗的各种听力分类系统的演变和发展；（2）讨论尚未解决的问题和未来的方向。

50.2 听力测量和分类系统

50.2.1 Gardner–Robertson 量表（1988）

第一个广泛采用的用于测量前庭神经鞘瘤手术结果的听力测量量表，是 1988 年在开创性出版物中发布的 Gardner-Robertson（GR）听力量表（表 50.1）。本研究的目的是创建一个简单的、易于记忆的和临床相关的五级量。Wade 和 House 先前已经描述了 "50/50 规则"，其中将可用性听力定义为 PTA 小于 50dB HL，SDS 为 50% 或更高。由于 "50/50 规则" 没有提供必要的、重要的、有用的临床信息来识别和分类潜在的各种听力结果，因此，Gardner 和 Robertson 修改了 Silverstein 等最初提出的听力保护评估前庭神经鞘瘤手术的分类系统量。他们的修改成为广泛标准化的听力量表，随后的 10 年内大部分前庭神经鞘瘤手术的听力结果均应用此量表。

表 50.1 听力保护 Gardner-Robertson 分类表

等级	PTA 或 SRT	语音辨别
I	0~30dB	70%~100%
II	31~50dB	50%~69%
III	51~90dB	5%~49%
IV	91dB，最大损失	1%~4%
V	无反应	无反应

50.2.2 1995 年美国耳鼻咽喉科—头颈外科学会指南

1995 年，美国耳鼻咽喉科 - 头颈外科学会（AAO-HNS）听力和平衡委员会建立了自己的专门指南，用于报告前庭神经鞘瘤保留手术后的听力结果。在 1995 年的 AAO-HNS 指南中，听力阈值应报告为 0.5kHz、1kHz、2kHz 和 3 kHz 下空气传导的纯音听力阈值的平均值。治疗前后记录最高 40dB 感觉或最大舒适响度（以较小者为准）的最佳 WRS/SDS。调查人员被要求报告治疗前后的纯音听阈，最佳 WRS/SDS 和听力等级。听力等级被设定为未变、改善或更差。

标准化的听力保留结果报告的是现代前庭神经鞘瘤听力保留发展的重要一步，它建立了一个简单的基于 SDS 和 PTA 的听力分类诺模图（表 50.2）。该指南简化了听力保护分类，只创建了 4 个听力等级：A、B、C 和 D（图 50.1）。而之前的 GR 分类系统中为 5 个等级。例如，使用 GR 系统，SDS 低于 50% 的患者可以根据他或她的 PTA 有 3 种听力等级之一。1995 年 AAO-HNS 更新是对 GR 系统的改进，因为它为描述术后听力结果提供了更多维度，特别是当它们适用于 SDS 时。这个系统被认为是这 15 年来报告前庭神经鞘瘤听力结果的标准方法。

50.2.3 修改或"简化"单词识别评分听力分类

2006 年，Meyer 等在文章中报告："基于单词识别分数的报告策略可能比结合纯音平均的报告策略更有用。"他们提出了一种基于患者单词识别评分的听力状态的简化分类：Ⅰ级：70%~100%WRS；Ⅱ级：50%~69%WRS；Ⅲ级：49%WRS；Ⅳ级：0%。这种简化的分类方法有效地修改了 1995 年 AAO-HNS 标准中的 WRS 界限，并专门使用它们来确定听力等级。该系统仅依赖于来自 WRS 的数据，而不包括纯音阈值，因为在确定是否可以从放大中获益时，WRS 可能具有最好的预测性评估。例如，PTA 为 55dB HL 和 90%WRS 的患者符合 1995 年 AAO-HNS 分类系统的不可用听力（AAO-HNS C 级），但根据简化的单词识别评分听力

表 50.2 AAO-HNS 1995 年，听力分类系统

等级	纯音域	语音辨别 /%
A	≤ 30dB	≥ 70
B	>30dB，≤ 50dB	≥ 50
C	>50dB	≥ 50
D	任何水平	<50

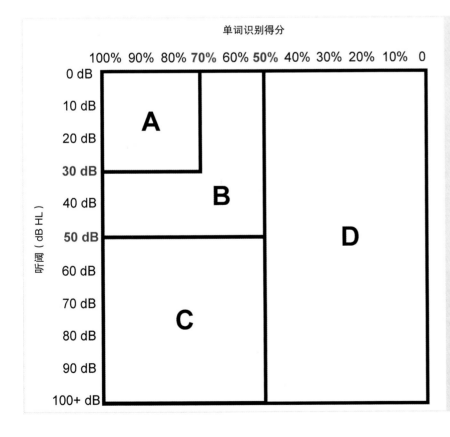

图 50.1 1995 年，美国耳鼻咽喉科 - 头颈外科学会的听力分类诺模图——评估前庭神经鞘瘤听力保留的 AAO-HNS 指南

分类为 Ⅰ 级听力。这个患者使用助听器可能比 PTA 为 40dB HL 和 WRS 为 55%（AAO-HNS B 级）的人做得更好。这种简化的模式已经在许多涉及听力检查的文章中使用。

50.2.4　AAO-HNS 2012 年指南

AAO-HNS 的听力和平衡委员会在其 2012 年指南更新中对 1995 年的指南进行了重大修改，对前庭神经鞘瘤治疗后的听力结果报告提出了最低要求。这些新的指南旨在记录任何对听力结果的干预（即手术、立体定向放射、观察等）。也许与 1995 年指南相比最引人注目的变化是患者不再被分类为等级 A、B、C 或 D。1995 年指南分类模式的关键限制是患者可以被分类到相同的组中，但仍具有非常不同的功能性听力，因此，报告和解释实际的功能性听力结果具有极度的困难。例如，在 1995 年的分类下，考虑两个 PTA 在 30~50dB 范围内的患者，一个 WRS 为 51%，另一个 WRS 为 100%。两个患者都将被归类为 B 级听力，尽管功能性听力输出中存在显著差异。原始听力数据也很难报告和解释。因此，GR 和 1995 年 AAO-HNS 分类系统试图将异质人群分成不同的类别，尽管这些分类可能包括非常不同的患者组，这些患者组可能在临床上具有误导性，并且对于报告研究结果是有效的。

为了改进现有的指南，2012 年 AAO-HNS 建议创建一种散点图方法，允许读者在一个清晰简洁的图中快速解释多个患者的听力结果。该指南需要干预前后的散点图，以更准确地展示试图进行听力保护干预的真实听力结果（图 50.2a）。术前散点图分别包含：x 轴和 y 轴上的 WRS 和 PTA。与 1995 年的 AAO-HNS 标准一样，2012 年指南描述了测试和记录这些值的标准化方法。空气传导的纯音听力阈值在 0.5kHz、1kHz、2kHz 和 3kHz 下测量。由于在常规测听中并不总是测量 3kHz，研究人员可以通过平均 2kHz 和 4kHz 的值来得出该值。术后或干预后的散射图仅记录响应于干预的变化的数量并量化这些变化的程度。例如，前庭神经鞘瘤手术后的术后散射图（图 50.2b）显示没有患者如预期那样改善听力，但也量化了有多少患者完全保留了听力（即听力没有变化）或可用听力损失，并可视地显示大多数患者是如何沿着该频谱的某处下降的。这些变化以 10%WRS 和 10dB PTA 的间隔记录，并且 WRS 的百分比变化是绝对变化，这样预处理 WRS 的 60% 和治疗后 WRS 的 30% 将被报告为 -30% 的变化。

这种散点图报告方法完全不同于 1995 年 AAO-HNS 和 GR 系统之前的 4 级和 5 级分类方案。2012 年 AAO-HNS 指南是报告临床试验中听力结果的第一个通用标准，有望允许未来的荟萃分析和更明确的听力保留结果比较。可以通过 http：//hearingoutcomes. stanford.edu. 网站上找到一个免费的在线工具，用于生成散点图，以报告符合 2012 年 AAO-HNS 最低标准的临床听力数据。

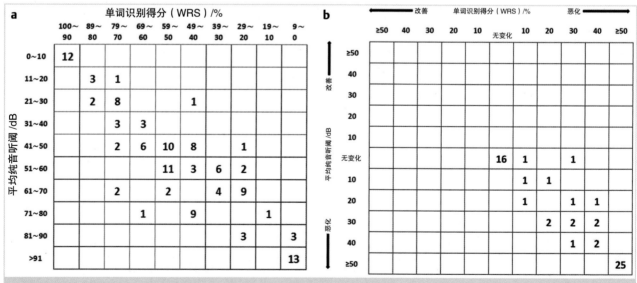

图 50.2　（a）通过预处理假想的患者的听力散射图。在 y 轴上表示纯音平均，在 x 轴上表示单词识别分数。每个数字代表患者的数量，他们的听力数据放入某个正方形。（b）前庭神经鞘瘤患者的后处理散射图示例。由于听力改善的可能性不大，这个假设的例子显示 16 名听力完全保留的患者（即，单词识别分数和纯音平均值不变）。在 WRS、PTA 或两者都有听力下降的患者数量在右下象限的方框中表示

50.3　发展方向

随着时间的推移，报告前庭神经鞘瘤治疗后听力结果的方法也在不断改进。原有的标准，包括 GR 和1995 年 AAO–HNS 分类系统，依赖于广泛的类别来对听力损失进行分类，可能会被更具体的数据采集来比较治疗前后听力结果的新模型所取代。前庭神经鞘瘤治疗中听力保护的主要问题需要在新指南的框架内进行重新检查或更深入的研究。其中一些问题包括前庭神经鞘瘤生长的自然历史及其对听力的影响，放射外科与颅中窝和乙状窦后入路（按肿瘤大小分层）的听力保留率，以及长期随访。

仍然需要的是循证指南，其基于患者报告的反馈来定义不同类别的听力质量。以前的分类系统依赖于相对随意的边界来区分不同类型的功能性听力。理想的报告标准应该能够基于数据的边界对患者进行分类，以将一个患者的听力质量与另一个患者的听力质量区分开来。还可能有不同的方法来测量听力，这些方法不包括在标准听力图中，但可能会灵敏地提供关于患者的"真实世界"听力的信息。例如，噪声测试中的听力不是常规听力学测试的一部分，但可能是评估前庭神经鞘瘤治疗前后患者功能性听力的更准确的方法。这些措施可能会让我们进一步了解听力结果应该如何分类。

参考文献

[1] American National Standards Institute. Maximum permissible ambient noise levels for audiometric test rooms. ANSI/ASA S3 1–1999 (R2008). Available at: http://webstore.ansi.org. AccessedSeptember 20, 2018.

[2] Walker JJ, Cleveland LM, Davis JL, Seales JS.. Audiometry screening and interpretation. Am Fam Physician.2013; 87(1):41–47.

[3] Goycoolea M, Guzmán H, Levy R, Orellana V, Ernst J. Basic audiology. In: Goycoolea M, ed. Atlas of Otologic Surgery and Magic Otology. Vol 1. New Delhi, India: Jaypee BrothersMedicalPub; 2012:289–298.

[4] Jackler RK..Comparability in reportingoutcomes:a scientific imperative.Otol Neurotol.1996; 17(6):811.

[5] Gardner G, Robertson JH.. Hearing preservation in unilateral acoustic neuromasurgery. Ann OtolRhinol Laryngol. 1988; 97(1):55–66.

[6] Wade PJ, House W.. Hearing preservation in patients with acoustic neuromas via the middle fossa approach. Otolaryngol Head Neck Surg. 1984; 92(2): 184–193.

[7] Silverstein H, McDaniel A, Norrell H, Haberkamp T.. Hearing preservation after acoustic neuroma surgery with intraoperative direct eighth cranial nerve monitoring: Part II. A classification of results. Otolaryngol Head Neck Surg. 1986; 95(3, Pt 1):285–291.

[8] Committee on Hearing and Equilibrium guidelinesfor the evaluation of hearing preservation in acoustic neuroma (vestibular schwannoma). American Academy of Otolaryngology-Head and Neck Surgery Foundation, INC. Otolaryngol HeadNeckSurg.1995; 113(3):179–180.

[9] Meyer TA, Canty PA, Wilkinson EP, Hansen MR, Rubinstein JT, Gantz BJ.. Small acoustic neuromas: surgical outcomes versus observation or radiation. Otol Neurotol.2006; 27(3):380–392.

[10]Woodson EA, Dempewolf RD, Gubbels SP, Porter AT, Oleson JJ, Hansen MR, et al. Long-term hearing preservation after microsurgical excision of vestibular schwannoma.OtolNeurotol.2010; 31(7):1144–1152.

[11]Stangerup SE, Tos M, Thomsen J, Caye-Thomasen P.. Hearing outcomes of vestibular schwannoma patients managed with 'wait and scan': predictive value of hearing level at diagnosis. J Laryngol Otol. 2010; 124(5): 490–494.

[12]Stangerup SE, Caye-Thomasen P, Tos M, Thomsen J.. Change in hearing during 'wait and scan' management of patients with vestibular schwannoma. J Laryngol Otol.2008; 122(7):673–681.

[13]Gurgel RK, Jackler RK, Dobie RA, Popelka GR.. A new standardized format for reporting hearing outcome in clinical trials. Otolaryngol Head Neck Surg. 2012; 147(5):803–807.

[14]Gurgel RK, Popelka GR, Oghalai JS, Blevins NH, Chang KW, Jackler RK.. Is it valid to calculate the 3-kilohertz threshold by averaging 2 and 4 kilohertz? Otolaryngol HeadNeckSurg.2012; 147(1):102–104.

第51章 未经治疗的散发性前庭神经鞘瘤的听力和前庭功能的自然史

Matthew L. Kircher, Dennis M. Moore, Sam J. Marzo, John P. Leonetti

51.1 引言

在20世纪，前庭神经鞘瘤（VS）治疗进展与诊断能力同步提高。特别是，听力筛查方案的改进和对比增强磁共振成像（MRI）的广泛使用，导致越来越多的中小型肿瘤在症状轻微的患者中得到诊断。对治疗相关并发症的耐受性降低和对前庭神经鞘瘤生长模式更深入的理解，尤其是认识到许多肿瘤可保持稳定或甚至消退，导致更多患者接受观察作为初始管理策略。事实上，根据美国最近的趋势，估计到2026年，所有前庭神经鞘瘤病例中的一半将通过观察得到初步管理。

最终，选择观察的大多数前庭神经鞘瘤患者将经历随着时间的推移听力和前庭功能的逐渐恶化。然而，在诊断时患者的听觉和前庭功能丧失存在很大的变异性，并且下降的速率是不一致的。不幸的是，导致内耳功能丧失的确切机制和因素仍然不清楚。随着最近治疗模式向保守观察的转变，理解听力和前庭功能的自然史变得越来越重要。这些信息可用于指导患者咨询，并提供比较放射治疗和显微手术孰优孰劣的依据。

51.2 听力损失和前庭功能障碍的机制

散发性前庭神经鞘瘤听力损失和前庭功能障碍的潜在机制包括神经压迫、血管压迫、第8对颅神经浸润、内耳的侵袭以及由于CSF再循环不良在基底帽和内耳中有毒的代谢产物或蛋白质沉积。我们对于听力下降和肿瘤生长之间关系了解相对深入，但对于保守观察的前庭神经鞘瘤患者前庭功能障碍的了解非常有限，但许多影响听力下降的因素也可能会导致前庭功能丧失。

前庭神经鞘瘤相关的听力损失被认为是由于耳蜗和耳蜗后的退行性改变而导致的。支持耳蜗后功能障碍的证据包括听觉脑干诱发电位异常和组织病理学数据显示耳蜗神经萎缩。临床数据显示耳蜗功能障碍的证据是前庭神经鞘瘤的耳声发射异常和前庭神经鞘瘤患者的组织病理学显示耳蜗内的病理变化，如Corti器官和血管纹的变性、内淋巴积水发生及嗜酸颗粒沉淀。内耳沉淀物反映了前庭神经鞘瘤内耳中含有较高含量的蛋白质，可能会干扰迷路的生化稳态。这些蛋白质引起的听力损失的可能机制包括耳蜗神经蛋白质运输受阻，对前庭神经鞘瘤的免疫反应，或血液迷路屏障的改变。

外淋巴蛋白质积聚也可使用FLAIR-MRI序列进行评估。FLAIR序列上内耳信号增高被认为代表升高的外淋巴蛋白，多位研究者发现耳蜗内的FLAIR强度与前庭神经鞘瘤患者的听力下降之间存在正相关。

在耳蜗神经萎缩或神经元丢失的情况下，言语辨别通常与检测到纯音听阈不成比例——这种经典模式称为"耳蜗后模式丢失"。研究表明，纯音阈值仅在耳蜗神经纤维丢失超过80%~90%后才会发生改变；然而，临床数据也显示在许多情况下轻至中度感音神经性听力损失（SNHL）的病例可保留言语辨别力。如果耳蜗后机制单独导致前庭神经鞘瘤的听力损失，那么纯音偏移应该总是伴随着言语辨别力的严重下降，显然情况不总是这样。因此，前庭神经鞘瘤听力损失是多因素的，可能是耳蜗或耳蜗后机制与纯音听力结合的结果，大多数是受耳蜗病理影响，也有很多是由耳蜗后机制影响的。

也有证据证明迷路以及"迷路后"的病理改变导致了肿瘤相关的前庭功能障碍。Hizli等发现迷路的病理改变，包括毛细胞丢失、水肿和内耳积液沉淀，与前庭神经鞘瘤耳蜗的改变相似。Moller等对于前庭神经鞘瘤的观察发现了周围神经萎缩和Scarpa神经节和前庭神经上皮的变性。组织病理学改变定位于肿瘤起源的神经，外周神经纤维和前庭终器变性程度与前庭神经节变性程度有关。作者描述了肿瘤诱导的前庭神经萎缩的顺行进展，以及Scarpa神经节和前庭神经上皮的变性。

51.3 文献解读

回顾前庭神经鞘瘤相关文献时，必须认识到有几个明显的偏倚和局限性。现在，首选观察治疗的常见适应证包括中小体积的肿瘤（一般为桥小脑角 ≤ 1.5cm的肿瘤）、存在可用的听力、诊断时症状较少、手术适应证差、年龄较大或预期寿命有限以及患者偏好。尽管近年来有更多使用观察的趋势，仍必须充分认识到由于患者或治疗医生的选择倾向，许多可以安全观察的患者可能最终会进行提前的治疗。因此，在前庭神经鞘瘤疾病的自然史研究中，分析的受试者中由于存在这些异质性人群，从而导致基线偏差。

除了选择性偏差之外，听力结果报告中的不一致性使得不同研究之间数据汇集分析和比较更具挑战性。可以使用多种分类方法来评估报告听力损失，包括1995

年美国耳鼻咽喉科 - 头颈外科学会（AAO-HNS）指南，Gardner-Robertson 分类，单词识别评分（WRS），改良的单词识别评分（MWRS）系统，以及 2012 年的 AAO-HNS 指南。即使存在广泛可用的分级系统，许多出版物中仅仅报道可检测到的听力或患者主观的描述（参见第 50 章进一步讨论）。最后，由于听力丧失会随着时间的推移而下降，因此在不同研究之间相似的检查时间点是至关重要的。理想情况下，应使用时间 - 事件分析（如 Kaplan-Meier 生存曲线）来检验可用听力的损失。

51.4　未经治疗的散发性前庭神经鞘瘤的感音性听力损失模式

不对称 SNHL（感音性听力损失）是散发性前庭神经鞘瘤患者最常见的症状，在诊断时超过 90% 的受试者存在。在大多数患者中，同侧 SNHL 发生的速度很慢，通常只有在长时间使用电话之后才会引起患者的注意。纯音阈值和 WRS 恶化的速率在不同的研究中有所不同。Fayad 等发现，经过 4.8 年的随访，患者的 PTA 恶化平均从 20.7dB HL 上升至 58.1dB，而 WRS 从平均 55.5% 下降至 23.3%。

在初始选择等待观察处理的前庭神经鞘瘤患者中，单侧 SNHL 通常在观察的前 4 至 5 年中最快发生，之后通常观察到更多的是缓慢损失（图 51.1）。有研究者报道了对于保守管理的前庭神经鞘瘤患者随着时间的推移如何进行广泛的听力保护。表 51.1 中总结了最近出版的大宗系列的相关结果，在此选择相关出版物进行进一步讨论。

到目前为止，通过等待和扫描观察的最大的前庭神经鞘瘤病例系列来自丹麦，那里进行了集中的前庭神经鞘瘤看护，并且自 1976 年以来一直保持更新国家

前瞻性数据库。在这大系列具有听力随访数据的 932 例患者中，491 例患者（53%）呈现出良好的听力，言语辨别率超过 70%。经过平均 4.7 年的观察，59% 的患者保持良好的听力。在 159 例（17%）诊断时言语辨别率为 100%（mWRS 0 级）的亚组中，138 例（87%）保持良好听力。在 116 例诊断时言语辨别损失轻微的患者中（1%~10%），63 例（54%）保持良好的听力。在确诊时言语辨别能力丧失 21%~30% 的组中，84 例患者中只有 28 例（33%）保持良好的听力。

总体而言，据估计 1%~4% 的前庭神经鞘瘤患者在观察过程中经历了突发性 SNHL 表现。奇怪的是，一些报告记录了特殊情况，这些患者可能会自发或在类固醇治疗后表现为听力损失的部分或完全恢复。因此，用糖皮质激素能成功治疗"特发性突发性 SNHL"的患者，但并不能排除潜在前庭神经鞘瘤的可能性，所有经历这种症状的患者都应该进行影像学评估。这也表明正在被观察并经历突发性 SNHL 的前庭神经鞘瘤患者可能从类固醇治疗中获益。

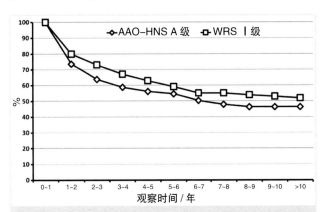

图 51.1　诊断时听力良好（AAO-HNS A 级或 WRS 0/ I 级）的患者在观察期间听力保留情况（n=932）

表 51.1　未经治疗的散发性前庭神经鞘瘤患者的有用听力

作者（年份）	*n*	初始 SH	最后随访 SH	随访
研究序列				
Jethanamest 等（2015）；AAO-HNS A/B	75	49%	37%	2.9 年
Fayad 等（2014）；mWRS 0/ I	44	68%	43%	6.4 年
Stangerup 等（2010）；mWRS 0/ I	932	53%	31%	4.7 年
Godefroy 等（2009）；AAO-HNS A/B	41	40%	23%	3.9 年
Lin 等人（2005）；WRS I / II	86	77%	33%	6.8 年
文献综述				
Sughrue 等（2010）；<2.5mm/a 增长率,AAO-HNS A/B 或 WRS I / II	151		75%	26~52 个月
Sughrue 等（2010）；>2.5mm/a 增长率,AAO-HNS A/B 或 WRS I / II	461		32%	26~52 个月
Smouha 等（2005）；未定义	347		49%	2.2~5 年

缩写：AAO-HNS，美国耳鼻喉学院 - 头颈外科；SH，有用听力；WRS，单词识别评分

51.5　未经治疗的散发性前庭神经鞘瘤听力损失的预测因子

在观察过程中，人们对预测未来有用听力损失的确定因素给予了很大的关注。这不仅有助于指导患者在观察期间的结果预期，而且这些信息可以用于指导关于前期治疗的决策。虽然已经分析了许多因素，但很少找到可靠的预测因素。对于不生长的肿瘤，听力仍然会下降，而年龄和性别等人口统计学因素并不能预测未来听力下降与否。

在观察期间能够长期有效听力保护的最强预测因素之一是诊断时的言语辨别分数。Stangerup 等发现，在确诊时言语辨别率为 100% 的患者（$n=159$）中，1 年后仅有 3% 的患者丧失 I 级听力，12% 的患者在 5 年后失去 I 级听力，31% 的患者在 10 年后失去 I 级听力。在诊断时仅有轻微辨别损失的患者（$n=116$）中，只有 38% 的患者在 10 年后仍保持良好听力（图 51.2）。基于这些数据，应充分考虑在诊断时具有 100% 语音辨别能力的患者进行观察，因为这些患者存在长期保持良好听力的可能性。

Sughrue 等对文献进行了全面回顾，在 26~52 个月观察期间，评估初始肿瘤大小和肿瘤的生长速度对患者听力下降程度的影响。13 例生长缓慢的肿瘤（≤ 2.5mm/a）患者的听力保留率明显高于肿瘤生长率较高的患者。此外，听力保持的患者，其初始肿瘤平均大小明显大于观察期内听力下降的患者，这表明生长速率而不是肿瘤大小是更好的听力损失的预测指标。

51.6　未经治疗的散发性前庭神经鞘瘤的前庭和平衡功能

在初诊时选择观察的前庭神经鞘瘤患者中，40%~65% 患者主诉有头晕或前庭不适（表 51.2）。在

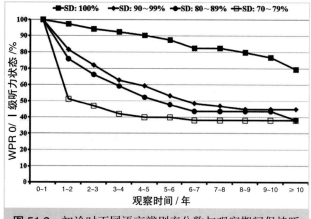

图 51.2　初诊时不同语言辨别率分数与观察期间保持听力良好（WRS I 级）比例随时间变化情况（$n=932$）

更广泛的意义上，有 3 种方法可用于评估前庭神经鞘瘤中的前庭和平衡功能：（1）前庭功能和平衡的客观测量，如眼震影像图、旋转椅和姿势描记法；（2）根据症状和体检结果，医生对患者头晕的评估；（3）利用已验证的自我评估方法，如头晕残障问卷量表（DHI），对患者进行评估。

2006 年，Myrseth 等评估了 91 例保守治疗的前庭神经鞘瘤挪威患者，并通过摇摆磁力法测试，结果显示与对照组相比，患者有更明显的不稳定表现。Collins 等同样证实，与对照组相比，术前测试的大约 51 例前庭神经鞘瘤患者中，有一半患者的摆动模式增加。

BlffDow 等对 69 例未经治疗的单侧前庭神经鞘瘤患者进行了回顾性研究。他们发现 36% 的患者出现异常的同侧视频头脉冲测试（vHIT）增益，44% 的参与者出现异常的 vHIT 增益不对称，72% 的参与者出现异常的冷热实验结果。Batuecas-Caletrio 等对 50 例单侧前庭神经鞘瘤患者进行了回顾性研究，发现 50 例中 31 例（62%）冷热实验异常，而同侧的 vHIT 异常 27 例（54%）。冷热实验和 vHIT 增益不对称结果均与肿瘤大小显著相关。

Andersen 等对 400 多个未经治疗的前庭神经鞘瘤进行了前庭测试，发现患者报告的视觉模拟量表（VAS）评级为无、轻度、中度和重度头晕的比例分别为 35%、34%、22% 和 9%。在这项研究中，动态姿势图与肿瘤大小和神经管麻痹相关，但对于 VAS 中存在小于 10% 的误差可以通过姿势摆动结果可靠地预测。有假设认为中枢代偿可解释眩晕主诉和前庭测试结果之间的差异。使用 MRI、冷热量测试、vHIT 与 DHI 研究，Tranter-Entwistle 等发现，vHIT 增益和管性麻痹可预测肿瘤大小。相反，管性麻痹程度、vHIT 增益和 MRI 测量与 DHI 评分不相关，再次证明中枢补偿可以改善缓慢生长的前庭肿瘤的感觉异常。

使用 DHI 和单独的前庭神经鞘瘤症状问卷，Carlson 等发现，不管治疗方式如何，61% 的前庭神经鞘瘤患者在治疗后的平均 7.7 年内存在不同程度的头晕。通过邮寄问卷调查方法对 538 名受访者研究发现，

表 51.2　未经治疗的散发性前庭神经鞘瘤患者的前庭功能主诉

作者（年份）	n	前庭功能主诉	随访
Andersen 等（2015）	303	65%	无
Lloyd 等（2010）	165	46%	5.7 年
Godefroy 等（2009）	41	46%	3.9 年
Myrseth 等（2006）	91	40%	4.2 年
Driscoll 等（1998）	202	63%	术前

与 SRS（6.8%）和显微外科手术（6.4%）相比，眩晕的患病率在观察组中最高（12.0%）。在这项研究中，作者发现，治疗前头晕和持续的治疗后头痛是导致不良的长期头晕的最强预测因子。无论采取何种治疗，前庭神经鞘瘤患者总是存在这种紧密相关的头痛和头晕，也增加了在一般人群中对偏头痛相关性眩晕的认识。

51.7　总结

近年来，越来越多小的散发性前庭神经鞘瘤患者被纳入到诊断后的随访观察中，让我们了解到相当数量的肿瘤在很长一段时间内不会生长。虽然这种选择避免了早期治疗中潜在的致残性，但即使是肿瘤不生长，我们仍然必须预先了解可能存在的进行性听力损失。包括诊断时的言语辨别率和肿瘤增长率等因素是可以用来预测保持长期可用听力的可能性。大约一半接受观察的前庭神经鞘瘤患者会出现不同程度的持续头晕，而另外一些患者可能表现为头痛。

参考文献

[1] Ramsden RT. The bloody angle: 100 years of acoustic neuroma surgery. J R Soc Med.1995; 88(8):464P–468P.

[2] Carlson ML, Tveiten OV, Driscoll CL, et al. Long-term quality of life in patients with vestibular schwannoma: an international multicenter cross-sectional study comparing microsurgery, stereotactic radiosurgery, observation, and nontumorcontrols. J Neurosurg. 2015; 122(4):833–842.

[3] Glasscock ME, III, Levine SC, McKennan KX. The changing characteristics of acoustic neuroma patients over the last 10 years. Laryngoscope. 1987; 97 (10):1164–1167.

[4] Stangerup SE, Tos M, Caye-Thomasen P, Tos T, Klokker M, Thomsen J. Increasing annual incidence of vestibular schwannoma and age at diagnosis. J Laryngol Otol.2004; 118(8):622–627.

[5] Ferri GG, Modugno GC, Pirodda A, Fioravanti A, Calbucci F, Ceroni AR. Conservative management of vestibular schwannomas: an effective strategy. Laryngoscope.2008; 118(6):951–957.

[6] Fucci MJ, Buchman CA, Brackmann DE, Berliner KI. Acoustic tumor growth: implications for treatmentchoices.Am J Otol.1999; 20(4):495–499.

[7] Mohyuddin A, Vokurka EA, Evans DG, Ramsden RT, Jackson A. Is clinical growth index a reliable predictor of tumour growth in vestibular schwannomas? Clin Otolaryngol AlliedSci. 2003; 28(2):85–90.

[8] Solares CA, Panizza B. Vestibular schwannoma: an understanding of growth shouldinfluence managementdecisions. OtolNeurotol.2008; 29(6):829–834.

[9] Tan M, Myrie OA, Lin FR, et al. Trends in the management of vestibular schwannomas at Johns Hopkins 1997–2007. Laryngoscope. 2010; 120(1): 144–149.

[10]Carlson ML, Habermann EB, Wagie AE, et al. The changing landscape of vestibular schwannoma management in the United States–a shift toward conservatism. Otolaryngol Head NeckSurg.2015; 153(3):440–446.

[11]Carlson ML, Tveiten OV, Driscoll CL, et al. Long-term dizziness handicap in patients with vestibular schwannoma: a multicenter cross-sectional study. Otolaryngol HeadNeckSurg.2014; 151(6):1028–1037

[12]Stangerup SE, Thomsen J, Tos M, Caye-Thomasen P. Long-term hearing preservation investibular schwannoma. OtolNeurotol.2010; 31(2):271–275.

[13]Sughrue ME, Yang I, Aranda D, et al. The natural historyof untreatedsporadic vestibular schwannomas: a comprehensive review of hearing outcomes. J Neurosurg. 2010; 112(1):163–167.

[14]Moller MN, Hansen S, Caye-Thomasen P. Peripheral vestibular system disease in vestibular schwannomas: a human temporal bone study. Otol Neurotol. 2015; 36(9):1547–1553.

[15]Bozorg Grayeli A, Refass A, Smail M, et al. Diagnostic value of auditory brainstem responses in cerebellopontine angle tumours. Acta Otolaryngol. 2008; 128(10):1096–1100.

[16]SeltersWA,BrackmannDE. Acoustic tumordetectionwithbrain stemelectric response audiometry.Arch Otolaryngol. 1977; 103(4):181–187.

[17]Eckermeier L, Pirsig W, Mueller D. HistopatholoGyof 30 non-operated acoustic schwannomas.Arch Otorhinolaryngol. 1979; 222(1):1–9.

[18]Johnsson LG, Hawkins JE, Jr, Rouse RC. Sensorineural and vascular changes in an ear withacoustic neurinoma. Am JOtolaryngol. 1984; 5(1):49–59.

[19]Gouveris HT, Victor A, Mann WJ. Cochlear origin of early hearing loss in vestibular schwannoma.Laryngoscope.2007; 117(4):680–683.

[20]Prasher DK, Tun T, Brookes GB, Luxon LM. Mechanisms of hearing loss in acoustic neuroma: an otoacoustic emission study. Acta Otolaryngol. 1995; 115(3):375–381.

[21]Telischi F. An objective method of analyzing cochlear versus noncochlear patterns of distortion-product otoacoustic emissions in patients with acoustic neuromas. Laryngoscope.2000; 110(4):553–562.

[22]Dix MR, Hallpike CS. Observations on the pathological mechanism of conductive deafness in certain cases of neuroma of the VIII nerve. Proc R Soc Med. 1950; 43(4):291–298.

[23]Mahmud MR, Khan AM, Nadol JB, Jr. Histopathologyof the inner ear in unoperated acoustic neuroma.Ann OtolRhinol Laryngol. 2003; 112(11):979–986.

[24]Roosli C, Linthicum FH, Jr, Cureoglu S, Merchant SN. Dysfunction of the cochlea contributing to hearing loss in acoustic neuromas: an underappreciated entity. OtolNeurotol. 2012; 33(3):473–480.

[25]Schuknecht HF, McNeill RA. Light microscopic observations on the patholoGyofendolymph. JLaryngol Otol.1966; 80(1):1–10.

[26]Lysaght AC, Kao SY, Paulo JA, Merchant SN, Steen H, Stankovic KM. Proteome of humanperilymph. J ProteomeRes.2011; 10(9):3845–3851.

[27]Silverstein H, Schuknecht HF. Biochemical studies of inner ear fluid in man. Changes in otosclerosis, Meniere's disease, and acoustic neuroma. Arch Otolaryngol. 1966; 84(4):395–402.

[28]Hizli O, Cureoglu S, Kaya S, Schachern PA, Paparellamm, Adams ME. Quantitativevestibular labyrinthine otopatholoGyin temporal bones withvestibular schwannoma.Head NeckSurg.2016; 154(1):150–156.

[29]Bhadelia RA, Tedesco KL, Hwang S, et al. Increased cochlear fluid-attenuated inversion recovery signal in patients withvestibular schwannoma. AJNR Am J Neuroradiol. 2008; 29(4):720–723.

[30]Lee IH, Kim HJ, Chung WH, et al. Signal intensity change of the labyrinth in patients with surgically confirmed or radiologically diagnosed vestibular schwannoma on isotropic 3D fluid-attenuated

inversion recovery MR imaging at 3T. Eur Radiol.2010; 20(4):949–957.

[31]Lloyd SK, Kasbekar AV, Baguley DM, Moffat DA. Audiovestibular factors influencing quality of life in patients with conservatively managed sporadic vestibular schwannoma.OtolNeurotol.2010; 31(6):968–976.

[32]Yamazaki M, Naganawa S, Kawai H, Nihashi T, Fukatsu H, Nakashima T. Increased signal intensity of the cochlea on pre- and post-contrast enhanced 3D-FLAIR in patients with vestibular schwannoma. Neuroradiology. 2009; 51 (12):855–863.

[33]Miller ME, Mafee MF, Bykowski J, et al. Hearing preservation and vestibular schwannoma: intracochlear FLAIR signal relates to hearing level. Otol Neurotol.2014; 35(2):348–352.

[34]Otte J, Schunknecht HF, Kerr AG. Ganglion cell populations in normal and pathological human cochleae. Implications for cochlear implantation. Laryngoscope.1978; 88(8, Pt 1):1231–1246.

[35]Pauler M, Schuknecht HF, Thornton AR. Correlative studies ofcochlear neuronallosswithspeechdiscriminationandpure-tonethresholds.ArchOtorhinolaryngol. 1986; 243(3):200–206.

[36]Schuknecht HF. Auditory and cytocochlear correlates of inner ear disorders. Head NeckSurg.1994; 110(6):530–538.

[37]Schuknecht HF, Woellner RC. An experimental and clinical study of deafness from lesions of the cochlear nerve.JLaryngol Otol.1955; 69(2):75–97.

[38]Committee on Hearing and Equilibrium guidelinesfor the evaluation of hearing preservation in acoustic neuroma (vestibular schwannoma). American Academy of Otolaryngology-Head and Neck Surgery Foundation, INC. Head Neck Surg. 1995; 113(3):179–180.

[39]Gardner G, Robertson JH. Hearing preservation in unilateral acoustic neuromasurgery. Ann OtolRhinol Laryngol. 1988; 97(1):55–66.

[40]Meyer TA, Canty PA, Wilkinson EP, Hansen MR, Rubinstein JT, Gantz BJ. Small acoustic neuromas: surgical outcomes versus observation or radiation. Otol Neurotol.2006; 27(3):380–392.

[41]Stangerup SE, Caye-Thomasen P, Tos M, Thomsen J. Change in hearing during 'wait and scan' management of patients with vestibular schwannoma. J Laryngol Otol.2008; 122(7):673–681.

[42]Gurgel RK, Jackler RK, Dobie RA, Popelka GR. A new standardized format for reporting hearing outcome in clinical trials. Head Neck Surg. 2012; 147(5): 803–807.

[43]FayadJN, SemaanMT, Lin J,BerlinerKI, BrackmannDE. Conservativemanagement of vestibular schwannoma: expectations based on the length of the observation period. OtolNeurotol.2014; 35(7):1258–1265.

[44]Godefroy WP, Kaptein AA, Vogel JJ, van der Mey AG. Conservative treatment of vestibular schwannoma: a follow-up study on clinical and quality-of-life outcome.OtolNeurotol.2009; 30(7):968–974.

[45]Jethanamest D, Rivera AM, Ji H, Chokkalingam V, Telischi FF, Angeli SI. Conservative management of vestibular schwannoma: predictors of growth and hearing. Laryngoscope.2015; 125(9):2163–2168.

[46]Lin VY, Stewart C, Grebenyuk J, etal. Unilateral acoustic neuromas: long-term hearing results in patients managed with fractionated stereotactic radiotherapy, hearing preservation surgery, and expectantly. Laryngoscope. 2005; 115 (2):292–296.

[47]Smouha EE, Yoo M, Mohr K, Davis RP. Conservative management of acoustic neuroma: a meta-analysis and proposed treatment algorithm. Laryngoscope. 2005; 115(3):450–454.

[48]StangerupSE, Caye-Thomasen P.Epidemiologyandnatural historyof vestibular schwannomas.Otolaryngol ClinNorthAm. 2012; 45(2):257–268, vii.

[49]Gong QL, Zhou AD, Lin C. [A clinical analysis for sudden sensorineural hearing loss with acoustic neurinoma]. Zhonghua Er Bi Yan Hou Tou Jing Wai Ke Za Zhi.2013; 48(4):270–273.

[50]Lee JD, Lee BD, Hwang SC. Vestibular schwannoma in patients with sudden sensorineural hearing loss.Skull Base.2011; 21(2):75–78.

[51]Lin C, Gong Q, Zuo W, Zhang R, Zhou A. The clinical characteristics and treatment for sudden sensorineural hearing loss with vestibular schwannoma. Eur Arch Otorhinolaryngol. 2015; 272(4):839–842.

[52]Saunders JE, Luxford WM, Devgan KK, Fetterman BL. Sudden hearing loss in acoustic neuromapatients. Head Neck Surg. 1995; 113(1):23–31.

[53]Aronzon A, Ruckenstein MJ, Bigelow DC. The effcacy of corticosteroids in restoring hearing in patients undergoing conservative management of acoustic neuromas.OtolNeurotol.2003; 24(3):465–468.

[54]Berg HM, Cohen NL, Hammerschlag PE, Waltzman SB. Acoustic neuroma presenting as sudden hearing loss with recovery. Head Neck Surg. 1986; 94 (1):15–22.

[55]Nageris BI, Popovtzer A. Acoustic neuroma in patients with completely resolved sudden hearing loss. Ann Otol Rhinol Laryngol. 2003; 112(5):395– 397.

[56]Kirchmann M, Karnov K, Hansen S, Dethloff T, Stangerup SE, Caye-Thomasen P. Ten-year follow-up on tumor growth and hearing in patients observed with an intracanalicular vestibular schwannoma. Neurosurgery. 2017; 80(1): 49–56.

[57]Driscoll CL, Lynn SG, Harner SG, Beatty CW, Atkinson EJ. Preoperative identification of patients at risk of developing persistent dysequilibrium after acoustic neuromaremoval.Am J Otol.1998; 19(4):491–495.

[58]MyrsethE, MøllerP,Wentzel-LarsenT,Goplen F,Lund-JohansenM. Untreated vestibular schwannomas: vertigo is a powerful predictor for health-related qualityof life.Neurosurgery. 2006; 59(1):67–76, discussion 67–76.

[59]Andersen JF, Nilsen KS, Vassbotn FS, et al. Predictors of vertigo in patients with untreated vestibular schwannoma. Otol Neurotol. 2015; 36 (4):647–652.

[60]Jacobson GP, Newman CW. The development of the Dizziness Handicap Inventory.Arch Otolaryngol Head Neck Surg. 1990; 116(4):424–427.

[61]CollinsMM, JohnsonIJ, CliffordE, Birchall JP, O' DonoghueGM. Postural stability of preoperative acoustic neuroma patients assessed by sway magnetometry:aretheyunsteady? Laryngoscope.2003; 113(4):640–642.

[62]Blödow A, Blödow J, Bloching MB, Helbig R, Walther LE. Horizontal VOR function shows frequency dynamics in vestibular schwannoma. Eur Arch Otorhinolaryngol. 2015; 272(9):2143–2148.

[63]Batuecas-Caletrio A, Santa Cruz-Ruiz S,Muñoz-Herrera A, Perez-Fernandez N. The map of dizziness in vestibular schwannoma. Laryngoscope. 2015; 125 (12):2784–2789.

[64]Tranter-Entwistle I, Dawes P, Darlington CL, Smith PF, Cutfield N. Video head impulseincomparisontocaloric testinginunilateralvestibula rschwannoma. Acta Otolaryngol. 2016; 136(11):1110–1114.

第 52 章 散发性前庭神经鞘瘤放射治疗后听力和前庭功能障碍

Cameron C. Wick, Brandon Isaacson, J. Walter Kutz Jr.

52.1 引言

立体定向放射外科（SRS）治疗或立体定向放射治疗（SRT）前庭神经鞘瘤（VS）后的长期听力和前庭预后仍然是一个存在争议的问题。主要的挑战是如何区分治疗后的结果与疾病的自然病程，并解读哪些因素最能预测结果以及这些因素如何相互作用（表52.1）。目前关于这一主题的文献经常被报告中的异质性和不完善的方法所困扰，难以进行数据解释和进行不同研究间的比较。

本章的主要目的是探讨 VS 接受 SRS 治疗后影响听力和平衡的因素。优先考虑最新研究的数据，以及那些采用标准指南研究的数据，包括美国耳鼻咽喉科 – 头颈外科学会（AAO-HNS）和 Gardner-Robertson（GR）听力分类系统——其中将可用听力指定为在单词识别测试中超过50%，并且平均纯音听阈低于50dB（PTA，表52.2）。

52.2 与患者相关的因素

治疗前有正常或轻度听力损失的患者在放射治疗后往往比治疗前听力损失程度较大的患者能够保持更长时间的功能性听力。长谷川等发现64%的GR Ⅰ级听力的患者在SRS治疗后5年仍可使用，而在GR Ⅱ级听力的患者中只有24%。此外，在GR Ⅰ级或AAO-HNS A级听力的患者中，即使是轻度听力损失和轻微的听力不对称，预期的长期有效听力也比那些听力正常的患者要差。Mousavi等将68例治疗前GR Ⅰ级听力障碍的患者分为主观听力损失组和无主观听力损失组。在3年的随访中，无主观听力损失的患者全部保持有

可用听力，而主观听力损失的患者仅为57%。在随访研究中，作者根据PTA不对称的程度将166例GR Ⅰ级听力患者分为3组：无不对称组，差别小于10dB组，以及差别大于10dB组。经过5年的治疗后，每组分别有98%、73%和33%的患者保持了有用的听力。Carlson等提出治疗前PTA每增加10dB就会导致治疗后听力损失的风险增加2倍。治疗前听力阈值和治疗后不可用听力出现时间之间的相关性也得到了多因素分析的支持。

与上述数据平行的是，关于VS听力损失自然历史的研究也报告了一旦听力损失已经开始，即使听力损失是轻微的，维持可用听力的轨迹也不同。在Stangerup等的一项研究中，通过"等待和观察"方法管理的932例患者的听力测量数据。初始言语辨别评分（SDS）为100%的患者的长期听力保留率明显高于初始SDS为90%~99%的患者（54% ∶ 87%）。这些数据进一步支持根据GR或AAO-HNS分级被分类为"良好"的患者中可能需要细分。无论是讨论自然病史还是治疗结果，听力损失的早期迹象均预示着所在治疗队列最终将听力下降。相对于自然病史，放射治疗影响的特定地位仍未确定。

表 52.1 在前庭神经鞘瘤研究中可以影响听觉和前庭功能的因素

对听觉和前庭功能的影响			
患者因素	肿瘤因素	放疗因素	发表因素
听力状态	大小（三维）	边际剂量	证据质量
年龄	大小（体积）	最大剂量	发表偏倚
并发症	生长速率	耳蜗剂量	统计方法
NF2 基因状态	部位	分馏方式	临床 / 统计学显
既往治疗	水肿	等中心点	著性
患者偏好	分泌物		
	自然病史		

表 52.2 评估前庭神经鞘瘤听力结果的两种常用分类系统

听力分级系统		
	平均纯音听阈 /dB	单词识别测试 /%
AAO-HNS		
A	≤ 30	>70
B	>30 和 ≤ 50	≥ 50
C	>50	≥ 50
D	任意水平	<50
Gardner-Robertson		
Ⅰ	0~30	70~100
Ⅱ	31~50	50~69
Ⅲ	51~90	5~49
Ⅳ	>91	1~4
Ⅴ	检测不到	0

注意：美国耳鼻咽喉科 – 头颈外科（AAO-HNS）A 级和 Gardner-Robertson；（GR）Ⅰ级代表良好听力，可用听力等于或优于 AAO-HNS B 级和 GR Ⅱ级

患者年龄也被证实为 SRS 后听力保护的潜在预测因子。Kano 等研究显示年龄小于 60 岁有更好的听力保留率。Franzin 等的研究结果表明，年龄小于 54 岁者可以更好地保留听力，而 Tamura 等则认为年龄小于 50 岁是区分听力结果的统计截点。而另外一些研究表明年龄与听力保留之间没有相关性。具体年龄的选择往往是任意的，使用适当的统计方法对于控制其他混杂变量至关重要。Franzin 等的研究重点探讨了该问题，在单变量分析中截止年龄为 54 岁有统计学意义，但在多元回归中没有统计学意义。年龄相关的听力损失，无论是否有 VS 增加的复杂性，都包含了许多的其他变量，这些变量最好是用多变量分析来研究。当回顾 VS 治疗文献时，特别是当推论是关于病因或临床意义时，考虑这些细微之处是至关重要的。

SRS 后关于前庭功能的数据不如关于听力结果的报告那么可靠。SRS 后前庭功能的结果，必须与听力结果一样，与疾病的自然病史和与衰老相关的变化进行比较。Wackym 等比较了 54 例 SRS 患者治疗前后的前庭功能，所有患者均至少随访 6 个月，其中 27 例随访时间超过 60 个月。通过眼震电图或眩晕障碍量表（DHI）测量，大多数患者没有经历前庭功能的长期变化。治疗前平均 DHI 为 15.5，而治疗后平均 DHI 为 13.5。超过 65 岁的患者更有可能在 DHI 评分上有改善。治疗前 6 个月前庭功能波动最大。这个早期的治疗后窗口可能代表前庭康复的关键时期。另一项研究确定严重头痛预示着严重头晕（DHI>26）。这种关联在接受观察、显微外科手术和 SRS 治疗的患者队列中是一致的。经过平均 7.7 年的随访，近 60% 的患者经历了不同程度的头晕，尽管大多数患者只有轻微的症状。多变量分析发现，不良的 DHI 评分与年龄增长，肿瘤大于 20mm、术前头晕、频繁头痛和严重头痛之间存在关联。偏头痛仅在单变量分析中有显著性结果。

52.3 与肿瘤相关的因素

SRS 后的听力保留可能受肿瘤相关因素影响，如 VS 大小，肿瘤与耳蜗核或耳蜗相关的位置、治疗后肿瘤扩大、生长速率、细胞因子释放、囊性变等。

虽然听力保留率降低可能与较大的肿瘤有关，但仅就听力保留而言。影响肿瘤大小的因素是不确定的。由于测量技术和方法的多样性，对关于肿瘤大小的精确数据的获取通常较困难。多数报道表明整个肿瘤的大小在听力保留方面没有影响。然而，其他研究证明肿瘤的大小可以预测 SRS 后听力保留情况。Carlson 等的研究显示大肿瘤（与脑干接触）与较小的肿瘤相比，SRS 后进展为不可用听力的风险增加了 2.4 倍。

SRS 后听力下降与传递到耳蜗的辐射剂量密切相关。因此，肿瘤体积和肿瘤在内听道（IAC）内的位置将在很大程度上决定耳蜗接受的辐射量。Massager 等观察了 50% 等剂量线上接受 12Gy 治疗的 82 例患者，评估其在内听道内肿瘤体积对听力保留的影响。结果表明，内听道内肿瘤体积和辐射剂量是听力能否保留的预测指标。听力保留的患者，平均肿瘤体积为 136.16mm³（范围 0~556mm³），而听力下降的患者，平均肿瘤体积为 220.01mm³（范围为 46.5~555mm³）。作者得出结论，与小于 100mm³ 的肿瘤体积相比，内听道内肿瘤体积大于 100mm³，SRS 后听力下降概率增加到 3.5 倍。在这项研究中，肿瘤总体积并不能预测听力保留。

Niranjan 等分析了 15 例单纯内听道肿瘤存在可用听力患者的听力保留情况，中位随访时间为 33 个月（范围 9~65 个月）。在最近的随访中，73% 的患者在 SRS 后保留了可使用的听力。使用 4mm 准直器和肿瘤直径小于 4mm 可提高听力保留率。肿瘤在 IAC 内的位置和肿瘤长度与听力保留无关。在肿瘤边缘接受 ≤ 14Gy 的患者也有更好的听力保留。

与肿瘤生长相关的听力损失的自然病史是有争议的。Hajio 等对 72 例患者进行了中位数 10 年的随访，大多数患者肿瘤生长小于 1mm/a。40 例患者有听力测试数据，所有患者都显示出一定程度的听力下降，但与肿瘤生长无关。相反，Sughrue 等进行了单中心的回顾和系统分析，显示肿瘤生长速率与听力保留率呈负相关。具体地说，肿瘤生长速度低于 2.5mm/a，75% 患者在最近随访时保持功能性听力，而肿瘤生长大于 2.5mm/a 的患者中只有 32% 的患者保留了听力。肿瘤生长与听力状况之间的相关性较差提示可能涉及其他因素。一个因素是肿瘤是否分泌细胞因子，这些细胞因子可能影响耳蜗或耳蜗神经的健康。使用手术切除的肿瘤标本中的细胞因子微阵列，高水平的成纤维细胞生长因子 2（FGF2）对应的听力好转率高出 3.5 倍。生物标志物，如 FGF2，有朝一日可能帮助我们预测听力变化的自然过程。听力损失的另一个因素可能是耳蜗内或脑脊液底帽内蛋白质物质的沉积。三维 FLAIR 磁共振成像具有检测耳蜗外淋巴液中增加的蛋白质浓度的能力。耳蜗内 FLAIR 高信号与 VS 中较差的听力相关，以及其他疾病过程，如突发性特发性感音神经性听力损失、Ramsay Hunt 综合征和辐射毒性同样有关。

放射治疗后的肿瘤肿胀也可能对听力下降有一定的影响。近 50% 的 VS 在放疗后会有至少 1mm 的直径扩张，17% 的 VS 会有大于 2mm 的扩张。尽管延迟的囊肿形成可能更难治疗，但 SRS 治疗后的水肿通常是暂时性的。Kim 等研究显示在放射治疗后表现为肿瘤体积

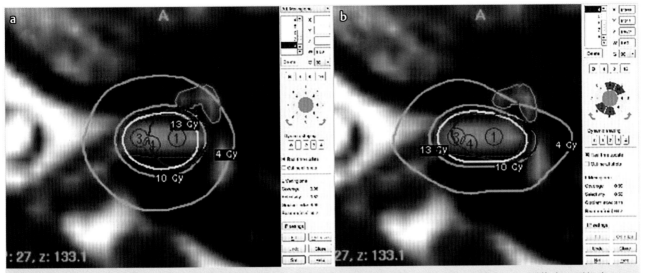

图 52.1　耳蜗屏蔽技术限制了左前庭神经鞘瘤（IAC）治疗过程中的耳蜗辐射剂量。在这些轴向 MRI 图像中，耳蜗在 IAC 前面突出显示为绿色。（a）在耳蜗屏蔽之前的伽马刀治疗计划显示，大部分耳蜗接受的辐射大于 4Gy。插图显示伽马刀光束没有阻塞。（b）耳蜗屏蔽后伽马刀治疗计划，大部分耳蜗接受的辐射少于 4Gy。插图显示将通过耳蜗的光束被阻塞

≥ 20% 的患者中，听力下降更加明显。目前尚不清楚一过性肿瘤性水肿导致听力下降的原因，是否由于对耳蜗神经或其血液供应血管产生急性的压迫或牵拉导致，或者由于肿瘤细胞因子释放或其他未知因素。

52.4　与放疗相关的因素

1905 年，Ewald 最早描述了辐射对鸽子耳囊的有害影响，随着外照射用于治疗头颈部癌症的增加，出现了两种明显的听力损失模式。早期表现为浆液性中耳炎，伴有早期传导性听力损失。后期表现为治疗后 1~5 年开始进行性感觉神经性听力丧失，特别是在接受较高剂量鼻咽癌的患者。纹状体、毛细胞、耳蜗神经细胞体（螺旋神经节神经元）、耳蜗核、迷路动脉都是辐射诱导的耳蜗前庭功能障碍的潜在机制。许多关于辐射诱导的耳毒性的因素已经被检验分析，包括剂量、分级和辐射传递的方法。

52.4.1　耳蜗剂量

许多研究表明，耳蜗剂量是 SRS 听力保留的一个重要因素，但也有一些研究驳斥了这一说法。长谷川及其同事证明，当耳蜗剂量小于 6Gy 时，伽马刀治疗后 5 年的听力保留率从 15% 显著提高到 50%。Tamura 及其同事对 74 例治疗前 GR Ⅰ 级听力的患者进行了深入分析。结果表明，耳蜗蜗轴小于 4Gy 的剂量对于提高功能性听力的保留有显著的统计学意义。同时，整个肿瘤的平均剂量，内听道内肿瘤的平均剂量，以及等中心的数量在听力保留方面没有显著的差异。Kano 等评估了 77 例患者的听力保留结果，这些患者在治疗前有 GR Ⅰ 或 Ⅱ 级听力，并显示出当中央耳蜗的剂量小于 4.2Gy 时听力保留效果更好。其他几个中心已经证明耳蜗剂量与听力保留之间存在统计学上显著的关系或趋势。限制通过耳蜗的射线量的技术可以有效地辅助尽可能地降低耳蜗受照射的剂量（图 52.1）。存在争议的是是否应该考虑对 IAC 内的侧方肿瘤边缘降低治疗剂量以便有效地减少耳蜗剂量，采取潜在的折中肿瘤控制，目标是提高听力保留率的治疗策略。要考虑到这种方法的可行性，因为即使有最佳的剂量规划，由于 SRS 剂量衰减的特性，在肿瘤延伸到 IAC 底部的病例中，耳蜗剂量不可能降低到 4Gy 以下。

与上述研究形成对比的是，Kim 及其同事在他们研究的 27 例患者中没有证据表明耳蜗剂量与听力保留有统计学意义。同样的，Mousavi 等检查了 68 例 GR Ⅰ 级听力患者，发现耳蜗剂量对听力保留没有显著影响。尽管有大量数据提示耳蜗剂量与听力结果之间存在因果关系，但一些中心仍然质疑这种耳蜗剂量效应的显著性。关于不同研究之间耳蜗剂量显著性的结论不同，一种可能的解释是研究方法的不同。例如，一些人测量蜗轴的剂量，而另一些人则评估耳蜗容积的平均或最大剂量。值得注意的是，不同的观察者之间对于耳蜗点剂量存在高度变异性。

关于前庭辐射剂量的数据是有限的。Stavas 等分析了 10 例接受直线加速器系统治疗的患者。前庭的平均辐射剂量为 10.5Gy（范围为 2.3~19.9Gy），采用 DHI 和电子眼震描记评估治疗后前庭功能，并未发现剂量大小与前庭功能有关。

表 52.3 特定出版物记录立体定向放射外科或立体定向放射治疗前庭神经鞘瘤后听力保留结果

立体定向放射治疗后听力保存率

作者（年份）	患者数/例	听力状态	辐射方式	边际剂量/Gy	3年	5年	长期	备注
Tamura 等（2009）	74	GR I	SRS	12.0	78%	—	70%（7年）	耳蜗剂量 <4Gy 将 5 年听力功能保存改善至 90.9%
Hasegawa 等（2011）	117	GR I、II	SRS	12.0	55%	43%	34%（8年）	耳蜗剂量 <6Gy 将 5 年听力功能保存改善至 50%；GRI 级改善 3 年（71%）和 5 年（64%）听力结果
Hansasuta 等（2011）	200	GR I、II	SRT（3个疗程）	18.0	76%	—	—	肿瘤体积 <3cm³ 将 3 年听力功能保存改善至 80%
Carlson 等（2013）	44	AAO-HNS A、B	SRS	12~13	55%	48%	23%（10年）	治疗前听力损失每增加 10 分贝，非可用听力就会增加两倍
Kano 等（2013）	77	GR I、II	SRS	12.5	71%	—	—	耳蜗剂量 <4.2Gy 和 GR I 级预测更好的结果（中位随访时间为 20 个月）
Kim 等（2013）	60	GR I、II	SRS	12.2	63%	55%	—	短暂的体积膨胀 >20% 导致非可用听力增加 7.6 倍
Vivas 等（2013）	28	AAO-HNSA、B	SRT（3个疗程）	18.0	54%	—	—	AAO-HNS A 级将 3 年听力功能保存改善至 77%
Mousavi 等（2016）	166	GR I	SRS	12.5	75%	72%	68%（10年）	即使在治疗前 GR I 级听力状态中也存在差异。非主观听力不对称或 <10dB 的差异将 5 年听力结果分别改善至 100% 和 77%

缩写：AAO - HNS，美国耳鼻咽喉科 - 头颈外科学会（A 级和 B 级代表可用听力）；GR，Gardner-Robertson，听力分级系统（I 级和 II 级代表可用听力）；SRS，立体定向放射外科（例如，伽马刀）；SRT，立体定向放射治疗（例如，射波刀）

52.4.2 辐射输送的类型（伽马刀与直线加速器）

辐射输送机制可分为两类：（1）围绕稳定目标旋转的移动式直线加速器或（即 BrainLab 或射波刀）；（2）固定放射源，其中患者的位置在相对于放射源（即伽马刀）的治疗台上进行调整。

Dutta 和他的同事比较了 7 例患者使用 BrainLab 直线加速器系统和射波刀机器人放射外科系统的治疗计划。与 BrainLab 系统相比较，射波刀的耳蜗剂量显示有统计学意义上的显著降低（5.4Gy：6.9Gy，$P=0.001$）。Gevaert 及其同事比较了 5 例 VS 患者的伽马刀、射波刀与 Novalis 的剂量：伽马刀可以最佳兼顾顺应性和减少对健康周围组织的照射剂量，但代价是剂量在病损内显著的不均匀性（即热点）；而射波刀和 Novalis 通过使用逆向规划技术提高了剂量均匀性。

52.4.3 单次剂量 VS 分割剂量

许多放射治疗计划已经用于 VS 的管理。这些计划可分为三大类：（1）单次治疗（SRS）；（2）低分割剂量治疗（SRT）；（3）标准分割剂量治疗。接受 SRT 的患者通常采用 3~10 个疗程，而不是采用标准分级的 15~30 个疗程。在最初应用 SRS 治疗 VS 时，很少情况下可以听力保留。所有治疗计划软件、硬件、医学成像以及最重要的辐射剂量减少方面的进步都有助于提高听力保留率。

与 SRS 相比，许多中心报告使用 SRT 改善了听力结果。Movsas 等总结了 6 项研究，将 SRS 与 SRT 在听力方面进行了比较。这 6 项研究中的 3 项研究表明，与 SRS 相比，采用标准分割线剂量的听力保留率在统计学意义上有显著改善。一项研究表明，与 SRS 相比，标准分割射线剂量更有利于提高听力留。剩下的两项研究显示没有差异。在这六项研究中的每一项都存在大量混杂因素，包括肿瘤大小、患者年龄、放射剂量和分割计划均缺乏随机化和对照。其中一项研究显示听力结果没有差异，使用的问卷调查竟然是患者是否仍然可以使用电话作为听力评估的手段。Combs和他的同事分析了3个中心的207例VS存在有可用听力的患者，比较了SRS与SRT治疗后的结果，并采用GR分级进行听力评估，表明两种技术在听力保留方面没有差异。

Vivas等报道了较短的3天SRT治疗，经过3年的随访，28例患者的听力保留率为53.5%。Hansasuta等报告了一组病例的听力保留情况，采用3天的低分割SRS计划治疗，总剂量为18Gy，中位随访时间为3年，200例患者中151例听力保留（76%）。

目前，还没有SRS和SRT的随机对照试验。研究的异质性和方法学的弱点无法得出SRS或SRT在听力保护或肿瘤控制方面哪一种方法更有优势的确切结论。表52.3中总结了治疗前存在可用听力患者中治疗后听力保留的数据。

52.5　总结

现有的文献关于SRS后听力和前庭结果的报道充满了异质性、随访的多样性、发表性偏倚和许多其他可能影响结果的混杂因素。尽管存在这些局限性，但一些预测因素已经得以证实和阐明。

良好的治疗前听力预示着有用听力的保留时间更长。轻微的听力损失，即使仍然被归类为良好的听力，也预示着最终的听力下降。一般来说，当听力损失下降到GR Ⅱ级或AAO-HNS B级时，不考虑干预的情况下预期最终将进展为无法使用的听力。辐射与自然疾病过程在随后的听力下降中的作用仍然存在争议。IAC中的肿瘤负荷和耳蜗的辐射剂量具有很强的预测价值。其他因素如年龄、肿瘤总体积、治疗后水肿、生长速率、细胞因子分泌和辐射方式等的意义更为复杂，需要进行进一步研究才能得到综合性结论。

参考文献

[1] Committee on Hearing and Equilibrium guidelinesfor the evaluation of hearing preservation in acoustic neuroma (vestibular schwannoma). American Academy of Otolaryngology-Head and Neck Surgery Foundation, INC. Otolaryngol HeadNeckSurg.1995; 113(3):179–180.

[2] Gardner G, Robertson JH. Hearing preservation in unilateral acoustic neuromasurgery. Ann OtolRhinol Laryngol. 1988; 97(1):55–66.

[3] Hasegawa T, Kida Y, Kato T, Iizuka H, Yamamoto T. Factors associated with hearing preservation after Gamma Knifesurgery for vestibular schwannomas in patients who retain serviceable hearing. J Neurosurg. 2011; 115(6):1078– 1086.

[4] Mousavi SH, Kano H, Faraji AH, et al. Hearing preservation up to 3 years after gammaknife radiosurgeryfor Gardner-Robertsonclass I patientswithvestibular Schwannomas.Neurosurgery.2015; 76(5):584–590, discussion 590–591.

[5] Mousavi SH, Niranjan A, Akpinar B, et al. Hearing subclassification may predict long-term auditory outcomes after radiosurgery for vestibular schwannoma patientswith good hearing. JNeurosurg. 2016; 125(4):845–852.

[6] Carlson ML, Jacob JT, Pollock BE, et al. Long-term hearing outcomes following stereotactic radiosurgery for vestibular schwannoma: patterns of hearing loss and variables influencing audiometric decline. J Neurosurg. 2013; 118 (3):579–587.

[7] Franzin A, Spatola G, Serra C, et al. Evaluation of hearing function after Gamma Knifesurgeryof vestibular schwannomas. Neurosurg Focus.2009; 27 (6):E3.

[8] Stangerup SE, Thomsen J, Tos M, Cayé-Thomasen P. Long-term hearing preservation investibular schwannoma.OtolNeurotol. 2010; 31(2):271–275.

[9] Kano H, Kondziolka D, Khan A, Flickinger JC, Lunsford LD. Predictors of hearing preservation after stereotactic radiosurgery for acoustic neuroma: clinical article.JNeurosurg. 2013; 119 Suppl:863–873.

[10] Tamura M, Carron R, Yomo S, et al. Hearing preservation after gamma knife radiosurgery for vestibular schwannomaspresenting withhigh-level hearing. Neurosurgery.2009; 64(2):289–296, discussion 296.

[11] Baschnagel AM, Chen PY, Bojrab D, et al. Hearing preservation in patients withvestibular schwannomatreatedwithGamma Knifesurgery. J Neurosurg. 2013; 118(3):571–578.

[12] Yang I, Sughrue ME, Han SJ,etal. Acomprehensive analysis of hearing preservation after radiosurgery for vestibular schwannoma. J Neurosurg. 2010; 112 (4):851–859.

[13] Thomas C, Di Maio S, Ma R, et al. Hearing preservation following fractionated stereotactic radiotherapy for vestibular schwannomas: prognostic implicationsofcochleardose.J Neurosurg. 2007; 107(5):917–926.

[14] Agrawal Y, Carey JP, Della Santina CC, Schubert MC, Minor LB. Disorders of balance and vestibular function in US adults: data from the National Health and Nutrition Examination Survey, 2001–2004. Arch Intern Med. 2009; 169 (10):938–944.

[15] Bigelow RT, Semenov YR, Trevino C, et al. Association between visuospatial ability and vestibular function in the Baltimore longitudinal study of aging. J Am Geriatr Soc.2015; 63(9):1837–1844.

[16] Carlson ML, Tveiten OV, Driscoll CL, et al. Long-term dizziness handicap in patients with vestibular schwannoma: a multicenter cross-sectional study. Otolaryngol HeadNeckSurg.2014; 151(6):1028–1037.

[17] Wackym PA, Hannley MT, Runge-Samuelson CL, Jensen J, Zhu YR. Gamma Knife surgery of vestibular schwannomas: longitudinal changes in vestibular function and measurement of the Dizziness Handicap Inventory. J Neurosurg. 2008; 109 Suppl:137–143.

[18] Massager N, Nissim O, Delbrouck C, et al. Role of intracanalicular volumetric and dosimetric parameters on hearing preservation after vestibular schwannoma radiosurgery.Int J Radiat OncolBiol

Phys.2006; 64(5):1331–1340.

[19] Hansasuta A, Choi CYH, Gibbs IC, et al. Multisession stereotactic radiosurgery for vestibular schwannomas: single-institution experience with 383 cases. Neurosurgery.2011; 69(6):1200–1209.

[20] Niranjan A, Mathieu D, Flickinger JC, Kondziolka D, Lunsford LD. Hearing preservation after intracanalicular vestibular schwannoma radiosurgery. Neurosurgery.2008; 63(6):1054–1062, discussion 1062–1063.

[21] Hajioff D, Raut VV, Walsh RM, et al. Conservative management of vestibular schwannomas: third review of a 10-year prospective study. Clin Otolaryngol. 2008; 33(3):255–259.

[22] Sughrue ME, Yang I, Aranda D, et al. The natural historyof untreatedsporadic vestibular schwannomas: a comprehensive review of hearing outcomes. J Neurosurg. 2010; 112(1):163–167.

[23] Sughrue ME, Kane AJ, Kaur R, et al. A prospective study of hearing preservation in untreated vestibular schwannomas. J Neurosurg. 2011; 114(2):381–385.

[24] Dilwali S, Lysaght A, Roberts D, Barker FG, II, McKenna MJ, Stankovic KM. Sporadic vestibular schwannomas associated with good hearing secrete higher levels of fibroblast growth factor 2 than those associated with poor hearing irrespectiveof tumor size. OtolNeurotol. 2013; 34(4):748–754.

[25] Kim DY, Lee JH, Goh MJ, etal. Clinical significance ofan increased cochlear 3D fluid-attenuated inversion recovery signal intensity on an MR imaging examination in patients with acoustic neuroma. AJNR Am J Neuroradiol. 2014; 35(9):1825–1829.

[26] Miller ME, Mafee MF, Bykowski J, et al. Hearing preservation and vestibular schwannoma: intracochlear FLAIR signal relates to hearing level. Otol Neurotol.2014; 35(2):348–352.

[27] Yoshida T, Sugiura M, Naganawa S, Teranishi M, Nakata S, Nakashima T. Three-dimensional fluid-attenuated inversion recovery magnetic resonance imaging findings and prognosis in sudden sensorineural hearing loss. Laryngoscope.2008; 118(8):1433–1437.

[28] SugiuraM, Naganawa S,NakataS,Kojima S, Nakashima T. 3D-FLAIR MRI findings in a patient with Ramsay Hunt syndrome. Acta Otolaryngol. 2007; 127 (5):547–549.

[29] HegartyJL, Patel S, FischbeinN, JacklerRK, Lalwani AK.Thevalueofenhanced magnetic resonance imaging in the evaluation of endocochlear disease. Laryngoscope.2002; 112(1):8–17.

[30] Hasegawa T, Kida Y, Yoshimoto M, Koike J, Goto K. Evaluation of tumor expansion after stereotactic radiosurgery in patients harboring vestibular schwannomas. Neurosurgery. 2006; 58(6):1119–1128, discussion 1119– 1128.

[31] Hasegawa T, Kida Y, Kato T, Iizuka H, Kuramitsu S, Yamamoto T. Long-term safety and effcacy of stereotactic radiosurgery for vestibular schwannomas: evaluation of 440 patients more than 10 years after treatment with Gamma Knifesurgery. JNeurosurg. 2013; 118(3):557–565.

[32] Kim YH, Kim DG, Han JH, et al. Hearing outcomes after stereotactic radiosurgery for unilateral intracanalicular vestibular schwannomas: implication of transient volume expansion. Int J Radiat Oncol Biol Phys. 2013; 85(1):61–67.

[33] Borsanyi SJ. The effects of radiation therapy on the ear: with particular referencetoradiation otitis media.South MedJ. 1962;

55:740–743.

[34] Borsanyi SJ, Blanchard CL. Ionizing radiation and the ear. JAMA. 1962; 181: 958–961.

[35] Kwong DL, Wei WI, Sham JS, et al. Sensorineural hearing loss in patients treated for nasopharyngeal carcinoma: a prospective study of the effect of radiation and cisplatin treatment. Int J Radiat Oncol Biol Phys. 1996; 36(2): 281–289.

[36] Gasser Rutledge KL, Prasad KG, Emery KR, Mikulec AA, Varvares M, Gratton MA. Short-term peripheral auditory effects of cranial irradiation: a mouse model. AnnOtolRhinol Laryngol. 2015; 124(11):903–910.

[37] Wackym PA, Runge-Samuelson CL, Nash JJ, et al. Gamma knife surgeryof vestibular schwannomas: volumetric dosimetry correlations to hearing loss suggest striavascularis devascularization as the mechanism ofearlyhearing loss. OtolNeurotol. 2010; 31(9):1480–1487.

[38] Timmer FC, Hanssens PE, van Haren AE, et al. Gamma knife radiosurgery for vestibular schwannomas: results of hearing preservation in relation to the cochlear radiation dose. Laryngoscope.2009; 119(6):1076–1081.

[39] Lasak JM, Klish D, Kryzer TC, Hearn C, Gorecki JP, Rine GP. Gamma knife radiosurgery for vestibular schwannoma: early hearing outcomes and evaluation of the cochleardose.OtolNeurotol. 2008; 29(8):1179–1186.

[40] Hayden Gephart MG, Hansasuta A, Balise RR, et al. Cochlea radiation dose correlates with hearing loss after stereotactic radiosurgery of vestibular schwannoma.WorldNeurosurg. 2013; 80(3–4):359–363.

[41] Jacob JT, Carlson ML, Schiefer TK, Pollock BE, Driscoll CL, Link MJ. Significance of cochlear dose in the radiosurgical treatment of vestibular schwannoma: controversies and unanswered questions. Neurosurgery. 2014; 74(5):466– 474, discussion 474.

[42] Kim CH, Chung KW, Kong DS, et al. Prognostic factors of hearing preservation after gamma knife radiosurgery for vestibular schwannoma. J Clin Neurosci. 2010; 17(2):214–218.

[43] Stavas MJ, Carlson ML, Attia A. Does radiation does to the vestibular predict change in balance function and patient perceived dizziness following stereotactic radiotherapy for vestibular schwannoma. Am J Otolaryngol Head Neck Surg. 2014; 35:565–571.

[44] Dutta D, Balaji Subramanian S, Murli V, Sudahar H, Gopalakrishna Kurup PG, Potharaju M. Dosimetric comparison of Linac-based (BrainLAB®) and robotic radiosurgery (CyberKnife ®) stereotactic system plans for acoustic schwannoma. JNeurooncol. 2012; 106(3):637–642.

[45] Gevaert T, Levivier M, Lacornerie T, et al. Dosimetric comparison of different treatment modalities for stereotactic radiosurgery of arteriovenous malformations andacoustic neuromas. Radiother Oncol.2013; 106(2):192–197.

[46] Movsas S, Hefferly M, Movsas B, Shafiro V. An audiological analysis of stereotactic radiation strategies to preserve hearing in patients with vestibular schwannomas.JRadiosurg SBRT.2014; 3(1):13–20.

[47] Fong BM, Pezeshkian P, Nagasawa DT, De Salles A, Gopen Q, Yang I. Hearing preservation after LINAC radiosurgery and LINAC radiotherapy for vestibular schwannoma.JClin Neurosci.2012;

19(8):1065–1070.

[48] Andrews DW, Suarez O, Goldman HW, et al. Stereotactic radiosurgery and fractionated stereotactic radiotherapy for the treatment of acoustic schwannomas: comparative observations of 125 patients treated at one institution. Int JRadiat Oncol Biol Phys.2001; 50(5):1265–1278.

[49] Collen C, Ampe B, Gevaert T, et al. Single fraction versus fractionated Linacbased stereotactic radiotherapy for vestibular schwannoma: a single-institutionexperience. Int JRadiatOncolBiol Phys.2011; 81(4):e503–e509.

[50] Combs SE, Welzel T, Kessel K, et al. Hearing preservation after radiotherapy for vestibular schwannomas is comparable to hearing deterioration in healthy adults and is accompanied by local tumor control and a highly preserved quality of life (QOL) as patients' self-reported outcome. Radiother Oncol.2013; 106(2):175–180.

[51] Kopp C, Fauser C, Müller A, et al. Stereotactic fractionated radiotherapy and LINAC radiosurgery in the treatment of vestibular schwannoma-report about both stereotactic methods from a single institution. Int J Radiat Oncol Biol Phys.2011; 80(5):1485–1491.

[52] Meijer OW, Vandertop WP, Baayen JC, Slotman BJ. Single-fraction vs. fractionated Linac-based stereotactic radiosurgery for vestibular schwannoma: a single-institution study.Int J RadiatOncolBiol Phys.2003; 56(5):1390–1396.

[53] Combs SE, Engelhard C, Kopp C, et al. Long-term outcome after highly advanced single-dose or fractionated radiotherapy inpatients withvestibular schwannomas -pooled resultsfrom 3 large German centers. Radiother Oncol. 2015; 114(3):378–383.

[54] Vivas EX, Wegner R, Conley G, et al. Treatment outcomes in patients treated with CyberKnife radiosurgery for vestibular schwannoma. Otol Neurotol. 2014; 35(1):162–170.

第 53 章 散发性前庭神经鞘瘤显微手术后听力保留

Sameer Ahmed, H. Alexander Arts

53.1 引言

评估前庭神经鞘瘤（VS）治疗效果的 3 个主要标准是面神经功能、肿瘤控制和听力保护。前两个结果优先并在本书的其他章节进行了讨论。在 3 种经典的前庭神经鞘瘤显微手术入路中，乙状窦后 / 枕下入路（RS/SO）和颅中窝（MCF）入路是两种存在听力保留可能性的入路，而经迷路入路则不可能保留听力。磁共振成像（MRI）的广泛使用可早期对前庭神经鞘瘤进行诊断，以至于现在经常需要对听力良好的患者进行治疗。在这些情况下（肿瘤较小，听力保存良好的患者）听力保留已成为现在治疗的目标。

关于听力保留的重要性研究受到治疗前后听力水平，肿瘤大小，纳入标准多样性，治疗选择性偏差，研究人群的异质性以及随访期限不一致的挑战。美国耳鼻咽喉科 – 头颈外科学会（AAO-HNS）的听力和平衡委员会在 1995 年通过了听力报告结果的标准，但即使使用这一原始的共识指南也存在明显的缺陷，最终导致了该学会在 2012 年进行了修改。尽管最近修改的标准应有助于在未来的临床研究中提供统一性，但应用到较早的文献中较为困难，因为在大多数这些研究中，关于获取单个研究对象的原始数据通常是不可能的。因此，为了对本章中的研究文献进行比较分析，在讨论涉及先前研究的结果时，将尽可能多地使用 1995 年以来的 AAO-HNS 分类方案。

本章首要目的是回顾性分析散发性前庭神经鞘瘤采用 RS/SO 或 MCF 入路进行显微手术患者的短期和长期听力保留结果。第二个目的是检验术前和术中影响听力保存的手术相关因素。在第 51 章和第 52 章中已分别描述了保守治疗和放射治疗的听力结果。

53.2 听力结果的描述术语

显微手术切除前庭神经鞘瘤后，患者的听力可能是没有变化、更差，或者很少出现的听力提高。听力保留相关文献中令人困惑的方面之一是使用不同术语来描述患者的听力状况。通过诸如"良好听力""有用听力"或"功能性听力"等模糊术语来描述听力结果在文献中并不少见，这些术语的具体定义根据不同的作者而不同。1984 年，Wade 和 House 将"可用听力"描述为平均纯音听阈（PTA）小于或等于 50dB，单词识别分数（WRS）大于或等于 50%。这种"50/50

规则"被广泛应用于听力保留手术干预之前评估患者的听力状况。正如名称"可用听力"所显示的那样，这类患者治疗后保留听力潜在的受益更高。1995 年，AAO-HNS 在创建用于评估前庭神经鞘瘤 S 患者听力状况的 4 级分类方案时也考虑到了这一点。因此，1995 年 AAO-HNS 前庭神经鞘瘤报告指南将听力状况分为以下 4 个类别：

- A 级：PTA ≤ 30dB，WRS ≥ 70%。
- B 级：PTA>30dB，≤ 50dB，WRS ≥ 50%。
- C 级：PTA>50dB，WRS ≥ 50%。
- D 级：PTA 任意水平，WRS<50%。

因此，A 级或 B 级听力患者被认为具有"可用听力"，而 C 级和 D 级患者归类为具有"不可用听力"。然而，可以想象的是，如果 C 级患者的单词识别分数足够高，他们也可以从中受益。显然，任何保留听力的实用价值也受到对侧耳朵听力状况的强烈影响。

词语"可测量的听力"定义也是模糊的，不同作者对其定义不同。在大多数设定中，"可测量的听力"限定不可用听力为 PTA 分级根据商业听力计的输出上限（即 <125dB HL）进行量化，结合任何数值的单词识别分数。在特定情况下，根据"可测量听力"定义的不可用听力可能对患者仍然有价值，例如，在唯一听力耳中保留 D 级听力。

对于每个研究的解读听力保留的程度都极为重要。有些研究措辞巧妙，以修饰结果和结论。例如，与将"可测量听力"作为听力保留标准的研究相比，术后存在"可用听力"的患者百分比反映了不同的听力保留程度。因此，在得出结论之前，必须仔细分析"听力保护"这一词语的确切定义。在本章中，重点是保留可用听力，根据 1995 年 AAO-HNS 量表将其分为 A 级或 B 级。这种分类方法被用来总结现有文献，因为 2012 年 AAO-HNS 指南只在最近 6 年才应用。这个分界点基本上相当于 Gardner-Robertson 量表中的 I 级或 II 级。关于听力结果报告指南的进一步讨论可以在第 50 章中找到。

53.3 颅中窝入路的短期听力结果

1961 年，William F.House 提出了颅中窝开颅术以暴露内听道，结果发表在美国耳鼻咽喉科学会上，从那时起，多个外科小组开始采用 MCF 入路切除前庭神经鞘瘤并保留听力。使用这种手术方法成功保留听力的范围为20%~85%。然而，研究参数的不一致性导致很难进行不同研究间的比较和分析。相关研究以及关键研究标准已在表53.1中列出。其中一些内容在下面将进行进一步的讨论。

Wade和House总结发表了他们从1975年至1979年间使用MCF入路的经验。在近300例前庭神经鞘瘤手术患者中，有20例患者接受了MCF入路手术，其目的是保留听力。在本文中，作者提出了"50/50规则"

作为有用听力的定义。根据他们的经验，还确定了选择该入路的适应证，包括PTA ≤ 30dB，WRS ≥ 70%（即AAO-HNS分级为A级），同时肿瘤的最大直径小于1.5cm。在他们的研究中，所有20例患者术前都有"可用听力"（A级或B级），其中17例适合采用该入路，肿瘤平均大小为13mm。在这20例患者中，6例患者术后保留了可用听力（30%），1例患者术后听力为C级，其余13例患者术后无可测量的听力。

1998年，Irvinget等比较了前庭神经鞘瘤肿瘤大小

表53.1 经颅中窝入路切除前庭神经鞘瘤后听力结果

作者（年份）	研究时间跨度	患者数量 / 例	肿瘤平均直径	有效听力保留率 /%
Wade 和 House（1984）	1975—1979	20	13mm	30
Dornhoffer 等（1995）	1987—1992	93	未披露[a]	58
Weber 和 Gantz（1996）	1986—1993	43	未披露[b]	50
Arriaga 等（1997）	1989—1996	34	7.2mm	73[c]
Hecht 等（1997）	1981—1995	18	7.4mm	39
Slattery 等（1997）	1993—1995	135	12mm	55
Ishikawa 等（1998）	未披露	39	未披露	44[d]
Irving 等（1998）	1989—1996	48	管内	46
			CPA 区延伸 1~10mm	70
			CPA 区延伸 10~20mm	20
Kanzaki 等（1998）	1992—1998	94	6.9mm[e]	24
Staecker 等（2000）	1996—1998	17	11mm	65
Kumon 等（2000）	1988—1997	36	未披露	53[d]
Brackmann 等（2000）	1992—1998	333	11.2mm	63
Gjuricć 等（2001）	1975—1998	735	管内	61
			CPA 区延伸 1~10mm	49
			CPA 区延伸 10~20mm	28
			CPA 区延伸 >20mm	20
Meyer 等（2006）	1993—2004	162	<10mm	66
			10~14mm	46
			>15mm	44
Arts 等（2006）	1999—2005	73	8.9mm[f]	73
			>10mm	58
Kutz 等（2012）	1998—2008	46	8.3mm	63[g]
			>10mm	25

注：由于肿瘤大小、肿瘤测量和术前听力水平的不同，结果不能直接比较

[a]：在这项研究中，大多数患者的肿瘤外延小于5mm

[b]：本研究未披露肿瘤的平均大小。大多数患者都是管内肿瘤或肿瘤外延小于5mm。本研究还使用语音接收阈值（SRT）代替纯音平均（PTA）

[c]：Arriaga 等在分析 AAO-HNS 分类时没有使用 PTA。他们使用 SRT，与其他研究相比，通常比 PTA 低 / 好

[d]：Ishikawa 和 Kumon 等的面神经结果明显较差

[e]：Kanzaki 等将管内肿瘤定义为 0mm 大小；他们基本上测量了肿瘤的外延

[f]：肿瘤平均大小为 8.9mm，听力保留率为 73%

[g]：总体平均肿瘤大小为 8.3mm，相关听力保留率为 63%。当肿瘤大于 10mm 时，可用听力保留率为 25%

相似的患者采用 MCF 入路或 RS 入路切除后 9 年内的听力结果。除了按手术入路进行划分外，听力结果数据还按肿瘤大小分层为以下类别：小脑桥角（CPA）延伸 1~10mm，CPA 延伸 11~20mm。扩展至 CPA 部分由轴位 MRI 确定，肿瘤的最大直径通过测量平行于岩脊或垂直于岩脊部分最大值获得。两个手术组的大多数患者术前均有可用听力（A 级或 B 级）。在内听道组中，46% 的 MCF 患者保留了可用听力，而 RS 患者只有 13% 保留了可用听力。在 CPA 最小延伸范围（1~10mm）组中，70% 的 MCF 患者保留了可用听力，而 RS 队列中只有 27% 保留了可用听力。在 CPA 延伸范围较大（11~20mm）的组中，20% 的 MCF 患者保留了可用听力，13% 的 RS 患者保留了可用听力。然而，在这个"更大的 CPA 扩展"组中的样本量太小，无法得出有意义的结论。因此，作者支持对内听道内肿瘤和扩展到 CPA 肿瘤部分小于或等于 10mm 使用 MCF 入路而不是 RS 入路。但值得注意的是，MCF 组的面神经功能在手术后立即出现明显恶化。然而，1 年后两组面神经功能结果相似。

Brackmann 等在 2000 年发表了一个更广泛的数据集，回顾了 1992 年至 1998 在 House ear Institute 通过 MCF 途径手术的 333 例患者。在这项研究中，神经纤维瘤病 2 型（NF2）患者被排除在外，肿瘤平均大小为 11.2mm。他们在研究中阐述的一个重要分类是"可测量的听力"和"不可测量的听力"之间的区别。"可测量的听力"被定义为 PTA ≤ 90dB 和任何 WRS。"不可测量的听力"被定义为 PTA>90dB 和任何 WRS。333 例患者中有 300 名术前有 A 级或 B 级听力。术后，188 例患者保留了 A 级或 B 级听力，总体可用听力保留率为 63%。50% 的患者将听力保持在或接近术前基线水平（界定为较前 PTA 变化 15dB 以内和术前 WRS 的 15% 以内的变化）。8 例患者从 C 级或 D 级提高到 A 级或 B 级，总体上，5% 的患者听力分级提高，包括从 D 级到 C 级的患者和从 B 级到 A 级的患者。76% 的患者术后存在一定程度的可测量听力。

2001 年，来自德国的 GJUI 等发表了他们在 23 年期间（1975—1998 年）使用 MCF 入路方法的经验。这项研究包括 735 例患者，22% 的内听道内肿瘤，42% 的肿瘤延伸至 CPA<1cm，29% 的肿瘤延伸至 CPA 1~1.9cm，7% 的肿瘤延伸至 CPA>2cm。在术前可用听力和内听道内肿瘤的患者中，61% 的患者在手术后保持可用听力，2 例患者从 C 级或 D 级改善为 A 级或 B 级。作者证明，随着肿瘤大小的增加，保留听力的比例下降（表 53.2）。此外，肿瘤延伸到 CPA 1.0cm 或更大的患者没有表现出听力从 C 级或 D 级改善到 A 级或 B 级。由于最好的治疗结果出现在肿瘤较小和术前听力

状况较好的患者中，因此，作者提倡早期诊断和治疗。

2006 年，Meyer 等发表了他们对 162 例接受 MCF 手术患者的结果，这些患者接受了前庭神经鞘瘤手术，目的是保留听力。这些手术是在 11 年（1993—2004 年）的过程中进行的；他们研究的最后一部分涉及直接的耳蜗神经活动电位（CAP）监测。排除 NF2 患者，大多数患者术前有可用听力，手术后 57% 保持可用听力。这项研究的一个重要特征是分析听力结果作为肿瘤大小的函数，如表 53.1 所示。他们的数据显示，通过 CAP 监测和较小肿瘤，听力保护效果得到了改善。

2006 年，Arts 等报告 6 年（1999—2005 年）内对 73 例连续接受 MCF 入路前庭神经鞘瘤切除患者的结果，包括 3 例 NF2 患者，肿瘤平均大小为 8.9mm，范围为 3~18mm，绝大多数患者术前都有可用听力。术后 73% 的患者保持可用听力。有趣的是，没有 1 例患者的听力状况从 C 级或 D 级提高到 A 级或 B 级，并且当肿瘤大小超过 8mm 时，听力明显下降。

53.4　乙状窦后入路的短期听力结果

1954 年，Elliott 和 McKissock 率先报道了 3 例患者在前庭神经鞘瘤手术后成功保留听力，全部通过 RS/SO 入路进行。虽然他们没有描述手术前后的听力水平，但这标志着听力保护手术的开始。从那时起，使用乙状窦后入路的报告听力保留率为 0~58%。然而，与 MCF 文献一样，在结果报告和什么构成听力保护方面存在很大的变异性。表 53.2 总结了通过 RS 方法研究听力保护的相关研究，这些研究中的一些被选择用于更详细的讨论。

1984 年，Harner 等报告了 149 例（151 侧耳）采用 RS 方法的结果，其中 119 例患者术前至少有可测量的听力。术后 7% 的患者具有可使用的听力。他们的研究并不能对听力保存成功做出评论，因为 119 例患者的术前听力状况并没有详细说明。1984 年，Ojemann 等检查了 22 例接受 RS 手术切除肿瘤并保留听力的患者。在 20 例术前有可用听力的患者中，6 例在手术后保留了可用听力，提供了 30% 的可用听力保留率。值得注意的是，这项研究仅利用 WRS，而不包括 PTA 用于评估听力能力。Gardner 和 Robertson 在 20 世纪 80 年代末进行了全面文献检索，发现了 17 篇文章，回顾了总共 621 个手术病例。然而，只有 394 例患者记录了手术前后的听力测试。在这些患者中，131 例患者在苏醒后保留了听力。

1990 年，Kemink 等报道了他们对 20 例接受听力保留 RS 手术的患者的结果。其中 1 例患者接受了计划的次全切除，1 例患者在手术前听力不佳，另外 3 例患

表53.2　乙状窦后入路切除前庭神经鞘瘤后听力结果

作者（年份）	研究时间跨度	患者数量 / 例	肿瘤平均大小	有效听力保留率 /%
Janetta 等（1984）	未披露	9	15mm	33[a]
Ojemann 等（1984）	1977—1982	22	19.5mm	30[b]
Palva 等（1985）	1978—1982	30	未披露	30[a]
Sanna 等（1987）	1975—1986	14	未披露	0
Kemink 等（1990）	1985—1989	15[c]	14mm	60
Fischer 等（1992）	1970—1989	99	20~29mm[d] ≥ 30mm 总计	5 10 12
Cohen 等（1993）	1974—1991	146	15~19mm[e] 20~24mm 25~29mm ≥ 30mm 总计	19 0 0 8 21
Post 等（1995）	未披露	46[f]	<10mm[e] 10~20mm 21~30mm ≥ 31mm 总计	83 44 20 25 39
Arriaga 等（1997）	1989—1996	26	15~19mm[d] 20~24mm 25~29mm ≥ 30mm[i]	70 25 50（$n=1$） 50（$n=1$）
Samii 和 Matthies（1997）[g]	1978—1993	880（1000 耳 / 肿瘤）	T1[h] T2 T3 T4	29 37 25 5
Irving 等（1998）	1987—1995	50	管内 CPA 区延伸 1~10mm CPA 区延伸 10~20mm	13 27 13
Moffat 等（1999）	未披露	50	5~24mm[d] 25~34mm 35~44mm ≥ 45mm 总计	5 17 0 0 8
Kumon 等（2000）	1988—1997	14	未披露	57
Yates 等（2003）	1984—2001	64	15~19mm[e] 20~24mm 25~29mm ≥ 30mm 总计	18 4 0 0 6
Danner 等（2004）	1992—2002	86	≤ 10mm >10 ~<15mm ≥ 15 ~<20mm ≥ 20 ~ ≤ 25mm >25mm	45 45 18 11 0

注：由于肿瘤大小、肿瘤测量和术前听力水平的不同，结果不能直接比较

[a]：这些研究的听力保留率实际上指的是作者认为"有用的听力"得到保护的患者的百分比。然而，这些研究并没有提供"有用的听力"的定义

[b]：采用单词再认分数法对这些患者的听力状况进行分类。未计算纯音平均值

[c]：在 Kemink 等人的研究中，他们的研究包括 20 例患者，但其中 3 名患者患有 NF2，1 例患者接受了计划的次全切除，1 例患者术前听力可测量，但无法使用。这使得 15 例听力可用的患者接受了 RS 手术，目的是对散发性前庭神经鞘瘤进行听力保护和肿瘤全切除

[d]：这些研究报告的肿瘤大小是根据 CPA 成分和管内成分相加而得的

[e]：这些研究报告的肿瘤大小仅与 CPA 成分有关。因此，这些肿瘤的大小不包括管内成分的尺寸

[f]：在这项研究中，46 例患者术前听力可用，10 例患者术前听力可测量，但不能使用

[g]：这项研究在患者术前和术后的听力检查方面有很大的局限性（更多细节请参阅第 1 章）

[h]：新的汉诺威肿瘤扩展分类：T1，纯管内；T2，管内和管外；T3a，填充小脑脑桥池；T3b，到达脑干；T4a，压迫脑干；T4b，严重移位并压迫第四脑室

[i]：有时，仅因为特定患者分布的低样本量，可用听力保留率就显得很高。对于这些情况，我们已将患者数量列在可使用的听力保护列中的百分比旁边。例如，在 Arriaga 等的研究中，≥ 30mm 的肿瘤患者中有 50% 的人听力得到了有效的保护。然而，数据表明，这种情况只发生在 2 例患者中的 1 例

者有 NF2。在其余 15 例术前可用的散发性前庭神经鞘瘤中，9 例术后保留了可用听力，可用听力保留率为 60%。他们注意到，在肿瘤大于 1.5cm 的患者中，既不存在可使用听力也没有可测量听力。

1995 年，Post 等报道了 56 例采用 RS 入路手术患者的结果，目的是观察肿瘤全切除与听力保留之间的关联。27 例肿瘤直径是根据其向 CPA 的外延进行测量的，而肿瘤的内听道内部分不予测量。46 例患者术前有可用听力，41% 术后保留可用听力。值得注意的是，在可用听力和小于 1cm 的肿瘤患者中，可用听力保留率为 83%（6 例患者中有 5 例）。如果肿瘤小于 2cm，52% 的患者（31 例患者中有 16 例）保持可用听力。最终，当肿瘤大于 2cm 时，可用听力保留率为 21%（14 例患者中有 3 例）。

1997 年，Samii 和 Matthies 发表了他们使用 RS 方法进行 1000 次前庭神经鞘瘤切除的结果，其中包括 880 例散发性前庭神经鞘瘤患者和 82 例 NF2 患者。在这 1000 个肿瘤中，268 例在手术前是全聋，732 例在术前至少有一些可测量的听力。在这 732 例患者中，289 例术后保留了一定程度的可测量听力（可测量听力保留率为 40%）。在这 289 例术后存在可测量听力患者中，140 例有足够的听力数据，可以按照 1995 年的 AAO-HNS 标准进行分类。在这个亚组中，56 例术后保留 A 级或 B 级，可用听力的比例为 40%。尽管这项研究在听力保护文献中拥有最大的患者群体之一，但它缺乏对患者术前和术后听力状况的彻底评估，因此很难利用他们的结果并将其与其他研究的结果进行比较。特别是，最明显的单一缺陷是缺乏足够的 WRS 数据。只有 76% 的患者术前有 WRS 报告。术后，只有 50% 的术后有"一些听力"的患者可以获得 WRS 数据。

为了研究中等到大型肿瘤的可用听力保留机会，Yates 等在 2003 年进行了回顾性研究。他们调查了 64 例听力可用的患者，并接受 RS 入路切除 CPA 至少 15mm 大小的肿瘤。总体而言，他们的有效听力保留率为 6%。肿瘤 CPA 部分大小为 15~19mm 的肿瘤有 17.6% 的机会保留有用的听力。随着肿瘤大小的增加，可用听力保留率下降，对于肿瘤大于或等于 25mm 的患者，有效听力保留率为 0。

53.5　听力保留显微手术后的长期听力结果

接受显微手术并在术后立即成功保留听力的患者，随着时间的推移，仍有丧失残余听力的风险，这种现象称为迟发性听力损失，发生在采用 MCF 或 RS 入路的患者中，必须与进行性听力损失区分开。感音神经性听力损失，可以在一些非手术侧耳发现，例如老年性耳聋或其他原因导致。虽然延迟性听力损失的模式可以是突然的或逐步丧失的形式，但这种模式通常是听觉功能的逐渐下降。1990 年，Shelton 等详细描述了一位患者的这一现象，该患者在连续听力图上显示手术侧的听力逐渐丧失，而在随访过程中她的非手术侧耳保持正常听力。

导致迟发性听力损失的确切机制尚不清楚，然而，已经提出了几个假设。肿瘤复发与耳蜗神经受压或侵犯是迟发性听力损失的明显原因。Linthicum 等和 Neely 对颞骨组织病理学分析表明，先前接受过 MCF 入路的患者的内听道和耳蜗神经中有肿瘤细胞。内听道中的瘢痕形成是延迟性听力损失的另一个可能的解释。一些作者将更好的长期听力输出归因于用脂肪组织填充内听道而不是颞肌。Belal 等对 1 例先前通过 MCF 方法成功保留听力的患者进行了颞骨研究。他们发现，手术侧耳蜗内纤维化增加，螺旋神经节神经元明显减少。他们的发现证实了血管受侵犯可能是迟发性听力损失的原因。内淋巴积水可能是迟发性听力损失的另一个原因，正如先前在接受乙状窦后入路并使其内淋巴结构受到创伤的患者中所提出的那样。关于每一种手术入路的长期听力结果的数据分析如下。

53.6　颅中窝入路的远期听力结果

1990 年，Shelton 等报告了在 House Ear Institute 接受 MCF 入路的 25 例患者的长期听力结果，平均随访时间为 8 年。17 例患者手术后立即有可用听力，他们定义为 WRS ≥ 50% 和言语接收阈值 ≤ 50dB；但没有在"可用听力"的分类中使用 PTA。这 17 例者中有 14 例在整个随访期间保持"可用听力"，保持长期可用听力的比例为 82%。"显著"听力损失被定义为 ≥ 15db 的 PTA 增加或 WRS 减少 20% 或更多。采用这些标准，他们研究确定了 56% 存在"显著"延迟听力损失的可能性。2003 年，Friedman 等更新了 House Ear Institute 在 MCF 入路方法后的长期听力结果的经验。在 38 例有 5 年随访听力数据的患者中，有 23 例患者在手术后立即出现了有用的听力。在这 23 例患者中，16 例患者在 5 年后仍保持可用听力，有 70% 的长期可用听力保留率。2010 年，Woodson 等检查了艾奥瓦大学（University Of Iowa）的 49 例患者，这些患者接受了 MCF 入路前庭神经鞘瘤切除，并有至少 2 年的术后听力测量数据。40 例患者术后立即保留了可用听力。在这些最初成功保留听力的患者中，38 例（88%）在最后的随访中保持了可用听力。值得注意的是，作者通过矫正了对侧耳的变化，用以说明手术侧耳进行性感音神经性听力损失。考虑到 WRS 对功能性听力贡献更大，作者主张更加重视WRS而不是PTA。他们发现，在许多长期受试者中观察到的进行性双侧感音神经性听力损失，可以通过提高PTA来提高AAO-HNS得分。然而，WRS可以一直保存到很晚。因此，他们得出结论，WRS不是由年龄决定，能更准确地代表与手术干预相关的听力结果。

2015年，Quist等检查了27例在接受MCF入路进行肿瘤切除后立即有可用听力的患者。在这27名患者中，16例有5年的随访听力测定数据。在这16例患者中，12例（75%）患者在最后的随访中保持了持久的可用听力。Shelton等定义的"显著"听力损失出现在5例（31%）患者中。在这项研究中，作者没有矫正非手术耳侧的听力损失。

53.7　乙状窦后入路的远期听力结果

1992年，McKenna等检查了18例接受RS听力保留手术的患者，他们平均随访了5.4年。值得注意的是，对侧耳也被认为可以发生与手术无关的渐进性感音神经性听力损失的可能性。18例患者中有14例（78%）在随访期间听力没有明显下降，而4例患者有"听力显著下降"，其被定义为≥15dB PTA或言语辨别的显著变化。1994年，Tucci等报道了17例患者在RS手术后有一些可测量的听力，并有1.5~8年的随访听力测定数据。在此期间，与术后即刻PTA相比，PTA平均恶化6dB；然而，17例患者中有15例WRS保持稳定，而对侧耳的听力在整个随访期间保持不变。值得注意的是，其中3例患者发生了肿瘤复发，并且只有1例患者在随访期间发生言语测定显著变化。

2003年，Chee等报告了接受RS入路治疗CPA肿瘤在2cm内的患者结果。29例患者在手术后立即有可使用的听力，并平均随访了约9年。将手术侧耳的听力变化与未手术耳的听力变化进行比较，以控制渐进性感音神经性听力损失。所有患者均未发生肿瘤复发。在随访过程中，他们发现患者中44%有延迟性听力损失，定义为PTA或SRT中的≥15dB损失或WRS中的"显著"变化。数据显示，大多数迟发性听力损失的病例涉及PTA或SRT的恶化，但这些患者中只有一半（12例中6例）经历了WRS的显著下降。

53.8　听力保留相关的因素

MCF和RS入路的几项研究观察了术前和术中可能影响术后听力保存的因素。虽然在概念上可行，但在许多标准上结果有很大差异。

肿瘤大小是最常预测听力保护的结果。虽然一些研究表明肿瘤大小与听力保护之间没有相关性，但绝大多数文献表明，随着肿瘤大小的增加（特别是在15mm及更大的范围内），听力保留率降低。

外科手术入路也得到了深入的研究。虽然RS入路的总体结果可能看起来比MCF方法更差，但必须记住RS研究通常包括明显大的肿瘤，这可能是两种方法之间听力结果差异的主要原因。Irving等证明，内听道内肿瘤和延伸到CPA小于10mm的肿瘤患者使用MCF入路相比较于RS入路具有更好的保留听力效果。他们推断，牵拉小脑对第8对颅神经胶质-雪旺鞘交界处的干扰是RS入路时听力结果恶化的原因。此外，MCF入路可以更好地显示延伸到内听道底的肿瘤，肿瘤-蛛网膜界面更加容易辨别分离。采用RS入路对于延伸到内听道底的肿瘤可能需要进行非直视下的"盲目解剖"，从而导致蜗轴内的耳蜗神经细丝断裂，侵犯内耳（特别是后半规管），或损伤远心端迷路动脉。然而，那些RS入路倡导者并不认同，也提出了重要的反驳点。Nguyen等证明，对于肿瘤延伸到内听道内存在可用听力的患者，采用RS入路同样可以获得优秀和类似的听力结果。事实上，他们在肿瘤延伸到内听道底的患者中获得了比肿瘤没有延伸到内听道底的患者更好的听力结果。他们尤其强调了Driscoll等对于MCF方法解剖学局限性的分析。特别是，由于内耳孔内面神经活动度差和横嵴阻挡了内听道底下半部分相当多区域的暴露。因此对于起源于前庭下神经的肿瘤，采用MCF入路时，要完全切除肿瘤必须在内听道底的下半部分进行非直视下的"盲目解剖"。

在一些研究中术前更好的听力（PTA和WRS）与术后更好的听力结果相关，但在其他研究中显示没有关系。Brackmann等指出，尽管在术前听力水平差异上有统计学意义，但听力保留的患者与失去听力的患者相比，那些失去听力患者的平均术前听力水平也很好地符合"50/50规则"。沿着这些线索，彻底的检查了患者术前ABR测试结果，但无法得出术前听力状况与术后听力保留关系的确切结果。Slattery等发现术前ABR没有反应与不良的听力结果相关。然而，在他们的研究中，术前正常的ABR并不能预测听力的保留。Brackmann等证明，保留听力的患者耳内的V波潜伏（0.51ms）明显低于不保留听力的患者（0.70ms）。他们还发现，与术后有用听力（5.41ms）的患者相比，丧失听力的患者V波绝对潜伏期（5.96ms）明显更差。Dornho和Glasscock等还发现良好的术前ABR会带来良好的听力结果。然而，其他多项研究并未证明术前ABR结果和术后听力结果有任何相关性。同样，一些研究表明术前耳声发射测试可以预测听力结果，但在其他一些研究中则不是。

高龄被认为是可能影响听力保留的潜在因素，但结果也不一致。在一些研究中，术后听力丧失患者的平均年龄并不显著高于那些保留听力的患者。然而，Oghalai 等发现，即使将肿瘤大小作为混淆变量考虑后，老年患者保留可用听力的机会确实明显降低。他们发现，在 60 岁以上，听力保留率每年下降 4.4%。

当肿瘤起源于前庭上神经时，一些研究表明听力更有可能保留下来。起源于前庭上神经的肿瘤需要较少邻近耳蜗神经的解剖，并在后期较少侵犯耳蜗神经。相反，起源于前庭下神经的肿瘤靠近耳蜗神经，并且在肿瘤切除过程中耳蜗神经损伤的风险更高。识别起源神经通常是在术中完成的，但这通常是需较高的准确性，特别是肿瘤较大的情况下，有时很难区分。热量测试已作为术前前庭上神经功能的测试，因为该神经供应外侧半规管的壶腹。低活动的热量反应可能表明肿瘤起源于前庭上神经，或较大的肿瘤起源于前庭下神经。减少的热量反应在一些研究中已经证明可以预测良好的结果，但在其他研究中没有关系。其他一些研究探讨了眼和颈部前庭诱发肌源性电位（分别为 oVEMP 和 cVEMP）预测神经起源的可能性。oVEMP 测试被认为可以评估椭圆囊，因此可以作为前庭上神经的标志。cVEMP 测试分析球囊，因此作为前庭下神经的标志。尽管理论上很有希望，但利用 VEMP 测试的数据仍无法可靠地预测前庭神经鞘瘤中的神经起源。

除外测量肿瘤大小，前庭神经鞘瘤放射学评估是讨论听力保留可能性的一个重要因素。不管手术方法如何，肿瘤向内听道底延伸通常被认为是听力保护的不良预后因素。相反，Nguyen 和 Phillips 等发现，听力保护和肿瘤在内听道内范的累及程度没有关系。然而，总体上有一个普遍的共识，即在不对蜗轴内的耳蜗神经纤维施加过大的剪切力或不中断耳蜗神经的血液供应的情况下，内听道底的肿瘤更难切除。Goddard 等分析了他们的 MCF 数据，发现内听道底存在有脑脊液信号相对于肿瘤侵犯内听道底的患者中获得可测量的听力的概率更高。至于可用听力，他们的数据显示了一种趋势，影像学上存在内听道底液体（"CSF 帽"）的患者有利于获得更高的可用听力保留率，但他们的数量没有达到统计学意义。其他预示较差听力结果的影像学相关表现包括肿瘤直接延伸到耳蜗，以及肿瘤与耳蜗神经之间更大程度的管外接触。

术中与听力保留相关的因素也得以研究。可以想象的是，如果耳蜗神经被切断，听力肯定会丧失。然而，反向推断并不一定成立，因为许多研究表明，即使耳蜗神经在解剖学上得以保留，听力也经常丧失。在这些情况下，虽然耳蜗神经看起来基本完好无损，但在神经路径上的任何地方都可能存在神经内中断，蜗轴内细小的耳蜗神经纤维受到损伤，内耳的血管受

损，或内耳结构受到破坏。关于血管损害，远端迷路动脉在其孔端特别敏感，该处血管缺乏弹性，极易受到牵拉性损伤。此外，在解剖过程中对该动脉的操作可引起血管痉挛并导致耳蜗缺血。在一种逆转这种血管痉挛反应的研究中，Brackmann 等将浸泡过罂粟碱的明胶海绵应用于耳蜗神经和蜗轴。他们将听力保留率的提高部分归因于罂粟碱的使用，罂粟碱是一种有效的血管扩张剂。然而，在多个病例中发现未稀释的罂粟碱与面瘫有关。这种神经性面瘫的潜在机制可能是由于临时性的传导阻滞对面神经功能的影响。鉴于此，其他作者主张使用稀释的罂粟碱。

无论采用何种入路术，ABR 已被许多外科团队用来监测听力功能。这是一种需要平均几百到几千次扫描的远场技术，这可能需要几分钟才能完成，因此无法向外科医生提供实时反馈。Kemink 等证明，术中 V 波的消失与术后严重的听力损害相关，而 V 波的持续存在（潜伏期延长不超过 3.00ms）预示着成功的听力保护。Phillips 等表明，在肿瘤切除后术中的 V 波反映保留与可用听力保护有很好的相关性。然而，他们也发现尽管在术中丢失了 V 波，但仍有 40% 的患者听力保持不变。由于 ABR 的限制，一些外科小组常规利用 CAP 的直接监测，以提供接近瞬时的反应和较大的动作电位振幅（有关更多详细信息，请参阅第 28 章）。他们的经验和数据表明，实施这种形式的监测后，听力结果得到了改善。

53.9 总结

对于散发性前庭神经鞘瘤，听力保护应该仍然是优先级阶梯中的第 3 级，面神经功能和肿瘤切除状态仍然是最重要的两个优先级。有许多研究探讨 MCF 和 RS 入路对于听力保留结果的影响。早期缺乏标准，以及最近在评估听力状况（术前和术后）与计算肿瘤大小方面标准的不一致性，导致了很难做出有意义的比较和得出令人信服的结论。听力保护是一个泛用的术语，我们在本章中有意将重点放在"可用的"听力保护上，因为这通常是患者的最低有用水平。在许多使用 RS 或 MCF 手术的患者中，可用听力保护是一个可实现的目标。虽然一些研究表明前庭神经鞘瘤切除后听力改善，但这是相当罕见的，在术前患者咨询时不应被认为是一个现实的期望。在选择最佳的听力保留手术入路时，应考虑多种术前因素和手术团队的经验。虽然有一些例外，肿瘤大小仍然是评估听力保存机会的唯一最重要的标准。神经内科和神经外科医生需要大量收集与听力保护相关因素的信息，这对于事先尽量推荐最优听力保护的手术策略是很重要的。此外，了解具有多种听力保留因素的细微差别可以帮助咨询

患者关于通过显微手术实际保护其听力的可能性。外科团队应以开放的心态采用 MCF 或 RS 入路，因为每种入路都有明显的优点和缺点，应该考虑到患者的个体化进行入路选择。一些患者在成功的听力保留手术后会发展成迟发性听力损失，这一现象应该在手术前与患者讨论沟通。

参考文献

[1] Committee on Hearing and Equilibrium guidelinesfor the evaluation of hearing preservation in acoustic neuroma (vestibular schwannoma). American Academy of Otolaryngology-Head and Neck Surgery Foundation, INC. Otolaryngol HeadNeckSurg.1995; 113(3):179–180.

[2] Gurgel RK, Jackler RK, Dobie RA, Popelka GR. A new standardized format for reporting hearing outcome in clinical trials. Otolaryngol Head Neck Surg. 2012; 147(5):803–807.

[3] Wade PJ, House W. Hearing preservation in patients with acoustic neuromas via the middle fossa approach. Otolaryngol Head Neck Surg. 1984; 92(2): 184–193.

[4] Brackmann DE, Owens RM, Friedman RA, et al. Prognostic factors for hearing preservation in vestibular schwannoma surgery. Am J Otol. 2000; 21(3):417– 424.

[5] Holsinger FC, Coker NJ, Jenkins HA. Hearing preservation in conservation surgery for vestibular schwannoma.Am JOtol.2000; 21(5):695–700.

[6] House WF. Surgical exposure of the internal auditory canal and its contents through the middle,cranial fossa.Laryngoscope.1961; 71:1363–1385.

[7] Hecht CS, Honrubia VF, Wiet RJ, Sims HS. Hearing preservation after acoustic neuroma resection with tumor size used as a clinical prognosticator. Laryngoscope.1997; 107(8):1122–1126.

[8] Sanna M, Zini C, Mazzoni A, et al. Hearing preservation in acoustic neuroma surgery. Middle fossa versus suboccipital approach. Am J Otol. 1987; 8(6): 500–506.

[9] Betchen SA, Walsh J, Post KD. Long-term hearing preservation after surgery for vestibular schwannoma.J Neurosurg. 2005; 102(1):6–9.

[10] Arriaga MA, Chen DA, Fukushima T. Individualizing hearing preservation in acoustic neuromasurgery. Laryngoscope.1997; 107(8):1043–1047.

[11] Slattery WH, III, Brackmann DE, Hitselberger W. Middle fossa approach for hearing preservation with acoustic neuromas. [erratum appears in Am J Otol 1997 Nov;18(6):796]. AmJ Otol.1997; 18(5):596–601.

[12] Staecker H, Nadol JB, Jr, Ojeman R, Ronner S, McKenna MJ. Hearing preservation in acoustic neuroma surgery: middle fossa versus retrosigmoid approach.Am J Otol.2000; 21(3):399–404.

[13] Gjuriff M, Wigand ME, Wolf SR. Enlarged middle fossa vestibular schwannoma surgery: experience with 735 cases. Otol Neurotol. 2001; 22(2):223– 230, discussion 230–231.

[14] Mohr G, Sade B, Dufour JJ, Rappaport JM. Preservation of hearing in patients undergoing microsurgery for vestibular schwannoma: degree of meatal filling.JNeurosurg. 2005; 102(1):1–5.

[15] Sanna M, Khrais T, Russo A, Piccirillo E, Augurio A. Hearing preservation surgery in vestibular schwannoma: the hidden truth. Ann Otol Rhinol Laryngol. 2004; 113(2):156–163.

[16] Weber PC, Gantz BJ. Results and complications from acoustic neuroma excisionvia middle cranial fossaapproach.Am J Otol.1996; 17(4):669–675.

[17] Colletti V, Fiorino F. Is the middle fossa approach the treatment of choice for intracanalicular vestibular schwannoma? Otolaryngol Head Neck Surg. 2005; 132(3):459–466.

[18] Irving RM, Jackler RK, Pitts LH. Hearing preservation in patients undergoing vestibular schwannoma surgery: comparison of middle fossa and retrosigmoid approaches.JNeurosurg.1998; 88(5):840–845.

[19] Meyer TA, Canty PA, Wilkinson EP, Hansen MR, Rubinstein JT, Gantz BJ. Small acoustic neuromas: surgical outcomes versus observation or radiation. Otol Neurotol.2006; 27(3):380–392.

[20] Arts HA, Telian SA, El-Kashlan H, Thompson BG. Hearing preservation and facial nerve outcomes in vestibular schwannoma surgery: results using the middle cranial fossaapproach. OtolNeurotol.2006; 27(2):234–241.

[21] Elliott FA, McKissock W. Acoustic neuroma; early diagnosis. Lancet. 1954; 267(6850):1189–1191.

[22] Harner SG, Laws ER, Jr, Onofrio BM. Hearing preservation after removal of acousticneurinoma. Laryngoscope.1984; 94(11, Pt 1):1431–1434.

[23] Glasscock ME, McKennan KX, Levine SC. Acoustic neuroma surgery: the results ofhearing conservation surgery. Laryngoscope.1989.

[24] Nadol JB, Jr, Levine R, Ojemann RG, Martuza RL, Montgomery WW, de Sandoval PK. Preservation of hearing in surgical removal of acoustic neuromas of the internalauditorycanal and cerebellar pontine angle. Laryngoscope.1987; 97(11):1287–1294.

[25] Kemink JL, LaRouere MJ, Kileny PR, Telian SA, Hoff JT. Hearing preservation following suboccipital removal of acoustic neuromas. Laryngoscope. 1990; 100(6):597–602.

[26] Sterkers J-M, Morrison GAJ, Sterkers O, El-Dinemm. Preservation of facial, cochlear, and other nerve functions in acoustic neuroma treatment. Otolaryngol HeadNeckSurg.1994; 110(2):146–155.

[27] Post KD, Eisenberg MB, Catalano PJ. Hearing preservation in vestibular schwannoma surgery: what factors influence outcome? J Neurosurg. 1995; 83(2):191–196.

[28] Gormley WB, Sekhar LN, Wright DC, Kamerer D, Schessel D. Acoustic neuromas: results of current surgical management. Neurosurgery. 1997; 41(1):50– 58, discussion 58–60.

[29] Samii M, Matthies C. Management of 1000 vestibular schwannomas (acoustic neuromas): hearing function in 1000 tumor resections. Neurosurgery. 1997; 40(2):248–260, discussion 260–262.

[30] Ojemann RG, Levine RA, Montgomery WM, McGaffgan P. Use of intraoperative auditory evoked potentials to preserve hearing in unilateral acoustic neuromaremoval. JNeurosurg. 1984; 61(5):938–948.

[31] Gardner G, Robertson JH. Hearing preservation in unilateral acoustic neuromasurgery. Ann OtolRhinol Laryngol. 1988; 97(1):55–66.

[32] Yates PD, Jackler RK, Satar B, Pitts LH, Oghalai JS. Is it worthwhile to attempt hearing preservation in larger acoustic neuromas? Otol Neurotol. 2003; 24 (3):460–464.

[33] Shelton C, Hitselberger WE, House WF, Brackmann DE. Hearing

preservation after acoustic tumor removal: long-term results. Laryngoscope. 1990; 100(2, Pt 1):115–119.

[34] Linthicum FH, Jr, Saleh ES, Hitselberger WE, Brackmann DE, Hung G. Growth of postoperative remnants of unilateral vestibular nerve schwannoma: role of the vestibular ganglion. ORL J Otorhinolaryngol Relat Spec. 2002; 64(2): 138–142.

[35] Neely JG. Is it possible to totally resect an acoustic tumor and conserve hearing?Otolaryngol Head Neck Surg. 1984; 92(2):162–167.

[36] Quist TS, Givens DJ, Gurgel RK, Chamoun R, Shelton C. Hearing preservation after middle fossa vestibular schwannoma removal: are the results durable? Otolaryngol HeadNeckSurg.2015; 152(4):706–711.

[37] Belal A, Jr,LinthicumFH, Jr, HouseWF.Acoustic tumorsurgery withpreservationof hearing. Ahistopathologic report. Am J Otol.1982; 4(1):9–16.

[38] Clemis JD, Mastricola PG, Schuler-Vogler M. The contralateral ear in acoustic tumorsand hearing conservation.Laryngoscope.1981; 91(11):1792–1800.

[39] Friedman RA, Kesser B, Brackmann DE, Fisher LM, Slattery WH, Hitselberger WE. Long-term hearing preservation after middle fossa removal of vestibular schwannoma.Otolaryngol HeadNeck Surg. 2003; 129(6):660–665.

[40] Woodson EA, Dempewolf RD, Gubbels SP, et al. Long-term hearing preservation after microsurgical excision of vestibular schwannoma. Otol Neurotol. 2010; 31(7):1144–1152.

[41] McKenna MJ, Halpin C, Ojemann RG, et al. Long-term hearing results in patients after surgical removal of acoustic tumors with hearing preservation. Am JOtol.1992; 13(2):134–136.

[42] Tucci DL, Telian SA, Kileny PR, Hoff JT, Kemink JL. Stability of hearing preservation followingacoustic neuromasurgery. AmJ Otol.1994; 15(2):183–188.

[43] Chee GH, Nedzelski JM, Rowed D. Acoustic neuroma surgery: the results of long-term hearing preservation. OtolNeurotol. 2003; 24(4):672–676.

[44] Cohen NL, Lewis WS, Ransohoff J. Hearing preservation in cerebellopontine angle tumor surgery: the NYU experience 1974–1991. Am J Otol. 1993; 14(5):423–433.

[45] Dornhoffer JL, Helms J, Hoehmann DH. Hearing preservation in acoustic tumor surgery: results and prognostic factors. Laryngoscope. 1995; 105(2):184–187.

[46] Mangham CA, Skalabrin TA. Indications for hearing preservation in acoustic tumorsurgery. AmJ Otol.1992; 13(2):137–140.

[47] Nadol JB, Jr, Chiongcm, Ojemann RG, et al. Preservation of hearing and facial nerve function in resection of acoustic neuroma. Laryngoscope. 1992; 102 (10):1153–1158.

[48] Shelton C. Hearing preservation in acoustic tumor surgery. Otolaryngol Clin North Am. 1992; 25(3):609–621.

[49] Sekiya T, Møller AR, Jannetta PJ. Pathophysiological mechanisms of intraoperative and postoperative hearing deficits in cerebellopontine angle surgery: an experimental study. Acta Neurochir (Wien). 1986; 81(3–4):142–151.

[50] Nguyen QT, Wu AP, Mastrodimos BJ, Cueva RA. Impact of fundal extension on hearing after surgery for vestibular schwannomas. Otol Neurotol. 2012; 33 (3):455–458.

[51] Driscoll CL, Jackler RK, Pitts LH, Banthia V. Is the entire fundus of the internal auditory canal visible during the middle fossa approach for acoustic neuroma? Am JOtol.2000; 21(3):382–388.

[52] Neely JG. Hearing conservation surgery for acoustic tumors–a clinical-pathologiccorrelativestudy.Am J Otol.1985; 6 Suppl:143–146.

[53] Josey AF, Glasscock ME, III, Jackson CG. Preservation of hearing in acoustic tumor surgery: audiologic indicators. Ann Otol Rhinol Laryngol. 1988; 97(6, Pt 1):626–630.

[54] Shelton C, Brackmann DE, House WF, Hitselberger WE. Acoustic tumor surgery. Prognostic factors in hearing conversation. Arch Otolaryngol Head Neck Surg. 1989; 115(10):1213–1216.

[55] Glasscock ME, III, Hays JW, Minor LB, Haynes DS, Carrasco VN. Preservation of hearing in surgery for acoustic neuromas.J Neurosurg. 1993; 78(6):864–870.

[56] Fischer G, Fischer C, Rémond J. Hearing preservation in acoustic neurinoma surgery.J Neurosurg. 1992; 76(6):910–917.

[57] Telischi FF, Roth J, Stagner BB, Lonsbury-Martin BL, Balkany TJ. Patterns of evoked otoacoustic emissions associated with acoustic neuromas. Laryngoscope.1995; 105(7, Pt 1):675–682.

[58] Ferber-Viart C, Colleaux B, Laoust L, Dubreuil C, Duclaux R. Is the presence of transient evoked otoacoustic emissions in ears with acoustic neuroma significant? Laryngoscope. 1998; 108(4, Pt 1):605–609.

[59] Kim AH, Edwards BM, Telian SA, Kileny PR, Arts HA. Transient evoked otoacoustic emissions pattern as a prognostic indicator for hearing preservation in acoustic neuroma surgery. Otol Neurotol. 2006; 27(3): 372–379.

[60] Oghalai JS, Buxbaum JL, Pitts LH, Jackler RK. The effect of age on acoustic neuromasurgeryoutcomes.OtolNeurotol. 2003; 24(3):473–477.

[61] Iwasaki S, Murofushi T, Chihara Y, et al. Ocular vestibular evoked myogenic potentials to bone-conducted vibration in vestibular schwannomas. Otol Neurotol.2010; 31(1):147–152.

[62] Ushio M, Iwasaki S, Chihara Y, et al. Is the nerve origin of the vestibular schwannoma correlated with vestibular evoked myogenic potential, caloric test, and auditory brainstem response? Acta Otolaryngol. 2009; 129(10): 1095–1100.

[63] MacDonald CB, Hirsch BE, Kamerer DB, Sekhar L. Acoustic neuroma surgery: predictive criteria for hearing preservation. Otolaryngol Head Neck Surg. 1991; 104(1):128.

[64] PhillipsDJ,KobylarzEJ,DePeraltaET,Stieg PE,SelesnickSH. Predictivefactors of hearing preservation aftersurgical resection of smallvestibular schwannomas. OtolNeurotol. 2010; 31(9):1463–1468.

[65] GoddardJC, Schwartz MS,FriedmanRA. Fundalfluidas a predictor of hearing preservation in the middle cranial fossa approach for vestibular schwannoma. OtolNeurotol. 2010; 31(7):1128–1134.

[66] Somers T, Casselman J, de Ceulaer G, Govaerts P, Offeciers E. Prognostic value of magnetic resonance imaging findings in hearing preservation surgery for vestibular schwannoma.OtolNeurotol.2001; 22(1):87–94.

[67] Yong RL, Westerberg BD, Dong C, Akagami R. Length of tumor-cochlear nerve contact and hearing outcome after surgery for vestibular schwannoma. J Neurosurg. 2008; 108(1):105–110.

[68] RenT, Brown NJ, Zhang M, Nuttall AL, Miller JM. A reversible ischemia model ingerbil cochlea. Hear Res.1995; 92(1–2):30–37.

[69] Brackmann DE, House JR, III, Hitselberger WE. Technical modifications to the middle fossa craniotomy approach in removal of acoustic neuromas. Am J Otol.1994; 15(5):614–619.

[70] Eisenman DJ, Digoy GP, Victor JD, Selesnick SH. Topical papaverine and facial nerve dysfunction in cerebellopontine angle surgery. Am J Otol. 1999; 20(1): 77–80.

[71] Liu JK, Sayamacm,SheltonC, MacDonaldJD.Transientfacial nerve palsyafter topical papaverine application during vestibular schwannoma surgery. Case report. JNeurosurg.2007; 107(5):1039–1042.

[72] Danner C, Mastrodimos B, Cueva RA. A comparison of direct eighth nerve monitoring and auditory brainstem response in hearing preservation surgery for vestibular schwannoma.OtolNeurotol. 2004; 25(5):826–832.

[73] Kutz JW Jr, Scoresby T, Isaacson B, et al. Hearing preservation using the middle fossa approach for the treatment of vestibular schwannoma. Neurosurgery.2012;70:334–341.

[74] Kumon Y, Sakaki S, Kohno K, et al. Selection of surgical approaches for small acoustic neurinomas. SurgNeurol2000; 53:52–59.

[75] Palva T, Troupp H, Jauhiainen T. Hearing preservation in acoustic neurinoma surgery.Acta Otolaryngol. 1985 Jan-Feb;99(1–2):1–7.

[76] Moffat DA, da Cruz MJ, Baguley DM, Beynon GJ, Hardy DG. Hearing preservation in solitary vestibular schwannoma surgery using the retrosigmoid approach.Otolaryngol Head Neck Surg. 1999Dec;121(6):781–788.

第 54 章　前庭神经鞘瘤的面神经结果

Matthew L. Carlson, John P. Marinelli, Neil S. Patel

54.1　引言

当今，面神经功能，听力情况，以及肿瘤切除情况，是评估前庭神经鞘瘤手术效果的 3 个基准。面瘫会有很严重的心理上和功能上的障碍，并且影响生活质量。需要有一个广泛接受的、方便可行的，而且比较准确的评估面神经功能的分级标准，这样便于统一判断。有过不少评级方法，House-Brackmann（HB）是比较广泛接受的一个对于前庭神经鞘瘤手术后面神经功能的一个评级方法，目前文献中都采用这一方法对面神经功能进行统一的标准化。虽然这个方法优点很多，还是有不少缺点，临床医生和研究人员都在努力研究是否有更好的评估方法。在过去 70 年中，他们发明了至少 19 种不同的评估方法，足见大家对面神经评估的重视，这一工作的复杂性和困难。本章内容包括：（1）面神经损伤后的功能障碍；（2）列举一些面神经功能的评估方法；（3）介绍目前应用最广泛的评估方法，包括 HB，面神经分级量表 2.0（FNGS2.0）和 Sunny-Brook（SB）方法；（4）讨论一些尚未解决的问题和将来发展的方向。

54.2　面神经损伤后表现

要理解面神经的功能分级，首先要了解面神经的功能，以及损伤后会出现那些表现（图 54.1）。首先，面神经是特殊内脏传出神经，支配在同侧的 20 块与面部表情相关的肌肉上。另外，特殊内脏传入纤维传递舌前 2/3 的味觉，一般内脏传出纤维参与泪腺、下颌和舌下腺的副交感神经支配，参与这两部分的是中间神经。简而言之，面神经损伤后会出现早期和晚期的运动障碍，以及副交感神经功能障碍。所谓"早期"是指轴突损伤后马上出现的功能障碍，例如面部表情肌减弱或者瘫痪、眼睛发干，而"晚期"指轴突异常再生后发生的继发性改变，例如连带运动、挛缩、味觉性流泪。各种不同情况都会发生早期和晚期的并发症，面神经的 5 个分支频繁差异受累，以及副交感神经的各种损伤情况，于是一个面神经损伤的患者可能出现无数种的病情演变。另外，即使患者面神经损伤的严重程度差不多，自己主观感受也是差别很多。例如，一个演员，哪怕是非常轻微的面神经损伤，也意味着职业生涯的终止。而其他职业的患者，或许影响不大。

54.3　理想的面神经分级方法

54.3.1　分级评分方法的一般原则

因为需要对数据进行汇总，如果采用联系评分的方法，得出一个相对正态分布结果，比一个采用任意分级的方法更容易进行统计学分析。例如，HB 分级有 6 个级别，每个级别之间的增长并不一定是一致的——

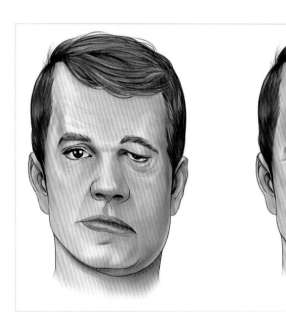

图 54.1　静止和面部运动时左边面部严重面瘫。可以看到额纹消失，眉毛下垂，外眼睑下垂，下眼睑外翻，鼻唇沟变浅，口角下垂。如果试图闭眼睛，眼睛会向上，向外运动，这叫"Bell"麻痹

HB Ⅱ级和Ⅲ级的面瘫的严重程度的差异比Ⅴ级和Ⅵ级的差别大很多。在这种情况下，可能需要非参数性的分析，需要中位数，而不是平均数。另外，各个级别的分数要足够大，这样，比较小的改变也能够捕捉到，无论是纵向的还是去干预，都不会太过度。因为这些评估都是人为打分，所以很难排除观察者的主观态度，大数量的数据未必就一定更好，也就是说，通过一个大的点扩散来假设一个精确的水平的做法不一定行得通。例如，一个评级方法只包括了3个水平的运动障碍，即"正常""部分瘫痪"和"完全瘫痪"——就无法发现这3个级别里面的一些变化，而这种变化可能具有重要的临床意义。相反，另外一个评级方法有20个级别，太过于细致。

最后，评级方法应该包括与患者日常护理、生活相关的有用的临床信息，如果把很多方面的信息变成一个分数，可能对于患者的护理等方面没有太大的帮助，比如我们需要知道患者是否能够闭眼，因为我们需要预防角膜溃疡。

54.3.2 可靠性和准确性

可靠性和准确性是对一个临床方法进来评估的两个方面，提示这个方法的是否可靠以及是否有用。可靠性是指对同一对象不断重复进行评估，打分时，每次打出的分数是否一致。进行一个简单地说明之后，一个理想的评估打分方法应该是，在不同的专业人员之间，打出的分数应该一样，而不应该受打分的专业人员的水平或者训练程度的影响。另外，如果是同一个人在不同的时间点打分，复测变异性应该很小。一个好的评估打分方法应该有较高的准确性，即它所反映出来的结果应该准确、合格。因为目前没有"金标准"来进行关联，没有办法评估实证效度，但是专家评估可以帮助判断这个评估是否符合逻辑（表面效度），以及评估的项目是否涵盖了所有重要的方面（内容效度）。绝大多数的文章都是通过与健侧比较来评估患侧面部在静止和动态下的面神经运动功能，"中间神经功能障碍"，包括味觉障碍、干眼，以及后期的并发症，比如连带运动、挛缩、痉挛、味觉性流泪。

54.3.3 方便和简单

上面提到的一些评估方法变得越来越复杂，"最终使用者"的体验也必须加以考虑。一个被广泛接受的方法，一定是用起来方便、容易，不需要太多复杂的步骤。任何人对于这个方法的评估都应该是简单易学，患者自己也能够理解。在当今快节奏的临床实践中，大多数时间用于与患者交流，一个非常复杂、繁

琐的方法基本不会被采纳。用于评估面瘫的HB方法，用于评估意识水平的Glasgow昏迷评分，用于评估蛛网膜下腔出血的Hunt-Hess评分方法，现在都被广泛接受，就说明了这一点。

54.4 目前的面神经分级评估方法

分类

有几种方法对目前的评估方法进行归类。大的来说，评估方法可以是主观的或者客观的，可以是总体的、局部的或特别的。客观的方法可以是测量口联合偏移多少距离，或者是静止时以及最大限度面部活动时外眦和口角的距离。根据计算机系统的可靠性的不同，这些测量可以是自动的、半自动的，或者是完全手工的。主观的方法可以进一步分为观察者报告的和患者自己报告的。观察者的报告一般包括静止时的情况，自主运动时的情况，以及是否有连带运动。患者自己的报告还需要包括自己的症状、不适以及参加社交活动的影响，这样就可以了解面神经损伤对患者的日常生活到底有多少影响。最后，还有总体的、局部的和特别的评估方法，通过"是"或者"不是"的回答来对面部的总体情况，面神经分支情况，或者某个特定部位的情况进行评估。局部的评估方法又可以根据是否某一支比另一支更重要而分为加权和不加权两种。例如，有些评估方法认为眼睛的闭合，口角的力量比眉毛的运动更重要。现在，最常用的方法是主观的、评估者提供的总体和局部的方法。我们会进一步讨论。HB方法（1983年和1985年）、改良HB方法（2003年）、Sunny-Brook方法（1996年）和FNGS2.0（2009年）都属于这一类方法。还有人提出过一些其他评估方法，比如Yanagihara（1976年），Fisch-Burrow和Nottingham方法，由于这些方法使用较少，本章就不讨论了。

54.5 HB方法和改良HB方法

基于以前的总体定序尺度评估方法，John House首选于1983年提出了这个评估方法，后来他自己和Derald Brackmann（HB）又对这个方法进行了修订。HB方法是一个主观的总体的评估方法，对静止和运动状态下，以及连带运动进行6个水平的分级评估（表54.1）。这个方法的优点在于，与以前的方法相比，使用简单，在不同观察者之间，比较可靠。与以前的方法相比，HB方法加了一个级别（Ⅳ级，比较严重），这样就和中间程度的瘫痪加以鉴别，而且对每一个级别也有比较清楚的定义，以减少不同观察者之间的差

表 54.1 House-Brackmann（HB）分级方法

级别	描述	特点
I	正常	各个部位的面神经功能正常
II	轻度障碍	总体：闭眼检查时，可以发现轻度面瘫；可以有轻度的联带运动 静止状态下，面部两边对称，肌张力正常 运动状态下： 前额：中度到正常的功能 眼睛：稍微用一点点力就可以完全闭眼 嘴巴：轻度不对称
III	中度障碍	总体：面瘫明显但还没有变形，有连带运动，但是不太严重，有挛缩和（或）半面痉挛 静止状态下，正常对称，肌张力正常 运动状态下： 前额：轻度到中度的运动障碍 眼睛：用力可以完全闭眼 嘴巴：用力时力量较弱
IV	中重度障碍	总体：明显面瘫，面部变形，不对称 静止状态下：正常对称，肌张力正常 运动状态下： 前额：没有 眼睛：闭合不全 嘴巴：用力时不对称
V	重度障碍	总体：只有一点点很弱的面部运动 静止状态下：不对称 运动状态下： 前额：没有 眼睛：闭合不全 嘴巴：轻度运动
VI	完全瘫痪	没有运动

别。HB方法是第一个于1985年被美国耳科协会面神经功能障碍委员会认可的面神经分级评估方法，在1995年也被听力和平衡障碍委员会推荐用于前庭神经鞘瘤手术后效果的评估。目前，HB评估方法努力做到在前庭神经鞘瘤手术后评判和报告的标准化和统一性。

虽然这个评估方法有这么多优点，但还是有一些缺点。首先，总体评估不能提供不同部位的区别，不同的部位有不同的功能。就这一缺点，Yen发现大多数医生在不同部位面瘫情况不一致时，会优先评定眼睛的运动。其次，是不同观察者之间的不一致性，尤其是HB III级和IV级的区别标准。这主要是由于通过主观描述进行评定，而且和中间功能障碍也很难鉴别。最后，最初的HB方法没有对中间神经功能障碍的定量评估，其实这对患者的生活质量有很大影响。

由于这些问题，于是在2003年的关于前庭神经鞘瘤治疗结果的会议上，大家对该方法做出一些改进。主要改进就是把III级再分为IIIA和IIIB，IIIA是连带运动比较轻，"眼睛舒适，用或者不用眼药水眼睛都没有问题"，而IIIB是"眼睛干，有不适感，有暴露性角膜炎，需要眼药水，甚至需要眼睑缝合"。另外，是否有"鳄鱼的眼泪"（C0和C1），是金属味道还是反常的味道（E0和E1），也分开记录。这个会议上，还提议在面神经修复后，用Iowa修复面神经康复分级（Iowa Repaired Facial Nerve Recovery Scale）来补充HB分级方法。

54.5.1 Sunny-Brook（SB）面神经评级方法

这个SB评级方法是Ross和同事在1996年提出的，是一种主观的局部加权的评估方法。它检查眼睛、面颊、嘴巴的对称性。对做5个面部标准表情时的情况，进行评分，最高是100分（图54.2）。SB评分会产生很多差别很大的分数，这样就可以帮助我们来判断患者的变化，而不影响其可靠性。另外，分数差距大也有助于统计学分析。和HB方法类似，SB方法不整合其他继发的损害，比如，味觉障碍、干眼、"Crocodile泪"。另外，SB评估方法用一张纸就可以了，但是与HB方法相比，需要更多时间来准备，这对外科医生也是一个问题。

54.5.2 面神经分级量表2.0（FNGS 2.0）

为了应对很多批评和对于House和Brackmann原来的面神经分级量表的错误理解，面神经疾病委员会于2009年提出了面神经分级量表2.0，同时也保留了原来量表的简洁性。FNGS2.0是把两个部分整合起来（表54.2）。第一部分是局部评分，主要是静止状态下是否对称，以及眉毛、眼睛、鼻唇沟、嘴巴这些部位的自主运动情况。和原来的HB方法一样，每一个部位都有1~6分的打分，最好的是4分，最差的是24分。第二部分是继发运动的总体评估，包括连带运动、挛缩——分别对应没有连带运动、没有挛缩，直到严重变形的连带运动和严重挛缩。这样，继发运动就和原发运动障碍区分开来了，在总体评估中最多也就是3分，它的权重也就降低了。对于每一个级别的严格评分使得轻度和中度功能障碍有较大区别，按照原来HB的方法，从II级到IV的差别就加大了。

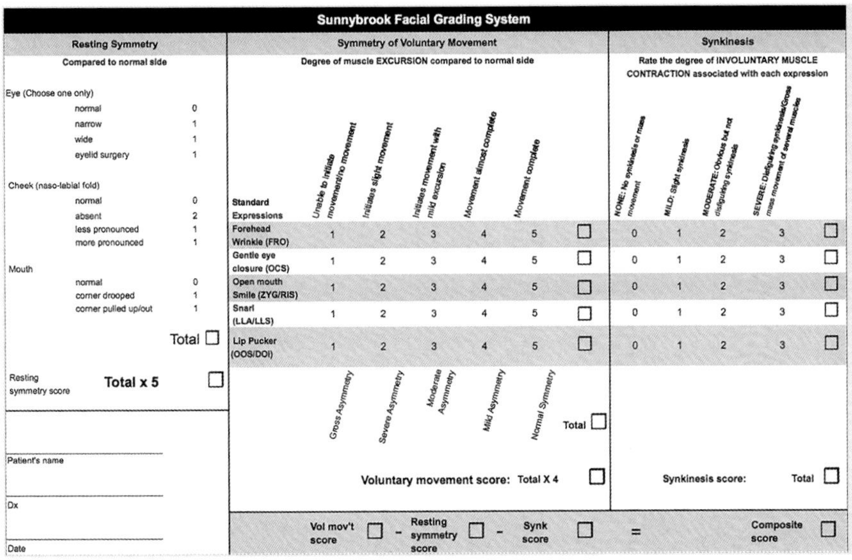

Sunnybrook Facial Grading System

Resting Symmetry	Symmetry of Voluntary Movement	Synkinesis
Compared to normal side	Degree of muscle EXCURSION compared to normal side	Rate the degree of INVOLUNTARY MUSCLE CONTRACTION associated with each expression

Eye (Choose one only)
- normal　0
- narrow　1
- wide　1
- eyelid surgery　1

Cheek (naso-labial fold)
- normal　0
- absent　2
- less pronounced　1
- more pronounced　1

Mouth
- normal　0
- corner drooped　1
- corner pulled up/out　1

Total ☐

Resting symmetry score　**Total x 5**　☐

Patient's name ___

Dx ___

Date ___

Standard Expressions — columns: Unable to initiate movement / Initiates slight movement / Initiates movement with mild excursion / Movement almost complete / Movement complete

Standard Expressions	Unable to initiate movement	Initiates slight movement	Initiates movement with mild excursion	Movement almost complete	Movement complete		NONE: No synkinesis or mass movement	MILD: Slight synkinesis	MODERATE: Obvious but not disfiguring synkinesis	SEVERE: Disfiguring synkinesis/Gross mass movement of several muscles	
Forehead Wrinkle (FRO)	1	2	3	4	5	☐	0	1	2	3	☐
Gentle eye closure (OCS)	1	2	3	4	5	☐	0	1	2	3	☐
Open mouth Smile (ZYG/RIS)	1	2	3	4	5	☐	0	1	2	3	☐
Snarl (LLA/LLS)	1	2	3	4	5	☐	0	1	2	3	☐
Lip Pucker (OOS/DOI)	1	2	3	4	5	☐	0	1	2	3	☐

Gross Asymmetry / Severe Asymmetry / Moderate Asymmetry / Mild Asymmetry / Normal Symmetry

Total ☐

Voluntary movement score:　Total X 4　☐

Synkinesis score:　Total ☐

| Vol mov't score ☐ | − | Resting symmetry score ☐ | − | Synk score ☐ | = | Composite score |

图 54.2　Sunny-Brook 面神经分级方法

表 54.2　面神经分级量表 2.0

分数	眉毛	眼睛	鼻唇沟	嘴巴
部位				
1	正常	正常	正常	正常
2	轻度减弱　达到正常的 75%	轻度减弱　达到正常的 75%　静止状态下对称，稍微用点力完全闭合	轻度减弱　达到正常的 75%	轻度减弱　达到正常的 75%
3	明显减弱　达到正常的 50%　静止状态下对称	明显减弱　达到正常的 50%　最大用力能够完全闭合	明显减弱　达到正常的 50%　静止状态下对称	明显减弱　达到正常的 50%　静止状态下对称
4	静止状态下不对称　小于正常的 50%	静止状态下不对称　小于正常的 50%　不能完全闭合	静止状态下不对称　小于正常的 50%	静止状态下不对称　小于正常的 50%
5	一点点运动	一点点运动	一点点运动	一点点运动
6	没有运动	没有运动	没有运动	没有运动

继发运动（全面评估）

分数	运动程度
0	没有
1	轻度连带运动，挛缩轻微
2	明显的连带运动，轻度到中度的挛缩
3	连带运动导致变形；严重挛缩

报告：每一个部位的分数和继发性运动的分数相加

级别	总分
I	4 分
II	5~9 分
III	10~14 分
IV	15~19 分
V	20~23 分
VI	24 分

54.6　没有解决的问题和未来方向

54.6.1　我们是否需要建立一个单一的评估方法？

单一评估方法的好处是不同专家，不同中心之间便于交流，不同研究之间的比对也方便。

我们这样建立一个单一的评估方法几乎是不可能的事情，因为我们很难把不同专家的不同目的、不同要求都统一到一个评估方法中。例如，神经耳科医生与神经外科医生一般喜欢实用和有效的评估方法，比较喜欢像 HB 方法这样的总体评分方法。在一个大的诊疗中心，有很多患者等待接受基本的评估，这时的评估方法需要比较简单易行。你哪怕只需要一个计算器，或者花的时间比其他方法多几秒钟，可能就不会被采用。相反，那些进行面神经康复的中心，他们很乐意看到经过治疗，康复之后，哪怕只有非常小的一点点进步，在患者身上也愿意花更多的时间。这种情况下，SB 方法，或者是客观的线性测量方法更受青睐。另外面神经重建手术，比如，面神经置换、肌肉换位、游离肌肉转移，这些都会改变面神经的功能；在这些情况下，现有的评估方法不太适用。在这些情况下，自然的运动是丧失的，近端神经修复最好的结果是大块肌肉活动，而肌张力正常。我们不应该勉强建立一个单一统一的评估方法，而应该在某些方面进行一些改进，同时让数据在不同研究、不同中心之间可以进行比较。这个最明显的缺点就是，把一个分数差别小的大的评级变成一个更加全面的局部的评级，实际上详细的信息是无法获得的。

54.6.2　忘记询问患者？

现有的很多关于面神经评级的方法都有一个非常严重的问题，就是没有对患者进行优先询问。最近几年，有一些评估方法越来越把患者自己的报告放在重要的地位。因为我们认识到，专业医护人员的侧重点和患者自己的侧重点可能不一致。或许我们可以让患者回答几个重要的问题，然后整合到面神经评估中去，或者可以把患者自己的报告间接地放入评估方法中去。这种间接的方法就是改进评估的权重。很多评估方法，人为地使某一些方面评估的权重高于其他方面，这样可能会改变最后的分数。我们评估功能障碍的目的，是要了解这个功能障碍对患者的生活质量到底有多少影响，所以我们应该对各个不同方面进行最合理的评估。

例如，干眼和中度的连带运动相比，干眼可能会使生活质量下降更多。患者自己的报告或许有非常细小的临床上差别，而患者把这个看得非常重要，无论是好，还是不好，医生或许都需要做出相应的改变。这种情况或许会让医生觉得做再详细的、再复杂的量表也不完整，因为 100 分的评估体系中，几分的差别对于患者和医生来说或许很难感觉得到。最后，患者自己报告的情况或许可以帮助医生进一步完善评估方法。现在一般是把 HB Ⅰ、Ⅱ级或者 Ⅰ~Ⅲ级定义为满意，但实际上很多研究都发现，在 HB Ⅰ~Ⅵ级时，患者觉得面神经功能下降最多。

54.6.3　客观评估面神经功能的方法

现有的很多评估方法的缺点是都是采用主观方法对数据进行解读。客观方法肯定更好，因为这样可以排除观察者的个人偏见。原来的一些客观评估方法，比如 Burres-Fisch 和 Nottingham 方法，实际上是把一些线性的测量整合进去，就是手工的卡尺测量，非常费时，计算也非常复杂。通过计算机，可以把照片、录像进行像素减法，并通过面部的各个点来评定静止状态下的对称性，以及运动时和对侧的比较。虽然有优点，但是操作复杂，而且需要特殊的软件，推广不易。我们可以认为，真正客观的面神经功能的评估方法是应用静止电位和诱发肌电图（比如神经元电生理监测），因为电生理的监测是不需要患者的主动配合的。但是这些方法其实不太可行，只在非常有限的范围里使用过。严格的电生理检查没有考虑到内在的面部肌张力造成的重要差别。比如，年轻患者面部皮肤弹性较好，与老年患者相比，在静止状态下有比较好的对称性，眉毛下垂比较轻，眼外翻也比较轻，面部的凹陷也比较轻，虽然他们的电生理检查结果可能差不多。一个理想的评估方法应该是整合了主观和客观的信息，可以全面了解面神经功能状况。

54.7　总结

如何对前庭神经鞘瘤手术后面神经的损伤情况进行准确、可靠、实用的评估目前还没有标准化。

现在，HB 方法依然是在北美和欧洲使用最广泛的方法。其他一些定量评估方法，比如 FNGS2.0、SB 方法，克服了 HB 方法的一些缺点。未来，或许是根据实际需要进行一些特定的评估，同时把患者自己的报告整合进去，同时把计算机的客观评估方法加以完善。

参考文献

[1] House JW, Brackmann DE. Facial nerve grading system. Otolaryngol Head Neck Surg. 1985; 93(2):146–147.

[2] Fattah AY, Gavilan J, Hadlock TA, et al. Survey of methods of facial palsy documentation in use by members of the Sir Charles Bell Society. Laryngoscope. 2014; 124(10):2247–2251.

[3] Fattah AY, Gurusinghe AD, Gavilan J, et al. Sir Charles Bell Society. Facial nerve grading instruments: systematic review of the literature and suggestion for uniformity. Plast Reconstr Surg. 2015; 135(2):569–579.

[4] House JW. Facial nerve grading systems. Laryngoscope. 1983; 93(8):1056–1069.

[5] Alicandri-Ciufelli M, Pavesi G, Presutti L. Facial nerve grading scales: systematic review of the literature and suggestion for uniformity. Plast Reconstr Surg. 2015; 135(5):929e–930e.

[6] Brenner MJ, Neely JG. Approaches to grading facial nerve function. Semin Plast Surg. 2004; 18(1):13–22.

[7] Kanzaki J, Tos M, Sanna M, Moffat DA, Monsell EM, Berliner KI. New and modified reporting systems from the consensus meeting on systems for reporting results in vestibular schwannoma. Otol Neurotol. 2003; 24(4):642–648, discussion 648–649.

[8] Ross BG, Fradet G, Nedzelski JM. Development of a sensitive clinical facial grading system. Otolaryngol Head Neck Surg. 1996; 114(3):380–386.

[9] Vrabec JT, Backous DD, Djalilian HR, et al. Facial Nerve Disorders Committee. Facial Nerve Grading System 2.0. Otolaryngol Head Neck Surg. 2009; 140(4):445–450.

[10] Burres S, Fisch U. The comparison of facial grading systems. Arch Otolaryngol Head Neck Surg. 1986; 112(7):755–758.

[11] Murty GE, Diver JP, Kelly PJ, O'Donoghue GM, Bradley PJ. The Nottingham system: objective assessment of facial nerve function in the clinic. Otolaryngol Head Neck Surg. 1994; 110(2):156–161.

[12] Yanagihara N. Grading of facial palsy. Proceedings of the Third International Symposium on Facial Nerve Surgery, Zurich, 1976. In: Fisch U, ed. Facial Nerve Surgery. Amstelveen, The Netherlands: Kugler Medical Publications;1977:533–535.

[13] Brackmann DE, Barrs DM. Assessing recovery of facial function following acoustic neuroma surgery. Otolaryngol Head Neck Surg. 1984; 92(1):88–93.

[14] Committee on Hearing and Equilibrium guidelines for the evaluation of hearing preservation in acoustic neuroma (vestibular schwannoma). American Academy of Otolaryngology-Head and Neck Surgery Foundation, INC. Otolaryngol Head Neck Surg. 1995; 113(3):179–180.

[15] Yen TL, Driscoll CL, Lalwani AK. Significance of House-Brackmann facial nerve grading global score in the setting of differential facial nerve function. Otol Neurotol. 2003; 24(1):118–122.

[16] Kang TS, Vrabec JT, Giddings N, Terris DJ. Facial nerve grading systems (1985–2002): beyond the House-Brackmann scale. Otol Neurotol. 2002; 23(5):767–771.

[17] Gidley PW, Gantz BJ, Rubinstein JT. Facial nerve grafts: from cerebellopontine angle and beyond. Am J Otol. 1999; 20(6):781–788.

[18] Carlson ML, Tveiten OV, Driscoll CL, et al. What drives quality of life in patients with sporadic vestibular schwannoma? Laryngoscope. 2015; 125(7):1697–1702.

[19] Carlson ML, Tveiten OV, Yost KJ, Lohsecm, Lund-Johansen M, Link MJ. The minimal clinically important difference in vestibular schwannoma quality-oflife assessment: a important step beyond P < .05. Otolaryngol Head NeckSurg. 2015; 153(2):202–208.

第 55 章　散发性前庭神经鞘瘤中的面神经损伤：机制、相关因素和结果

Philip V. Theodosopoulos

55.1　引言

当今，面神经功能和肿瘤控制情况是判断前庭神经鞘瘤治疗效果的两个基准。大多数情况下，这两个方面似有冲突。如果肿瘤切除彻底，显微镜下全切，面神经损伤的可能也随之增大。相反，进行相对保守的治疗（比如低剂量放疗，随访，次全切除），面神经瘫痪发生的机会就小，当然也就不能定义为"治愈"。在决定如何治疗时患者会考虑很多因素，大多数情况下，可以简化为到底是保面神经还是切肿瘤。

诊断出前庭神经鞘瘤时，即使肿瘤很大，也很少有患者会有面瘫或者面肌痉挛的症状。所以，如果一开始就有这些症状，那要警惕面神经来源的肿瘤，或者恶性肿瘤。与听神经受肿瘤影响不同，面神经对于前庭神经鞘瘤的缓慢生长和压迫是有非常好的耐受性的。除非一些特殊的情况，比如突然肿瘤囊变，瘤腔内出血而导致突然压迫面神经，面神经往往只是在治疗后才出现功能障碍，而前庭神经鞘瘤本身的自然增长很少导致面神经功能障碍。本章讨论面神经损伤的机制，回顾一下哪些因素影响面神经的结果，再总结一下已经发表的不同治疗方法的面神经的结果。术中面神经监测，面神经显微分离技术，将会在第 27 章和第 32 章中讨论。另外，读者可以在不同章节更进一步了解不同治疗模式下面神经的结果。

55.2　面神经损伤

面神经大约有 10 000 个轴突，有 7000 个运动纤维，支配同侧的面部肌肉，还有 3000 个纤维接受舌上的味觉，此外还有副交感传出纤维，传递信号到同侧泪腺，下颚和舌下腺。在桥小脑角和内听孔，副交感纤维位于 Wrisberg 中间神经中。就是出脑干后在面神经运动支和第 8 对颅神经之间，直到内听孔与面神经运动支会合之前的那一段。所以，急性面神经损伤会导致部分或者全部面瘫，味觉障碍，副交感功能障碍包括干眼。后期因为轴突错误地或者不完全地再生而导致各种并发症，包括同侧的连带运动、痉挛、肌张力增高或者挛缩。当然还会有味觉性的流泪过多，这个也称为"鳄鱼泪"。连带运动，或者是大块肌肉运动，主要原因是再生轴突的分裂，以及神经内膜断裂后，错误的髓鞘再生时发生横向的神经再支配。痉挛是由于神经元间接触对合，异位放电，沿着神经纤维兴奋向

侧方扩展所致。味觉性的流泪过多是因为分布到泪腺的味觉纤维再生时发生方向错误。对于肌张力增高、痉挛和连带运动，可采用生物反馈、肌肉再训练、内毒素（Botox）等方法治疗，也可以进行选择性的肌肉切断，这个会在第 62 章进一步讨论。面神经功能评估在第 54 章讨论。

我们注意到正常的面部大体运动和静止状态下肌张力正常并不意味着面神经纤维功能正常。面神经有一定的内在储备，哪怕很大一部分（有人报道 50%）的轴突都没有，还可以维持几天正常功能。所以，临床上面瘫的程度与超过这个阈值后还有多少有功能的面神经纤维呈正比。这个理论或许可以解释，为什么挽救性的显微手术后比第一次显微手术后面神经的功能更差。也可以解释，为什么放疗后，或者患者原来接受过显微手术，他们面神经损伤的可能更大，因为这时面神经已经有一定的损伤了。

就前庭神经鞘瘤而言，大多数面神经损伤是因为手术时操作的机械性损伤（例如，牵拉和锐性的切割），热损伤（例如，双极电凝），或者血管受影响。没有接受过任何治疗，而突然发生了囊变或者瘤腔内出血，这时也会发生面神经的突然损伤。同样面神经损伤也可以迟发，立体定向放疗后，或者调强放疗后。一般认为，立体定向放疗后 3~12 个月，会发生面神经的早期损伤，而迟发性的损伤主要是因为血管因素，放疗造成血管内膜损伤、内膜增厚，或者血管壁玻璃样变而导致缺血。

两个最常用的神经损伤的分类方法是 1943 年由 Seddon 提出的神经传导障碍、轴索断裂和神经断伤，以及 1951 年 Sunderland 提出的 1~5 级的分类（图 55.1）。第 1 级的神经损伤（例如，神经传导障碍）是一种简单的、可逆的传导阻滞，同时伴有神经鞘内压力增高，但是轴浆流动没有中断。在这种情况下，轴突的完整性还存在，没有发生 Wallerian 退变。轴索断裂发生第 2 级的损伤（例如，轴索断裂），但是神经内膜还没有受影响。这时会发生 Wallerian 退变，恢复还是可能的，因为内膜小管会引导再生的轴突，这样就类似连带运动。第 2 级损伤恢复的时间比第 1 级损伤长。Seddon 分类中的神经断伤在 Sundeerland 分类中扩展成第 3~5 级，相对应的是内膜断裂、束膜断裂和外膜断裂。在上面这个 3 个级别的损伤中，因为会发生不完全的和任意的轴突再生以及运动纤维的端侧再

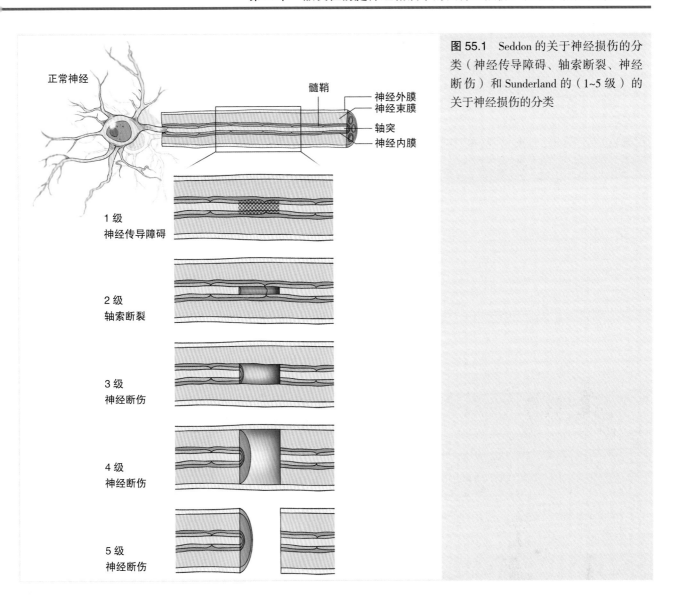

图 55.1　Seddon 的关于神经损伤的分类（神经传导障碍、轴索断裂、神经断伤）和 Sunderland 的（1~5 级）的关于神经损伤的分类

支配现象，所以神经功能的部分恢复是有可能的。这两种分类方法把所有神经纤维的损伤都归类到一种类型的损伤中，实际上很多损伤是混合性的，有些轴突还是健康的，有些有不同程度的损伤。在急性期，复合运动动作电位（CMAP）的幅度与未受影响的轴突的数量呈正比，这可以作为判断面神经预后的电生理基础（见第 27 章）。

从轴突损伤的远端开始，受伤后 12~24h，开始出现 Wallerian 退变，在第 3 天达到高峰。这可以解释为什么哪怕是完全切断了面神经，在 48~72h 面神经还是有刺激，潜伏期正常，CMAP 也正常。所以，我们可以判断显微手术时面神经损伤的部位，也就是在面神经有可靠刺激的近端。这也可以解释术中面神经电生理对于判断预后的一个缺点——面神经的刺激消失了，但是面神经依然解剖保留，术中近端的刺激不能明确区分到底是单纯的神经传导障碍，还是更严重的损伤

（会在第 27 章详细讨论）。

与 Wallerian 退变几乎同步，在损伤后 72h 会出现轴突发芽。退变的轴突以大约每天 1mm 的速度生长，在轴突生长 1 个月后完全髓鞘化。运动纤维端 – 侧神经再支配的时间是损伤后 1 年，当然这个时间会有不同，应该持续观察而不是机械地设定一个时间点。除了我们需要和患者说明面神经可能恢复的时间以外，神经再生的时间和速度对于考虑神经移植也是非常重要的。对于术后 HB Ⅵ级而解剖保留面神经的患者，医生需要耐心等待其自然恢复，因为这样效果最好。神经移植的手术也不能拖延太久，因为拖延太久了运动纤维末端会受损伤，"时间就是肌肉"。一般大多数人建议等待 1 年，再根据病情判断是否进行神经移植。Rivas 发现，对于 HB Ⅴ级和Ⅵ级的患者，如果有早期面神经功能改善，提高，预后较好。对于完全面瘫的患者，进行神经移植的时间问题会在第 64~76 章专门

讨论。

55.3 显微手术面神经损伤

55.3.1 解剖

无论肿瘤多大，面神经总是和肿瘤包膜在一起。小的肿瘤的面神经往往在内听孔内，大多数情况下，面神经是在前、上方。随着肿瘤的增大，长到内听孔外面来了，面神经和肿瘤接触的长度也随之加大。这个肿瘤大小和面神经长度的关系可以解释在手术切除或者放疗时面神经的损伤情况。

前庭神经鞘瘤显微手术时，只有两个位置面神经的位置是固定的，在耳蜗神经的前下方，面神经在桥延沟离开脑干的部位，另外一个是面神经通过内听孔进入颞骨的部位。这两个部位之外，面神经和肿瘤包膜的关系，位置千差万别。大多数前庭神经鞘瘤，面神经在桥小脑角里，面神经位于肿瘤包膜的腹侧。当然，走行在包膜的上、下或者背侧也都有。另外一个发现是，在大的前庭神经鞘瘤中，面神经并不总是从脑干到内听孔走行最短的线路。比如，有时面神经会在肿瘤的上方，然后再到腹侧，然后再到内听孔。总的来说，如果面神经走行到肿瘤的背侧，或者肿瘤的上极，或者非常复杂，那么术中损伤或者放弃全切（GTR）的可能就大。

最后一个重要的问题是面神经的组成和显微解剖。真正有束膜和外膜结构的面神经束起于膝状神经节。神经束膜为神经提供抗张强度，抵抗机械性牵拉。而神经外膜为神经提供滋养血管，对于神经营养的传导非常重要。神经束膜和神经外膜都对面神经的轴突有支持作用。在膝状神经节的内侧，在切除肿瘤时，面神经更加容易受机械性的损伤和缺血性的损伤。在桥小脑角和内听孔，面神经是没有外膜的，被软脑膜覆盖，周围是脑脊液。脑池近端的面神经的血供来自小脑前下动脉，脑膜中动脉的一个分支供应膝状神经节。在切除肿瘤时，要处理肿瘤的供应动脉，电凝，切断然而，脑干的穿支必须保护。在蛛网膜下腔段的面神经有一些吻合血管，所以，会发生不同程度的血管损伤。

在面神经出脑干端，一直到它进入内听孔，走行路径上任何一点，面神经都可能损伤。特别重要的部位是面神经在耳门的近端处。面神经从桥小脑角（CPA）走到内听孔时，走行方向突然改变。同时脑池里的肿瘤也有压迫作用，要安全地把这部分面神经与肿瘤分离开来，非常困难。这也是面神经损伤最常见的部位，也是最常见的不得不残留肿瘤的部位。在脑干端和内听孔早期识别面神经，以及术中在分离肿瘤包膜时经常低阈值刺激，有助于面神经的保护。第30章和第32章会对面神经的解剖和走行做进一步的说明。有兴趣的读者可以阅读第27章、第32章和第41章以了解术中面神经监测等手术中面神经保护的相关事宜。

55.3.2 术前对于面神经结果的判断

前庭神经鞘瘤文献中，有很多关于术前和术中如何判断面神经结果的。对很多相关因素进行了分析，比如年龄、性别、肿瘤的大小、肿瘤向腹侧生长的程度、内听孔扩大的程度、手术入路、肿瘤是否囊变、肿瘤血供、面神经走行、术前是否接受过其他治疗、术前肌电图、术中面神经刺激试验和肿瘤切除程度。

在所有这些因素中，肿瘤的大小依然是与手术后早期、长期面神经功能最相关的一个因素。我们做一个极端的比较就可以了，根据最近的一项研究，切除一个完全是内听孔内的前庭神经鞘瘤，或者向脑池里生长了一点点的前庭神经鞘瘤，术后面瘫的可能性大概在5%~10%；而全切一个很大的肿瘤，术后面瘫的可能性可以高达65%。因为大的肿瘤，其听神经和肿瘤包膜的接触面就长，再加上面神经走行复杂，神经和肿瘤粘连，神经散开，以及瘤周水肿。

与肿瘤大小相关联的是内听孔扩大的程度。文献提示，如果肿瘤外侧的蛛网膜腔比较大，也就是肿瘤的外侧界和内听孔底部之间的距离比较大，保留听力比较可能。与此一致的是，Rompaey发现内听孔底部消失的患者，术后早期听力都比较差。那些内听孔底部消失的患者中，手术后1个月，30%的患者是HB III级或者更差，而那些基底部没有消失的患者，13%是HB III级。但是手术后1年，这个差异没有了。

另外一个与肿瘤大小相关的因素是位于内听孔轴前方的肿瘤的体积。大多数前庭神经鞘瘤都是以内听孔为中心生长的，那些中等或者大的肿瘤会偏心性生长。往腹侧不对称的生长的肿瘤更容易使患者出现面神经损伤。这个道理和大的肿瘤容易损伤面神经是一样的。Wong报道，往内听孔轴前方生长超过1.5cm的肿瘤，会使术后出现HB III级面瘫的机会增加3倍甚至更高。类似的，Grahnke发现，如果矫正肿瘤大小这个因素，肿瘤在前后方向每增加一个标准差，高级别HB面瘫的可能性就增加3.8倍。

很多文献也对肿瘤的质地和血供进行了研究。2013年，Copeland通过核磁信号判断肿瘤的质地和面神经的结果。硬的、软的肿瘤在T1上都是低信号，软的前庭神经鞘瘤在T2上更多是高信号（88% : 14%，$P<0.005$）。这个发现和脑膜瘤的是一样的。相反，Rizk发现T2信号对于肿瘤质地的判断没有帮助，但是对于判断内听孔是否扩大很有帮助。软的肿瘤，患侧内听孔和对侧相比平均扩大1.9mm，硬的肿瘤平均扩

大 3.6mm。他们都发现，软的肿瘤面神经结果较好。最近，Patel 发现，那些在内听孔附近有硬膜粘连的肿瘤，就像脑膜瘤中的脑膜尾征，与没有脑膜粘连的肿瘤相比，会有面神经粘连（31% : 3%，P=0.01），也更容易只进行次全切除。界面成像、弥散张量成像或许在将来可用于判断前庭神经鞘瘤的质地和面神经的粘连以及面神经的走行等。这方面的内容在第9章详细讨论。

对于肿瘤囊变和面神经结果的关系，也有非常深入地研究。第76章专门讨论了，其中一个主要问题是，大家对于"囊性前庭神经鞘瘤"的定义没有达成统一，包括肿瘤里面的壁很厚的囊和肿瘤周边的、壁很薄的囊。而后者，往往面神经结果不良，或者只能次全切除。对于囊性肿瘤面神经容易损伤的机制大概有两方面：第一，囊性肿瘤往往有肿瘤的突然增大，伴随肿瘤周边水肿和面神经被分散开来，或者面神经容易和肿瘤粘连；第二，把面神经从一个薄薄的没有硬度的囊壁上分离下来，的确是一个挑战，因为没有对抗力来帮助你分离。

最后讨论一下面神经的亚临床问题。前面提到过，HB Ⅰ 级的面神经并不意味着面神经完全正常。在面神经整体功能还是正常时，可能已经有一部分面神经纤维受到了影响。于是有些作者进行了手术前神经电记录（ENoG）的研究，判断术前电记录的幅度与术后面神经结果之间的关系。他们假设，与完全正常的神经纤维相比，手术前已经受影响的那部分面神经更容易因为手术的操作而发生损伤。Kartush 发现，在 10 例前庭神经鞘瘤患者中，有 8 例出现术前 EnoG 幅度降低。他们还发现手术前的幅度与肿瘤的大小呈相反关系。有趣的是，大多数研究并没发现术前 ENoG 幅度的降低与术后面神经功能之间的关系。所以，这一方法并没有被很多临床中心所采纳，因为既增加费用，又没有确定的判断价值。

55.3.3 手术入路和面神经结果

虽然过去的 20 年里，很多小的、中等大小的前庭神经鞘瘤都随访观察或者放射治疗，但是就总体而言，显微手术切除肿瘤，依然是前庭神经鞘瘤最常规的治疗方法。有很多手术方法，现在主要采用乙状窦后入路、经迷路入路、颅中窝入路。在 100 年前就在争论哪种手术入路最好，这个问题在第 1 章进行了讨论。目前仍没有达成共识。

很多因素使得我们没有办法对各个手术入路进行客观的比较，比如入选标准的不同、报告结果的不一致性、是否全切、技术、手术团队的经验等。到底是颅中窝入路还是乙状窦后入路对于保留听力更好，实际上就反映了这些因素使得客观比较非常困难。颅中窝手术的肿瘤往往比乙状窦后手术的肿瘤小很多，因为如果桥小脑角的肿瘤超过 0.5cm 了，大多数医生是不会选择颅中窝入路的。另外，颅中窝手术的患者，纯音电测听和单词识别分数都比较好。如果不考虑肿瘤大小、术前听力，大家或许会认为颅中窝入路对于保留听力和面神经功能更好。但是如果比较了肿瘤大小，有些研究就发现乙状窦后入路其实能更有利于保留面神经功能，而对于听力的保留，两种入路是一样的。

2012 年，Gurgel 发表了一篇系统性的回顾文章，他把桥小脑角大于等于 2.5cm 的肿瘤定义为大前庭神经鞘瘤。分析 30 项研究的 1688 例前庭神经鞘瘤，结果发现：经迷路入路，62.5% 的患者术后面神经功能良好（HB Ⅰ、Ⅱ级）；乙状窦后入路，65.2% 的患者术后面神经功能良好。两种差异没有统计学意义。同年，Ansari 根据肿瘤的大小对不同手术入路和面神经结果进行研究，他收集了 35 项研究的 5064 例前庭神经鞘瘤。对于管内型肿瘤，与乙状窦后入路相比，颅中窝入路面神经损伤的机会更大，但是两者与经迷路入路相比差异又没有统计学意义（分别是 16.7%、4%、0%，P<0.001）。对于小于 1.5cm 的肿瘤，颅中窝入路与经迷路入路相比面神经结果更差。但是这两者与乙状窦后入路相比又没有差异（分别是 11.5%、3.3% 和 7.2%，P=0.001）。对于 1.5~3cm 的肿瘤，乙状窦后入路比颅中窝入路或者经迷路入路面神经损伤的机会更小（分别是 6.1%、17.3% 和 15.8%，P<0.001）。与 Gurgel 的发现相反，Ansari 发现，对于 3.0cm 以上的肿瘤，乙状窦后入路比经迷路入路对于面神经的结果更好（30.2 : 42.5%，P<0.001）。根据文献，结合自己的经验，可以这么认为，大多数情况下可以有不止一种手术入路可以选择，对于某一位医生最好的入路，对于另外一位医生未必如此。同时，和肿瘤相关的一些因素，比如大小、肿瘤向腹侧生长的程度、面神经的走行、肿瘤的质地，以及其他因素都会影响到肿瘤的切除和面神经的结果，而手术入路的选择不是唯一的决定因素。在第 31 章中汇集了一些大的临床研究，对不同手术入路下面神经结果和听力保留情况进行了分析。

55.3.4 肿瘤切除的程度和面神经结果

把各种因素都考虑进去，大的肿瘤依然对于面神经功能的影响最大。大宗病例研究发现，如果追求肿瘤全切除（GTR）术后面神经功能障碍的发生率为 20%~50%。认识到了这个问题，Raftopoulos 在 2005 年提出优先考虑面神经功能而不是肿瘤全切除的治疗策略。作者主张尽可能切除肿瘤，但是可以残留在面神经走行上与面神经粘连的小块肿瘤，这样就可以保证面神经的完整性。采用这一手术策略，他们报道的面神经结果更好，在 15 例大于等于 3cm 的肿瘤中，术后面神经功能都是在 HB Ⅰ、Ⅱ级。把面神经的功能置于肿瘤切除程度之上的手术策略得到越来越广泛地认同，尤其是在可以采用放射治疗来处理残留肿瘤的背景之下。如果在手术中发现面神经对于刺激的反应减弱，神经性放电增加，肿瘤和面神经粘连，这些情况下都可以考虑终止切除肿瘤。第 27 章会讨论术中面神经刺激对于术后面神经结果的价值。

也有医生采取另外一个比全切除（GTR）更保守的策略以追求面神经功能。Haque 报道了 96 例散发性前庭神经鞘瘤的患者，HB Ⅰ~Ⅱ级，面神经功能良好的占到 97%，其策略是，有意残留肿瘤。随访中发现，20 例患者手术后肿瘤生长，而需要放射治疗。80% 需要放射治疗的患者其手术后面神经功能得以改善或者保持手术后的状态。作者另外一个 Koos 分级 Ⅲ级和 Ⅳ级的 52 例前庭神经鞘瘤患者，次全切除（STR）其肿瘤残留超过 5mm 的患者中，91% 面神经功能良好，接近全切除（NTR）其肿瘤残留小于 5mm 的患者中，92% 面神经功能良好。对于残余肿瘤，术后定期影像学随访，次全切除（STR）的 19 例患者中有 4 例，近全切除（NTR）的 11 例患者中有 1 例，出现了影像学上的肿瘤进展。这 5 例患者随后都接受了放射治疗。另外还有 5 例患者在影像学上没有进展的情况下，也对残余肿瘤进行了放射治疗。所以，在 33 个月的随访时间内，总的肿瘤控制率为 90%。第 21 章会对残余肿瘤复发和复发的前庭神经鞘瘤做挽救性放疗的问题进行讨论。

基于这些早期的研究，设计了一个前瞻性的多中心的研究，以了解到底如何治疗残留肿瘤才是最佳方案。前庭神经鞘瘤次全切除研究（ANSRS）包括了 8 个中心的、肿瘤大于等于 2.5cm 做了手术的并入。手术的初衷是最大限度地切除肿瘤，但是也可以根据实际情况做次全切除（STR）或者近全切除（NTR）以避免面神经永久性损伤。这个研究的目的是通过系统性前瞻性的方法来判断是否更加保守的手术策略更有利于术后面神经的功能。残留肿瘤通过影像学检查进行随访，如果有进展，就进行放射治疗。通过对 77 例患者 1 年以上的随访，没有进行全切除（GTR）的患者，面神经功能明显要好于全切除（GTR）的患者。另外，研究还发现，近全切除（NTR）和次全切除（STR）面神经的结果差不多，这也说明，如果可能，还是应该尽量切除肿瘤。残留肿瘤进展，或者复发的比例是 19%，切除的程度与残留肿瘤的进展相关。全切除

（GTR）患者总的失败比例是 8.3%，近全切除（NTR）患者总的失败比例是 9.1%，而次全切除（STR）患者总的失败比例是 28.2%，平均大约 35 个月（4~74 个月）出现肿瘤再生长。这一研究还在进行中，长期效果，尤其是残留肿瘤的进展情况，以及是否需要其他进一步治疗，对于未来的治疗有非常重要的价值。

虽然有研究发现次全切除后可能面神经的结果更好，但是残留肿瘤的进展以及需要进一步治疗等这些情况，使得患者长期预后的问题变得复杂。残留肿瘤的辅助治疗和挽救性治疗后，随访的时间还比较短，这样我们很难评定手术时的保守策略，然后需要时再进行放疗，到底有多好，还需要进一步研究。第 41 章会对次全切除（STR）肿瘤面神经的功能问题进行讨论。

55.3.5　迟发性面瘫

在手术后几天到一个月的时间内，可能会发生迟发性面神经功能障碍。目前，对于迟发性面神经麻痹即迟发性面瘫（DFP）还没有一个统一的定义。有些作者把任何比手术后第一次检查面神经功能都有减退的情况都包括在内。也有人只把手术后几天到一周内出现面神经功能减退的情况包括在内。Sargent 发现一个迟发性面瘫（DFP）潜伏期的一个双峰模式，一部分患者在手术后几小时到 2 天内发现，而另一部分人延迟到手术后 17 天才发生。就文献而言，迟发性面瘫（DFP）的发生率差异很大，低的只有 2%，高的可以 41%。这种差异或许和迟发性面瘫（DFP）的定义标准不同有关，同时和患者随访时间的长短也有一定关系。实际情况是，迟发性面瘫（DFP）多数情况下是少报道了，因为大多数患者是在出院后才发生，然后几个星期后又自行恢复了。

迟发性面瘫（DFP）的确切病因还不明确。膝状神经节里面的休眠病毒被激活，面神经微血管的痉挛，内听孔处和迷路段的面神经迟发性肿胀，蛛网膜下腔无菌性炎症都有可能是病因。

Gianoli 发现迟发性面瘫（DFP）的患者，他们 HSV-1、HSV-2 和 VZV IgM 的平均滴度分别升高 92%、70% 和 495%。而没有迟发性面瘫（DFP）的患者，这些病毒的滴度是不变的，甚至是降低的。Brackmann 在一项前瞻性的研究中发现，如果预防性地使用泛昔洛韦（famciclovir），可以使迟发性面瘫（DFP）的发生率从 25% 下降到 20%。与颅中窝入路相比，经迷路入路这么预防性用药的获益更大。使用多元建模，Carlstrom 发现，全切除（GTR）（优势比 OR=2.03；95% 可信区间，1.00~4.18；P=0.05）和乙状窦后入路（优势比 OR=2.31，95% 可信区间，1.26~4.22；P<0.01）迟发性面瘫（DFP）的发生率是 16%，而性别、

肿瘤大小、手术时间、体表指数、手术后并发症、手术前 HB 级别，或者术中面神经监测的结果，都不是相关因素。其他作者并没有发现手术入路和迟发性面瘫的相关性。有些作者回顾性地发现，无论是颅中窝入路，还是迷路入路，术中对迷路段的面神经进行减压，可以降低迟发性面瘫的发生。最后，Scheller 还发现一类患者，羟乙基淀粉和尼莫地平一停，马上就出现迟发性面瘫（DFP），而一旦这些药物再用上去，面瘫马上好转。根据这一现象，有人提出血管痉挛是迟发性面瘫的一个发病机制。

虽然确切的原因还不很清楚，迟发性面瘫（DFP）是一过性的，即使不治疗，大多数患者也可以在几个星期或者几个月内自行恢复到正常或者接近正常（HB Ⅰ、Ⅱ级）。有使用激素和抗病毒药物来治疗的，但是效果各异。有些作者不提倡预防性用药，因为大多数迟发性面瘫（DFP）者都能恢复面神经功能。有些治疗措施，比如迷路段面神经减压，也有潜在风险。表 55.1 对迟发性面瘫（DFP）的文献进行了总结。

55.4　放射治疗导致面神经损伤

放射治疗后面神经损伤的相关因素

偶尔，常规分割和单次大分割放射治疗的剂量会因为直接的轴突损伤、脑干实质的损伤、微血管障碍引起缺血，或者肿瘤突然增大而导致面神经损伤。大多数情况下，在治疗后 3~18 个月出现面瘫，一半病例在发生面瘫后 3~6 个月恢复。很少会在治疗后马上出现面瘫。更少见的是，治疗后 6~12 个月，出现一过性的面肌痉挛，这可能与肿瘤肿胀有关，都会在发生后 6 个月自行好转。即使没有出现明显的面神经功能异常，显微手术后再进行放射治疗的患者中，出现面神经功能异常的并不少见。如果做面神经肌电图，会发现兴奋性增加，任何一点手术操作都会引起 Train-Time Value 异常增高。

动物实验发现，经大剂量放射线照射后，周围神经出现轴突丢失和片段化，髓鞘片段化，以及神经纤维化的增多。对于微循环的研究发现，血管壁有炎性细胞浸润，小血管有血栓形成，小动脉的中膜有玻璃样变。放射治疗后，雪旺氏细胞的增殖能力降低，恢复缓慢。2003 年，Watanabe 报道了 1 例患者，在首次放疗后 33 个月，肿瘤又进展的情况下，他接受 2 次低剂量放射治疗，（边缘剂量，12Gy 2 次，累计剂量 24Gy）。这位患者在第二次放疗后 25 个月出现面瘫。最后接受了手术治疗，切除一直进展的肿瘤。手术时取得的肿瘤的标本的病理提示，轴突消失、脱髓鞘、雪旺氏细胞增生、微血管炎。虽然这个患者接受的累计放射剂量很低，但是这些发现都证实了以前动物实验的研究结果。

虽然现在比较少见，放射治疗后面瘫和肿瘤周边的最大放射剂量与脑干的最大放射剂量、肿瘤体积和以前的治疗病史等有关。散发性前庭神经鞘瘤，面神经总是在肿瘤的周边，所以，面神经接受的放射剂量，实际上就差不多是肿瘤边缘剂量。这和神经纤维瘤病 2 型不同，神经纤维瘤病 2 型患者的面神经往往会被结节状的肿瘤包裹。现在对于肿瘤边缘的 12~13Gy 的单次大分割放疗，而导致面瘫的概率不到 1%。而早期伽马刀治疗时 18~20Gy 的边缘剂量治疗后会有 30% 以上发生面瘫的危险。1999 年，Miller 对接受不同剂量的患者进行了面神经病变的比较，一组是接受标准剂量，根据肿瘤大小，为 16~20Gy，另一组是低剂量的放射，为 12~16Gy。2 年后，用 Kaplan Meier 分析，标准剂量组的面神经病变发生率是 38%，而低剂量组是 8%（95% 可信区间，0~17%；$P=0.006$）。对各种因素进行控制，发现治疗后面瘫发生率增加的单一因素就是肿瘤周边剂量大于 18Gy。2004 年，Flickinger 发表了对 313 例散发性前庭神经鞘瘤患者用 12~13Gy 进行治疗的结果，在治疗后 6 年，100% 面神经功能保留。2009 年，Yang 对文献进行系统性回顾，包括 23 篇发表的文章，2204 个前庭神经鞘瘤，发现边缘放射剂量小于 13Gy 的与大于 13Gy 的相比，面神经功能更好（≤13Gy=98.5%，HB Ⅰ 级，>13Gy=94.7%，HB Ⅰ 级；$P=0.0001$）。2001 年，Foote 发现，对于直线加速器（LINAC）治疗，在各个因素中，脑干的放射剂量是导致面神经病变的最强因素。与这些研究的结果相一致，Ganz 发现，伽马刀治疗后出现的面神经病变患者一般都在治疗后的 MRI 上出现邻近脑干的实质上有 T2 信号的增高。

仅次于边缘剂量，以前的治疗病史也是放射治疗后出现面神经损伤的另一个重要影响因素。即使看上去面神经功能正常，其实以前的治疗也会使得面神经出现不同程度的亚临床损伤，如果再一放疗，发生面瘫的阈值就会降低。Foote 做了多因素分析发现，以前有过显微手术史的患者，直线加速器（LINAC）治疗后其发生面瘫的风险增加 4 倍（相对危险性 Relative Risk：3.9。$P=0.009$）。1998 年，Pollock 报道 47 例曾经做过显微手术但是失败而进行放射治疗的患者，其中 11 例（23%）出现面神经功能障碍加重，如果使用不同剂量，即 ≥ 18Gy、15~17Gy 和 12~14Gy 后，其面神经障碍发生率分别为 57%、22% 和 14%。最近，Huang 对 173 例曾经进行过一次或者几次手术再进行伽马刀治疗的患者进行分析，如果之前已经有任何程度的面神经功能障碍，HB Ⅱ ~ Ⅵ级，19% 的患者放疗后面神经功能有改善。如果是有一点儿面神经功能障碍

表 55.1 显微手术切除前庭神经鞘瘤后发生迟发性面瘫的相关文献

研究	中心	设计	时间	对于迟发性面瘫的定义	发生率	潜伏期	相关因素	结果
Lalwani 等（1995）	University of California, San Francisco, CA	回顾性	1986—1990	与手术后即刻相比，面神经功能从正常到不正常，或者严重程度增加	40%，38/93	平均或者中位和 NR 范围	与肿瘤大小、手术入路或者年龄无关	1 年时，38 例中 34 例 HB Ⅰ、Ⅱ级，97% 的患者 HB Ⅰ ~ Ⅲ级
Megerian 等（1996）	Massachusetts Eye 和 Ear Infirmary, Boston, MA	回顾性	1986—1992	只包括手术后 HB Ⅰ 级、Ⅱ 级的患者，与手术后即刻相比，任何面神经功能障碍加重都包括在内	24%，62/255	平均：手术后 3.6 天；1~16 天的范围	与年龄、性别、肿瘤大小无关。只对乙状窦后入路进行评估。早期发生（少于 48h），所以平均恢复时间也短，改变不严重，所以平均恢复时间也就较短。	90% 的患者恢复到手术后的 HB 级别，98.3% 的患者保持初始的 HB 级别
Magiulo 等（1998）	University La Sapienza, Rome, Italy	回顾性	1990—1995	与手术后即刻相比，面神经功能从正常到不正常，或者严重程度增加	25%，15/60	平均或者中位和 NR 范围	与年龄、性别、肿瘤大小无关	80% 恢复到 HB Ⅰ、Ⅱ 级
Sampath 等（998）	Jonns Hopkins Hospital, Baltimore, MD	回顾性	1973—1994	手术后即刻面神经功能正常或者接近正常的患者，在手术后 1 周或者 1 周后出现面神经功能严重障碍（HB Ⅴ 级或者 Ⅵ级）	2%，13/611	平均或者中位 NR，手术后 1~4 周	没有相关因素	1 年时，没有人恢复到 HB Ⅰ级，77% 恢复到 HB Ⅱ 级、15% 恢复到 HB Ⅲ 级、8% 恢复到 HB Ⅳ级
Fenton 等（2001）	St. Vincent's Hospital, Sydney, NSW 2010, Australia	前瞻性	1994—1995	与手术后即刻相比，任何程度的面神经功能障碍加重	14%，8/57	平均或者中位 NR，1~14 天	没有相关因素	5 例术后即刻功能正常的患者，在发病后 1 个月内恢复正常的患者。另外 1 例原来功能正常的患者，恶化为 HB Ⅵ级，但是在第 2 年时好转为 HB Ⅲ 级。手术后即刻功能就不正常的 2 例患者，最终分别恢复到 HB Ⅲ级和正常功能
Gianoli（2002）	The Ear 和 Balance Institute, Baton Rouge, Louisiana	回顾性	NR	手术后即刻面神经功能正常，然后发生面神经功能恶化	35%，7/20	平均或者中位和 NR 范围	与 HSV-1 和 VZV IgM 滴度增高相关	发生面瘫后 7 周时，所有患者都恢复正常

续表

研究	中心	设计	时间	对于迟发性面瘫的定义	发生率	潜伏期	相关因素	结果
Grant 等 (2002)	University of Washington, Seattle, WA	回顾性	1988—2000	手术后3天，面神经功能从HB I/II级恶化	5%, 15/314	平均：10.9天；范围：4~30天	小的肿瘤患者面神经功能恢复更好。潜伏期和恢复的程度与年龄、性别、手术入路、病程、手术时的神经兴奋性放电、吸烟以及心血管疾病无关	6例患者（40%）平均在手术后10.2天发生轻度恶化（2例HB级别的恶化），9例患者（60%）平均在手术后11.8天发生中度恶化（3例HB级别的恶化）。15例患者中5例（33%）在迟发性面瘫发生6周，恢复到HB I级或者II级。15例发生迟发性面瘫的患者中，14例HB I级（80%），在3个月恢复到II级，15例患者中12例（80%），HB I级或者II级，14例患者中13例（93%）在1年内恢复。
Magliulo 等 (2003)	University La Sapienza, Rome, Italy	回顾性	1990—2000	与手术后即刻相比，面神经功能有任何程度的加重	26%, 25/98	平均或者中位和NR范围	与年龄、性别、肿瘤大小、手术入路无关	25例患者中有20例（80%）恢复到HB I级或者II级
Morton 等 (2011)	Loyola University Medical Center, Chicago, IL	回顾性	2005—2007	任何手术后正常或接近正常（HB I、II级）的面神经功能发生恶化	25%, 26/104	平均：3天；范围：1~28天	小的肿瘤患者发生迟发性面瘫的比较多，而早期发生的患者较少。早期发生面瘫的患者与没有面瘫的患者相比，肿瘤的大小没有面瘫的患者大。迟发性面瘫的患者有面瘫的患者比，与所有没有发生迟发性面瘫的患者相比，晚期发生迟发性面瘫的患者手术中面神经反应降低。	最后一次随访时，96%的患者都恢复到HB I、II级。
Carlstrom 等 (2016)	Mayo Clinic, Rochester, MN	回顾性	2000—2014	手术后5天和30天，面神经功能发生至少2个HB级别的恶化。手术后5天，HB I~III级的患者才包括在内	16%, 60/368	平均：12天；范围：5~25天	与大体全切除（GTR）有关（83%：71%，P=0.05），与乙状窦后入路有关（72%：52%，P=0.01）。恢复时间与是否使用激素、激素加抗病毒药物或者不用药物治疗都没有关系（P=0.530）。迟发性面瘫和没有面瘫的患者，在性别、肿瘤大小、手术时间、面积指数、手术并发症、手术后并发症、收缩前的HB级别，或者手术中面神经监测的结果等方面没有关系。	所有患者都在术后平均33天（7~86天）时恢复到HB I、II级

的，HB Ⅰ~Ⅴ级，5.5%的患者会出现新的面神经功能障碍，或者面神经功能障碍加重。所以，对于曾经手术过，有残留的患者，低剂量的放射治疗可以有效地降低面神经病变的发生。

放射治疗后发生面瘫的最后一个危险因素就是原来肿瘤的大小。大的肿瘤可能已经产生了亚临床的面神经功能损伤，如果肿瘤有点儿水肿，面神经一受牵拉，面神经的功能障碍就会加重。肿瘤大了，面神经被拉长了，更多的面神经受到照射，面神经损伤的机会也就增大。同时肿瘤大了，脑干受到的辐射也会增大。Flickinger根据不同放射剂量画出了直径－反应曲线，来判断一过性的和永久性的面神经病变。边缘剂量是12~14Gy时，他们发现当肿瘤在桥小脑角的直径超过2.5~3cm时，面神经损伤的风险显著增大。Milligan发表了一项大前庭神经鞘瘤（>2.5cm）研究，发现新的永久性的面瘫发生率为14%，新的一过性的面肌痉挛的发生率为4%。2013年，William进行了一项回顾性的研究，研究大前庭神经鞘瘤（>3cm）和小前庭神经鞘瘤（≤3cm）治疗结果有何区别，结果发现，大前庭神经鞘瘤患者，基础面神经功能良好，HB Ⅰ、Ⅱ级的，30%会出现症状加重。相反，小前庭神经鞘瘤患者，基础面神经功能良好，只有1例患者出现治疗后症状加重（P=0.003）。Yang进行了一个系统性文献回顾，发现肿瘤≤1.5cm²的患者，比肿瘤>1.5cm²的面神经保护更好（≤1.3cm²=99.5%，>1.5cm²=95.5%，P=0.0001）。

55.5 总结

对于医生和患者，面神经的保护始终是一个首要问题。因为肿瘤大小的不同，治疗方法不同，面神经损伤的机制、时间、发生率和严重程度会有很大差异。各种不同策略，比如次全切除（STR）肿瘤，辅以放疗或者不辅以放疗，低剂量放疗都能够有效地降低面神经损伤的发生。需要有长期随访的大的前瞻性研究来论证这些比较保守的策略是否真的有效，而不是仅仅牺牲长期利益，获取短期好处。

参考文献

[1] Carlson ML, Link MJ, Wanna GB, Driscoll CL. Management of sporadic vestibular schwannoma. Otolaryngol Clin North Am. 2015; 48(3):407–422.

[2] Espahbodi M, Carlson ML, Fang TY, Thompson RC, Haynes DS. Small vestibular schwannomas presenting with facial nerve palsy. Otol Neurotol. 2014; 35(5):895–898.

[3] Carlson ML, Tombers NM, Driscoll CLW, et al. Clinically significant intratu?moral hemorrhage in patients with vestibular schwannoma. Laryngoscope.2017; 127(6):1420–1426.

[4] Paldor I, Chen AS, Kaye AH. Growth rate of vestibular schwannoma. J Clin Neurosci. 2016; 32:1–8.

[5] Axelsson A, Laage-Hellman JE. The gusto-lachrymal reflex. The syndrome of crocodile tears. Acta Otolaryngol. 1962; 54:239–254.

[6] Nielsen VK. ElectrophysioloGyof the facial nerve in hemifacial spasm: ectopic/ephaptic excitation. Muscle Nerve. 1985; 8(7):545–555.

[7] Kartush JM, Graham MD, Kemink JL. Electroneurography: preoperative facial nerve assessment in acoustic neuroma surgery: a preliminary study. Am J Otol. 1986; 7(5):322–325.

[8] Fenton JE, Chin RY, Kalamarides M, Sterkers O, Sterkers JM, Fagan PA. Delayed facial palsy after vestibular schwannoma surgery. Auris Nasus Larynx. 2001; 28(2):113–116.

[9] Watanabe T, Saito N, Hirato J, Shimaguchi H, Fujimaki H, Sasaki T. Facial neu?ropathy due to axonal degeneration and microvasculitis following gamma knife surgery for vestibular schwannoma: a histological analysis. Case report. J Neurosurg. 2003; 99(5):916–920.

[10] Linskey ME, Flickinger JC, Lunsford LD. Cranial nerve length predicts the risk of delayed facial and trigeminal neuropathies after acoustic tumor stereotac?tic radiosurgery. Int J Radiat Oncol Biol Phys. 1993; 25(2):227–233.

[11] Foote KD, Friedman WA, Buatti JM, Meeks SL, Bova FJ, Kubilis PS. Analysis of risk factors associated with radiosurgery for vestibular schwannoma. J Neuro?surg. 2001; 95(3):440–449.

[12] Pollock BE, Lunsford LD, Flickinger JC, Clyde BL, Kondziolka D. Vestibular schwannoma management. Part I. Failed microsurgery and the role of delayed stereotactic radiosurgery. J Neurosurg. 1998; 89(6):944–948.

[13] Three types of nerve injuries. Brain. 1943(66):237.

[14] Sunderland S. A classification of peripheral nerve injuries producing loss of function. Brain. 1951; 74(4):491–516.

[15] Carlson ML, Van Abel KM, Schmitt WR, Driscoll CL, Neff BA, Link MJ. The ana?tomically intact but electrically unresponsive facial nerve in vestibular schwannoma surgery. Neurosurgery. 2012; 71(6):1125–1130, discussion1130.

[16] Rivas A, Boahene KD, Bravo HC, Tan M, Tamargo RJ, Francis HW. A model for early prediction of facial nerve recovery after vestibular schwannoma surgery. Otol Neurotol. 2011; 32(5):826–833.

[17] Sameshima T, Morita A, Tanikawa R, et al. Evaluation of variation in the course of the facial nerve, nerve adhesion to tumors, and postoperative facial palsy in acoustic neuroma. J Neurol Surg B Skull Base. 2013; 74(1):39–43.

[18] Nejo T, Kohno M, Nagata O, Sora S, Sato H. Dorsal displacement of the facial nerve in acoustic neuroma surgery: clinical features and surgical outcomes of 21 consecutive dorsal pattern cases. Neurosurg Rev. 2016; 39(2):277–288,discussion 288.

[19] Mastronardi L, Cacciotti G, Roperto R, Di Scipio E, Tonelli MP, Carpineta E. Position and course of facial nerve and postoperative facial nerve results in vestibular schwannoma microsurgery. World Neurosurg. 2016; 94:174–180.

[20] Captier G, Canovas F, Bonnel F, Seignarbieux F. Organization and microscopic anatomy of the adult human facial nerve: anatomical and histological basis for surgery. Plast Reconstr Surg. 2005; 115(6):1457–1465.

[21] May M. Anatomy for the clinician. In: May M, Schaitkin BM, eds.

The Facial Nerve. New York, NY: Thieme Medical; 2000:19–57.

[22] Minatogawa T, Kumoi T, Hosomi H, Kokan T. The blood supply of the facial nerve in the human temporal bone. Auris Nasus Larynx. 1980; 7(1):7–18.

[23] Blunt MJ. The blood supply of the facial nerve. J Anat. 1954; 88(4):520–526.

[24] Martin RG, Grant JL, Peace D, Theiss C, Rhoton AL, Jr. Microsurgical relation?ships of the anterior inferior cerebellar artery and the facial-vestibulocochlear nerve complex. Neurosurgery. 1980; 6(5):483–507.

[25] Bloch O, Sughrue ME, Kaur R, et al. Factors associated with preservation of facial nerve function after surgical resection of vestibular schwannoma. J Neurooncol. 2011; 102(2):281–286.

[26] Copeland WR, Van Gompel JJ, Giannini C, Eckel LJ, Koeller KK, Link MJ. Can preoperative imaging predict tumor involvement of the anterior clinoid in clinoid region meningiomas? Neurosurgery. 2015; 77(4):525–529, discussion530.

[27] Falcioni M, Fois P, Taibah A, Sanna M. Facial nerve function after vestibular schwannoma surgery. J Neurosurg. 2011; 115(4):820–826.

[28] Grahnke K, Garst JR, Martin B, Leonetti JP, Anderson DE. Prognostic indices for predicting facial nerve outcome following the resection of large acoustic neuromas. J Neurol Surg B Skull Base. 2017; 78(6):454–460.

[29] Ansari SF, Terry C, Cohen-Gadol AA. Surgery for vestibular schwannomas: a systematic review of complications by approach. Neurosurg Focus. 2012; 33(3):E14.

[30] Gerganov VM, Klinge PM, Nouri M, Stieglitz L, Samii M, Samii A. Prognostic clinical and radiological parameters for immediate facial nerve function following vestibular schwannoma surgery. Acta Neurochir (Wien). 2009; 151(6):581–587, discussion 587.

[31] Gurgel RK, Dogru S, Amdur RL, Monfared A. Facial nerve outcomes after sur?gery for large vestibular schwannomas: do surgical approach and extent of resection matter? Neurosurg Focus. 2012; 33(3):E16.

[32] Samii M, Gerganov V, Samii A. Improved preservation of hearing and facial nerve function in vestibular schwannoma surgery via the retrosigmoid approach in a series of 200 patients. J Neurosurg. 2006; 105(4):527–535.

[33] Tringali S, Ferber-Viart C, Fuchsmann C, Buiret G, Zaouche S, Dubreuil C. Hear?ing preservation in retrosigmoid approach of small vestibular schwannomas: prognostic value of the degree of internal auditory canal filling. Otol Neuro?tol. 2010; 31(9):1469–1472.

[34] Rompaey VV, Dinther Jv, Zarowski A, Offeciers E, Somers T. Fundus oblitera?tion and facial nerve outcome in vestibular schwannoma surgery. Skull Base. 2011; 21(2):99–102.

[35] Wong RH, Copeland WR, Jacob JT, et al. Anterior extension of tumor is as important as tumor size to facial nerve outcome and extent of resection for vestibular schwannomas. J Neurol Surg B Skull Base. 2017; 78(6):473–480.

[36] Hoover JM, Morris JM, Meyer FB. Use of preoperative magnetic resonance imaging T1 and T2 sequences to determine intraoperative meningioma con?sistency. Surg Neurol Int. 2011; 2:142.

[37] Rizk AR, Adam A, Gugel I, Schittenhelm J, Tatagiba M, Ebner FH. Implications of vestibular schwannoma consistency: analysis of 140 cases regarding radio?logic and clinical features. World Neurosurg. 2017; 99:159–163.

[38] Patel NS, Van Abel KM, Link MJ, et al. Prevalence and surgical implications of dural enhancement at the porus acusticus in vestibular schwannomas. Otolaryngol Head Neck Surg. 2016; 155(6):1021–1027.

[39] Ung N, Mathur M, Chung LK, et al. A systematic analysis of the reliability of diffusion tensor imaging tractography for facial nerve imaging in patients with vestibular schwannoma. J Neurol Surg B Skull Base. 2016; 77(4):314–318.

[40] Hughes JD, Fattahi N, Van Gompel J, et al. Higher-resolution magnetic reso?nance elastography in meningiomas to determine intratumoral consistency. Neurosurgery. 2015; 77(4):653–658, discussion 658–659.

[41] Yin Z, Glaser KJ, Manduca A, et al. Slip interface imaging predicts tumor-brain adhesion in vestibular schwannomas. Radiology. 2015; 277(2):507–517.

[42] Piccirillo E, Wiet MR, Flanagan S, et al. Cystic vestibular schwannoma: classi?fication, management, and facial nerve outcomes. Otol Neurotol. 2009; 30(6):826–834.

[43] Metwali H, Samii M, Samii A, Gerganov V. The peculiar cystic vestibular schwannoma: a single-center experience. World Neurosurg. 2014; 82(6):1271–1275.

[44] Kartush JM, Niparko JK, Graham MD, Kemink JL. Electroneurography: preope?rative facial nerve assessment for tumors of the temporal bone. Otolaryngol Head Neck Surg. 1987; 97(3):257–261.

[45] Syms CA, III, House JR, III, Luxford WM, Brackmann DE. Preoperative electro?neuronography and facial nerve outcome in acoustic neuroma surgery. Am J Otol. 1997; 18(3):401–403.

[46] Carlson ML, Habermann EB, Wagie AE, et al. The changing landscape of vestibular schwannoma management in the United States–a shift toward conservatism. Otolaryngol Head Neck Surg. 2015; 153(3):440–446.

[47] Rabelo de Freitas M, Russo A, Sequino G, Piccirillo E, Sanna M. Analysis of hearing preservation and facial nerve function for patients undergoing ves?tibular schwannoma surgery: the middle cranial fossa approach versus the retrosigmoid approach–personal experience and literature review. AudiolNeurootol. 2012; 17(2):71–81.

[48] Raftopoulos C, Abu Serieh B, Duprez T, Docquier MA, Guérit JM. Microsurgical results with large vestibular schwannomas with preservation of facial and cochlear nerve function as the primary aim. Acta Neurochir (Wien). 2005; 147(7):697–706, discussion 706.

[49] Haque R, Wojtasiewicz TJ, Gigante PR, et al. Efficacy of facial nerve-sparing approach in patients with vestibular schwannomas. J Neurosurg. 2011; 115(5):917–923.

[50] Anaizi AN, Gantwerker EA, Pensak ML, Theodosopoulos PV. Facial nerve preservation surgery for KOOS grade 3 and 4 vestibular schwannomas.Neurosurgery. 2014; 75(6):671–675, discussion 676–677, quiz 677.

[51] Monfared A, Corrales E, Theodosopoulos P, et al. Facial nerve outcome and tumor control rate as a function of degree of resection in treatment of large acoustic neuromas: preliminary report of the Acoustic Neuroma Subtotal Resection Study. Neurosurgery. 2015.

[52] Carlstrom LP, Copeland WR, III, Neff BA, Castner ML, Driscoll CL,

Link MJ. Inci?dence and risk factors of delayed facial palsy after vestibular schwannoma resection. Neurosurgery. 2016; 78(2):251–255.

[53] Gianoli GJ. Viral titers and delayed facial palsy after acoustic neuroma surgery. Otolaryngol Head Neck Surg. 2002; 127(5):427–431.

[54] Grant GA, Rostomily RR, Kim DK, et al. Delayed facial palsy after resection of vestibular schwannoma. J Neurosurg. 2002; 97(1):93–96.

[55] Sampath P, Rhines LD, Holliday MJ, Brem H, Long DM. Late-onset facial nerve degeneration after vestibular schwannoma surgery: incidence, putative mechanisms, and prevention. Neurosurg Focus. 1998; 5(3):e6.

[56] Sargent EW, Kartush JM, Graham MD. Meatal facial nerve decompression in acoustic neuroma resection. Am J Otol. 1995; 16(4):457–464.

[57] Holliday MJ, Sampath P. Decompression of the labyrinthine segment of the facial nerve in acoustic neuroma surgery: a consideration for minimizing postoperative delayed facial nerve dysfunction. Neurosurg Focus. 1998; 5(3):e7.

[58] Lalwani AK, Butt FY, Jackler RK, Pitts LH, Yingling CD. Delayed onset facial nerve dysfunction following acoustic neuroma surgery. Am J Otol. 1995; 16(6):758–764.

[59] Brackmann DE, Fisher LM, Hansen M, Halim A, Slattery WH. The effect of famciclovir on delayed facial paralysis after acoustic tumor resection. Laryngoscope. 2008; 118(9):1617–1620.

[60] Scheller C, Strauss C, Fahlbusch R, Romstöck J. Delayed facial nerve paresis following acoustic neuroma resection and postoperative vasoactive treat?ment. Zentralbl Neurochir. 2004; 65(3):103–107.

[61] Franco-Vidal V, Nguyen DQ, Guerin J, Darrouzet V. Delayed facial paralysis after vestibular schwannoma surgery: role of herpes viruses reactivation–our experience in eight cases. Otol Neurotol. 2004; 25(5):805–810.

[62] Ganz JC, Reda WA, Abdelkarim K. Adverse radiation effects after Gamma Knife Surgery in relation to dose and volume. Acta Neurochir (Wien). 2009;151(1):9–19.

[63] Pollack AG, Marymont MH, Kalapurakal JA, Kepka A, Sathiaseelan V, Chandler JP. Acute neurological complications following gamma knife surgery for vestibular schwannoma: case report. J Neurosurg. 2013; 119 Suppl:546–551.

[64] Tago M, Terahara A, Nakagawa K, et al. Immediate neurological deterioration after gamma knife radiosurgery for acoustic neuroma: case report. JNeurosurg. 2013; 119 Suppl:78–81.

[65] Rampp S, Strauss C, Scheller C, Rachinger J, Prell J. A-trains for intraoperative monitoring in patients with recurrent vestibular schwannoma. Acta Neurochir (Wien). 2013; 155(12):2273–2279, discussion 2279.

[66] Meeks SL, Buatti JM, Foote KD, Friedman WA, Bova FJ. Calculation of cranial nerve complication probability for acoustic neuroma radiosurgery. Int J Radiat Oncol Biol Phys. 2000; 47(3):597–602.

[67] Williams BJ, Xu Z, Salvetti DJ, McNeill IT, Larner J, Sheehan JP. Gamma Knife surgery for large vestibular schwannomas: a single-center retrospective case?matched comparison assessing the effect of lesion size. J Neurosurg. 2013;119(2):463–471.

[68] Yang I, Sughrue ME, Han SJ, et al. Facial nerve preservation after vestibular schwannoma Gamma Knife radiosurgery. J Neurooncol. 2009; 93(1):41–48.

[69] Murphy ES, Suh JH. Radiotherapy for vestibular schwannomas: a critical review. Int J Radiat Oncol Biol Phys. 2011; 79(4):985–997.

[70] Foote RL, Coffey RJ, Swanson JW, et al. Stereotactic radiosurgery using the gamma knife for acoustic neuromas. Int J Radiat Oncol Biol Phys. 1995; 32(4):1153–1160.

[71] Lunsford LD, Niranjan A, Flickinger JC, Maitz A, Kondziolka D. Radiosurgery of vestibular schwannomas: summary of experience in 829 cases. J Neurosurg. 2013; 119 Suppl:195–199.

[72] Miller RC, Foote RL, Coffey RJ, et al. Decrease in cranial nerve complications after radiosurgery for acoustic neuromas: a prospective study of dose and volume. Int J Radiat Oncol Biol Phys. 1999; 43(2):305–311.

[73] Flickinger JC, Kondziolka D, Niranjan A, Maitz A, Voynov G, Lunsford LD. Acoustic neuroma radiosurgery with marginal tumor doses of 12 to 13Gy. Int J Radiat Oncol Biol Phys. 2004; 60(1):225–230.

[74] Huang MJ, Kano H, Mousavi SH, et al. Stereotactic radiosurgery for recurrent vestibular schwannoma after previous resection. J Neurosurg. 2017; 126(5):1506–1513.

[75] Flickinger JC, Kondziolka D, Lunsford LD. Dose and diameter relationships for facial, trigeminal, and acoustic neuropathies following acoustic neuroma radiosurgery. Radiother Oncol. 1996; 41(3):215–219.

[76] Milligan BD, Pollock BE, Foote RL, Link MJ. Long-term tumor control and cranial nerve outcomes following γ knife surgery for larger-volume vestibular schwannomas. J Neurosurg. 2012; 116(3):598–604.

[77] Magliulo G, Sepe C, Varacalli S, Crupi J. Acoustic neuroma surgery and delayed facial palsy. Eur Arch Otorhinolaryngol. 1998;255(3):124–126.

[78] Megerian CA, McKenna MJ, Ojemann RG. Delayed facial paralysis after acoustic neuroma surgery: factors influencing recovery. Am J Otol. 1996 Jul;17(4):630–633.

[79] Magliulo G, D'Amico R, Di Cello P. Delayed facial palsy after vestibular schwannoma resection: clinical data and prognosis. J Otolaryngol. 2003Dec;32(6):400–404.

[80] Morton RP, Ackerman PD, Pisansky MT, Krezalek M, Leonetti JP, Raffin MJ, Anderson DE. Prognostic factors for the incidence and recovery of delayed facial nerve palsy after vestibular schwannoma resection. J Neurosurg. 2011 Feb;114(2):375–380.

第 56 章　前庭神经鞘瘤患者对于症状和残疾情况的自我评估

Matthew L. Carlson, John P. Marinelli, Theodore McRackan

56.1　引言

　　最近，医学界对于患者自己报告的结果的量表（PROM）越来越感兴趣，这样不是从医护的角度，而是从患者的角度来评估治疗的结果。传统的评估体系包括致死率、致残率等也是非常有用，但是没有把患者对于医疗的感受，患者在整个治疗过程中的经历，以及其他一些更细微的东西包括在内。PROM 特别适合前庭神经鞘瘤和其他一些良性疾病，目前的医疗对于这些疾病往往是针对性解决症状，维持或者改善功能，避免疾病相关的并发症，而不是降低死亡率。

　　PROM 的框架下包括健康状况、功能状况、症状经历、患者满意度和健康相关的生活质量，以及生活状况。广义上，个人的 PROM 问卷可以区分为一般的和与疾病相关的、单一的（例如，就针对头晕一个症状）和多方位的（例如检查力量、焦虑、面神经功能和头晕等几个方面）。

　　本章主要回顾一些与患者的症状经历以及功能状态相关的内容，第 60 章会讨论与健康相关的生活质量，这主要是通过多方位的与疾病相关的方法进行评估。首先我们要搞清楚障碍（Impairment）、缺陷（Disability）和残疾（Handicap）之间的区别，这些词汇常常在文献中出现，有时使用的并不正确，或者交替使用。根据世界卫生组织在 1980 年的定义：Impairment 指任何心理上的、生理上的、解剖上的结构或者功能的缺失或者异常；Disability 指对于一个正常人而言正常的活动、动作的受限制或者缺失；Handicap 指有 Impairment 的人不能正常生活。就前庭神经鞘瘤来举例，单侧耳聋是 Impairment，不能定位声音来源是 Disability，由于 Impairment 和 Disability 而不能工作是 Handicap。

　　用患者自己对耳鸣、头痛这些症状对于他们 Disability 和 Handicap 的影响，其优点是显而易见的，因为这些症状会严重影响患者的生活，但是无法进行客观的定量分析，外观上也观察不到。PROM 对于那些可以检查、可以根据经验定量的指标，比如面神经功能、前庭功能、听力，也能提供有价值的补充信息。例如，之所以后来使用听力障碍量表（HHI）是因为纯音电测听、语言听力测量与每天日常的交流以及心理社会功能之间的联系较差。类似的，之所以后来使用头晕残疾量表（DHI）是因为前庭检查并不能很好地量化或者反映头晕对日常生活的影响。

56.2　与前庭神经鞘瘤相关的缺陷和残疾量表

　　文献中大多数与前庭神经鞘瘤症状特异的缺陷、残疾自我评估量表包括听力、耳鸣、头晕、面神经功能和头痛（表 56.1）。每个量表都不一样，但是大多数包括 15~30 个问题，有 1~5 个 Likert 分级。大多数情况下，把分级再转化为 0~100 分的分数，分数越高，说明缺陷或者残疾越严重。

56.3　前庭神经鞘瘤患者评估残缺陷和残疾的文献总结

56.3.1　听力

　　大多数前庭神经鞘瘤患者检查听力都是注重纯音听力检查和单词识别能力，只有 10 项研究采用自我评估的方法进行听力障碍方面的研究。

　　2004 年，Humphriss 对 119 例进行过经迷路手术的患者进行分析，把手术前和手术后 3 个月、12 个月的 HHI 分数进行比较。他们发现：58% 的患者，术前和术后 12 个月的 HHI 分数没有显著改变；而 25% 的患者 HHI 分数恶化；另有 17% 的患者 HHI 分数改善。最合理的解释就是，这个研究中的大部分患者（74%）在手术前已经没有有用听力了，手术后发展成严重的 SNHL 也没有什么影响。2011 年，Park 给 59 例进行过放射治疗的患者进行了 HHI 问表的调查。在放疗前，一半患者存在有用听力，放疗后 12 个月，47% 的患者保留了有用听力。平均纯音听力和语言识别分数分别是 44dB 和 65%，而放射治疗后是 56dB 和 51%。虽然有进行性听力丧失，但治疗前后的 HHI 分数的差别没有统计学意义。这个研究中没有看到分数的降低，可能与随访时间短、听力降低有限有关（平均降低 12dB 和 14%）。

　　2007 年，Douglas 对 44 例进行过显微手术，对有明显单词 SNHL 的患者和 127 例对照患者进行听力、空间、听力质量的分析。虽然对侧耳朵听力良好，前庭神经鞘瘤的患者在有背景声音时，评分明显比对照组低。这体现在听力的空间表现、方向、距离、运动的物体等方面。同时，在声音质量差，听起来也吃力。这个发现与其他单耳听力损害的研究的结果一致。

　　2015 年，Tveiten 对 539 例单侧前庭神经鞘瘤的

表 56.1 与前庭神经鞘瘤相关的患者自己报告的缺陷和残疾量表

参数	问题数	相关方面	评分	支持意见	反对意见
头晕					
DHI	25	功能，情感，身体	0~100	长，容易使用，使用多年	30年前提出的，有效性不确定
VSS	27	突发眩晕，短时眩晕，躯体化症状，自主症状	0~136	表格简短，可以鉴别不同疾病	非常症状特异性，不够全面
VDI	36	症状，生活质量	0~100	高度内在一致性和可重复性，平衡了症状和对生活的影响	如果症状发生改变，反应较低
面神经功能					
FDI	10	身体功能，社交/生活	0~55	长，平衡了症状和对生活的影响	可重复性不强
FaCE	25	面神经运动，面部舒适感，口腔功能，眼睛舒适感，泪腺的控制，社交能力	0~100	长，与 House-Brackmann 评级吻合	同时采用 Likert 和视觉模拟评级
耳鸣					
THI	25	功能的，情感的，灾难性的	0~100	使用方便，历史较长	与 TFI 相比，反应较差
TFI	25	插入式的，控制的感觉，认知的，睡眠的，听觉的，放松的，生活质量，情感的	0~100	长，反应性高	没有一个总的评分，只有每一个亚项的评分
头痛					
HDI	25	情感的，功能的	0~100	总体的	可能与有些 AN 患者相关性不好
HIT	6	N/A	36~78	长，记录头痛的频率和严重程度	服用麦角胺的患者证明有效
听力					
语言、空间和听力质量评级	49	语言听力，空间听力，听力质量	0~10	主要关注听力的质量	长，不涉及情感和社交
成人听力残疾量表	25	情感，社交/情景	0~100	长，使用时间长	只涉及两个方面

患者进行研究，对侧耳朵来的听力显著影响患者总的 HHI 分数。比如，一个患者双耳 A 级听力，他的听力好于一个单耳 A 级听力、另一个单耳没有有用听力的患者。这些研究的结果强调了在治疗时双耳听力的重要性。在一个随访研究中，Tveiten 及其同事发现，在美国耳鼻咽喉科 – 头颈外科学会（AAO-HNS）双耳都是 A 级听力的前庭神经鞘瘤患者中，约 15% 会出现"显著的听力残疾"，平均 HHI 分数比正常对照组要高出 3 倍。

56.3.2 耳鸣

对耳鸣进行自我评估是很有价值的，因为目前没有其他什么办法来对这一外观上看不见的症状进行有效评估。下面是文献中关于前庭神经鞘瘤患者耳鸣的一些汇总。前庭神经鞘瘤患者不同的治疗方法对耳鸣的结果没有太大的影响，没有发现哪一种治疗方法更好。即使都是手术，不同的手术入路对耳鸣的影响也不可预计。大多数情况下，治疗后，耳鸣没有改变。那些治疗前受耳鸣困扰的患者，治疗后，多半也依然受到困扰。反之亦然。对其他相关因素进行分析，有两个研究发现患者的年龄与 THI 分数有负的相关性。老年患者耳鸣残疾分数较低（耳鸣较轻）。除了少数研究，大多数研究并没有发现耳鸣与肿瘤大小、听力情况、耳蜗神经的保留，或者患者的性别有关系。第 57 章，会对前庭神经鞘瘤患者的耳鸣更进一步进行探讨。

56.3.3 头晕

在所有疾病特异性症状中，可能头晕是最复杂的。很多情况都可以引起头晕，包括前庭功能障碍、视力低下、周围神经病、前庭性偏头痛和心脏病。头晕还可以受到同时存在的其他疾病的影响，比如焦虑、抑郁。前庭检查的结果与患者自诉的头晕之间并不一定吻合，有些患者单耳的前庭功能完全丧失，可能说对日常生活影响有限。而有些人，哪怕只是中度功能丧失，却说严重影响生活，甚至导致残疾。基于这些情况，使用有效的自我评估量表可以有益于我们对于这个非常复杂且受多个因素影响的症状的研究。

几项研究都发现一个非常有趣且可重复的发现，就是在所有前庭神经鞘瘤的症状中，头晕是影响患者生活质量的重要因素。有些作者发现了一些治疗后导致头晕残疾的相关因素。2014年，Carlson发现，女性、老年、肿瘤大，以前有头痛或者偏头痛，治疗前就有头晕的这些患者，治疗后DHI分数差。多因素分析发现，治疗后平均随访8年，治疗策略（放疗、显微手术、随访）对长期的头晕症状没有影响。另外，手术入路，对于头晕没有任何影响。相反，有其他研究发现，与放射治疗相比，显微手术的患者DHI更差。这些不同的结果可能与患者初始的头晕症状轻重不同、治疗方案的选择和随访时期的不同有关。

有2项研究证明手术有利于缓解术前严重前庭功能障碍患者的头晕的症状。Samii对19例术前平均DHI 66分的患者进行研究，Godefroy对18例术前平均DHI 51分的患者进行研究，这两项研究都发现，显微手术后12个月，DHI都有30分的实质性提高。

2003年，Humphriss连续对100例经迷路手术的患者进行无选择性研究，结果发现手术后1年，DHI分数基本上没有变化。如果把18分定义为有改变的最小值，那么手术后，81例患者在DHI分数上没有改变，11例患者明显好转，8例患者明显恶化。2008年，Wackym对55例接受伽马刀治疗的散发性前庭神经鞘瘤的患者进行DHI分数分析，通过平均55个月的随访，结果发现，治疗后DHI分数没有显著的改变（15.5分：13.5分）。同样，Park对59例接受伽马刀治疗的散发性前庭神经鞘瘤的患者进行分析，在平均15个月的随访期中发现，DHI分数没有显著改变（16.1分：14.5分）。

56.3.4　面神经功能

就作者所知，目前只有2项通过PROM来评估散发性前庭神经鞘瘤患者面神经功能的研究。2009年，Lin对25例散发前庭神经鞘瘤患者进行研究，这些患者都是治疗后出现完全面瘫，而接受了面神经再支配手术，他们通过FDI指数进行面神经功能的评估。我们不对这个研究进行深入讨论，因为这个研究中的患者不能代表一般患者的情况。

最近，Tveiten对接受显微手术、放射治疗和随访的前庭神经鞘瘤的患者进行FDI分数的分析。结果有几个有意思的发现。首先，与House-Brackmann（HB）分数相一致，显微手术的患者与放射治疗、随访的患者相比，FDI分数更差。第二，HB Ⅰ级和Ⅱ级的患者FDI分数降低最明显。相比之下，HB Ⅱ级和Ⅳ级的FDI分数差别不大。这说明，PROM数据的收集是非常重要的，因为前庭神经鞘瘤的文献中，习惯于把HB Ⅰ级、Ⅱ级或者HB Ⅰ～Ⅲ级，分别标记为面神经结果"好"或者是"满意"。最后，手术的患者，"严重流泪和干眼"的表述，都会出现在FDI问卷中，这也可以解释为什么手术患者FDI分数很低。医生一般不会把这个表述放到面神经功能评估中去。

56.3.5　头痛

根据我们对文献的回顾，只有一个是针对前庭神经鞘瘤患者头痛的自我评估的研究。2015年，Carlson对538例前庭神经鞘瘤患者和对照组103例没有肿瘤的人进行了研究。在治疗后平均8年的随访期中，多因素回归分析提示，不同治疗方法和手术入路，不同肿瘤大小，HDI分数没有区别。年纪轻，焦虑，抑郁，以前就有过头痛病史，这些患者HDI分数较低。第71章会对前庭神经鞘瘤患者头痛的问题进行进一步讨论。

56.4　总结

本章主要就文献中前庭神经鞘瘤患者常用的一些自我评估量表进行回顾。良好的自我评估量表可以对传统的医护人员提供的信息进行有效补充。如果可能，应该把PROM问卷整合到临床结果的评估中，这样可以更好地反映疾病以及治疗对每一个患者的影响。

参考文献

[1] Chow A, Mayer EK, Darzi AW, Athanasiou T. Patient-reported outcome measures: the importance of patient satisfaction in surgery. Surgery. 2009; 146(3):435–443.

[2] Marshall S, Haywood K, Fitzpatrick R. Impact of patient-reported outcome measures on routine practice: a structured review. J Eval Clin Pract. 2006; 12 (5):559–568.

[3] Carlson ML, Tveiten OV, Driscoll CL, et al. Long-term quality of life in patients with vestibular schwannoma: an international multicenter cross-sectional study comparing microsurgery, stereotactic radiosurgery, observation, and nontumor controls. J Neurosurg. 2015; 122(4):833–842.

[4] Carlson ML, Tveiten OV, Driscoll CL, et al. What drives quality of life in patients with sporadic vestibular schwannoma? Laryngoscope. 2015; 125(7):1697–1702.

[5] Gauden A, Weir P, Hawthorne G, Kaye A. Systematic review of quality of life in the management of vestibular schwannoma. J Clin

Neurosci. 2011; 18(12): 1573–1584.

[6] Meadows KA. Patient-reported outcome measures: an overview. Br J Community Nurs. 2011; 16(3):146–151.

[7] World Health Organization (1980) International classification of impair?ments, disabilities, and handicaps (ICIDH), manual of classification relating to the consequences of disease. WHO, Geneva. Available at: http://apps.who.int/iris/bitstream/handle/10665/41003/9241541261_eng.pdf?sequence=1.

[8] Newman CW, Weinstein BE, Jacobson GP, Hug GA. The Hearing Handicap Inventory for Adults: psychometric adequacy and audiometric correlates. Ear Hear. 1990; 11(6):430–433.

[9] Jacobson GP, Newman CW. The development of the Dizziness Handicap Inventory. Arch Otolaryngol Head Neck Surg. 1990; 116(4):424–427.

[10] Yardley L, Masson E, Verschuur C, Haacke N, Luxon L. Symptoms, anxiety and handicap in dizzy patients: development of the vertigo symptom scale. J Psychosom Res. 1992; 36(8):731–741.

[11] Prieto L, Santed R, Cobo E, Alonso J. A new measure for assessing the health?related quality of life of patients with vertigo, dizziness or imbalance: the VDI questionnaire. Qual Life Res. 1999; 8(1–2):131–139.

[12] VanSwearingen JM, Brach JS. The Facial Disability Index: reliability and valid?ity of a disability assessment instrument for disorders of the facial neuromus?cular system. Phys Ther. 1996; 76(12):1288–1298, discussion 1298–1300.

[13] Kahn JB, Gliklich RE, Boyev KP, Stewart MG, Metson RB, McKenna MJ. Valida?tion of a patient-graded instrument for facial nerve paralysis: the FaCE scale. Laryngoscope. 2001; 111(3):387–398.

[14] Newman CW, Jacobson GP, Spitzer JB. Development of the Tinnitus Handicap Inventory. Arch Otolaryngol Head Neck Surg. 1996; 122(2):143–148.

[15] Meikle MB, Henry JA, Griest SE, et al. The tinnitus functional index: develop?ment of a new clinical measure for chronic, intrusive tinnitus. Ear Hear. 2012;33(2):153–176.

[16] Jacobson GP, Ramadan NM, Aggarwal SK, Newman CW. The Henry Ford Hos?pital Headache Disability Inventory (HDI). Neurology. 1994; 44(5):837–842.

[17] Yang M, Rendas-Baum R, Varon SF, Kosinski M. Validation of the Headache Impact Test (HIT-6 ™) across episodic and chronic migraine. Cephalalgia. 2011; 31(3):357–367.

[18] Gatehouse S, Noble W. The Speech, Spatial and Qualities of Hearing Scale (SSQ). Int J Audiol. 2004; 43(2):85–99.

[19] Lloyd SK, Kasbekar AV, Baguley DM, Moffat DA. Audiovestibular factors influencing quality of life in patients with conservatively managed sporadic vestibular schwannoma. Otol Neurotol. 2010; 31:968–976.

[20] Park SS, Grills IS, Bojrab D, et al. Longitudinal assessment of quality of life and audiometric test outcomes in vestibular schwannoma patients treated with gamma knife surgery. Otol Neurotol. 2011; 32:676–679.

[21] Humphriss RL, Baguley DM, Axon PR, Moffat DA. Change in hearing handicap after translabyrinthine vestibular schwannoma excision. Otol Neurotol. 2004; 25:371–378.

[22] Tveiten OV, Carlson ML, Goplen F, Vassbotn F, Link MJ, Lund-Johansen M. Long-term auditory symptoms in patients with sporadic vestibular schwan?noma: an international cross-sectional study. Neurosurgery. 2015; 77(2):218–227, discussion 227.

[23] Humphriss RL, Baguley DM, Axon PR, Moffat DA. Preoperative audiovestibular handicap in patients with vestibular schwannoma. Skull Base. 2006; 16(4):193–199.

[24] Douglas SA, Yeung P, Daudia A, Gatehouse S, O'Donoghue GM. Spatial hearing disability after acoustic neuroma removal. Laryngoscope. 2007; 117(9):1648–1651.

[25] Andersen HT, Schroder SA, Bonding P. Unilateral deafness after acoustic neuroma surgery: subjective hearing handicap and the effect of the bone?anchored hearing aid. Otol Neurotol. 2006; 27:809–814.

[26] Jufas N, Flanagan S, Biggs N, Chang P, Fagan P. Quality of life in vestibular schwannoma patients managed by surgical or conservative approaches. Otol Neurotol. 2015; 36:1245–1254.

[27] Noble W, Gatehouse S. Interaural asymmetry of hearing loss, Speech, Spatial and Qualities of Hearing Scale (SSQ) disabilities, and handicap. Int J Audiol. 2004; 43(2):100–114.

[28] Tveiten OV, Carlson ML, Link MJ, Lund-Johansen M. Audiovestibular Handicap and Quality of Life in Patients With Vestibular Schwannoma and "Excellent" Hearing. Neurosurgery. 2017 Mar 1;80(3):386–392.

[29] Bell JR, Anderson-Kim SJ, Low C, Leonetti JP. The persistence of tinnitus after acoustic neuroma surgery. Otolaryngol Head Neck Surg. 2016; 155:317–323.

[30] Baguley DM, Humphriss RL, Axon PR, Moffat DA. Change in tinnitus handicap after translabyrinthine vestibular schwannoma excision. Otol Neurotol. 2005; 26:1061–1063.

[31] Vivas EX, Wegner R, Conley G, et al. Treatment outcomes in patients treated with CyberKnife radiosurgery for vestibular schwannoma. Otol Neurotol. 2014; 35:162–170.

[32] Baguley DM, Andersson G. Factor analysis of the Tinnitus Handicap Inventory. Am J Audiol. 2003; 12(1):31–34.

[33] Park SH, Oh HS, Jeon JH, Lee YJ, Moon IS, Lee WS. Change in tinnitus after treatment of vestibular schwannoma: microsurgery vs. gamma knife radio?surgery. Yonsei Med J. 2014; 55(1):19–24.

[34] El-Kashlan HK, Shepard NT, Arts HA, Telian SA. Disability from vestibular symptoms after acoustic neuroma resection. Am J Otol. 1998; 19(1):104–111.

[35] Thomeer H, Bonnard D, Franco-Vidal V, et al. Prognostic factors of balance quality after transpetrosal vestibular schwannoma microsurgery: an instrumentally and DHI-based prospective cohort study of 48 patients. Otol Neurotol. 2015; 36:886–891.

[36] Wagner JN, Glaser M, Wowra B, et al. Vestibular function and quality of life in vestibular schwannoma: does size matter? Front Neurol. 2011; 2:55.

[37] Pollock BE, Driscoll CL, Foote RL, et al. Patient outcomes after vestibular schwannoma management: a prospective comparison of microsurgical resection and stereotactic radiosurgery. Neurosurgery. 2006; 59(1):77–85, discussion 77–85.

[38] Humphriss RL, Baguley DM, Moffat DA. Change in dizziness handicap after vestibular schwannoma excision. Otol Neurotol. 2003; 24:661–665.

[39] Tufarelli D, Meli A, Alesii A, et al. Quality of life after acoustic

neuroma surgery. Otol Neurotol. 2006; 27:403–409.

[40] Low Choy NL, Luceymm, Lewandowski SL, Panizza BJ. Impacts of small vestibular schwannoma on community ambulation, postural, and ocular control. Laryngoscope. 2017; 127(5):1147–1152.

[41] Godefroy WP, Hastan D, van der Mey AG. Translabyrinthine surgery for disabling vertigo in vestibular schwannoma patients. Clin Otolaryngol. 2007; 32(3):167–172.

[42] Wackym PA, Hannley MT, Runge-Samuelson CL, Jensen J, Zhu YR. Gamma Knife surgery of vestibular schwannomas: longitudinal changes in vestibular Patient Self-Assessment of Symptom Disability and Handicap in Vestibular function and measurement of the Dizziness Handicap Inventory. J Neurosurg. 2008; 109 Suppl:137–143.

[43] Carlson ML, Tveiten OV, Driscoll CL, et al. Long-term dizziness handicap in patients with vestibular schwannoma: a multicenter cross-sectional study. Otolaryngol Head Neck Surg. 2014; 151:1028–1037.

[44] Samii M, Metwali H, Gerganov V. Efficacy of microsurgical tumor removal for treatment of patients with intracanalicular vestibular schwannoma presenting with disabling vestibular symptoms. J Neurosurg. 2017 May;126(5):1514–1519.

[45] Lin V, Jacobson M, Dorion J, Chen J, Nedzelski J. Global assessment of outcomes after varying reinnervation techniques for patients with facial paralysis subsequent to acoustic neuroma excision. Otol Neurotol. 2009; 30:408–413.

[46] Tveiten OV, Carlson ML, Goplen F, et al. Patient-versus physician-reported facial disability in vestibular schwannoma: an international cross-sectional study. J Neurosurg. 2016:1–10.

[47] Carlson ML, Tveiten OV, Driscoll CL, et al. Risk factors and analysis of longterm headache in sporadic vestibular schwannoma: a multicenter crosssectional study. J Neurosurg. 2015; 123(5):1276–1286.

第57章　散发性前庭神经鞘瘤患者的耳鸣

Jamie J. Van Gompel, Matthew L. Carlson

57.1　引言

声音性耳鸣是在外界没有声音刺激的情况下出现声音幻觉。总体来说，在美国，15%的成人有过耳鸣的经历。但是在前庭神经鞘瘤患者中，70%~80%的患者其首发症状是耳鸣。对有些患者而言，主观性的耳鸣只是一过性的不适，但是有一部分患者会有耳部的症状、神经系统的症状和（或）认知障碍。严重的可以导致注意力不集中、焦虑、失眠、抑郁，甚至自杀。除了耳鸣的声音、响声以及声音的性质，还有其他因素会对患者产生影响。有些患者描述一种相对安静的或者间歇性的声音，对他们的影响非常大。也有患者对持续的响声耐受良好。目前前庭神经鞘瘤的文献中，往往只描述耳鸣有或者没有，而没有对耳鸣的严重程度和对患者的生活的影响进行深入描述。现在也不确定，是否某一种治疗方法与另一种方法相比，对于耳鸣的效果更好，是否能够更好地消除，或者防止严重耳鸣。

57.2　耳鸣的机制

关于耳鸣的发生和持续存在的机制目前尚不清楚。下面都是可能的机制：因为压迫导致耳蜗神经的神经元发生接触，由于缺血或者生物退化（蛋白或者离子的改变）导致耳蜗功能障碍，听力丧失后或者手术后神经传入阻滞而导致皮层重新组织。一个比较容易接受的理论是，周围听神经通路受损伤，把传入和传出

信号的平衡打破了，从而对皮层的再组织造成错误。神经传入阻滞而导致耳鸣的理论和患肢痛的理论是一样的，由于感觉输入缺失，从而导致皮层再适应发生错误。

比较奇怪的是，有些前庭神经鞘瘤患者，各种客观仪器检查听力都是正常，但还是自诉有耳鸣，于是有人觉得无神经元接触（比如耳蜗神经异常放电）是这些患者产生耳鸣的一个机制。有些患者手术切除肿瘤后，耳鸣会加重，手术时会分离前庭耳蜗神经，于是有人认为，这些患者可能是因为传入神经阻滞后皮层再组织是引起耳鸣的一个原因。最后，血管压迫导致耳鸣可能是大家最容易接受的一个理论。支持这一理论的一个发现是，有一部分前庭神经鞘瘤的患者同时有三叉神经痛。有人建议做微血管减压（MVD）手术。在文献中，有报道MVD手术对某些耳鸣有效。当然只是猜测，在肿瘤切除后，对第8对颅神经进行神经根入脑干端的微血管减压，是否会比单纯肿瘤切除更好。这个问题会在后面进一步讨论。

57.3　前庭神经鞘瘤治疗后的耳鸣结果

有4个自己评估的耳鸣的量表，作为前庭神经鞘瘤的神经外科医生应该有所了解（表57.1）。对于像前庭神经鞘瘤这种疾病结果的评估，症状特异性和疾病特异性的量表是非常重要的，因为像其他量表，比如SF36，敏感性不够，不能够在一个个体或者不同治

表57.1　患者自己评估的耳鸣量表

问题	作者（年份）	项目数	响应	语言
耳鸣问卷	Hallam（1988）	52	3个级别：真实，部分真实，不真实	英语，德语，荷兰语，法语，中文
耳鸣残疾问卷	Kuk（1990）	27	100个级别：100为非常同意，0为非常不同意	英语，法语
主观耳鸣严重程度分级	Halford和Anderson	16	2个级别：是，不是	英语，荷兰语，法语
耳鸣反应问卷	Wilson（1991）	26	完全没有，偶尔有，很多时候有，几乎一直有	英语，法语
耳鸣残疾量表	Newman（1996）	25	3个级别：是，有时，没有	英语，法语，丹麦语，西班牙语，韩语，葡萄牙语
微型TQ	Hiller和Goebel	12	3个级别：真实，部分真实，不真实	德语，葡萄牙语
耳鸣功能指数	Meikle（2012）	25	10个级别	英语

表 57.2　关于前庭神经鞘瘤治疗后耳鸣结果的文献

作者（年份）	研究类型	人数	治疗	耳鸣 /n				备注
				消失	改善	没有变化	恶化	
Henrich（1995）	回顾性	160	手术	45	17	30	8	
Kameda（2010）	回顾性	242	手术	25.2	33.3	31.6	9.9	耳蜗神经是否分离对于耳鸣结果没有区别
Kohno（2014）	回顾性	367	手术	20	22	45	14	手术前没有耳鸣的患者，手术后22%新发耳鸣
Chovance（2015）	前瞻性	89	手术	66	9	11	14	
Kano（2009）	回顾性	77	放射治疗	0	12	79	9	边缘剂量是12.5Gy，中位随访期是20个月，可能随访期太短，还看不出真正的结果

疗方法之间发现纵向的改变。另外，绝对分数可以帮助我们了解这个症状对患者的健康到底有多大影响。

表 57.2 总结了对于前庭神经鞘瘤耳鸣结果的文献资料。2014 年，Kohno 报道了 290 例手术前耳鸣的患者，采用乙状窦后入路切除前庭神经鞘瘤，20% 的患者耳鸣消失，22% 的患者耳鸣改善，35% 的患者耳鸣没有变化，14% 的患者耳鸣加重。另外，77 例术前没有耳鸣的患者，22% 的患者手术后新出现耳鸣。所以，这个研究发现，手术前有耳鸣的患者，行显微手术后，只有 40% 的患者耳鸣改善。非常有趣的是，年轻人，术前听力好的，患小肿瘤，手术后耳鸣的结果较差。还有，手术时保留了耳蜗神经，但是没有有效听力的患者和手术时破坏了耳蜗神经的患者相比，耳鸣的结果明显不好。最近，Bell 对 53 例进行显微手术的前庭神经鞘瘤的患者进行研究，17% 的患者术后耳鸣消失，9% 的患者有改善，23% 的患者没有变化，43% 的患者加重，另有 8% 的患者不确定。性别、肿瘤大小、手术入路、听力保留和耳蜗神经的情况与手术后耳鸣的结果之间没有相关性。年轻患者，术前有有效听力的和术后有肿瘤残留的，耳鸣结果不好。Henrich 对 160 例在 1980 年到 1991 年间进行经迷路手术的前庭神经鞘瘤患者进行研究。通过电话随访，了解术后是否存在耳鸣以及耳鸣的严重程度。术前就有耳鸣的患者中，45% 的患者术后耳鸣消失，17% 的患者术后耳鸣减轻，30% 的患者术后耳鸣没有改变，8% 的患者术后耳鸣加重。这个结果与早期乙状窦后入路的结果基本一致。

目前，立体定向放疗治疗前庭神经鞘瘤后耳鸣结果的文献报道比较少。2009 年，Kano 报道大约只有10% 的患者放疗后耳鸣改善。虽然这个结果不是很好，但是立体定向放疗的文献往往对于症状不太重视。一项前瞻性的研究对立体定向放疗和数量较少的显微手术的患者进行了比较。立体定向放疗的患者耳鸣症状没有变化或者加重，而显微手术的患者耳鸣有减少。

Van Gompel 采用前庭神经鞘瘤协会（ANA）2007 年到 2008 年对 2004 例患者回访的调查报告进行研究，在这个回访调查中，患者把耳鸣按照 1~10 进行评分，1 是最轻的，而 10 是最重的。访问对象中，1138 例患者接受了治疗，289 例患者没有接受治疗，只是随访。总体来算，发病时的评分是 4.3±0.1，而最近的评分是 3.8±0.1（P<0.001）。没有接受主动治疗的患者耳鸣加重 [（3.7±0.1）~（4.1±0.2）；P=0.018]。经迷路手术，或者是乙状窦后手术的患者，手术后耳鸣症状都有改善。颅中窝入路对耳鸣没有影响。221 例患者接受了立体定向放射治疗，随访发现耳鸣症状有改善。作者认为，随访的患者，耳鸣加重的可能性最大，治疗的患者（放射治疗或者显微手术治疗）耳鸣症状稳定或者改善的可能性较大。还需要进一步的研究来分析不同治疗模式对于耳鸣的影响。对于保留听力的患者，需要较长的随访期，因为很多人会出现迟发性的听力和前庭方面的症状。

57.3.1　前庭神经鞘瘤手术切除后耳鸣的治疗：现在的观点

目前，没有 FDA 批准的药物或者仪器来治疗耳鸣。美国耳鼻咽喉科 - 头颈外科学会（AAO-HNS）2014 版的临床指南对于耳鸣的治疗是这样表达的："目前没有治愈原发性耳鸣的方法，虽然有很多方法可能有效，但是没有证据表明这些方法可以长期抑制耳鸣。"目前的治疗方法主要为宣教、认知 - 行为疗法、掩盖或者声音治疗，这些治疗只是使得患者能够更好地耐受耳鸣，而不是永久性地降低耳鸣的程度，也不能逆转导致耳鸣和使得耳鸣继续发展的病理改变。

感兴趣的读者可以阅读美国耳鼻咽喉科 - 头颈外科学会（AAO-HNS）2014 版关于耳鸣的指南。这个指南强调医生应该：（1）区别受耳鸣困扰和没有收到困扰的患者；（2）有听力障碍病情持续受耳鸣困扰的患者应该进行助听评估；（3）持续受到耳鸣困扰的患者推荐采用认知－行为疗法。医生或许可以向持续性耳鸣困扰的患者推荐声音疗法。对于一个持续性困扰的耳鸣患者，医生不应该：（1）常规使用抗抑郁药物，抗癫痫药物，抗焦虑药物，或者鼓室内注射药物；（2）推荐患者使用银杏叶片、褪黑素、锌，或者其他食物替代疗法；（3）常规推荐经颅电磁刺激治疗。最后，由于资料不足，也不推荐患者接受针灸疗法。当然，对于严重感觉神经性耳聋的患者，同侧助听治疗，或者掩盖声音的措施也不会有效。

57.3.2　前庭神经鞘瘤手术切除后耳鸣的治疗：新领域

耳蜗植入：FDA 目前还没有对单侧或者不对称性的感觉神经性耳聋患者批准耳蜗植入。而且，耳蜗后的病变，一般被认为是耳蜗植入的相对禁忌证。然而，越来越多的文献提示，耳蜗植入对于散发的单侧前庭神经鞘瘤患者或者 NF2 的患者是有效的，无论这些患者是没有经过治疗，还是经过了放射治疗或者显微手术治疗而耳蜗神经是解剖保留的。除了增加语言认识能力，尤其是在有噪声的情况下，以及增加对声音的定位，在很多情况下耳蜗植入还可以有效抑制耳鸣。2012 年，有对于耳蜗植入的系统性回顾文章，患者都是单侧耳聋、难治性的耳鸣患者，结果提示，90% 的患者在耳蜗植入期间耳鸣改善或者消失。前庭神经鞘瘤患者进行耳蜗植入是否能够减轻耳鸣，目前尚不清楚。与这些研究结果相一致的是，最近有研究发现脑干听觉植入对耳鸣有类似的抑制作用。当然这些方法

对于前庭神经鞘瘤患者也存在影响，包括因为有磁性物质，会对以后磁共振检查产生问题。第 61 章和第 84 章会对耳蜗植入和脑干听觉植入治疗前庭神经鞘瘤患者耳鸣做进一步讨论。

中央通路刺激：FDA 没有批准通过皮层或者中央听觉通路刺激来治疗耳鸣。但是有研究发现，对于药物治疗无效的耳鸣，这种皮层刺激有效。虽然有很多中枢的目标存在，比如蜗神经核、内侧膝状体、额前背外侧皮层，最合理的目标是听觉皮层中枢（Heschl 回）。

现在用得最多的是植入硬膜外铲状电极。但是，考虑到 Heschl 回的形状，采用和脑深部电刺激类似的脑实质内电极可能最有效（图 57.1）。

微血管减压：虽然目前不在前庭神经鞘瘤切除的考虑之内，对于那些术前有耳鸣的患者，脑干微血管减压可以作为一个选项。Jannetta 在 1975 年首先报道了微血管减压手术。我们最近对 43 例微血管减压治疗难治性耳鸣的患者进行了系统性回顾。患者在接受微血管减压术前耳鸣症状有 4 年，9 例微血管减压后耳鸣完全消失，17 例症状有改善（60% 的阳性反应率），16 例没有改变，1 例耳鸣加重。需要承认的是，这个微血管减压的长期效果还不能确定。

与这个研究相一致的是，前庭神经鞘瘤患者如果出现三叉神经痛，多半是有血管压迫，一般是小脑上动脉受压迫。一般认为，不断生长的肿瘤将三叉神经往上推挤，而受到责任血管的压迫，也可能是责任血管移位到三叉神经。这种情况下，我们在切除肿瘤的同时进行微血管减压，可以解除面部疼痛。或许对于耳鸣的患者，我们也应该检查近脑干端有无血管压迫，如果有，可以对责任血管减压。

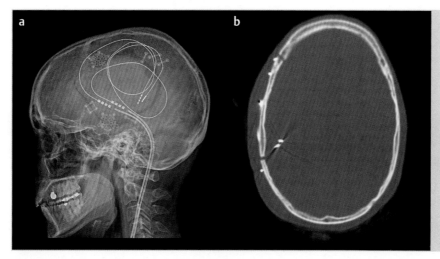

图 57.1　对感觉有耳鸣的癫痫患者在 Heschl 回直接电刺激

参考文献

[1] Centers for Disease Control and Prevention (CDC). National Center for Health Statistics (NCHS). National Health and Nutrition Examination Survey Data. Hyattsville, MD: U.S. Department of Health and Human Services, Centers for Disease Control and Prevention, 2011–2012 Survey. Available at: https://wwwn. cdc.gov/nchs/nhanes/2011–2012/AUQ_G.htm. Accessed September 20, 2018.

[2] Tunkel DE, Bauer CA, Sun GH, et al. Clinical practice guideline: tinnitus. Otolaryngol Head Neck Surg. 2014; 151(2) Suppl:S1–S40.

[3] Wiegand DA, Ojemann RG, Fickel V. Surgical treatment of acoustic neuroma (vestibular schwannoma) in the United States: report from the Acoustic Neuroma Registry. Laryngoscope. 1996; 106(1, Pt 1):58–66.

[4] Tyler RS, Rubinstein J, Pan T, et al. Electrical stimulation of the cochlea to reduce tinnitus. Semin Hear. 2008; 29(4):326–332.

[5] Weisz N, Hartmann T, Dohrmann K, Schlee W, Norena A. High-frequency tinnitus without hearing loss does not mean absence of deafferentation. Hear Res. 2006; 222(1–2):108–114.

[6] Nash B, Carlson ML, Van Gompel JJ. Microvascular decompression for tinnitus: systematic review. J Neurosurg. 2017; 126(4):1148–1157.

[7] Hallam RS, Jakes SC, Hinchcliffe R. Cognitive variables in tinnitus annoyance. Br J Clin Psychol. 1988; 27(Pt 3):213–222.

[8] Kuk FK, Tyler RS, Russell D, Jordan H. The psychometric properties of a tinnitus handicap questionnaire. Ear Hear. 1990; 11(6):434–445.

[9] Halford JB, Anderson SD. Tinnitus severity measured by a subjective scale, audiometry and clinical judgement. J Laryngol Otol. 1991; 105(2):89–93.

[10] Wilson PH, Henry J, Bowen M, Haralambous G. Tinnitus reaction questionnaire: psychometric properties of a measure of distress associated with tinnitus. J Speech Hear Res. 1991; 34(1):197–201.

[11] Newman CW, Jacobson GP, Spitzer JB. Development of the tinnitus handicap inventory. Arch Otolaryngol Head Neck Surg. 1996; 122(2):143–148.

[12] Hiller W, Goebel G. Rapid assessment of tinnitus-related psychological distress using the Mini-TQ. Int J Audiol. 2004; 43(10):600–604.

[13] Meikle MB, Henry JA, Griest SE, et al. The tinnitus functional index: development of a new clinical measure for chronic, intrusive tinnitus. Ear Hear. 2012;33(2):153–176.

[14] Henrich DE, McCabe BF, Gantz BJ. Tinnitus and acoustic neuromas: analysis of the effect of surgical excision on postoperative tinnitus. Ear Nose Throat J. 1995; 74(7):462–466.

[15] Kameda K, Shono T, Hashiguchi K, Yoshida F, Sasaki T. Effect of tumor removal on tinnitus in patients with vestibular schwannoma. J Neurosurg. 2010; 112(1):152–157.

[16] Kohno M, Shinogami M, Yoneyama H, Nagata O, Sora S, Sato H. Prognosis of tinnitus after acoustic neuroma surgery—surgical management of postoperative tinnitus. World Neurosurg. 2014; 81(2):357–367.

[17] Chovanec M, Zvěřina E, Profant O, et al. Does attempt at hearing preservation microsurgery of vestibular schwannoma affect postoperative tinnitus? BioMed Res Int. 2015; 2015:783169.

[18] Bell JR, Anderson-Kim SJ, Low C, Leonetti JP. The persistence of tinnitus after acoustic neuroma surgery. Otolaryngol Head Neck Surg. 2016; 155(2):317–323.

[19] Myrseth E, Møller P, Pedersen P-H, Lund-Johansen M. Vestibular schwannoma: surgery or gamma knife radiosurgery? A prospective, nonrandomized study. Neurosurgery. 2009; 64(4):654–661, discussion 661–663.

[20] Acoustic Neuroma Association. Available at: http://anausa.org/index.php/patient-surveys. Accessed September 21, 2012.

[21] Van Gompel JJ, Patel J, Danner C, et al. Acoustic neuroma observation associated with an increase in symptomatic tinnitus: results of the 2007–2008 Acoustic Neuroma Association survey. J Neurosurg. 2013; 119(4):864–868.

[22] Henry JA, Zaugg TL, Myers PJ, Schmidt CJ, Ribbe C, Edmonds K. Adult Tinnitus Management Clinical Practice Recommendation. Portland, OR: Department of Veterans Affairs; 2015.

[23] Arts RA, George EL, Stokroos RJ, Vermeire K. Review: cochlear implants as a treatment of tinnitus in single-sided deafness. Curr Opin Otolaryngol Head Neck Surg. 2012; 20(5):398–403.

[24] Roberts DS, Otto S, Chen B, et al. Tinnitus suppression after auditory brainstem implantation in patients with neurofibromatosis type-2. Otol Neurotol.2017; 38(1):118–122.

[25] Soussi T, Otto SR. Effects of electrical brainstem stimulation on tinnitus. Acta Otolaryngol. 1994; 114(2):135–140.

[26] Barry KM, Paolini AG, Robertson D, Mulders WH. Modulation of medial geniculate nucleus neuronal activity by electrical stimulation of the nucleus accumbens. Neuroscience. 2015; 308:1–10.

[27] De Ridder D, Vanneste S, Plazier M, et al. Dorsolateral prefrontal cortex transcranial magnetic stimulation and electrode implant for intractable tinnitus. World Neurosurg. 2012; 77(5–6):778–784.

[28] De Ridder D, De Mulder G, Menovsky T, Sunaert S, Kovacs S. Electrical stimulation of auditory and somatosensory cortices for treatment of tinnitus and pain. Prog Brain Res. 2007; 166:377–388.

[29] De Ridder D, De Mulder G, Verstraeten E, et al. Primary and secondary auditory cortex stimulation for intractable tinnitus. ORL J Otorhinolaryngol Relat Spec. 2006; 68(1):48–54, discussion 54–55.

[30] Langguth B, De Ridder D. Tinnitus: therapeutic use of superficial brain stimulation. Handb Clin Neurol. 2013; 116:441–467.

[31] Seidman MD, Ridder DD, Elisevich K, et al. Direct electrical stimulation of Heschl's sGyrus for tinnitus treatment. Laryngoscope. 2008; 118(3):491–500.

[32] Jannetta PJ. Neurovascular cross-compression in patients with hyperactive dysfunction symptoms of the eighth cranial nerve. Surg Forum. 1975; 26:467–469.

[33] Borghei-Razavi H, Darvish O, Schick U. Disabling vertigo and tinnitus caused by intrameatal compression of the anterior inferior cerebellar artery on the vestibulocochlear nerve: a case report, surgical considerations, and review of the literature. J Neurol Surg Rep. 2014; 75(1):e47–e51.

[34] De Ridder D, Ryu H, Møller AR, Nowé V, Van de Heyning P, Verlooy J. Functional anatomy of the human cochlear nerve and its role in microvascular decompressions for tinnitus. Neurosurgery. 2004; 54(2):381–388, discussion388–390.

[35] De Ridder D, Vanneste S, Adriaensens I, Lee AP, van de Heyning P,

Möller A. Vascular compression of the cochlear nerve and tinnitus: a pathophysiological investigation. Acta Neurochir (Wien). 2012; 154(5):807–813.

[36] De Ridder D, Vanneste S, Adriaenssens I, et al. Microvascular decompression for tinnitus: significant improvement for tinnitus intensity without improvement for distress. A 4-year limit. Neurosurgery. 2010; 66(4):656–660.

[37] Pirayesh Islamian A, Lütjens G, Krauss JK. Microvascular decompression of the eighth cranial nerve for unilateral pulsatile tinnitus. Clin Neurol Neurosurg. 2014; 117:102–106.

[38] Vasama JP, Moller MB, Moller AR. Microvascular decompression of the cochlear nerve in patients with severe tinnitus. Preoperative findings and operative outcome in 22 patients. Neurol Res. 1998; 20(3):242–248.

[39] Yap L, Pothula VB, Lesser T. Microvascular decompression of cochleovestibular nerve. Eur Arch Otorhinolaryngol. 2008; 265(8):861–869.

[40] Kano H, Kondziolka D, Khan A, Flickinger JC, Lunsford LD. Predictors of hearing preservation after stereotactic radiosurgery for acoustic neuroma. J Neurosurg. 2009 Oct;111(4):863–873.

第 58 章 散发性前庭神经鞘瘤患者的头晕

Jeffrey D. Sharon, Yuri Agrawal

58.1 引言

关于前庭神经鞘瘤非常有趣的一个现象是，虽然肿瘤起源于前庭神经，但是大多数患者不是以平衡障碍或者眩晕为首发症状起病的。相反，耳蜗神经功能障碍，比如听力下降、耳鸣，常常是首发症状。理论上，这个现象可以解释为何前庭神经的亚临床损伤（就像面神经一样），大体功能是保留着的，同时，大多数患者可以对缓慢发展的病情，逐渐丧失的功能进行有效代偿。在治疗前，对前庭神经鞘瘤患者进行前庭功能的检测发现，后一种解释更合理——热功能减退，颈部前庭诱发肌电位（VEMP）消失，很多患者主观视觉垂直测试异常。我们有时凭直觉认为可以通过前庭功能检测来发现肿瘤起源的神经（例如，冷热水试验，眼球 VEMP 是上方神经起源的肿瘤，颈部 VEMP 是下方神经起源的肿瘤），但实际上，大多数情况不是如此。另外，有疑问的是，很多前庭神经鞘瘤的患者的另外一个不适就是平衡障碍和头晕。那些没有手术，仅仅进行随访观察的前庭神经鞘瘤患者，平衡障碍是影响生活质量的一个非常重要的因素。对接受各种模式治疗的患者进行调查发现，头晕是最影响患者生活质量的一个因素。Saman 用眩晕症状分级（Vertigo Symptom Scale）来比较眩晕的严重程度，发现前庭神经鞘瘤患者的分数（平均：0.46；SD：0.51）比对照组（平均：0.07；SD：0.09）的高，但是比偏头痛眩晕的患者（平均：1.61；SD：0.86）低。

58.2 前庭系统的回顾

58.2.1 前庭生理

为了了解前庭功能是如何丧失的，以及前庭功能的康复治疗是如何帮助功能恢复的，我们首先回顾一下前庭正常的生理。内耳里有 5 个终末器官：椭圆囊，球囊，水平（外侧）、上方（前方）和后方半规管。耳石器官（椭圆囊和球囊）感受水平和垂直方向的直线加速度。半规管感受角加速度。椭圆囊、上半规管、水平半规管，是前庭上神经支配。前庭下神经支配球囊、后半规管壶腹部。前庭的一个基本功能就是通过前庭－眼反射（VOR）在头部运动时保持注视物体的稳定。这个反射必须快速，而且敏感，这样才能在完成任务时（比如在不平坦的路上跑步时）一直注视着所关注

的物体。这个系统保持一个快速、持续的神经放电速度，会根据头部加速的方向来决定放电速度是增加还是减慢。系统的这个主要特性使得前庭－眼反射（VOR）可以根据需要在 7s 内做出反应。

前庭神经的非零点静息放电速度可以预判神经功能的障碍。单侧突然功能丧失，会以不对称的周围放电速度传入大脑。这个不对称性被解读为强烈的、持续的头部向健耳方向的加速。我们用水平半规管作为例子，假设前庭神经正常的放电速度是 100 峰每秒，当头向同侧转动时，增加到 400 峰每秒，当头向对侧转动时降低到 0。所以，如果一个水平半规管停止放电了，对侧的静息放电速度 100 峰每秒，对于大脑来说就是头转向了在起作用的一侧。这会导致前庭－眼反射（VOR）让眼睛向没有起作用的一侧注视，于是产生眼震，眼震的快速相（由于眼球转动的物理限制而使得眼球向中央归位）指向起作用的一侧。眼震的方向是根据快速相来命名的，水平半规管引起的眼震是指向健耳方向的。表 58.1 对前庭功能的突然丧失进行了总结。

单侧椭圆囊功能丧失，会导致外周感知头倾斜时的不对称性。这是因为，椭圆囊是水平方向的，编码根据重力而来的头部倾斜的信息。这个功能的丧失，会产生典型的"眼倾斜反应"三联征：头倾斜（向同侧），眼倾斜（眼睛上极向同侧转动），眼球反向偏斜（同侧眼向下，对侧眼抬高）。之所以发生这个反应是因为感受到头向对侧倾斜。这个会产生垂直复视。

双侧前庭功能丧失，NF2 的患者双侧前庭神经鞘瘤就可能发生这种情况，不会感知头部快速的加速运动。由于外周的传入刺激是对侧性的减弱或者缺失，不会感受到眩晕。相反，双侧功能的丧失会表现出正常前庭功能的丧失。前庭－眼反射（VOR）的丧失会导致在头运动时，所注视的物体也发生移动，这个所注视物体的上下跳动被称为"振动幻视"。

前庭脊髓反射的丧失会导致不能保持姿势，如果视觉和下肢的本体感受刺激减弱，这个现象更加明显。会发生站姿不稳，共济失调，一般是倒向病灶一侧。需要知道，前庭系统对中枢神经系统的很多地方都有保护作用，包括脑干、小脑、网状结构、丘脑和皮层。所以前庭功能异常不仅仅影响注视、姿势，也会影响空间定位、推理、警觉、自主功能和心情。

表 58.1　突然单侧前庭功能丧失的表现

	感知	临床表现	持续时间	代偿	治疗
半规管放电速度的不对称	头向对侧转	水平／旋转眼震，快速相向对侧	一般持续 3~5 天，戴上红外护目镜，可以在很长时间内观察到眼震	静止	同时自愈，需要视觉刺激，使用前庭抑制剂，如果是脑干/小脑损伤的，恢复较慢
椭圆囊放电不对称	头向对侧倾斜	眼球倾斜反射（术中有详细描述），垂直复视	一般 1~2 天	静止	一般不需要特别治疗
前庭–眼反射（VOR）丧失	头部快速运动时所注视物体发生运动或者视物模糊	头部冲击试验眼睛飞快扫视	各异，明显的快速扫视会消失，遮盖追赶扫视一般会存在	动态的	前庭物理治疗，主要是针对改善前庭–眼反射（VOR）和代偿扫视
前庭脊髓反射丧失	向病灶侧跌倒，不稳	共济失调	几天到几周		物理治疗，主要是针对姿势控制和步态

58.2.2　单侧功能丧失后的前庭代偿

单侧功能丧失后，会促发一系列中枢机制进行代偿。前庭神经间的放电速度的静息不对称会引发静止代偿。首先，小脑钳夹发生，这会降低对侧，也就是正常一侧的静息放电速度。在前庭神经紧张性放电几小时后，这个就会发生，这样会降低放电速度的不对称性。为了消除不对称性，接着发生第二部代偿机制，同侧的放电速度增加（这是通过健侧的联合纤维），对侧的夹紧进一步增加，直到静息不对称消失或者降低到亚临床阈值。同侧放电的增加会引起"恢复期眼震"，这是一种外周的眼震，快相指向病损一侧。慢慢地，小脑钳夹逐渐减弱，同侧的静息放电恢复到损伤前水平。一旦达到了静态代偿静态补偿，自发性眼震就会消失，静态头部转动的感知就会消除。

动态代偿的目的是提高前庭对于头部快速运动的反应。单侧功能丧失后，VOR 增益（眼睛运动和头部运动的比值）会降低。这是因为只有没受影响的迷路才能对头部运动做出反应，产生 100 峰每秒的静息放电速度，同侧头部转动时会产生放电速度的降低。通过同侧 VOR 增益可以提高注视的稳定性，以及代偿性的扫视。前庭的物理治疗非常有助于动态代偿的改善。

58.3　前庭神经鞘瘤的前庭病理生理

介绍中已经提及，散发性前庭神经鞘瘤的患者似乎不应该有头晕的症状。在一个对 81 例确诊的前庭神经鞘瘤患者的研究中发现，手术前只有 53% 的患者有头晕，71% 的患者有病损侧周围性前庭损害的表现。

53% 有头晕的患者中，只有 19% 的患者认为这个头晕影响了他们的日常生活，4% 的患者认为这个头晕影响了他们的工作。另外有 2 项研究，分别纳入 48 例患者和 64 例患者，发现分别有 77% 的患者有步态不稳，40% 的患者有眩晕。后 2 个研究的患者，71% 的患者在显微手术切除肿瘤后，头晕症状稳定或者改善，28% 的患者眩晕改善。

最近文献报道，显微手术切除肿瘤后，对于放射治疗或者随访的患者，头晕是一个主要的不适。在这篇文献中，作者对 247 例接受立体定向放射治疗的患者，143 例接受显微手术的患者和 148 例随访的患者就生活质量进行回顾性研究。结果发现，头晕是导致生活质量降低的主要因素。其次是头痛。这与治疗模式无关。在另外一个大宗的回顾性研究中，总共 223 例患者，78 例患者手术切除前庭神经鞘瘤，另外 145 例随访。结果同样显示头晕是导致生活质量降低的主要原因，但是在这个研究中，作者发现，手术组和非手术组相比，对头晕的影响更大。

头晕症状的特点

前庭神经鞘瘤患者有很多类型的头晕，大多数是感觉不稳、轻度眩晕，持续几秒钟至几分钟，如果头部运动，会加重这种眩晕。治疗后的症状取决于手术前前庭的功能以及肿瘤的大小。手术前体位性眼震和转椅异常的患者手术后头晕残疾量表（DHI）分数较低，也能较快恢复独立行走。可能是手术前前庭功能已经丧失，患者已经有了代偿能力。热量不对称的幅度和手术后症状的严重程度呈轻度负相关。

在对 64 例患者进行的研究中，一个特定的症状，眩晕感比例，从手术前的 40% 降低到手术后的 28%，而患者对不稳的感受没有明显变化。这 64 例患者中，80% 的患者在冷热水试验（Caloric Irrigation）中表现出手术后前庭功能降低。转椅（Rotary Chair）所反映出的眼震和不对称性提示缺乏中枢代偿，所以手术后不稳增加。那些转椅正常，或者有代偿的患者，手术前后对于不稳的主诉没有改变。

没有研究发现，不同治疗模式下前庭神经鞘瘤患者的手术后症状、眩晕、不稳等有什么区别。以前有两项研究对显微手术、立体定向放射治疗和随访这些不同治疗模式后总的生活质量进行比较，结果这两项研究的结论不一致。

58.4　前庭神经鞘瘤患者头晕的治疗

58.4.1　药物去除前庭的功能

1948 年，Fowler 首先报道使用氨基糖苷类抗生素来选择性地去除前庭功能，随后，Schuknecht 使得这一做法更加普及。从此，人们开始用这种方法治疗 Meniere 综合征，安慰剂对照研究证实了这一方法的有效性。最近在研究是否可以用氨基糖苷类药物来消除前庭神经鞘瘤患者残留的功能。研究主要分为两大类，没有手术的患者来消除眩晕，准备手术的患者在术前消除功能以利于术后恢复。

没有手术的前庭神经鞘瘤患者，眩晕是影响生活质量的一个重要因素。Giannuzzi 报道了 4 例老年患者，他们的前庭神经鞘瘤比较小，所以是随访，后来发生了严重的眩晕。在鼓室内注射了庆大霉素，4 例患者主观上都感觉眩晕好转，虽然有不稳的症状，采用前庭物理疗法进行了治疗。Brantberg 报道了 1 例类似的成功的病例，患有中等大小的肿瘤。手术前注射庆大霉素的内容本章会进一步讨论。

58.4.2　手术切除

大多数前庭神经鞘瘤患者有听力丧失、耳鸣，有一部分患者会出现头晕，这个非常影响生活质量。有一项连续对 199 例患者进行分析的研究，Myrseth 发现 15% 的患者一开始就诊时就有眩晕，7% 的患者有不稳，64% 的患者有听力障碍，37% 的患者有耳鸣。通过回顾性分析发现，眩晕和生活质量降低密切相关。生活质量的评估是通过 SF-36 健康状况调查简表完成的。比较幸运的是，对某些患者，手术可以有效减少或者消除头晕。Godefroy 对 18 例严重头晕的患者进行研究，他们接受了经迷路手术切除肿瘤，发现手术后 12 个月，DHI 分数明显降低，SF-36 明显改善。这些患者

头晕的机制尚不清楚，一般认为是肿瘤扰乱了前庭神经的放电，导致发作性的放电不对称和眩晕。可能是肿瘤的占位效应，可能是水肿，也可能是血管受影响，或者是脱髓鞘改变。患有大的肿瘤，可能发生阻塞性脑积水，由于颅内压高引起各种症状，包括头晕、共济失调、恶心、复视、乏力、意识模糊、视物不清和头痛。最后，有些大的肿瘤，因为使小脑受压可能导致辨距不良、运动控制不良和共济失调。

58.4.3　手术后前庭功能康复

20 世纪 40 年代，Cawthorne 首先提出了前庭物理疗法，来治疗脑震荡后的头晕（第 69 章中有专门介绍）。通过锻炼，用头和眼的运动来刺激半规管。这些早期锻炼的某些方面，包括经常重复，增加难度，现在还在使用。随着时间的推移，这些锻炼使得我们对前庭功能的神经生理和代偿机制有了更深入的了解。现在，用前庭的物理治疗方法来治疗各种类型的头晕，尤其是前庭神经鞘瘤患者单侧功能丧失的头晕，得到较多研究和文献资料的支持。

单侧前庭功能丧失后，VOR 增益马上从正常的 1（眼和头相反方向同等的旋转）降低到同侧的 0.3，对侧的 0.8（图 58.1）。所以，快速头部运动时，明显的追踪眼跳（Overt Catch Up Saccade）会在一个 200ms 的潜伏期后发生，这个太慢了，随着头部的运动，会感觉到物体移动和跳动。可以通过提高眼前庭 – 眼反射（VOR）增益，而当前庭 – 眼反射（VOR）增益不足时，可以通过增加眼跳的速度和准确性来提高动态视力。随着时间的推移，代偿性眼跳越来越不明显（比如，因为在头部运动时发生，越来越难以觉察，以 100ms 级），这样对减少注视错误有很大帮助。有趣的是，有证据表明，这些眼跳对于可预计的头部运动更加有效，因为这些眼跳发生很快，不是被视觉错误所诱发的，一定是提前编辑好的程序。

前庭康复对于前庭神经鞘瘤手术后注视的稳定性、静态和动态的平衡都有效果。VOR 的增益是可塑的，错误的信号可以改变增益。初级的错误信号是因为注视差异（Retinal Slip），就是头部运动时视网膜上成像的移动差异。所以通过锻炼，来产生错误的信号，比如注视差异，这样能够有效恢复 VOR 增益。因为是单侧功能丧失，头部的运动就主要受对侧前庭系统编码控制，当然颈部的本体感觉也发挥一定作用（颈眼反射）。另外，脑干和小脑也会有适应机制，尤其是前庭神经核、上丘、蚓部、绒球和 Vestigial nuclei。虽然有成功的康复，VOR 系统不可能完全恢复到正常，还是会有一定程度的前庭功能缺陷。前庭治疗还可以改善前庭神经鞘瘤手术后的姿势稳定，降低主观不平衡

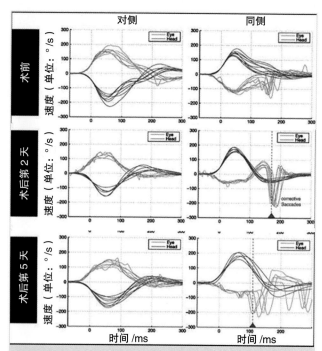

图 58.1　1 例手术的前庭神经鞘瘤患者，在手术前和手术后（术后第 2 天、第 5 天）进行同侧和对侧头部运动。黑线表示头部运动的速度，灰线表示眼睛运动的速度，黑点表示出现第一个矫正性眼跳的时间。可以看到，随着时间的推移，矫正性眼跳出现得越来越早，说明从明显的矫正逐渐过渡到隐性的矫正

的感觉。

一般每天锻炼几次，逐渐增加难度。注视稳定性的训练目的是让眼睛在注视移动物体时能够保持对物体的注视。一般患者会注视空间上的一个点，在头部水平和垂直方向越来越快运动时保持对这个点的注视。眼睛和目标物体的距离可以不同（距离近更难），目标的个数可以不同，背景（混乱的背景，比如几何图形可以使得任务更加困难）、站立的平台不同（无论是海绵上还是地板上）。另外一个变异是，告诉患者先对着偏心的目标看，头不动，然后快速把头转向目标。这个方法可以用来锻炼 2 个或者更多的目标。第 3 个变异是，目标向头部运动的相反方向运动，这个更难。

平衡锻炼的目的是改善静态和动态下的姿势控制。一个联系是模拟 Romberg 试验，让患者站在硬地上，或者站在海绵上，双手交叉，眼睛闭紧。另外一个可以进行前后、左右的摇摆，来提高平衡和对中心重力的控制。摇摆要从膝盖开始。动态锻炼时，让患者行走，一边走一边完成其他任务，比如，左右转动头，转体 180°。下肢力量的锻炼也非常有帮助。

前庭神经鞘瘤手术后的患者，前庭康复能够有效地改善平衡功能。Vereeck 对 53 例患者随机分组，分

别接受一般康复指导和特定的前庭康复。结果发现，50 岁以上的患者，接受前庭康复的患者，在第 3 个月和第 12 个月时，平衡评定明显好于对照组，包括站立平衡总和、直线连足行走和动态步态指数。

58.4.4　手术前的前庭康复

Magnusson 对于 Meniere 综合征患者提出了"前康复"或者就是在计划消除前庭功能前的康复治疗。后来扩展到对于准备桥小脑角肿瘤手术的患者。有两个理由在手术前消除前庭功能并进行康复。首先，把功能丧失这一时间点前移到手术前，这样患者就不需要一边还没有从开颅手术中恢复过来，一边还要进行前庭功能的代偿。其次，由于代偿有赖于完整的小脑功能，如果小脑功能在手术后有损伤（比如，由于牵拉而水肿，血管受影响而梗死），代偿就更加困难了。所以，在小脑功能还是正常时就进行代偿也许更好。

Magnusson 对 12 例手术前前庭功能正常的患者进行研究。他们在手术前进行鼓室内注射庆大霉素和前庭治疗，通过冷热水试验证实迷路反应的丧失。手术后，没有发现有自发性眼震，也没有主诉头晕，住院时间也较短。

58.5　总结

目前的数据不能确定哪一个治疗方法（手术、放疗或者随访）对于前庭神经鞘瘤患者头晕的症状效果更好。头晕，尤其是不稳，是目前前庭神经鞘瘤患者生活质量降低的一个重要因素。单侧前庭功能完全丧失后的康复训练可以改善步态稳定性、平衡、头晕，所以所有患者治疗后都可以考虑康复训练。

参考文献

[1] Thomeer H, Bonnard D, Franco-Vidal V, et al. Prognostic factors of balance quality after transpetrosal vestibular schwannoma microsurgery: an instrumentally and DHI-based prospective cohort study of 48 patients. OtolNeurotol. 2015; 36(5):886–891.

[2] Suzuki M, Yamada C, Inoue R, Kashio A, Saito Y, Nakanishi W. Analysis of vestibular testing in patients with vestibular schwannoma based on the nerve of origin, the localization, and the size of the tumor. Otol Neurotol. 2008; 29(7):1029–1033.

[3] Lloyd SK, Kasbekar AV, Baguley DM, Moffat DA. Audiovestibular factors influencing quality of life in patients with conservatively managed sporadic vestibular schwannoma. Otol Neurotol. 2010; 31(6):968–976.

[4] Myrseth E, Møller P, Wentzel-Larsen T, Goplen F, Lund-Johansen M. Untreated vestibular schwannomas: vertigo is a powerful predictor for health-related quality of life. Neurosurgery. 2006; 59(1):67–76,discussion 67–76.

[5] Carlson ML, Tveiten OV, Driscoll CL, et al. What drives quality of

life in patients with sporadic vestibular schwannoma? Laryngoscope. 2015; 125(7):1697–1702.

[6] Saman Y, Bamiou DE, Murdin L, et al. Balance, falls risk, and related disability in untreated vestibular schwannoma patients. J Neurol Surg B Skull Base.2014; 75(5):332–338.

[7] Angelaki DE, Cullen KE. Vestibular system: the many facets of a multimodal sense. Annu Rev Neurosci. 2008; 31:125–150.

[8] Cosetti MK, Tawfik K, Fouladvand M, Roland JT, Jr, Lalwani AK. Diplopia due to skew deviation following neurotologic procedures. Otol Neurotol. 2012; 33(5):840–842.

[9] Mantokoudis G, Schubert MC, Tehrani AS, Wong AL, Agrawal Y. Early adaptation and compensation of clinical vestibular responses after unilateral vestibular deafferentation surgery. Otol Neurotol. 2014; 35(1):148–154.

[10] El-Kashlan HK, Shepard NT, Arts HA, Telian SA. Disability from vestibular symptoms after acoustic neuroma resection. Am J Otol. 1998; 19(1):104–111.

[11] Abboud T, Regelsberger J, Matschke J, Jowett N, Westphal M, Dalchow C. Long-term vestibulocochlear functional outcome following retro-sigmoid approach to resection of vestibular schwannoma. Eur Arch Otorhinolaryngol. 2016; 273(3):719–725.

[12] Jufas N, Flanagan S, Biggs N, Chang P, Fagan P. Quality of life in vestibular schwannoma patients managed by surgical or conservative approaches. Otol Neurotol. 2015; 36(7):1245–1254.

[13] Postema RJ, Kingmacm, Wit HP, Albers FW, Van Der Laan BF. Intratympanic gentamicin therapy for control of vertigo in unilateral Menire's disease: a prospective, double-blind, randomized, placebo-controlled trial. Acta Otolaryngol. 2008; 128(8):876–880.

[14] Giannuzzi AL, Merkus P, Falcioni M. The use of intratympanic gentamicin in patients with vestibular schwannoma and disabling vertigo. Otol Neurotol. 2013; 34(6):1096–1098.

[15] Brantberg K, Bergenius J, Tribukait A. Gentamicin treatment in peripheral vestibular disorders other than Ménière's disease. ORL J Otorhinolaryngol Relat Spec. 1996; 58(5):277–279.

[16] Godefroy WP, Hastan D, van der Mey AG. Translabyrinthine surgery for disabling vertigo in vestibular schwannoma patients. Clin Otolaryngol. 2007;32(3):167–172.

[17] Cawthorne T. The physiological basis for head movements. Journal of the Chartered Society of Physiotherapy. 1944; 3:106–107.

[18] McDonnell MN, Hillier SL. Vestibular rehabilitation for unilateral peripheral vestibular dysfunction. Cochrane Database Syst Rev. 2015; 1:CD005397.

[19] Macdougall HG, Curthoys IS. Plasticity during vestibular compensation: the role of saccades. Front Neurol. 2012; 3:21.

[20] Schubert MC, Migliaccio AA, Clendaniel RA, Allak A, Carey JP. Mechanism of dynamic visual acuity recovery with vestibular rehabilitation. Arch Phys Med Rehabil. 2008; 89(3):500–507.

[21] Schubert MC, Zee DS. Saccade and vestibular ocular motor adaptation. Restor Neurol Neurosci. 2010; 28(1):9–18.

[22] Herdman SJ, Clendaniel RA, Mattox DE, Holliday MJ, Niparko JK. Vestibular adaptation exercises and recovery: acute stage after acoustic neuroma resection. Otolaryngol Head Neck Surg. 1995; 113(1):77–87.

[23] Snapp HA, Schubert MC. Habilitation of auditory and vestibular dysfunction. Otolaryngol Clin North Am. 2012; 45(2):487–511, x–xi.

[24] Vereeck L, Wuyts FL, Truijen S, De Valck C, Van de Heyning PH. The effect of early customized vestibular rehabilitation on balance after acoustic neuroma resection. Clin Rehabil. 2008; 22(8):698–713.

[25] Magnusson M, Kahlon B, Karlberg M, Lindberg S, Siesjö P. Preoperative vestibular ablation with gentamicin and vestibular 'prehab' enhance postoperative recovery after surgery for pontine angle tumours–first report. Acta Otolaryngol. 2007; 127(12):1236–1240 Dizziness in Sporadic Vestibular Schwannoma.

第59章 前庭神经鞘瘤患者头痛的流行病学和发病机制

Stanley Pelosi, Christopher J. Farrell

59.1 引言

对于前庭神经鞘瘤的治疗已经研究了很多年，针对疾病相关的致死率和致残率的研究已经有了显著的进步。作为研究的一部分，现在越来越关注患者自己报告的生活质量的评估。头痛就是与生活质量相关的一个问题。本章主要讨论前庭神经鞘瘤患者中头痛的发病率以及头痛的发生机制。第71章会对临床评估和治疗进行讨论。

59.2 流行病学

59.2.1 治疗前头痛的发生率

前庭神经鞘瘤患者治疗前头痛的发生率有很大差异。研究显示，6%~60% 的患者治疗前有头痛，这个与一般人群的发生率一样。最大宗的，对 1657 例前庭神经鞘瘤的患者的研究发现，大约 1/3 的患者治疗前有头痛。头痛是直接与肿瘤有关还是与病前就存在的一些因素有关，目前尚不清楚。经常发现头痛前庭神经鞘瘤患者合并有头痛。Rimaaja 对 192 例前庭神经鞘瘤患者进行了研究，其中 24% 的患者符合国际头痛标准中的偏头痛，而 9% 的患者符合紧张性头痛。

59.2.2 手术后头痛的发生率和危险因素

前庭神经鞘瘤患者开颅手术后头痛的发生率更难研究。回顾性研究仅仅根据病历记录的临床表现常常低估了头痛的发生率。前瞻性研究也会受到记忆偏差的影响，有的研究回忆到手术前 15 年。入选标准也不同，有些研究把所有手术的患者都包括在内，不管是什么手术入路，有些只针对某些特定的入路和技术。另外，对于头痛类型的定义也有区别，只有少数研究采用国际头痛障碍分类（ICHD）标准。

除了以上的这些问题之外，前庭神经鞘瘤患者开颅手术后，0%~75% 的患者会出现头痛（表 59.1）。90% 的患者，手术后马上出现头痛。大多数患者，1~2 个月后头痛缓解。20%~30% 的患者头痛会持续 6 个月或者更长时间。手术后 1~2 年，头痛的发生率降低。乙状窦后手术，6 个月时，63% 的患者有头痛，1 年时，降低到 24%，2 年时，为 12%。

前庭神经鞘瘤手术的患者，手术后出现头痛的危险因素或者头痛严重程度的危险因素包括：手术前头痛、乙状窦后入路、骨瓣而不是骨窗、同时存在焦虑和抑郁，围手术期出现并发症、年纪轻等。有些研究中，肿瘤大小与手术后头痛没有关联。但是有些研究发现小肿瘤发生手术后头痛的概率更大。同样，关于性别，有些研究发现女性是手术后头痛的一个危险因素，而有些研究没有发现这个关联。全切肿瘤、部分切除肿瘤、面神经是否保留与手术后头痛也没有明确的关联。

也有研究比较了不同手术入路手术后头痛的发生率。早期研究发现，乙状窦后入路术后头痛的发生率最高。通过对 35 项研究共 5064 例患者的大型荟萃分析，对不同手术入路与并发症的关系进行了研究。乙状窦后入路的患者 17.3% 出现头痛，颅中窝入路的患者 8% 出现头痛，经迷路入路的患者 0% 出现头痛。这个研究的缺陷是随访时间长短不一，没有特定的头痛定义。类似的其他研究也发现乙状窦后入路术后头痛的发生率较高，发生严重头痛的概率也较高。Schessel 报道，乙状窦后入路患者有 64% 的头痛发生率，而经迷路手术，头痛的发生率是 0%。

当然，也不是所有研究一致认为手术入路是手术后长期头痛的一个主要危险因素。有些研究的调查时间和方式可能对结果有影响。Ruckenstein 对 52 例手术后头痛的患者进行研究，他们有的是枕下入路，有的是经迷路入路。1 年后，这两组患者在头痛的严重程度上没有区别。类似的，Carlson 对 143 例乙状窦后入路、经迷路入路或者颅中窝入路的患者进行研究，在治疗后 7 年的随访期，没有发现长期头痛有显著的区别。乙状窦后入路方面在手术早期可能会有较多患者出现头痛，而且头痛也较严重，但是手术入路与长期的结果之间是否有关还存在争论。

59.2.3 放射治疗后头痛以及保守治疗随访的头痛

大多数研究是针对外科手术后新出现或者加重的头痛。放射治疗后，或者随访的患者新出现头痛的发生率没有太多研究（表 59.1）。在一个横向调查中，有研究发现，治疗多年后出现的头痛的比例，在手术、放疗或者随访的患者中没有显著差别。有趣的是，经过治疗的患者，有 14% 头痛改善，虽然这个数值在不同组之间的差异没有显著性。

表 59.1　不同治疗模式患者头痛的发生率

	作者（年份）	随访期头痛发生率
显微手术（全部病例，不区分入路）乙状窦后入路	Levo 等（2001）	37%
	Rimaaja 等（2007）	55%
	Carlson 等（2015）	60%
	Vijayan 等（1995）	75%
经迷路入路	Schaller 和 Baumann（2003）	6%
	harner 等（1993）	16%
	Ruckenstein 等（1996）	17%
	Jackson 等（2000）	21%
	Glasscock 等（1993）	22%
	Mosek 等（1999）	23%
	Schankin 等（2009）	32%
	Wazen 等（2000）	43%
	Koperer 等（1999）	48%
	Catalano 等（1996）	51%
	Hanson 等（1998）	54%
	Schessel 等（1992）	64%
	ryzenman 等（2005）	66%
	Pedrosa 等（1994）	73%
颅中窝入路	Schessel 等（1992）	0
	Ruckenstein 等（1996）	13%
	Parving 等（1992）	14%
	Andersson 等（1997）	22%
	Pedrosa 等（1994）	53%
	Ryzenman 等（2005）	64%
立体定向放疗	Glasscock 等（1993）	0
	Weber 等（1996）	1%
	Ryzenman 等（2005）	50%
随访	Carlson 等（2015）	49%
	Carlson 等（2015）	45%

59.3　开颅手术后头痛：标准和发病机制

59.3.1　开颅手术后头痛的标准

20 世纪 80 年代的文献中开始讨论手术后和开颅后的头痛问题。大多数研究的是前庭神经鞘瘤患者。2004 年的 ICHD 2 第一次出现开颅后头痛的标准，然后出版的 Cephalalgia（表 59.2）发表的 ICHD 3 进行了更新。

59.3.2　前庭神经鞘瘤患者开颅后头痛的发病机制

有各种理论来解释前庭神经鞘瘤患者手术后，没有其他原因（比如脑内出血、静脉血栓形成，图 59.1）而出现头痛。这种手术后头痛可能是多因素的，与各个理论提及的一些因素可能都有关系。不同患者，不同原因引起的头痛可能其临床表现有所不同。会对这些理论进行回顾，包括肌肉 / 软组织损伤、骨粉引起的无菌性脑膜炎、肌肉硬膜粘连、硬膜牵拉、潜在的偏头痛的加重和中枢敏感性。

59.3.3　肌肉 / 软组织损伤

很多患者抱怨切口周围的"表面"疼痛，有学者认为这是由于软组织和肌肉的原因而不是脑膜刺激。肌肉或者颈项部的附着点受伤、伤口牵拉或者手术时摆放体位，都会产生这种损伤。手术切口的疼痛与切口愈合的时间相关。颞部和乙状窦后开颅中，由于有大块肌肉分离，手术后头痛的发生率更高，也是对这一理论的佐证。乙状窦后入路中，常常需要尽量拉伸患者的头颈，这样更有利于暴露内听道（IAC）。另外，

表 59.2　开颅后头痛的 ICHD3 的标准

	与开颅有关的急性头痛	与开颅有关的持续性头痛
开颅后的急性头痛	开颅手术后出现的持续时间不到 3 个月的头痛	开颅手术后出现的持续时间 3 个月以上的头痛
描述标准	标准 A 满足 C 和 D 的任何头痛 B 因为脑外伤以外的其他任何原因进行的开颅手术 C 在下面事件后 7 天内出现头痛 开颅 开颅手术后意识恢复 开颅手术后停药而影响了感知能力，或者出现头痛 D 下面 2 个中有 1 个 开颅手术 3 个月内缓解 开颅手术后还有头痛，但是没到 3 个月的时间 E 不符合 ICHD 3 的诊断标准	A 满足 C 和 D 的任何头痛 B 因为脑外伤以外的其他任何原因进行的开颅手术 C 在下面事件后 7 天内出现头痛 开颅 开颅手术后意识恢复 开颅手术后停药而影响了感知能力，或者出现头痛 D 开颅手术后头痛持续 3 个月以上 E 不符合 ICHD 3 的诊断标准

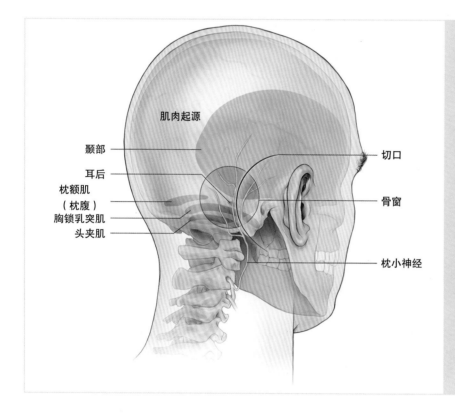

图 59.1　乙状窦后入路手术后头痛的机制

有些研究（不是所有研究），发现切口的大小与手术后疼痛相关。乙状窦后入路患者出现的头痛属于头痛中度颈源性头痛，疼痛起源于颈部、头、颈位置改变时疼痛加剧。

59.3.4　蛛网膜下腔中的骨粉、血制品、蛋白胶

乙状窦后入路手术后出现头痛的另一个机制是骨粉。颅中窝入路、经迷路入路中都采用硬膜外磨除颅骨，乙状窦后入路中需要硬膜下磨除颅骨，这样有骨粉在蛛网膜下腔播散的潜在风险。骨粉和蛋白胶会引起炎性反应，导致无菌性脑膜炎。有一项研究发现，手术后有头痛的患者在实验室检查证实有无菌性脑膜炎，而手术后没有头痛的患者，没有无菌性脑膜炎，这也为这一理论提供了证据。同样乙状窦后入路，切除前庭神经鞘瘤和前庭神经切断，这两者的主要区别是，前者需要磨除颅骨以暴露内听道（IAC）。54% 前庭神经鞘瘤的患者手术后有头痛，而只有 5% 前庭神经切断的患者手术后有头痛。Schaller 和 Baumann 的研究也证实了这一发现，他们发现手术中磨开内听道的患者头痛更容易发生头痛。另外也有一个研究支持无菌性脑膜炎的理论，很多前庭神经鞘瘤的患者因"颅内感受

机制的夸大"而出现硬膜感受敏感。Catalano 发现如果磨颅骨时小心一点儿，可以减少手术后头痛的发生率。

大肿瘤，令人惊奇的是，并不会增加手术后远期头痛的风险。事实上，有几项研究发现，肿瘤大小与头痛之间存在负向关联。有人假设，大肿瘤治疗时骨粉播散的概率较小。另外，大肿瘤已经破坏了内听道，需要磨除的颅骨较少。有一项研究发现，大肿瘤与术前头痛而不是术后头痛有关。

59.3.5　硬膜－肌肉粘连和牵拉

幕下肿瘤的患者头痛更多，颅后窝开颅的患者比其他部位开颅的患者头痛的发生率更高。Schessel 假设前庭神经鞘瘤乙状窦后入路后出现头痛是因为硬膜和肌肉发生了粘连，从而对硬膜造成牵拉。硬膜是对痛觉很敏感的，而肌肉与之粘连，自然会引起疼痛反应。有一些研究证实了这一假说。有 1 例患者在乙状窦后入路切除前庭神经鞘瘤手术后出现持续性严重头痛，组织学检查发现硬膜与肌肉严重粘连。在一项回顾性研究中发现，乙状窦后入路切除前庭神经鞘瘤的患者中，如果进行了硬膜修补，手术后没有头痛。有人提出，如果骨瓣复原，或者人工颅骨代替，把硬膜和肌肉隔离开来，手术后头痛的概率和（或）严重程度都会降低。一项回顾性研究发现，桥小脑角肿瘤手术的患者中，做颅骨修补的与不做颅骨修补的相比，手术后头痛较少。但是有些患者，虽然做了颅骨修补，但是依然有手术后头痛，这应该不是唯一的解释。另外，这个理论也不能解释颅中窝入路和经迷路入路后头痛的发生。

59.3.6　颅神经或者脊神经的损伤

颅神经或者脊神经的损伤，创伤性神经瘤的形成，都可能是前庭神经鞘瘤患者开颅手术后头痛的原因。有报道称，在枕神经、三叉神经，或者中间神经部位发现损伤、神经被卡住，或者是神经瘤的形成。

乙状窦后的手术切口会造成枕大神经、枕小神经的损伤。Mosek 报道大约 82% 的患者在手术后平均 12 个月的时间内有头痛，虽然只有 19% 的患者觉得这种疼痛是个问题。另外一个较少病例的研究也认为神经损伤是手术后疼痛的主要原因。一般认为，神经被割断后会形成痛性神经瘤，或者神经被瘢痕卡住而造成牵拉痛。有人建议做高一点儿的弓形或者弧形切口，以避免对枕部神经的损伤。有趣的是，最近另外一项研究有了不同的发现，保留枕大神经是手术后严重头痛的一个独立危险因素。

59.3.7　颈强直

乙状窦后手术后某些患者会出现类似颈源性头痛

的表现。除了软组织损伤，手术时摆放体位也会加重原有的颈椎退行性变而引起术后疼痛。治疗最多的颈源性疼痛的病因就是颈椎关节炎。手术时软组织和骨质的损伤会导致颈椎张力增高，在颈椎融合的患者中经常可以看到这个现象。

59.3.8　偏头痛和中枢敏感

有偏头痛病史的患者更容易在开颅手术后出现头痛，而且这种头痛具有原来偏头痛的特点。我们不在这里讨论偏头痛的病理生理，但是沿着三叉神经血管通路走行的三叉神经节里面的脑膜痛觉感受器会促发偏头痛。可以认为，颅后窝手术可能通过这些痛觉感受器的机制加重原有的偏头痛，于是手术后出现持续甚至加重的头痛。一项研究对 122 例手术后头痛的患者分析发现，其中 15 例患者符合国际头痛协会偏头痛的标准。

中枢敏感是另外一个与手术后头痛有关的因素。中枢敏感时，外周神经的损伤会导致产生慢性传入刺激，最终导致中枢感受通路的兴奋性增高。

59.4　未来方向

头痛是困扰前庭神经鞘瘤患者的一个重要因素。为了更好地接近这一问题，未来的研究应该对治疗前后头痛的类型根据 ICHD 3 的标准进行更好地区分，这样有利于头痛的评估。如果研究设计得好，可以发现那些致残率高的头痛患者，并且可以进行相应的治疗。有必要对目前已经有的治疗方法进行优化，这样可以改善健康状况和生活质量。

参考文献

[1] Betchen SA, Walsh J, Post KD. Self-assessed quality of life after acoustic neuroma surgery. J Neurosurg. 2003; 99(5):818–823.

[2] Carlson ML, Tveiten OV, Driscoll CL, et al. Risk factors and analysis of longterm headache in sporadic vestibular schwannoma: a multicenter crosssectional study. J Neurosurg. 2015; 123(5):1276–1286.

[3] Schaller B, Baumann A. Headache after removal of vestibular schwannoma via the retrosigmoid approach: a long-term follow-up-study. Head Neck Surg. 2003; 128:387–395.

[4] Ryzenman JM, Pensak ML, Tew JM, Jr. Headache: a quality of life analysis in a cohort of 1,657 patients undergoing acoustic neuroma surgery, results from the acoustic neuroma association. Laryngoscope. 2005; 115(4):703–711.

[5] Rimaaja T, Haanpaa M, Blomstedt G, Farkkila M. Headaches after acoustic neuroma surgery. Cephalalgia. 2007; 27:1128–1135.

[6] Mosek AC, Dodick DW, Ebersold MJ, Swanson JW. Headache after resection of acoustic neuroma. Headache. 1999; 39(2):89–94.

[7] Schankin CJ, Gall C, Straube A. Headache syndromes after

acoustic neuroma surgery and their implications for quality of life. Cephalalgia. 2009; 29:760–771.

[8] Harner SG, Beatty CW, Ebersold MJ. Headache after acoustic neuroma excision. Am J Otol. 1993; 14(6):552–555.

[9] Levo H, Blomstedt G, Hirvonen T, Pyykkö I. Causes of persistent postoperative headache after surgery for vestibular schwannoma. Clin Otolaryngol Allied Sci. 2001; 26(5):401–406.

[10] Ruckenstein MJ, Harris JP, Cueva RA, Prioleau G, Alksne J. Pain subsequent to resection of acoustic neuromas via suboccipital and translabyrinthine approaches. Am J Otol. 1996; 17(4):620–624.

[11] Jackson CG, McGrew BM, Forest JA, et al. Comparison of postoperative headache after retrosigmoid approach: vestibular nerve section versus vestibular schwannoma resection. Am J Otol. 2000; 21(3):412–416.

[12] Tos T, Cayé-Thomasen P, Stangerup SE, Tos M, Thomsen J. Patients' fears, expectations and satisfaction in relation to management of vestibular schwannoma: a comparison of surgery and observation. Acta Otolaryngol. 2003; 123(5):600–605.

[13] Wazen JJ, Sisti M, Lam SM. Cranioplasty in acoustic neuroma surgery. Laryngoscope. 2000; 110(8):1294–1297.

[14] Koperer H, Deinsberger W, Jödicke A, Böker DK. Postoperative headache after the lateral suboccipital approach: craniotomy versus craniectomy. Minim Invasive Neurosurg. 1999; 42(4):175–178.

[15] Catalano PJ, Jacobowitz O, Post KD. Prevention of headache after retrosigmoid removal of acoustic tumors. Am J Otol. 1996; 17(6):904–908.

[16] Schessel DA, Nedzelski JM, Kassel EE, Rowed DW. Recurrence rates of acoustic neuroma in hearing preservation surgery. Am J Otol. 1992; 13(3):233–235.

[17] Ansari SF, Terry C, Cohen-Gadol AA. Surgery for vestibular schwannomas: a systematic review of complications by approach. Neurosurg Focus. 2012; 33 (3):E14.

[18] Boswell MV, Colson JD, Sehgal N, Dunbar EE, Epter R. A systematic review of therapeutic facet joint interventions in chronic spinal pain. Pain Physician. 2007; 10(1):229–253.

[19] Tos T, Caye-Thomasen P, Stangerup SE, Tos M, Thomsen J. Long-term socioeconomic impact of vestibular schwannoma for patients under observation and after surgery. J Laryngol Otol. 2003; 117(12):955–964.

[20] Schessel DA, Nedzelski JM, Rowed D, Feghali JG. Pain after surgery for acoustic neuroma. Otolaryngol Head Neck Surg. 1992; 107:424–429.

[21] Rocha-Filho PA. Post-craniotomy headache: a clinical view with a focus on the persistent form. Headache. 2015; 55(5):733–738.

[22] Headache Classification Committee of the International Headache Society (IHS). The International Classification of Headache Disorders. 3rd ed. (beta version). Cephalalgia 2013;33:629–808.

[23] Acoustic Neuroma Association. Headache associated with acoustic neuroma treatment. 2015. https://acusticusneurinom.dk/wp-content/uploads/2015/10/booklet_-_headache.2012_-_final.pdf.

[24] Santarius T, D'Sousa AR, Zeitoun HM, Cruickshank G, Morgan DW. Audit of headache following resection of acoustic neuroma using three different techniques of suboccipital approach. Rev Laryngol Otol Rhinol (Bord). 2000; 121 (2):75–78.

[25] Suwanwela N, Phanthumchinda K, Kaoropthum S. Headache in brain tumor: a cross-sectional study. Headache. 1994; 34(7):435–438.

[26] de Gray LC, Matta BF. Acute and chronic pain following craniotomy: a review. Anaesthesia. 2005; 60:693–704.

[27] Schessel DA, Rowed DW, Nedzelski JM, Feghali JG. Postoperative pain following excision of acoustic neuroma by the suboccipital approach: observations on possible cause and potential amelioration. Am J Otol. 1993; 14(5):491–494.

[28] Soumekh B, Levine SC, Haines SJ, Wulf JA. Retrospective study of postcraniotomy headaches in suboccipital approach: diagnosis and management. Am J Otol. 1996; 17(4):617–619.

[29] Cooper G, Bailey B, Bogduk N. Cervical zygapophysial joint pain maps. Pain Med. 2007; 8(4):344–353.

[30] Virk SS, Niedermeier S, Yu E, Khan SN. Adjacent segment disease. Orthopedics. 2014; 37(8):547–555.

[31] Levy D, Jakubowski M, Burstein R. Disruption of communication between peripheral and central trigeminovascular neurons mediates the antimigraine action of 5HT 1B/1D receptor agonists. Proc Natl Acad Sci U S A. 2004; 101 (12):4274–4279.

[32] Woolf CJ. Central sensitization: implications for the diagnosis and treatment of pain. Pain. 2011; 152(3) Suppl:S2–S15.

[33] Garzon-Muvdi, T., Jackson, C., See, A. P., Woodworth, G. F. & Tamargo, R. J. Preservation of the greater occipital nerve during suboccipital craniectomy results in a paradoxical increase in postoperative headaches. Neurosurgery 76, 435–440; discussion 440 (2015).

[34] Vijayan, N. Postoperative headache in acoustic neuroma. Headache 35, 98100 (1995).

[35] Hanson, M. B., Glasscock, M. E., Brandes, J. L. & Jackson, C. G. Medical treatment of headache after suboccipital acoustic tumor removal. The Laryngoscope 108, 11111114 (1998).

[36] Pedrosa, C. A., Ahern, D. K., McKenna, M. J., Ojemann, R. G. & Acquadro, M. A. Determinants and impact of headache after acoustic neuroma surgery. Am. J. Otol. 15, 793–797 (1994).

[37] Parving, A., Tos, M., Thomsen, J., Møller, H. & Buchwald, C. Some aspects of life quality after surgery for acoustic neuroma. Arch. Otolaryngol. Head Neck Surg. 118, 1061–1064 (1992).

[38] Andersson, G., Ekvall, L., Kinnefors, A., Nyberg, G. & Rask-Andersen, H. Evaluation of quality of life and symptoms after translabyrinthine acoustic neuroma surgery. Am. J. Otol. 18, 421–426 (1997).

[39] Glasscock, M. E., Hays, J. W., Minor, L. B., Haynes, D. S. & Carrasco, V. N. Preservation of hearing in surgery for acoustic neuromas. J. Neurosurg. 78, 864–870 (1993).

[40] Weber, P. C. & Gantz, B. J. Results and complications from acoustic neuroma excision via middle cranial fossa approach. Am. J. Otol. 17, 669–675 (1996).

第 60 章　散发性前庭神经鞘瘤患者的生活质量

Matthew L. Carlson, Kathleen J. Yost

60.1　引言

20 世纪早期，前庭神经鞘瘤的治疗目的是降低死亡率。在最近的 50 年，由于手术技术的提高，放射治疗的发展，以及对于疾病自然史的更好了解，使得我们更关注于如何有效降低与疾病、治疗相关的死亡率。相应的，我们目睹了从保命到保神经功能的这么一个转化过程，也就是，保护面神经功能和有效听力。颅神经功能的保护问题目前相对稳定，我们认识到还有一些不那么明显的但是也会显著影响患者健康状况的因素，很多人对生活质量的结果进行了研究。自从 2000 年以后，文献中关于前庭神经鞘瘤患者生活质量的研究是以前的 4 倍。

1995 年，世界卫生组织把生活质量定义为："在整个文化和价值体系中，个体对于生活中地位的认识，以及与他们的目标、期望、标准、关心的事情之间的关系。"在总体健康的背景下来评估生活质量，会采用健康相关的生活质量（HRQOL）这个词语。健康相关的生活质量是一个广的、多方面的概念，不仅仅是包括死亡率和致残率，而是在社会环境中评估身体、心理、心理、社会地位等多方面的一个概念。以往医生对于治疗结果的评估仅限于听力、面神经功能，是损伤了、暂时损伤还是永久丧失功能，而生活质量的评估远不止于此，它考虑这个问题对患者总体生活状况的影响。

健康相关的生活质量的研究与散发与前庭神经鞘瘤以及其他良性肿瘤的关系特别密切，这些患者有较长的可预期寿命，各种治疗模式之间还有争论。本章目的：（1）简单概述与听神经相关的健康相关的生活质量问题；（2）回顾一下前庭神经鞘瘤中最常用的健康相关生活质量量表；（3）探讨一下健康相关的生活质量中最小临床重要差别（MCID）的概念；（4）讨论诊断和治疗对健康相关的生活质量的影响；（5）讨论一下未来健康相关生活质量的研究方向。

60.2　回顾前庭神经鞘瘤患者的健康相关的生活质量的评估

广义上，健康相关的生活质量的评估可以分为普通的和疾病相关的两种。普通的，多目的的量表，可以帮助我们了解在总体的健康背景下不同疾病的过程以及不同情况下健康相关的生活质量的比较。但是这些量表缺乏能够发现疾病过程中出现的，或者治疗后出现的一些细微的变化。例如，普通量表是问一些普通的问题，比如是否能去杂货店购物，是否能爬楼梯，这些问题可能对前庭神经鞘瘤患者缺乏特异性。

现在，大多数前庭神经鞘瘤的 HRQOL 的文献都是采用多目的的 36-Item 简单问卷（SF-36）健康调查和 Glasgow Benefit 量表（GBI）。2010 年，Shaffer 介绍了疾病特异的 HRQOL，Penn Acoustic Neuroma Quality of Life 量表（PANQOL）。最近不少研究发现这个量表比 SF-36 和 GBI 有进步。2015 年，在对 642 个受访者进行 HRQOL 问卷进行回顾后，Carlson 发现 PANQOL 在发现不同治疗组之间的差别方面比 SF-36、GBI 和 PROMIS-10 更敏感。

60.3　健康相关的生存质量量表

下面介绍一下普通的和特异的用于前庭神经鞘瘤患者的 HRQOL 量表。本章主要讨论散发性前庭神经鞘瘤患者的 HRQOL 量表。目前只有 1 个疾病特异的针对人群中散发肿瘤的量表，对于 NF2 目前有 3 个量表。

60.3.1　疾病特异的生活质量评估

听神经瘤生存质量量表（PANQOL）

Shaffer 在 2010 年提出了这个量表，它由 26 个问题组成，评分为 1~5 分：1 分代表强烈不同意，5 分代表强烈同意。内容涉及面神经功能、平衡、听力、痛、焦虑、能量和一般健康状况。把这 7 个方面的分数相加得到一个总分。每一个项目的分数和总分可以为 0~100 分，分数越高说明 HRQOL 越好。PANQOL 一开始是在美国使用，后来荷兰也开始使用，研究发现其对于区分前庭神经鞘瘤患者和非肿瘤患者比 SF-36 以及其他普通量表要好。

60.3.2　普通生活质量评估

SF-36 健康状况调查简表

SF-36 是普通的，有 36 个项目组成的评估健康相关的生活质量的量表，它对生理机能、生理职能、躯体疼痛、一般健康状况、精力、社会功能、心理职能、精神健康等 8 个方面进行评估。根据回答，对每个项目进行打分，再计算总分，可以为 0~100 分。分数越高，说明健康相关的生活质量越好。最后，每个人的分数可以和生理的以及心理的健康分数相加，然后通过线性 T 分数的转化得到一个标准化的数值，在美国人中，这个数值平均是 50 分，可以有上下 10 分的偏差。SF-36 目前还是使用非常广泛的一个量表，全世界很多国家用下来都证明其有效性。

患者报告的结果量表信息系统（RROMIS-10）

PROMIS-10 是由 10 个项目组成的普通健康评级量表，评估成年人的生理、心理、社会健康状况，以及疼痛、乏力、总的生活质量。2004 年，首先推出这个量表，PROMIS-10 这个量表和其他量表涵盖了 SF-36 和 EQ5D 这些量表。把 SF-36、PROMIS-10 的 10 个项目中的 8 个进行整合，可以得出心理和生理上的总分。每个项目都是一个 5 分的评级，分数越高，生活质量越好，疼痛是一个 11 分的评级，也是分数越高，生活质量越好。现在已经知道普通美国人群的数据，可以把原始的 PROMIS-10 的分数转化为 T 分数，美国人群的平均值是 50 分，有上下 10 分的偏差。

Glasgow Benefit 量表（GBI）

GBI 是一个 18 分的问卷，用来评估治疗后，耳鼻咽喉科治疗后的健康状况的改变。每个项目分成 5 级，从治疗后大的 HRQOL 恶化，到改善。总体，社会支持、生理健康等几个方面产生的分数相加。GBI 和各个项目的分数可以从 -100 分 ~+100 分，0 分说明没有改变，-100 分或者 +100 分说明治疗后健康状况恶化或者改善。

60.4 最小的临床重要性差异

有几项研究发现，在前庭神经鞘瘤患者 HRQOL 评估中，不同治疗模式有一些细小的但是有统计学意义的差别。问题是，在 100 分的评级里，几分的差异是否有临床意义。Guyatt 首先在 1987 年提出设想，Jaeschke 在 1989 年进行了完善，MCID 这个概念就是希望来解决这个问题。现在，MCID 的定义是，患者在 HRQOL 中能够感受到的他们认为是重要的最小差别，可能是好的，也可能是不好的，可能会导致治疗方式的改变。

MCID 是疾病特异的。比如类风湿性关节炎的患者，他们的 SF-36 的 MCID 和前庭神经鞘瘤患者的 SF-36 的 MCID 肯定不同。另外，即使是同一个疾病，由于研究人群的不同，临床情况的不同，也会有不同。所以，MCID 除了一个估计的分数之外，还经常有一个范围。本章不讨论 MCID 背后的方法学问题，King 和 Yost 还有 Eton 写了非常有价值的总结文章，有兴趣的

读者可以阅读。

最近发表的文献，多用 Anchor 和 Distribution 的方法来决定 PANQOL 的 MCID，以及散发性前庭神经鞘瘤患者的 SF-36。在这个研究中，PANQOL 的 MCID 的中位数是 11 分（10~12 分），个体 PANQOL，各个项目的分数分别是：听力 6 分（5~8 分），平衡 16 分（14~19 分），面神经 10 分（没有四分位距），疼痛 11 分（10~13 分），能量 13 分（10~17 分），焦虑 11 分（5~22 分），总体 15 分（11~19 分，图 60.1）。对于 SF-36 Mental Health Summary Scale，MCID 是 7 分（6~11 分）；对于 Physical Health Summary Scale（图 60.2），是 8 分（6~10 分）。就作者所知，目前还没有其他研究可以对前庭神经鞘瘤患者进行 MCID 的分析。

60.5 疾病对于健康相关的生活质量的影响

HRQOL 主要强调治疗的影响，或者比较不同治疗模式之间对生活质量的影响，疾病本身对 HRQOL 也有影响。对于患者来说，诊断了脑瘤，虽然是良性的，也可能受到很大的心理冲击。例如，这可能是某些患者选择显微手术的一个重要因素，因为这样肿瘤就被切除了，而不是像放疗或者随访，肿瘤还在那里。

单纯诊断了前庭神经鞘瘤对患者到底有何影响？因为在得到诊断之前，患者是不会接受调查的，于是通过以前没有治疗过的前庭神经鞘瘤患者和非肿瘤的一般人群的数据来比较。当回答这个问题时，一定要排除那些只研究放射治疗或者手术后 HRQOL 的研究，因为治疗因素的影响会使得数据不准确。2008 年，Vogel 连续对 90 例患者在诊断开始就进行调查，用 SF-36 来评估他们对疾病的认识、应对和 HRQOL。他们发现前庭神经鞘瘤的患者与普通人群相比，在几乎

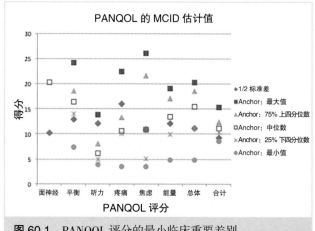

图 60.1 PANQOL 评分的最小临床重要差别

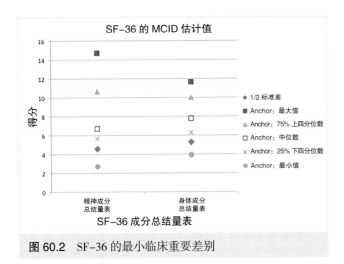

图 60.2 SF-36 的最小临床重要差别

所有 SF-36 项目上，HRQOL 显著降低。更加明显的是，与头颈部恶性肿瘤、耳聋的患者相比，前庭神经鞘瘤患者的 SF-36 更差。与对照男性相比，比如良性前列腺增生、慢性阻塞性肺病、男性前庭神经鞘瘤患者 SF-36 各个项目上分数都很差。需要注意的是，在大多数这些比较中，项目的分数的差别超过 10 分——远远超过 MCID。最近，Carlson 对手术患者、放疗患者、随访患者和非肿瘤人群（这是正常的美国人群）进行了结果比较。当比较随访患者和非肿瘤对照人群时，发现随访组在 PROMIS-10 的心理总分、PANQOL、总分以及 PANQOL 能量、听力、平衡、面神经等项目上都差。很明显，正常人群和前庭神经鞘瘤的随访人群，在 HRQOL 上，差别要大于不同治疗模式之间的差别，说明诊断本身，而不是治疗，就对患者产生了巨大影响。

手术切除肿瘤对患者也有很重要的影响。最近，Link 对 143 例手术治疗的散发前庭神经鞘瘤（小于 3cm）患者进行研究，122 例全切除（GTR），21 例次全切除（STR）。然后对不同组之间在听力和面神经功能上的差别进行比较，全切除的患者，SF-36 的生理和心理分数、PROMIS-10 的生理和心理分数、PANQOL，总的面神经、能量、总体健康分数都好于没有全切除的患者。作者认为在这些选择性的人群中，如果通过手术切除，在影像学上他们的肿瘤消失了，这对他们有显著的心理影响，从而 HRQOL 也更好。

60.6 不同治疗模式的健康相关的生活质量的比较

60.6.1 用一般健康相关的生活质量量表进行前瞻性研究

有很多研究对于前庭神经鞘瘤患者 HRQOL 不同方面进行研究，我们最终目的是在循证医学上达成一致，到底什么是最好的治疗模式，但是往往受到方法学的限制，包括随访时间不够长、样本太小、没有对照组、用的是普通量表或者入选标准有偏差。迄今，只有几个前瞻性的、随机分组的研究，比较不同治疗模式之间的差别，但是没有 1 级证据。现在只有一个还在进行的前瞻性研究，在挪威的 Bergen，比较放射治疗与随访之间的区别，但是没有把显微手术放进去。把这 3 个治疗模式都放进去，做一个多中心的前瞻性研究几乎不可能，因为牵涉到患者的招募，需要一定数量的患者以发现统计学和临床上的区别，还要排除不同中心之间在治疗上的偏差。

表 60.1 总结了 4 个重要的在散发性前庭神经鞘瘤患者中进行 HRQOL 比较的前瞻性研究，并且做进一步的说明。Pollock 在 2006 年发表了第一个非随机的前瞻性研究，82 例散发性前庭神经鞘瘤的患者，肿瘤小到中等（小于 3cm），手术治疗或者立体定向放射外科（SRS）。评估随访 42 个月，采用普通健康状况问卷（SF-36 的改进版）对 HRQOL 的改变进行定量。立体定向放疗组没有任何 HRQOL 的恶化，手术组在治疗 3 个月时，生理分数下降，然后又恢复到接近正常。在最后一次随访中，两组在生理、心理分数上非常接近。立体定向组和手术组患者，在生理项目上有 3.1 分和 3.6 分的净下降，在心理上有 4.5 分和 3.7 分的净增加。这么小的差别在临床上对患者和医生都没有什么意义，它们都低于 MCID 的阈值。

2009 年，Myrseth 发表了第二个非随机的前瞻性研究，对 91 例患者比较显微手术和立体定向放疗，他们采用的是 SF-36 和 GBI 来评估基础时、治疗后 1 年、2 年的 HRQOL。最后一次随访时发现，两个不同组在 SF-36 的各个项目评分和总分上没有统计学意义的差别。类似的，采用 GBI，在治疗 1 年时，两组也没有差别。2 年时，手术组，GBI 总分、总体分数、生理分数都有统计学意义上的降低。最后一次随访，两组在病假状态或者不能工作方面没有显著差别。

2009 年，Di Maio 和 Akagami 进行了一项非随机的前瞻性研究，47 例患者是随访，48 例患者接受了直线加速器的放疗，97 例患者接受了显微手术，都是小于 3cm 的前庭神经鞘瘤。平均随访 31.8 个月时，在 SF-36 或者心理健康分数上差异没有统计学意义——3 组都在基础的 4 分范围内。需要注意的是，随访组和放疗组的 HRQOL 没有改变，手术组在 24 个月时心理健康有提高，最后一次随访时又恢复到基础。

2013 年，Brevik 发表了一个前瞻性研究，237 例散发的内听道外的前庭神经鞘瘤患者（排除了内听道内的管内型的肿瘤），他们中 113 例接受立体定向放

表 60.1 主要几个前瞻性非随机的研究，用普通 Qot 对散发性前庭神经鞘瘤患者的不同治疗模式进行比较

研究	中心	设计	对象和治疗	随访	所采用的 Qot 方法	报告描述
Pollock	Mayo Clinic，Minnesota	前瞻性研究，肿瘤 <3cm	总共 82 例患者，手术 36 例，放疗 46 例	平均随访 42 个月	健康状况问卷（改良的 SF-36）	基础，3 个月，1 年，最后一次随访
Myrseth	Haukeland 大学医院，挪威 Bergen	前瞻性研究，肿瘤 <2.5cm	总共 88 例患者，手术 28 例，放疗 60 例	随访 2 年	SF-36，GBI	基础，1 年，2 年
Di Maio，Akagami	哥伦比亚大学温哥华总医院	前瞻性研究，分成肿瘤 ≤ 3cm 和 >3cm	总共 229 例患者，随访 47 例，放疗 48 例，手术 134 例	平均随访 31.8 个月	SF-36	手术组：基础，6 周，3 个月，每年；随访组和放疗组：基础，6 个月，每年
Breivik	Haukeland 大学医院，挪威 Bergen	前瞻性研究，肿瘤 <2.5cm	总共 237 例患者，随访 124 例，放疗 113 例	平均随访 55 个月	SF-36	基础，1 年，2 年，5 年

射治疗，124 例接受随访。研究的主要目标是比较不同治疗模式之间肿瘤的生长率和听力丧失的情况，次要目标是用 SF-36 比较 HRQOL。除了立体定向放射治疗的肿瘤较大，面部麻木较重，各组之间在基础上没有其他差别。平均 35 个月的随访，立体定向放疗组和随访组在 HRQOL 分数的差别上没有统计学意义。接受立体定向放射治疗的患者肿瘤生长较少，也不太需要其他治疗。

60.6.2 PANQOL 的横向研究

目前还没有采用 PANQOL 对不同治疗模式进行比较的前瞻性文章。考虑到疾病特异的 PANQOL 比普通 PANQOL 所具有的优点，会对一些牵涉到 PANQOL 的横向研究进行回顾。2014 年，Robinett 发表了第一个使用 PANQOL 进行调查对不同治疗模式进行比较的横向研究。作者所在的中心，对 600 例患者进行调查，49% 的患者对调查做出了回应。从治疗到调查的平均时间是 7.9 年。对基础情况进行比较，手术组的肿瘤最大，立体定向放射治疗组的肿瘤最小（$P=0.019$），与随访组以及放疗组相比，手术组患者最多出现眩晕 / 平衡障碍（$P=0.002$），放射治疗组的平均随访期最短（$P=0.002$）。如果把随访时间分成 3 个阶段，即 0~5 年、6~10 年、10 年以上，PANQOL 总分上唯一的区别就是立体定向放疗组比手术组、随访组在 0~5 年的时间段里分数更高。但是，6~10 年以及 10 年以上的时间段里，没有发现 HRQOL 组成分数上有差别。对各个项目的分数进行分析发现，在各个时间点上，立体定向放疗组的听力分数最高，手术组的最低，在 0~5 年的时间段里，立体定向组和随访组的平衡分数最高，手术组的最低。在 0~5 年的时间段里，

随访组的面神经分数最高。

2014 年，McLaughlin 发表了一个横向研究报告，用 PANQOL 对 186 例患者进行调查，98 例随访，49 例立体定向放疗，39 例手术。没有提高调查的详细内容。发现了一些差别，包括：手术组年纪较轻，随访组肿瘤最小，手术组肿瘤最大，随访组在听力的语言识别阈值和语言辨别上较好（全部，$P<0.001$）。平均随访时间，就是做出诊断到完成 PANQOL 的时间为 2.6 年。列出了 PANQOL 各个项目的分数和总分。但是没有对组之间内在的差别进行统计学分析。总的来说，随访组总分最高，手术组总体分数最高。作者指出，手术组与立体定向放疗组之间的差别比手术组与随访组的差别小。

最近，2015 年，Carlson 发表了一个采用 PANQOL、SF'-、GBI 和 PROMIS-10 的横向研究，共有 642 个受访者，响应率 79%。受访对象包括在 Mayo Clinic、Rochester、MN 和挪威 Bergen 的 Haukeland 大学评估过的患者，247 例接受立体定向放疗，148 例接受随访，144 例接受手术治疗。另外，103 个非肿瘤的，正常的美国人作为对照。从最早开始处理，到 HRQOL 调查的平均时间是 7.7 年。发现了一些显著的差别，包括：手术组患者治疗时年龄较小，立体定向组治疗前听力较差，手术组肿瘤较大。多因素对基础差别进行分析发现，手术组 PANQOL 的总分最低，SRS 组与随访组之间的差别没有统计学意义。对各个项目的分数分析，各组之间在焦虑、总体听力或者能量项目上没有差别，但是与立体定向放疗组和随访组相比，手术组在 PANQOL 的疼痛、面神经核平衡项目上分数较低。

这两个研究，采用普通量表进行前瞻性比较和疾病特异的 PANQOL 横向研究的结果没有显示某一个治

疗模式比其他的更好。需要注意的是，这些研究中发现的某些差别，即使有统计学意义，一般也没有超过它们各自相应的MCID。没有高级别的结论性证据，现在的治疗方案还是根据肿瘤和患者的实际情况。经验性地认为哪一个治疗模式更好是误导性的。

60.7 发展方向

这里要突出2个重要的问题：（1）前庭神经鞘瘤患者HRQOL评估上的提高；（2）未来研究方法学上的改进，平衡理想的和可行的。虽然前庭神经鞘瘤患者大多采用PANQOL进行HRQOL评估，但是还是有很多不足。首先，PANQOL分数是把7个项目的分数平均相加得到总分，实际上，有证据表明，有些项目，比如疼痛、平衡，对HRQOL的影响要大于其他，比如单耳听力丧失。所以，有一种意见就是要实际考虑各个项目的影响，这样可能更准确。再进一步，如果已经发现某一个项目对患者的影响较大，就应该有更具有特异性的问题。例如，Tveiten采用面神经残疾指数（Facial Disability Index）结果发现与中间神经相关的，很多症状可以解释手术组患者的很多问题（例如，流泪过多、干眼）。最后是某些项目的问题需要扩展，比如疼痛，现在只有一个问题："我前庭神经鞘瘤手术一侧有头痛。"

虽然被认为是"金标准"，评估HRQOL的前瞻性随机研究可能不是完全可行的。Myrseth最近的研究一开始打算随机分组，后来放弃了，因为患者不愿意接受抽到的治疗模式。队列研究是一个可行的目标，也可以提供有影响的数据。考虑到冗长的问卷可能会影响到调查的响应率，应该采用疾病特异的量表（比如，PANQOL）而不是普通量表（比如，SF-36、GBI、PROMIS-10）。应该努力采集从诊断开始到治疗，至少随访2年的纵向数据。前庭神经鞘瘤患者的长期随访非常重要，因为诊断、治疗后大多数患者都可以活几十年。手术的效果是马上看得见的，而随访或者放疗的作用是滞后的。换句话说，短时间的随访可能会得出有利于随访或者放疗的结论，我们不仅要看到统计学差异，还要明确，这些差异对患者和医生是有意义的。

参考文献

[1] Carlson ML, Link MJ, Wanna GB, Driscoll CL. Management of sporadic vestibu?lar schwannoma. Otolaryngol Clin North Am. 2015; 48(3):407–422.

[2] Ramsden RT. The bloody angle: 100 years of acoustic neuroma surgery. J R Soc Med. 1995; 88(8):464P–468P.

[3] Carlson ML, Tveiten OV, Driscoll CL, et al. Long-term quality of life in patients with vestibular schwannoma: an international multicenter cross-sectional study comparing microsurgery, stereotactic radiosurgery, observation, and nontumor controls. J Neurosurg. 2015; 122(4):833–842.

[4] Carlson ML, Tveiten OV, Driscoll CL, Lund-Johansen M, Link MJ. Long-Term Quality of Life in Vestibular Schwannoma: Impact of Disease and Treatment. Tampa, FL: North American Skull Base Society; 2015.

[5] The World Health Organization Quality of Life assessment (WHOQOL): position paper from the World Health Organization. Soc Sci Med. 1995; 41(10):1403–1409.

[6] Ferrans F. Definitions and conceptual models of quality of life. In: Lipscomb J, Gotay CC, Snyder C, eds. Outcomes Assessment in Cancer. Cambridge, England: Cambridge University; 2005:14–30.

[7] Carlson ML, Tveiten OV, Yost KJ, Lohsecm, Lund-Johansen M, Link MJ. The minimal clinically important difference in vestibular schwannoma quality-oflife assessment: an important step beyond p < . 05. Otolaryngol Head NeckSurg. 2015; 153(2):202–208.

[8] Gauden A, Weir P, Hawthorne G, Kaye A. Systematic review of quality of life in the management of vestibular schwannoma. J Clin Neurosci. 2011; 18(12):1573–1584.

[9] Shaffer BT, Cohen MS, Bigelow DC, Ruckenstein MJ. Validation of a diseasespecific quality-of-life instrument for acoustic neuroma: the Penn Acoustic Neuroma Quality-of-Life Scale. Laryngoscope. 2010; 120(8):1646–1654.

[10] Gouveris HT, Mann WJ. Quality of life in sporadic vestibular schwannoma: a review. ORL J Otorhinolaryngol Relat Spec. 2010; 72(2):69–74.

[11] Cosetti MK, Golfinos JG, Roland JT, Jr. Quality of life (QoL) assessment in patients with neurofibromatosis type 2 (NF2). Otolaryngol Head Neck Surg. 2015; 153(4):599–605.

[12] Hornigold RE, Golding JF, Leschziner G, et al. The NFTI-QOL: a disease-specific quality of life questionnaire for neurofibromatosis 2. J Neurol Surg B Skull Base. 2012; 73(2):104–111.

[13] Neary WJ, Hillier VF, Flute T, Stephens SD, Ramsden RT, Evans DG. The relationship between patients' perception of the effects of neurofibromatosis type 2 and the domains of the Short Form-36. Clin Otolaryngol. 2010; 35(4):291–299.

[14] van Leeuwen BM, Herruer JM, Putter H, Jansen JC, van der Mey AG, Kaptein AA. Validating the Penn Acoustic Neuroma Quality of Life Scale in a sample of Dutch patients recently diagnosed with vestibular schwannoma. Otol Neurotol. 2013; 34(5):952–957.

[15] Ware JE, Jr, Sherbourne CD. The MOS 36-item short-form health survey (SF-36). I. Conceptual framework and item selection. Med Care. 1992; 30(6): 473–483.

[16] Rabin R, de Charro F. EQ-5D: a measure of health status from the EuroQol Group. Ann Med. 2001; 33(5):337–343.

[17] Hays RD, Bjorner JB, Revicki DA, Spritzer KL, Cella D. Development of physical and mental health summary scores from the patient-reported outcomes measurement information system (PROMIS) global items. Qual Life Res. 2009; 18(7):873–880.

[18] Robinson K, Gatehouse S, Browning GG. Measuring patient benefit from otorhinolaryngological surgery and therapy. Ann Otol Rhinol Laryngol. 1996; 105(6):415–422.

[19] Guyatt G, Walter S, Norman G. Measuring change over time:

assessing the usefulness of evaluative instruments. J Chronic Dis. 1987; 40(2):171–178.

[20] Jaeschke R, Singer J, Guyatt GH. Measurement of health status. Ascertaining the minimal clinically important difference. Control Clin Trials. 1989; 10(4): 407–415.

[21] King MT. A point of minimal important difference (MID): a critique of terminoloGyand methods. Expert Rev Pharmacoecon Outcomes Res. 2011; 11(2): 171–184.

[22] Yost KJ, Eton DT. Combining distribution-and anchor-based approaches to determine minimally important differences: the FACIT experience. Eval Health Prof. 2005; 28(2):172–191.

[23] Vogel JJ, Godefroy WP, van der Mey AG, le Cessie S, Kaptein AA. Illness perceptions, coping, and quality of life in vestibular schwannoma patients at diagnosis. Otol Neurotol. 2008; 29(6):839–845.

[24] Link MJ, Carlson ML, Lund-Johansen M, et al. Quality of life analysis in vestibular schwannoma patients: to leave or not to leave...gross total vs. less than gross total resection in an international cohort of patients. Oral presentation, North American Skull Base Society Annual Meeting, Scottsdale Arizona, February 2016.

[25] Di Maio S, Akagami R. Prospective comparison of quality of life before and after observation, radiation, or surgery for vestibular schwannomas. J Neurosurg. 2009; 111(4):855–862.

[26] Myrseth E, Møller P, Pedersen PH, Lund-Johansen M. Vestibular schwannoma: surgery or gamma knife radiosurgery? A prospective, nonrandomized study. Neurosurgery. 2009; 64(4):654–661, discussion 661–663.

[27] Pollock BE, Driscoll CL, Foote RL, et al. Patient outcomes after vestibular schwannoma management: a prospective comparison of microsurgical resection and stereotactic radiosurgery. Neurosurgery. 2006; 59(1):77–85, discussion 77–85.

[28] Breivik CN, Nilsen RM, Myrseth E, et al. Conservative management or gamma knife radiosurgery for vestibular schwannoma: tumor growth, symptoms, and quality of life. Neurosurgery. 2013; 73(1):48–56, discussion 56–57.

[29] Robinett ZN, Walz PC, Miles-Markley B, Moberly AC, Welling DB. Comparison of long-term quality-of-life outcomes in vestibular schwannoma patients. Otolaryngol Head Neck Surg. 2014; 150(6):1024–1032.

[30] McLaughlin EJ, Bigelow DC, Lee JY, Ruckenstein MJ. Quality of life in acoustic neuroma patients. Otol Neurotol. 2015; 36(4):653–656.

[31] Carlson ML, Tveiten OV, Driscoll CL, et al. What drives quality of life in patients with sporadic vestibular schwannoma? Laryngoscope. 2015; 125(7): 1697–1702.

[32] Tveiten ØV, Carlson ML, Goplen F, Myrseth E, Driscoll CLW, Mahesparan R, Link MJ, Lund-Johansen M. Patient-versus physician-reported facial disability in vestibular schwannoma: an international cross-sectional study. J Neurosurg. 2017 Nov;127(5):1015–1024.

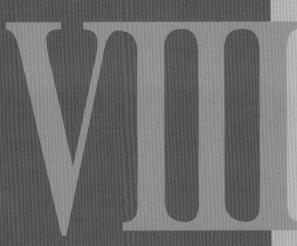

第 61 章　散发性前庭神经鞘瘤患者的听力康复训练

Brendan P. O'Connell, David S. Haynes, George B. Wanna

61.1　引言

散发性前庭神经鞘瘤（VS）患者的听力损失可能是疾病自然史的一部分，也可能是通过手术或立体定向放射的干预而继发的。对肿瘤侧耳朵的听力损失极少或没有听力损失，且对侧耳朵的听力良好的患者，通常情况不需要扩增。对于听力丧失程度较高的患者，行常规的听力扩增可达到大多数单词识别分数大于 60%，纯音阈值大于 80 dB HL 的效果。

在患有较严重的单侧听力丧失或单侧耳聋（SSD）的患者中，双耳听力丧失可能会产生以下听力学后果：降低了来自患侧的声音知觉，声音定位能力降低，语音感知困难噪声，并增加聆听力度。当然，必须根据患者的情况评估听力损失的水平。例如，在安静的办公室工作的人受到 SSD 的影响可能很小，而严重依赖准确声音定位的警察或在嘈杂的餐厅工作的女服务员可能会遇到很大的困难。此外，如果突然的听力丧失或手术后突然丧失听力，许多患者会受到听力丧失的困扰。在这些情况下，我们通常建议患者至少 6 个月才开始手术治疗，因为大量患者适应了这种损失，最终不寻求其他治疗。视患者及其日常环境而定，晚期单侧听力损失会导致心理和社会障碍；因此，对于临床医生而言，重要的是要认识到单侧耳聋可能对 VS 患者产生潜在的生活质量影响。此外，照顾 VS 患者的专家应了解可用的听觉康复选择。

61.2　听力下降对散发性前庭神经鞘瘤患者的影响

尽管我们尽最大努力保护听力，但大多数患者在诊断和（或）治疗后最终仍会出现明显的单侧听力损失。回顾性研究 VS 治疗后患者的研究表明，听力损失确实令人不安，尽管程度不同。在经迷路 VS 切除后单侧耳聋的患者中，有 80% 的人认可了严重程度各异的主观听力障碍。当被要求报告最严重的症状时，有 10%~61% 的患者会提到听力下降。此外，当使用世界卫生组织（WHO）的功能障碍分类时，在大多数情况下，报告的残疾归因于听觉障碍。非肿瘤耳朵听力良好的患者报告的听力障碍远少于双边听力障碍的患者。

研究比较了患者术前和术后不同时间点听力障碍的变化。58% 的患者术前和术后 12 个月随访之间听力障碍无变化，但有 25% 的患者的听力障碍明显恶化。不足为奇的是，注意到听力障碍加剧的患者无疑是术前听力较好的患者。研究还使用经过验证的健康相关的生活质量工具评估了听力损失与总体生活质量之间的关联性。当使用经过验证的 Penn 前庭神经鞘瘤生活质量量表（PANQOL）评估时，发现不良的听力可以用来预测生活质量的下降；但是，令人惊讶的是，听力损失与其他和健康相关的生活质量的全球指标之间没有关系。尽管这些研究中使用的工具已经过验证并且是公认的措施，但也许它们的灵敏度不足以检测与 SSD 相关听力障碍的更多细微变化。

61.3　残余功能性听觉的听觉康复

对于已治疗或未治疗 VS 的患者，可以使用常规助听器进行放大，前提是听力保持正常。在大多数情况下，如果同侧单词识别分数 >60%，纯音阈值 >80 dB HL，则常规助听器会有所帮助。该阈值在患者之间有所不同，并且可能还受到另一只耳朵的听力状态的影响。有关 VS 患者的感音神经性听力损失和助听器安装的几个独特考虑值得回顾。首先，耳蜗后耳聋的患者可能会出现翻滚效应，其中语音识别会随着呈现水平的增加而降低。其次，患者的单词识别分数通常比纯音水平所期望的要差得多，并且可能会经历动态范围减小的异常响度增长功能。最后，与普通人群相比，患者听力加速恶化的可能性要大得多，这可能需要更频繁地调整和升级助听器。后者具有成本影响，特别是在未治疗或先前放射治疗肿瘤的情况下，随着时间的流逝，患者可能表现出进行性听力丧失。鉴于上述要点，VS 人群中传统扩增的持久获益程度比一般人群难以预测。尽管如此，在某些患者中，传统的助听器可能值得，其好处包括改善的单词识别能力、增强的声音定位能力，甚至可能"掩盖"耳鸣。

61.4　前庭神经鞘瘤单侧耳聋听觉康复

传统上，SSD 的听觉康复仅限于允许声音从受影响的耳朵传播到听力耳朵的设备，从而克服了头部阴影的影响。最近，耳蜗植入（CI）已成为耳聋声音恢复的一种选择。对侧声音传送（CROS）的手术和非手术选择均可供患者使用，稍后将进行讨论。

61.4.1　声音助听器的对侧布线

CROS 助听器通过放置在听力受损的耳朵中的麦克风收集声音，将信号无线传输到放置在对侧正常听觉耳朵中的接收器。在听力更好的耳朵中有辅助性听力损失的患者，应安装双侧对侧信号传导（BiCROS）系统。除了从聋耳传递声音，BiCROS 系统还将两侧的放大声音传递到听力更好的耳朵。与无助听器的情况相比，可用的数据支持 CROS 的助听器在噪声语音识别方面有适度的改善。过去，CROS 的助听器并未被普遍接受，因为患者抱怨声音失真，需要双耳佩戴设备，以及因此而引起的闭塞效应和听力较好的耳朵因佩戴设备引起闭塞相关的不适感。据报道，VS 患者的长期使用率低至 32%。随着助听器技术的最新发展，特别是数字降噪与定向麦克风，新一代 ROS 和 BiCROS 系统的接受率似乎有所提高。

61.4.2　骨锚植入物

骨锚植入物（BAI）是手术植入的系统，最初被批准用于传导性或混合性双侧听力损失，但近年来已广泛用作经颅耳蜗刺激器，用于 SSD 的康复。当前可用的 BAI 包括 Baha Attract（美国科罗拉多州百年纪念公司）、Baha Connect（美国加利福尼亚州百年纪念公司）、Ponto（美国新泽西州萨默塞特市的 Oticon Medical 公司）和 Sophono（美国科罗拉多州博尔德的 Sophono 公司）。Baha Connect 和 Ponto 设备是经皮骨传导听觉植入物（图 61.1）。具体而言，将骨整合螺钉植入颅骨，并连接一个突出于皮肤的基台。留出时间进行骨整合，然后在手术后数周至数月内将声音处理器连接到基台。Baha Attract 和 Sophono 是无基台的经皮植入物（图 61.2）。尽管这些特定设备的设计略有不同，但内部磁体已植入皮肤下方的头骨中。然后，处理器通过外部磁体耦合到内部设备。经皮和经皮设备均允许声音通过骨骼传输到对侧耳蜗（图 61.3）。尽管经皮器械可降低术后结痂和皮肤过度生长的风险，但已有因压力坏死的报道。此外，由于磁体之间的软组织介入，信号增益会降低，并且在 SSD 设置中听觉结果仍然不清楚。因此，有关 BAI 的进一步讨论将主要限于使用经皮设备。

61.4.3　CROS 与 BAI 修复非肿瘤患者单侧耳聋

传统上，将 CROS 与 BAI 设备用于 SSD 的比较研究显示出更好的听觉结果和对 BAI 更好的患者满意度。在接受 CROS 辅助试验的患者中，一些患者后植入了 BAI，从而改善了语音辨别力评分和质量，一项多机构前瞻性研究进一步证实了这些发现，表明与 BROS 援助相比，BAI 可以使语音的语音清晰度得到更大的改善，并带来更大的感知收益。BAI 和 CROS 辅助工具均无法改善声音的定位。近年来，BAI 和 CROS 装置均取得了可观的技术进步。当前的研究表明，设备之间的性能差异可能不像以前想象的那么大。

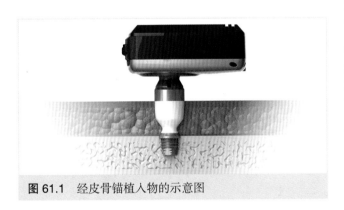

图 61.1　经皮骨锚植入物的示意图

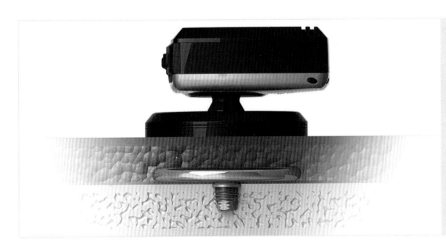

图 61.2　经皮骨锚植入物的放大示意图

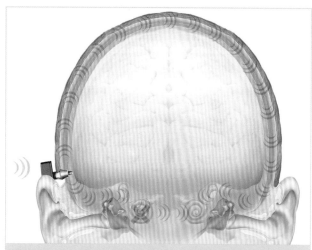

图 61.3　对于右侧耳聋的患者，放置在右侧的骨锚植入物可以通过骨传导将声音传递到对侧耳蜗

61.4.4　前庭神经鞘瘤患者的 CROS 和 BAI

CVS 辅助剂和 BAI 对 VS 患者的益处尚未得到很好的研究。前瞻性研究了 59 例行迷路切除 VS 患者的主观听力障碍。在术后 2~3 年，大约一半的患者（53%）报告说正在试用 CROS 助听器，但没有人感到满意。此外，最初使用 CROS 助听器的患者中只有 32% 的患者在最后一次随访中仍使用该设备。其他人前瞻性地研究了 VS 患者的 CROS 和 BAI 装置的预后。与传统的 CROS 辅助工具相比，BAI 的性能再次得到提高。听力特定的生活质量调查问卷显示，BAI 组的改善最大。95% 的 VS 患者对 BAI 设备长期满意。

61.4.5　与前庭神经鞘瘤治疗后 BAI 放置相关的手术注意事项

BAI 的植入可以在 VS 手术时或在肿瘤切除后的某个时候进行。前者具潜在的优势，因为它缩短了没有耳聋的一侧发出声音刺激的时间，并且避免了第二次操作。术前听力不佳的患者可以在术前进行设备试验，并就如何进行 BAI 植入和肿瘤切除做出明智的决定。具有良好术前听力的患者可通过在尝试使用器械之前进行肿瘤切除以及一段恢复和适应期来更好地服务。很大一部分患者会放弃任何进一步的干预措施，大概是由于有限的感知缺陷。在 VS 切除时进行 BAI 植入的患者中，总体并发症发生率与常规 BAI 植入并发症的发生率没有差异。在一个特定案例中，该患者在植入部位发生了脑脊液漏，该作者强调避免在 BAI 与开颅手术部位之间建立任何通道上的联系。如果要在去除肿瘤的同时进行植入，则具有最小皮肤损伤的侵入性较小的 BAI 技术可能是最好的。

综上所述，CROS 助听器和 BAI 都是 VS 患者 SSD 康复的可行选择。两种选择都可以改善声音的获取和头部阴影效果的缓解，但是都不能克服无法定位声音的问题。尽管缺乏将 BAI 与 CROS 辅助工具进行比较的随机对照试验，但现有数据表明，使用骨锚定装置可实现更好的结果。

61.5　人工耳蜗修复双耳听力

近年来，用于 SSD 康复的治疗方案已扩展到包括 CI（图 61.4，图 61.5）。除了目前不用于单侧 VS 或 SSD 的听性脑干植入物（ABI），CI 是唯一可能恢复双耳听力的康复选择。在美国，用于 SSD 的 CI 目前尚未获得美国食品药品监督管理局（FDA）的批准。因此，保险审批通常会构成主要障碍。研究表明，对于患有 SSD 且无桥小脑角肿瘤的患者，CI 可以改善噪声中的语音理解，增强声音定位并改善生活质量。在 VS 患者中，CI 的使用取决于解剖上完整的耳蜗神经的存在。

61.5.1　确定 CI 候选资格和电生理测试

如果是随访的 VS 或接受了放射外科手术的 VS，则可以确保耳蜗神经的解剖连续性。然而，在显微外科切除之后，特别是对于大肿瘤，可能难以确定耳蜗神经的完整性。在接受显微外科手术切除的患者中，理想的 CI 候选者是那些患有小肿瘤的患者，这些患者接受了不成功的听力保护手术，且确定耳蜗神经在解剖学上具有完整性。在这些情况下，由于血管痉挛或耳蜗缺血也可能会导致听力丧失。由于术中第 8 对颅神经监测的本质不可靠，如果听觉脑干反应在显微手术中消失，则不应同时进行 CI 植入。否则，患者应该在手术后进行可靠的行为测试，以确定听力状态。另外，有 CI 植入和经迷路手术同时进行的报道，而经迷路手术可在解剖上保留耳蜗神经。这种治疗策略是可行的，因为经迷路入路后患者的听力功能是完全丧失的，同时术中也可以直接进入耳蜗，而经迷路手术后再进行延迟植入 CI 反而会导致耳蜗骨化。

已经研究了海角测试预测 CI 结果的能力，以期在未知耳蜗神经的活力时预测 CI 结果。海角测试背后的原理是，在耳蜗神经起源处测量对螺旋神经节细胞电刺激的反应应提供有关神经和耳蜗功能完整性的信息。这是通过在圆形窗位附近的海角上放置一个电极将电刺激传递到耳蜗来实现的。尽管已证明积极的海角刺激测试可以预测 CI 术后的良好结局，但阴性反应并不能排除取得良好结果的可能性。海角测试的假阴性结果可能在术后早期更常见。由于这些原因，作者通常

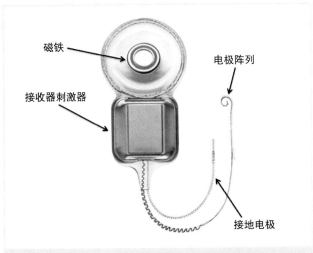

图 61.4 描绘了人工耳蜗的内部。磁铁和接收器刺激器放置在颅骨的侧面,而电极阵列则插入耳蜗

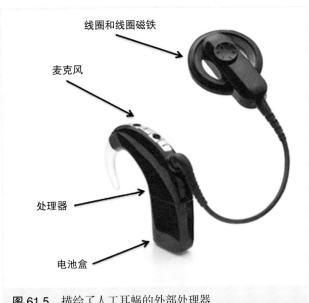

图 61.5 描绘了人工耳蜗的外部处理器

不使用海角测试来帮助确定 CI 候选资格。相反,仔细阅读手术记录可能会提供有关解剖上第 8 对颅神经保存的重要线索。此外,手术侧耳朵如可检测到的力可推测耳蜗神经的解剖学连续性。最后,如前所述,在观察或放射治疗后的 VS 患者中应假定耳蜗神经解剖学连续性。

61.5.2 前庭神经鞘瘤术后耳蜗植入的外科手术考虑

VS 患者术后内耳植入 CI 的手术时机和手术技巧因 VS 手术入路的选择而异。采用迷路入路,可以在肿瘤切除或第二次手术时放置 CI。如果在切除肿瘤的同时进行植入,则可以进行后鼓室切开术,并且可以经典的方式将植入物植入面神经隐窝。改良的经迷路入路也有描述,其中闭合了外听道皮肤并去除了后耳道。在经迷路切除术中,计划在以后进行 CI,一些作者主张在其内放置占位器或假电极,以提高在耳蜗骨化情况下置入电极的成功率。在经迷路入路切除肿瘤后的不同时间点,均已证明进行性的耳蜗骨化。如果通过颅中窝或乙状窦后入路切除肿瘤,则应分期植入。如若在这些入路中同期 CI 植入将需要暴露乳突气房,并可能增加术后脑脊液漏的风险。此外,如前所述,仅在术后行为测试证实听力不正常后方可进行 CI。

61.5.3 前庭神经鞘瘤的人工耳蜗植入结果

据我们所知,只有两项研究报告了散发性 VS 治疗后 SSD 的 CI 结果,共有 5 例患者。在这些患者中,大多数受益于声音意识的获得和大多数获得的开放式辨别能力。少数患者还报告了声音定位的改善和明显的耳鸣抑制。CI 在散发性 VS 中的益处也可以从神经纤维瘤病 2 型(NF2)人群中植入的报道推断出,这种情况更为常见。尽管只是推测性的,但可以假设散发性患者的效果将是一样好,甚至可能更好,因为散发性肿瘤通常侵袭性较小、单灶性,并且不太可能侵入耳蜗神经。在第 84 章中进一步总结了 NF2 的 CI 结果。

61.5.4 人工耳蜗的成像注意事项

从历史上看,鉴于对患者安全和设备故障的担忧,CI 患者禁忌磁共振成像(MRI)。为了使患者能够接受 MRI 扫描,必须移除内部磁体。MED-EL 设备是第一个获得 FDA 批准用于 1.5T MRI 且不去除磁体的设备,而 SYNCHRONY 植入物最近也获得了 3.0T 扫描的批准。最近,Advanced Bionics 还推出了一种具有旋转、自动功能的 CI 设备。FDA 批准用于 1.5T 和 3.0T MRI 的可对准磁体,无须去除磁体。评估 1.5T MRI 患者安全性的研究表明,紧套头枕后,大多数患者可以很好地耐受该过程,并且设备故障的风险极低。此外,多达 15% 的病例仍会发生疼痛和磁体移位,故应告知这些考虑行 CI 的患者。第 10 章提供了关于 CI 术后 MRI 肿瘤监视的更深入讨论。

61.6 仅存单耳听力的散发性前庭神经鞘瘤的听觉康复

仅存单耳听力的散发性前庭神经鞘瘤是一种罕见但具有挑战性的临床情况。尽管有关肿瘤治疗的决策不在本章范围之内，但减少双侧耳聋的听力康复策略至关重要。

假设对侧（非肿瘤）耳朵的耳蜗神经完整，则可以在治疗肿瘤之前或之后对该耳朵进行 CI。有几项研究报告了在 VS 治疗之前将 CI 放置在非肿瘤耳朵，并获得良好结果。具体而言，大多数患者达到开放式言语辨别力，报告了 CI 的主观益处，并在对侧肿瘤治疗后继续定期使用该设备。有趣的是，一些患者报告了 CI 获益明显，因为肿瘤一侧的听力损失在进行性恶化。另外，有 3 例患者在切除肿瘤后行对侧 CI，结果报道其平均单词与句子识别得分分别为 90% 和 80%。与普通人群的 CI 植入一样，在非肿瘤侧耳植入 CI，其听力损失和耳聋持续时间也是重要的考虑因素。在一侧患有先天性耳聋且仅在对侧患 VS 且残存听力的患者中，在先天性耳聋侧行 CI 可能获益较差。

只要耳蜗神经完好无损，无论肿瘤治疗与否，均可以将耳蜗植入肿瘤侧耳朵。有些 VS 患者合并对侧非肿瘤耳听觉较差，在治疗 VS 后植入 CI，这样的病例数据较少，其结果相差也较大。在迄今为止最大的 7 例散发性 VS 患者经迷路切除时同时进行 CI，有 71% 的患者实现了开放式语音识别，平均得分为 56%；最近的随访时发现有 71% 的患者是 CI 使用者。在另外一个较小病例数的报告中，有 2 例仅存单耳听力的 VS 患者在接受 VS 手术后，在肿瘤侧耳朵植入 CI，结果显示有 1 例患者科研检测到声音。也有 3 例 VS 患者在肿瘤侧耳部植入了 CI，但未对肿瘤进行任何治疗，结果表明语音感知得分得到了客观的提高。

考虑到患有双侧严重听力丧失和单侧零星 VS 的患者可能至少具有一条完整的耳蜗神经，此类患者行 ABI 的作用是有限的。有报道称，3 例仅存单耳听力的 VS 患者接受了 ABI 治疗，其中有 2 例接受了肿瘤对侧耳的 CI。其结果表明 ABI 的效果较差，仅有 1 例患者每日在使用 ABI。

虽然 CI 似乎在切除肿瘤之前或之后将其置于非肿瘤耳朵中可带来益处，但在肿瘤一侧使用 CI 获得的结果却不尽相同。因此，如果预计手术会导致双侧耳聋，则应在摘除肿瘤之前在非肿瘤耳中鼓励 CI。这种方法可最大限度地缩短在 VS 治疗之前习惯于非肿瘤耳部 CI 的时间。

61.7　总结

大多数散发性 VS 患者报告了与单侧听力损失有关的不同程度的听力障碍。对于有些人来说，这可能是非常残疾的。听觉康复对双侧听力下降的患者更加重要。关于听觉康复和康复方法需要的决策应根据每位患者的日常需求及喜好而个性化。

参考文献

[1] Tveiten OV, Carlson ML, Goplen F, Vassbotn F, Link MJ, Lund-Johansen M. Long-term auditory symptoms in patients with sporadic vestibular schwannoma: an international cross-sectional study. Neurosurgery. 2015; 77(2): 218–227, discussion 227.

[2] Andersen HT, Schrøder SA, Bonding P. Unilateral deafness after acoustic neuroma surgery: subjective hearing handicap and the effect of the boneanchored hearing aid. Otol Neurotol. 2006; 27(6):809–814.

[3] Rigby PL, Shah SB, Jackler RK, Chung JH, Cooke DD. Acoustic neuroma surgery: outcome analysis of patient-perceived disability. Am J Otol. 1997; 18(4):427–435.

[4] Tufarelli D, Meli A, Alesii A, et al. Quality of life after acoustic neuroma surgery. Otol Neurotol. 2006; 27(3):403–409.

[5] Ryzenman JM, Pensak ML, Tew JM, Jr. Patient perception of comorbid conditions after acoustic neuroma management: survey results from the acoustic neuroma association. Laryngoscope. 2004; 114(5):814–820.

[6] Bateman N, Nikolopoulos TP, Robinson K, O'Donoghue GM. Impairments, disabilities, and handicaps after acoustic neuroma surgery. Clin Otolaryngol Allied Sci. 2000; 25(1):62–65.

[7] Humphriss RL, Baguley DM, Axon PR, Moffat DA. Change in hearing handicap after translabyrinthine vestibular schwannoma excision. Otol Neurotol. 2004; 25(3):371–378.

[8] Lassaletta L, Alfonso C, Del Rio L, Roda JM, Gavilan J. Impact of facial dysfunction on quality of life after vestibular schwannoma surgery. Ann Otol Rhinol Laryngol. 2006; 115(9):694–698.

[9] Betchen SA, Walsh J, Post KD. Self-assessed quality of life after acoustic neuroma surgery. J Neurosurg. 2003; 99(5):818–823.

[10] Lloyd SK, Kasbekar AV, Baguley DM, Moffat DA. Audiovestibular factors influencing quality of life in patients with conservatively managed sporadic vestibular schwannoma. Otol Neurotol. 2010; 31(6):968–976.

[11] Carlson ML, Tveiten OV, Driscoll CL, et al. What drives quality of life in patients with sporadic vestibular schwannoma? Laryngoscope. 2015; 125(7): 1697–1702.

[12] Wazen JJ, Spitzer JB, Ghossaini SN, et al. Transcranial contralateral cochlear stimulation in unilateral deafness. Otolaryngol Head Neck Surg. 2003; 129 (3):248–254.

[13] Hol MK, Bosman AJ, Snik AF, Mylanus EA, Cremers CW. Bone-anchored hearing aids in unilateral inner ear deafness: an evaluation of audiometric and patient outcome measurements. Otol Neurotol. 2005; 26(5):999–1006.

[14] Bishop CE, Eby TL. The current status of audiologic rehabilitation for profound unilateral sensorineural hearing loss. Laryngoscope. 2010; 120(3):552–556.

[15] Hill SL, III, Marcus A, Digges EN, Gillman N, Silverstein H. Assessment of patient satisfaction with various configurations of digital CROS and BiCROS hearing aids. Ear Nose Throat J. 2006; 85(7):427–430, 442.

[16] Finbow J, Bance M, Aiken S, Gulliver M, Verge J, Caissie R. A comparison between wireless CROS and bone-anchored hearing

devices for single-sided deafness: a pilot study. Otol Neurotol. 2015; 36(5):819–825.

[17] Williams VA, McArdle RA, Chisolm TH. Subjective and objective outcomes from new BiCROS technoloGyin a veteran sample. J Am Acad Audiol. 2012; 23(10):789–806.

[18] Linstrom CJ, Silverman CA, Yu GP. Efficacy of the bone-anchored hearing aid for single-sided deafness. Laryngoscope. 2009; 119(4):713–720.

[19] Lin LM, Bowditch S, Anderson MJ, May B, Cox KM, Niparko JK. Amplification in the rehabilitation of unilateral deafness: speech in noise and directional hearing effects with bone-anchored hearing and contralateral routing of signal amplification. Otol Neurotol. 2006; 27(2):172–182.

[20] Gluth MB, Eager KM, Eikelboom RH, Atlas MD. Long-term benefit perception, complications, and device malfunction rate of bone-anchored hearing aid implantation for profound unilateral sensorineural hearing loss. Otol Neurotol. 2010; 31(9):1427–1434.

[21] Faber HT, Nelissen RC, Kramer SE, Cremers CW, Snik AF, Hol MK. Boneanchored hearing implants in single-sided deafness patients: long-term use and satisfaction by gender. Laryngoscope. 2015; 125(12):2790–2795.

[22] House JW, Kutz JW, Jr, Chung J, Fisher LM. Bone-anchored hearing aid subjective benefit for unilateral deafness. Laryngoscope. 2010; 120(3):601–607.

[23] Martin TP, Lowther R, Cooper H, et al. The bone-anchored hearing aid in the rehabilitation of single-sided deafness: experience with 58 patients. Clin Otolaryngol. 2010; 35(4):284–290.

[24] McRackan TR, Goddard JC, Wilkinson EP, Slattery WH, Brackmann DE. Boneanchored hearing device placement with translabyrinthine tumor removal. Otolaryngol Head Neck Surg. 2015; 152(2):314–318.

[25] Kiringoda R, Lustig LR. A meta-analysis of the complications associated with osseointegrated hearing aids. Otol Neurotol. 2013; 34(5):790–794.

[26] Niparko JK, Cox KM, Lustig LR. Comparison of the bone anchored hearing aid implantable hearing device with contralateral routing of offside signal amplification in the rehabilitation of unilateral deafness. Otol Neurotol. 2003; 24(1):73–78.

[27] Neff BA, Wiet RM, Lasak JM, et al. Cochlear implantation in the neurofibromatosis type 2 patient: long-term follow-up. Laryngoscope. 2007; 117(6):1069–1072.

[28] Hoffman RA, Kohan D, Cohen NL. Cochlear implants in the management of bilateral acoustic neuromas. Am J Otol. 1992; 13(6):525–528.

[29] Arriaga MA, Marks S. Simultaneous cochlear implantation and acoustic neuroma resection: imaging considerations, technique, and functional outcome. Otolaryngol Head Neck Surg. 1995; 112(2):325–328.

[30] Hassepass F, Arndt S, Aschendorff A, Laszig R, Wesarg T. Cochlear implantation for hearing rehabilitation in single-sided deafness after translabyrinthine vestibular schwannoma surgery. Eur Arch Otorhinolaryngol. 201 6; 273(9):2373–2383.

[31] Belal A. Is cochlear implantation possible after acoustic tumor removal? Otol Neurotol. 2001; 22(4):497–500.

[32] Hulka GF, Bernard EJ, Pillsbury HC. Cochlear implantation in a patient after removal of an acoustic neuroma. The implications of magnetic resonance imaging with gadolinium on patient management. Arch Otolaryngol Head Neck Surg. 1995; 121(4):465–468.

[33] Temple RH, Axon PR, Ramsden RT, Keles N, Deger K, Yücel E. Auditory rehabilitation in neurofibromatosis type 2: a case for cochlear implantation. J Laryngol Otol. 1999; 113(2):161–163.

[34] Carlson ML, Neff BA, Link MJ, et al. Magnetic resonance imaging with cochlear implant magnet in place: safety and imaging quality. Otol Neurotol. 2015; 36 (6):965–971.

[35] Walton J, Donnelly NP, Tam YC, et al. MRI without magnet removal in neurofibromatosis type 2 patients with cochlear and auditory brainstem implants. Otol Neurotol. 2014; 35(5):821–825.

[36] Crane BT, Gottschalk B, Kraut M, Aygun N, Niparko JK. Magnetic resonance imaging at 1.5T after cochlear implantation. Otol Neurotol. 2010; 31(8):1215–1220.

[37] Di Lella F, Merkus P, Di Trapani G, Taibah A, Guida M, Sanna M. Vestibular schwannoma in the only hearing ear: role of cochlear implants. Ann Otol Rhinol Laryngol. 2013; 122(2):91–99.

[38] Thedinger BA, Cueva RA, Glasscock ME, III. Treatment of an acoustic neuroma in an only-hearing ear: case reports and considerations for the future. Laryngoscope. 1993; 103(9):976–980.

[39] Shin YJ, Fraysse B, Sterkers O, Bouccara D, Rey A, Lazorthes Y. Hearing restoration in posterior fossa tumors. Am J Otol. 1998; 19(5):649–653.

[40] Ramsden R, Khwaja S, Green K, O'Driscoll M, Mawman D. Vestibular schwannoma in the only hearing ear: cochlear implant or auditory brainstem implant? Otol Neurotol. 2005; 26(2):261–264.

[41] Lassaletta L, Aristegui M, Medina M, et al. Ipsilateral cochlear implantation in patients with sporadic vestibular schwannoma in the only or best hearing ear and in patients with NF2. Eur Arch Otorhinolaryngol. 2016; 273(1):27–35.

[42] Arístegui M, Denia A. Simultaneous cochlear implantation and translabyrinthine removal of vestibular schwannoma in an only hearing ear: report of two cases (neurofibromatosis type 2 and unilateral vestibular schwannoma). Otol Neurotol. 2005; 26(2):205–210.

[43] Pensak ML, Tew JM, Keith RW, Vanloveren HR. Management of the acoustic neuroma in an only hearing ear. Skull Base Surg. 1991; 1(2):93–96.

[44] Mukherjee P, Ramsden JD, Donnelly N, et al. Cochlear implants to treat deafness caused by vestibular schwannomas. Otol Neurotol. 2013; 34(7): 1291–1298.

[45] Helbig S, Rader T, Bahmer A, Baumann U. A case of bilateral cochlear implantation in single-sided untreated acoustic neurinoma. Acta Otolaryngol. 2009; 129(6):694–696.

[46] Grayeli AB, Kalamarides M, Bouccara D, Ambert-Dahan E, Sterkers O. Auditory brainstem implant in neurofibromatosis type 2 and non-neurofibromatosis type 2 patients. Otol Neurotol. 2008; 29(8):1140–1146.

第62章　前庭神经鞘瘤患者的面部非手术康复：面部神经肌肉再训练

Jacqueline Diels

62.1　引言

前庭神经鞘瘤切除之后，患者一致报告面神经麻痹是最恼人的并发症。面神经麻痹远不止是个简单的美容问题，还会导致明显的功能和心理后果，显著降低生活质量。面部神经肌肉在人体中具有独特作用。简而言之，其目的是使面部皮肤朝各个方向移动，产生各种各样的运动形式，主要用于非言语交流、闭眼和口腔运动功能。人体微妙的表情需要多块面部肌肉活动的精细平衡。面神经的急性损伤能造成轻易识别的松弛性瘫痪。在延迟性恢复中，随后可能出现异常的神经再支配，造成不恰当的面部活动，命名为"联带运动"。这种情况少见，患者和一些医学专业人员都识别不出。联带运动中面部误认为的无力，实际上可能是对抗肌肉系统的异常协同收缩而限制了正常运动形式。

对于不完全恢复的患者，面部神经肌肉再训练（fNMR）为恢复和改善功能性面部表情提供了非手术康复途径。

本章的目的是：（1）对 fNMR 概述，重点介绍 fNMR 与传统治疗方法之间的差异；（2）解释治疗肌肉无力、轻瘫和联带运动的特殊治疗方法及转诊时间窗；（3）讨论 fNMR 辅助使用肉毒毒素治疗联带运动的最佳结局。

62.2　面部神经肌肉再训练术

面部神经肌肉再训练是一种特殊的职业和物理治疗，其目的是改善面神经损伤后面瘫、轻瘫和（或）联带运动患者的功能性结果。Balliet 及其同事 1982 年首次介绍了这项综合临床计划，报道面神经损伤后 2 年以上患者的功能得以改善。获得新的运动行为归因于脑的可塑性和中枢神经系统功能重组的能力，这些可导致持久的功能性改变。

当前的 fNMR 项目主要依据的是 Balliet 等、Diels、Beurskens、Ross 等和 Coulson 的工作，最突出的特色是详细的患者教育、使用各种运动学习技术开发的个体化项目及鼓励患者主动参与。

为解决面部运动的复杂性，fNMR 程序要识别出神经肌肉放电和排序异常，治疗重点是改善各肌肉之间的协调性，而不是简单增加其肌力。面部大量不同表情的产生需要细微、准确和精细的控制 20 对以上面部

肌肉的运动。fNMR 采用诸如表面肌电、知觉和镜像反馈等方法训练细微、精细和协同的面部肌肉运动形式，从而达到面部表情功能恢复的目的。各种技术依据的是面神经肌肉系统的独特特点：缺乏肌梭、抗疲劳和萎缩、运动单位小，以及存在类似意志的情绪，神经输入。这些属性使得面部神经肌肉与其他骨骼肌不同，是 fNMR 有效的基础所在。

面神经麻痹在康复医学实践中罕见，很少外周神经（下运动神经元）损伤需要干预，而面神经是其中之一。目前对其有效管理的培训很少。与以 fNMR 为代表的精确、功能性形式不同，全身治疗技术包括全身锻炼和（或）电刺激，两者都可能是治疗这一群体的禁忌证。

前庭神经鞘瘤切除后应该强烈意识到肌肉缺乏收缩是因为缺乏神经信号。就像轻按开关以点亮未插电的灯泡，没有功能性电回路，再多运动也无法触发面肌收缩。

尽管有证据提示电刺激会干扰外周神经受损后的神经再生，但仍被广泛使用。临床经验提示，使用电刺激的患者与未使用患者相比，联带运动和量效作用更明显。由于电刺激应用与自然的恢复期重合，故功能改善通常会被误以为是刺激而不是自然恢复过程。在联带运动面部，电刺激和最努力的锻炼会强化这种异常活动。

fNMR 持续时间一般是 18 个月至 3 年。治疗计划表相差很大，取决于多种因素。本地患者可安排每月一次，而外地患者可以每 6 个月回来一次。每两次临床访视之间的家庭练习时间，远远超过了收费治疗时间，因此是经济有效的计划方案，大大扩大了治疗效能。这一过程能使患者对自己的恢复具有主观能动性。

62.3　患者选择和评估

患者选择标准包括神经支配或再生情况、康复的动机和对康复过程的充分认知。患者评估的要素包括：

- 病史。
- 临床观察期间详细的面部运动分析。
- HouseBrackmann 面部分级量表。
- Sunnybrook 面部分级系统。
- 联带运动评估问卷（SAQ）。
- 面部临床测量评估（FaCE）量表。
- 标准化面部运动视频和静态照片的评估。

与患者讨论评估结果、预后和治疗过程，用于制定治疗目标和综合治疗计划。

62.4 功能性进展和转诊面部神经肌肉再训练的时间线

从松弛性瘫痪到轻瘫恢复进展快，恢复肌张力和轻微活动提示神经再支配。若恢复延迟，持续性肌肉松弛超过术后 5~6 个月，则很可能会有联带运动。这个时间线变异很大，取决于很多因素，见第 55 章讨论。当看见明显的功能性恢复迹象（如面部张力增加，轻微活动），或一旦发现联带运动，就应将患者转介给 fNMR。

62.5 患者教育

患者教育是 fNMR 计划的必要环节，为学习改善运动控制的选择性运动形式奠定了基础。关键是要了解以下两者的差异，即无活动（肌肉松弛）是由肌肉活动缺陷导致和不当运动（联带运动）是由异常肌肉活动导致。训练包括基础的面部解剖结构和因人而异的运动学。没有两张脸是相同的，因此每套治疗计划都是独特的。没有通用的运动清单。尽管费时，但患者教育的价值不容小觑，并有利用心分析哪些是典型的自主表情。如图 62.1 所示，让患者熟知面部肌肉和对应的牵拉角，知晓哪些肌肉屈曲产生特定的活动，哪些肌肉异常收缩提示联带运动。知晓这些新知识，一条简单指令如"用两颊（颧肌）而不是用嘴微笑"，可立即改善表情活动。

62.6 松弛性瘫痪的面部神经肌肉再训练

只要面神经完整，多数松弛性瘫痪都会随时间有一定程度缓解。神经断裂而未手术修复的患者，不适宜做 fNMR。对于轴索断裂患者，延迟 fNMR 直至存在神经再支配体征。早期 fNMR 似乎未加速松弛性瘫痪的恢复；但通过一次咨询有利于：（1）制订看护计划；（2）帮助患者处理术后面部变化带来的生活改变；（3）检查眼部护理状况；（4）指导采用轻叩面部方式维持感觉皮质表达。若肌肉松弛持续 9 个月，则需要检查评估功能状态。超过 12 个月，再训练方式对于完全弛缓的面部就不大可能有效。

62.7 轻瘫的面部神经肌肉再训练

轻瘫患者经常通过夸张的运动方法尝试加强面部肌肉强度。相反，fNMR 采用教授小而对称性训练形式以模拟功能性表情，减少了异常协同收缩。若出现联

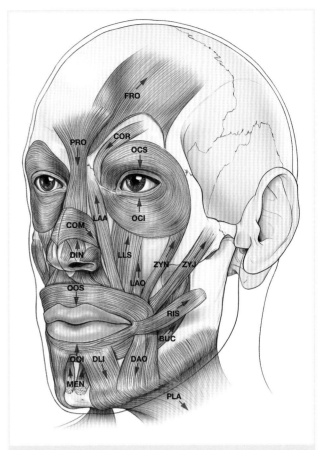

图 62.1 面部神经肌肉再训练的教学图，显示的是面部表情和对应牵拉角的肌肉，用箭头表示

带运动，则这种方法缓慢实施，可训练出控制联带运动的精确和准确技术。

62.8 联带运动的面部神经肌肉再训练

联带运动是 fNMR 治疗师最常治疗的状况。由于联带运动不会出现在身体的其他部位，因此没法借鉴其他模式对其进行识别、了解和处理。由于同时激活了拮抗肌，限制了面部皮肤的偏移，有时可观察到不同程度的细小动态活动，故联带运动面部运动模式的评估和解读会有困难。联带运动的位置和严重程度不一，从轻度到重度（质量作用），会导致面部活动时出现严重的畸形。正确干预的重点是协调联带运动有活力的肌肉，而不是刺激弛缓的肌肉。执业人员必须非常熟悉功能性解剖（即知道如何单独及联合激活肌肉），解读这些患者中观察到的联带运动型式。

治疗开始要做的是：（1）确定特定表情主要原动肌的活力；（2）识别错误的活动；（3）指导患者用特定技术抑制（解离）联带运动性活动，同时激活主要原动肌。这种选择性抑制的做法在概念和实践中都

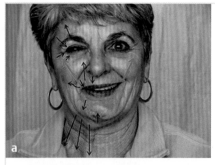
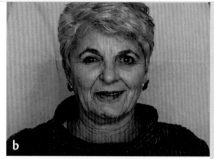
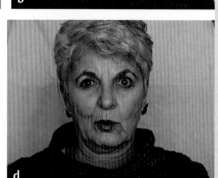

图 62.2　69 岁女性右侧面瘫伴联带运动后 2 年的摄像评估初次面部神经肌肉再训练（fNMR）评估，2008 年 1 月，（a）微笑、（c）皱纹。主要活动用绿色剪头表示；联带运动的活动用红色箭头表示。fNMR 12 个月后，再次评估，2009 年 1 月，（b）微笑、（d）皱纹。注意联带运动减少，活动范围和对称性改善

是违反直觉且有挑战性的。尤其是患者要学会哪些是不要动的。随着控制改善，逐渐拓展运动范围，累积增加到改善表情（图 62.2）。尽管联带运动绝不会完全消除，但经过长时间的技术训练和坚持家庭练习，即使是在出现联带运动多年之后，也有可能改善活动形式和表情。特定用于外科手术面部功能重建后的技术已得以发展。这超出了本章的讨论范围。

联带运动常伴有面部肌肉挛缩和痉挛，进一步降低了面部的活动性、运动范围和表情的表现力。静息时，鼻唇沟变深，睑裂变浅，嘴角回缩，颈阔肌成束，提示肌张力升高。受累及的面中部组织可能变厚、固定不动且收缩。可能存在联带运动触发点。患者常诉受累一侧有绷紧、痉挛和持续不适。针对面部肌肉系统的软组织松动、热疗和按摩技术，都可有效减少挛缩，改善柔顺性、活动性和舒适度。

62.9　面部神经肌肉再训练和 Botox

与 fNMR 联合使用，将 Botox 注入联带运动的目标肌肉，可提供一个"时间窗"利于患者在此期间练习协调活动模式，减轻联带运动的限制。在多学科团队内，fNMR 治疗师精确识别联带运动肌肉，注射后应该有更大的活动自由度而不会有副作用。最常用的注射部位包括眼轮匝肌、皱眉肌、颈阔肌和颏肌。面中部肌肉很少注射，避免 fNMR 过程中目标区域出现无力，如微笑（需要利用颧肌）。最近，联带运动颊肌微量注射已被证明有益。使用 Botox 后 fNMR 随访 1~2 周，将注射效果整合到新的操作模式中，用以增加活动范围，

制订家庭训练计划。与任何新的运动学习一样，精确重复新的运动形式可获得新的技能。

62.10　总结

对于术后面神经麻痹患者，fNMR 通过提供按面部神经肌肉系统的独特性质制订的经济有效、个体化、以患者为中心的康复计划，提供了看护的延续性。目前，这看似小众但重要的学科虽然仍处于萌芽阶段，但对改善前庭神经鞘瘤手术后患者满意度和生活质量前景巨大。迄今很少有随机临床试验证明其有效性。流程需要标准化，治疗师需要培训，需要更多随机临床试验以促进该技术的成熟和需求的扩大。

参考文献

[1] Acoustic Neuroma Association. 2014 Report on ANA Patient Database. Patient Survey Report Idleman & Associates; Acoustic Neuroma Association, 600 Peachtree Parkway, Suite 108, Cumming, GA 30041.

[2] Leong SC, Lesser TH. A national survey of facial paralysis on the quality of life of patients with acoustic neuroma. Otol Neurotol. 2015; 36(3):503–509.

[3] Balliet R, Shinn JB, Bach-y-Rita P. Facial paralysis rehabilitation: retraining selective muscle control. Int Rehabil Med. 1982; 4(2):67–74.

[4] Balliet R. Motor control strategies in the retraining of facial paralysis. In: Port mann M, ed. Facial Nerve. New York, NY: Masson Publishing; 1985:465–469.

[5] Diels HJ. New concepts in nonsurgical facial nerve rehabilitation. In: Myers E, Bluestone C, eds. Advances in Otolaryngology-Head and Neck Surgery. Chicago, IL: Mosby-Year Book; 1995:289–315.

[6] Beurskens CHG. Mime Therapy: Rehabilitation of Facial Expression. Thesis. Nijmegen: KUN; 2003.

[7] Ross B, Nedzelski JM, McLean JA. Efficacy of feedback training in long standing facial nerve paresis. Laryngoscope. 1991; 101(7, Pt 1):744–750.

[8] Coulson SE. Physiotherapy rehabilitation following facial nerve paresis. In: Beurskens CHG, Van Gelder RS, Heymans PG, Manni JJ, Nicolai JPA, eds. The Facial Palsies. Utrecht, The Netherlands: Lemma; 2005:263–274.

[9] Basmajian JV, DeLuca CJ. Muscles Alive: Their Functions Revealed by Electro myography. Baltimore, MD: Williams & Wilkins; 1985.

[10] May M. Microanatomy and pathophysioloGyof the facial nerve. In: May M, Shaitkin BM, eds. The Facial Nerve. New York, NY: Thieme; 2000:57–65.

[11] Belal A. Structure of human muscle in facial paralysis: role of muscle biopsy. In: May M, ed. The Facial Nerve. New York, NY: Thieme; 1986:99–106.

[12] Rinn WE. The neuropsycholoGyof facial expression: a review of the neurolog ical and psychological mechanisms for producing facial expressions. PsycholBull. 1984; 95(1):52–77.

[13] Diels HJ, Beurskens C. Neuromuscular retraining: non-surgical therapy for facial palsy. In: Slattery W, Azizzadeh B, eds. The Facial Nerve. New York, NY: Thieme; 2014:205–212.

[14] Cohan CS, Kater SB. Suppression of neurite elongation and growth cone motility by electrical activity. Science. 1986; 232(4758):1638–1640.

[15] Brown MC, Holland RL. A central role for denervated tissues in causing nerve sprouting. Nature. 1979; 282(5740):724–726.

[16] Angelov DN, Ceynowa M, Guntinas-Lichius O, et al. Mechanical stimulation of paralyzed vibrissal muscles following facial nerve injury in adult rat promotes full recovery of whisking. Neurobiol Dis. 2007; 26(1):229–242.

[17] Diels HJ. Facial paralysis: is there a role for a therapist? Facial Plast Surg. 2000; 16(4):361–364.

[18] Lindsay RW, Robinson M, Hadlock TA. Comprehensive facial rehabilitation improves function in people with facial paralysis: a 5-year experience at the Massachusetts Eye and Ear Infirmary. Phys Ther. 2010; 90(3):391–397.

[19] Hadlock TA, Greenfield LJ, Wernick-Robinson M, Cheney ML. Multimodality approach to management of the paralyzed face. Laryngoscope. 2006; 116(8):1385–1389.

[20] Wei LA, Diels J, Lucarelli MJ. Treating buccinator with botulinum toxin in patients with facial synkinesis: a previously overlooked target. Ophthal PlastReconstr Surg. 2015.

[21] Pereira LM, Obara K, Dias JM, Menacho MO, Lavado EL, Cardoso JR. Facial exercise therapy for facial palsy: systematic review and meta-analysis. Clin Rehabil. 2011; 25(7):649–658.

第 63 章 面神经麻痹时眼睛的药物治疗和外科治疗

Scott Owen, Doug Henstrom

63.1 引言

面神经麻痹导致的最直接和折磨人的并发症可能是眼睛无法闭合。眼睑功能受损可能会导致眼睛疼痛不适，对于未治疗的严重病例，可能会出现角膜疾病、暴露性角膜炎，可能还会有视力下降。面神经异常再生还会增加联带运动和味觉性流泪的发病率。

眼睛的管理充满挑战。预后差异巨大，取决于病因、患者人口统计学及其他躯体共病。由于缺乏对面神经功能恢复的可靠预测方法，很多保护性干预都有可能会干扰自然恢复。

63.2 表现和病因

眼轮匝肌正常时是对抗上睑提肌，其功能缺失导致面神经麻痹时眼睑功能紊乱。这两块对抗肌肉的平衡，使眼睛张开以采集光线，同时维持着瞬目反射和闭眼等保护性和恢复性功能。

瞬目主要是上睑功能，下睑仅来回移动 1~2mm 睑裂。静息张力使眼睑对着眼球，与上睑保持良好的对合位置，帮助泪液从外到内的自然流动。上睑闭合将残屑从角膜扫到下睑沟内，富含保护性平衡盐及抗体泪液集聚在下睑边沿，随着眼睑活动在角膜上形成一层泪液薄膜。副交感神经冲动通过面神经的分支岩浅大神经刺激泪液分泌。

Levine 和 Shapiro 汇总了功能正常眼睑的主要功能：

- 功能 1：限制睑裂的范围，限定眼球暴露蒸发的表面积。
- 功能 2：主动关闭睑裂，保护角膜不受潜在损伤，睡觉时盖住角膜。
- 功能 3：使泪膜分散在眼内，清洁残屑。

面神经麻痹破坏了眼睑的这 3 个功能，任何干预的重点都应是这些功能的恢复（图 63.1）。

63.3 决策制订

很多康复干预会等待患者面神经功能的最终恢复程度，但角膜的保护不能等待。直接干预可预防永久性角膜破坏，特别是合并三叉神经病损时，这在巨大的前庭神经鞘瘤中通常会发生。

63.4 非手术治疗方案

一旦发现面神经麻痹，就应尽快给予无创眼部保护。每天多次给予甲基纤维素滴眼液保持眼部润滑是主要的治疗方式。夜用油或矿物油软膏的润滑作用更长久，但白天会模糊视力。

睡觉时在眼睑上使用医用胶带，可临时解决很多问题。下眼睑 / 外眦使用胶带改善睑外翻，或白天沿着上眼睑眼线使用胶带，帮助轻度睑裂闭合不全。因胶带过敏或技术问题不能用眼睑胶带的患者，可使用透明纸和在眼眶边缘涂上凡士林制作的小型湿气室。

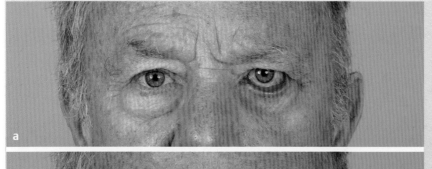
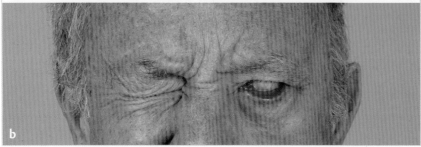

图 63.1 近期的面神经麻痹患者的睑裂闭合不全、睑外翻和角膜暴露。（a）静息时的脸部，（b）尝试闭紧眼睛。眼暴露 / 麻痹的可能不良后果包括角膜擦伤和暴露性角膜炎，最终可能导致永久性失明

据报道，巩膜接触镜是麻痹性睑裂闭合不全时保护角膜的良好长期解决办法。佩戴前需要进行眼科检查，用大的透明巩膜罩盖住眼球，用盐水储液囊确保角膜湿润，预防脱水。患者通常能较好地耐受眼罩，提供的视敏度也优于眼润滑药，但需要练习使用方法。

63.5　手术治疗方案

非手术治疗方案失败，或预计有长期麻痹，则要考虑手术干预。Henstrom 等充分证明，对研究实施正确的手术处理后，患者报告生活质量 FaCE 调查评分改善。

Levine 列出的手术标准如下：

- 尽管给予最大药物治疗，但仍有结膜或角膜损伤的有症状患者。
- 眼睛需要快速康复以继续生活的患者。
- 眼部状况稳定，但角膜并发症风险高（合并第 5 对和第 7 对颅神经麻痹，较差的 Bell 现象）。

任何手术干预前都要考虑到患者要面对的手术风险或影响神经自然恢复的可能性。

63.5.1　上眼睑同种异体移植物

重建上睑提肌反向力，仍是麻痹性眼睑闭合不全的主流治疗。一般来说，眼睑异体移植物是可逆的，不应干扰眼睑功能的自然恢复。所有的异体植入物都有可能出现感染和挤压并发症，并可能导致静息时不同程度的假性上睑下垂。眼睑异体移植物可在局麻下轻松植入，根据个体的负荷需求，必要时还可进行术中调整。

63.5.2　眼睑负重

上睑负重包括放置黄金或铂金等致密物，使用重力对抗提肌，改善闭眼。患者清醒时直立状态，其工作最佳，将植入体的重力作用发挥到最大。患者晚上仍需要手拉上睑闭合、睡觉时抬头，或继续用眼睛胶带，以防仰卧时暴露角膜。

术前用黏合剂将无菌的大小测定器固定在患者的上睑，确定重量 / 大小。选择重量时考虑让眼睑最大闭合，同时让患者静息时有最小的假性上睑下垂。

黄金负重向来是麻痹性睑裂闭合不全的标准治疗。黄金作为异体移植物有几个优点，包括密度大、纯态时组织反应小（24k 为 99.99%）、颜色与脂肪相似。这是一种非铁金属，适合做 MRI。黄金有延展性，可以购买或为个体定制。植入技术比较直接，通常不需要额外操作。自然恢复后可按患者喜好将其取下或更换。

据文献数据报道，使用黄金后眼睑充分闭合率为 22%~91%，78% 病例的闭合足以盖住角膜，62%~100% 病例的视力和暴露性角膜炎完全缓解。最常报告的并发症是植入体受挤压，原因有感染、皮肤缝合紧密、损伤或对新孢霉素过敏。还有报道显示重物偶尔会移动位置，通过将重物固定在睑板，可明显降低其发生率。

铂金已成为取代黄金的最佳选择。作者推荐使用铂金，因其密度大（铂金 21.5g/cm³：黄金 19.4g/cm³），因而相似的重量，可使用较少的异物。既往观察也表明，铂金导致的组织炎症比黄金少。现在还有铂金链，据报道可以更紧密贴合患者的眼球。可植入固体重物的其他替代选择有重物外贴胶带，或上睑注射透明质酸（图 63.2）。

63.5.3　眼睑弹簧

相对于上睑负重，眼睑弹簧是面神经麻痹时为上睑提肌提供了对抗力的另一种方法。定制形状的 0.011 英寸（in，1in ≈ 2.54cm）牙科用不锈钢钢丝，一端锚定在眶缘，而另一端则固定在睑板上。向外卷起一个张力环，用以提供一个向下恒定的对抗力。

眼睑弹簧的倡导者列举了其胜过眼睑重物的多个优势，弹簧的力量不依赖于重力，可让患者仰卧时享受不用眼睑胶带的自由；理论上携带重物的眼睑瞬目快慢受限于终末速度，而弹簧则仅受限于上睑提肌的力度，弹簧张力可增加到更密切匹配生理速度；上睑提肌甚至可以拉紧以植入更强的弹簧。

据报道，完全闭眼率为 79%~95%，而钢丝会因装置故障、张力调整或挤压而需要被取出。使用 0.011 英寸不锈钢丝，放置在眼睑的一端采用保护套管，或用缝线固定在睑板内，可以提高使用效果。植入弹簧的操作过程比直接放置重物更为复杂，眼睑重物使用倡导者常诉病眼睑弹簧的并发症有挤压、有症状的假性下垂和弹簧失灵。

63.5.4　下眼睑

失去眼轮匝肌支持后，下眼睑会从眼球上滑落，干扰其作为泪膜储库的功能。这阻碍了眼睑对抗重力和正常的挡风玻璃 – 刮水器功能，导致眼睑外翻、溢泪和角膜暴露。很多患者采用外侧眼睑睑板的条带手术便足够，包括分离外眦的下支，重新定位睑板及拉紧下睑（图 63.3）。

下眼睑过度松弛的患者中，上述手术方式可使泪小点移位。同时行内眦调节手术可解决这一问题，以保持充分的泪液引流。

可在局麻下实施下眼睑调节，受累及眼睑的手术重新定位，应使用未受累受眼的眼睑下缘位置为参考。正确定位的下睑应位于中间凝视时与虹膜呈切线位置。

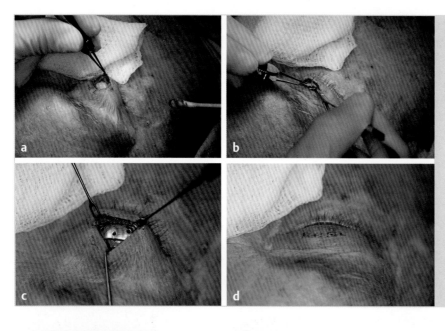

图 63.2　铂金眼睑重物的放置。（a）睑板的暴露。（b）重物的缝合固定。（c）3 点缝合固定稳住重物。（d）重物原位不动时关闭眼睑

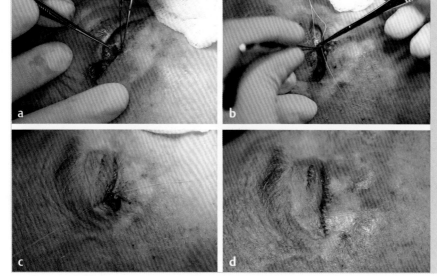

图 63.3　外侧眼睑软骨剥离手术。（a）从前部肌肉、皮肤和眼角附着处分离下侧眼睑软骨。（b）适当缩短眼睑软骨后，用双臂 Mersilene 缝线再次固定眼角附着处。（c）再次附着在上 / 内侧眶缘，相应提高眼睑。（d）关闭切口

下眼睑下垂有时还需要应用悬吊技术或其他移植术。利用阔筋膜、耳郭软骨和硬腭黏膜 / 垫片等作为移植物都已有过报道。

63.5.5　额头

额肌张力降低时，眶周组织下垂可能会妨碍视野。组织松弛的年老患者，可能会有额部软组织下垂而致功能性或美观性问题。一般来说，矫正额头麻痹的方法与其他提额方法相似。冠状切口发际内、发际线切口及内镜提眉技术都是被证实行之有效的方法。

额部的前额中间直接入路适用于对美观的担心小，并有较深前额皱纹的老年患者。其优势是恢复时间短，效果直接并能在局麻下轻松实施（图 63.4），尤其适用于健康状况差而不能耐受全麻的患者。

面神经麻痹患者区别于美容性提额手术入路选择的是要充分考虑眼睑功能。若眼睑无力，则额下垂可能是眼睑闭合的重要部分。术前应实施全面体格检查，模拟提额术后的眼睑闭合状态，避免出现术后患者视野扩大却付出角膜损伤的代价。

63.5.6　后遗症的长期管理

面神经恢复是不可预测的，患者可从管理长期后遗症的策略受益，如面神经的异常再生、手术导致的解剖改变或不全恢复。有效管理需要多模式方法，包括物理治疗、化学去神经法和手术干预，均可酌情使用。

专业的面神经麻痹物理治疗师的介入至关重要。通过维持面部肌肉的处方运动，鼓励患者积极参加康复，改善面部对称性、联带运动及控制力（见第62章）。在Hadlock等的一项研究中，对慢性面瘫患者实施了物理治疗。所观察研究的111例患者中，66%遵从继续治疗。在这些患者中，82.4%报告面部功能有主观改善，97.3%在面部分级量表上有主观改善。

矛盾的是，面瘫后轴突纤维的异常再生可能导致了几种不良作用，如眼轮匝肌到口轮匝肌之间张力过高和联带运动，常表现为谈话、微笑或咀嚼时睑裂变窄。损伤后3~5个月，侧支轴突萌发可重建意外连接，导致上述症状的发生。化学去神经药物引入之前，对这些症状并无有效治疗。

A型肉毒杆菌毒素（BTX A）是用得最广泛的化学去神经药物。此药用天然肉毒杆菌毒素合成，不可逆结合阻断乙酰胆碱的突触前释放，造成神经肌肉终板功能性去神经支配，重新激活突触必须用细胞替代。在面部的肌肉系统中，治疗性无力发生在4~7天，大概持续3个月。

随意微笑时查看触摸收缩带，找准眼轮匝肌的特定部位，可对多数有症状的肌肉纤维精确给予化学去神经药，且控制剂量在最佳和有效范围，预防过量后麻痹性突眼的加重。

味觉性流泪或称"鳄鱼的眼泪"，是由于上涎神经核发出的异常纤维重新支配泪腺所致。直接泪腺内注射5单位BTX A效果最好，可以经结膜或经皮穿刺到眼叶内的泪腺。

不再能耐受肉毒杆菌毒素注射液的患者，可考虑做高选择性神经切除术，这超出了本章范围，仅用于某些罕见的情况。

63.5.7　未来的方向

近50年来，面神经麻痹的研究和治疗取得了几项重大进展。静态悬吊和动态肌肉转移的显微手术技术，已经改变了我们管理慢性面神经麻痹的方法，化学去神经药物的发现，产生了精确调节麻痹后遗症的工具。未来，麻痹之后改善眼部管理可能包括使用人工肌肉营造眼睑瞬目，以及用于面部同步活动的瞬目检测眼镜（图63.5）。

基础科学研究的进展，目标仍是改善神经再生，桥接更大的神经缺损，从而改善肿瘤学上牺牲的神经和交叉－脸部移植物的轴突修复。

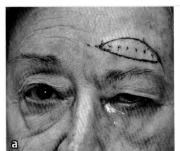
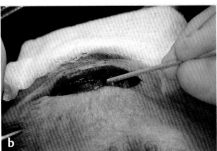
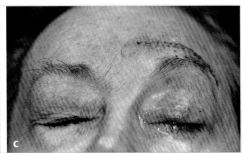

图63.4　中部额头提升技术。（a）切开标记的中部额头皮肤。（b）悬挂眼轮匝肌的上部。（c）术后提升额头，从而充分闭眼

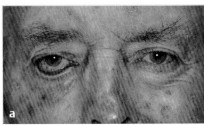
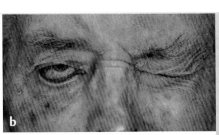
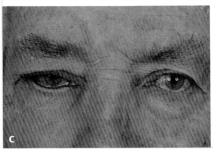
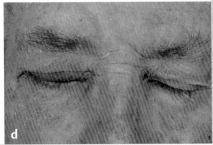

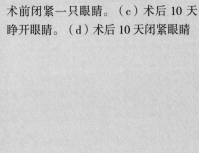

图63.5　麻痹性睑裂闭合不全和眼睑外翻患者。（a）术前睁开眼睛。（b）术前闭紧一只眼睛。（c）术后10天睁开眼睛。（d）术后10天闭紧眼睛

参考文献

[1] Clarke JC, Owen SR, Henstrom DK. Surgical rehabilitation of the paralyzed face. Otolaryngol Head Neck Surg 2014:155–175.

[2] Hadlock TA, Greenfield LJ, Wernick-Robinson M, Cheney ML. Multimodality approach to management of the paralyzed face. Laryngoscope. 2006; 116(8):1385–1389.

[3] Levine RE, Shapiro JP. Reanimation of the paralyzed eyelid with the enhanced palpebral spring or the gold weight: modern replacements for tarsorrhaphy. Facial Plast Surg. 2000; 16(4):325–336.

[4] Weyns M, Koppen C, Tassignon MJ. Scleral contact lenses as an alternative to tarsorrhaphy for the long-term management of combined exposure and neurotrophic keratopathy. Cornea. 2013; 32(3):359–361.

[5] Gire A, Kwok A, Marx DP. PROSE treatment for lagophthalmos and exposure keratopathy. Ophthal Plast Reconstr Surg. 2013; 29(2):e38–e40.

[6] Henstrom DK, Lindsay RW, Cheney ML, Hadlock TA. Surgical treatment of the periocular complex and improvement of quality of life in patients with facial paralysis. Arch Facial Plast Surg. 2011; 13(2):125–128.

[7] Levine RE. Care of the eye in facial paralysis. In: Brackmann DE, Shelton C, Arriaga MA, eds. Otologic Surgery, Philadelphia, PA: WB Saunders; 1994:717–740.

[8] May M,mm. Gold weight and wire spring implants as alternatives to tarsorrhaphy. Arch Otolaryngol Head Neck Surg. 1987; 113(6):656–660.

[9] Hadlock T. Facial paralysis: research and future directions. Facial Plast Surg. 2008; 24(2):260–267.

[10] Berghaus A, Neumann K, Schrom T. The platinum chain: a new upper-lid implant for facial palsy. Arch Facial Plast Surg. 2003; 5(2):166–170.

[11] Sohrab M, Abugo U, Grant M, Merbs S. Management of the eye in facial paralysis. Facial Plast Surg. 2015; 31(2):140–144.

[12] Martín-Oviedo C, García I, Lowy A, Scola E, Aristegui M, Scola B. Hyaluronic acid gel weight: a nonsurgical option for the management of paralytic lagophthalmos. Laryngoscope. 2013; 123(12):E91–E96.

[13] May M. Gold weight and wire spring implants as alternatives to tarsorrhaphy. Arch Otolaryngol Head Neck Surg. 1987; 113(6):656–660.

[14] Demirci H, Frueh BR. Palpebral spring in the management of lagophthalmos and exposure keratopathy secondary to facial nerve palsy. Ophthal Plast Reconstr Surg. 2009; 25(4):270–275.

[15] Stennert E. Das Autoparalytische Syndrom–ein Leitsymptom der postpareti schen Fazialisfunktion. Arch Otorhinolaryngol. 1982; 236(1):97–114.

[16] Jankovic J, Brin MF. Therapeutic uses of botulinum toxin. N Engl J Med. 1991; 324(17):1186–1194.

[17] Comella JX, Molgo J, Faille L. Sprouting of mammalian motor nerve terminals induced by in vivo injection of botulinum type-D toxin and the functional recovery of paralysed neuromuscular junctions. Neurosci Lett. 1993; 153(1):61–64.

[18] Bikhazi NB, Maas CS. Refinement in the rehabilitation of the paralyzed face using botulinum toxin. Otolaryngol Head Neck Surg. 1997; 117(4):303–307.

[19] Hohman MH, Lee LN, Hadlock TA. Two-step highly selective neurectomy for refractory periocular synkinesis. Laryngoscope. 2013; 123(6):1385–1388.

[20] Tate JR, Jr, Tollefson TT. Advances in facial reanimation. Curr Opin Otolaryngol Head Neck Surg. 2006; 14(4):242–248.

[21] Tollefson TT, Senders CW. Restoration of eyelid closure in facial paralysis using artificial muscle: preliminary cadaveric analysis. Laryngoscope. 2007; 117(11):1907–1911.

[22] Frigerio A, Hadlock TA, Murray EH, Heaton JT. Infrared-based blink-detecting glasses for facial pacing: toward a bionic blink. JAMA Facial Plast Surg. 2014;16(3):211–218.

第 64 章　前庭神经鞘瘤切除后面神经电缆式神经移植物的植入

Sampath Chandra Prasad, Alessandro Russo, Abdelkader Taibah, Enrico Pasanisi, Francesco Calletti, Mario Sanna

64.1　引言

面神经（FN）是颅底最重要的结构之一，它在颞骨内走行曲折，对神经外科医生来说是巨大的挑战。损伤面神经造成的社会、情绪和心理等后果，使得保留或挽救面神经的重要性不亚于清除肿瘤本身，对年轻患者尤为如此。面神经与前庭神经鞘瘤（VS）包膜紧密交织，很多病例中都毗邻肿瘤。但也有为数不少的患者，肿瘤全切和保留面神经的目标不可兼得。某些情况下，外科医生会决定倾向于完全切除肿瘤，因为残余肿瘤可能会侵袭性生长，其后果和危害超过面神经受损。还有些情况，肿瘤切除过程中可能会误损伤面神经。神经一旦截断，就必须立即重建，方可获得最佳结果，可用的方法有端对端一期吻合，或通过电缆式神经移植物补植。现已发现立即建立面神经连续性的效果优于面－舌下神经吻合等备选方法，远期达到 House-Brackmann（HB）Ⅲ级的人数很多，同时避免后续再次面神经重建手术。2009 年，我们报道了 33 例使用颅内电缆式神经移植物治疗 VS 的经验，发现近 75% 患者在第一年达到 HB Ⅲ级（表 64.1）。我们最近更新了系列研究，在更大队列的 VS 和其他疾病患者队列中发现类似结果。VS 手术中截断面神经，却没有尝试重建面神经的连续性的做法，现在已普遍不认可。我们将在本章讨论 VS 切除后面神经移植术的技术和结果。

64.2　术前方案

应按 HB 分级系统记录术前和术后面神经功能。当表现出面神经麻痹时，为精确评估面神经功能，术前检查时至少应从 4 个体位对面部进行彩色拍照（面肌静息时、紧闭双眼、抬眉、微笑并噘嘴）。所有病例都用增强薄层磁共振成像评估。

64.3　面神经电缆式神经移植物植入术的适应证

- 当切除肿瘤时确定面神经完全离断，且脑干端面神经残端吻合长度足够时，则可考虑移植术。
- 若神经两端（近端和远端）没有张力和收缩力，不借助任何装置可自我保持原位，则适宜端对端吻合。
- 若面神经近端没有残端、过短或严重损伤，则应考虑用神经供体如Ⅴ3的舌下支或咬肌支行面神经移植。
- 确认神经存在解剖连续性但对电刺激无反应，则建议不去动此神经，若日后自然恢复不满意，则考虑神经移植术。多数情况下，解剖上完整的神经，术后完全麻痹在 12 个月内会明显恢复。恢复速度和程度可为外科医生提供最终判断预后的重要信息，第 66 章将进一步讨论。

64.4　首选电缆式神经移植物

面神经移植术最常用的两根神经是耳大神经和腓肠神经（SN）。这两根神经的粗细与面神经相仿，并且失去之后造成的感觉缺失一般是患者可以接受的，因此适宜选用。我们在实践中更倾向使用 SN（图 64.1），原因之一是需要时可以采集更长的移植物，二是外科医生继续处理肿瘤时，助手可以实施神经采集。SN 电缆式移植物修补近年来已发展为 FN 修补的标准手术。1885 年，Albert Einige 分别为 3cm 正中神经缺损和 10cm 尺神经缺损首次实施了 2 例 SN 重建。70 年

表 64.1　前庭神经鞘瘤切除后显微缝线和纤维蛋白胶对合术的带导线移植物插补修复面神经的结果

分组	术前	术后即刻	3 个月	6 个月	9 个月	1 年随访
显微缝合	7（Ⅰ） 1（Ⅲ）	8（Ⅵ）	8（Ⅵ）	6（Ⅴ） 2（Ⅵ）	1（Ⅲ） 5（Ⅳ） 1（Ⅴ） 1（Ⅵ）	6（Ⅲ） 1（Ⅳ） 1（Ⅵ）
纤维蛋白胶	24（1） 1（Ⅵ）	25（Ⅵ）	25（Ⅵ）	3（Ⅲ） 4（Ⅳ） 9（Ⅴ） 9（Ⅵ）	11（Ⅲ） 10（Ⅳ） 2（Ⅵ）	19（Ⅲ） 5（Ⅳ） 1（Ⅴ）

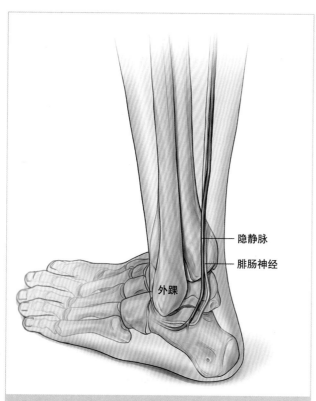

图 64.1　腓肠神经的解剖结构图示隐静脉与腓肠神经之间的位置关系

之后的 1955 年，John Conley 实施了首例全腮腺切除后面神经的耳大神经移植术。最近的研究显示，电缆式神经移植物移植术的效果有望堪比一期端对端吻合。但无论使用何种移植物材料或应用何种术式，术后可能取得的最好结果都是 HB Ⅲ级，原因是额部肌肉功能难以恢复，并且移植物不可避免有一定程度的联带运动。

64.5　电缆式神经移植物移植吻合的类型

吻合部位取决于神经涉及的近端和远端部位。据此，可描述为三组：（1）硬膜内吻合，脑干处近端吻合，远端部位在内听道（IAC；图 64.2a）；（2）经硬脑膜吻合，近端部位在桥小脑角（CPA）或 IAC，远端部位是病灶切除后面神经位于颞骨部分的残端（图 64.2b）；（3）硬膜外吻合，吻合的近端和远端部位都在颞骨或颞骨外（面神经的腮腺前和腮腺部分；图 64.2c、d）。若 VS 切除后重建面神经，则通常在硬膜内吻合。

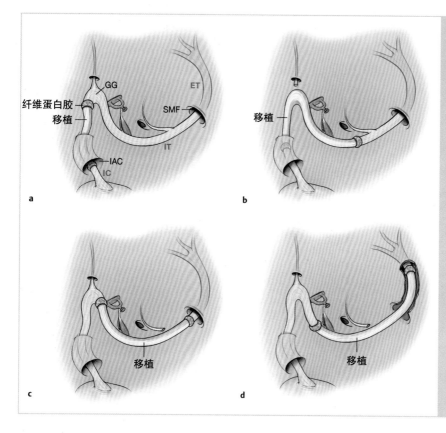

图 64.2　（a）硬膜内吻合术。（b）硬膜外吻合术。（c）仅限于颞骨的硬膜外吻合术。（d）累及颞外面神经的硬膜外吻合术。缩写：GG，膝状神经节；IAC，内听道；IC，颅内；IT，颞内；SMF，系乳突孔

64.6　有缝线和无缝线术式

神经束膜、索状分组及神经外膜缝合等精细的神经对合操作手法，在深部搏动的 CPA 极难实施，且外科医生在频繁而漫长的辛苦手术后疲惫不堪，这种情况下就更难完成。此外，面神经在膝状神经节之前都没有真正的束状组织，这使得其实际上无法在硬膜内实施任何种类的神经外膜或神经束膜缝合。因此，对硬膜内或和硬膜吻合，我们倾向使用无缝线的纤维蛋白胶术式（图 64.3）。其他作者也研究并成功地重复了这种技术。硬膜外吻合才采用缝线缝合。

64.7　采集腓肠神经移植物及吻合的技术

IAC 内口是 VS 手术时面神经最常离断的部位。这种情况下，远端部分比 IAC 的骨性残留部分更长，因此往往要修剪，使其占据的长度比可用骨段长度的一半略短（图 64.4）。这为确保缝合提供了一个稳定的支撑面。IAC 邻近处的神经远端部分，一般比较简单，容易看见，用面神经刺激探头通常容易定位。但近端部分往往难以定位。此外，用面神经刺激在近端无法确定面神经本身。

采集腓肠神经移植体

当确定需要移植体时，选中的腿和足行消毒并铺放手术巾。主刀医生完成肿瘤切除止血接近完成时，由助手医生采集移植体。从外踝下缘后面做切口，向上走行 8~10cm 的距离；若需要更长的神经，则可增加此距离（图 64.5）。切口向上走行取神经的较厚部分，向下走行截取分叉状神经（SN 在踝的前下分为两支或多支），在面神经腮腺支吻合时可能需要。当然，硬膜内吻合时不需要分叉状神经移植，但主要用于颞外修复。

切开皮肤和筋膜后，平行于预计的神经走行，在跟腱与外踝之间区域实施钝性分离，以避免损伤。隐静脉恰好位于神经后方，亦可作为神经的重要标志（图 64.6）。暴露的神经长度应足以桥接面神经终端之间的空隙；采集神经时一般会额外长一点儿。在准备切断神经近端与远端之间放一根缝线，测量神经实际缺损长度。仔细分离神经，使损伤降到最低，始终用无齿镊轻柔处理。用锐利的剪刀剪断所需长度的神经。仔细选择与切断神经末端直径匹配的神经节段。然后将

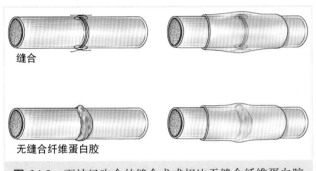

缝合

无缝合纤维蛋白胶

图 64.3　面神经吻合的缝合术式相比无缝合纤维蛋白胶术式

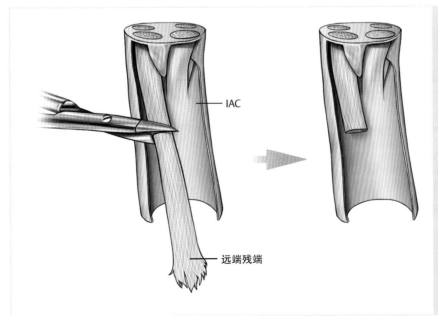

IAC

远端残端

图 64.4　如果面神经远端残端比剩余内听道（IAC）的长度长，对多余的长度进行修剪，使之适合于骨性残余面，以便将吻合口放在其上作为一个支撑面

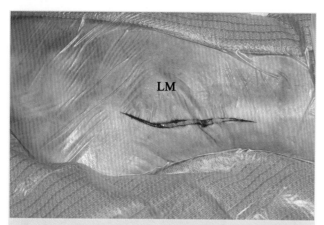

图 64.5　切口是从外踝（LM）开始向上一直延伸到 8~10cm 的距离

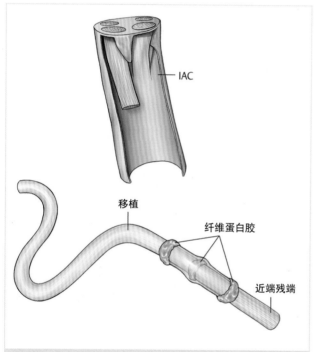

图 64.7　用一块颞肌筋膜包裹着吻合口，用纤维蛋白胶将面神经残端 – 移植神经 – 颞肌筋膜复合物固定在脑干下面。IAC，内听道

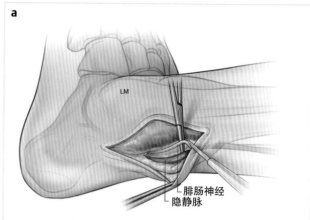

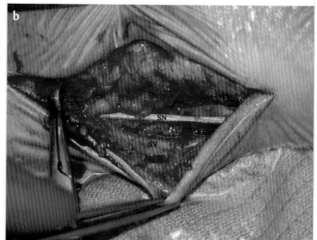

图 64.6　（a）腓肠神经（SN）位于隐静脉（SV）的前方。（b）神经是用锋利的海狸刀片切下来的

神经平放在压舌板上，在此清除神经的鞘膜，神经两头末端用锋利的手术刀快速斜切。面神经近端和远端切缘也用锋利剪刀快速斜向剪断。若移植体的厚度比面神经薄，则移植体末端可斜切，优化接触面。

先吻合近端。在采集的一小块颞肌筋膜上，将神经与移植体的斜面末端对向放置，让近端和远端都这样实现吻合，这块筋膜用于包裹及固定吻合。吻合后涂抹纤维蛋白胶，筋膜包裹吻合处后再涂一遍（图 64.7）。CPA 的近端吻合时，沿着脑干表面小心放置

整条移植体，并靠着第 5 条颅神经根获得支撑力（图 64.8）。

远端吻合可以在 IAC 任何残留的骨头内进行，或在颞骨内做一通道（图 64.9）。只要有可能，就沿着整条移植体，在多个点涂抹纤维蛋白胶，进一步固定移植体。9–0 单根缝线仅用于颞外神经外膜吻合。颅内和颅底颞部神经吻合并不常规使用缝合，因为面神经的这些节段神经外膜发育得并不充分。CPA 按常规方式封闭，使用薄薄的长条脂肪，确保切口实施多层精

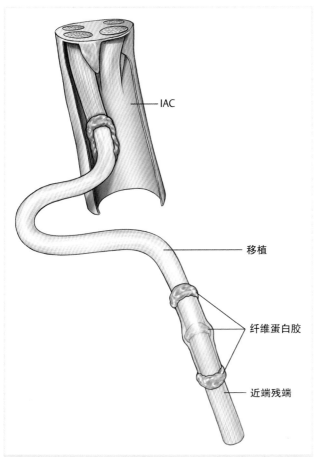

图 64.8　位于脑干表面的移植神经及位于内听道通道内的面神经远端残端，并显示纤维蛋白胶在远端吻合中的应用

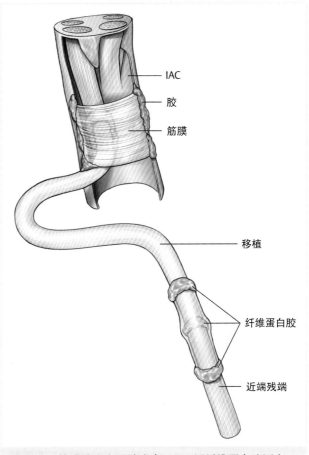

图 64.9　筋膜放置在远端吻合口上，用纤维蛋白胶固定。IAC，内听道

心的闭合。

64.8　要点

1. 恢复面神经连续性被认为是 FN 重建最为有效的方法，也是唯一能恢复面部天然表情动作的方法。
2. 应有足够长度的新鲜健康面神经末端以备成功重建。
3. 吻合处任何程度的张力都会导致其断裂，应制作一个柔缓的 "S" 形弯曲加以避免。
4. 腓肠神经适合用于面神经移植的原因是：（1）其直径与 FN 相同；（2）神经的缺损对供体部位造成的感觉丧失最小；（3）可采集较长的移植体；（4）可在外科医生继续处理肿瘤的同时采集。
5. 为确保移植体和面神经残端吻合面接触得更好，移植体的边缘都按斜向剪切。

6. 极其重要的是，将神经的吻合部分靠在某些支持面上，如若可能，将整条移植体都靠在上面。为此目的，我们使用了脑干、第 5 对颅神经和 IAC 后侧骨壁。使用纤维蛋白胶将移植体固定在这些结构上。手术结束时，可见移植体通过柔缓的弯曲顺着 CPA 的走行，贴在脑干表面、第 5 对颅神经和任何剩余骨上，通常是 IAC 的前壁。
7. 务必确保移植体的长度足够无张力地吻合，并按前所述放在各个表面上以获得支撑力。但同时也不应过长，以防该节段在 CPA 自由浮动，形成张力或扭曲。

64.9　不足

处理神经末端时应小心翼翼，以免对神经束造成不必要的创伤，特别是面神经的近心残端，此处节段完全没有神经外膜。

在 CPA 内缝合神经节段极其困难，原因是面神经在此节段没有神经外膜。小脑的搏动也令其难以缝合。因此，我们喜欢用一小块颞肌筋膜包裹吻合口，不仅可固定吻合，还能为神经元再生提供渠道。筋膜完整包裹近端吻合的周围，但远端吻合处通常位于 IAC 前部骨壁，在该吻合处覆盖筋膜便足够了。

64.10　临床病例：前庭神经鞘瘤手术中采用 SN 电缆式移植物桥接断裂的面神经（右耳）（图 64.10~图 64.23）

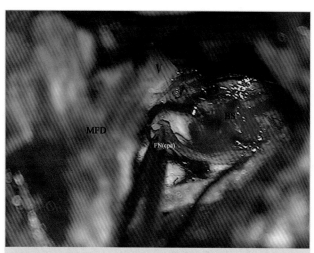

图 64.10　在面神经出脑干端确认近心端残端。FN（cpa），位于脑桥小脑角的面神经；BS，脑干；MFD，颅中窝硬脑膜；V，三叉神经

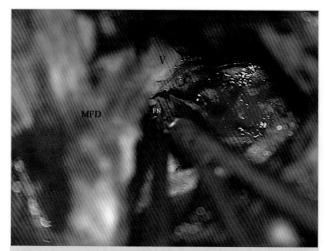

图 64.11　用微型剪修剪面神经的终端。FN，面神经；MFD，颅中窝硬脑膜；V，三叉神经

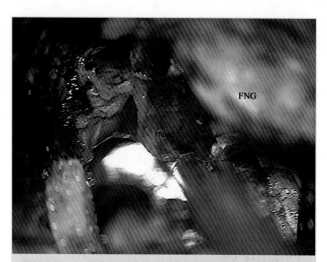

图 64.12　确定面神经远端［FN（iac）］在内听道。FNG，面神经节

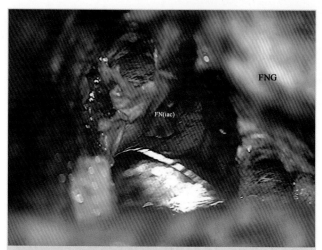

图 64.13　在内听道确定面神经远端［FN（iac）］。快速锐性切断神经残端显示新鲜的神经截面，让剩余面神经部分大概接近占据内听道的远侧一半，让近侧一半内听道留空，作为移植床。FNG，面神经节

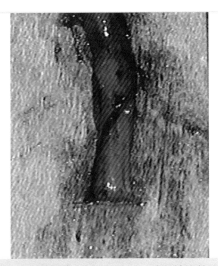

图 64.14　准备采集好的腓肠神经。腓肠神经较厚的一端放在面神经的远端。由于内听道可为这部分吻合提供稳定的床，故对合神经的直径应大致相等；因此，此神经末端应以合适的角度切割，如图所示

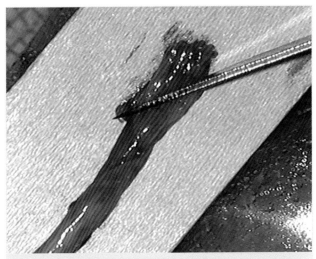

图 64.15　准备腓肠神经的对向吻合末端。此处注意神经断端是以斜切的方式，目的是让移植体与面神经的较薄的近端残端有更广泛的接触。宽大的表面为神经元接触提供了更大机会。此外，这部分吻合靠在脑干上，缺乏固定床，令其没有远端吻合牢固

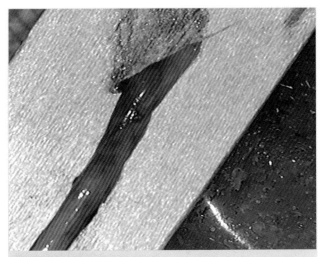

图 64.16　移植体的斜行末端

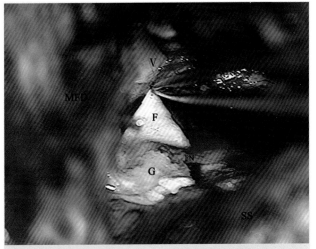

图 64.17　在已经胶合的神经末端周围折叠筋膜（F）。G，腓肠神经移植体；FN，面神经；MFD，颅中窝硬脑膜；V，三叉神经；SS，乙状窦

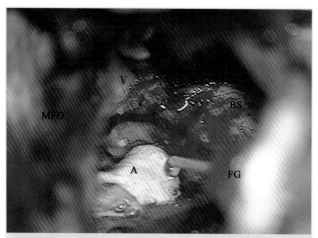

图 64.18 在神经末端上折叠筋膜后，再次用纤维蛋白胶（FG）固定吻合口（A）。BS，脑干；V，三叉神经；MFD，颅中窝硬脑膜

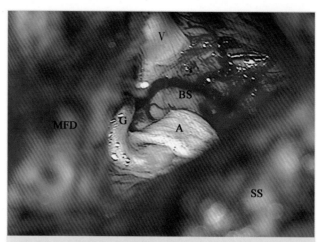

图 64.19 腓肠神经移植体（G）向前，放在三叉神经（V）上。这一操作可支撑腓肠神经的重量，从而减轻远端吻合的任何张力。A，吻合；BS，脑干；MFD，颅中窝硬脑膜；SS，乙状窦

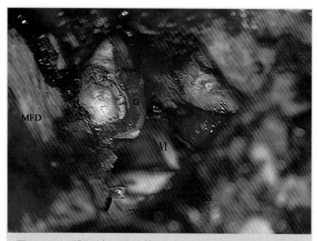

图 64.20 腓肠神经移植体（G）对侧末端在桥小脑角内接近面神经 [FN（cpa）] 的远端。注意神经末端的精确对合及接触。D，IAC 硬脑膜；MFD，颅中窝硬脑膜；VI，外展神经；SS，乙状窦

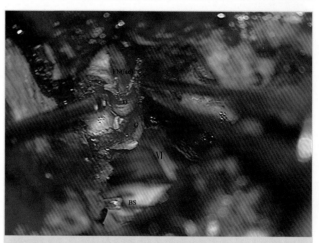

图 64.21 内听道硬脑膜在吻合处周围折叠。G，腓肠神经移植体；FN（iac），IAC 的 FN 端；VI，外展神经；BS，脑干

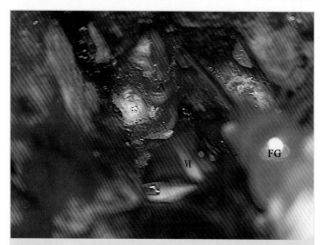

图 64.22 用纤维蛋白胶（FG）加强远端吻合（A）。VI，外展神经

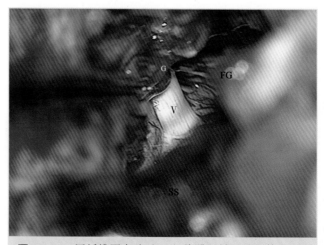

图 64.23 用纤维蛋白胶（FG）将腓肠神经移植体（G）中部固定在三叉神经（V）上。SS，乙状窦

参考文献

[1] Ozmen OA, Falcioni M, Lauda L, Sanna M. Outcomes of facial nerve grafting in 155 cases: predictive value of history and preoperative function. Otol Neurotol. 2011; 32:1341–1346.

[2] Arriaga MA, Brackmann DE. Facial nerve repair techniques in cerebellopon tine angle tumor surgery. Am J Otol. 1992; 13(4):356–359.

[3] House JW, Brackmann DE. Facial nerve grading system. Otolaryngol Head Neck Surg. 1985; 93(2):146–147.

[4] Bacciu A, Falcioni M, Pasanisi E, et al. Intracranial facial nerve grafting after removal of vestibular schwannoma. Am J Otolaryngol. 2009; 30(2):83–88.

[5] Prasad SC, Balasubramanian K, Piccirillo E. Surgical technique and results of cable graft interpositioning of the facial nerve in lateral skull base surgeries: experience with 213 consecutive cases. J Neurosurg. 2018; 128:631–638.

[6] Brackmann DE, Hitselberger WE, Robinson JV. Facial nerve repair in cerebellopontine angle surgery. Ann Otol Rhinol Laryngol. 1978; 87(6, Pt 1):772–777.

[7] Sanna M, Khrais T, Mancini F, Russo A, Taibah A. Facial nerve management in middle ear and external auditory canal carcinoma. In: The Facial Nerve in the Temporal Bone and Lateral Skull Base Microsurgery. Stuttgart: Georg Thieme Verlag; 2006:270–271.

[8] SannammF, Russo A, Taibah A, Falcioni M, Di Trapani G. Atlas of Acoustic Neurinoma Microsurgery. Stuttgart: Georg Thieme Verlag; 2008.

[9] Einige AE. Operationen an Nerven. Wied Med Presse. 1885; 26:1285–1288.

[10] Conley JJ. Facial nerve grafting in treatment of parotid gland tumors; new technique. AMA Arch Surg. 1955; 70(3):359–366.

[11] Hohman MH, Kleiss IJ, Knox CJ, Weinberg JS, Heaton JT, Hadlock TA. Functional recovery after facial nerve cable grafting in a rodent model. JAMA Facial Plast Surg. 2014; 16(1):20–24.

[12] Wang Z, Zhang Z, Huang Q, Yang J, Wu H. Long-term facial nerve function following facial reanimation after translabyrinthine vestibular schwannoma surgery: a comparison between sural grafting and VII-XII anastomosis. Exp Ther Med. 2013; 6(1):101–104.

[13] Slutsky DJ. A practical approach to nerve grafting in the upper extremity. Atlas Hand Clin. 2005; 10:73–92.

[14] Lee MC, Kim DH, Jeon YR, et al. Functional outcomes of multiple sural nerve grafts for facial nerve defects after tumor-ablative surgery. Arch Plast Surg. 2015; 42(4):461–468.

[15] Ramos DS, Bonnard D, Franco-Vidal V, Liguoro D, Darrouzet V. Stitchless fibrin glue-aided facial nerve grafting after cerebellopontine angle schwan noma removal: technique and results in 15 cases. Otol Neurotol. 2015; 36:498–502.

[16] Captier G, Canovas F, Bonnel F, Seignarbieux F. Organization and microscopic anatomy of the adult human facial nerve: anatomical and histological basis for surgery. Plast Reconstr Surg. 2005; 115(6):1457–1465.

[17] Lacombe H. [Functional anatomy of the facial nerve]. Neurochirurgie. 2009;55(2):113–119.

[18] Sanna M, Jain Y, Falcioni M, Mancini F, Romano G. Facial nerve grafting in the cerebellopontine angle. Laryngoscope. 2004; 114(4):782–785.

[19] Attar BM, Zalzali H, Razavi M, Ghoreishian M, Rezaei M. Effectiveness of fibrin adhesive in facial nerve anastomosis in dogs compared with standard micro suturing technique. J Oral Maxillofac Surg. 2012; 70(10):2427–2432.

[20] Wang Q, Hua Q, Wang S. [Application of fibrin glue in facial nerve repair]. J Biomed Eng. 2007; 24:612–614.

[21] Bozorg Grayeli A, Mosnier I, Julien N, El Garem H, Bouccara D, Sterkers O. Long-term functional outcome in facial nerve graft by fibrin glue in the temporal bone and cerebellopontine angle. Eur Arch Otorhinolaryngol. 2005;262(5):404–407.

第 65 章　腮腺游离后舌下神经－面神经吻合治疗前庭神经鞘瘤术后面瘫

David R. Friedmann, J. Thomas Roland Jr.

65.1　引言

面瘫后面神经修复是颅底神经外科中的重要技术，一般由神经解剖学专家、神经外科医生、受过显微血管解剖训练的头颈外科医生或面部整形外科医生施行，综合面神经诊疗中心通常有以上成员，以提供患者最佳的治疗方案。在可能情况下，主要倾向于使用端对端吻合或使用神经移植桥接面神经两侧断端。

当近端面神经不能使用时，可以将远端面神经移植至单独运动上，传统使用舌下神经，近年来使用三叉神经咬肌支（见第 66 章），以达到提供面部表情、面部对称以及面部自主运动的目标。我们中心改良上述手术方式，将腮腺进行游离以进行无张力吻合而不影响或轻微影响舌肌运动。

65.2　手术历史及概述

以端对端吻合方式进行舌下神经－面神经吻合由 Korte 于 1901 年首次施行。如报道中所述，游离舌下神经以达到端端吻合会引起单侧舌下神经瘫痪以及舌肌萎缩，进而引起吞咽困难和构音障碍。此类功能障碍在已经存在面瘫或者神经纤维瘤病 2 型的患者中会引起更为严重的后果。随后，May 等将手术方式进行了改良，使用神经移植进行端侧吻合由此保留同侧的舌肌功能。这项技术也被称为神经跳转移植术（JIGFA），随后也有关于半舌下神经－面神经吻合术，即将舌下神经纵向劈开成两束，一束与面神经远端端端吻合，另一束则保留在原解剖位置。

在 1997 年，Atlas 和 Sawamura 分别独立报道了另外一种面神经移位技术，将面神经从颞下部位游离、移位并以端侧方式吻合于舌下神经而不使用移植物。在 2006 年，我们中心首次报道了我们对面神经移位方式的改良，即将腮腺进行游离从而保证神经无张力吻合。在随后的报道中，来自 HOUSE 诊所的 Slattery 及其同事描述了一个类似的技术，被命名为 Swingdown 技术。

65.3　优点及不足

这项技术能够进行无张力吻合并且不会影响舌肌功能，但仍然需要一段分离的神经移植物，并且存在两个吻合口。腮腺游离技术的应用能够利用颞肌下面神经使术者进行直接吻合。

累及面神经的鼓室段或乳突段原发性面神经病变限制了该项技术的应用。另外，该项技术还存在术后涎腺囊肿的风险，保守治疗一般都能够解决该问题。最后，腮腺游离可能会引起腮腺突出至耳前区，但一般会在术后逐渐消失。

65.4　患者评估及选择

该手术适用于面部肌肉组织完整和面部神经远端完整的患者。面神经的鼓膜或乳突部分病变限制了该技术的使用，但仍然可以用足够长度的间置移植物进行舌下神经－面神经吻合。

最理想的情况是，该手术在神经横断后尽早进行，且不要超过 12 个月，因为超过此时间段，面部肌肉组织会发生萎缩并且运动神经终板会消失从而限制神经再生。如预期面神经损伤或术前面神经功能较差，可在肿瘤切除同期进行面神经修复。根据我们的经验，如果前庭神经鞘瘤切除 6 个月后仍无运动，且面神经解剖完整，应使用肌电图确认神经支配电位的缺失。如果检查结果阴性，患者可以进入动态的面肌功能恢复流程。

65.5　相关解剖、外科技术及预后

"C"形切口，始自颞部头皮，向后下转折至乳突后方，终止于下颌角 3cm 左右的颈部自然折痕处。在切口上缘，显露颞肌筋膜。在乳突水平，切口向深部延伸至显露骨膜。在颈面部，分别在颈阔肌下及 SMAS 平面下进行分离。术中应能保持外听道完整并努力包括耳后切口。

然后通过切除乳突使颞下面神经从后胚乳区至茎突孔轮廓化。如果患者听力正常，常通过面隐窝暴露来移除砧骨，以促进面神经鼓膜段的剥离。我们也尝试过不移除砧骨进行此手术。面神经起自膝状神经节，沿面神经管上升，并从茎突乳突孔出颅并完全游离至上颈部近端（图 65.1、图 65.2）。术中操作应注意避免脑脊液漏，尤其是对于既往有过前颅底手术病史的患者。

腮腺浅叶、面神经和腮腺深部组织被抬高并向下旋转以增加面神经的长度。这个动作是通过分离腮腺和软骨外听道以及在面神经内侧切除腮腺尾来完成的。腮腺游离操作能够提供额外的 3~5cm 面神经游离的下段空间，从而为舌下神经远端提供无张力吻合。使用

可吸收缝合线将腮腺尾端固定以保持面神经无张力。也可以取神经移植物（腓肠神经或耳大神经）来保证无张力吻合。

随后随着胸锁乳突肌向后收缩，失去神经支配的二腹肌后腹被推开以暴露舌下神经。向内侧游离至舌下神经位点。舌下神经游离的长度为其可以顺行转置与面神经吻合无张力的程度（图65.3）。

在手术显微镜下，在舌下神经远侧做一个不超过舌下神经一半直径的楔形切口。用细刀修正面神经末梢。3或4根9-0 Hey, monofy尼龙缝线用于缝合接近面神经残端的外膜到舌下神经近侧的楔形切口。神经末端应该无张力（图65.4）。然后按解剖层次逐层缝合切口。在手术结束后放置一个非吸力引流管，并在24h后取出。已发表的结果摘要见表65.1。

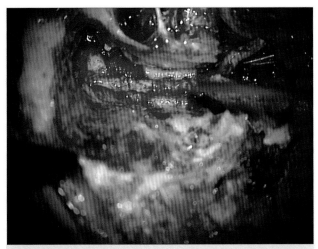

图65.1 面神经在面神经膝部被分离然后从面神经管上走行

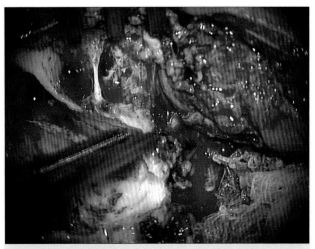

图65.2 乳突尖切除后，面神经从茎乳孔游离，而腮腺向前回缩。面神经和腮腺组织袖带向下旋转进入颈部，额外增加3~5cm面神经长度与舌下神经进行吻合

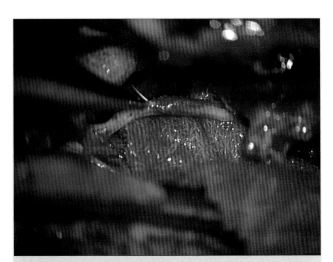

图65.3 确认颈段舌下神经，其被从远端切断以有利于舌下神经吻合

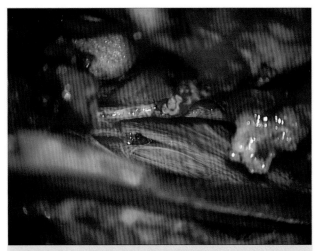

图65.4 舌下神经保留于其原解剖位置。面神经端侧吻合已完成

表 65.1　舌下神经 – 面神经转位吻合预后一览

研究者	病例数 / 例	面瘫至修复间隔	平均随访时间	预后	并发症
Roland	10			9 例评级 C 或更佳（GG 量表）	
Franco–Vidal	15		57 个月	73% HB Ⅲ，20% HB Ⅳ，7% HB Ⅴ	
Martins	24			17（70%）HB Ⅲ，6（25%）HB Ⅳ，1 HB Ⅴ	7 例出现舌肌萎缩
Venail	12			6 HB Ⅲ，6 HB Ⅳ	
Jacobson	21	12.1 个月（0~36 个月）	55 个月	18 例评级 B/C（GG 量表）	
Slattery	19	面瘫时间 <6 个月预后最佳	48 个月	7（36.8%）HB Ⅲ，9（47.4%）HB Ⅳ，3（15.8%）HB Ⅴ	

参考文献

[1] Korte W. Ein Fal von Nerven Fropfung: des Nervus facialis auf den Nervus hypoglossus. Dtsch Med Wochenschr. 1903;29:293.

[2] May M, Sobol SM, Mester SJ. Hypoglossal-facial nerve interpositional-jump graft for facial reanimation without tongue atrophy. Otolaryngol Head Neck Surg. 1991; 104(6):818–825.

[3] Atlas MD, Lowinger DS. A new technique for hypoglossal-facial nerve repair. Laryngoscope. 1997; 107(7):984–991.

[4] Sawamura Y, Abe H. Hypoglossal-facial nerve side-to-end anastomosis for preservation of hypoglossal function: results of delayed treatment with a new technique. J Neurosurg. 1997; 86(2):203–206.

[5] Roland JT, Jr, Lin K, Klausner LM, Miller PJ. Direct facial-to-hypoglossal neurorrhaphy with parotid release. Skull Base. 2006; 16(2):101–108.

[6] Slattery WH, III, Cassis AM, Wilkinson EP, Santos F, Berliner K. Side-to-end hypoglossal to facial anastomosis with transposition of the intratemporal facial nerve. Otol Neurotol. 2014; 35(3):509–513.

[7] Franco-Vidal V, Blanchet H, Liguoro D, Darrouzet V. Side-to-end hypoglossalfacial nerve anastomosis with intratemporal facial nerve translocation. Long-term results and indications in 15 cases over 10 years. Rev Laryngol Otol Rhinol (Bord). 2006; 127(1–2):97–102.

[8] Martins RS, Socolovsky M, Siqueira MG, Campero A. Hemihypoglossal-facial neurorrhaphy after mastoid dissection of the facial nerve: results in 24 patients and comparison with the classic technique. Neurosurgery. 2008; 63 (2):310–316, discussion 317.

[9] Venail F, Sabatier P, Mondain M, Segniarbieux F, Leipp C, Uziel A. Outcomes and complications of direct end-to-side facial-hypoglossal nerve anastomosis according to the modified May technique. J Neurosurg. 2009; 110(4):786–791.

[10] Jacobson J, Rihani J, Lin K, Miller PJ, Roland JT, Jr. Outcomes of direct facial-tohypoglossal neurorrhaphy with parotid release. Skull Base. 2011; 21(1):7–12.

[11] Gidley PW, Gantz BJ, Rubinstein JT. Facial nerve grafts: from cerebellopontine angle and beyond. Am J Otol. 1999; 20(6):781–788.

第 66 章　三叉神经咬支治疗前庭神经鞘瘤术后面瘫

James A. Owusu, Kofi O. Boahene

66.1　引言

先进的显微外科技术、高分辨率放大技术和敏感的术中电生理监测技术都有助于前庭神经鞘瘤切除术后面神经的保存。然而，在解剖学上保存下来的面神经并不代表面神经功能正常。根据在面神经上操作程度和肿瘤的影响，术后的面神经功能可能表现为完全正常、部分瘫痪或完全瘫痪。值得庆幸的是，大部分面神经麻痹患者和部分前庭神经鞘瘤术后完全瘫痪患者可以自行恢复，面部运动恢复良好。然而，仍有部分患者不能自行恢复面部肌肉功能，需要手术干预来恢复面部张力和表情。对于这些患者，及时的干预对于减少面部肌肉的不可逆退化和术后功能不良是至关重要的。其中一小部分患者在肿瘤切除过程中解剖连续性中断并且脑干未找到合适的近端残端进行间置神经移植。如果没有及时的手术，这些患者就没有机会恢复动态面部功能。

面神经移植手术的目的是恢复静态面容对称性、自发和随意的面部运动，以及情感方面的面部表情。面神经和面神经核在维持正常的同步面部表情的能力方面是独特的，不能被任何其他脑神经所取代。当面神经被切断后，来自脑干的面神经近端可直接与神经移植物间接吻合。当近端面神经无法使用时，可使用其他颅神经替代面神经来恢复面部肌肉供能。潜在的供体来源包括舌下神经、三叉神经、对侧面神经和膈神经。多年来，舌下神经一直被认为是面部修复手术的首选供体神经。在经典的描述中，舌下神经在颈部被完全切断并与面神经的主分支相连接。舌下神经与面神经吻合能够有效地恢复面部的张力和一些意向性运动，但其伴有严重患侧舌肌萎缩和功能障碍，可导致言语、咀嚼及吞咽功能障碍。改良舌下神经移植手术，包括采用舌下分离技术、插入式移植、将面神经端侧移植到完整的舌下神经上能够减少舌肌相关并发症。舌下神经 – 面神经吻合在第 65 章已讨论。

咬肌神经作为面部修复的替代供体来源，越来越受到人们的重视。Escat 和 Viela 在 1925 年首次报道了咬肌神经作为面肌恢复的替代神经。Spira 在 1978 年报道了 1 例相似病例。有几个因素使咬肌神经成为有力的供体来源。这包括它在解剖学上接近面神经、轴突密度以及切断时低致残率和潜在的与支配面部表情的面神经在神经生理学及功能上的协同作用。

66.2　咬肌神经解剖

咬肌神经是起源于脑桥外侧运动根的三叉神经的一个分支。V3 经卵圆孔出颅，分为前、后两部分。咬肌神经连同颞深神经、颊神经以及翼外神经共同起源于 V3 的前段。它与咬肌动脉穿过下颌切迹的后部并向后至颞肌进入冠突的位置。咬肌神经血管束进入咬肌深部表面，向前下分支支配肌肉（图 66.1）。咬肌神经在下颌切迹处的平均直径为 2mm。神经的平均长度为 27mm，然后分成较小口径的分支，此处宽度小于 0.6mm。腹后侧三叉神经直接电刺激咬肌神经，其运动传导速度约为 54m/s。与面神经运动传导速度相似（45~60m/s）。

66.3　咬肌神经的优势

咬肌神经与面神经位置相近是一个独特的优势，因为它允许在同一手术领域内游离两根神经，实现无张力吻合。咬肌神经可以与面神经主干或选定的分支

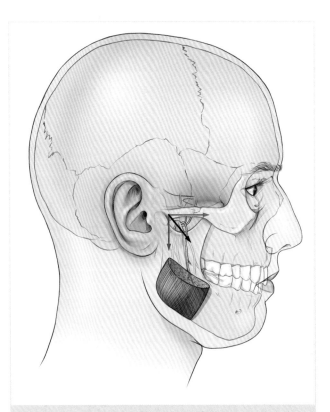

图 66.1　咬肌神经解剖及其与咬肌颞下颌关节关系的图解

相吻合而不需要任何神经移植物。由于再生的轴突仅有单一屏障需要穿越以到达肌肉，直接吻合可以使恢复的速度更快。咬肌神经具有较高的纤维密度，当其与面神经分支相结合时，可转化为较强的神经输入。组织学研究表明其内含有 1500~2700 个有髓纤维。正常舌下神经轴突数为 9778 ± 1516，面神经轴突数为 7228 ± 950。跨面神经移植据报道有 100~200 个纤维计数。由于颞肌与翼内侧肌的重叠功能，咬肌神经牺牲和随后咬肌失神经的功能发病率通常是最低的。此外，解剖学研究显示，咬肌神经的近端分支可以在神经转移过程中被保留，从而防止咬肌完全失神经支配。应用替代颅神经进行面肌修复的一个主要缺点是缺乏自发的和情绪化的面部表情运动。咬肌神经转移最初需要咬牙激活；然而，一些研究已经报道了面部自发运动随时间能够改善。Manktelow 等报道了 45 例接受了由咬肌神经支配的自由皮瓣修复的患者，其中 85% 的患者可以在不咬的情况下微笑。在一项类似的研究中，Wang 等报告了他们的 16 名患者中 81% 的患者在术后 12 个月时露出了毫不费力的微笑。在这种潜在的大脑适应背后有几个原因。正常微笑时咬肌肌电图（EMG）显示在一组患者中同时存在电活动，提示咬肌核与面部核之间存在联系。胚胎学研究也证实了三叉神经纤维存在于面神经分支内。咬肌与面部神经之间的这种潜在的联系很可能是形成微笑的潜在原因。

使用咬肌神经进行面神经吻合的缺点相对较少。Wang 等报道了 25% 的患者在神经转移后咬肌萎缩，导致面部凹陷。也有报告说，在使用咬肌神经替代后，在做咀嚼动作时会发生脸部不自主的运动。这些报告很少，而且对患者的生活质量影响很小。表 66.1 总结了该方法的优点和缺点。

66.4 患者评估

根据术后面肌的功能状态，前庭神经鞘瘤术后面瘫可分为可逆性面瘫或不可逆性面瘫。可逆性面瘫是指神经再生后，存在电、生理和解剖连续的面部肌纤维。在缺乏长时间术前瘫痪的情况下，VS 术后出现面瘫的患者多为可逆性瘫痪。术前存在长时间面瘫或术后长时间面肌失神经支配的患者，由于面部肌肉纤维化，失去接受轴突生长的能力，可归为不可逆性瘫痪。在不完全瘫痪或部分恢复的患者中，面部肌肉可能在电生理学上保持多年活性，并对进一步的神经支配作出反应。肌电图研究可能有助于确定面部肌肉的状态。纤维性颤动电位的存在表明尽管失神经支配，面部肌肉在解剖上仍然完整，而电生理信号缺失则代表面部肌肉不可逆性瘫痪。

可逆性面瘫患者应尽早使用神经移植来恢复面部

表 66.1 可能的供体神经的优缺点

神经	优点	缺点
咬肌神经	与面神经解剖位置接近 高轴突密度 大脑适应性高 供体位置神经损伤较小	可能存在咬肌瘫痪 不自主咀嚼运动
舌下神经	解剖上接近面神经 高轴突密度 大脑适应性高	供区并发症（舌肌萎缩、言语障碍） 非自主面肌运动
脊副神经	仅在咬肌神经或舌下神经禁忌时使用	非自主面部运动及肩部运动 供区并发症（肩部无力）
跨面神经移植	模仿面部活动的能力	低轴突密度 需二期手术 延长失支配时间
膈神经	只有在其他适合神经均无法使用或有禁忌证时才能使用	随呼吸的面部不自主运动 供区并发症（偏侧膈肌瘫痪） 没有大脑适应潜能

肌肉神经支配。不可逆性面瘫患者必须经过功能肌腱单元转移或自由功能肌转移程序才能实现面部动态运动。鉴于面部肌肉的独特特征，必须尽一切努力使失神经支配的面部肌肉在长时间不可逆性瘫痪之前就恢复神经支配。

66.5 干预时机

面部肌肉失神经支配的时间是决定任何神经移植手术最终成功与否的最重要因素。长时间的失神经支配后，面部肌肉和神经连接的退行性改变以及瘢痕会影响轴突及收缩元件的机械响应。肿瘤切除术后面神经的功能状态可能被用作指导如何一步管理面肌瘫痪。

66.5.1 肿瘤切除过程中面神经连续性中断患者管理

人类身上连接运动皮质、边缘系统、面神经核与肌肉的神经纤维精细网络通过维持面部形态、特征性的神经支配和情感表达来投射个体特征。因此，在可行的情况下，面神经的连续性应通过直接吻合或通过间置移植物恢复（见第 64 章）。这通常在肿瘤切除时进行。神经外科医生和神经学家应该将他们对神经修复质量的信心传达给重建团队并且在手术报告中体现出来，因为这些信息会影响任何后续重建的时间和类型。当对面神经修复的质量有信心时，如果结果不能令人满意，可选择等待至少6个月，然后提供进一步的恢复选择。如果由于各种原因，对修复的质量没有信心，可以进行咬肌神经或替代供体神经的早期神经移植，连接到单个颊支，以保持主要面神经不受干扰。这使面部肌肉能够受到早期接受咬肌神经轴突以及晚期接受修复的面神经支配。

当面神经不能颅内吻合时，应尽快用替代颅神经对面部肌肉进行神经移植，最好在3个月内完成（图66.2）。咬肌神经可以转位并与主面神经或选定的远端支相连接。近端接合允许轴突通过多个颊和颧分支生长。为了引导轴突生长到需要的区域，可以选择性地切除不需要的侧支，以防止轴突逃逸。用这种方法，面部张力与肌肉偏移在3~6个月恢复，主要表现在上唇提升和眼睑。同时，使用腓肠神经的一期交叉面神经移植可以从完整侧招募面神经轴突，除了来自咬肌神经的运动输入外，还允许情绪和自发的面部运动。

66.5.2　肿瘤切除后面神经解剖完整患者的处理

先进的显微外科技术在脑桥桥角肿瘤切除术后对面神经的保护中占有很高的比例（>90%）。不幸的是，切除肿瘤后解剖保留面神经并不总是能得到令人满意的神经功能。Falcioni等的一项研究显示，接受CPA肿瘤切除术的患者中，65%的患者面部神经功能恢复正常或接近正常［House-Brackmann（HB）Ⅰ级和Ⅱ级］，29%的患者在12个月时面部神经恢复良好（HBⅡ级）。然而，在一组保留面神经连续性的患者中，术后早期面神经功能较差。在Falcioni等的研究中，研究组内

6%面神经功能恢复较差（HBⅢ、Ⅳ、Ⅴ级）。

面部完全或接近完全侧裂但神经完整的患者，临床表现为一个难题。在进行干预之前，通常建议观察1年的自然恢复期。这种方法延迟了一部分最终无法自行恢复的患者的及时治疗。由于对生活质量的影响和任何潜在干预的时间敏感性，预测面神经恢复的模式一直是许多研究的主题。有几项研究未能显示长期面神经恢复与肿瘤大小、术中对神经刺激的反应、术中刺激阈值、患者年龄、性别和术后肌电图表现之间有很强的相关性。在一项对184例VS术后面瘫患者的研究中，Axon和Ramsden得出结论，术后即刻临床面部功能的严重程度是预测远期疗效最准确的指标。Rivas等回顾了281例面部神经解剖完整的VS切除术后患者，发现对于开始出现HBⅤ级或Ⅵ级面瘫的患者，恢复率是1年后预后不良最可靠的预测指标。

以功能改善率为自变量的预测模型发现，其能够预测50%病例的1年后的预后不良，具有97%的敏感性和97%的特异性。基于此模型，对于面神经解剖完整且伴有HBⅤ级或更严重的面神经麻痹的患者，经过6个月的观察，至少有一个HB级别没有改善，可以考虑神经修复方案。相同的研究同样提示没有手术干预，术后面神经功能为HBⅤ级和Ⅵ级的患者在最初6个月内如果没有改善，即使延长观察时间，其预后仍然较差（最好预后HBⅤ级）。

在保留面神经连续性的肿瘤切除术后，其他因素也可能影响面神经移植手术的时机。在VS切除前存在任何程度的面瘫都应考虑早期干预。术前面肌无力提示长期的面神经压迫足以导致临床症状明显的肌肉失

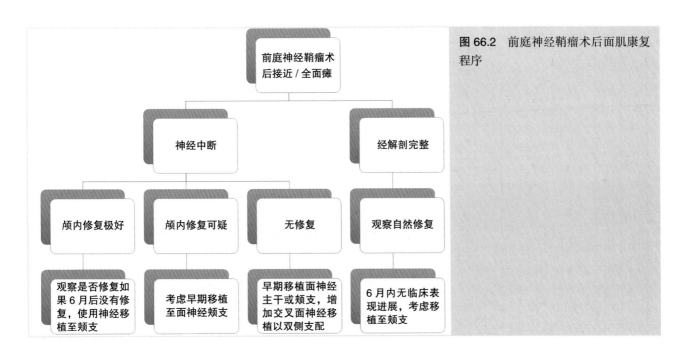

图66.2　前庭神经鞘瘤术后面肌康复程序

神经支配。在这种情况下，延长术后观察时间可能会造成不可逆的面部肌肉去神经支配。

66.6 手术技术

66.6.1 患者体位及准备

患者的体位和铺巾是按照经典腮腺手术进行准备的。电极用于肌电图监测，严格避免使用所有长效肌松剂。设计耳前切口，从根延长至腺叶下区域。使用1：100 000 肾上腺素浸润，其能够收缩血管而没有神经阻滞的作用。

66.6.2 确认咬肌神经

一些文献已经报道了识别咬肌神经的里程碑。Borschel 等描述了位于距耳屏前方 3cm 的垂直线与距颧弓下方 1cm 的水平线交点处的神经。虽然这种表面标记在大多数情况下是有用的，但它可能不适用于解剖变形、病程面部特征或儿童。最近，Collar 等描述了颧弓下三角作为识别咬肌神经的标志。颧弓下三角由颧弓下缘、颞下颌关节前缘以及面神经的颧支构成（图66.3、图 66.4）。一条平分颞下颌关节和颧弓之间的夹角的线对应于咬肌神经的路线。颧弓下三角覆盖在下颌骨乙状切口上的可再生解剖结构，咬肌神经通过该结构离开颞下窝进入咬肌深部。颧弓下三角是一个可靠的标志，在不同种族和面部尺寸的儿童和成人中仍可重复。

通过耳前切口暴露咬肌神经，将 SMAS 皮瓣从腮腺囊上翻开。钝性剥离用于识别和保存面神经分支。识别面神经的额支和颧支，从而可以安全游离和牵拉以暴露颧弓下三角。在下颌切迹上触诊软组织凹陷使外科医生安全暴露深部咬肌神经。为了确认下颌切迹位置，外科医生可以将针直接插入标记好的三角内。如果针头碰到骨头，那么要么是太靠前（冠状骨），要么是太靠后（髁突），要么是太靠下（下颌支）。当位于下颌切迹时，针可自由地进入颞下窝。使用精细止血器止血并逐层解剖，小心抬起并牵拉咬肌纤维。分离时建议使用窄的"S"形拉钩。当解剖接近咬肌的中间部分时，一个有光泽的肌内肌腱暴露出来。神经

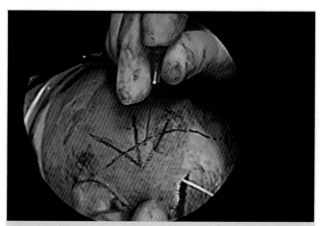

图 66.3 颧弓下三角的体表标志，用于识别咬肌神经。颧弓下缘、颞下颌关节前缘垂直线以及面神经的颧支构成颧弓下三角

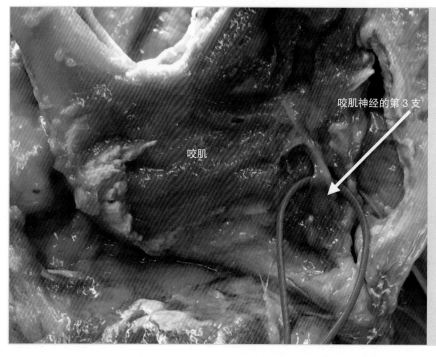

图 66.4 咬肌神经的解剖及其与颞下颌关节和颧弓的关系

咬肌神经的第 3 支

咬肌

通常位于这个结构的深处。在这个水平上，可以使用神经刺激器来确定神经的位置。用这种方法能够可以不必广泛破坏腮腺或咬肌，这样会使神经辨认更加困难。将解剖限制在颧弓下三角的范围内缩小了搜索范围。当接近神经时，可能会遇到伴随神经的血管。这些血管的出血会明显地掩盖手术区域，而肾上腺素溶液渗入咬肌可能有助于止血。

如果分离过程中出血，最好是使用浸润血管收缩剂的纱布而不使用烧灼，因为后者可能导致热传导性神经损伤。一旦确认咬肌神经位置，在神经周围通过一个血管环进行轻柔地牵拉。然后向下分离神经至有足够长度允许直接与目标神经进行吻合。神经刺激器应使用较低强度（0.5mA），以尽量减少早期神经传导阻滞，咬肌神经应保持完整，只有当外科医生准备好与面神经吻合时才应进行分离。过早地分离可能会导致搜寻时间延长，因为咬肌神经可能会移位或收缩。

66.6.3　咬肌与面神经吻合

一旦游离，咬肌神经就以端对端方式与面神经吻合。应该根据分支模式和预期结果选择面神经的吻合点。为了恢复音色和眼轮匝肌及上唇提肌的动态收缩，面神经颊支和颧支是吻合的额主要目标；即使吻合至面神经主干，颞支及下颌缘支神经再支配的临床症状也不明显。吻合中不包括颈支，下颌缘支及额支有助于轴突集中到口轮匝肌和上唇提肌。

66.7　咬肌神经移植物信号改善

如果听神经术后患者仅恢复部分面神经功能，眼睑闭合不充分，不对称连合音，微笑时唇偏移减少，那么这些患者可能适合使用咬肌神经与面神经吻合，从而增加进入面神经轴突。神经吻合依赖于肉眼可见的面肌纤维以及神经肌肉受体的存在。在临床上，这类患者在休息时表现出一定的肌肉张力和收缩，但在休息时肌肉长度（颧大肌）和肌张力减退。存在高张力（颧大肌静息肌长度缩短）但偏移不足的患者不适用神经吻合手术（图66.5）。

66.8　咬肌神经在游离功能肌瓣中的作用

在可逆性面瘫中面肌失去收缩能力时，咬肌神经也可以用来支配游离功能肌瓣，如面肌修复中的股薄肌（见第67章）。作为神经支配的唯一来源，咬肌神经可以支配股薄肌运动。咬肌神经也可以与其他神经对面肌或移植的股薄肌进行双神经支配。当与对侧面神经结合时，咬肌神经可以提供可靠的肌肉张力和运动，对侧神经提供协调的自发运动而不影响对侧面神经运动。

咬肌神经和对侧面神经的双重作用有点类似Terzi在1984年描述的"保姆"的概念。在最初的"保姆"过程中，从舌下神经到面神经的插入移植物在等待轴突通过跨面神经移植物生长的同时，被用来向萎缩的面部肌肉提供快速的神经输入。来自舌下神经的神经输入减少了失神经支配的肌肉上的瘢痕及纤维化。对侧面神经在第二阶段被连接到面神经。咬肌神经可与交叉面部神经移植一起作为"保姆"，分两步进行。同期进行对侧面神经和咬肌神经转移手术也能够获得成功。

66.9　与咬肌神经用于面肌修复相关的并发症

使用咬肌神经进行面肌修复患者耐受性良好，即使在双侧神经牺牲的情况下也能耐受，并且下颌功能很少受到影响。然而，咬肌完全去神经可能导致面部不对称，面肌较薄患者可能更为明显。这种不对称可以通过脂肪移植或使用面部填充物来治疗。有的患者在咀嚼时出现眼睑同步收缩。这种不必要的运动可用选择性神经支配或眼轮匝肌肌瓣切除术来治疗。

66.10　结果

与其他供体神经，如舌下神经、对侧面神经相比，咬肌神经提供了更快速的神经再生和更强的轴突输入。Hontanilla和Marre比较了使用咬肌神经到舌下神经进行微笑功能康复，并报道了使用咬肌神经移植具有更

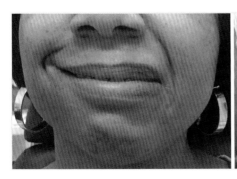
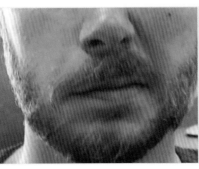

图66.5　伴有部分面神经恢复及低张力肌肉的患者为进行神经移植的适应证，而不完全恢复及高张力肌肉的患者则不适合

强的连合偏移和更快的运动开始时间（62天：132天）。一项类似的研究比较了经咬肌神经支配的股薄肌与经交叉面神经移植的面部康复，结果显示咬肌神经具有更好的连合移位。Bianchi 等进行 60 例患者随访发现咬肌神经进行面肌修复具有 100% 成功率。

物理治疗在面肌修复后最终预后中起到了重要作用，这样能够给患者提供一种积极参与的护理方法，可以改善面部对称性以及自发微笑的发展。

66.11　总结

面部表情是一种复杂的活动，是由大脑与脑干之间的一种微妙而复杂交流活动通过面部核和面部神经传递给面部肌肉。前庭神经鞘瘤切除后的面神经损伤使用任何其他颅神经都不能完全修复。然而，如果手术及时，咬肌神经为麻痹的面部提供了一种有效和可靠的恢复张力和自主面部运动的方法。

参考文献

[1] Conley J, Baker DC. Hypoglossal-facial nerve anastomosis for reinnervation of the paralyzed face. Plast Reconstr Surg. 1979; 63(1):63–72.

[2] Escat E, Viela A. Manuel operatoire de l' anastomose du nerf facial avec le nerf masserterin. Ann Mal Oreille Larynx. 1925; 77:1149–1159.

[3] Spira M. Anastomosis of masseteric nerve to lower division of facial nerve for correction of lower facial paralysis. Preliminary report. Plast Reconstr Surg. 1978; 61(3):330–334.

[4] Klebuc M, Shenaq SM. Donor nerve selection in facial reanimation surgery. Semin Plast Surg. 2004; 18(1):53–60.

[5] Boahene K. Facial reanimation after acoustic neuroma resection: options and timing of intervention. Facial Plast Surg. 2015; 31(2):103–109.

[6] Borschel GH, Kawamura DH, Kasukurthi R, Hunter DA, Zuker RM, Woo AS. The motor nerve to the masseter muscle: an anatomic and histomorphomet?ric study to facilitate its use in facial reanimation. J Plast Reconstr Aesthet Surg. 2012; 65(3):363–366.

[7] Cotrufo S, Hart A, Payne AP, Sjogren A, Lorenzo A, Morley S. Topographic anatomy of the nerve to masseter: an anatomical and clinical study. J Plast Reconstr Aesthet Surg. 2011; 64(11):1424–1429.

[8] Cruccu G. Intracranial stimulation of the trigeminal nerve in man. I. Direct motor responses. J Neurol Neurosurg Psychiatry. 1986; 49(4):411–418.

[9] Coombs CJ, Ek EW, Wu T, Cleland H, Leung MK. Masseteric-facial nerve coaptation—an alternative technique for facial nerve reinnervation. J Plast Reconstr Aesthet Surg. 2009; 62(12):1580–1588.

[10] Asaoka K, Sawamura Y, Nagashima M, Fukushima T. Surgical anatomy for direct hypoglossal-facial nerve side-to-end "anastomosis." . J Neurosurg. 1999; 91(2):268–275.

[11] Frey M, Happak W, Girsch W, Bittner RE, Gruber H. Histomorphometric stud?ies in patients with facial palsy treated by functional muscle transplantation: new aspects for the surgical concept. Ann Plast Surg. 1991; 26(4):370–379.

[12] Brenner E, Schoeller T. Masseteric nerve: a possible donor for facial nerve anastomosis? Clin Anat. 1998; 11(6):396–400.

[13] Manktelow RT, Tomat LR, Zuker RM, Chang M. Smile reconstruction in adults with free muscle transfer innervated by the masseter motor nerve: effectiveness and cerebral adaptation. Plast Reconstr Surg. 2006; 118(4):885–899.

[14] Wang W, Yang C, Li Q, Li W, Yang X, Zhang YX. Masseter-to-facial nerve transfer: a highly effective technique for facial reanimation after acoustic neuroma resection. Ann Plast Surg. 2014; 73 Suppl 1:S63–S69.

[15] Schaverien M, Moran G, Stewart K, Addison P. Activation of the masseter muscle during normal smile production and the implications for dynamic reanimation surgery for facial paralysis. J Plast Reconstr Aesthet Surg. 2011; 64(12):1585–1588.

[16] Gasser RF. The development of the facial nerve in man. Ann Otol Rhinol Laryngol. 1967; 76(1):37–56.

[17] Rozen S, Harrison B. Involuntary movement during mastication in patients with long-term facial paralysis reanimated with a partial gracilis free neuromuscular flap innervated by the masseteric nerve. Plast Reconstr Surg. 2013; 132(1):110e–116e.

[18] Terzis JK, Tzafetta K. The "babysitter" procedure: minihypoglossal to facial nerve transfer and cross-facial nerve grafting. Plast Reconstr Surg. 2009; 123 (3):865–876.

[19] Falcioni M, Fois P, Taibah A, Sanna M. Facial nerve function after vestibular schwannoma surgery. J Neurosurg. 2011; 115(4):820–826.

[20] Silverstein H, Willcox TO, Jr, Rosenberg SI, Seidman MD. Prediction of facial nerve function following acoustic neuroma resection using intraoperative facial nerve stimulation. Laryngoscope. 1994; 104(5, Pt 1):539–544.

[21] Axon PR, Ramsden RT. Intraoperative electromyography for predicting facial function in vestibular schwannoma surgery. Laryngoscope. 1999; 109(6): 922–926.

[22] Rivas A, Boahene KD, Bravo HC, Tan M, Tamargo RJ, Francis HW. A model for early prediction of facial nerve recovery after vestibular schwannoma surgery. Otol Neurotol. 2011; 32(5):826–833.

[23] Collar RM, Byrne PJ, Boahene KD. The subzygomatic triangle: rapid, minimally invasive identification of the masseteric nerve for facial reanimation. Plast Reconstr Surg. 2013; 132(1):183–188.

[24] Henstrom DK. Masseteric nerve use in facial reanimation. Curr Opin Otolaryngol Head Neck Surg. 2014; 22(4):284–290.

[25] Bermudez LE, Nieto LE. Masseteric-facial nerve anastomosis: case report. J Reconstr Microsurg. 2004; 20(1):25–30.

[26] Biglioli F, Frigerio A, Colombo V, et al. Masseteric-facial nerve anastomosis for early facial reanimation. J Craniomaxillofac Surg. 2012; 40 (2):149–155.

[27] Sforza C, Frigerio A, Mapelli A, et al. Facial movement before and after masseteric-facial nerves anastomosis: a three-dimensional optoelectronic pilot study. J Craniomaxillofac Surg. 2012; 40(5):473–479.

[28] Alam DS, Haffey T, Vakharia K, et al. Sternohyoid flap for facial reanimation: a comprehensive preclinical evaluation of a novel technique. JAMA Facial Plast Surg. 2013; 15(4):305–313.

[29] Harrison DH, Grobbelaar AO. Pectoralis minor muscle transfer for unilateral facial palsy reanimation: an experience of 35 years and 637 cases. J Plast Reconstr Aesthet Surg. 2012; 65(7):845–850.

[30] Biglioli F, Colombo V, Tarabbia F, et al. Double innervation in free-flap surgery for long-standing facial paralysis. J Plast Reconstr Aesthet Surg. 2012; 65(10): 1343–1349.

[31] Faria JC, Scopel GP, Ferreira MC. Facial reanimation with masseteric nerve: babysitter or permanent procedure? Preliminary results. Ann Plast Surg. 2010; 64(1):31–34.

[32] Hontanilla B, Marré D. Comparison of hemihypoglossal nerve versus masseteric nerve transpositions in the rehabilitation of short-term facial paralysis using the Facial Clima evaluating system. Plast Reconstr Surg. 2012; 130(5): 662e–672e.

[33] Hontanilla B, Marre D, Cabello A. Facial reanimation with gracilis muscle transfer neurotized to cross-facial nerve graft versus masseteric nerve: a comparative study using the FACIAL CLIMA evaluating system. Plast Reconstr Surg. 2013; 131(6):1241–1252.

[34] Bianchi B, Ferri A, Ferrari S, Copelli C, Salvagni L, Sesenna E. The masseteric nerve: a versatile power source in facial animation techniques. Br J Oral Maxillofac Surg. 2014; 52(3):264–269.

第 67 章 前庭神经鞘瘤所致面瘫的股薄肌游离肌皮瓣修复

Samir Mardini, Marissa A. Suchyta

67.1 引言

对于患有前庭神经鞘瘤的患者，面瘫可以由切除肿瘤时面神经受压、牵拉或被切断引起；此外，立体定向放射也有极小概率引起面瘫。暂时性或永久性面瘫会给患者带来巨大的社会和心理影响。面部表情是患者与社会融合沟通的不可或缺的方面之一，它使得健康人声明愿意花 8 年时间矫正单侧面瘫。在尝试挽救患者面部肌肉或进行神经移植后效果不理想时，游离肌皮瓣移植是一种通过手术方式来使患者重获动态、自发面部表情的有效方式。

Pickrell 等于 1952 年首先利用游离肌皮瓣进行直肠括约肌的重建。1976 年，Harii 及其同事利用股薄肌恢复了面部运动，使该肌肉与三叉神经的深部颞支建立联系，从而使咬合时产生微笑动作。使用一阶段操作恢复微笑，通常利用咬肌的运动分支来支配股薄肌，并且当跨面神经移植手术可能会产生不良结果时，股薄肌皮瓣仍然可以发挥作用。通常来讲，对于从对侧再支配的神经较慢且效果不理想的老年患者、无法进行跨面神经移植的双侧面瘫患者和由于神经纤维瘤病 2 型或其他原因而可能在对侧发生麻痹的患者，这是正确的。

1990 年，Thompson 和 Gustavson 率先采用了两阶段的面部神经移植技术。将腓肠神经移植到对侧功能性面神经的分支中。腓肠神经移植到上唇皮肤下方，并埋入皮下组织中 6~12 个月，随后进入第二阶段，通过将股薄肌转移到口角部位，从而通过上唇抬高以及横向和向上运动，恢复微笑功能。跨面神经移植可以使来自面神经的轴突纤维横越神经移植物到达脸部无功能的一侧。在手术的第二阶段，获取一块游离肌皮瓣并将其植入瘫痪的面部，并将肌皮瓣与先前放置的跨面神经移植物连接。关于第二阶段手术最早的报道使用的是趾伸屈肌游离皮瓣。Terzis 描述了胸小肌，尤其在儿童面瘫患者中，是面部恢复的有利肌肉。后来 Harrison 和 Grobbelaar 发表了一系列有关使用胸小肌使面瘫患者恢复新生的文章。在 1990 年，O'Brien 及其同事率先在手术的第二阶段利用了股薄肌进行移植。将跨面神经移植物与股薄肌进行连接，可以恢复动态和自发的面部动作。尽管胸小肌有很多优点，但由于股薄肌易于收获，并且能够轻松地由两个团队同时进行手术，因此股薄肌的使用更加频繁。

对于愿意接受两阶段手术且年龄小于 60 岁的单侧面瘫患者，作者建议进行跨面神经移植 + 股薄肌皮瓣移植的两阶段手术，因为其自发性明显好于利用咬肌神经分支的一阶段手术。最近，我们一直在进行跨面神经移植，在第二阶段股薄肌移植时，我们将咬肌神经分支和跨面神经移植物端侧吻合以提升肌肉力量。

67.2 该手术的优点、缺点以及使用原因

当用于面部修复时，股薄肌肌皮瓣具有几个明显的优点。股薄肌的解剖结构较为固定，神经血管蒂位置明确。经过一些修剪后，其大小和体积非常适合面部使用。此外，两个团队可以同时工作以收集皮瓣并准备受体部位，从而减少手术时间。获取股薄肌后，大腿不会产生功能障碍，仅在大腿内侧留下离散的瘢痕。筋膜与耻骨的近端皮肤也通过皮瓣收集，并用于固定至上唇，如 Terzis 和 Karypidis 所述。这样就可以在上唇处提供薄组织，并能为缝合提供支点（图 67.1）。此外，还可以通过皮瓣收集皮岛，并用于修补口腔内外软组织缺损。股薄肌皮瓣的以上优点使得大多数外科医生偏爱使用游离肌皮瓣移植进行面部修复。

67.3 患者评估和选择

前庭神经鞘瘤（VS）切除术后进行面部修复的时机和方法至关重要。VS 切除术后出现面神经麻痹的患者可分为 3 个不同的临床亚组：

1. 完全可逆型面神经麻痹：具有存活的面肌纤维，可通过向内生长神经轴突来对神经支配做出反应。这些患者在肌电图（EMG）上具有多相动作电位，提示有活跃的面神经再生和健康的表情肌。如果这些患者的面神经在解剖学上受到干扰，则可以进行神经修复、额外神经移植，或应尽快进行跨面神经移植，以最大限度地减少肌肉缺少神经支配时间。如果面神经解剖完整，则应首先观察患者的自发恢复情况。

面神经功能恢复时间是一个有争议的问题。最常见的建议是观察 1 年时间，等待面神经结构完整的面瘫患者面神经功能自发恢复。该决定基于：许多报道提示术中和术后电生理检查的可靠性不足以预测 VS 手术后 1 年面神经功能状态。但是，这种标准方法的一个缺点是等待时间过长，往往会延后神经移植，并常常导致移植后移植物功能不尽如人意，最终需要采取

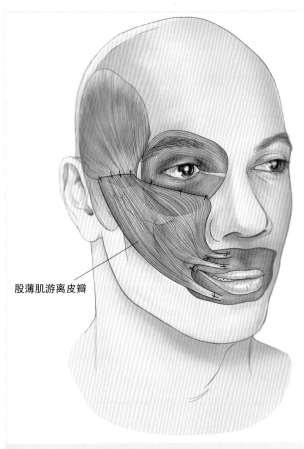

股薄肌游离皮瓣

图 67.1　使用股薄肌恢复微笑功能示意图

进一步的措施才能达到所需的结果。长时间的延迟会导致表情肌运动终板功能丧失。根据 281 例患者的结果回顾，提出了一种不同的方法，该方法利用了 Rivas 及其同事引入的预测模型。他们建议根据 VS 切除后 6 个月的面神经功能恢复率确定干预时间表。该模型建议对面神经解剖学完整、House–Brackmann（HB）V 级或更差且在过去 6 个月中 HB 评分没有改善的患者，在 6 个月时进行神经修复。该模型也得到了 Albathi 等的支持，Albathi 等主张如果没有再神经化的临床迹象，建议在 6 个月时进行干预。这些最新研究均未主张术后 6 个月进行肌电图检查，而是完全基于临床。

2. 完全不可逆型面神经麻痹：患者的面部肌肉由于长期缺乏神经支配，而导致完全不可逆的损害。其中大部分患者在 VS 切除术后保留了完整的面神经，期望能够自发地恢复肌肉功能。该亚组患者的面部肌肉存在收缩单元功能失调、肌纤维萎缩以及肌卫星细胞的丢失，因此对再神经化治疗无反应。这些患者没有表现出肌电图电位，通常被称为"沉默肌电图"。该亚组患者最好使用游离肌皮瓣移植或区域性肌肉移植，以代替无功能的肌肉。在这一亚组中，干预的时机取决于患者何时方便。因为面部肌肉缺乏神经支配的状

态是永久性的，所以该组患者手术没有任何紧迫感。该亚组是本章的重点。在两阶段手术的过程中，通过股薄肌皮瓣移植、跨面神经移植从而恢复微笑，是我们首选的重建方法。在某些患者中，我们还将进行将股薄肌游离皮瓣移植到咬肌部位的一阶段手术。

3. 部分可逆型面神经麻痹：这部分患者表现出的部分面神经功能恢复使得干预方案的选择更加复杂。这些患者的面部肌肉具有功能，但可以通过神经移植或功能性肌肉移植的方式来解决肌无力的症状。该亚组中出现鼻唇沟变浅、口角下垂和眼睑下垂，但在试图做出面部表情时存在面部肌肉运动证据的患者，可以考虑通过补充神经移植或很跨面神经移植来进一步修复。如果考虑到神经移植，EMG 上应出现肌纤维震颤波。然而，患者完全符合上述标准，我们尚不清楚哪些患者的神经移植效果会足够好，从而不再需要进一步重建。或者，当患者 1 年后检查结果没有明显变化，并且肌电图没有纤颤迹象时，应进行肌肉移植。极少数情况下，患有严重痉挛性肌肉功能或突触的患者也可以考虑进行肌肉移植。这些患者的提肌和颧肌过度收缩，表现为过深的鼻唇沟，且在尝试微笑时鼻唇沟无偏移。

对于那些进行神经移植预计不会产生较明显效果的患者，如肌肉长期失神经支配导致完全不可逆性面瘫的患者以及面部神经功能部分恢复的患者，应考虑进行肌肉移植（包括股薄肌游离皮瓣移植）。

67.4　手术相关解剖

Gracilis 是拉丁文，意思是"细长"，是一条细细的带状肌肉，位于大腿内收肌群的最表面。肌肉的起点在耻骨联合处，长收肌肌腱的内后方。当患者处于蛙腿位置时，可以在耻骨前的大腿内侧触及长收肌肌腱。股薄肌起点很广，从耻骨下支至耻骨联合下部。它位于缝匠肌的后方，在半腱肌的下半部的前方，紧靠缝匠肌后方插入胫骨内侧髁。股薄肌的大小取决于患者的身材和体型，平均长 30cm，近端 5~8cm（儿童3~4cm），厚 3cm，由上到下逐渐变细。

股薄肌有利皮瓣的主要血管蒂是旋股内动脉的分支，或者是股深动脉的直接分支。这跟主要血管蒂在耻骨结节下方约 10cm 处进入长收肌与内收肌之间。股薄肌在肌肉的远端还具有一个小蒂，它从股浅动脉分出（图 67.2），在 10% 的情况下，膝降动脉的分支也为其供血。主要血管蒂有两个条静脉，位于动脉旁，分别汇入股深静脉，或汇聚成一条共同静脉。

股薄肌由闭孔神经的前支支配。该神经在股薄肌内测比血管蒂高 1~2cm（距耻骨结节 6~7cm）的位置进入股薄肌。该神经一般有 3 个走行倾向，通常分为两

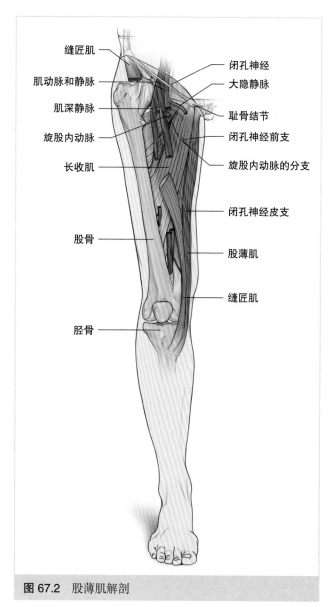

图 67.2　股薄肌解剖

图中标注：
缝匠肌
肌动脉和静脉
肌深静脉
旋股内动脉
长收肌
股骨
胫骨
闭孔神经
大隐静脉
耻骨结节
闭孔神经前支
旋股内动脉的分支
闭孔神经皮支
股薄肌
缝匠肌

67.5　手术技巧

67.5.1　股薄肌皮瓣获取

术前，患者在静止时微笑拍照，以便将正常一侧面部微笑矢量镜像到患侧。在坐姿麻醉之前，鼻唇沟和微笑矢量会标记在正常侧。在患侧，微笑矢量基于正常侧进行标记。在全麻、经口气管插管下对患者进行皮瓣的获取和植入手术。气管导管被缝合在正常侧的任一下颌牙齿之上，以便使嘴唇不变形，并且术者接触到上下嘴唇的中线。患者仰卧位，准备充分并铺巾。我们在对侧大腿上获取股薄肌皮瓣，获取皮瓣后将皮瓣旋转 180°，股薄肌的近端筋膜与上唇和下唇相连，股薄肌的远端与颞深筋膜和耳前区缝合。将需要使用的腿摆放成在"青蛙腿"姿势，外科医生站在对侧。画线标记长收肌位置。股薄肌位于长收肌后方。因此，在内收肌后缘后方 2~3cm 处再画一条平行线。切口始于耻骨联合的远端 5cm，并根据患者的年龄和要采集的股薄肌大小而扩展 10~15cm（图 67.3）。我们希望能够接近耻骨，以便获取完整的股薄肌，但是我们不想在靠近褶皱部位切开。

切口是通过皮肤和皮下组织向下延伸至筋膜，以避免损伤位于切口前方的大隐静脉。在长收肌上切开筋膜，然后向后继续解剖，直到抵达内收肌和股薄肌之间的隔膜。如果要收获皮肤岛，则必须在游离皮瓣中保留该隔膜。长收肌向前缩回，暴露股薄肌血管蒂。在成人中，血管蒂在位于低于耻骨结节 8~10cm，呈 90° 进入股薄肌。长收肌与股薄肌间的平面出现后，随着解剖的深入，长收肌与大收肌间的平面出现，血管蒂及鼻孔神经分支也得到了充分暴露。在大腿中部进行解剖，可在远端看到第二血管蒂。根据重建所需的股薄肌大小，将股薄肌近端暴露至耻骨结节，远端 15~20cm。在整个长度上向周围解剖肌肉，注意不要损伤肌肉的上皮细胞。如果脸颊上的薄皮瓣束缚在肌纤维上，则会干扰肌外膜细胞从而导致皮肤凹陷。如果面部皮肤皮瓣较厚，则不必担心这个问题。接下来，沿周向解剖肌肉，并向近侧解剖血管蒂，直到获得足够的长度。根据我们的经验，最好收获整个长度的血管，以避免在植入期间出现问题。通常，将血管蒂从近端解剖至股深动静脉的分支 / 汇合处。闭孔神经向近侧解剖至闭孔。需要进行束间解剖，以将股薄肌支的分支与闭孔神经的其他前支以及内收肌长短支分离。可以刺激神经以引起股薄肌的收缩。

几条 4-0 可吸收缝线在肌肉的浅表部分成两排缝合，一排紧贴前边缘，另一排在距后缘 2~3cm 处。这将使股薄肌在植入面部时准确恢复到和在大腿时一样

个分支，分别支配上方与下方肌肉。一般来讲，神经的分叉位于血管分叉的近端 2cm 处。上支通常是较大的分支，先横向延伸，然后向下后方延伸。下支与前方肌肉边界平行，距该肌肉边缘的平均距离是 2cm。该神经解剖学上的分叉已经被用来在进行游离肌皮瓣移植时将股薄肌分离成两个独立的运动单元。

股薄肌的作用是屈膝屈髋。但是，去除该肌肉后临床上没有发现功能缺陷。瘢痕通常在 10~15cm 处，位于大腿内侧不显眼。通过对大腿的浅筋膜进行细致的对合缝合，并在获取肌皮瓣时间断进行，瘢痕愈合一般极佳。

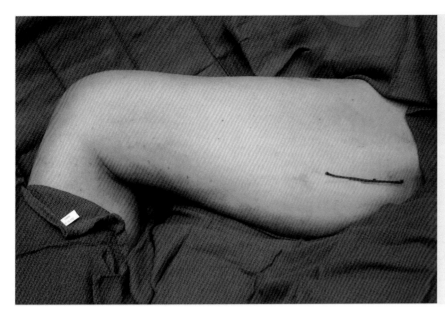

图 67.3　切口位于内收肌后缘后方 2~3cm，起自腹股沟折痕远端 5cm 并向远端延长 10~15cm

的张力和长度（图 67.4）。然后将血管蒂、神经和肌肉分开。2/3 的肌肉被取下，以避免在脸颊堆积。

当使用咬肌的分支来支配股薄肌时，较少的肌肉会产生较强的偏移。因此，在这种情况下，我们倾向于使用更少的肌肉。在面部构建的图像用于确定需要的股薄肌的大小（图 67.5）。使用电刀将肌肉的近端从骨头上分离。远端使用胃肠吻合器横切可以止血，并且为植入过程中在肌肉周围缝合时提供稳定结构。将股薄肌放置在脸上。如果没有吻合器，可以使用 4-0 单丝缝合线锁边缝合。肌肉的远端植入脸的侧面，吻合钉很深，不太可能产生挤压或易被触及的问题。

67.5.2　供给侧处理

取前 2/3 的肌肉，股薄肌的重量为 10~30g，具体取决于患者的体型。理想情况下，原位修剪肌肉以最大限度地缩短缺血时间。当面部被完全解剖后，神经被切断，血管被结扎并被切断。止血，放置引流管，松散地缝合阔筋膜，然后缝合大腿的浅筋膜然后先间断缝合皮肤，再行皮下缝合来封闭皮肤。

67.5.3　接受侧准备

使用改良 Blair 术式，切口延伸至下颌骨正下方（图 67.6）。将皮下深皮瓣抬高至腮腺的前缘，然后切开浅表肌肉腱膜。在该平面上继续解剖，直到口角和鼻唇沟为止，露出颧弓和颧骨隆起以及内侧口轮匝肌。在内侧对上唇的人中和下唇的中线进行解剖。在这些位置植入股薄肌的筋膜，以集中上下嘴唇的中线。根据需要去除脸颊脂肪，从而形成一个类似于口袋的结构，来容纳更多的肌肉瓣。在两阶段手术时，在手术的第

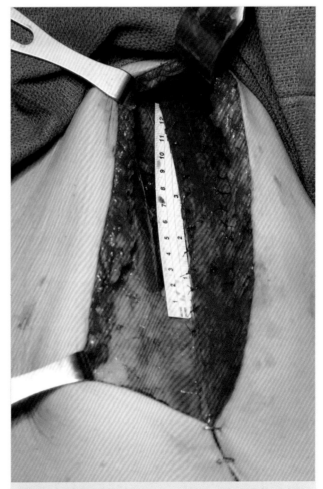

图 67.4　暴露分离股薄肌后，可吸收缝线分两排缝合股薄肌前面，一排在上端，一排在前缘后 2~3cm

一阶段将其固定在跨面神经移植残端处（图 67.7）。如果进行一步手术，则咬肌神经定位在颧弓下方。

使用 2.0 的 Mersilene 缝线锚定内侧和外侧。Zuker 和 Bains 出于相同目的使用 0-0 Vicryl 缝线，效果同样极佳。缝合线放置在下唇、嘴角、上唇、人中、鼻翼根部，并沿眶下缘和颧骨体的内侧及下眦放置线结（图 67.8）。放置缝合线位置的正确与否对于能否取得良好的效果至关重要，因为这些缝合线的位置决定了微笑向量和面部是否对称。在缝合线适当增加张力以模仿对侧微笑（图 67.9）。我们花费了大量的时间来确定缝线的位置，直到患者的微笑完全满意为止。注意避免嘴唇外翻或倒立以及皮肤凹陷。为了获得最佳效果，

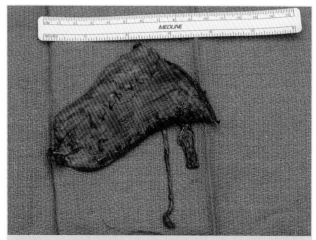

图 67.5　根据使用无菌巾制作的模板来修剪股薄肌。在这张图片中，股薄肌被旋转了 180°，并以嵌入的方式定向。图左侧可见近端薄筋膜

需要平滑的拉力、等高线以及合适的矢量。在确认缝合的位置提供了理想的微笑后，测量股薄肌的方法是将嘴角和嘴唇放在合适的位置，使之与静止时对侧正常侧相匹配。使用这些测量数据，从一块无菌巾上剪出一个面部所需肌肉的形状模板，以指导股薄肌的裁剪，从而获得肌肉（图 67.10）。为了避免在颧骨上形成肌肉块，我们在螺旋线根部前方 1cm 的位置在骨膜上做一个切口，暴露骨质，向上牵拉骨膜，打磨颧弓和颧骨隆突，以求面部对称。

裁剪好的肌肉被送到术野中，先前放置的缝合线被缝在筋膜上并被绑紧（图 67.1）。然后将股薄肌的侧面横向收回，直到先前放置的张力调节缝线恢复到间距 1cm 为止（图 67.11）。一旦肌肉恢复到适当的长度，就将其缝合到颧弓表面的颞深筋膜和耳朵上部前方的浅表肌肉腱膜上。这个矢量决定横向固定肌肉的位置。口角和鼻唇沟的缝线应稍微过紧，因为术后可能会出现轻微松弛。

使血管蒂指向下颌骨的下界，然后进行微血管吻合。动脉吻合用 10-0 尼龙缝合线进行，静脉吻合用 Synovis 吻合器完成。闭孔支靠近跨面神经移植物或咬肌支。以前我们将面神经移植物放置在龈颊沟中，并通过龈颊沟切开术在切口中进行神经吻合术。在过去的 3 年中，我们一直将跨面神经移植物一直延长到耳前区，以便能够在需要时使用咬肌支和跨面神经移植物进行端侧吻合，尽量靠近肌肉进行神经吻合可尽可能减少肌肉无神经支配时间。

肌肉再灌注后，立刻对闭孔神经进行微刺激。这种刺激有助于确定肌肉仿制的位置是否合适。充分止血，将 Penrose 引流管放置在血管蒂外侧最需要引流的

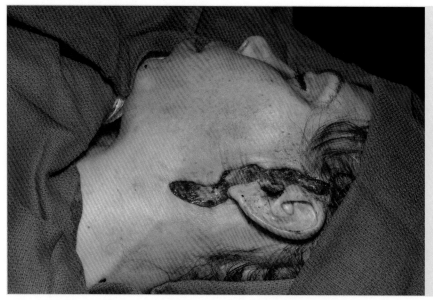

图 67.6　面瘫侧可见改良 Blair 切口延长至下颌下

部位。用皮肤缝线和4-0尼龙缝线间断缝合关闭切口(图67.12）。

67.6　股薄肌游离皮瓣的并发症及其处理方案

在进行股薄肌游离皮瓣移植时，并发症并不常见。最常见的并发症是少数患者出现血肿。当检测到脸颊肿胀时，可根据临床症状采取几种方法进行处理。如果脸颊大小迅速扩大和（或）多普勒超声检查发现血管受损，则需要立即进行手术干预。如果脸颊大小稳定，并且皮瓣的动脉和静脉已开放，我们将立刻进行超声检查，并请放射科医生协助评估，以做出最佳决定。

在进行超声检查时，需要有一个手术团队的成员在场，以确定血肿的确切位置、体积及其对血管的影响。几个案例显示：在患者脸颊肿胀更多是由于组织水肿而不是血肿引起的情况下，以上评估方案有助于避免再次手术探查。在有条件的情况下，还可以尝试超声引流。当认为需要进行手术疏通血管时，请立即进行手术，手术过程中要格外小心，以免压迫血管蒂，以防止血栓形成，并避免压迫覆盖于其上的皮肤。如果对血管通畅性或皮瓣的生存能力有任何疑问，则应毫不犹豫地进行再探查。尽早发现问题至关重要，因为80%以上的患者可以成功抢救皮瓣。大腿获取皮瓣的部位也可能发生血肿，这也需要迅速引流。对文献进行系统性回顾分析，股薄肌游离皮瓣移植术后血肿的平均发生率约为3.6%。

股薄肌移植的微血管衰竭并不常见。但是，术后可能会发生血管痉挛。尽管这是一种罕见的并发症，但静脉功能不全通常比动脉血栓形成更严重。若出现这种情况，肌肉肿胀和僵硬将会比多普勒信号变化更早出现。股薄肌游离皮瓣移植术后血管损害的平均发生率约为1.4%。

感染很少见，并且所有患者均接受 5 天的围手术期抗生素治疗。研究表明，需要清创术或进一步抗生素治疗的患者仅有 3.5%。根据 Lee 和他的同事的报道，107 例接受股薄肌游离皮瓣移植的患者中有 6 例发生感染。所有这些患者均接受了预防性克林霉素或克林霉素联合治疗，这表明在这种情况下克林霉素的效果可能不佳。在这项研究中，使用氨苄西林舒巴坦的患者

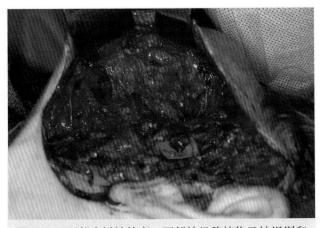

图 67.7　面部皮瓣被抬高。面部神经移植物已被识别和保护，见绿色背景。我们有两个面部神经移植：右上角的支配微笑，左下角的支配下唇（本章不讨论）

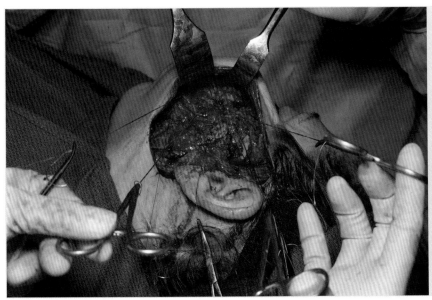

图 67.8　缝线位于下唇、嘴角、上唇、人中、鼻翼基部，沿眶下缘和颧骨体低于内、下眦

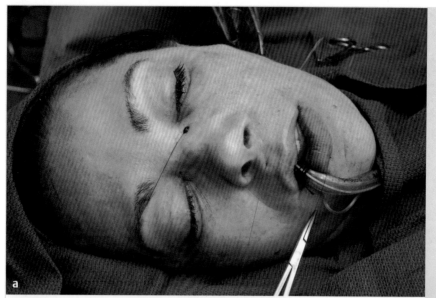

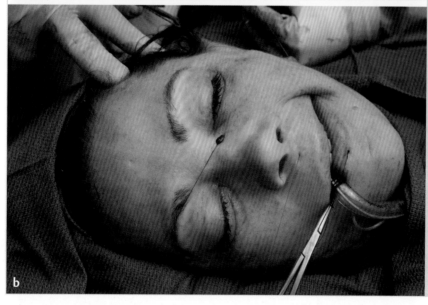

图67.9 （a，b）张力置于缝合部位以模拟对侧微笑。在这张图中看到的Prolene缝线是用来固定上唇和下唇中心的筋膜的一个组成部分，上缝线通过将一部分肌肉偏向内侧来使上唇提升

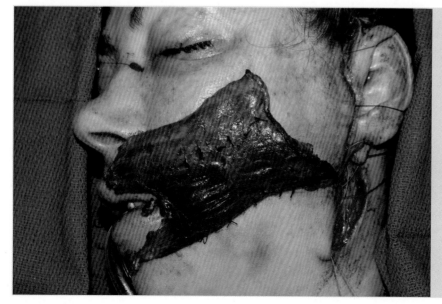

图67.10 肌肉被裁剪成所需的形状。为了得到最优结果，需要一个平滑的轮廓和最优的向量。在获取肌肉前完成裁剪。这张图片演示了插图，便于可视化

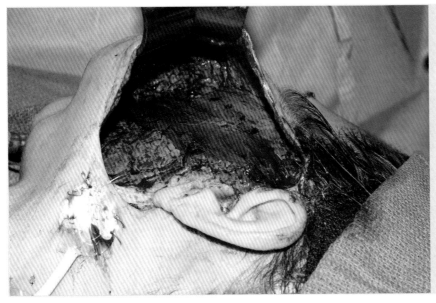

图 67.11　动静脉吻合后的股薄肌皮瓣。术后放置 Cook Schwartz 可植入多普勒系统进行监测

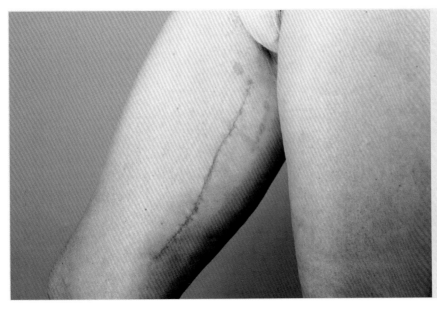

图 67.12　股薄肌术后 7 个月供体位置。这例患者的切口超出了收获皮瓣所需要的范围

均无术后感染，这表明单一使用氨苄西林舒巴坦作为围手术期的药物可以提供足够的抗菌效果，并且是最有效的一线预防措施。

67.7　补救手术

　　一些患者需要进行减重程序，修剪植入物（更改微笑向量），重新放置口角和嘴唇缝线以及矫正皮肤皱褶。最常见的补救手术是鼻唇沟边缘化和去除过多肿物。估计有 10% ~20% 的患者需要后续手术减少皮瓣体积或重新定位鼻唇沟。脸部肿胀在最初的 6~12 周内消失。因为移植后股薄肌使嘴唇而不是腿移动，负荷明显减少，所以随着时间的流逝，肌肉会有所萎缩。因此，在手术后的第一年，脸颊体积会进一步减少。

功能缺失的最常见原因是第一阶段跨面神经移植手术意外导致供体神经不足。

67.8　手术要点和陷阱

67.8.1　股薄肌皮瓣获取

● 切口距腹股沟 3~5cm。

● 保留股薄肌外膜，防止移植后皮肤产生皱纹。

● 即使你认为受体侧血管长度足够，也应该获取完整的股薄肌血管蒂（尽可能长地保留血管）。

● 在解剖血管蒂的过程中，应该观察到供应内收肌的大血管分支。在放置血管夹并切割血管前，确认可以看到股薄肌血管蒂的另一端。

- 获取前 2/3 的肌肉，留下后 1/3。可以将支配肌肉后 1/3 的神经分支放置在前 2/3 的肌肉上，起直接神经化作用。
- 在获取肌皮瓣时，放松皮肤和肌肉以重新灌注组织。

67.8.2　接受侧准备和皮瓣植入

- 提起面部的厚皮皮瓣来防止由于皮肤与肌肉的异常连接所引起的皮肤不等高和可见褶皱。
- 可以通过打磨减少骨质来减少颧骨上的肌肉突出。如果患者面神经额支、颧支功能缺失，则可以切除颧弓上的软组织。如果患者面神经额支、颧支有功能，则可以从外到内剥离骨膜来接近颧弓，再进行骨骼打磨。
- 远端解剖面动静脉直至口角。这样皮瓣血管蒂可以接近面部血管。当股薄肌的近侧筋膜缝合到嘴唇上时，其血管蒂可能比预期的位置稍靠后，这可能会导致血管蒂无法靠近面部血管。在这种情况下，颞浅血管将作为受体血管。
- 在接受侧准备时，注意不要损伤颞浅血管，以备需要用到它时来进行微血管吻合。

67.9　临床案例

36 岁女性，初诊左侧 VS 后 7 年（图 67.13）。诊断后不久，她进行了第一次切除术，导致左侧面部轻度瘫痪，随后几乎完全康复。由于残留的肿瘤，她在第二年再次进行了手术，导致左侧面部完全瘫痪。在我们中心就诊前，她的左眼皮上就像放了一枚黄金重物。她的内听道底部残留肿瘤进一步增大，接受了伽马刀治疗。

她做了肌电图检查，电生理结果显示左侧面神经严重损伤，无法获得左侧复合动作电位。细针肌电图检查显示仅有极少量萎缩的面神经支配颏肌。

由于面部长期瘫痪，我们进行了跨面神经移植，随后进行了股薄肌移植。将闭孔神经与跨面神经移植物吻合。我们使用了一个附加的无血管蒂神经移植物来连接咬肌神经分支和跨面神经移植物。咬肌神经分支提供神经纤维增强股薄肌的功能。在第一阶段的跨面神经移植过程中，患者也做了 Terzis 和 Kyere 所描述的使用小型掌肌肌腱进行了左眼角膜塑形。

6 个月后，患者可以自主微笑；3 周后，她有了咬

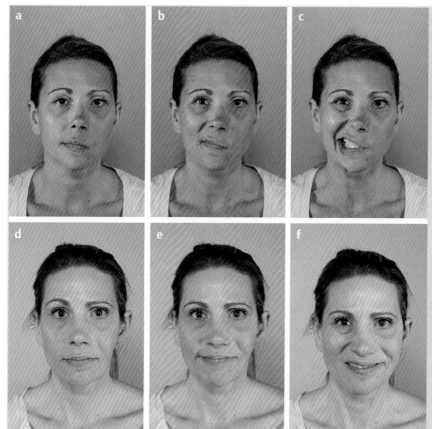

图 67.13　术前患者：（a）休息状态，（b）轻柔微笑，（c）满脸微笑。术后 15 个月的结果显示患者：（d）处于休息状态，（e）轻柔微笑，（f）满脸微笑。静态方法治疗前庭神经鞘瘤术后发生面瘫

合感。该患者面部肌肉功能恢复极佳，并且笑容很对称。但是她的下唇明显不对称，对肉毒杆菌毒素注射也不感兴趣。

参考文献

[1] Sinno H, Thibaudeau S, Izadpanah A, et al. Utility outcome scores for unilat?eral facial paralysis. Ann Plast Surg. 2012; 69(4):435–438.

[2] Pickrell KL, Broadbent TR, Masters FW, Metzger JT. Construction of a rectal sphincter and restoration of anal continence by transplanting the gracilis muscle. Ann Surg. 1952; 135(6):853–862.

[3] Harii K, Ohmori K, Torii S, Harii K. Free gracilis muscle transplantation, with microneurovascular anastomoses for the treatment of facial paralysis. A preliminary report. Plast Reconstr Surg. 1976; 57(2):133–143.

[4] Verdú E, Ceballos D, Vilches JJ, Navarro X. Influence of aging on peripheral nerve function and regeneration. J Peripher Nerv Syst. 2000; 5(4):191–208.

[5] Evans DGR, Lye R, Neary W, et al. Probability of bilateral disease in people presenting with a unilateral vestibular schwannoma. J Neurol Neurosurg Psychiatry. 1999; 66(6):764–767.

[6] Thompson N, Gustavson EH. The use of neuromuscular free autografts with microneural anastomosis to restore elevation to the paralysed angle of the mouth in cases of unilateral facial paralysis. Chir Plastica Chirurgia Plastica. 1976; 3(3):165–174.

[7] Vedung S, Hakelius L, Stålberg E. Cross-face nerve grafting followed by free muscle transplantation in young patients with long-standing facial paralysis. Reanimation of the cheek and the angle of the mouth. Scand J Plast Reconstr Surg. 1984; 18(2):201–208.

[8] Terzis JK. Pectoralis minor: a unique muscle for correction of facial palsy. Plast Reconstr Surg. 1989; 83(5):767–776.

[9] Harrison DH, Grobbelaar AO. Pectoralis minor muscle transfer for unilateral facial palsy reanimation: an experience of 35 years and 637 cases. J Plast Reconstr Aesthet Surg. 2012; 65(7):845–850.

[10] O'Brien BM, Pederson WC, Khazanchi RK, Morrison WA, MacLeod AM, Kumar V. Results of management of facial palsy with microvascular free-muscle transfer. Plast Reconstr Surg. 1990; 86(1):12–22, discussion 23–24.

[11] Mardini S. Dual innervation of the Gracilis muscle for facial reanimation. To be submitted.

[12] Carrmm, Manktelow RT, Zuker RM. Gracilis donor site morbidity. Microsur?gery. 1995; 16(9):598–600.

[13] Terzis J, Karypidis D. Facial reanimation: evolution and refinements. In: Wei FC, Mardini S, eds. Flaps and Reconstructive Surgery. Elsevier; 2016:162–192.

[14] Chuang DC, Mardini S, Lin SH, Chen HC. Free proximal gracilis muscle and its skin paddle compound flap transplantation for complex facial paralysis. Plast Reconstr Surg. 2004; 113(1):126–132, discussion 133–135.

[15] Cannaday S, Wax M, Friedman O. Facial nerve paresis and paralysis. In: Wax MK, ed. Facial Paralysis: A Comprehensive Rehabilitative Approach. San Diego, CA: Plural Publishing; 2015:11–26.

[16] Knott PD. A facial nerve anniversary—twelve months of treatment time saved. JAMA Facial Plast Surg. 2016; 18(1):60–61.

[17] Rivas A, Boahene KD, Bravo HC, Tan M, Tamargo RJ, Francis HW. A model for early prediction of facial nerve recovery after vestibular schwannoma surgery. Otol Neurotol. 2011; 32(5):826–833.

[18] Albathi M, Oyer S, Ishii LE, Byrne P, Ishii M, Boahene KO. Early nerve grafting for facial paralysis after cerebellopontine angle tumor resection with preserved facial nerve continuity. JAMA Facial Plast Surg. 2016; 18 (1):54–60.

[19] Boahene K. Reanimating the paralyzed face. F1000Prime Rep. 2013 Nov1;5:49.

[20] Lindsay RW, Bhama P, Weinberg J, Hadlock TA. The success of free gracilis muscle transfer to restore smile in patients with nonflaccid facial paralysis. Ann Plast Surg. 2014; 73(2):177–182.

[21] Boahene K. Facial reanimation after acoustic neuroma resection: options and timing of intervention. Facial Plast Surg. 2015; 31(2):103–109.

[22] Fu SY, Gordon T. Contributing factors to poor functional recovery after delayed nerve repair: prolonged denervation. J Neurosci. 1995 May;15(5 Pt 2):3886–3895.

[23] Juricic M, Vaysse P, Guitard J, Moscovici J, Becue J, Juskiewenski S. Anatomic basis for use of a gracilis muscle flap. Surg Radiol Anat. 1993; 15(3):163–168.

[24] Magden O, Tayfur V, Edizer M, Atabey A. Anatomy of gracilis muscle flap. J Craniofac Surg. 2010; 21(6):1948–1950.

[25] Azizzadeh B, Pettijohn KJ. The gracilis free flap. Facial Plast Surg Clin North Am. 2016; 24(1):47–60.

[26] Papadopoulos O, Georgiou P, Christopoulos A, Sandris P. The gracilis flap revisited. Eur J Plast Surg. 2000; 23(8):413–418.

[27] Mckee NH, Fish JS, Manktelow RT, Mcavoy GV, Young S, Zuker RM. Gracilis muscle anatomy as related to function of a free functioning muscle transplant. Clin Anat Clinical Anatomy. 1990; 3(2):87–92.

[28] Hassan KM, El-Moghazy AE, Mahmoud MA, El-Oteify M. Study of Neurovascular Anatomy of the Split Gracilis Muscle for the Purpose of Facial Reanimation. Egypt J Plast Reconstr Surg. 2009; 33(2):261–269.

[29] Rodríguez Lorenzo A, Morley S, Payne AP, Tollan CJ, Soutar DS. Anatomy of the motor nerve to the gracilis muscle and its implications in a one-stage microneurovascular gracilis transfer for facial reanimation. J Plast Reconstr Aesthet Surg. 2010; 63(1):54–58.

[30] Garcia RM, Gosain AK, Zenn MR, Marcus JR. Early postoperative complications following gracilis free muscle transfer for facial reanimation: a systematic review and pooled data analysis. J Reconstr Microsurg. 2015; 31(8):558–564.

[31] Banks CA, Hadlock TA. Pediatric facial nerve rehabilitation. Facial Plast Surg Clin North Am. 2014; 22(4):487–502.

[32] Lee LN, Susarla SM, Henstrom DK, et al. Surgical site infections after gracilis free flap reconstruction for facial paralysis. Otolaryngol Head Neck Surg. 2012; 147(2):245–248.

[33] Terzis JK, Kyere SA. Minitendon graft transfer for suspension of the paralyzed lower eyelid: our experience. Plast Reconstr Surg. 2008; 121(4):1206–1216.

第 68 章　前庭神经鞘瘤瘫痪面部修复的静态修复

Daniel L. Price

68.1　引言

静态修复曾经是瘫痪面部康复的主要方法，在动态股薄肌游离皮瓣和神经移植的时代已经退居次要地位了。尽管动态手术的好处是可以衡量的，但静态手术是恢复瘫痪面部的关键因素，而且常常是中心因素。静态方法可用于不适合进行动态重建的患者，无论他们是否不适合更复杂的外科手术，缺乏足够的患者资源进行动态重建，或缺乏外科医生的经验。它们也可以作为动态手术的辅助，特别是动态颞叶手术或股薄肌游离皮瓣，提供了一个单一的偏移矢量，但不能解决面部表情的复杂特征。最后，在需要神经再生和再训练的漫长的恢复和再生过程中，它们可以提供静息时的对称性和即时的功能益处。

面部重建的主要目的有：（1）恢复面部的对称性；（2）弥补由于面肌萎缩以及面部结构静态张力确实引起的面部体积的不足；（3）最重要的是面部功能的恢复，这对视力、鼻呼吸和口腔功能的能力及发音是必要的。第 63 章讨论了面瘫后眼睛的处理，第 67 章讨论了股薄肌的自由转移，第 65 和 66 章讨论了神经替代技术。本章的重点将是讨论中下面部形态和功能恢复程序。

68.2　解剖学

鼻肌是最发达的鼻部肌肉（图 68.1）。它由压鼻孔肌（横向）和鼻孔开大肌（翼状）组成。压鼻孔肌从犬齿隆起垂直伸展，与对侧同侧肌肉配对，并延伸至降眉间肌腱膜。成对的收缩导致鼻软骨部分的下降和鼻翼向鼻中隔的收缩。鼻孔开大肌起源于鼻下窝，然后插入鼻翼软骨。提上唇鼻翼肌的鼻部是鼻孔的扩张器，起源于上颌骨的额突。在弛缓性面神经麻痹中，鼻部不对称和功能塌陷也可继发于张力的缺乏及重力

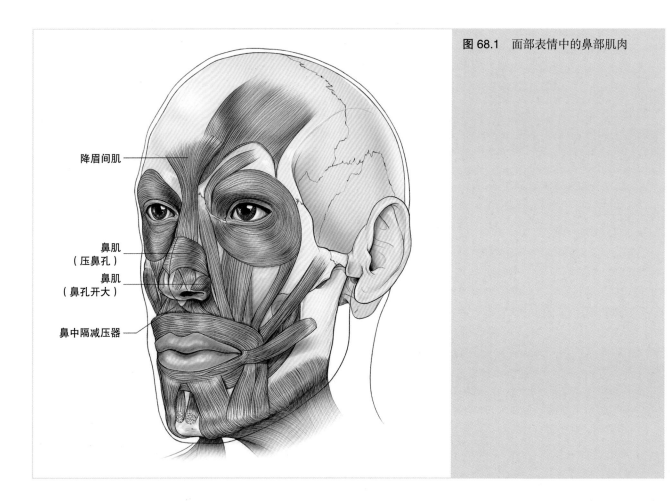

图 68.1　面部表情中的鼻部肌肉

降眉间肌

鼻肌
（压鼻孔）

鼻肌
（鼻孔开大）

鼻中隔减压器

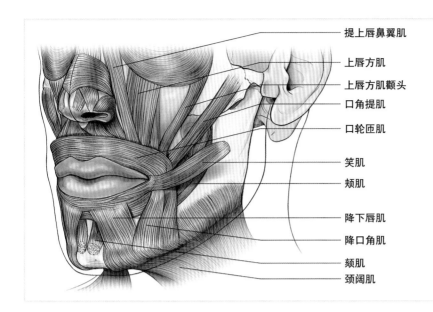

提上唇鼻翼肌
上唇方肌
上唇方肌颧头
口角提肌
口轮匝肌
笑肌
颊肌
降下唇肌
降口角肌
颏肌
颈阔肌

图68.2 面部表情中，中下面部的肌肉

的影响，从而导致鼻翼基底的内、下错位。值得注意的是，没有任何肌肉以斜侧位轨迹直接插入鼻翼基底部，因此，要矫正这部分面部畸形，必须记住这一点。

沿顺时针方向绕口走行的是：5个上唇提肌（提上唇鼻翼肌、上唇方肌、上唇方肌颧头、口角提肌和颧大肌）；笑肌，其能够收缩孔裂；3个降肌（颈阔肌、降口角肌、降下唇肌）；覆盖下唇的颏肌（图68.2）。口轮匝肌在口腔周围形成一个环形括约肌。上唇提肌主要起提上唇和外翻上唇的作用。提上睑肌起源于眶下孔下方的上颌骨犬齿窝，能够加深鼻唇沟。颧大肌起源于内侧颧骨，作为唇底肌的一部分插入口腔内层的皮肤和黏膜，向上和向外侧牵引，并与口内提肌一起使嘴的角度升高，形成鼻唇沟。颧小肌起源于大肌的内侧，不属于唇侧肌的一部分，使唇向上和向外翻。

除颈阔肌外，下唇和嘴角的角度分别由降下唇肌和降口角肌来控制。颏肌具有抬高和外翻下唇以及抬高下颌皮肤的相反的功能。

68.3 材料

各种各样的组织和材料已应用于静态面部悬吊，包括自体筋膜或掌长肌肌腱、异体筋膜、缝合悬浮液、脱细胞真皮产品、膨胀聚四氟乙烯（Gore-Tex）晶体聚丙烯和高密度聚乙烯（Martex）以及硅胶棒。每种选择各有利弊。随时间推移材料松弛问题或拉伸延长的问题经常被作为一种材料相比于另一种材料的优势，显然这个问题在任何材料都存在，并且没有任何对比测试明确说明在这个问题上一种材料比另外一种材料更为先进。

自体肌腱具有较低的感染、排斥或反应风险的明显优势。阔筋膜张肌（TFL）可以很容易地从一侧获得足够数量的阔筋膜张肌，以满足几种重建需求。可以缩小切口以限制供区畸形。有收获时间的不确定性，供体部位常因血清瘤的形成而复杂化。在辐射场中，应使用TFL或掌长肌肌腱。TFL起源于髂外嵴外侧表面，插入胫骨髁。其作用为髋屈肌和髋外展肌。掌长肌肌腱是起源于肱骨内上髁并嵌入屈肌支持带的小肌腱，约14%的人群中无掌长肌肌腱。

脱细胞真皮的优点是容易获得，并且不会发生供区并发症。它不太可能导致感染，但仍然有局部反应或感染的风险。脱细胞真皮的一个缺点是它经常会重吸收，因此可以在预期神经恢复时用于暂时的悬吊。Gore-Tex和Marlex还有一个共同的优势，那就是有现成的产品并且没有相关的供区并发症。Gore-Tex已被注意到随着时间的推移会显著放松，并有感染、形成肉芽和挤压的风险，在切口愈合潜力差的患者或放射性组织中应避免使用。

68.4 静态修复的目标

静态修复中下部面部的目标包括：（1）恢复鼻外瓣膜空间、鼻翼高度以及横向位置；（2）恢复鼻唇沟、人中位、嘴角对称性和口语能力；（3）支持下唇体积和对称位置；（4）通过除皱改善面部对称性。

68.5 静态修复的时机

与随时间增加而不太成功的神经重构相比，静态重构的时间选择具有更大的灵活性。鼻瓣膜区和鼻翼位置的矫正可以在发生面瘫后的任何时间进行，这种修复没有明显的永久性损伤的风险。如果恢复正常功能，静态下面部修复既存在面神经损伤的风险，又有可能需要再次修复。因此，它通常只用于确认或预期会出现永久性瘫痪的患者。

68.6 鼻外瓣膜修复和鼻翼高度

外部瓣膜的修复可以通过使用鼻翼移植物来进行，同时使用或不使用鼻中隔软骨、耳郭软骨或其他自体或异体软骨来源的扩张器移植物。虽然这些操作将改善鼻气流，但它们不会纠正与弛缓性面瘫相关的鼻翼基底的中下移位。这种移位可以用悬吊缝线或筋膜移植来解决。如果筋膜同时用于其他目的，这是我们的首选材料。通过皮下隧道形成 1cm 的鼻翼切口和颊部切口。5mm 的筋膜首先用不可吸收的单丝缝合固定在鼻翼软骨外侧基底部，然后关闭鼻翼切口。然后将筋膜横向挖隧道固定。这种张力应该是轻柔的 – 轻微的变化将改善鼻呼吸，而大的变化将导致鼻变扁平。Lindsay 等描述了通过将筋膜固定到真正的颞肌筋膜来改善生活质量的结果。作者建议在眶下孔外侧 2cm 处使用更内侧的锚定点。这个更佳的方向矢量密切重建由提上提肌产生的天然鼻翼力量，并防止鼻翼扁平化。与此同时使用翼板移植也可以减轻这种畸形。另一方面，骨锚定缝线提供了一种可靠、直接的外瓣膜矫正技术。Mitek 骨锚定缝线（1.3mm Micro Quick Anchor，Ethicon）有各种尺寸，小锚上附着不可吸收缝线，很容易植入骨头。在种植体与种植体之间有一个小的（3mm）切口。在眶下孔外侧 2cm 处钻一个锚孔，锚孔与骨表面齐平。将缝线从骨上拉起，以确保放置牢固，并应丢弃一个不固定的锚钉，并安全地放置新的种植体。一条缝线穿过鼻翼切口，穿过鼻翼软骨，然后回到种植体，缝线应保持适当张力。

68.7 鼻唇沟和口角复位及恢复

当不能进行神经重建或动态重建时，存在静态和半动态的选择来处理口角和鼻唇沟。静态程序也可用于改善即刻不对称，防止神经移植或动态重建后等待恢复时的拉伸。同样，虽然有很多材料可以用于重建，但阔筋膜充足，感染风险很低，可以用于与面瘫相关的各种问题，可以提供持久的重建。颞肌和筋膜已被用于逆向（颞部起源转移到口角）和正向（喙状插入转移到口腔接合处）以及延长颞肌成形术（Labbe 程序），在某些情况下可以提供即刻的动态效果。逆向颞肌移位术和延长型颞肌成形术都涉及颞肌的显著移位，常常导致颞肌暂时性麻痹。逆向性颞肌移位术直到最近才成为最流行的恢复术。然而，它有几个缺点，包括肌肉的非解剖方向移位，颧骨上肌肉过于饱满，以及颞下颌关节缺损的凹陷。因为现在有更好的选择，所以它目前的作用很小。直立性颞肌转移最初

是由 McLaughlin 在 1952 年提出的。这个过程包括去除冠状突，转移颞肌至口角轴。这可以为患者提供术后即刻的动态功能，通过训练可以产生自发的微笑。分离咬肌纤维或切除颧骨均可有助于暴露，但很少需要。鼻唇侧切口可直接接触肌肉，对正常组织的破坏最小。当鼻唇沟不明显时，做颊沟切口。通过这个切口，通过颊部脂肪剥离到冠状突。注意避免穿透口腔黏膜。用直角钳进行下颌操作和触诊确定从而下颌切迹。深部牵开器置于冠状突的内侧和外侧（图 68.3）。冠状突用往复式矢状锯尽可能向下分离。切口斜向上离断最大肌腱，在切迹下侧完成截骨。肌腱和骨使用 Allis 夹防止收缩并有利于暴露插入位置。肌腱可以直接嵌入到口角轴，尽管这并不能构成理想的微笑轮廓，因为它牵拉瘫痪的嘴唇从而造成嘴唇细长。当插入到口角轴后，钻两个孔可以钻过冠状突并挂线，也可以移除骨质和肌腱直接缝合到口角轴上。用 2–0 不可吸收的单丝缝线以水平褥式缝合的方法通过孔或直接到肌腱固定颞肌和口角轴。

正如 Sherris 所描述的，直接缝合到唇瓣缘使唇瓣变长变薄，但使中唇和下唇中线向非瘫痪侧分散。这个问题可以通过把吊带系在上唇和下唇的中线上，同时也系在修饰语上来解决。在这种技术中，在上唇和下唇中线处做一 1cm 的切口。然后从这些口轮匝肌上的切口形成隧道到脸颊。筋膜及其他重建材料用 2–0 不可吸收单丝水平褥式缝合固定在颞肌腱和轮匝肌以及中线的上、下轮匝肌上（图 68.4）。

正位颞肌程序和类似的程序使口腔肌肉运动达到中等程度。患者受益于正规训练产生对称自发微笑，这就需要再培训非瘫痪侧模拟颞肌肌腱重建侧。

如果颞肌肌腱由于瘫痪或者萎缩不可用，可以使用前面讨论的材料进行面中部的静态修复。如前所述，将移植物固定在上唇和下唇中线及口角轴上，然后经皮下穿入颧弓。然后用多条不可吸收的 20 条单丝缝线将移植物固定于颧弓骨膜或颧弓周围。

也许中面悬挂最大的挑战是确定正确的张力。太大的张力会造成非常不自然地扭曲外观；过少的紧张会很快松弛，也不会带来任何好处。术前应该在患者休息和微笑的情况下拍摄照片。非瘫痪侧错位程度的标记和测量应在患者清醒时进行。如果合适，鼻插管可以使术中对口腔两侧的评估不失真。肌腱固定在口周，然后向侧方分离直到达到所需的外观。添加 3~6mm 的额外位移来纠正松弛，避免过度位移，而肌腱缝合至颧弓，或获得颞肌肌腱或颧弓。

随着时间的推移，松弛是可预期的，因此，应该就未来可能需要的修改或更新对患者进行咨询。放置到唇线中部进行唇线修复，这通常可以在局部麻醉下

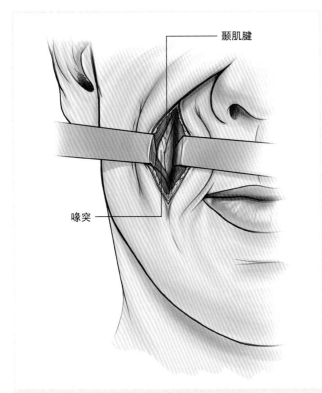

图 68.3　经鼻唇侧切口进入冠状突和颞肌腱进行正位颞肌肌腱转移（将冠状肌止点转移至口腔接合处）

进行，仅在红笔标记处做切口，确定、推进、固定肌腱，并对多余的部分进行修整。

长期瘫痪会导致嘴唇萎缩和变薄。过长的嘴唇可以用楔形切除来匹配正常一侧的长度。轮匝肌可以分开，但不可以切除，可以用褶皱的方法使其增大，或者使嘴唇增大。

下唇瘫痪是最难处理的问题并且目前还没有被广泛接受的技术。在自然微笑和进食的过程中，降肌会向下牵拉。瘫痪的下唇被对侧非瘫痪侧或通过激活的对侧动态重建向内和向上拉。这看起来不自然，会导致患者咬下唇。已经报道了各种各样的技术，但往往是广泛的和不一致的结果。Watanabe 等最近描述了一种技术，可能会有所帮助。筋膜吊带被缝合在颏部；通过这个筋膜吊带穿过一个动态的中面部悬吊的下半部分，这样一个向下的运动矢量是通过侧向拉力产生的（图 68.5）。这种技术在纯静态的恢复中没有任何好处，但是值得考虑和进一步的研究。

68.8　总结

静态程序是一个处理中下面瘫重要的组成部分。它们可以作为动态过程的辅助程序使用，也可以在不能使用动态过程时单独使用。重建材料的选择应基于生物相容性、可用性、成本和发病率。重建时应考虑

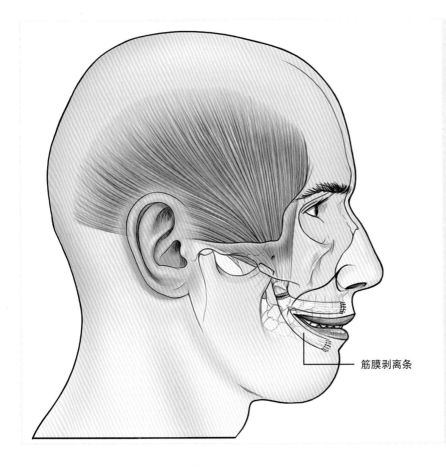

图 68.4　筋膜吊索连接垂直颞肌转移至上、下唇中线。这项技术主要是减轻上唇和下唇向非瘫痪侧牵拉以及长薄唇产生

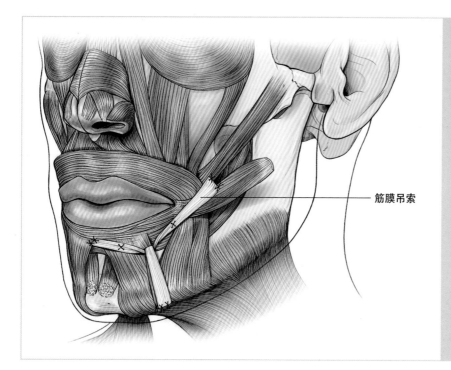

图 68.5 用于下唇降肌动态恢复的筋膜吊索

筋膜吊索

到正常的肌肉血管，并认识到目前的技术和程序不能与自然面部表情和功能的复杂性相匹配。随着时间的推移，应该预期会出现松弛，并使用轻微的过度矫正来缓解这种情况，但在可能的情况下，应该尽可能使用最小限度的修正，而不是过度矫正。

参考文献

[1] Gassner HG, Brissett AE, Otley CC, et al. Botulinum toxin to improve facial wound healing: a prospective, blinded, placebo-controlled study. Mayo Clin Proc. 2006; 81(8):1023–1028.

[2] Livi L, Isidori AM, Sherris D, Gravina GL. Advances in prostate cancer research and treatment. BioMed Res Int. 2014; 2014:708383.

[3] Ponikau JU, Sherris DA, Kern EB. Immunologic response to fungus is not universally associated with chronic rhinosinusitis. Otolaryngol Head Neck Surg. 2010; 143(5):607–610.

[4] Liu YM, Sherris DA. Static procedures for the management of the midface and lower face. Facial Plast Surg. 2008; 24(2):211–215.

[5] Kern EB, Sherris D, Stergiou AM, Katz LM, Rosenblatt LC, Ponikau J. Diagnosis and treatment of chronic rhinosinusitis: focus on intranasal Amphotericin B. Ther Clin Risk Manag. 2007; 3(2):319–325.

[6] Sebastin SJ, Puhaindran ME, Lim AY, Lim IJ, Bee WH. The prevalence of absence of the palmaris longus—a study in a Chinese population and a review of the literature. J Hand Surg [Br]. 2005; 30(5):525–527.

[7] Govindaraj S, Cohen M, Genden EM, Costantino PD, Urken ML. The use of acellular dermis in the prevention of Frey's syndrome. Laryngoscope. 2001;111(11, Pt 1):1993–1998.

[8] Frodel JL. Facial suspension with acellular human dermal allograft. Arch Facial Plast Surg. 2011; 13(1):60–61.

[9] Constantinides M, Galli SK, Miller PJ. Complications of static facial suspensions with expanded polytetrafluoroethylene (ePTFE). Laryngoscope. 2001; 111(12):2114–2121.

[10] Lindsay RW, Bhama P, Hohman M, Hadlock TA. Prospective evaluation of quality-of-life improvement after correction of the alar base in the flaccidly paralyzed face. JAMA Facial Plast Surg. 2015 Mar-Apr;17(2):108-112.

[11] Sherris DA. Refinement in reanimation of the lower face. Arch Facial Plast Surg. 2004; 6(1):49–53.

[12] Byrne PJ, Kim M, Boahene K, Millar J, Moe K. Temporalis tendon transfer as part of a comprehensive approach to facial reanimation. Arch Facial Plast Surg. 2007; 9(4):234–241.

[13] Ponikau JU, Sherris DA, Weaver A, Kita H. Treatment of chronic rhinosinusitis with intranasal amphotericin B: a randomized, placebo-controlled, doubleblind pilot trial. J AllerGyClin Immunol. 2005; 115(1):125–131.

[14] Ponikau JU, Sherris DA, Kephart GM, et al. Features of airway remodeling and eosinophilic inflammation in chronic rhinosinusitis: is the histopatholoGysimilar to asthma? J AllerGyClin Immunol. 2003; 112(5):877–882.

[15] Moore EJ, Strome SA, Kasperbauer JL, Sherris DA, Manning LA. Vascularized radial forearm free tissue transfer for lining in nasal reconstruction. Laryngoscope. 2003; 113(12):2078–2085.

[16] Boahene KD, Farrag TY, Ishii L, Byrne PJ. Minimally invasive temporalis tendon transposition. Arch Facial Plast Surg. 2011; 13(1):8–13.

[17] Watanabe Y, Sasaki R, Agawa K, Akizuki T. Bidirectional/double fascia grafting for simple and semi-dynamic reconstruction of lower lip deformity in facial paralysis. J Plast Reconstr Aesthet Surg. 2015; 68(3):321–328.

第 69 章　散发性前庭神经鞘瘤患者手术前前庭功能的训练和手术后的康复

Susan J. Herdman, Neil T. Shepard

69.1　引言

本章主要就前庭神经鞘瘤切除术后常见并发症——急性或亚急性前庭神经功能障碍的康复治疗领域做一综述。康复治疗的理论基础、锻炼策略和疗效依据等基本要素都概括在内。有兴趣的读者还可以参考本书第 58 章关于散发性前庭神经鞘瘤患者并发症——头晕的病理生理、评估、管理及预后等内容做进一步的探讨。

前庭神经鞘瘤术后前庭功能突然丧失的典型临床表现主要有眩晕、恶心、振动幻视、平衡失调，以及站立和步态不稳定。尽管眩晕、恶心和伴随的自发性眼震通常在术后数小时至数天内会缓解消失，但感觉平衡失调和振动幻视（尤其是在头部转动时）这些症状可能会持续数月或更久，严重者甚至无法正常工作，生活质量下降。

近些年来，康复治疗被用来帮助前庭功能丧失患者更早更好地恢复。在前庭神经鞘瘤切除术后急性前庭功能丧失患者中通过康复练习以改善平衡和缓解症状是比较新的方法，但是已有明确证据表明前庭功能康复治疗能够使前庭神经鞘瘤切除术后急性 / 亚急性前庭功能丧失患者受益。前庭神经鞘瘤术后，前庭康复治疗应该提供给出现如下症状的急性或亚急性期患者（如头晕、平衡失调、动作过敏感、振动幻视），或者前庭功能低下引起的平衡失调患者。早期康复干预的目标主要有：（1）降低患者的失衡不适感；（2）改善患者行走平衡感，尤其是头部运动或转弯时，以降低摔倒风险；（3）提高患者头部运动时的视物能力；（4）保障患者尽早恢复日常活动。

第一篇关于前庭神经鞘瘤切除术后的患者能否从前庭功能康复治疗中受益的文章于 1995 年发表。该研究对一组术后第 3~6 天开始进行简单头部运动训练（方法详见后面的稳定凝视训练部分）患者进行随访，与接受对照训练的患者进行平衡功能和症状评分比较。研究结果表明，出院时接受康复训练组患者平衡失调明显减少，保持姿势平衡能力明显改善。此外，康复训练组（50%）能够行走时转动头部而不摇晃患者明显多于对照组（0%），说明接受康复训练的患者术后行走更加安全。虽然该研究病例数较少（*n*=19），但后续的其他相关研究也都证实了早期康复训练可以使前庭神经鞘瘤术后患者受益。

69.2　康复练习方法

对于急性前庭功能障碍患者，标准的前庭康复治疗应联合几种不同的练习以便于解决初始评估时患者即存在的前庭损伤和功能障碍。康复练习的目标主要有：（1）促进视物稳定（稳定凝视法）；（2）缓解症状（习惯化和适应法）；（3）提高站立平衡和步态稳定；（4）提升耐力。其他的康复治疗方法还包括外科手术前使用运动、活动或化学药品等训练前庭功能（术前训练）。

前庭神经鞘瘤切除术后急性期神经功能障碍患者处理包括药物治疗，比如使用前庭功能抑制剂或者止吐药。一些学者认为前庭神经抑制药物如安定可以通过中枢补偿机制延迟前庭功能障碍或缓慢恢复前庭功能，但是关于此类药物急性期给药对于术后患者前庭功能恢复程度的研究较少。

患者的年龄不应被认为是康复练习的限制因素，大量的研究表明在前庭康复练习过程中，年龄并不是影响主观抱怨强度、头部运动时视敏度、跌倒风险和步态速度等改善的因素。

没有任何的研究报道前庭神经鞘瘤术后早期进行康复练习存在副作用；尽管如此，这些康复练习也应该小心应用。虽然康复练习被证明是积极的，并且建议患者进行缓慢的运动头部有利于看得更加清楚，但头部运动有增加头晕恶化的可能性，因此这些康复治疗练习应在训练有素的治疗师的监督下进行。

69.2.1　凝视稳定性训练

凝视稳定性训练是基于两个概念开发的。第一个概念是前庭视觉反射（VOR）功能可以通过适应过程得到改善。适应性指的是神经元对头部运动的长期反应变化，主要目的是使凝视的稳定性正常化并减轻症状。也就是说，VOR 功能可以通过给予中枢神经系统一个试图解决的错误信号而得到增强。VOR 适应的主要错误信号是视网膜滑动或图像在视网膜上的移动。要理解这个过程，最重要的是要理解 VOR 的主要功能是在头部运动时将图像保持在视网膜中央凹，从而使人能看得更清楚。如果在头部运动期间图像移出了视网膜中央凹（视网膜滑动），那么图像将会变得模糊。基于可以促进前庭适应的理论假设，凝视稳定性训练主要包括训练头部运动时保持对静止或者移动目标的注意力。该训练的目的是让患者以一定的速度移动他或她的头部，从而减轻视觉模糊。凝视稳定性训练还可以通过改变头部速度、到目标的距离、头部持续运动的时间或运动时的视觉背景等多种方式进行改良。因为这些训练涉及头部运动，所以通过这些训练可以改善平衡感、注视稳定性和其他的症状。凝视稳定性训练的第二个概念是基于替代原则，替代练习的目的是通过促进替代眼球运动的策略（例如眼球运动的中央预编程、预期性眼跳），来补偿已丧失的前庭神经功能。例如，在一项需要在两个目标之间进行眼动和头动的练习中，在头移向目标之前先训练眼向目标移动，之后当头部向目标移动时是让患者的眼睛一直盯着目标。在健康人中，VOR可以让眼睛凝视在目标上，在VOR缺失的情况下，朝向前庭功能损失一侧的头部运动需要不同形式的眼球运动来保持对目标的注视。适应性与替代性康复练习都是通过水平和垂直平面的头部运动来完成的。

69.2.2　习惯化练习

习惯化练习是指将患者反复暴露于引起头晕的特定刺激下以减缓头晕症状一种康复治疗方法。Cawthorne和Cooksey在20世纪40年代率先将习惯化练习作为一种锻炼方法引入到前庭神经鞘瘤术后的康复治疗中。他们的研究是基于这样一个原则：运动多的患者比不运动的患者效果更好。这些习惯性练习是为前庭功能减退或脑震荡的患者所制定的，包括一系列的活动，从眼部运动、睁着或闭着眼睛的头部运动、弯腰、抛球到走路等。患者们通常在一起进行这些练习。目前，习惯化训练已趋于个性化，是根据特定的动作（例如，水平的头部运动）或引起症状的情况（例如，繁忙的视觉环境）来选择的。患者每天通过重复的身体动作，或暴露在视觉刺激下导致轻微到中度的症状几次。

随着时间的推移，这种系统性的刺激暴露会导致患者症状的缓解。随着患者症状的逐步减轻，运动的强度可以逐步增加。其他的习惯化方法还包括使用光动力刺激，或使用虚拟现实环境。光动力刺激包括使用移动的视觉模式，而虚拟现实则是使患者沉浸在虚拟的具有视觉挑战性的环境中。这两种方法都可用于解决视觉运动过敏，也称为视觉性眩晕，或视觉引起的头晕。在这两种方法中，刺激的强度可以通过改变刺激参数（如刺激动作的速度、刺激的大小和对参与者的指令）来逐渐升级。光动力鼓、移动的房间或虚拟现实眼镜、电脑上不停变换的屏保、录像带中不断变换的视频都可以用来作为刺激物。

69.2.3　平衡和步态训练

在前庭功能康复训练中通常包括具有挑战性的平衡和步态训练。虽然该训练不是前庭功能障碍的独特方法，但这些练习仍有助于患者使用视觉和（或）体感线索来替代已缺失的前庭功能。平衡训练包括在视觉（例如视觉移除）和（或）身体感觉（例如站在顺从的或移动的表面上）改变的情况下进行平衡，也包括改变基础支撑（例如，闭目站立，串联步态，单腿站立）和额外的头部运动来增加挑战。站姿中重心转移用于改善重心控制和平衡恢复。步态训练包括行走时转动头部，在不同的环境中行走，或在行走时增加辅助任务。游戏技术和虚拟现实系统等现有设备可以用来增强平衡和步态训练。

69.2.4　整体调节训练

整体调节训练，如耐力步行或有氧运动，通常也是康复训练的重要组成因素，因为外周前庭功能障碍的患者往往减少体育活动以避免症状的产生。整体调节训练（如固定自行车）本身并没有被发现可以改善慢性期前庭功能减退患者的注视稳定性、减轻症状或改善平衡性。

69.3　治疗效果的循证依据

最近发表的一份基于一系列高质量随机对照临床试验结果的临床实践指南，主张临床医生应为急性或亚急性单侧前庭功能减退的患者提供前庭康复治疗。尽管只有4个关于该研究的临床试验，但这些研究都是高质量的随机对照实验，可信度很高。这些研究表明，与不练习或假练习的对照组相比，接受前庭功能康复练习的患者预后效果更好。许多关于前庭神经炎急性单侧前庭神经损伤的研究也支持了上述研究结论，与进行假练习或不练习的患者相比，使用前庭神经康复练习对于患者恢复也是有益的。此外，临床实践指南指出，尽早开始前庭康复练习可使患者平衡功能水平恢复的更高，症状发生的强度降低，改善日常生活自理能力，降低跌倒风险，提高生活质量。需要指出的是，那些前庭功能损失已经得到充分补偿，不再出现症状或步态和平衡障碍的患者是不需要接受前庭康复练习的。尽管这些研究强有力地表明了康复练习对于前庭神经鞘瘤患者术后恢复是有效的，但这些研究仍有一些局限性值得讨论。首先，这些发表的文章里面研究对象的样本量较少，这可能限制了研究结果的普遍性。其次，这些研究中的患者在手术后是否出现急性单侧前庭功能减退尚不明确。有些患者可能由于肿瘤的缓慢生长导致前庭功能逐渐丧失，但他们已经适应了，术后并没有出现前庭功能的急性丧失。未接受治疗或接受立体定向放射治疗的患者也可能出现这种情况。最后，这些研究中的患者可能是基于两个因素（手术入路和术后并发症的发生）的偏倚选择，而这两个因素都可能将某些患者排除出本研究。

69.3.1 术后前庭功能康复（术后开始练习）

4项随机对照研究被用来检验前庭康复疗法在治疗前庭神经鞘瘤切除术后急性/亚急性期前庭功能障碍患者的效果（表69.1）。所有的结论都表明术后早期应用前庭康复练习是对患者有益的。在第1项研究中，拟行手术切除的患者在接受主诉、平衡和步态评估后，然后随机分配到前庭康复训练组（前庭训练组；$n=11$）或对照组（$n=8$），前庭训练组术后第3天开始训练，持续到患者出院（平均是术后第6天）。前庭训练组患者在移动头部的同时，对一个固定的小目标进行1min的凝视练习。这些练习每天进行5次，时间控制在每天10~20min。对照组按照相同的时间表，在无特征的背景下进行流畅的水平和垂直眼球运动。使用无特征背景的目的是可以减少眼球运动时视网膜滑动。所有患者每天至少步行1次。两组患者都在指导下进行练习。除了年龄以外［前庭康复组年龄更大（康复组平均年龄59岁前庭神经鞘瘤；对照组的平均年龄48岁，$P<0.04$）］，两组其他因素在术前及术后第3天评估结果无差异。两组患者术后第3天的头晕均比术前更严重，术后第3天的姿势摇摆也较术前更加明显。但到了术后第5、6天，前庭康复组相较于对照组，主观上不平衡感明显缓解（$P<0.05$）。此外，前庭康复组（50%）能够转头行走而不摇晃的患者明显多于对照组（0%）。

第2项研究是关于前庭神经鞘瘤术后即开始的凝视稳定性练习在降低患者眩晕感有效性的研究，该研究的评估标准是眩晕障碍量表评分。患者被随机分为进行凝视稳定和平衡练习的康复治疗组（$n=30$）和不进行任何练习的对照组（$n=27$）。顺序随机设计法被用来进行患者分组（第一部分为对照组；第二部分是康复组）。前庭康复组的患者在术后第3天开始进行凝视稳定练习。每天做4~5次康复练习，每次1min。患者一开始是躺着或坐着练习，然后是站着练习。患者在术后第2~3周、6~7周、10~12周进行复查。根据眩晕障碍量表的分数评定，该研究主要的发现是前庭康复组患者的头晕发作数与对照组相比明显减少。

在第3项研究中，患有前庭神经鞘瘤或梅尼尔病的患者被随机分为3组：康复训练组、康复训练加社会强化组、对照训练加社会强化组。前庭康复训练包括基于运动灵敏度商数测验结果的习惯化运动和Cawthorne-Cooksey运动，对照组进行常规的训练。两组均于术后第5天开始训练，社会强化是定期打电话来赞扬患者并鼓励他们遵守医嘱。所有干预均持续8周，然后对患者进行重新评估。Mruzek等发现所有患者在运动敏感性商数测试和眩晕障碍量表评分以及计算机动态姿势描记中均有改善，但是与对照组相比，进行前庭康复训练的患者运动敏感度明显降低，头晕障碍量表的物理分量表得分也更高。

最后一项关于前庭神经鞘瘤术后患者接受康复训

表 69.1 前庭神经鞘瘤切除术后急性和亚急性患者康复治疗的随机对照试验总结

研究者	康复组	对照组	康复开始时间	研究周期	结果
Herdman 等	注视稳定练习，每天五次（每天10~20min），行走	每天10~20min的时间，在无特征的背景下流畅地进行眼部运动，行走	术后第3天	至术后第6天	康复组患者主观平衡障碍明显减少，静态平衡较好，出院时能够转头行走的患者较多
Enticott 等	注视稳定练习，每天4~5次（每次1min）	无任何练习	术后第3天	至术后10~12周	前庭康复组患者的头晕发作数与对照组相比明显减少
Mruzek 等[a]	加或不加社会强化的习惯化训练	加社会强化的活动训练	术后第5天	至术后第7周	如果康复组存在头晕障碍，则运动敏感度明显降低，体质亚量表得分更高
Vereeck 等	注视稳定练习、转头行走，4次跑步机上运动，家庭训练方案	行走、阅读、看电视	术后第3~5天		康复组步态连续性更好；在老年受试者中，与对照组相比，康复组静态和动态平衡性更好、跌倒风险更小

[a]：包括前庭神经鞘瘤和梅尼尔病患者

练的有效性研究，也是在术后第 3~5 天开始康复练习。患者被随机分入以下 4 组：康复练习组（年轻组 16 人，年老组 15 人，年龄 >50 岁者称为年老）、对照组（年轻组 11 人，年老组 11 人）。所有患者在 12 周后进行重新评估。康复练习包括指导凝视稳定练习，在很小的支持下转动头部行走，总共 4 次的跑步机训练以及每天 3 次的家庭运动。对照组被要求在住院期间进行阅读、看电视、走路，出院以后逐渐提高他们的活动水平。两组患者术前肿瘤大小等方面无差异。在急性 / 亚急性期，康复训练组和对照组的平衡测试没有差异，但串联步态康复组更好。但在老年患者中，相比看电视、阅读或简单步行患者，进行前庭康复训练组在静态平衡、计时行走测试（Tug 测试）以及串联步态方面明显更好。在第 9~12 周时，进行康复练习的老年患者比对照组有更好的动态步态指数、静态平衡、计时行走测试得分以及串联行走能力。最后，本研究发现，与一般指导相比，50 岁以下患者进行前庭康复练习并不能获益。造成这种年龄效应的原因之一可能是术前患者的一般体力活动水平。Gauchard 等认为术前有规律的体育活动有助于前庭神经鞘瘤患者术后恢复。他们报道说，在术后早期，久坐不动的患者比尽早开始身体活动的患者更难恢复。

69.3.2 术前前庭功能训练

几项回顾性研究对预期会产生前庭功能缺失的前庭神经鞘瘤或梅尼尔病患者提出了一种新的康复理念。这些研究建议在手术前联合使用鼓室内注射庆大霉素和前庭康复训练将有助于患者术后康复。他们认为通过注射前庭神经毒性药物使前庭功能丧失，之后通过一系列前庭康复练习过程诱导前庭功能代偿，术后患者应能更好更快地恢复。他们表示，接受更多训练的患者手术后症状和平衡感恢复得更快。然而，还需要进一步的研究来确定训练量与术后进行前庭功能康复的患者在恢复方面是否有显著差异。

69.4 总结

前庭康复治疗对于改善单侧前庭功能丧失后产生的动静态前庭功能失代偿至关重要。随着早期康复练习的引入，患者在凝视稳定性、平衡和眩晕障碍方面得到显著改善。有充分的有效性证据下，前庭物理康复治疗应该常规地应用于前庭神经鞘瘤切除患者术后。

参考文献

[1] Herdman SJ, Clendaniel RA, Mattox DE, Holliday MJ, Niparko JK. Vestibular adaptation exercises and recovery: acute stage after acoustic neuroma resection. Otolaryngol Head Neck Surg. 1995; 113(1):77–87.

[2] Mruzek M, Barin K, Nichols DS, Burnett CN, Welling DB. Effects of vestibular rehabilitation and social reinforcement on recovery following ablative vestibular surgery. Laryngoscope. 1995; 105(7, Pt 1):686–692.

[3] Enticott JC, O'leary SJ, Briggs RJ. Effects of vestibulo-ocular reflex exercises on vestibular compensation after vestibular schwannoma surgery. Otol Neurotol. 2005; 26(2):265–269.

[4] Vereeck L, Wuyts FL, Truijen S, De Valck C, Van de Heyning PH. The effect of early customized vestibular rehabilitation on balance after acoustic neuroma resection. Clin Rehabil. 2008; 22(8):698–713.

[5] Miles FA, Eighmy BB. Long-term adaptive changes in primate vestibuloocular reflex. I. Behavioral observations. J Neurophysiol. 1980; 43(5):1406–1425.

[6] Tian J, Crane BT, Demer JL. Vestibular catch-up saccades in labyrinthine deficiency. Exp Brain Res. 2000; 131(4):448–457.

[7] Schubert MC, Migliaccio AA, Clendaniel RA, Allak A, Carey JP. Mechanism of dynamic visual acuity recovery with vestibular rehabilitation. Arch Phys Med Rehabil. 2008; 89(3):500–507.

[8] Scherer M, Migliaccio AA, Schubert MC. Effect of vestibular rehabilitation on passive dynamic visual acuity. J Vestib Res. 2008; 18(2–3):147–157.

[9] Schubert MC, Hall CD, Das V, Tusa RJ, Herdman SJ. Oculomotor strategies and their effect on reducing gaze position error. Otol Neurotol. 2010; 31(2): 228–231.

[10] Cawthorne T. The physiological basis for head exercises. J Chartered Soc Physiother. 1944; 30:106.

[11] Cooksey FS. Rehabilitation in vestibular injuries. Proc R Soc Med. 1946; 39(5): 273–278.

[12] Hecker HC, Haug CO, Herndon JW. Treatment of the vertiginous patient using Cawthorne's vestibular exercises. Laryngoscope. 1974; 84(11):2065–2072.

[13] Telian SA, Shepard NT, Smith-Wheelock M, Kemink JL. Habituation therapy for chronic vestibular dysfunction: preliminary results. Otolaryngol Head Neck Surg. 1990; 103(1):89–95.

[14] Shepard NT, Telian SA, Smith-Wheelock M. Habituation and balance retraining therapy. A retrospective review. Neurol Clin. 1990; 8(2):459–475.

[15] Shepard NT, Telian SA, Smith-Wheelock M, Raj A. Vestibular and balance rehabilitation therapy. Ann Otol Rhinol Laryngol. 1993; 102(3, Pt 1):198–205.

[16] Shepard NT, Telian SA. Programmatic vestibular rehabilitation. Otolaryngol Head Neck Surg. 1995; 112(1):173–182.

[17] Pavlou M, Kanegaonkar RG, Swapp D, Bamiou DE, Slater M, Luxon LM. The effect of virtual reality on visual vertigo symptoms in patients with peripheral vestibular dysfunction: a pilot study. J Vestib Res. 2012; 22(5–6): 273–281.

[18] Pavlou M, Bronstein AM, Davies RA. Randomized trial of supervised versus unsupervised optokinetic exercise in persons with peripheral vestibular disorders. Neurorehabil Neural Repair. 2013; 27(3):208–218.

[19] Horak FB, Jones-Rycewicz C, Black FO, Shumway-Cook A. Effects of vestibular rehabilitation on dizziness and imbalance. Otolaryngol Head Neck Surg. 1992; 106(2):175–180.

[20] Krebs DE, Gill-Body KM, Riley PO, Parker SW. Double-blind, placebocontrolled trial of rehabilitation for bilateral vestibular hypofunction: preliminary report. Otolaryngol Head Neck Surg. 1993; 109(4):735–741.

[21] Hall CD, Herdman SJ, Whitney SL, et al. Vestibular rehabilitation for peripheral vestibular hypofunction: an evidence-based clinical practice guideline: From the American Physical Therapy Association NeuroloGySection. J Neurol Phys Ther. 2016; 40(2):124–155.

[22] Strupp M, Arbusow V, Maag KP, Gall C, Brandt T. Vestibular exercises improve central vestibulospinal compensation after vestibular neuritis. Neurology. 1998; 51(3):838–844.

[23] Venosa AR, Bittar RS. Vestibular rehabilitation exercises in acute vertigo. Laryngoscope. 2007; 117(8):1482–1487.

[24] Teggi R, Caldirola D, Fabiano B, Recanati P, Bussi M. Rehabilitation after acute vestibular disorders. J Laryngol Otol. 2009; 123(4):397–402.

[25] Marioni G, Fermo S, Zanon D, Broi N, Staffieri A. Early rehabilitation for unilateral peripheral vestibular disorders: a prospective, randomized investigation using computerized posturography. Eur Arch Otorhinolaryngol. 2013; 270(2):425–435.

[26] Sparrer I, Duong Dinh TA, Ilgner J, Westhofen M. Vestibular rehabilitation using the Nintendo® Wii Balance Board – a user-friendly alternative for central nervous compensation. Acta Otolaryngol. 2013; 133(3): 239–245.

[27] Gauchard GC, Parietti-Winkler C, Lion A, Simon C, Perrin PP. Impact of preoperative regular physical activity on balance control compensation after vestibular schwannoma surgery. Gait Posture. 2013; 37(1):82–87.

[28] Magnusson M, Kahlon B, Karlberg M, Lindberg S, Siesjö P. Preoperative vestibular ablation with gentamicin and vestibular 'prehab' enhance postoperative recovery after surgery for pontine angle tumours–first report. Acta Otolaryngol. 2007; 127(12):1236–1240.

[29] Tjernström F, Fransson P-A, Kahlon B, et al. Vestibular PREHAB and gentamicin before schwannoma surgery may improve long-term postural function. J Neurol Neurosurg Psychiatry. 2009; 80(11):1254–1260.

[30] Magnusson M, Karlberg M, Tjernström F. 'PREHAB': Vestibular prehabilitation to ameliorate the effect of a sudden vestibular loss. NeuroRehabilitation. 2011; 29(2):153–156.

[31] Zee DS. The management of patients with vestibular disorders. In Barber HO, Sharpe JA, eds. Vestibular Disorders. Chicago, IL: Year Book Medical Publisher; 1987:254.

[32] Whitney SL, Wrisley DM, Marchetti GF, Furman JM. The effect of age on vestibular rehabilitation outcomes. Laryngoscope. 2002; 112(10):1785–1790.

[33] Humphriss RL, Baguley DM, Moffat DA. Change in dizziness handicap after vestibular schwannoma excision. Otol Neurotol. 2003; 24(4):661–665.

[34] Cohen HS, Kimball KT. Changes in a repetitive head movement task after vestibular rehabilitation. Clin Rehabil. 2004; 18(2):125–131.

[35] Herdman SJ, Hall CD, Delaune W. Variables associated with outcome in patients with unilateral vestibular hypofunction. Neurorehabil Neural Repair. 2012; 26(2):151–162.

第70章　前庭神经鞘瘤手术前后三叉神经痛的治疗

Ramsey Ashour, Siviero Agazzi, Harry van Loveren

70.1　引言

前庭神经鞘瘤患者中偶有继发于肿瘤本身的三叉神经痛，其他更少见的情况是继发于肿瘤放射治疗后。对于前者，"三叉神经痛"的存在可能影响肿瘤治疗策略。对于后一种情况，放射治疗的计划和结果可能也影响"治疗后继发三叉神经痛"的管理策略。在本章中，我们对前庭神经鞘瘤患者治疗前后三叉神经痛的处理做一回顾。

70.2　术前三叉神经痛

70.2.1　历史

在20世纪早期，Krause、Lexer、Oppenheim和Weisenburg等均报道了因颅后窝肿瘤引起的三叉神经痛。Cushing在他1917年出版的专著中对神经肿瘤患者出现三叉神经痛的描述最为清晰。他指出："非手术原因造成的真性三叉神经痛是没有皮肤感觉减退的，而在肿瘤压迫引起的神经痛中感觉丧失是非常明显的，因此可以很容易地鉴别区分"。我们在起初阶段是同意Cushing的观点的，即肿瘤相关的继发性三叉神经痛可以通过肿瘤压迫脑干引起的特定神经功能缺陷（如听力丧失、前庭神经病变、三叉神经麻木和感觉运动障碍等）来加以鉴别诊断。后来，当我们遇到了一些虽然肿瘤压迫导致了神经扭曲，但并不存在神经功能缺陷的三叉神经痛的患者时，我们对这个观点持不同意见。

在他的时代，Cushing还记录了体积较大肿瘤引起对侧三叉神经痛的临床现象，他还强调了前庭神经鞘瘤患者中出现三叉神经病变的发病率较高。他随后指出，桥小脑角肿瘤相关的神经营养性角膜炎也可能是因为三叉神经受压而引起的；此外他还指出，上述情况"从未发生在原发性三叉神经痛中，除非是由于神经切断后角膜失去营养所致"。有趣的是，Cushing强调三叉神经痛虽然是前庭神经鞘瘤患者的重要症状，但很少见。仔细回顾他的经典专著发现，与前庭神经鞘瘤相关的三叉神经痛发生率较高（8/33例），这可能受到当时诊疗水平的限制，肿瘤在得到确诊时体积就已经较大有关。

70.2.2　流行病学和临床表现

有2%~10%的三叉神经痛是由于肿瘤引起的，最常见的是脑膜瘤、表皮样瘤或前庭神经鞘瘤。尽管有报道称3.5%~7%的前庭神经鞘瘤患者存在三叉神经痛，但由于未能区分三叉神经痛和三叉神经病变，其真实发生率往往可能被高估。

继发于肿瘤的三叉神经痛与原发性三叉神经痛具有相同的临床表现。两者的特征都是在同侧的一个或多个三叉神经分布区域出现阵发性的、强烈的、电击样的疼痛，这些疼痛通常是由受累及区域的皮肤刺激触发，比如触摸或常见的口腔活动。非典型性三叉神经痛也有上述症状，除了神经痛外，还伴有背景"疼痛"的面部疼痛。另一方面，肿瘤压迫引起的三叉神经病变会导致面部麻木，并伴有感觉异常和迟钝。据报道，几乎一半的大型前庭神经鞘瘤患者存在这样的压迫情况。尽管与肿瘤无关的三叉神经痛患者也会出现面部感觉的细微变化和（或）存在面部麻木，尤其是在一系列疼痛的发作过程中。因此，仅从临床表现很难区分肿瘤相关和非肿瘤相关的三叉神经痛。因此在对三叉神经痛患者进行治疗前应常规行MRI检查，以排除任何可能影响治疗策略的原发性疾病（如肿瘤、血管畸形、多发性硬化）。在前庭神经鞘瘤患者中，前庭神经功能障碍（如听力下降）是主要的诊断依据，肿瘤压迫三叉神经并不是早期的症状。

70.2.3　病理生理

虽然肿瘤相关三叉神经痛的病因很明显是由于肿瘤与神经的接触而引起，但Cushing意识到肿瘤压迫程度这个因素并不能很好地解释三叉神经痛的进展。他解释说，以"三叉神经为例，神经痛相对来说并不常见。但是当神经被生长的肿瘤挤到一边且变得扁平和细长时，这样就容易引起大家的注意了"。Jannetta首先提出了三叉神经痛的血管压迫神经学说，具体地说，不论是肿瘤相关还是原发性三叉神经痛中都存在与三叉神经根紧密接触的血管。在他的一组患有颅后窝肿瘤的三叉神经痛患者中，在探查所有21例患者神经根出脑干区时都发现了压迫神经的血管。在他的假设中，肿瘤要么推动血管压迫神经，要么推动神经压迫血管，从而引起神经血管接触导致了典型的三叉神经痛发作。有一些作者观察到肿瘤相关的三叉神经痛病例中三叉神经根处存在血管压迫，而另一些研究者在这类病例中却没有发现压迫神经根的血管。回顾一下，即使在非肿瘤相关的原发性三叉神经痛中，压迫神经根的责

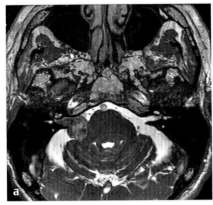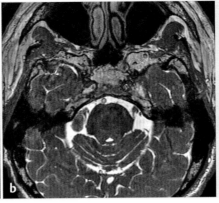

图 70.1　右侧前庭神经鞘瘤伴同侧顽固性三叉神经痛和听力损失患者的轴向 T2 加权图像。（a）内听道水平。（b）在内听道上方，肿瘤到达三叉神经的位置。在手术中发现三叉神经位于肿瘤深部，并发现粗大的小脑上动脉从上方压迫神经

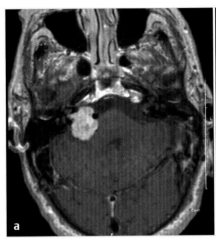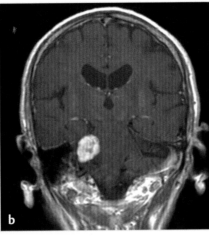

图 70.2　前庭神经鞘瘤伴听力丧失和三叉神经痛患者的 T1 增强图像。（a）轴位图显示与肿瘤腹内侧相毗邻的突出的椎基底动脉复合体。手术中也发现了多个动脉环从上到下压迫三叉神经。（b）冠状位显示肿瘤向上生长至岩幕交界处，与三叉神经毗邻

任血管也不是普遍存在的（图 70.1、图 70.2）。

70.2.4　治疗

药物治疗

非肿瘤相关三叉神经痛的标准药物治疗包括卡马西平、奥卡西平、拉莫三嗪或巴氯芬。替代药物包括加巴喷丁、普瑞巴林、托吡酯和抗惊厥药。当药物不能有效控制疼痛或患者产生难以忍受的副作用时，可以考虑神经外科手术干预（如微血管减压术、经皮剥脱术、放疗）。

前庭神经鞘瘤引起的三叉神经痛本身并不是前庭神经鞘瘤必须要治疗的适应证。尤其是在药物可以控制疼痛且副作用不大，而肿瘤生长也不活跃的情况下。在大多数病例中，针对肿瘤的放射治疗或者手术治疗都能够达到同时缓解三叉神经痛的目的。当然，经皮射频神经根切断术和甘油注射神经根阻滞术也是外科处理的方法，不应被遗忘；但是这两种方法很少使用，因为它们只针对三叉神经痛而不能处理肿瘤。

肿瘤切除

推荐使用外科手术切除肿瘤来解决肿瘤相关三叉

神经痛。Jannetta 对 26 例肿瘤相关三叉神经痛进行了手术治疗，其中 8 例全切前庭神经鞘瘤。基于 Kaplan-Meier 分析，作者发现术后 10 年患者面部疼痛缓解率为 81%，部分缓解率为 4%。值得注意的是，这种患者疼痛缓解的速度和持续时间均优于非肿瘤相关三叉神经痛接受单纯微血管减压术的患者。在另一组 25 例肿瘤相关三叉神经痛患者中，Nakagawa 等在 12 例患者的手术过程中发现存在血管压迫，并报道了这 25 例患者在肿瘤切除后面部疼痛完全消失，其中包括 9 例前庭神经鞘瘤。

单独切除肿瘤通常就可以缓解肿瘤相关三叉神经痛症状，特别是当肿瘤大到足以压迫神经或使血管移位而压迫神经时。然而，切除肿瘤后探查三叉神经走形区域对发现可能引起压迫的责任血管也是很重要的，发现后可以采用"悬吊"的方式来处理责任血管。通常，我们在神经与责任血管之间插入一块或多块聚乙烯醇缩醛海绵以确保手术后它们彼此分离。其他广泛使用的材料包括聚 Teflon 包被的血管脱脂棉纤维卷成一个球、明胶海绵、氧化纤维素、棉絮垫、肌肉、筋膜和其他材料。

三叉神经痛的微血管减压手术治疗通常采用乙状窦后入路。由此引出了新的问题："肿瘤相关三叉神

经痛的存在是否限制了乙状窦后入路的应用范围，从而限制了对三叉神经根出脑干处的探查？"因为乙状窦后入路为外科医生提供了熟悉的手术入路和更大的微血管减压手术空间。我们的经验是，经迷路入路进行前庭神经鞘瘤切除的同时也可以行三叉神经减压术。然而，当采用保留听力的颅中窝入路切除局限于内听道内的小型前庭神经鞘瘤时，同时行三叉神经微血管减压术是不太可能实现的。在这些病例中，三叉神经痛的存在可能与肿瘤无关，应考虑单独处理。

放射治疗

据报道，肿瘤相关三叉神经痛症状在以肿瘤、三叉神经之一或两者皆为目标的放射外科手术后有所改善。在包括 17 例前庭神经鞘瘤在内的一组共 46 例肿瘤相关三叉神经痛患者中，Regis 等使用放射外科治疗肿瘤并进行了平均 4.5 年的随访，他们发现 35 例（79.5%）患者面部疼痛完全消失。以三叉神经为目标的放射治疗可以使 3/4 的患者面部疼痛完全缓解，以三叉神经和肿瘤为共同目标的放射治疗可以使 2/3 的患者疼痛缓解。在 21 例肿瘤相关三叉神经痛患者中，包括 9 例听神经患者，Huang 等在单独应用放射治疗后 12 例（57%）患者疼痛完全缓解；8 例持续性或复发性疼痛患者中，7 例再次接受了三叉神经放射治疗，1 例接受了肿瘤本身的再次放射治疗，平均随访 57.8 个月，21 例患者中 16 例（76%）面部疼痛完全缓解。虽然疼痛完全缓解的速度和持续时间低于手术效果，但这样的结果已经可以与非肿瘤相关三叉神经痛放射治疗的效果相媲美了。但需要注意的是，有 4 例患者在再次接受放射治疗后出现了新的面部麻木并发症。

2016 年，Kim 等对 15 例肿瘤相关三叉神经痛患者进行了一项研究，其中包括 3 例前庭神经鞘瘤患者。他们在一次放射治疗中同时针对肿瘤和三叉神经根出脑干区，在平均 38 个月的随访期中，10 例（67%）患者疼痛完全缓解，3 例（20%）患者出现了新发的持续性面部麻木。

治疗决策

并发三叉神经痛的存在可能会降低前庭神经鞘瘤治疗的门槛。如果考虑要治疗，因为手术可以直接做到三叉神经减压，术后面部麻木的风险也最小，应该作为首选。针对肿瘤、三叉神经或同时针对两者的放射治疗也可以作为选择方案，特别是对于手术风险高的患者。但与手术相比，放射治疗后疼痛缓解远期效果较差，治疗后面部麻木风险增加。总的来说，三叉神经痛的处理对前庭神经鞘瘤治疗的影响是递增的。总的来说，我们倾向于根据典型的因素来综合决定是

否治疗和如何治疗前庭神经鞘瘤，这些因素包括肿瘤的生长速度、肿瘤的大小、脑干的压迫程度、患者的听力状况、患者的年龄 / 医疗状况、患者的个人意见以及三叉神经的累及情况。

70.3　术后三叉神经痛

新发的三叉神经痛出现在前庭神经鞘瘤治疗后是非常罕见的，且这个现象几乎只出现在放射治疗后。事实上，虽然前庭神经鞘瘤切除过程中可能因为手术本身的操作影响或损伤到三叉神经，进而导致三叉神经病变甚至痛觉感觉丧失，但术后新出现三叉神经痛的确是非常罕见的。

术后三叉神经痛

流行病学

Karolinska 小组早期基于 CT、甲三唑胺池造影术或气脑造影术的前庭神经鞘瘤放射治疗发现，本组 14 例患者中有 5 例（36%）出现面部无力，2 例（14%）在治疗后出现面部麻木。类似地，Pittsburgh 小组的早期前庭神经鞘瘤放射治疗也发现治疗后面神经（21%）和三叉神经（27%）功能障碍的发生率也很高。20 世纪 90 年代早期放射外科有了进一步发展，包括 MRI 的引入、剂量规划软件的改进和肿瘤边缘辐射剂量的减少，这些新进展更好地控制了肿瘤生长速度（>95%），而出现面神经（<10%）和三叉神经（<10%）并发症的概率更低。放射外科治疗后新出现"真正"三叉神经痛的发生率难以确定，因为三叉神经痛和神经病变常合并在一起而难以评估。例如，在一组接受伽马刀放疗的 123 例前庭神经鞘瘤患者中，Hempel 等报道约 5.8% 的患者在治疗后出现三叉神经痛。然而，他们的纳入标准中包括了面部麻木和感觉异常。相比之下，Lunsford 等对 15 年里 829 例经伽马刀治疗的前庭神经鞘瘤患者进行了回顾性分析，发现仅有 0.2% 的患者在治疗后出现三叉神经痛并发症。在 2005 年的一项研究中，Chung 等发现 195 例接受伽马刀放疗的患者中新三叉神经痛患者数仅为 2 例（1%）。随着现代成像技术进步和放射剂量控制，由于放射治疗而诱发三叉神经痛的并发症是非常罕见的（<1%）。

病理生理

在灵长类动物身上已经证实发现，放射辐射剂量的增加可导致神经组织从局部脱髓鞘到伴有神经元细胞碎裂、坏死和轴突丢失的严重神经功能紊乱。在此基础上，放射线的剂量效应已被以可控方式用于治疗三叉神经痛。然而，前庭神经鞘瘤放射治疗后引起的

三叉神经损伤是否与治疗后三叉神经痛有关，仍是一个悬而未决的问题。

值得注意的是，用于三叉神经痛治疗的放射治疗剂量（平均最大剂量：80Gy）远远高于前庭神经鞘瘤放射治疗所用剂量（平均边缘剂量：12.5~13Gy）。与正常的三叉神经相比，被肿瘤拉伸或压迫的神经可能更容易受到辐射损伤。在一项对5631例接受伽马刀放射治疗的患者进行的系统回顾中发现，接受较高边缘剂量治疗的患者三叉神经病变的发生率在统计学意义上显著升高：即边缘剂量 ≥ 13Gy 的患者三叉神经病变发生率是3.2%，低于13Gy的患者三叉神经病变发生率1.6%。在另一项研究中，前庭神经鞘瘤放射治疗后迟发性三叉神经病变的发生率更多地取决于神经受辐射长度（由脑桥到岩骨的距离决定），而不是肿瘤受辐射剂量或肿瘤体积。

此外，放射治疗可能在起始阶段可能导致肿瘤生长/肿胀，随后肿瘤大小稳定，这也包括肿瘤内的囊性改变。一些学者认为，在少见的情况下，辐射引起的肿瘤改变会导致邻近血管移位进而压迫到三叉神经本身。在一项208例接受立体定向放射放射治疗的研究中，Pollock 观察到30例（14%）肿瘤在放射治疗后至少长了2mm，其中1例并发了三叉神经痛。在一项关于接受放射治疗的前庭神经鞘瘤和脑膜瘤患者的研究中，Ganz 等注意到，放射治疗导致的临床上三叉神经和面神经功能缺陷总是与邻近脑干实质的T2像信号增加有关。未来有关放射治疗后三叉神经痛发作时间和相关神经影像学改变的研究将有助于我们进一步了解这种罕见的并发症。

治疗

前庭神经鞘瘤患者接受放射治疗后继发的三叉神经痛，药物治疗仍然是第一选择。如果药物治疗失败或患者无法忍受药物副作用，则可以考虑手术切除肿瘤。在一项研究中，包括2例前庭神经鞘瘤在内的4例肿瘤放射治疗继发的三叉神经痛患者接受了完整的肿瘤切除手术，Gerganov 等报道了在平均随访42.5个月后3例患者面部疼痛完全缓解，1例患者在几乎完全缓解。他们还指出，放射治疗后继发三叉神经痛的发病期为12~60个月（平均39个月）。

虽然放射治疗后再手术疗效较差，但是当放射治疗结束后肿瘤继续生长时，选择手术仍然是个很好的策略。然而，在大多数情况下，放射治疗引起的三叉神经痛并不伴有肿瘤的继续生长。在接受放射治疗后的这些患者中，必须仔细权衡手术切除肿瘤的优点，术中同时行三叉神经微血管减压的机会，以及手术引起面神经损伤、听力丧失、三叉神经病变和持续性三叉神经痛等并发症的风险后做出选择。

针对三叉神经本身或肿瘤的放射治疗也被尝试用于继发三叉神经痛的前庭神经鞘瘤患者。据我们所知，对于放射治疗引起的继发性三叉神经痛再次行放射治疗尚未有相关报道。这与其他人的经验是一致的，即再次放射治疗仍然是尝试通过损伤神经，而这些神经对这种放射破坏性损伤（放射治疗、经皮射频消融）已经没有反应，因此再次放射治疗通常是无效的。最近，Tuleasca 等对20例复发性三叉神经痛患者再次接受放射治疗的研究进行了系统回顾，他们发现这些研究对再次治疗患者的选择以及得到的结果方面，存在很大的差异。他们的结论是，再次接受放射治疗的初始止痛率与首次放射治疗相似，但毒性要大得多（出现新的面部感觉迟钝的中位发生率是33%）。

70.4　总结

在早期诊断的体积较小的前庭神经鞘瘤患者中，并发三叉神经痛的患者很少见。治疗后继发三叉神经痛更加少见，并且它基本上只继发于放射治疗后而不是手术治疗。总的来说，术前术后三叉神经痛的治疗对前庭神经鞘瘤的治疗效果影响较大，我们倾向于综合各种因素来决定是否治疗及如何治疗肿瘤。然而，正如本章所回顾的，在专门从事前庭神经鞘瘤治疗的中心中，从业者必须认识到继发三叉神经痛这个独特患者群体的基本特征和细微差别。

参考文献

[1] Krause F. Operationen in der hinteren Schadelgrube. Arch f Klin Chir. 1906; lxxxi:40–60.

[2] Lexer E. Zur Operation des Ganglion Gasseri nach Erfahrungen an 15 Fallen. Arch f Klin Chir. 1902; lxv:843–928.

[3] Oppenheim H. Lehrbuch der Nervenkrankheiten. Fur Arzte und Studierende. Vol 1. 4th ed. Berlin: S Karger; 1905.

[4] Weisenburg T. Cerebello-pontile tumor diagnosed for six years as tic douloureaux. The symptoms of irritation of the ninth and twelfth cranial nerves. JAMA. 1910; 54:1600–1604.

[5] Cushing H. Tumors of the Nervus Acusticus and the Syndrome of the Cerebellopontile Angle. Philadelphia, PA: WB Saunders; 1917.

[6] Gonzalez Revilla A. Tic douloureux and its relationship to tumors of the posterior fossa; analysis of twenty-four cases. J Neurosurg. 1947; 4(3):233–239.

[7] Hasegawa K, Kondo A, Kinuta Y, et al. Studies concerning the pathogenesis of trigeminal neuralgia caused by cerebellopontine angle tumors. No Shinkei Geka. 1995; 23(4):315–320.

[8] Barker FG, II, Jannetta PJ, Babu RP, Pomonis S, Bissonette DJ, Jho HD. Long-term outcome after operation for trigeminal neuralgia in patients with posterior fossa tumors. J Neurosurg. 1996; 84(5):818–825.

[9] Samii M, Matthies C. Acoustic neurinomas associated with vascular

compression syndromes. Acta Neurochir (Wien). 1995; 134(3)(/) (4):148–154.

[10] Nakagawa K, Aoyagi M, Kawano Y, Ohno K. Clinical and operative findings in patients with trigeminal neuralgia caused by brain tumors. No Shinkei Geka. 2009; 37(9):863–871.

[11] Khan Afridi EA, Khan SA, Qureshi WU, et al. Frequency of cerebellopontine angle tumours in patients with trigeminal neuralgia. J Ayub Med Coll Abbottabad. 2014; 26(3):331–333.

[12] Matsuka Y, Fort ET, Merrill RL. Trigeminal neuralgia due to an acoustic neuroma in the cerebellopontine angle. J Orofac Pain. 2000; 14(2):147–151.

[13] Karkas A, Lamblin E, Meyer M, Gay E, Ternier J, Schmerber S. Trigeminal nerve deficit in large and compressive acoustic neuromas and its correlation with MRI findings. Otolaryngol Head Neck Surg. 2014; 151(4):675–680.

[14] Nurmikko TJ. Altered cutaneous sensation in trigeminal neuralgia. Arch Neurol. 1991; 48(5):523–527.

[15] Dandy WE. Concerning the cause of trigeminal neuralgia. Am J Surg. 1934; 24:447–455.

[16] Jannetta PJ. Treatment of trigeminal neuralgia by suboccipital and transtentorial cranial operations. Clin Neurosurg. 1977; 24:538–549.

[17] Berger MS, Wilson CB. Epidermoid cysts of the posterior fossa. J Neurosurg. 1985; 62(2):214–219.

[18] Bederson JB, Wilson CB. Evaluation of microvascular decompression and partial sensory rhizotomy in 252 cases of trigeminal neuralgia. J Neurosurg. 1989; 71(3):359–367.

[19] Rappaport ZH. Epidermoid tumour of the cerebellopontine angle as a cause of trigeminal neuralgia. Neurochirurgia (Stuttg). 1985; 28(5):211–212.

[20] Michelucci R, Tassinari CA, Plasmati R, et al. Trigeminal neuralgia associated with contralateral intracranial tumour: a false localising sign caused by vascular compression? Report of two cases. J Neurol Neurosurg Psychiatry. 1989; 52(10):1202–1203.

[21] Ogleznev KYa, Grigoryan YuA, Slavin KV. Parapontine epidermoid tumours presenting as trigeminal neuralgias: anatomical findings and operative results. Acta Neurochir (Wien). 1991; 110(3–4):116–119.

[22] Sabin HI, Bordi LT, Symon L. Epidermoid cysts and cholesterol granulomas centered on the posterior fossa: twenty years of diagnosis and management. Neurosurgery. 1987; 21(6):798–805.

[23] Benoliel R, Zini A, Khan J, Almoznino G, Sharav Y, Haviv Y. Trigeminal neuralgia (part II): factors affecting early pharmacotherapeutic outcome. Cephalalgia. 2016; 36(8):747–759.

[24] Zakrzewska JM, Akram H. Neurosurgical interventions for the treatment of classical trigeminal neuralgia. Cochrane Database Syst Rev. 2011(9): CD007312.

[25] Silva J, Cerejo A, Duarte F, Silveira F, Vaz R. Surgical removal of giant acoustic neuromas. World Neurosurg. 2012; 77(5–6):731–735.

[26] Schankin CJ, Gall C, Straube A. Headache syndromes after acoustic neuroma surgery and their implications for quality of life. Cephalalgia. 2009; 29(7): 760–771.

[27] Régis J, Metellus P, Dufour H, et al. Long-term outcome after gamma knife surgery for secondary trigeminal neuralgia. J Neurosurg. 2001; 95(2):199–205.

[28] Huang CF, Tu HT, Liu WS, Lin LY. Gamma Knife surgery for trigeminal pain caused by benign brain tumors. J Neurosurg. 2008; 109 Suppl: 154–159.

[29] Kim SK, Kim DG, Se YB, et al. Gamma Knife surgery for tumor-related trigeminal neuralgia: targeting both the tumor and the trigeminal root exit zone in a single session. J Neurosurg. 2016; 125(4):838–844.

[30] Elahi F, Ho KW. Anesthesia dolorosa of trigeminal nerve, a rare complication of acoustic neuroma surgery. Case Rep Neurol Med. 2014; 2014:496794.

[31] Norén G, Arndt J, Hindmarsh T. Stereotactic radiosurgery in cases of acoustic neurinoma: further experiences. Neurosurgery. 1983; 13(1):12–22.

[32] Lunsford LD, Niranjan A, Flickinger JC, Maitz A, Kondziolka D. Radiosurgery of vestibular schwannomas: summary of experience in 829 cases. J Neurosurg. 2005; 102 Suppl:195–199.

[33] Flickinger JC, Kondziolka D, Pollock BE, Lunsford LD. Evolution in technique for vestibular schwannoma radiosurgery and effect on outcome. Int J Radiat Oncol Biol Phys. 1996; 36(2):275–280.

[34] Hempel JM, Hempel E, Wowra B, Schichor Ch, Muacevic A, Riederer A. Functional outcome after Gamma Knife treatment in vestibular schwannoma. Eur Arch Otorhinolaryngol. 2006; 263(8):714–718.

[35] Chung WY, Liu KD, Shiau CY, et al. Gamma Knife surgery for vestibular schwannoma: 10-year experience of 195 cases. J Neurosurg. 2005; 102 Suppl:87–96.

[36] Zhao ZF, Yang LZ, Jiang CL, Zheng YR, Zhang JW. Gamma Knife irradiation-induced histopathological changes in the trigeminal nerves of rhesus monkeys. J Neurosurg. 2010; 113(1):39–44.

[37] Mousavi SH, Niranjan A, Huang MJ, et al. Early radiosurgery provides superior pain relief for trigeminal neuralgia patients. Neurology. 2015; 85(24):2159–2165.

[38] Sughrue ME, Yang I, Han SJ, et al. Non-audiofacial morbidity after Gamma Knife surgery for vestibular schwannoma. Neurosurg Focus. 2009; 27(6):E4.

[39] Linskey ME, Flickinger JC, Lunsford LD. Cranial nerve length predicts the risk of delayed facial and trigeminal neuropathies after acoustic tumor stereotactic radiosurgery. Int J Radiat Oncol Biol Phys. 1993; 25(2):227–233.

[40] Pollock BE. Management of vestibular schwannomas that enlarge after stereotactic radiosurgery: treatment recommendations based on a 15 year experience. Neurosurgery. 2006; 58(2):241–248, discussion 241–248.

[41] Ganz JC, Reda WA, Abdelkarim K. Adverse radiation effects after Gamma Knife Surgery in relation to dose and volume. Acta Neurochir (Wien). 2009; 151(1):9–19.

[42] Gerganov VM, Giordano M, Elolf E, Osamah A, Amir S, Madjid S. Operative management of patients with radiosurgery-related trigeminal neuralgia: analysis of the surgical morbidity and pain outcome. Clin Neurol Neurosurg. 2014; 122:23–28.

[43] Tuleasca C, Carron R, Resseguier N, et al. Repeat Gamma Knife surgery for recurrent trigeminal neuralgia: long-term outcomes and systematic review. J Neurosurg. 2014; 121 Suppl:210–221.

第71章 术后头痛：前庭神经鞘瘤患者围手术期的临床评估和治疗

Narayan R. Kissoon, Kelly D. Flemming

71.1 引言

前庭神经鞘瘤（VS）患者的头痛是影响生活质量的关键因素。头痛可能会降低患者生活质量，并对患者心理和身体机能产生负面影响。因此，熟悉治疗后不同头痛综合征的发病机制、危险因素和临床表现是很重要的。了解这些因素有助于指导患者术后头痛的治疗。手术前计划、术中技巧、术后药物和非药物治疗策略的结合应用可以减少术后头痛的发生频率和严重程度。本书第59章回顾了前庭神经鞘瘤患者头痛的流行病学、诊断标准和发病机制，本章主要侧重于临床评估和治疗。

71.2 术后头痛处理策略

71.2.1 临床评估

与手术时间相关的头痛时间分布有助于指导临床评估，并为头痛的病因提供线索。一般来说，引起术后头痛的原因一般出现在急性期，即术后3个月内。前庭神经鞘瘤患者术后急性和慢性头痛的鉴别诊断见表71.1。

头痛的病史陈述应包括疼痛的部位、程度、频率和持续时间，以及加重和减轻的因素。两项回顾性研究报道了前庭神经鞘瘤头痛部位最常发生在枕部或颈部。头痛也可能是位于单侧或双侧的额部、头顶或整个头部。

如果要进行颞部开颅，检查的重点应该是颞下颌

关节和咀嚼肌，检查有无瘢痕部位感染或神经痛迹象，评估颈部活动范围，进行颅脑或脊神经的触诊，检查眼底视盘水肿情况，评估神经功能有无障碍。重要的是，初步评估应仔细排除术后头痛的原因。

头痛的严重程度可以在临床和研究背景下进行评估。头痛严重程度通常是在临床环境中通过患者问卷、直接询问或使用非标准化的评定量表（顺序或视觉模拟）进行评估。一些研究者已经通过回顾医疗记录来确定数值从而对头痛的严重程度进行量化。也有一些作者采用标准化测量方法来评估头痛严重程度。Carlson和他的同事们使用了头痛障碍指数量表（图71.1）评估头痛对日常生活和情绪的影响。这25项头痛严重程度的标准化测量已被证明具有良好的内部信度和内容效度。其他经过验证的仪器设备也被用于评估头痛和生活中的其他疼痛。Penn前庭神经鞘瘤生活质量量表是一份包括7个领域的自我报告的问卷，其中一个以问题的形式来评估头痛。最后，一些尚未在前庭神经鞘瘤文献中使用过的自评头痛障碍量表的存在也为未来的研究提供了机会，其中包括头痛影响测试量表（HIT）、头痛障碍问卷（HDQ）、偏头痛负担问卷（BURMIG）和EUROLIGHT问卷。

71.2.2 继发因素

在急性期，一些导致头痛的严重继发原因应被考虑并排除。术后颅内出血（脑实质内或硬膜下）的发生率低于5%，患者可出现头痛和意识水平改变，伴有或不伴有局灶性神经症状。脑脊液（CSF）漏是前庭神经鞘瘤术后常见的并发症，多表现为脑脊液鼻漏，一般不伴有颅内压降低。在颅底肿瘤切除术后的患者中，由于脊柱原因引起的自发性低颅压和姿势性头痛已被报道。此外，Mokri报道了1例开颅术后脑脊液漏患者躺下后头痛更加严重的病例。此外，张力性气颅可能与活动性脑脊液漏通过"球阀"机制协同恶化有关。当使用腰椎引流或持续正压通气（CPAP）治疗睡眠呼吸暂停时，发生张力性气颅的风险更高。感染（切口感染或脑膜炎）是前庭神经鞘瘤术后可导致头痛的一种严重但罕见的并发症。无菌性或化学性脑膜炎发生率在桥小脑角术后发生率可达到5%，主要是由于术后蛛网膜下腔残留的炎症产物如血液和骨粉等刺激引起的。无菌性脑膜炎引起的头痛在患者围手术期使用类固醇类药物减量时会出现，原因可能与假性脑膜膨出

表71.1 前庭神经鞘瘤手术患者术后急性和慢性头痛的鉴别诊断

急性（一般术后3个月内）	慢性（一般术后3个月后）
严重的	.慢性开颅术后头痛
.颅内出血	.紧张性头痛
.脑脊液漏	.枕神经痛
.张力性气颅	.三叉神经病变
.感染（切口感染、脑膜炎）	.颈源性头痛
.无菌性脑膜炎	.偏头痛
.脑积水	.反跳性头痛（药物滥用性头痛）
.静脉窦血栓形成或闭塞	.颞下颌关节功能障碍或咀嚼肌损伤
良性的	
.急性开颅术后头痛	
.急性偏头痛	

头痛障碍指数量表

姓名：_____　　日期：_____　　年龄：_____　　总分：_____；E____；F____

（100）　（52）　（48）

提示：请圈出正确的答案

1. 我有头痛：　　　　[1] 每月 1 次　　　　[2] 每月 1~4 次　　　　[3] 每周多于 1 次

2. 我的头痛程度是：　[1] 轻微的　　　　　[2] 中等的　　　　　　[3] 严重的

提示：请仔细阅读：该量表的目的是确定您因为头痛而可能遇到的困难。请在以下每一条选项中选出"是""有时"或者"不是"。请对每一项与您头痛有关的内容作出答复。

	是	有时	不是
E1. 因为头痛，我觉得自己是残疾人			
F2. 因为头痛，我觉得日常生活受到限制			
E3. 没有人知道头痛对我的生活有什么影响			
F4. 因为头痛，我限制自己的娱乐活动（如体育，兴趣爱好）			
E5：头痛让我发火			
E6. 因为头痛，有时候觉得自己将要失去控制			
F7. 因为头疼，我不太参加社交活动			
E8. 因为头痛，我的配偶 / 重要的人，或家人和朋友不知道我在经历什么			
E9. 我头疼得厉害，都快发疯了			
E10. 头痛影响了我对世界的看法			
E11. 当我感到头痛时我不敢出门			
E12. 因为头痛我感到绝望			
F13. 我担心会因为头痛而在工作或家里支付罚款			
E14. 头痛使我与家人或朋友的关系紧张			
F15. 头痛时，我避免和其他人在一起			
F16. 我认为头痛让我很难实现自己的人生目标			
F17. 头痛让我无法清晰地思考			
F18. 头痛让我感觉紧张（如肌肉紧张）			
F19. 因为头痛我不喜欢社交聚会			
E20. 因为头痛我感觉到烦躁易怒			
F21. 因为头痛我避免旅行			
E22. 头痛让我觉得困惑			
E23. 头痛让我觉得沮丧			
F24. 头痛使我阅读困难			
F25. 我发现我很难把注意力从头痛转移到其他事情上			

图 71.1　头痛障碍指数量表

有关，临床表现为颅内压升高症状。在这种情况下，为了区分无菌性脑膜炎和细菌性脑膜炎，通常需要进行腰椎穿刺进行脑脊液进行化验培养。术后脑积水可导致头痛、视力改变和意识水平下降。关于围手术期脑积水的处理将在本书第46章作进一步讨论。

颅内静脉窦血栓形成，静脉窦腔的狭窄，或静脉窦的闭塞可能导致整个头部严重的疼痛。如果这个状况持续，颅内静脉压力会持续升高并导致局灶性神经功能缺损、视力丧失和（或）癫痫发作，Keiper和他的同事报道了乙状窦后和经迷路开颅术后静脉窦血栓形成引起头痛的病例。术后患者静脉窦血栓形成主要表现为颅内压增高症状，包括头痛、视力改变和视盘水肿。这些患者的影像学检查常提示他们的优势横窦和（或）乙状窦闭塞。另一项研究报道，经迷路入路术后横窦血栓形成发生率更高。在他们的研究中，所有前庭神经鞘瘤患者术后都有不同程度的侧窦血栓形成，而单纯的乙状窦血栓形成不伴有横窦闭塞是否会导致临床上显著的颅内高压和术后头痛，目前尚不清楚。当手术区域位于优势回流静脉侧，横窦损伤，或者患者处于高凝状态时，静脉窦血栓形成风险最大。疑似病例建议尽早通过MRI静脉成像，或CT静脉成像进行检查。幸运的是，前庭神经鞘瘤患者术后出现明显的静脉窦血栓的发生率很低。我们在本书第45章深入讨论了这个问题。

71.2.3 前庭神经鞘瘤术后头痛的临床分型

大约30%接受前庭神经鞘瘤手术的患者术后疼痛会持续3个月以上。这些患者的头痛可以归入慢性头痛的几种类型。Schankin和他的同事评估了95例均采用乙状窦后入路的前庭神经鞘瘤患者术后头痛的情况，32%的患者术后持续头痛（严重程度至少达到6/10）超过6个月。使用第2版国际头痛病分类（ICHD2）可以将患者的头痛综合征分为5类：紧张型（46%）、枕神经病变型（16.6%）、三叉神经病变型（16.6%）、中间神经病变型（10.0%）、颈源性头痛型（10.0%）。这个研究评估了术后近1年患者头痛类型的特征，有些人认为头痛的特征可能随时间而改变，因此偏头痛的特征可能被低估。术后慢性头痛的其他原因包括药物滥用、偏头痛和颞下颌关节功能障碍。每种类型的头痛都有独特的位置、疼痛性质和诱发因素。然而，它们也可以纳入到ICHD开颅术后头痛的范围内。当严重的头痛发作原因被排除后，最重要的是要评估患者的头痛类型以便于制订合适的治疗方案（图71.2，表71.2）。下面的章节回顾了头痛处理的一般思路和方法，接下来的章节进一步讨论常见的术后慢性头痛的评估和治疗。

71.3 头痛的一般处理

对开颅术后患者持续性头痛的医学处理很具有挑战性，常常需要神经科、疼痛科和外科的多学科合作处理。治疗策略应基于对头痛类型的全面考虑，包括头痛的存在及其位置、特性、持续时间和强度。

71.3.1 术前注意事项

在对前庭神经鞘瘤患者进行干预时，术前需要综合考虑一些因素。多项研究表明术后头痛的主要危险因素是术前头痛的存在，需要我们充分认识到。在这方面，对手术目的设定期望以避免不切实际的目标是有用的。此外，对确定存在原发性头痛障碍需要积极进行术前治疗。虽然目前并没有研究评估手术前预防性治疗头痛后患者术后再出现头痛的风险，但术前治疗仍然是可以考虑的。此外，有焦虑和（或）抑郁史可能增加术后头痛发生的风险，应该在手术前确定并治疗这些伴随的疾病。

应该与患者一起详细的讨论治疗方案。例如，对于基线部位严重头痛的手术患者，是否有乙状窦后开颅以外的手术入路方法？肿瘤是否适合观察、立体定向放射治疗或采用其他的术式？

71.3.2 手术注意事项

目前几项研究表明，限制颈部肌肉剥离，减小开颅手术的创伤和避免开颅手术，可以减少术后头痛。上述观点是受到开颅术后头痛可能是由于颈部肌肉瘢痕组织与硬脑膜直接接触暴露这个理论支持的。此外，有些术者建议考虑行硬膜成形术而不是直接的硬膜缝合。建议尽量减少颅骨钻孔，预防蛛网膜下腔骨屑的播散，并在钻孔后小心地清除这些骨屑，因为这些骨屑可能与无菌性脑膜炎和头痛的发生有关。Catalano和他的同事报道在颅骨钻孔开始之前用明胶海绵覆盖颅后窝组织和脑脊液池以防止骨屑溅入和扩散，术后头痛的发生率会降低。

有些人提倡在头皮切开部位行局部麻醉，以减少术后头痛发生率。在一项52例接受颅内肿瘤切除术的患者进行的盲法研究中，一半患者在手术部位接受了20mL 0.75%罗哌卡因的浸润麻醉，另一半则没有。所有患者均接受了对乙酰氨基酚和纳布啡的静脉注射。术后第一天患者纳布啡的消耗量有下降的趋势。2个月后，接受罗哌卡因组的患者术后疼痛较轻。虽然没有在开颅手术患者中进行相关研究，但一些研究表明在围手术期给予神经性药物和（或）氯胺酮，可以减轻患者术后神经病理性疼痛。

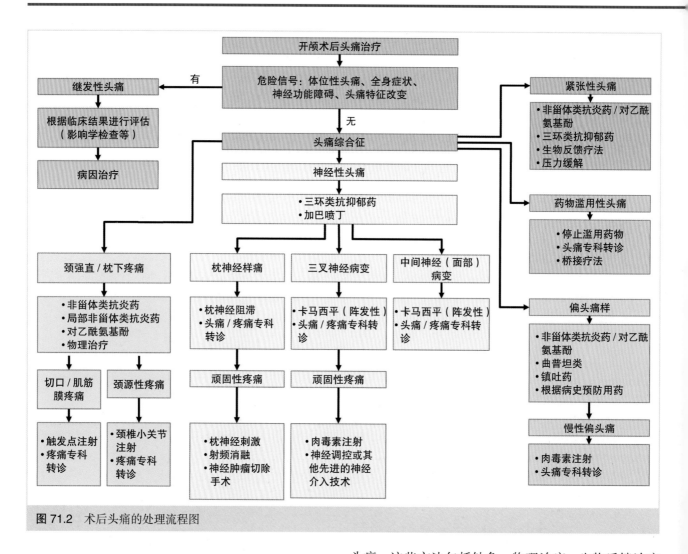

图 71.2 术后头痛的处理流程图

71.3.3 术后注意事项

术后最重要的是评估头痛的类型，以及是否存在如前所述需要及时干预的次要原因。如果只进行单纯的颅骨切除，那么在持续性头痛的情况下，尤其是在手术部位和药物治疗无效的情况下，可以考虑再次行颅骨成形术。

71.3.4 生活方式和非药物替代治疗

全面的头痛管理策略，包括生活方式调节的教育和咨询，是成功的关键。睡眠不足会加重头痛，因此评估患者的睡眠习惯很重要，并建议患者保持良好的睡眠习惯，包括按时上床以及把电视从卧室移开。不良的饮食习惯也可能会加重头痛，规律的饮食、停止使用咖啡因、避免刺激性食物可以防止头痛的加重。

情绪和身体上的压力也会加重头痛。神经鞘瘤手术后，患者可能出现其他症状，担心就业，有疲劳感。识别和处理压力、抑郁和焦虑是头痛治疗的关键组成部分。放松技巧、生物反馈和认知行为疗法等辅助策略可以减轻压力引起的头痛。

各种非药物替代方法也被用于治疗开颅术后慢性头痛，这些方法包括针灸、物理治疗、生物反馈治疗和经皮电刺激。根据慢性头痛治疗的初步试验发现，这些技术与严重不良反应的低风险有关，但它们在开颅或前庭神经鞘瘤切除术后头痛治疗上的临床疗效评估方面并不科学严谨。

71.3.5 顽固性疼痛

在某些患者中，顽固性疼痛持续存在，或因为药物副作用而存在使用限制。对于标准治疗无效的患者，可以考虑转诊至综合性头痛和疼痛护理中心进行治疗。这些困难的病例可能需要物理医学与康复、神经病学、精神病学和疼痛专家共同合作来制定治疗方法。

71.4 特定的颅面疼痛综合征：临床特征和处理

71.4.1 切口痛

临床表现

在这种情况下，手术切口部位疼痛程度最重。使

表 71.2 前庭神经鞘瘤术后持续性头痛的常见类型。

头面部疼痛综合征	疼痛表现	其他症状	对症治疗	防治措施
紧张性头痛	钝痛，酸痛 开始于切口附近，可向两侧扩散， 早晨加重	—	非甾体类抗炎药 对乙酰氨基酚	三环类抗抑郁药 选择性 5- 羟色胺 / 去甲肾上腺素重吸收抑制剂 加巴喷丁 托吡酯
枕神经病变	乳突后区间歇性刺痛；疼痛可向同侧颅骨放射	枕神经分布区可能存在感觉减退	非甾体类抗炎药、对乙酰氨基酚和麻醉药物可以尝试，但通常无效	加巴喷丁 三环类抗抑郁药 枕神经阻滞
三叉神经病变	钝痛，位于三叉神经分布区域（V1 或 V3）	三叉神经感觉异常	非甾体类抗炎药、对乙酰氨基酚和麻醉药物可以尝试，但通常无效	加巴喷丁 三环类抗抑郁药
中间神经（膝状神经）痛	外听道深部或耳前	干眼症 味觉异常	非甾体类抗炎药、对乙酰氨基酚和麻醉药物可以尝试，但通常无效	加巴喷丁 三环类抗抑郁药
颈源性和切口性疼痛	钝痛，钻孔样痛从颈部开始，向头颅部放射（可为双侧）	上肢麻痛或感觉异常	非甾体类抗炎药 局部非甾体类抗炎药 对乙酰氨基酚	加巴喷丁 选择性 5- 羟色胺 / 去甲肾上腺素重吸收抑制剂 物理疗法
反弹（药物滥用）	头痛症状一般在早上更严重，因为下一剂止痛药即将到期 每月头痛超过 15 天	经常使用止痛药超过 3 个月	限制和减少违规药物	停用药物 考虑神经病学或疼痛咨询来制订治疗计划
偏头痛	双额或整个头部搏动性疼痛	恶心呕吐 畏光 恐声	非甾体类抗炎药 曲坦类药物 对乙酰氨基酚	三环类抗抑郁药 抗惊厥药（托吡酯、丙戊酸钠、加巴喷丁） β 受体阻滞剂 钙通道阻滞剂 肉毒杆菌毒素注射

用乙状窦后入路时，头痛通常始于切口，并延伸至枕骨中部和后颅骨区域。疼痛的类型是有压力的钝痛。通常，这种类型的疼痛在大多数患者身上是恒定的。在最初的几个月里，疼痛的强度通常是中等到严重，但持续性长期头痛的患者常描述为轻度头痛。患者在手术切口部位有触痛。大多数患者，切口部位疼痛 4 个月内会逐渐缓解消失。

治疗

对于颈部切口疼痛的患者，非甾体类抗炎药（NSAID）通常是有用的。对于有持续性切口疼痛的患者，局部使用非甾体类抗炎药，如双氯芬酸凝胶，可以帮助减少全身性非甾体类抗炎药的使用剂量和不良反应。可以考虑使用肌肉松弛剂，但通常与镇静药物一起使用。如果上述治疗策略使用无效，切口疼痛仍然存在，也可以考虑使用 5- 羟色胺 - 去甲肾上腺素再吸收抑制剂（SNRI），如度洛西汀或加巴喷丁治疗。

71.4.2 颈源性头痛

临床表现

患者主诉从颈部开始的钝痛和钻孔样疼痛，可由颈部的伸展或轴向旋转引起并向颅骨放射。治疗性颈源性头痛最常见的治疗原因与颈关节突关节炎有关。头部和颈部疼痛的分布位置是小关节受累的信号（图71.3）。患者存在上肢感觉异常，提示颈神经根病变。

治疗

颈源性疼痛的治疗方法与前面提到的切口疼痛的治疗方案类似。然而，如果药物和物理治疗难以缓解疼痛，可以考虑行经皮介入治疗。基于颈源性疼痛的分布放射模式和颈椎平片的结果，颈椎小关节注射对于治疗疼痛可能也是有效的。如果涉及颈椎小关节的晚期退行性改变，那么采用射频消融引起支配相应颈

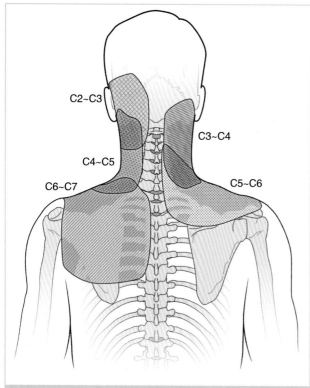

图 71.3 颈椎小关节疼痛的分布放射模式

椎小关节的内侧神经支传导阻滞可以起到持久的疼痛缓解作用，并且如果疼痛复发，可以每 6 个月重复一次治疗。如果患者上肢出现神经根性疼痛或感觉异常，那么颈椎 MRI 和颈部硬膜外类固醇注射可以作为治疗的方法。

71.4.3 枕神经样疼痛

临床表现

枕神经样头痛是术后常见的头痛类型，其特点是在乳突附近枕神经分布区域的刺痛。这种疼痛可以向头部放射（通常是同侧），通常由切口接触和（或）头部运动引起。这种疼痛很少像神经痛，它更常见的是一种持续性的灼痛。体格检查常发现枕神经区压痛。

治疗

如果感觉疼痛的来源可能是枕神经，口服镇痛药通常是无效的。加巴喷丁和去甲替林通常作为一线用药。其他可以用于治疗的药物有卡马西平、普瑞巴林和巴氯芬等。使用皮质类固醇类药物进行局部麻醉阻滞可以用于诊断和治疗。如果通过枕神经阻滞治疗患者只能获得短期的疼痛缓解，可以考虑选择枕神经脉冲射频消融术进行治疗。在难治性病例中，可以考虑

在有经验的中心进行枕神经刺激或枕神经切除。在一项研究中，7 例患者的持续疼痛是由于枕神经瘤或枕神经卡压所致。在这 7 例患者中，保守治疗无效，而手术切除枕大神经和枕小神经后，6/7 的患者疼痛症状得到明显改善。

71.4.4 三叉神经病变

临床表现

采用乙状窦后入路的手术患者术后可能会出现神经性面部疼痛症状，疼痛通常发生在三叉神经第 1 支或第 3 支分布区域，其特征是钝痛、钻孔样疼痛，而不是刺痛或神经性疼痛。与三叉神经痛不同，这种疼痛没有典型的触发因素。患者在疼痛分布的区域常伴有感觉减退或感觉异常、味觉改变、口眼干涩等。

治疗

有三叉神经病变症状的患者对药物的治疗反应较差。考虑到疼痛通常不是神经性疼痛，患者可能对卡马西平或其他类神经止痛药不敏感。可以考虑使用加巴喷丁（Gabapentin）或三环类抗抑郁药（Tricyclic）等神经病理性止痛药，但目前尚无相关临床试验或研究对其疗效进行评估。如果疼痛是阵发性的，那么相对于其他药物，卡马西平和奥卡西平可能是有效的。评估术后三叉神经分布区域疼痛的药物疗效的资料有限，但三叉神经病变引起的疼痛治疗困难，可能需要转诊给神经病学专家和（或）疼痛专家进行专科治疗。皮内肉毒杆菌毒素注射治疗可能对难治性三叉神经分布区疼痛有效。在有经验的中心，也可以考虑采用先进的介入技术治疗这种难治性疼痛。

71.4.5 中间神经痛（膝状神经痛）

临床表现

前庭神经鞘瘤患者术后发生外听道深处的神经性疼痛的情况非常罕见。这种疼痛会辐射到耳下和耳前皮肤。通常，患者也会主诉自己有味觉障碍。

治疗

中间神经痛的治疗与三叉神经病变类似，对药物治疗的反应较差。用于三叉神经病变疼痛治疗的神经性止痛药物也可以用于中间神经痛的治疗。难治性疼痛可能需要转诊给神经病学专家和（或）疼痛专家进一步治疗。目前还没有采用介入技术来治疗中间神经痛的资料，但神经调节可考虑用于难治性病例的治疗。有限的报告表明，中间神经分支切断、微血管减压术（垫

隔开责任血管）或膝状神经节减压术可能对部分患者有效。

71.4.6　紧张性头痛

临床表现

有些患者的疼痛从枕部延伸到额部，疼痛可以位于手术部位的同侧或双侧。最常见的是患者将头痛性质描述为酸痛或压痛，疼痛随着头部移动、疲劳和运动而加重。钝痛的程度通常类似于在紧张性头痛中遇到的。在2/3的患者中疼痛是间歇性的，而剩余的其他患者疼痛可能是持续性的。头痛通常持续数分钟到数小时不等，并可能因弯腰、咳嗽、身体或精神压力而诱发或加重。头痛可以改变睡眠并在醒来时出现。

治疗

如果排除了继发头痛的原因，考虑头痛是急性开颅后头痛，可以短期内使用非甾体类抗炎药、阿片类药物或对乙酰氨基酚。在一项研究中，35%的患者术后头痛仅用非甾体类抗炎药就能控制。然而，这些药物仍应该谨慎使用，避免药物滥用综合征（反弹）或对其他系统造成影响。

既往的临床资料中几乎没有提示可用何种药物治疗开颅术后紧张性头痛，因为很少有研究根据临床表现对开颅术后头痛进行分型，但是用于创伤性脑损伤和（或）慢性紧张性头痛的药物通常都可以尝试使用（表71.2）。三环类抗抑郁药和生物反馈疗法是治疗慢性紧张性头痛的最有效方法。有限的证据支持可以使用其他药物，如SNRI和抗惊厥药物来治疗慢性紧张性头痛。在某些情况下，可以考虑采用压力管理、物理治疗和（或）按摩等方法。虽然没有在前庭神经鞘瘤开颅背景下进行过相关研究，但针灸、经皮神经电刺激、按摩和生物反馈等也可以作为可选择的治疗方法。

71.4.7　药物滥用性头痛

临床表现

药物滥用引起的头痛（反弹）是一种少见的术后头痛。头痛几乎每天都会发生，而且经常在醒来时出现。使用止痛药有助于缓解头痛，但止痛药耐药后头痛又会出现。头痛的特征通常与紧张性头痛或偏头痛相似。患者也可能有轻微的恶心、躁动或疲劳。阿片类药物滥用是最常见的，但即使是非甾体类抗炎药、对乙酰氨基酚或曲坦类药物，如果每日使用也会导致药物滥用性头痛。

治疗

药物滥用性头痛很难治疗。停药是治疗的关键，但对患者来说比较困难，因为头痛可能会加重。大多数药物滥用引起的头痛可以在门诊进行治疗；然而，如果阿片类药物、苯二氮平类药物、巴比妥类药物或镇静剂是致病药物，则可能需要制订专门的治疗方案。药物滥用性头痛的治疗超出了本章的范围。确认该类型头痛并转诊给神经病学或疼痛医学专家是很重要的。通常推荐"桥接疗法"和使用预防性药物的方案。桥接疗法是指在停用滥用药物后，可使用其他的镇痛药缓解患者的急性疼痛。

71.4.8　偏头痛样头痛

临床表现

在一些术前即存在偏头痛的患者中，手术可触发偏头痛再发作，而有偏头痛倾向的患者也可能发展成新发的偏头痛。这种疼痛可能是间歇性的，也可能转变成慢性疼痛。偏头痛的典型特征是一种搏动性疼痛，这种疼痛可能发生在额部、偏内侧的，有时也可能发生在枕部，常伴有畏光、恶心、呕吐等症状。患者经常主诉躺下休息可以减轻疼痛。当偏头痛转变为一种慢性或日常头痛时，搏动特征和相关伴随症状通常会消失。

治疗

对于偏头痛加重的患者，非甾体类抗炎药、曲坦类药物和对乙酰氨基酚可用于对症治疗。在一些病例报道中，苏马曲坦在治疗患者术后这类头痛效果较好。通常患者都知道什么药物对他们有效。如果一线药物不起作用且头痛症状严重，那么静脉使用酮咯酸、丙戊酸、镁剂、二氢麦角胺（DHE）、抗抑郁药物（普鲁氯嗪、氯丙嗪、甲氧氯普胺）或地塞米松，皮下注射舒马曲坦可能有效。在1例前庭神经鞘瘤术后顽固性偏头痛患者中，静脉注射利多卡因联合美西利定效果良好。

此外，还有一些预防药物可供选择用于治疗。包括α-受体阻滞剂（如普萘洛尔）、钙通道阻滞剂（如维拉帕米）和抗惊厥药物（托吡酯、丙戊酸、加巴喷丁）。一些病例报告和小宗病例研究表明，预防偏头痛的药物与丙戊酸钠、维拉帕米、三环类抗抑郁药联用可用于术后头痛的治疗。药物的选择取决于如下一些因素，如患者术前服用预防性药物的反应、先兆期的存在、年龄、药物副作用情况和伴随疾病情况。对于育龄期妇女，托吡酯和丙戊酸等药物有致畸风险，因此治疗期间需要考虑避孕或使用替代药物。对于慢性顽固性偏头痛，如果治疗失败或患者无法耐受预防性药物，可以考虑转诊给神经病学专家，肉毒杆菌毒素注射治疗也可以考虑使用。药物治疗、规律饮食、充足的睡眠、缓解压力、避免潜在的诱因是偏头痛治疗的主要方法。

71.5 总结

前庭神经鞘瘤术后患者头痛比较常见。在某些情况下，这会导致严重的心理障碍和残疾。术前仔细考虑肿瘤的处理方式，积极治疗并存的焦虑和抑郁，对手术的预期结果与患者进行交流是很重要的。手术技巧对术后头痛发生率有一定的影响，术中限制颈部肌肉分离，防止蛛网膜下腔骨屑扩散，行硬脑膜成形术，使用骨瓣成形替代颅骨切除术可以减少术后头痛。此外，合适的手术入路选择也很重要，例如对于有头痛病史或倾向的患者，选择使用迷路入路替代乙状窦后入路是值得考虑的。术后立即出现头痛的病因可能与慢性头痛病因不同，因此要注意明确引起头痛的病因。慢性、持续性头痛通常分为紧张性头痛、偏头痛、颈源性头痛或神经性疼痛（三叉神经或枕神经）。确定头痛的类型有助于指导对症、预防和非药物治疗方案的确定。

参考文献

[1] Betchen SA, Walsh J, Post KD. Self-assessed quality of life after acoustic neuroma surgery. J Neurosurg. 2003; 99(5):818–823.

[2] Carlson ML, Tveiten OV, Driscoll CL, et al. What drives quality of life in patients with sporadic vestibular schwannoma? Laryngoscope. 2015; 125(7): 1697–1702.

[3] Ryzenman JM, Pensak ML, Tew JM, Jr. Patient perception of comorbid conditions after acoustic neuroma management: survey results from the acoustic neuroma association. Laryngoscope. 2004; 114(5):814–820.

[4] Tos T, Caye-Thomasen P, Stangerup SE, Tos M, Thomsen J. Long-term socioeconomic impact of vestibular schwannoma for patients under observation and after surgery. J Laryngol Otol. 2003; 117(12):955–964.

[5] Tos T, Cayé-Thomasen P, Stangerup SE, Tos M, Thomsen J. Patients' fears, expectations and satisfaction in relation to management of vestibular schwannoma: a comparison of surgery and observation. Acta Otolaryngol. 2003; 123(5):600–605.

[6] Schaller B, Baumann A. Headache after removal of vestibular schwannoma via the retrosigmoid approach: a long-term follow-up-study. Otolaryngol Head Neck Surg. 2003; 128:387–395.

[7] Harner SG, Beatty CW, Ebersold MJ. Headache after acoustic neuroma excision. Am J Otol. 1993; 14(6):552–555.

[8] Rimaaja T, Haanpää M, Blomstedt G, Färkkilä M. Headaches after acoustic neuroma surgery. Cephalalgia. 2007; 27(10):1128–1135.

[9] Pedrosa CA, Ahern DK, McKenna MJ, Ojemann RG, Acquadro MA. Determinants and impact of headache after acoustic neuroma surgery. Am J Otol. 1994; 15(6):793–797.

[10] Schankin CJ, Gall C, Straube A. Headache syndromes after acoustic neuroma surgery and their implications for quality of life. Cephalalgia. 2009; 29(7): 760–771.

[11] Schessel DA, Rowed DW, Nedzelski JM, Feghali JG. Postoperative pain following excision of acoustic neuroma by the suboccipital approach: observations on possible cause and potential amelioration. Am J Otol. 1993; 14(5):491–494.

[12] Vijayan N. Postoperative headache in acoustic neuroma. Headache. 1995; 35(2):98–100.

[13] Wazen JJ, Sisti M, Lam SM. Cranioplasty in acoustic neuroma surgery. Laryngoscope. 2000; 110(8):1294–1297.

[14] Catalano PJ, Jacobowitz O, Post KD. Prevention of headache after retrosigmoid removal of acoustic tumors. Am J Otol. 1996; 17(6):904–908.

[15] Jackson CG, McGrew BM, Forest JA, et al. Comparison of postoperative headache after retrosigmoid approach: vestibular nerve section versus vestibular schwannoma resection. Am J Otol. 2000; 21(3):412–416.

[16] Carlson ML, Tveiten OV, Driscoll CL, et al. Risk factors and analysis of longterm headache in sporadic vestibular schwannoma: a multicenter crosssectional study. J Neurosurg. 2015; 123(5):1276–1286.

[17] Jatoi A, Radecki Breitkopf C, Foster NR, et al. A mixed-methods feasibility trial of protein kinase C iota inhibition with auranofin in asymptomatic ovarian cancer patients. Oncology. 2015; 88(4):208–213.

[18] Santarius T, D'Sousa AR, Zeitoun HM, Cruickshank G, Morgan DW. Audit of headache following resection of acoustic neuroma using three different techniques of suboccipital approach. Rev Laryngol Otol Rhinol (Bord). 2000; 121(2):75–78.

[19] Shaffer BT, Cohen MS, Bigelow DC, Ruckenstein MJ. Validation of a diseasespecific quality-of-life instrument for acoustic neuroma: the Penn Acoustic Neuroma Quality-of-Life Scale. Laryngoscope. 2010; 120(8):1646–1654.

[20] Kosinski M,, Bayliss MS, Bjorner JB, et al. A six-item short-form survey for measuring headache impact: the HIT-6. Qual Life Res. 2003; 12(8):963–974.

[21] Niere K, Quin A. Development of a headache-specific disability questionnaire for patients attending physiotherapy. Man Ther. 2009; 14(1):45–51.

[22] Andrée C, Vaillant M, Barre J, et al. Development and validation of the EUROLIGHT questionnaire to evaluate the burden of primary headache disorders in Europe. Cephalalgia. 2010; 30(9):1082–1100.

[23] Betka J, Zverina E, Balogova Z, et al. Complications of microsurgery of vestibular schwannoma. BioMed. 2014:ID: 315952.

[24] Schievink WI, Schwartz MS, Mayamm, Moser FG, Rozen TD. Lack of causal association between spontaneous intracranial hypotension and cranial cerebrospinal fluid leaks. J Neurosurg. 2012; 116(4):749–754.

[25] Mokri B. Posture-related headaches and pachymeningeal enhancement in CSF leaks from craniotomy site. Cephalalgia. 2001; 21(10):976–979.

[26] Mallory GW, Wilson JW, Castner ML, Driscoll CL, Link MJ. Herpes simplex meningitis after removal of a vestibular schwannoma: case report and review of the literature. Otol Neurotol. 2012; 33(8):1422–1425.

[27] Korinek AM, Golmard JL, Elcheick A, et al. Risk factors for neurosurgical site infections after craniotomy: a critical reappraisal of antibiotic prophylaxis on 4,578 patients. Br J Neurosurg. 2005; 19(2):155–162.

[28] Kourbeti IS, Jacobs AV, Koslow M, Karabetsos D, Holzman RS. Risk factors associated with postcraniotomy meningitis. Neurosurgery. 2007; 60(2):317–325, discussion 325–326.

[29] Sanchez GB, Kaylie DM, O'Malley MR, Labadie RF, Jackson CG, Haynes DS. Chemical meningitis following cerebellopontine angle tumor surgery. Otolaryngol Head Neck Surg. 2008; 138(3):368–373.

[30] Higgins JN, Pickard JD. Intractable headache after excision of an acoustic neuroma treated by stent revascularisation of the sigmoid sinus. Br J Neurosurg. 2013; 27(6):819–821.

[31] Keiper GL, Jr, Sherman JD, Tomsick TA, Tew JM, Jr. Dural sinus thrombosis and pseudotumor cerebri: unexpected complications of suboccipital craniotomy and translabyrinthine craniectomy. J Neurosurg. 1999; 91(2):192–197.

[32] Moore J, Thomas P, Cousins V, Rosenfeld JV. Diagnosis and management of dural sinus thrombosis following resection of cerebellopontine angle tumors. J Neurol Surg B Skull Base. 2014; 75(6):402–408.

[33] Filho PA, Schankin CJ. Post-craniotomy headache after acoustic neuroma surgery. Cephalalgia. 2010; 30(4):509–510.

[34] Rocha-Filho PA, Fujarra FJ, Gherpelli JL, Rabello GD, de Siqueira JT. The longterm effect of craniotomy on temporalis muscle function. Oral Surg Oral Med Oral Pathol Oral Radiol Endod. 2007; 104(5):e17–e21.

[35] Koperer H, Deinsberger W, Jödicke A, Böker DK. Postoperative headache after the lateral suboccipital approach: craniotomy versus craniectomy. Minim Invasive Neurosurg. 1999; 42(4):175–178.

[36] Batoz H, Verdonck O, Pellerin C, Roux G, Maurette P. The analgesic properties of scalp infiltrations with ropivacaine after intracranial tumoral resection. Anesth Analg. 2009; 109(1):240–244.

[37] de Oliveira Ribeiro MdoC, Pereira CU, Sallum AM, et al. Immediate postcraniotomy headache. Cephalalgia. 2013; 33(11):897–905.

[38] Doleman B, Heinink TP, Read DJ, Faleiro RJ, Lund JN, Williams JP. A systematic review and meta-regression analysis of prophylactic gabapentin for postoperative pain. Anaesthesia. 2015; 70(10):1186–1204.

[39] Humble SR, Dalton AJ, Li L. A systematic review of therapeutic interventions to reduce acute and chronic post-surgical pain after amputation, thoracotomy or mastectomy. Eur J Pain. 2015; 19(4):451–465.

[40] Porter SB, McClain RL, Howe BL, et al. Perioperative ketamine for acute postoperative analgesia: the Mayo Clinic-Florida experience. J Perianesth Nurs. 2015; 30(3):189–195.

[41] Bendtsen L, Evers S, Linde M, Mitsikostas DD, Sandrini G, Schoenen J, EFNS. EFNS guideline on the treatment of tension-type headache-report of an EFNS task force. Eur J Neurol. 2010; 17(11):1318–1325.

[42] Silberstein SD, Goadsby PJ. Migraine: preventive treatment. Cephalalgia. 2002; 22(7):491–512.

[43] Mosek AC, Dodick DW, Ebersold MJ, Swanson JW. Headache after resection of acoustic neuroma. Headache. 1999; 39(2):89–94.

[44] Rocha-Filho PA. Post-craniotomy headache: a clinical view with a focus on the persistent form. Headache. 2015; 55(5):733–738.

[45] Derry S, Wiffen P, Moore A. Topical nonsteroidal anti-inflammatory drugs for acute musculoskeletal pain. JAMA. 2016; 315(8):813–814.

[46] Smith HS, Smith EJ, Smith BR. Duloxetine in the management of chronic musculoskeletal pain. Ther Clin Risk Manag. 2012; 8:267–277.

[47] Flórez-García M, Ceberio-Balda F, Morera-Domínguez C, Masramón X, Pérez M. Effect of pregabalin in the treatment of refractory neck pain: cost and clinical evidence from medical practice in orthopedic surgery and rehabilitation clinics. Pain Pract. 2011; 11(4):369–380.

[48] Cooper G, Bailey B, Bogduk N. Cervical zygapophysial joint pain maps. Pain Med. 2007; 8(4):344–353.

[49] Boswell MV, Colson JD, Sehgal N, Dunbar EE, Epter R. A systematic review of therapeutic facet joint interventions in chronic spinal pain. Pain Physician. 2007; 10(1):229–253.

[50] Ducic I, Felder JM, III, Endara M. Postoperative headache following acoustic neuroma resection: occipital nerve injuries are associated with a treatable occipital neuralgia. Headache. 2012; 52(7):1136–1145.

[51] Dougherty C. Occipital neuralgia. Curr Pain Headache Rep. 2014; 18(5):411.

[52] Vanelderen P, Lataster A, Levy R, Mekhail N, van Kleef M, Van Zundert J. 8. Occipital neuralgia. Pain Pract. 2010; 10(2):137–144.

[53] Rasskazoff SY, Slavin KV. Neuromodulation for cephalgias. Surg Neurol Int. 2013; 4 Suppl 3:S136–S150.

[54] Finnerup NB, Otto M, McQuay HJ, Jensen TS, Sindrup SH. Algorithm for neuropathic pain treatment: an evidence based proposal. Pain. 2005; 118(3):289–305.

[55] Gronseth G, Cruccu G, Alksne J, et al. Practice parameter: the diagnostic evaluation and treatment of trigeminal neuralgia (an evidence-based review): report of the Quality Standards Subcommittee of the American Academy of NeuroloGyand the European Federation of Neurological Societies. Neurology. 2008; 71(15):1183–1190.

[56] Cheshire WP, Jr. Cranial neuralgias. Continuum (Minneap Minn). 2015; 21 4 Headache:1072–1085.

[57] Haviv Y, Zadik Y, Sharav Y, Benoliel R. Painful traumatic trigeminal neuropathy: an open study on the pharmacotherapeutic response to stepped treatment. J Oral Facial Pain Headache. 2014; 28(1):52–60.

[58] Wu CJ, Lian YJ, Zheng YK, et al. Botulinum toxin type A for the treatment of trigeminal neuralgia: results from a randomized, double-blind, placebocontrolled trial. Cephalalgia. 2012; 32(6):443–450.

[59] Oh HM, Chung ME. Botulinum toxin for neuropathic pain: a review of the literature. Toxins (Basel). 2015; 7(8):3127–3154.

[60] van Kleef M, van Genderen WE, Narouze S, et al. World Institute of Medicine. 1. Trigeminal neuralgia. Pain Pract. 2009; 9(4):252–259.

[61] Arcioni R, Palmisani S, Mercieri M, et al. Cervical 10 kHz spinal cord stimulation in the management of chronic, medically refractory migraine: a prospective, open-label, exploratory study. Eur J Pain. 2016; 20(1):70–78.

[62]Chivukula S, Tempel ZJ, Weiner GM, et al. Cervical and cervicomedullary spinal cord stimulation for chronic pain: efficacy and outcomes. Clin Neurol Neurosurg. 2014; 127:33–41.

[63]Tang IP, Freeman SR, Kontorinis G, et al. Geniculate neuralgia: a systematic review. J Laryngol Otol. 2014; 128(5):394–399.

[64]Lampl C, Marecek S, May A, Bendtsen L. A prospective, open-label, longterm study of the efficacy and tolerability of topiramate in the prophylaxis of chronic tension-type headache. Cephalalgia. 2006; 26(10): 1203–1208.

[65]Spira PJ, Beran RG, Australian Gabapentin Chronic Daily Headache Group. Gabapentin in the prophylaxis of chronic daily headache: a randomized, placebo-controlled study. Neurology. 2003; 61(12):1753–1759.

[66]Acoustic Neuroma Association. Headache associated with acoustic neuroma treatment. 2015.

[67]Limmroth V, Katsarava Z, Fritsche G, Przywara S, Diener HC. Features of medication overuse headache following overuse of different acute headache drugs. Neurology. 2002; 59(7):1011–1014.

[68]Levo H, Blomstedt G, Hirvonen T, Pyykkö I. Causes of persistent postoperative headache after surgery for vestibular schwannoma. Clin Otolaryngol Allied Sci. 2001; 26(5):401–406.

[69]Schere D, Silberstein SD. Intravenous lidocaine infusion for the treatment of post-acoustic neuroma resection headache: a case report. Headache. 2009; 49(2):302–303.

[70]Hanson MB, Glasscock ME, III, Brandes JL, Jackson CG. Medical treatment of headache after suboccipital acoustic tumor removal. Laryngoscope. 1998; 108(8, Pt 1):1111–1114.

[71]Hendler N, Cashen A, Morrison C, Long D, Holliday M. Divalproex sodium and other medications for headache following craniotomy for acoustic neuroma. Headache. 1995; 35(8):490–493.

第72章　前庭神经鞘瘤患者的前庭神经鞘瘤协会和社会关注

Judy B. Vitucci

72.1　引言

你刚被告知你患了脑瘤，它被称为前庭神经鞘瘤（VS），也被称为前庭神经鞘瘤。诊断结果让你和你的家人感到恐惧和难以置信。你满脑子都是问题，为什么是我？这是怎么发生的？当然，你的听力是一直在逐渐下降的，并且最近在电话里开始听不清楚。但是这是一个没有确切发病原因的脑肿瘤，虽然是良性的，但肿瘤可能会生长。你想立刻采取行动去治疗，但是你该从哪里开始呢？

颅内肿瘤专科医生可能会因为发现了引起症状的病因是良性的脑肿瘤而感到宽慰。但另一方面，患者从未听说过前庭神经鞘瘤，可能会被"脑瘤"这个词以及所有新的和不确定的信息所击垮，担心最坏的情况发生。患者也没有接触过被诊断和治疗过的前庭神经鞘瘤患者，因此对未来的不确定性感到非常焦虑。

前庭神经鞘瘤的诊断和治疗是患者生命中的一个重要事件。在他或她的余生中，很多患者都被定义为"前庭神经鞘瘤治疗前或后患者"。患者和他们的照顾者在适应新常态的过程中，依旧每天都能感受到肿瘤对他们生活的影响（图72.1）。治疗后，医生完成了对肿瘤治疗的任务因而可能有积极的评估，但患者对治疗结果的评估可能有所不同。因为治疗可能会导致听力丧失、耳鸣、平衡障碍，或者可能会导致面部功能的部分丧失。这些问题经常是前庭神经鞘瘤患者术后痛苦的来源所在。

72.2　前庭神经鞘瘤协会——www.ANAUSA.org

前庭神经鞘瘤协会（ANA）的成立是为了给治疗前后的前庭神经鞘瘤患者提供宣教信息和支持，以努力改善患者的治疗体验。早期宣教可以让患者对各种潜在治疗方案和长期预后有一个现实而准确的认识。此外，网络和社会支持提供了可以与其他前庭神经鞘瘤患者积极互动的机会，老的患者可以为新诊断的患者提供有价值的指导和安慰。最后，找到一个前庭神经鞘瘤治疗方面有丰富经验的医生对患者的长期健康和幸福至关重要。ANA的建立是为了提高前庭神经鞘瘤患者的整体体验，并且也是连接患者—患者以及患者—医疗专业人员的重要媒介。ANA成立于1981年，创始人是来自美国宾夕法尼亚州卡莱尔的Virginia（Ginny）。当她在1977年接受前庭神经鞘瘤手术时，她无法获得相关的宣教信息或支持。她在手术前后都经历了严重的神经功能障碍，因而她想寻找一些外行人也能够理解的关于前庭神经鞘瘤的信息；但是，当时并没有任何的相关信息。自这次经历后她决定解决这个问题，让未来的前庭神经鞘瘤患者不会面临同样的困难。在她的主治外科医生的支持下，她召集了其他8位患者并组成了ANA的第1个志愿者协会。该协会成立于1981年，获得501（c）（3）免税资格。ANA成立的目的是为前庭神经鞘瘤患者、家庭成员及护理人员提供持续的支持和服务。协会随后于2006年4月发表了一份使命声明：前庭神经鞘瘤协会的使命是为受前庭神经鞘瘤影响的患者提供信息、教育以及国家和地方的支持，并为治疗前庭神经鞘瘤患者的卫生保健专业人员提供基本资源支持。

自成立以来，ANA已经为全世界成千上万的患者提供了服务。如今，ANA已成为前庭神经鞘瘤患者的首要组织，积极为近5000名前庭神经鞘瘤患者提供服务，并与近10 000名前庭神经鞘瘤患者、朋友、家人和医疗专业人员直接沟通。ANA网站每月收到60 000次访问，协调近60个注册的支持团体。参与获得ANA支持的患者们一致认为他们：

- 通过ANA支持小组获得了鼓励。
- 感激ANA提供的真实实用的患者信息。
- 感谢ANA提供了擅长前庭神经鞘瘤治疗以及术后护理的医疗专业人员的信息，从而改善了预后结果。
- 他们的动机是帮助他人和学习更多，ANA的存在是永久需要的。

72.3　支持团队

ANA很早就认识到建立支持团体的必要性，这一理念很快得到了美国各地患者的接受。支持团体提供一种独特而关键的服务：接纳。如今，每年近60个支持团体服务于参会的2000多名患者。每个支持小组由ANA志愿者患者和护理人员领导，每年定期召开2~5次会议。仅在2016年，ANA就在美国32个州召开了124次支持小组会议（表72.1）。所有的支持小组都是独特的，但也都有许多相似之处。每个支持小组的会议结构在一定程度上有所不同，但会议通常都包括基本的"关心和分享"时间，在许多情况下，会议会由医疗专业人员就前庭神经鞘瘤患者感兴趣的主题进行

前庭神经鞘瘤患者发现诊断和治疗指南

开始出现症状 – 侧听力丧失，耳鸣（内耳中产生的声音，如铃声、嗡嗡声、咆哮、滴答声等），平衡障碍和眩晕（头晕，一种由前庭神经鞘瘤引起的症状），耳中充盈感

↓

就医，一般是耳鼻喉科，然后是神经科医生（专门从事听觉和前庭神经系统方面的医师）。建议去治疗前庭神经鞘瘤经验丰富的医生处就诊，即使不在你的家乡附近

↓

听力测试（听力图，听力测试中记录的听力敏锐度的图表）和 MRI 对比以确定诊断

↓

诊断为前庭神经鞘瘤

↓

患者的下一步方案

1. 通过 www.ANAUSA.on 网站尽可能多地了解前庭神经鞘瘤

2. 订购免费的 ANA 信息包，其中包括本地支持组长信息和网络列表，全国同行支持计划

3. 联系当地的支持组长和其他前庭神经鞘瘤患者

4. 进行 MRI 成像对比检查并至医生处复诊

5. 根据肿瘤的大小和位置、年龄、症状、听力情况和全身健康状态，考虑所有可用的治疗方法

6.MRI 检查后获取拷贝到磁盘上，方便至其他医生处就诊以征求额外的意见

7. 向至少 2 名医生咨询是完全可以接受的，包括神经外科医生（专门从事脑、脊髓、外周和中枢神经系统病变手术的医生）、神经病学专家（专门从事听觉和前庭神经系统方面的医师）和放射肿瘤学专家

8. 调查医疗保险的覆盖率，询问医疗结构是否接受你的保险。他们还可以帮助你解决保险问题和获得预先授权。可以在 ANA 网站了解其他的保险相关信息。

↓

医患合作**选择最佳的治疗方案**

观察

显微手术

放射治疗

图 72.1 前庭神经鞘瘤患者发现诊断和治疗指南

表 72.1 ANA 当地支持小组会议出席情况

年份	参会人次
2005	807
2006	928
2007	853
2008	1243
2009	1255
2010	1624
2011	1592
2012	1713
2013	1949
2014	1949
2015	2011

演示。

72.4 支持小组的优势

72.4.1 互相交流

在支持小组会议上，前庭神经鞘瘤患者和家庭成员能够在一个非评判性保密的环境中与其他具有前庭神经鞘瘤经验的人进行交流。开放的模式允许参与者以匿名的方式参与，并在他们感到舒适的情况下参与进来。对于一些人来说，仅仅是参加会议和倾听他人的经历就会有所帮助。

此外，支持小组还为前庭神经鞘瘤患者提供了与疾病相关所有问题交流的机会。由于前庭神经鞘瘤发病率较少，大多数新诊断的患者认为其他患者的宣教信息和支持是非常珍贵的。提供了与其他患者和家庭

成员互动学习到新方法的机会以应对挑战及变化。

支持小组的最大好处可能是帮助患者认识到他或她并不孤单 – 还有其他人也有同样的问题。支持小组的参与者可以通过学习掌握有效的应对技巧和方法，以应对困境和固有的压力。通过共享信息和资源，参与者可以了解其他人是如何应对类似问题的。

大多数支持小组会议的主要组成部分是"关爱与分享"，每个人在会上简短地回顾他们的个人经历和当前面临的挑战。支持小组的成员常常认识到他们在小组中的经历是如何帮助成员之间建立起一种特殊的纽带和身份的。毕竟，没有人比前庭神经鞘瘤患者更能设身处地地了解前庭神经鞘瘤影响的经历。对于新诊断的患者，仅仅是听到手术或放射治疗可以带来积极的结果就会带来极大的舒适感。

72.4.2　信息共享

对于那些最近被诊断出的人来说，从经验丰富的人那里获得有关助听器，如何区应对平衡与耳鸣问题，以及生活中如何处理面瘫、眼睛问题和头痛等信息，是非常宝贵的。这种共享信息包括如何应对特定挑战，克服障碍以及过渡到"新常态"。支持小组会议上的信息交流不是单向的，而是成员之间相互协作，这种合作经常会创造性地解决问题从而使与会者身心愉悦，满意离会。

72.4.3　教育

来自医疗保健行业的演讲嘉宾经常为支持小组会议做出贡献。这些具有丰富前庭神经鞘瘤治疗经验的医学专业人员能够提供关于前庭神经鞘瘤治疗的各个方面的详细信息，并在个人环境中解决问题。演讲嘉宾可能涉及一系列主题，如治疗、头晕和失衡、面神经问题、耳鸣、听力损失、听力康复及头痛。有时，支持小组会组织进行行业演示和示范。例如，听力设备公司可能会展示不同的产品，并允许成员简要试用各种技术设备。当理疗师在支持小组会议上讨论平衡问题时，成员们通常会有机会学习新的锻炼方法以帮助平衡康复。

72.4.4　情感支持

由于参加小组会议的成员具有直接的前庭神经鞘瘤个人经验，因此他们可以提供其他人无法提供的重要情感支持。患者的家庭成员和朋友们往往不能完全理解前庭神经鞘瘤患者所面临的负担和日常生活中常见的挑战。例如，参加会议的人经常会分享他们无意中冒犯了因为听力丧失的人的事例。其他人可能会分享他们失去平衡意外撞到别人的经历。补偿听力损失

和平衡问题所需的持续专注力常常会导致患者一天中进行性疲劳。对于其他人来说则可能是面瘫或持续的耳鸣。

72.5　ANA 网站讨论论坛和社交媒体

对于一些生活在较小城市中的患者，本地可能没有可用的支持小组。也有部分人可能出于隐私保护而不愿参加与其他成员的面对面会议。在这些情况下，ANA 提供了几种既具有面对面支持功能优点又能解决上述问题的在线支持——其本质上是一个虚拟支持组。就像面对面的会议一样，在线渠道为前庭神经鞘瘤患者提供了成员之间相互支持和沟通信息的机会。在许多方面，在线互动甚至可以提供比面对面会议更多的优势。其最大的优势是可以实时提供全天候对问题的解答，而无须等到预定的会议时间。

72.6　ANA 论坛

ANA 网站上的 ANA 论坛成立于 2005 年，为前庭神经鞘瘤患者获取信息及帮助提供了重要的在线工具支持。论坛通常有一组重要的常规成员，他们为刚刚被诊断出或刚刚发现这种资源的新患者提供了大量信息和支持帮助。论坛按类别组织分类，因此，每个人可以选择自己感兴趣的领域来发表问题或进行评论。经验丰富的前庭神经鞘瘤患者自愿担任论坛的版主，负责网站在结构和态度上正常运行。

72.7　社会媒体

自 2011 年以来，ANA 在社交媒体领域就有了很强的影响力，对于那些不想或没有机会参加面对面支持小组会议的人来说，这是另一种沟通渠道。会员可以向他们发布感兴趣的问题和评论。这种方式还提供了实时获得问题答案的好处。ANA 在 Facebook、Twitter、YouTube 和 LinkedIn 上都有公众号提供帮助。

72.8　ANetwork

前庭神经鞘瘤患者可以使用的另一个网络工具是美国全国同行支持项目 ANetwork。这个项目以前被称为"愿意交谈"，由来自美国各地的代表性统计数据组成。此列表将发送给所有要求免费提供 ANA 信息包的人，其中包括联系信息、肿瘤大小、治疗日期和治疗类型，以帮助患者查找有类似经历的人。

72.9　推荐评估

本章最后以几位 ANA 成员的推荐来描述参加支持小组的积极影响：

"我们面临一个常见的创伤——应对前庭神经鞘瘤。面对面的小组会议让你有机会和真正理解你的人在一起交流。通过分享我们是如何应对的，以及接受专业人员的医疗信息帮助，我们可以通过一个充满爱心的社区所提供的力量来恢复自我。"（ANA 创始人 Ginny Fickel Ehr）

"我仍然记得当时我是多么迫切地希望能够和别人交流。我觉得我们小组提供的诸多好处之一就是能够给新确诊的患者提供鼓励和同情。"（来自华盛顿的 Greg）

"我参加这个小组最大的欣慰就是看到新诊断的患者参加会议，他们有机会接触到接受各种治疗方案的患者，并根据结果权衡选择自己的治疗方案。我看到了他们眼中的希望。"（来自佛罗里达的 Joan）

"我得到了家人和朋友们的大力支持，但他们无法理解我的担忧、想法和感受。我从来没接触过患有任何类型脑瘤的人，所以我觉得只是我一个人在经历这种情况。参加支持小组使我认识了其他患有前庭神经鞘瘤的人。即使我们的情况可能有所不同，但与他们相处是一种很棒的感觉。"（来自伊利诺伊州的 Jennifer）

"支持小组给了我希望，让我意识到我并不孤单。还有很多人也有和我一样的问题，我们在这个基础上建立了联系。通过共同努力，我们可以为新确诊的患者和难以应对当前现实的患者带来改变。"（来自加利福尼亚州的 Carol）

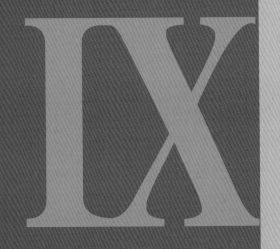

第九部分

争议和挑战：护理

IX

第 73 章　微小症状患者小前庭神经鞘瘤的处理

Erling Myrseth, Morten Lund-Johansen, Øystein V. Tveiten

73.1　引言

　　小的 / 生长缓慢的良性肿瘤的治疗是有具有挑战性的，因为治疗不应增加患者的症状或不适，小前庭神经鞘瘤（VS）的治疗也不例外。最近，在过去的 1~20 年中，小 VS 的检出率有所增加，特别是在老年人群和症状轻微的人群中。最可能的解释是磁共振成像（MRI）的普及。临床工作者必须全面了解生长和症状的自然过程，从而选择最佳治疗方案，同时提高患者对治疗方案的信任度。

　　几乎无症状的小 VS 患者的治疗方案选择是一个有争议的问题，目前还没有初步的治疗方案共识。治疗方案的选择受到医生和患者主观偏好的强烈影响。本章的目的是回顾有关小型、无症状，偶然发现或症状轻微的 VS 患者治疗结果的最新证据。

73.2　小前庭神经鞘瘤的定义

　　Koos Ⅰ级和ⅡA级肿瘤被定义为小 VS：Ⅰ级肿瘤是完全位于内听道内，ⅡA级肿瘤则从内听道内口向桥小脑角区突出不超过 1cm，且不接触脑干（图 73.1）。

73.3　前庭神经鞘瘤的自然史

　　前庭神经鞘瘤通常生长缓慢，但生长模式各不相

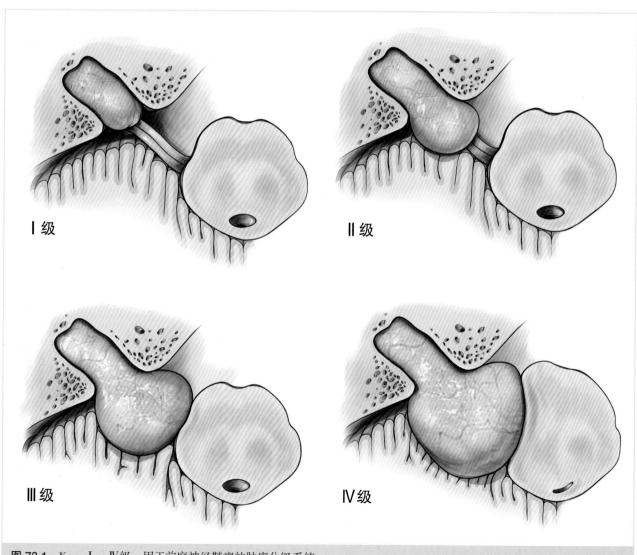

图 73.1　Koos Ⅰ ~ Ⅳ 级：用于前庭神经鞘瘤的肿瘤分级系统

同。一般其生长速度为 1~2mm/a。然而，有些病例可能会生长速度更快，而有些病例可能实际上逐渐缩小。前庭神经鞘瘤的生长模式包括：线性生长、指数生长、稳定和缩小。普遍观点认为，在被发现有生长后，大多数肿瘤将继续无限增长。然而，许多肿瘤在诊断后不会长时间生长，说明这个观点并不一定放之四海而皆准。但当然，肿瘤被诊断出来时肯定已经生长了一段时间。特别是内听道内的肿瘤通常不会是已经生长了多年。生长和生长速度的风险在表 73.1 中有总结，并进一步总结在了第 14 章。毫不意外的是，随着随访时间的延长，肿瘤生长的可能性似乎会增加。除了囊肿肿瘤其生长率往往高于完全的实体瘤外，没有发现其他的能够预测肿瘤生长的强预测因子。

即使肿瘤没有生长，未经治疗的 VS 患者听力也会逐渐恶化。总体而言，50% 左右的听力水平预计可以维持 2~5 年。在一个系列研究中，诊断时有 100% 的语音辨别力是治疗后保持长期有效听力的积极预后因素。在 VS 患者中，突然感觉神经性听力损失（Sudden Sensorineural Hearing Loss，SSNHL）定义为小于 72h 的 30dB 或更高的听力损失，发生率为 10%~20%。与可能预期的相反，发生 SSNHL 的 VS 往往显著小于对照组 VS。

在中小型 VS 中，当通过专门针对该病的问卷评估时，不同治疗策略之间的长期生活质量（Quality of Life，QOL）差异很小，并且不一定具有临床意义。

73.4　治疗方案

VS 有 3 种主要的治疗方案可供选择：（1）保守治疗，观察 / 连续放射学随访；（2）放射治疗；（3）手术治疗。因此共有 5 种可能的治疗策略：（1）观察；（2）观察，如果肿瘤生长，随后放射外科治疗；（3）

观察，如果肿瘤生长，随后显微外科治疗；（4）诊断后立即放射外科治疗；（5）诊断后立即显微外科治疗。每种方式都有利有弊，在向患者提供有关治疗方案的建议时，必须考虑以下几个因素：通常，肿瘤大小是最重要的决定因素，但也必须考虑年龄、医疗状况、听力水平以及其他抱怨和患者的倾向性。

对于肿瘤较小且症状轻微或无症状的患者，其治疗策略的争议尤为突出。根据希波克拉底誓言，治疗不应该导致患者遭受比疾病本身更大的痛苦，无论是短期的还是长期的。因此，最重要的是要全面了解疾病的自然病程，包括肿瘤生长、生活质量和症状发展。应避免不必要的治疗。患有小肿瘤但同侧听力保持良好的患者如何关于听力保持和肿瘤控制机会的治疗选择，无论是立即还是长期。

73.4.1　保守治疗

保守治疗，也称为"观望"或"等待和扫描"，意味着定期进行临床和 MRI 随访。关于成像间隔和所需的随访持续时间，存在不同的后续方案。大多数研究者建议在初次扫描后 6 个月进行第一次扫描，以确定肿瘤有无快速增长。如果没有生长，应每年进行一次 MRI 扫描，持续至少 5 年。Stan-gerup 等建议在初次 MRI 扫描后和 14 年后进行进一步的 MRI 扫描。Martin 等建议每 5 年进行一次随访扫描，持续终身。Smouha 等则建议继续进行年度 MRI 扫描。

对于症状轻微的小肿瘤，"等待和扫描"治疗策略希望延长最轻微症状的时间，避免出现与治疗相关的新症状或并发症的风险。一些作者建议对大多数无症状或症状轻微的小肿瘤进行保守治疗或不治疗。一个目标——这种策略的风险在于早期进展或 SSNHL。如果通过手术或放射外科治疗肿瘤，则需要将治疗可能导致的风险与保留听力的可能性进行比较。

Tveiten 等分析了初次治疗后近 8 年平均中小型 VS 的听力状况，发现治疗方式是听力恶化的独立危险因素；通过观察随访的患者预后最好。在治疗开始时保持有效听力的病例中，通过观察随访的患者中有 68% 保持功能性听力，接受伽马刀放射外科手术的患者则有 40%，而接受手术的患者只有 14%（P<0.005）（GKRS；Elekta AB，斯德哥尔摩，瑞典）。这些结果可能因观察到的肿瘤没有生长，并且较大的肿瘤倾向于接受显微手术切除而产生偏倚。

Jeyakumar 等提出，偶然发现的小 VS 一般为良性病程，其需要干预的发生率低于症状较明显且较大的 VS（分别为 47% 和 76%）。然而，还有一些研究发现，如果大小相同，无症状 VS 与引起听力损害或其他症状的 VS 的生物学行为无异，最终也均需治疗。

表 73.1　前庭神经鞘瘤的自然生长率

作者（年份）	随访	生长百分比（范围）	生长速率（平均值）
Nikolopoulos 等（2010）	NR	NR（7~73）	1~2mm/a
Yoshimoto（2005）	38 个月	46（15~85）	1.2mm/a
Thakur 等（2012）	3 年	44（29~54）	NR
Whitehouse 等（2010）	3.65 年	51.1	1.24mm/a
Hajioff 等（2008）	10 年	78	1.0mm/a

缩写：NR= 未报道

保守治疗的失败通常是由肿瘤生长引起的，很少是由于症状进展。肿瘤生长通常定义为线性增加或肿瘤体积倍增时间，但也会定义为内听道内肿瘤生长到了内听道外。这种变化以及随访时间的长短可能会明显影响已报道的肿瘤生长速度和治疗失败率。

一些研究认为保守治疗（免于积极治疗）有效。Breivik 等的前瞻性研究连续观察了一组 193 例连续 VS 患者，至少 24 个月（中位数：43 个月），发现 74 名患者（38%）在观察期间接受了积极治疗（显微外科或放射外科），其中 37 例患者（19%）观察期短于 3 年。该结果与其他一些研究类似。然而，还有研究显示，患者最终接受积极治疗的比例为 18%~49%。

73.4.2　伽马刀放射外科

据报道，伽马刀放射外科（Gamma Knife Radiosurgery，GKRS）后肿瘤控制率为 93%~98%，与显微外科治疗的肿瘤相当，报道的副作用很小。比较立体定向放射外科（SRS）和保守治疗的荟萃分析显示听力保持在各组之间没有显著差异，尽管在 SRS 组中患者有效听力保持更佳的趋势。Régis 等在两组患有颅内肿瘤且保持有效听力的患者中对保守治疗与 GKRS 的结果进行了比较，发现 GKRS 组在 3 年、4 年和 5 年时听力保持明显改善。然而，这项研究没有随机化，患者人数很少。还有研究显示，如肿瘤边缘放射剂量 ≤ 13Gy，则可保存 60%~75% 的可用听力，这些患者的随访时间为 3~5 年。

Kondziolka 等发现平均耳蜗放射剂量小于 4.2Gy 与更好的听力保持有关。在最近的一项研究中，如果在主观听力损失发作之前进行 GKRS，则治疗后听力保持情况可能更加。

在一项针对接受 GKRS 治疗的肿瘤小于 2cm 的 381 例 VS 患者的荟萃分析中，平均随访 7 年后其听力保留率为 68.8%。另一项荟萃分析显示，平均随访 35 个月后，听力保留率为 51%，如果肿瘤边缘剂量 ≤ 13Gy，则达到 60.5%。Tveiten 等在一项关于治疗后长期听力状况的大型双中心研究中则发现预后可能稍差：在保持治疗前有效的患者，有 40% 在 GKRS 治疗后近 8 年保持良好的听力状态。GKRS 是小 VS 的良好治疗选择。然而，长远看来 GKRS 是否能预防或加速听力损失这一问题，则并未有来自随机对照研究的结论。

73.4.3　显微外科治疗

对于肿瘤小且症状轻微的 VS 患者，任何手术都应以保持面神经功能和听力为目标，这可以通过颅中窝（Middle Fossa，MF）或乙状窦后（Retrosigmoid，RS）入路来实现。在经验丰富的中心这两种入路的术后的听力保持率非常相似。也有一些研究表明，如果通过 MF 入路进行手术，至少在术后早期会出现更多的面部缺陷。据报道，在 50%~70% 的病例中实现了听力保留，在另一个病例系列研究中则获得了极好的结果（100%）。然而，在随后的随访中，一些患者的听力可能会逐渐恶化到不能使用的水平。

听力保留的预后因素包括良好的术前听力水平，肿瘤底部和侧边之间的空间，在手术结束时脑干听觉诱发电位中存在 V 波，当然，还有肿瘤大小。

显微外科手术后听力保存结果的巨大差异明显跟患者选择和外科医生技术有关。关于这个主题的文献报道主要是单中心的，甚至是单个外科医生的——并且可能存在巨大的纳入标准和治疗偏倚。

73.5　讨论

VS 患者的听力丧失是该疾病自然病程的一部分；无论治疗效果好坏，其整体预后均差。听力下降通常是多年来逐渐加重的，但在某些情况下可能会发生 SSNHL。对于内听道内肿瘤和小肿瘤而言，SSNHL 发生的风险更大，并且在保守治疗期间必须将两者视为风险因素。

到目前为止，我们还不确定放射外科手术是否可以保护或者破坏听力。两项非随机研究显示，接受 GKRS 治疗的患者的听力保护效果优于观察患者，但根据 Quesnel 和 McKenna 的研究，放射治疗或手术治疗后的听力保留率并不总是比保守治疗更佳。再次，Tveiten 等比较了 3 种治疗方案，发现接受保守治疗的患者预后最佳，而接受显微外科治疗的患者听力预后最差。一项针对肿瘤小于 2cm 和治疗前听力水平 Gardner-Robertson Ⅰ、Ⅱ 级的 VS 患者的荟萃分析显示，立体定向放射组的整体有效听力保留率为 70.2%，而显微外科组则为 50.3%。这种差异非常显著（$P<0.001$）。

即使有大量的小 VS 的 MF 和 RS 入路手术术后成功地保留了听力，显微外科方案也存在 25%~50% 的病例中严重听力损失的风险。同侧听力的突然丧失可能比多年来逐渐听力丧失对患者的功能影响更大。

有趣的是，Morrison 分析了选择以下 4 种不同治疗策略的患者：

（1）首先观察，如果肿瘤生长，则行 GKRS；（2）首先观察，如果肿瘤生长，则行显微外科手术；（3）诊断时即行 GKRS；（4）诊断时即行显微外科手术，并使用 Markov 决策模型评估了小 VS（<1.5cm）的治疗策略。每个治疗策略的关键参数都是通过文献中最有效的证据确定的。结果指标是质量调整生命年（Quality Adjusted Life Years，QALY）。他发现 QALY 最高的管

理策略是观察后行放射外科治疗，其次是观察后行显微外科手术。

敏感性和阈值分析显示，在诊断时听力损失不超过12.4%前，观察后放射治疗具有最佳的QOL值。如果听力损失更明显，则诊断时即行放射外科治疗是最好的选择。显微外科组敏感性分析未能达到显著阈值。即使听力保留率为100%，观察后行放射外科手术策略也有最好的QALY。Morrison得出结论，对所有小VS患者进行一段时间的观察是有益的，无论年龄和性别如何。如果仔细的随访中发现肿瘤大小和听力水平发生显著变化，应考虑进一步治疗方案。同样，Carlson等证明，接受放射外科手术或观察的患者在针对VS设计的问卷上的总QOL评分高于接受显微外科的患者（$P<0.02$）。然而，差异非常小，因而本研究的总体结论是VS的治疗策略选择对生活质量影响不大。

因此，尽可能长时间保留有效听力的最佳方法可能是观察后行放射外科手术。尽管如此，来自匹兹堡和马赛的相关研究都提倡将GKRS作为小VS且听力保留良好的患者的最佳听力保护方式。然而，对于长期听力保留而言，仍然需要前瞻性随机化临床研究来证明放射外科相比于等待观察和显微外科的优越性。

73.6　总结

如果患者随访依从性好，那么观察+MRI是对症状微小的小VS患者最佳的治疗策略，尤其是当语言辨识度为100%时。但是，也有一些研究显示GKRS比保守治疗的听力保留率更高。如果小肿瘤有生长迹象，应积极治疗——因为放射外科和显微外科对小肿瘤而言都是安全有效的治疗方案。不过，目前没有针对听力预后的比较各种治疗方案的高级别科学证据。

参考文献

[1] Stangerup SE, Caye-Thomasen P. EpidemioloGyand natural history of vestibu-lar schwannomas. Otolaryngol Clin North Am. 2012; 45(2):257–268, vii.

[2] Koos WT, Day JD, Matula C, Levy DI. Neurotopographic considerations in the microsurgical treatment of small acoustic neurinomas. J Neurosurg. 1998; 88 (3):506–512.

[3] Hajioff D, Raut VV, Walsh RM, et al. Conservative management of vestibular schwannomas: third review of a 10-year prospective study. Clin Otolaryngol. 2008; 33(3):255–259.

[4] Nikolopoulos TP, Fortnum H, O'Donoghue G, Baguley D. Acoustic neuroma growth: a systematic review of the evidence. Otol Neurotol. 2010; 31(3):478– 485.

[5] Stangerup SE, Caye-Thomasen P, Tos M, Thomsen J. Change in hearing during 'wait and scan' management of patients with vestibular schwannoma. J Laryngol Otol. 2008; 122(7):673–681.

[6] Breivik CN, Nilsen RM, Myrseth E, et al. Conservative management or gamma knife radiosurgery for vestibular schwannoma: tumor growth, symptoms, and quality of life. Neurosurgery. 2013; 73(1):48–56, discussion 56–57.

[7] Caye-Thomasen P, Dethloff T, Hansen S, Stangerup SE, Thomsen J. Hearing in patients with intracanalicular vestibular schwannomas. Audiol Neurootol. 2007; 12(1):1–12.

[8] Sughrue ME, Yang I, Aranda D, et al. The natural history of untreated sporadic vestibular schwannomas: a comprehensive review of hearing outcomes. J Neurosurg. 2010; 112(1):163–167.

[9] Stangerup SE, Thomsen J, Tos M, Caye-Thomasen P. Long-term hearing pres-ervation in vestibular schwannoma. Otol Neurotol. 2010; 31(2):271–275.

[10] Moffat DA, Baguley DM, von Blumenthal H, Irving RM, Hardy DG. Sudden deafness in vestibular schwannoma. J Laryngol Otol. 1994; 108(2):116–119.

[11] Sauvaget E, Kici S, Kania R, Herman P, Tran Ba Huy P. Sudden sensorineural hearing loss as a revealing symptom of vestibular schwannoma. Acta Otolaryngol. 2005; 125(6):592–595.

[12] Carlson ML, Tveiten OV, Driscoll CL, et al. Long-term quality of life in patients with vestibular schwannoma: an international multicenter cross-sectional study comparing microsurgery, stereotactic radiosurgery, observation, and nontumor controls. J Neurosurg. 2015; 122(4):833–842.

[13] Carlson ML, Link MJ, Wanna GB, Driscoll CL. Management of sporadic vestibu-lar schwannoma. Otolaryngol Clin North Am. 2015; 48(3):407–422.

[14] Stangerup SE, Caye-Thomasen P, Tos M, Thomsen J. The natural history of vestibular schwannoma. Otol Neurotol. 2006; 27(4):547–552.

[15] Martin TP, Senthil L, Chavda SV, Walsh R, Irving RM. A protocol for the conservative management of vestibular schwannomas. Otol Neurotol. 2009; 30(3):381–385.

[16] Smouha EE, Yoo M, Mohr K, Davis RP. Conservative management of acoustic neuroma: a meta-analysis and proposed treatment algorithm. Laryngoscope. 2005; 115(3):450–454.

[17] Quesnel AM, McKenna MJ. Current strategies in management of intracanalic-ular vestibular schwannoma. Curr Opin Otolaryngol Head Neck Surg. 2011; 19(5):335–340.

[18] Myrseth E, Pedersen PH, Møller P, Lund-Johansen M. Treatment of vestibular schwannomas. Why, when and how? Acta Neurochir (Wien). 2007; 149(7): 647–660, discussion 660.

[19] Whitehouse K, Foroughi M, Shone G, Hatfield R. Vestibular schwannomas -when should conservative management be reconsidered? Br J Neurosurg. 2010; 24(2):185–190.

[20] Bakkouri WE, Kania RE, Guichard JP, Lot G, Herman P, Huy PT. Conservative management of 386 cases of unilateral vestibular schwannoma: tumor growth and consequences for treatment. J Neurosurg. 2009; 110(4):662–669.

[21] Maniakas A, Saliba I. Conservative management versus stereotactic radiation for vestibular schwannomas: a meta-analysis of patients with more than 5 years' follow-up. Otol Neurotol. 2012; 33(2):230–238.

[22] Morrison D. Management of patients with acoustic neuromas: a Markov decision analysis. Laryngoscope. 2010; 120(4):783–790.

[23] Godefroy WP, Kaptein AA, Vogel JJ, van der Mey AG. Conservative treatment of vestibular schwannoma: a follow-up study on clinical and quality-of-life outcome. Otol Neurotol. 2009; 30(7):968–974.

[24] Kondziolka D, Mousavi SH, Kano H, Flickinger JC, Lunsford LD. The newly diagnosed vestibular schwannoma: radiosurgery, resection, or observation? Neurosurg Focus. 2012; 33(3):E8.

[25] Tveiten OV, Carlson ML, Goplen F, Vassbotn F, Link MJ, Lund-Johansen M. Long-term auditory symptoms in patients with sporadic vestibular schwan-noma: an international cross-sectional study. Neurosurgery. 2015; 77(2): 218–227, discussion 227.

[26] Jeyakumar A, Seth R, Brickman TM, Dutcher P. The prevalence and clinical course of patients with 'incidental' acoustic neuromas. Acta Otolaryngol. 2007; 127(10):1051–1057.

[27] Carlson ML, Lees KA, Patel NS, et al. The clinical behavior of asymptomatic incidental vestibular schwannomas is similar to that of symptomatic tumors. Otol Neurotol. 2016; 37(9):1435–1441.

[28] Breivik CN, Varughese JK, Wentzel-Larsen T, Vassbotn F, Lund-Johansen M. Conservative management of vestibular schwannoma–a prospective cohort study: treatment, symptoms, and quality of life. Neurosurgery. 2012; 70(5): 1072–1080, discussion 1080.

[29] Régis J, Carron R, Park MC, et al. Wait-and-see strateGycompared with proac-tive Gamma Knife surgery in patients with intracanalicular vestibular schwannomas. J Neurosurg. 2010; 113 Suppl:105–111.

[30] Yoshimoto Y. Systematic review of the natural history of vestibular schwan-noma. J Neurosurg. 2005; 103(1):59–63.

[31] Flickinger JC, Kondziolka D, Niranjan A, Lunsford LD. Results of acoustic neu-roma radiosurgery: an analysis of 5 years' experience using current methods. J Neurosurg. 2001; 94(1):1–6.

[32] Kondziolka D, Lunsford LD, McLaughlin MR, Flickinger JC. Long-term outcomes after radiosurgery for acoustic neuromas. N Engl J Med. 1998; 339 (20):1426–1433.

[33] Myrseth E, Møller P, Pedersen PH, Vassbotn FS, Wentzel-Larsen T, Lund-Johansen M. Vestibular schwannomas: clinical results and quality of life after microsurgery or gamma knife radiosurgery. Neurosurgery. 2005; 56(5):927–935, discussion 927–935.

[34] Liu W, Ni M, Jia W, et al. How to address small-and medium-sized acoustic neuromas with hearing: a systematic review and decision analysis. World Neurosurg. 2015; 84(2):283–291.e1.

[35] Maniakas A, Saliba I. Microsurgery versus stereotactic radiation for small vestibular schwannomas: a meta-analysis of patients with more than 5 years' follow-up. Otol Neurotol. 2012; 33(9):1611–1620.

[36] Yang I, Sughrue ME, Han SJ, et al. A comprehensive analysis of hearing preservation after radiosurgery for vestibular schwannoma. J Neurosurg. 2010; 112(4):851–859.

[37] Mousavi SH, Niranjan A, Akpinar B, et al. Hearing subclassification may predict long-term auditory outcomes after radiosurgery for vestibular schwannoma patients with good hearing. J Neurosurg. 2016; 125(4): 845–852.

[38] Sameshima T, Fukushima T, McElveen JT, Jr, Friedman AH. Critical assessment of operative approaches for hearing preservation in small acoustic neuroma surgery: retrosigmoid vs middle fossa approach. Neurosurgery. 2010; 67(3): 640–644, discussion 644–645.

[39] Phillips DJ, Kobylarz EJ, De Peralta ET, Stieg PE, Selesnick SH. Predictive factors of hearing preservation after surgical resection of small vestibular schwanno-mas. Otol Neurotol. 2010; 31(9):1463–1468.

[40] Sughrue ME, Yang I, Aranda D, Kane AJ, Parsa AT. Hearing preservation rates after microsurgical resection of vestibular schwannoma. J Clin Neurosci. 2010; 17(9):1126–1129.

[41] Woodson EA, Dempewolf RD, Gubbels SP, et al. Long-term hearing preserva-tion after microsurgical excision of vestibular schwannoma. Otol Neurotol. 2010; 31(7):1144–1152.

[42] McKenna MJ, Halpin C, Ojemann RG, et al. Long-term hearing results in patients after surgical removal of acoustic tumors with hearing preservation. Am J Otol. 1992; 13(2):134–136.

[43] Friedman RA, Kesser B, Brackmann DE, Fisher LM, Slattery WH, Hitselberger WE. Long-term hearing preservation after middle fossa removal of vestibular schwannoma. Otolaryngol Head Neck Surg. 2003; 129(6):660–665.

[44] Hilton CW, Haines SJ, Agrawal A, Levine SC. Late failure rate of hearing pres-ervation after middle fossa approach for resection of vestibular schwannoma. Otol Neurotol. 2011; 32(1):132–135.

[45] Nadol JB, Jr, Chiongcm, Ojemann RG, et al. Preservation of hearing and facial nerve function in resection of acoustic neuroma. Laryngoscope. 1992; 102 (10):1153–1158.

[46] Tringali S, Ferber-Viart C, Fuchsmann C, Buiret G, Zaouche S, Dubreuil C. Hear-ing preservation in retrosigmoid approach of small vestibular schwannomas: prognostic value of the degree of internal auditory canal filling. Otol Neurotol. 2010; 31(9):1469–1472.

[47] Goddard JC, Schwartz MS, Friedman RA. Fundal fluid as a predictor of hearing preservation in the middle cranial fossa approach for vestibular schwan-noma. Otol Neurotol. 2010; 31(7):1128–1134.

[48] Kutz JW, Jr, Scoresby T, Isaacson B, et al. Hearing preservation using the middle fossa approach for the treatment of vestibular schwannoma. Neuro-surgery. 2012; 70(2):334–340, discussion 340–341.

[49] Ginzkey C, Scheich M, Harnisch W, et al. Outcome on hearing and facial nerve function in microsurgical treatment of small vestibular schwannoma via the mid-dle cranial fossa approach. Eur Arch Otorhinolaryngol. 2013; 270(4):1209–1216.

[50] Samii M, Gerganov V, Samii A. Improved preservation of hearing and facial nerve function in vestibular schwannoma surgery via the retrosigmoid approach in a series of 200 patients. J Neurosurg. 2006; 105(4):527–535.

[51] Thakur JD, Banerjee AD, Khan IS, et al. An update on unilateral sporadic small vestibular schwannoma. Neurosurg Focus. 2012; 33(3):E1.

第74章　什么是中小型前庭神经鞘瘤的最佳治疗方法？

Michael J. Link, Colin L. W. Driscoll

74.1　引言

什么是中小型前庭神经鞘瘤（VS）的最佳治疗方法可能是所有神经外科或神经病学中最具争议性的话题。甚至在有可能诊断和治疗较小的 VS 之前的时代，围绕着所有 VS 的诊断这一问题就争议不断（在 20 世纪初期，VS 患者的肿瘤通常非常大且危及生命）。在 20 世纪初，VS 治疗的手术死亡率高达 70%～80%。那时候进行桥小脑角（CPA）的手术的必要性是非常值得怀疑的。美国神经外科之父 Harvey Cushing 主张进行广泛的双侧枕下颅骨切除术以行颅后窝减压，安全打开硬膜，并对 VS 进行囊内次全切除，从而显著降低手术死亡率。这种操作几乎很快就受到了库欣最有成就的学生之一 Walter Dandy 的挑战，Walter Dandy 强烈主张通过单侧暴露 CPA 和部分切除小脑外侧半球帮助安全暴露肿瘤以完全切除肿瘤。关于这段历史的精彩讨论可以在第 1 章中找到，由 Richard T. Ramsden 撰写。此外，Akard 等的文章同样回顾了 VS 手术治疗的早期进展。当时的主要困难之一是中小型 VS 没办法被准确诊断，而在能诊断时 VS 都很大且危及生命。事实上，在 1921 年，Cushing 认为，"有可能某人有朝一日能够全切一些病例的肿瘤，但只有当早期诊断可行且肿瘤体积较小时才有可能。"

在这个争论之后出现了应该使用哪种手术方法的问题；在 20 世纪 60 年代，主要是乙状窦后与迷路入路的选择。在 20 世纪 80 年代，立体定向放射外科（SRS）与显微外科手术的作用成为未来几十年的主要争论。最近，随着对许多小 VS 的良性病程的更多了解，100 多年的最初辩论再次出现：即是否需要治疗，这可能是目前最突出的争议，特别是针对小 VS 和中型 VS 而言。

在过去近 20 年中，我们有机会成为各种小组，讨论小组和指南编写委员会的成员，并参加了国家和国际会议，在此期间，这一重要和有争议的问题一直存在争论。也许，最重要的是，我们基本上每天一起工作，为成千上万的中小型 VS 患者提供咨询。我们每年评估约 150 例全新的 VS 患者。本章的目的是向读者介绍我们为患者提供治疗选择的建议，并尝试提供中小型 VS 的最佳个体化治疗方法的理由。

74.2　案例

我们最近评估了一名 49 岁的白人女性，她没有明显的既往史。其主要症状是持续几个月的右侧耳鸣，听起来像"水流"。症状不是特别重，不影响睡眠或注意力集中，但是大部分时间都存在，而且回想起来她注意到患侧耳有"胀感"。她也承认了有过几次失衡感，但是没有真正的眩晕。她没有面部麻木，虚弱或面肌痉挛，既往也没有类似症状。她没有耳部或颅内手术史，头部或颈部的放射线照射等既往史，也没有脑部或周围神经肿瘤的家族史。听力图发现她右侧耳有轻度高频感音神经性听力下降：右侧纯音平均值为 4dB，左侧为 1dB。单词识别评分（Word Recognition Score，WRS）则双侧均为 100%（图 74.1）。为诊断导致轻度不对称性听力下降和单侧耳鸣的原因行钆剂增强 MRI 扫描，示内听道内一增强肿瘤，符合 VS（图 74.2a、c），即使在非常薄层的冠状图像上，肿瘤是来源于前庭上还是前庭下神经也不能确定（图 74.2b）。其底部有一个小的盖帽样 CSF（图 74.2c），表明肿瘤没有向外侧延伸到横向嵴。对于这个患者而言，什么是最好的治疗方法呢？

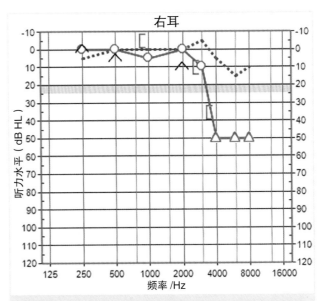

图 74.1　听力图显示与左耳（蓝色）相比，在高于 4000Hz 的高频频段，右耳（红色）存在感觉神经性听力损失。双侧 WRS 为 100%

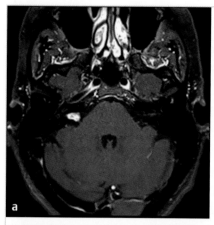
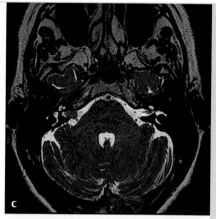
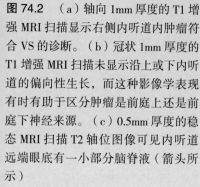
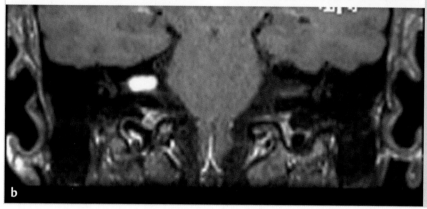

图 74.2　（a）轴向 1mm 厚度的 T1 增强 MRI 扫描显示右侧内听道内肿瘤符合 VS 的诊断。（b）冠状 1mm 厚度的 T1 增强 MRI 扫描未显示沿上或下内听道的偏向性生长，而这种影像学表现有时有助于区分肿瘤是前庭上还是前庭下神经来源。（c）0.5mm 厚度的稳态 MRI 扫描 T2 轴位图像可见内听道远端眼底有一小部分脑脊液（箭头所示）

74.3　我们认为我们知道什么

74.3.1　显微外科

如第 31 章所述，如选择得当，患者极有可能通过显微外科手术达到肿瘤完全切除，同时保持有用听力和正常面神经功能。是否能达到这种效果，取决于肿瘤大小、内听道（Internal Auditory Canal, IAC）底部被肿瘤累及程度、手术前的基线听力以及手术团队的经验。正如其他地方所述，WRS 100%，肿瘤较小，且位于内耳门附近（图 74.3a），比起位于内听道基底部的肿瘤（图 74.3b）而言，是手术切除的最佳指征。

对于这类病例，我们将通过颅中窝或乙状窦后入路切除肿瘤。在其 MRI 冠状位成像中难以判断肿瘤是来自前庭上还是前庭下神经。通常，来自前庭上神经的肿瘤更适合颅中窝入路，而生长到横行嵴下方的肿瘤则更具挑战性（图 74.3b）。对于这个病例，估计我们有 99% 的把握全切肿瘤并且术后不复发（图 74.2）。手术后 1 年面神经功能正常或接近正常（House-Brackmann Ⅰ、Ⅱ）的可能性为 95%，手术后出现一过性面肌无力的风险为 10%~15%。我们估计该患者保持美国耳鼻咽喉科–头颈外科学会（AAO-HNS）A 级听力（>70% WRS 和 <30dB 纯音平均值）

的可能性为 50%~60%。存在少量的出血、感染风险（1%~2%）和 5% 的脑脊液漏的风险。这是我们在过去 17 年中作为外科医生从大约 650 例 VS 病例中获得的经验。我们强调大多数患者在术后 48h 内是会有眩晕感或至少有很大程度的不平衡感的。因此，大多数患者术后 24h 需卧床休息，一般其住院时间为 3~4 天。我们要求患者在手术后 3 个月限制体力活动，同时应该避免工作，但如果患者的职业性质以久坐为主，如果他们觉得已准备好，可以在术后 4~6 周恢复工作。然而，根据我们的经验，很少有患者这样做，因为他们往往会有疲劳感。术后 3 个月时患者恢复所有日常活动时，我们会随访患者并行 MRI 及听力图检查。如果 3 个月时的 MRI 证实肿瘤全切，我们会在术后 2 年行另一次 MRI 以发现有无早期复发，并在 5 年后（术后 7 年）再一次行 MRI 检查以便诊断远期复发，我们认为这对于听力保存的病例非常重要。如果在第 7 年时 MRI 扫描结果仍为阴性，我们会在 7~10 年内尝试再行一次 MRI 检查以寻找极晚复发。在我们看来，文献中关于显微外科手术后听力的远期保留问题仍然存在一定脱漏。研究这个问题的大多数研究只有大约术后第 5 年的听力测定数据，并且在队列研究中有大量患者失访。我们已经看到罕见的在无复发情况下，患者远期的功能性听力恶化。然而，我们通常会告诉患者

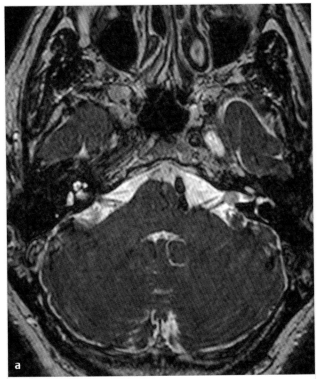

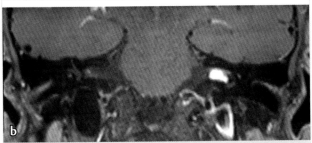

图 74.3　（a）第 2 个案例，0.5mm 厚度的稳态 MRI 扫描 T2 轴位图像显示在左侧内听道内口（箭头所示）处有一个小的 VS，非常适合经乙状窦后入路或颅中窝入路切除，或可用耳蜗处极低剂量 SRS 治疗。（b）第 3 个案例。冠状位 1mm 厚度的增强 T1 加权 MRI 扫描显示左侧颅内 VS 在横向嵴下方延伸至内听道底部（箭头）。在这种情况下，实现完全切除和保留听力的颅中窝手术将是非常具有挑战性的。同样，在单分数 SRS 期间，耳蜗可能会接收超过 6Gy

如果他们在术后保持有效听力，则他们的听力可能会长期保留。

74.3.2　立体定向放射外科

　　在第 16 章到第 19 章中对 SRS 治疗 VS 的疗效进行了充分回顾。在过去的 26 年中，我们使用 Leksell Gamma 系统（瑞典斯德哥尔摩的 Elekta AB）在 Mayo 诊所治疗了 800 多个 VS。对于此例肿瘤，我们估计有 93% 的机会长期控制肿瘤。面神经损伤的可能性不到 1%（面肌痉挛或无力），并且至少有 50% 的机会在

5 年后保留 AAO-HNS A 级或 B 级听力，但 10 年后仅有 25% 的机会维持有用的听力。与显微外科手术的预期结果类似，较小的肿瘤，未累及 IAC 底部且基线听力良好的患者最适合 SRS 治疗。我们向患者强调，SRS 是一个日间门诊手术。大多数患者术后几天在针脚部位出现轻微的术后不适和肿胀，但通常在治疗后 48h 内就可以恢复完全正常的生活方式，没有限制，包括恢复全勤工作。6 个月后我们会随访 1 次，并行 MRI 扫描和听力图检查，然后 2 年内每年 1 次随访，接下来 4 年每隔 1 年 1 次，接下来 6 年每隔 3 年 1 次，接下来 8 年每隔 4 年 1 次等。基于我们最近对 SRS 之前肿瘤生长的分析，我们强烈倾向于在 SRS 之前确定肿瘤是否生长，或以何种速率生长。我们发现内听道外的肿瘤增长速度如大于 2.5mm/a，其治疗成功率可能较低（69% 肿瘤控制率）；相比之下，如增长速度小于 2.5mm/a，SRS 治疗成功率更高（97% 肿瘤控制率）。如果肿瘤 SRS 治疗失败，我们几乎总是建议患者接受手术切除。SRS 治疗失败后的手术通常更加困难，特别是全切除。但是，比方说，与 SRS 治疗失败的颅后窝直径为 2.5cm 的肿瘤病例相比，SRS 治疗失败的内听道内肿瘤的手术困难并不令人担忧。对于我们认为病情太重，无法安全地接受全身麻醉手术的患者，我们建议在 20 年左右的时间内进行 4 次 SRS，以便治疗 SRS 治疗后继续生长的 VS。这与文献中有限的其他报告结论类似，已被证明是安全的，虽然随后跟进的随访非常有限，但迄今为止是有效的。根据最佳证据，如果选择显微外科手术，良性 VS 的继发性放射相关恶性肿瘤或恶性变性的风险极低——可能小于或等于术中或术后并发症死亡的风险。有关 VS 放射外科治疗后继发性恶性肿瘤的问题在第 24 章进行了回顾。

74.3.3　意见

　　观察是我们实践中的大多数新诊断 VS 患者选择的"治疗"方案，特别是对于内听道内肿瘤患者，就像该例患者那样。这反映了整个美国的趋势：基本上是转向保守观察，而不是在诊断时积极治疗。造成这种情况的原因有很多：首先，根据丹麦、意大利和美国的研究，大多数肿瘤在随访的前 3~10 年不会出现任何增长。其次，在一些大型病例系列研究中，有几乎 4% 的肿瘤实际上会自发消退而无须治疗。对于以 100% WRS 开始的患者，如本例所示，高达 70% 的患者在诊断后长达 10 年的时间里仍然具有良好的听力。再次，对肿瘤进行随访，将有机会确定其是否会生长，或以何种速率生长。如前所述，我们不太愿意对生长速度大于 2.5mm/a 的肿瘤进行放射治疗，因为与每年生长

量小于 2.5mm/a 的肿瘤相比，其失败的风险更高。我们也相信如果有证据证明需要积极治疗，患者对于治疗相关损伤，例如听力损失的接受度更高。最后，也许最重要的是，观察等待的这段过程可以让患者有时间考虑备选治疗方案，并在未来任何可能的干预之前了解我们。我们在最初诊断后 6 个月进行了随访，并行 MRI 以及新的听力图检查，然后每年一次。我们总是向患者强调随访依从性的重要性。如果发现肿瘤生长，我们几乎总是建议积极治疗。少数情况下，如果是一个非常缓慢增长的小肿瘤（例如，内听道内肿瘤或仅有单侧听力患者听力保留侧的肿瘤），且患侧耳中听力良好无损失，我们会继续随访——特别是如果我们基于神经起源，肿瘤侵犯基底部以及其他患者或肿瘤相关变量的标准，预测积极治疗的话听力受损风险大于 50% 时。在第 14 章和第 51 章我们对散发性 VS 的自然病程进行了充分回顾。

74.3.4 特定症状的预后

在我们的早期实践中，我们很想知道某种治疗策略是否会使某些患有特定症状的患者受益。这样，我们可以对中小型 VS 患者提供最佳治疗策略。例如，如果患者出现"眩晕"的主诉，我们认为如果我们通过手术切除肿瘤来消除功能减退（或功能不稳定）的前庭系统，患者远期生活质量会更好。然而，我们自己的，以及来自挪威卑尔根神经外科同行的针对长期生活质量（QOL）的分析充分证明，单个治疗策略对个别症状（例如耳鸣，头晕或头痛）及其他方面（例如，QOL）的影响不大。不幸的是，我们几乎总是告知患者，他们的症状治疗不同于其肿瘤治疗。也就是说，如果失衡感是主要问题，那么前庭康复是最好的治疗方法；如果耳鸣是主要问题，耳鸣再训练治疗可能会有所帮助；如果患者因为难治性头痛就诊，结果发现患有小 VS，咨询对头痛管理感兴趣且具备相关专业知识的神经科医生一般可以改善患者的 QOL。令人惊讶的是，我们还发现，比起常见的 VS 导致的症状，例如单侧听力损失甚至面肌麻痹，头晕和头痛实际上对患者的生活质量影响更大。

74.3.5 面对面咨询

我们最强调的是，仅仅根据 MRI 和听力学数据来决定对中小型 VS 的最佳治疗可能是非常危险的。我们经常遇到像这里提到的这个病例那样的患者，走进诊室时感觉我们会推荐何种治疗方案，然而在与患者一起不到 30min 的面对面咨询之后，会意识到另一种治疗方案会更好。例如，一些患有这种肿瘤的患者会希望将肿瘤全切，从而一次性解决——这些患者愿意承担所有风险并希望"大获全胜"。其他患者可能也需要治疗，但不能脱产太久，宁愿避免侵入性颅内手术并选择 SRS。另外，还有些患者，在了解到治疗不太可能使他们"更好"，选择在微小症状，肿瘤也小时随访。总之，面对面咨询对于帮助患者做出正确的决定至关重要。

咨询时，我们将以正面的客观方式为患者提供此处详述的所有信息。然后，我们给患者充足的时间提出问题，以解释我们告诉他们的内容，并尝试将其与他们从其他处咨询到的或从互联网上查到的信息进行协调。我们当然敏锐地意识到存在于不同的提供者，不同的中心，甚至不同的地区有不同的治疗倾向性。我们强调，我们不希望患者提前告诉我们在其他地方推荐的方案，因为针对他们的 VS，许多患者经常会收到第 2、第 3 甚至第 4 种咨询意见，我们不希望为其他地方的专家意见所影响。在我们这里提到的这个病例中，我们认为确保患者获得准确信息，尤其重要的是，确保其不基于错误的理解做决定，是我们的首要责任（例如，"我不想做放疗，因为它会使肿瘤癌变，"如果我做手术，将会严重的头痛的后遗症"等）。通常在这个过程中我们可以确认一个足够好的方案，能够符合患者的治疗意愿。我们尝试并让他们对自己的选择更有信心，并且在符合临床预期的前提下，也给自己信心支持患者的决定，这种情况经常发生。

我们经常建议患者在初次就诊期间不要做出决定，但要花些时间考虑所有选择。虽然作为医疗工作者，我们常常将显微手术、放射治疗或观察作为中小型 VS 的 3 种主要方案，从患者的角度来看，决策可能要复杂得多。即使他们决定进行显微手术，他们也可能会对 3 种常见手术入路中的选择感到困惑。同样，如果选择放射治疗，可以使用伽马刀（Elekta AB，斯德哥尔摩，瑞典）进行单分割放射治疗，也可以使用线性加速器系统 Cyber 刀（Accuray，Sunnyvale，CA）或其他线性加速器系统进行低分割放射治疗，还可以进行超分割治疗方法（详见第 18 章）. 即使选择了"等待和扫描"策略，患者也需要决定他们是否要在家附近随访或返回三级转诊中心随访。现在甚至有关于是否应该在每次随访时行钆剂增强 MRI 扫描的少量争议。毫无疑问，对于一些患者来说，决策过程可能是不可能完成的任务。有兴趣的读者请回顾第 13 章，那里有对患者咨询细节进行的深入讨论。

我们感到欣慰的是，绝大多数患者在诊断后多年接受调查时，表示对自己当时做出的决定感到满意，如果再做一次选择，仍然会做出同样的决定，并会向诊断患有中小型 VS 的朋友或家人推荐他们选择的治疗方案。

74.4 总结

对于中小型 VS 而言，几乎没有一种所谓的"最佳"治疗方法。我们团队内甚至就本书有这样一个章节标题是否合适这一问题进行过激烈的辩论。每种选择，包括显微外科手术、放射治疗或观察，都有明显的优点和缺点，我们试图回顾我们对这些优缺点的分析以及我们是如何对患者进行咨询的。无论治疗选择如何，大多数 VS 患者最终都会失去患侧耳朵的听力，而我们对 QOL 的分析表明患侧耳聋是大多数 VS 患者经历的整体生活质量下降中并不重要的一方面。我们试图让患者明确表达他们的一个或两个 VS 治疗过程的优先考虑因素：他们是否表达了强烈的"治愈"和"让肿瘤离开头脑"的愿望？如果是这样，那么手术可能是最佳的。他们是否需要治疗，但又不想休假？如果是这样，那么 SRS 可能是最好的选择。患者是否只是偶然间发现了肿瘤，并且他们觉得这是一种良性的，通常生长缓慢的肿瘤？如果是这样，那么观察，这一短期内风险最低的方案可能是最好的选择。他们是否被患侧耳鸣困扰？各种治疗方案都不会对这种症状产生明显改善，他们需要在治疗前了解这些，否则他们可能会对结果感到严重失望。

几乎每次遇到这些问题时，都会有人提出进行一项前瞻性、随机临床研究以试图回答这些令人困惑的问题。不可否认，我们时不时考虑过，但是非正式地询问患者是否同意被随机决定进行观察、放射治疗还是全麻下手术治疗，大多数患者表示他们可能不会同意。然而，好消息是，我们在挪威卑尔根的同事成功招募患者进行前瞻性结果研究，比较观察与 SRS（前庭神经鞘瘤 – 放射治疗或期待，V–REX；NCT02249572）。在撰写本书时，注册进展非常顺利，毫无疑问，未来几年的结果将非常有说服力。我们拒绝向仅发来 MRI 扫描和听力图的患者或医生提供建议。决策是非常微妙的，但我们比较有信心的是，经过与患者及其家人的深思熟虑的讨论后，我们可以帮助他们针对他们的个人情况做出正确的决定。

参考文献

[1] Akard W, Tubbs RS, Seymour ZA, Hitselberger WE, Cohen-Gadol AA. Evolu-tion of techniques for the resection of vestibular schwannomas: from saving life to saving function. J Neurosurg. 2009; 110(4):642–647.

[2] Friedman RA, Kesser B, Brackmann DE, Fisher LM, Slattery WH, Hitselberger WE. Long-term hearing preservation after middle fossa removal of vestibular schwannoma. Otolaryngol Head Neck Surg. 2003; 129(6):660–665.

[3] Woodson EA, Dempewolf RD, Gubbels SP, et al. Long-term hearing preserva-tion after microsurgical excision of vestibular schwannoma. Otol Neurotol. 2010; 31(7):1144–1152.

[4] Wang AC, Chinn SB, Than KD, et al. Durability of hearing preservation after microsurgical treatment of vestibular schwannoma using the middle cranial fossa approach. J Neurosurg. 2013; 119(1):131–138.

[5] Nakamizo A, Mori M, Inoue D, et al. Long-term hearing outcome after retrosigmoid removal of vestibular schwannoma. Neurol Med Chir (Tokyo). 2013; 53(10):688–694.

[6] Quist TS, Givens DJ, Gurgel RK, Chamoun R, Shelton C. Hearing preservation after middle fossa vestibular schwannoma removal: are the results durable? Otolaryngol Head Neck Surg. 2015; 152(4):706–711.

[7] Pollock BE, Link MJ, Foote RL. Failure rate of contemporary low-dose radio-surgical technique for vestibular schwannoma. J Neurosurg. 2009; 111(4): 840–844.

[8] Carlson ML, Jacob JT, Pollock BE, et al. Long-term hearing outcomes following stereotactic radiosurgery for vestibular schwannoma: patterns of hearing loss and variables influencing audiometric decline. J Neurosurg. 2013; 118 (3):579–587.

[9] Marston AP, Jacob JT, Carlson ML, Pollock BE, Driscoll CLW, Link MJ. Pretreat-ment growth rate as a predictor of tumor control following Gamma Knife radiosurgery for sporadic vestibular schwannoma. J Neurosurg. 2017; 127(2): 380–387.

[10] Friedman RA, Brackmann DE, Hitselberger WE, Schwartz MS, Iqbal Z, Berliner KI. Surgical salvage after failed irradiation for vestibular schwannoma. Laryngoscope. 2005; 115(10):1827–1832.

[11] Friedman RA, Berliner KI, Bassim M, et al. A paradigm shift in salvage surgery for radiated vestibular schwannoma. Otol Neurotol. 2011; 32(8):1322–1328.

[12] Gerganov VM, Giordano M, Samii A, Samii M. Surgical treatment of patients with vestibular schwannomas after failed previous radiosurgery. J Neurosurg. 2012; 116(4):713–720.

[13] Husseini ST, Piccirillo E, Taibah A, Almutair T, Sequino G, Sanna M. Salvage surgery of vestibular schwannoma after failed radiotherapy: the Gruppo Otologico experience and review of the literature. Am J Otolaryngol. 2013; 34 (2):107–114.

[14] Wise SC, Carlson ML, Tveiten OV, et al. Surgical salvage of recurrent vestibular schwannoma following prior stereotactic radiosurgery. Laryngoscope. 2016; 126(11):2580–2586.

[15] Yomo S, Arkha Y, Delsanti C, Roche PH, Thomassin JM, Régis J. Repeat gamma knife surgery for regrowth of vestibular schwannomas. Neurosurgery. 2009; 64(1):48–54, discussion 54–55.

[16] Liscak R, Vladyka V, Urgosik D, Simonova G, Vymazal J. Repeated treatment of vestibular schwannomas after gamma knife radiosurgery. Acta Neurochir (Wien). 2009; 151(4):317–324, discussion 324.

[17] Kano H, Kondziolka D, Niranjan A, Flannery TJ, Flickinger JC, Lunsford LD. Repeat stereotactic radiosurgery for acoustic neuromas. Int J Radiat Oncol Biol Phys. 2010; 76(2):520–527.

[18] Lonneville S, Delbrouck C, Renier C, Devriendt D, Massager N. Repeat Gamma Knife surgery for vestibular schwannomas. Surg Neurol Int. 2015; 6:153.

[19] Fu VX, Verheul JB, Beute GN, et al. Retreatment of vestibular schwannoma with Gamma Knife radiosurgery: clinical outcome,

tumor control, and review of literature. J Neurosurg. 2017; 6:1–9.

[20] Pollock BE, Link MJ, Stafford SL, Parney IF, Garces YI, Foote RL. The risk of radiation-induced tumors or malignant transformation after single-fraction intracranial radiosurgery: results based on a 25-year experience. Int J Radiat Oncol Biol Phys. 2017; 97(5):919–923.

[21] Carlson ML, Habermann EB, Wagie AE, et al. The changing landscape of vestibular schwannoma management in the United States – a shift toward conservatism. Otolaryngol Head Neck Surg. 2015; 153(3):440–446.

[22] Stangerup SE, Caye-Thomasen P, Tos M, Thomsen J. The natural history of vestibular schwannoma. Otol Neurotol. 2006; 27(4):547–552.

[23] Patnaik U, Prasad SC, Tutar H, Giannuzzi AL, Russo A, Sanna M. The long-term outcomes of wait-and-scan and the role of radiotherapy in the management of vestibular schwannomas. Otol Neurotol. 2015; 36(4):638–646.

[24] Hunter JB, Francis DO, O'Connell BP, et al. Single institutional experience with observing 564 vestibular schwannomas: factors associated with tumor growth. Otol Neurotol. 2016; 37(10):1630–1636.

[25] Kirchmann M, Karnov K, Hansen S, Dethloff T, Stangerup SE, Caye-Thomasen P. Ten-year follow-up on tumor growth and hearing in patients observed with an intracanalicular vestibular schwannoma. Neurosurgery. 2017; 80(1): 49–56.

[26] Huang X, Caye-Thomasen P, Stangerup SE. Spontaneous tumour shrinkage in 1261 observed patients with sporadic vestibular schwannoma. J Laryngol Otol. 2013; 127(8):739–743.

[27] Stangerup SE, Caye-Thomasen P, Tos M, Thomsen J. Change in hearing during 'wait and scan' management of patients with vestibular schwannoma. J Laryngol Otol. 2008; 122(7):673–681.

[28] Stangerup SE, Tos M, Thomsen J, Caye-Thomasen P. Hearing outcomes of vestibular schwannoma patients managed with 'wait and scan': predictive value of hearing level at diagnosis. J Laryngol Otol. 2010; 124(5):490–494.

[29] Carlson ML, Tveiten OV, Driscoll CL, et al. Long-term dizziness handicap in patients with vestibular schwannoma: a multicenter cross-sectional study. Otolaryngol Head Neck Surg. 2014; 151(6):1028–1037.

[30] Carlson ML, Tveiten OV, Driscoll CL, et al. Long-term quality of life in patients with vestibular schwannoma: an international multicenter cross-sectional study comparing microsurgery, stereotactic radiosurgery, observation, and nontumor controls. J Neurosurg. 2015; 122(4):833–842.

[31] Tveiten OV, Carlson ML, Goplen F, Vassbotn F, Link MJ, Lund-Johansen M. Long-term auditory symptoms in patients with sporadic vestibular schwan-noma: an international cross-sectional study. Neurosurgery. 2015; 77(2): 218–227, discussion 227.

[32] Carlson ML, Tveiten OV, Driscoll CL, et al. Risk factors and analysis of long-term headache in sporadic vestibular schwannoma: a multicenter cross-sectional study. J Neurosurg. 2015; 123(5):1276–1286.

[33] Carlson ML, Tveiten OV, Driscoll CL, et al. What drives quality of life in patients with sporadic vestibular schwannoma? Laryngoscope. 2015; 125(7): 1697–1702.

[34] Carlson ML, Glasgow AE, Grossardt BR, Habermann EB, Link MJ. Does where you live influence how your vestibular schwannoma is managed? Examining geographical differences in vestibular schwannoma treatment across the United States. J Neurooncol. 2016; 129(2):269–279.

[35] Gulani V, Calamante F, Shellock FG, Kanal E, Reeder SB, International Society for Magnetic Resonance in Medicine. Gadolinium deposition in the brain: summary of evidence and recommendations. Lancet Neurol. 2017; 16(7): 564–570.

[36] Carlson ML, Tveiten OV, Lund-Johansen M, Tombers NM, Lohsecm, Link MJ. Patient motivation and long-term satisfaction with treatment choice in vestibular schwannoma. J Neurosurg. 2017.

第75章　仅余一侧听力患者的散发性前庭神经鞘瘤处理

Neil S. Patel, Colin L. W. Driscoll

75.1　引言

在确定前庭神经鞘瘤（VS）的最佳治疗方案时，必须考虑双耳的听力状态。虽然单侧耳聋会损害声音定位和对噪声的语音理解，但许多对侧耳听力良好的患者最终适应这些变化并且不寻求听觉康复。这与患有严重至深度双侧感觉神经性听力损失的患者形成了鲜明对比，双侧耳聋通常是非常严重的残疾。

幸运的是，绝大多数散发性 VS 的患者非患侧耳听力正常或可用。仅余一侧听力患者听力侧耳发现 VS 对于患者和外科医生来说都是令人痛苦的。在这些情况下，VS 的标准治疗方案将被打破，听力保存和听觉康复成为首要目标。治疗上不能应用标准策略，并且治疗过程受同侧和对侧耳朵的听觉和前庭功能、肿瘤大小、生长速率、患者健康和偏好的影响。所有患者在适应与接受诊断和并发症时都需要支持和指导。一个成功的治疗计划可以解决他们的恐惧和焦虑，使他们参与决策，并使他们有切合实际的预期。

本章的主要目标是：（1）确定对侧（耳聋测）听力恢复潜力评估的关键步骤；（2）讨论不同大小的肿瘤和治疗前听力状况的管理；（3）讨论同侧肿瘤耳的听力康复方案；（4）评估当前立体定向放射外科（SRS）和显微外科手术后人工耳蜗植入（CI）经验；（5）强调在这种充满挑战的情况下推动决策制定的一些重要患者因素。

75.2　对侧耳的听觉康复

第一个实际步骤是为对侧耳挑选听觉康复方案。长期以来被认为是"无用的"耳朵现在可能变得有价值。如果有残余听力，可以启动助听器试验。如果该耳已经废用多年，可能需要一些时间才能使患者最大限度地利用好助听器。当患者考虑肿瘤治疗和外科医生的选择时，即使是较差的对测听力也可能让患者感到安心，因为这可以为潜在的治疗方案，例如 CI，保留完整的听觉传导途径。

目前 CI 的使用已经彻底改变了感觉神经性听力损失的管理模式。如果患者使用传统助听器后效果不佳或仍无听力，则启动标准 CI 评估。如果肿瘤侧耳已经明显受损，或者肿瘤太大而不太可能进行保存听力的治疗，这种评估可能会提前开始。在肿瘤小且听力良好的情况下，对侧耳朵的 CI 评估可以推迟，也可

以预先开始。对于后一种选择，CI 植入带来的益处将逐渐增加，因为肿瘤侧耳听力会不可避免地从治疗开始或随着疾病的自然病程下降。

除听力测试外，CI 植入前评估检查还应包括磁共振成像（MRI）T2 加权序列，以评估耳蜗通畅情况，同时如为先天性耳聋，应行内听道的矢状位重建，以确定耳蜗神经的存在。如果担心耳蜗骨化，可行 CT 检查协助手术计划制订。鼓岬电刺激测试（EPST）在确定 CI 植入前评估候选资格的作用仍存在争议，本章稍后将对此进行讨论。

不幸的是，通常患有听力侧耳 VS 的患者往往患有长期甚至先天性对侧听力下降。我们通常不认为这些患者适合 CI 植入，因为按照标准结果来评估的话，此类患者的治疗结果通常不是最理想的；但是，在这种情况下，患者也几乎不会损失什么。患者仍有可能获得开放式的言语理解；然而，随着时间的推移，即使只能听到环境声，增强的唇读和调制语音也可能对患者有价值。

如果患者是 CI 候选者，则必须考虑肿瘤治疗和植入的顺序。如果患者正在考虑针对生长中的肿瘤进行放射治疗，则优选首先进行放射外科手术，因为基于 MRI 的病变靶区设计在装置或磁体伪影存在下会变得复杂，并且放射外科手术的听力损伤通常往往发展得较为缓慢。如果考虑显微手术或观察，则在大多数情况下优选首先进行植入，因为在该背景下 CI 植入的效果直接影响对肿瘤的手术入路选择。如果患者在 CI 植入后获得了良好的结果，在肿瘤耳中听力保留的需要可能就不会那样高度优先。相比之下，结果不佳的患者可能倾向于采用更保守的方法或保护耳蜗神经的手术，如果失去了可用的听力，CI 仍可以用于患侧耳。

75.3　肿瘤管理

虽然听力保存和康复是评估患有 VS 的任何患者的目标，但是当单侧听力耳诊断出 VS 时，目标的优先顺序会发生显著变化。鉴于对侧耳朵听力正常情况下中小型肿瘤的治疗方法存在明显不同，目前的讨论侧重于对侧耳耳聋的情况，而不是尝试为所有病例制定治疗规范。

75.3.1　小肿瘤

在单侧功能性听力的患者中，通常会发现，即使

是轻微的听觉症状患者也会立即察觉并就诊。因此，诊断时大多数都是小肿瘤，且听力通常仍然有效。诊断后，最开始的方案几乎总是先进行一段时间的影像学监测。直觉告诉我们，患者的最佳状态是肿瘤保持稳定不变。最近的流行病学研究大大增加了我们对小肿瘤生长和其长期可用听力保存的了解。根据作者的经验，在长期随访中，不到30%的纯内听道内的肿瘤表现为向桥小脑角（CPA）生长。累及CPA的肿瘤可能生长速度略快。感兴趣的读者可以参考第14章和第51章，深入了解VS生长和听力下降的自然史。不幸的是，即使肿瘤保持影像学稳定，听力也会逐渐恶化。类固醇激素治疗可能对突然的变化或波动的听力损伤有效。如果肿瘤保持稳定但常规助听器无效，无论肿瘤治疗与否，都应该植入CI。本章稍后将对此策略进行更深入的讨论。

通常只有在有确定的肿瘤生长的影像学证据后才考虑手术干预，但也有一些例外：肿瘤非常小，且其位置有利于术后听力保留；或者不生长（或缓慢增长）的肿瘤病例出现进行性听力下降。经验丰富的外科医生可以做到切除内听道内侧前庭上神经来源的小肿瘤，而使术后听力损失的风险较低（图75.1）。对于在肿瘤稳定的情况下伴有进行性听力损失的病例，通过颅中窝行内听道减压可以延长部分病例的可用听力。然而，即使在这种情况下，我们一般建议观察。如果一个小肿瘤呈典型的缓慢生长状态，手术决策前需要充分评估术后听力保存情况。在仅有一侧听力的情况下，必须考虑肿瘤和患者的特征，并选择具有听力保存可能性最高的手术方式。术前单词识别评分良好的患者，前庭上神经肿瘤患者，以及那些在T2加权MRI序列上可见基底部有液体表现的人可能听力保存的可能性更高。与我们的经验一致，基于术后早期听力测定的结

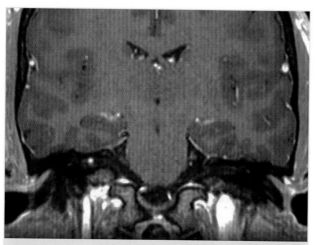

图75.1 前庭上神经起源的小右侧前庭神经鞘瘤的病例，位于内听道的中部

果显示，位置较好的较小的肿瘤听力保留的实际可能性为50%~80%，不同的文献报道中有很大差异。累及基底部，位于在横向嵴以下或累及内耳蜗轴的小的肿瘤，更难以被成功切除。如果外科医生不能确定手术全切后听力可保留，则需要考虑观察或SRS。患者倾向性在此时也起着重要作用。当手术后成功地保存了听力时，在大多数情况下听力可长期保存。显微手术切除后长期可用听力保留率为65%~89%；然而，这些研究中的大部分患者都失访了。

如果肿瘤无显微手术切除适应证或患者拒绝手术，那么SRS是一种可行的替代方案。即使对生长缓慢的肿瘤而言，延迟SRS治疗也许也是有益的，因为放射外科手术很可能会加速听力损失。提前治疗或所谓的主动治疗以保护听力是有争议的，不是我们的做法。需要深入了解并确定影响SRS后听力保持的因素，以决定何时进行干预（见第52章）。

75.3.2 持续生长的中型或大型肿瘤

即使在单侧听力患者患侧耳诊断有中型或大型肿瘤的情况下，我们通常也更愿意在可能的范围内观察等待。一个明显的例外是伴发脑积水的巨大肿瘤病例，这种病例的治疗目的从维持听力转变为预防显著的神经系统后遗症。不仅仅是因为肿瘤不一定会生长，而且如果确实有生长，其生长速度可以指导临床决策。如果肿瘤迅速增长，我们赞成手术干预而不是SRS，就像我们的经验一样，肿瘤的生长速度大于2.5mm/a时，放射治疗失败率较高。

通常，在唯一的听力耳中治疗生长中的中型或大型肿瘤的关键在于保持功能性耳蜗神经的能力，以维持可用的听力或使CI植入成为可能，同时遏制肿瘤生长。虽然对于一部分生长缓慢的肿瘤而言可以观察一段时间，但最终在大多数情况下需要用显微外科手术或SRS治疗。

就外科手术而言，我们通常认为广泛性次全切除是首选，因为在大于2cm的肿瘤的全切除手术中，保留功能性听力或解剖学上完整的耳蜗神经非常罕见。

如果功能性听力得以保留，只有在影像学上看到进行性生长的确切证据后，肿瘤残余才可能被观察到并接受SRS治疗。如果在次全切除后失去功能性听力，则可以用SRS治疗残余肿瘤并且可以通过放置CI最大限度地控制肿瘤生长，帮助听觉康复。因为有时对于大肿瘤也可以做到听力保留，所以我们采用经乙状窦后入炉开颅而不是经迷路手术来治疗所有这些病例。在耳蜗神经丧失的情况下，应考虑放置听觉脑干植入器（Auditory Brainstem Implant，ABI）。

一般来说，因为可能会导致肿瘤肿胀、脑积水和

其他不良件的风险，放射外科很少用于大颅后窝直径大于2.5cm的VS。然而，一些研究已经证明SRS可以考虑用于特定情况，包括单侧听力耳中的大肿瘤的病例（见第22章）。SRS优于显微外科手术的地方包括更大的听力保护潜力，更低的耳蜗神经损伤风险（为CI植入提供可能），以及避免其他手术并发症。缺点则包括未能控制肿瘤生长，超过肿瘤本身所带来的听力损失加速、脑积水以及由于对小脑或脑干的辐射作用而产生新的神经系统症状。如果SRS失败，肿瘤继续生长，则不太可能通过保留有功能的耳蜗神经的术式切除肿瘤；因此，ABI可能是听力康复的唯一可行方案。

对于在生长的中型肿瘤（1~2.5cm），大多数患者选择接受SRS。这是因为，其肿瘤控制率与手术（次全切除）相似，短期和中期听力保存的机会更大，并且最终使用CI（需要的话）的听力表现可能更好。虽然年轻患者年龄、耳蜗低剂量和肿瘤体积小等因素与SRS后的良好听力结果均相关，但预处理听力仍然是SRS后听力保持的最重要预测指标。

最终，在单侧听力病例中中型或大型VS的管理是具有挑战性的，每个病例都必须仔细评估，以便尽可能长时间地维持可用的听力，同时也需考虑其他事项，包括肿瘤控制和面神经功能。不幸的是，在大多数情况下，患者最终会失去可用的听力，并且无法充分应对双侧耳聋所带来的后果，以及其对功能和生活质量的直接和显著影响。

75.4　治疗后患侧耳的听力康复

在单侧听力耳中治疗VS后能否恢复有用听力取决于外周听觉通路中剩余结构的功能。CI植入的候选者必须耳蜗通畅，且有能够传输电信号的完整耳蜗神经，如果不存在，ABI是唯一被广泛使用的听力康复选项。本节将讨论显微手术或放射外科手术后CI的可行性、时间和结果。

75.4.1　显微手术切除后的人工耳蜗植入术

如果在从单侧听力耳侧切除肿瘤时保持解剖学上完整的耳蜗神经，但功能性听力丧失，则应考虑CI。只有在通过术后听力图评估之后才能确定是否CI植入。即使在术中ABR或耳蜗神经动作电位（CNAP）缺失的情况下，也不应考虑CI I期植入，因为术中测试的不利结果并不能证明功能性听力丧失。也就是说，即使术中检测结果不利，一些患者也会在手术后保持可用的听力（见第28章）。如果失去有用的听力，通常在患者从术后康复后立即进行CI。这样可以最大限度地缩短患者没有听力的时间，并降低电极插入的困难，因为在颅中窝和乙状窦后肿瘤切除后可能发生纤维化及耳蜗骨化。如果出于某种原因选择了迷路入路，应考虑同时进行CI放置，因为这样可避免第二次手术，且迷路入路术后有可能发生纤维化或耳蜗骨化，使CI位置复杂化。

当然，任何在手术后保持可检测的纯音阈值但已失去可用听力的患者都具有完整的耳蜗神经，并且是CI的候选者。然而，在手术后立即出现完全听力损失的患者是否有CI的使用指征仍然存在争议。许多人讨论了在肿瘤切除完全听力丧失后在CI使用指征中进行EPST的时间节点和总体价值。如果要进行该检测，则不应在肿瘤切除后立即进行检查，以避免神经失用引起的假阴性结果。在神经纤维瘤病2型（NF2）的文献中，有几例手术后1个月的检测结果为阴性的病例在6~8周后进行检测结果转为阳性。测试结果为阴性时，是否应行CI植入？这一问题更具挑战性。在有关NF2的多篇研究中，EPST结果不佳预示CI无效的假设已被证实。鉴于目前关于VS手术后EPST的文献仅限于没有统一测试方案的小病例系列，EPST的实际假阴性率尚不清楚。鉴于缺乏对EPST的反应确实预示患者不能从CI植入中获益，我们通常不会在候选资格评估中使用EPST。相反，CI植入术前评估的应该主要考虑证明耳蜗神经的解剖学连续性的证据（例如，手术报告）。CI为患者提供获得有用听力的最佳机会，因此在这种情况下尝试CI是值得的。即使在表现不佳的情况下，患者也经常继续使用他们的设备进行语音调制、声音意识和唇读等结果，这可能是ABI所可能实现的。这些患者仍可进行CI移植和ABI植入作为补救。

75.4.2　立体定向放射外科手术后的人工耳蜗植入术

从许多方面来讲，在单侧听力耳中，对VS的SRS治疗再进行CI评估更为直接。在这些情况下，耳蜗神经几乎保证是解剖学上完整的、成功刺激的唯一障碍来自耳蜗神经受压或耳蜗、耳蜗神经或耳蜗核的辐射相关损伤。迄今为止，关于VS中CI结果的大多数数据来自NF2文献。虽然不完美，但可以合理地假设散发性VS患者的结果至少与NF2相关的VS的结果相似，或者更佳，因为NF2 VS更可能是多中心肿瘤，并且侵犯耳蜗神经。在最近对SRS后接受CI的NF2患者的文献回顾中，大多数患者每天使用他们的设备，8例患者中的6例达到了与传统CI用户相当的开放性能分数。在这个人群中，最困难的决定可能是存在某种程度的原生残余听力时何时再进行CI植入。与传统CI候选者类似的是，当患者不再从常规扩音设备中显著获益时，通常就要进行 CI 植入。

SRS 自 20 世纪 90 年代以来才被广泛使用，因此是无法获得这部分人群里安装了 CI 的病例的长期听力测定结果的。鉴于 SRS 会导致听力逐渐下降，目前尚不清楚在不考虑肿瘤复发，延迟放疗后反应存在的情况下，CI 表现是否持久。在内听道减压术后，甚至出现了 CI 表现恶化的情况。然而，如果 CI 不再有帮助或需行挽救性手术时，ABI 放置仍然是一种最终选择。进一步研究放射外科治疗后 NF2 和散发性 VS 患者的长期 CI 使用价值将有助于进行患者咨询（见第 61 章和第 84 章）。

75.5　病例

为了突出单侧听力耳患者的 VS 管理的几个细微差别，我们举一个案例来说明。一名 56 岁的女性于 2006 年被转诊到我们的诊所，在她仅存的听力耳侧（右侧）发现了 VS。她严重的左侧耳聋的病因尚不清楚，但被认为与 3 岁或 4 岁时的乳突炎有关。她从未使用助听器。初始听力测试提示曲线倾斜，这符合右侧（肿瘤侧）耳严重的感觉神经性听力损失，左耳单词识别率为 90%，有严重耳聋。她接受 MRI 检查以显示左耳蜗神经和先前诊断的右侧 VS，发现 1.4cm 大小 VS，靠近脑干。肿瘤横向延伸至基底部，但未完全填满内听道。左耳蜗神经在解剖学上完整，没有内耳畸形或骨化。

纯音测听表明，在几年内，她的右耳逐渐下降，单词识别为 40% ~85%（图 75.2）。在她的功能性最低点，她接受了 CI 测试，并被发现基于噪声中的句子测试的测试结果，她是 CI 植入的候选者。然后她进行了左侧 CI 植入并且已经在声音感知方面受益，但是在手术后 1 年仅使用植入物尚未实现开放式语音识别。不过，她全天候使用她的设备。

观察肿瘤总共 10 年，在此期间她的听力保持功能，肿瘤显示有限但明确的生长（图 75.3）。值得注意的是，植入物在肿瘤监测中没有造成任何困难。但是她的听觉已经下降到了边缘功能水平，肿瘤也继续增长，我们选择进行 SRS。她于 2016 年 9 月接受了伽马刀放射外科手术，边缘肿瘤剂量为 13Gy（最大剂量：

26Gy），没有发生任何并发症。鉴于她在 SRS 之后的听力可预期地下降了，她准备在合适的时机接受右侧 CI 植入。

75.6　总结

仅存单侧听力耳 VS 患者治疗的复杂性关键在于肿瘤控制和听力保持之间的微妙平衡。外科医生必须认识到由肿瘤或其治疗引起的听力损伤对患者日常功能和整体生活质量产生的强烈负面影响。在大多数情况下，应该尝试的第一步是对侧耳朵的听觉康复，因为结果往往会对随后的肿瘤管理产生很大影响。几乎所有的仅存单侧听力耳肿瘤一开始都要进行影像学观察。具有良好治疗前听力和非常有利的解剖学特征的小肿瘤是听力保存显微手术方法的最佳适应证。相反，对于较大的、不断增长的和解剖位置上不太有利的肿瘤，SRS 或耳蜗神经保留的肿瘤次全切除可保证最长时间的有效听力或最佳 CI 功能。如耳蜗神经解剖学完整，CI 应该是在 ABI 之前在肿瘤耳侧进行的第一个听力康复选择。

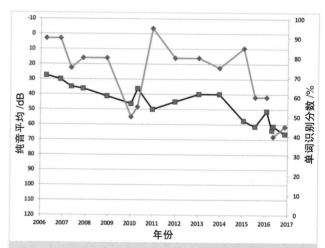

图 75.2 肿瘤观察期间听力损失的进展。随着时间的推移，显著的波动变得更加频繁，并且定期用口服类固醇治疗。橙色线描绘了单词识别分数随时间的变化，蓝线表示纯音平均随时间的变化

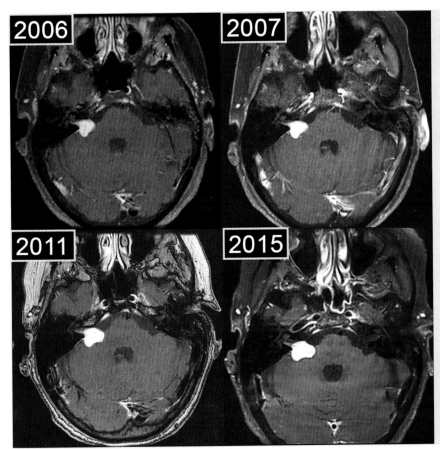

图 75.3　增强 T1 加权 MRI 图像轴位片显示 9 年内肿瘤生长缓慢

参考文献

[1] Di Lella F, Merkus P, Di Trapani G, Taibah A, Guida M, Sanna M. Vestibular schwannoma in the only hearing ear: role of cochlear implants. Ann Otol Rhinol Laryngol. 2013; 122(2):91–99.

[2] Kirchmann M, Karnov K, Hansen S, Dethloff T, Stangerup SE, Caye-Thomasen P. Ten-year follow-up on tumor growth and hearing in patients observed with an intracanalicular vestibular schwannoma. Neurosurgery. 2017; 80(1): 49–56.

[3] Slattery WH, Hoa M, Bonne N, et al. Middle fossa decompression for hearing preservation: a review of institutional results and indications. Otol Neurotol. 2011; 32(6):1017–1024.

[4] Jacob A, Robinson LL, Jr, Bortman JS, Yu L, Dodson EE, Welling DB. Nerve of origin, tumor size, hearing preservation, and facial nerve outcomes in 359 vestibular schwannoma resections at a tertiary care academic center. Laryngoscope. 2007; 117(12):2087–2092.

[5] Rachinger J, Rampp S, Prell J, Scheller C, Alfieri A, Strauss C. Tumor origin and hearing preservation in vestibular schwannoma surgery. J Neurosurg. 2011; 115(5):900–905.

[6] Goddard JC, Schwartz MS, Friedman RA. Fundal fluid as a predictor of hearing preservation in the middle cranial fossa approach for vestibular schwan-noma. Otol Neurotol. 2010; 31(7):1128–1134.

[7] Ansari SF, Terry C, Cohen-Gadol AA. Surgery for vestibular schwannomas: a systematic review of complications by approach. Neurosurg Focus. 2012; 33 (3):E14.

[8] Friedman RA, Kesser B, Brackmann DE, Fisher LM, Slattery WH, Hitselberger WE. Long-term hearing preservation after middle fossa removal of vestibular schwannoma. Otolaryngol Head Neck Surg. 2003; 129(6):660–665.

[9] Hilton CW, Haines SJ, Agrawal A, Levine SC. Late failure rate of hearing pres-ervation after middle fossa approach for resection of vestibular schwannoma. Otol Neurotol. 2011; 32(1):132–135.

[10] Quist TS, Givens DJ, Gurgel RK, Chamoun R, Shelton C. Hearing preservation after middle fossa vestibular schwannoma removal: are the results durable? Otolaryngol Head Neck Surg. 2015; 152(4):706–711.

[11] Wang AC, Chinn SB, Than KD, et al. Durability of hearing preservation after microsurgical treatment of vestibular schwannoma using the middle cranial fossa approach. J Neurosurg. 2013; 119(1):131–138.

[12] Woodson EA, Dempewolf RD, Gubbels SP, et al. Long-term hearing preserva-tion after microsurgical excision of vestibular schwannoma. Otol Neurotol. 2010; 31(7):1144–1152.

[13] Shelton C, Hitselberger WE, House WF, Brackmann DE. Hearing preservation after acoustic tumor removal: long-term results. Laryngoscope. 1990; 100(2, Pt 1):115–119.

[14] Marston AP, Jacob JT, Carlson ML, Pollock BE, Driscoll CLW, Link MJ. Pretreatment growth rate as a predictor of tumor control following Gamma Knife radiosurgery for sporadic vestibular schwannoma. J Neurosurg. 2017; 127(2):380–387.

[15] Pan HC, Sheehan J, Sheu ML, Chiu WT, Yang DY. Intracapsular decompression or radical resection followed by Gamma Knife surgery

for patients harboring a large vestibular schwannoma. J Neurosurg. 2012; 117 Suppl:69–77.

[16] Williams BJ, Xu Z, Salvetti DJ, McNeill IT, Larner J, Sheehan JP. Gamma Knife surgery for large vestibular schwannomas: a single-center retrospective case-matched comparison assessing the effect of lesion size. J Neurosurg. 2013; 119(2):463–471.

[17] Milligan BD, Pollock BE, Foote RL, Link MJ. Long-term tumor control and cra-nial nerve outcomes following γ knife surgery for larger-volume vestibular schwannomas. J Neurosurg. 2012; 116(3):598–604.

[18] van de Langenberg R, Hanssens PE, Verheul JB, et al. Management of large vestibular schwannoma. Part II. Primary Gamma Knife surgery: radiological and clinical aspects. J Neurosurg. 2011; 115(5):885–893.

[19] Link MJ, Driscoll CL, Foote RL, Pollock BE. Radiation therapy and radiosurgery for vestibular schwannomas: indications, techniques, and results. Otolaryngol Clin North Am. 2012; 45(2):353–366, viii–ix.

[20] Klijn S, Verheul JB, Beute GN, et al. Gamma Knife radiosurgery for vestibular schwannomas: evaluation of tumor control and its predictors in a large patient cohort in The Netherlands. J Neurosurg. 2016; 124(6):1619–1626.

[21] Jacob JT, Pollock BE, Carlson ML, Driscoll CL, Link MJ. Stereotactic radiosur-gery in the management of vestibular schwannoma and glomus jugulare: indications, techniques, and results. Otolaryngol Clin North Am. 2015; 48(3): 515–526.

[22] Roehm PC, Mallen-St Clair J, Jethanamest D, et al. Auditory rehabilitation of patients with neurofibromatosis Type 2 by using cochlear implants. J Neuro-surg. 2011; 115(4):827–834.

[23] Chen DA, Linthicum FH, Jr, Rizer FM. Cochlear histopatholoGyin the labyrin-thectomized ear: implications for cochlear implantation. Laryngoscope. 1988; 98(11):1170–1172.

[24] Neff BA, Wiet RM, Lasak JM, et al. Cochlear implantation in the neurofibromato-sis type 2 patient: long-term follow-up. Laryngoscope. 2007; 117(6):1069–1072.

[25] Vrabec JT, Lambert PR, Arts HA, Ruth RA. Promontory stimulation following translabyrinthine excision of acoustic neuroma with preservation of the cochlear nerve. Am J Otol. 1995; 16(5):643–647.

[26] Vincenti V, Pasanisi E, Guida M, Di Trapani G, Sanna M. Hearing rehabilitation in neurofibromatosis type 2 patients: cochlear versus auditory brainstem implantation. Audiol Neurootol. 2008; 13(4):273–280.

[27] Carlson ML, Breen JT, Driscoll CL, et al. Cochlear implantation in patients with neurofibromatosis type 2: variables affecting auditory performance. Otol Neurotol. 2012; 33(5):853–862.

[28] Celis-Aguilar E, Lassaletta L, Gavilán J. Cochlear implantation in patients with neurofibromatosis type 2 and patients with vestibular schwannoma in the only hearing ear. Int J Otolaryngol. 2012; 2012:157497.

[29] Carlson ML, Jacob JT, Pollock BE, et al. Long-term hearing outcomes following stereotactic radiosurgery for vestibular schwannoma: patterns of hearing loss and variables influencing audiometric decline. J Neurosurg. 2013; 118 (3):579–587.

[30] Bernardeschi D, Peyre M, Collin M, Smail M, Sterkers O, Kalamarides M. Inter-nal auditory canal decompression for hearing maintenance in neurofibroma-tosis type 2 patients. Neurosurgery. 2016; 79(3):370–377.

第76章　囊性前庭神经鞘瘤的治疗

Brian A. Neff

76.1　引言

囊性前庭神经鞘瘤是前庭神经鞘瘤的一个亚型，肿瘤有实质性的部分，也有一个或者多个黄色的、充满液体的囊腔。囊性前庭神经鞘瘤占前庭神经鞘瘤总数的5.7%~48%，最近的报道是占10%~20%。真正的发病率不太精确，因为对于囊性前庭神经鞘瘤的定义大家还没有完全统一。

囊性前庭神经鞘瘤的患者一般肿瘤比较大，生长速度较快，出现症状的时间较短，手术效果较差，立体定向手术效果也较差。但是，所有这些观点都还有争论，而且文献也仅限于回顾性的研究，或者是对前瞻性收集的数据进行回顾性分析。本章讨论囊性前庭神经鞘瘤患者的症状、放射诊断、病理生理和治疗。

76.2　临床症状

不少作者发现囊性前庭神经鞘瘤和实质性肿瘤相比，生长更为迅速，来就医时肿瘤往往就已经比较大了。最近的回顾性研究发现，17%~77.6%的囊性前庭神经鞘瘤在就医时已经大于4cm了。囊性病变可以引起肿瘤迅速扩大，瘤腔内出血，脑干受压，脑积水以及相应的颅内压增高，视盘水肿，颅神经障碍，以及面瘫。17%~27%的囊性前庭神经鞘瘤患者，由于囊腔的突然增大会出现症状的突然恶化。大于3cm的前庭神经鞘瘤患者，22例囊性肿瘤的患者中，21例（95.5%）有脑积水，40例实质性肿瘤的患者中，33例（82.5%）有脑积水。

除了上述提到的这些特点，对9个研究共428例囊性前庭神经鞘瘤，1287个实质性前庭神经鞘瘤的文献回顾发现，两者在年龄、性别的分布上无差异。两者在就医时肿瘤的大小上也没有显著差别，囊性前庭神经鞘瘤（3.9±0.84）cm，实质性前庭神经鞘瘤（3.7±1.2）cm（$P=0.7$）。把3个研究的数据汇总，发现症状的持续时间方面也没有统计学意义上的差别（分别是18.7个月和23.3个月，$P=0.3$）。

76.3　放射和鉴别诊断

磁共振成像对于囊性前庭神经鞘瘤的诊断最为可靠。囊性前庭神经鞘瘤的实质性部分和SVS表现相同，在T1加权像上和脑组织相比是等信号或者低信号。另外，注射增强剂后实质性部分和囊壁会有强化，所以通过核磁共振，可以对囊性前庭神经鞘瘤和蛛网膜囊肿，表皮样囊肿进行鉴别。相反，囊性前庭神经鞘瘤的囊性部分是充满液体的，T1相为低信号，T2相为高

表76.1　囊性前庭神经鞘瘤、桥小脑角囊性肿瘤，或者囊性颅后窝病变的放射鉴别诊断

颅后窝囊性轴外病变	向桥小脑角扩展的囊性轴内肿瘤
蛛网膜囊肿（接近非囊性的脑膜瘤或者实质性的前庭神经鞘瘤）	成血管细胞瘤
表皮样囊肿	胚胎发育不良性神经上皮瘤（DNET）
内淋巴囊肿瘤	神经节细胞瘤
肠源性囊肿（一般靠近中线、脑桥前方）	毛细胞星形细胞瘤
血栓性动脉瘤	
胆脂瘤（向桥小脑角扩展）	
桥小脑角的寄生虫	
海绵状血管瘤	

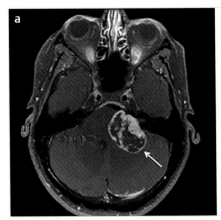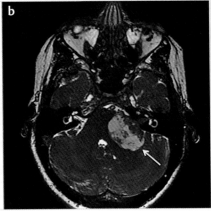

图76.1　左侧桥小脑角一个较大的囊性前庭神经鞘瘤患者，增强磁共振以及内听道的影像。（a）轴位，增强的T1加权相，箭头所指的是囊性肿瘤。（b）轴位，T2加权的FIESTA相，箭头所指是高信号的囊液，这个囊液占据了这个肿瘤的绝大部分

信号（图 76.1）。表 76.1 对于桥小脑角病变的反射诊断进行了总结。

76.4　定义和分类

囊性前庭神经鞘瘤的发病率各个文献报道差异较大，主要原因是大家对于囊性前庭神经鞘瘤的定义没有统一的标准。过去几十年，有人提出了几个分类方法，但是没有一个分类方法被广泛地接受。最简单也是最早的定义就是在影像上有囊液形成，手术时发现有"明显的"囊液。但是有人提出有不少影像上的假阳性，所以把定义修正为：放射影像上有囊液，围手术期证实有囊性成分，病理证实 S100 阳性的包膜。囊性前庭神经鞘瘤的定义一直在改变，试图反映出到底有多少囊性成分，以及囊腔的位置，是中央型的囊腔还是周围型的囊腔。例如，有人把"囊性前庭神经鞘瘤"定义为所有在磁共振上提示有囊腔形成，并且病灶 >3mm 的肿瘤。其他一些回顾性研究则把"囊性前庭神经鞘瘤"定义为囊腔达到桥小脑角整个肿瘤直径的 1/3~2/3，或者几乎整个肿瘤都是囊腔。这些定义都包括瘤腔内或者瘤腔外的蛛网膜囊肿。

另外一些分类方法强调多囊的重要性，以及囊腔的位置。首先根据囊腔的位置以及囊壁的厚度进行分类：中央型、厚壁（A 型），周围型、薄壁（B 型）。A 型的再根据囊腔的特点分为多囊型和单囊型，根据囊腔的大小分为小、中、大型。B 型的根据囊腔和内听道的位置关系分为前、中、后型，或者组合型。当囊腔在瘤腔外面时，要确定囊性肿瘤的体积（GTV）有时是比较困难的。如果瘤腔外的囊腔纯粹是蛛网膜囊肿，如果这种囊肿完全贴着硬膜，囊壁没有强化，有人认为，这个不应该算入肿瘤体积。也有人只把瘤腔外有囊腔的肿瘤定义为囊性前庭神经鞘瘤，中央型囊变的都不包括在内。但是也有很多报道与之不同，是把瘤腔内囊变的前庭神经鞘瘤也包括在内的。

76.5　病理生理

关于囊性前庭神经鞘瘤囊液的形成和生长，目前有各种假设。最初认为细胞生长速度增快，挤压了肿瘤的血供，导致肿瘤变性，于是囊液形成。然而，后面有研究发现，囊性前庭神经鞘瘤和实质性前庭神经鞘瘤在 Ki67 增值指数上没有任何区别。现在一般认为，囊性前庭神经鞘瘤无法预计的突然快速增长是由于囊液本身的增长所致。

B 型的囊性前庭神经鞘瘤可能由于 Antoni A 区域的小的囊腔不断合并成大的囊腔，并且对周围的 Antoni A 细胞产生压迫，并产生黄色液体。这个假设和囊性前庭神经鞘瘤的囊腔主要在 Antoni B 区域相一致。

最近的研究发现，囊壁的组织结构比较复杂，外层是 S100 和 Vimentin 阳性的纤维，内层是上皮样结构。据此推测，囊壁的外层是 A 型组织受挤压而成，而内层是 B 型组织。与这个发现相反，有些研究并不支持囊壁结构与 Antoni A、B 组织之间的关系。

瘤腔内的少量出血可能产生最早的小囊，然后这些小囊慢慢融合成大囊。Park 发现了囊性前庭神经鞘瘤有少量出血的证据，比如有含铁血黄素的吞噬细胞，有含铁血黄素沉积、血管栓塞，以及血管的异常增生。但是促发这种出血的机制，还需要澄清。囊腔一旦形成了，由于囊液渗透压的关系，或者血脑屏障破坏导致血浆渗入，囊液会不断聚集，囊腔不断扩大。

最后一个假设是与一般的蛛网膜囊肿相比，囊性前庭神经鞘瘤瘤腔外的囊腔内蛋白含量较高，以及胶体样的物质含量也较高，这是肿瘤分泌的结果。大多数瘤腔外的囊腔和肿瘤以及脑都是一种偏离中心的关系，这也提示其形成机制多半是肿瘤周边的粘连。由于软脑膜把脑脊液包裹住，这些粘连导致假性增殖，这样就产生了类似于蛛网膜囊肿一样的囊腔，这个与一般前庭神经鞘瘤所合并的蛛网膜囊肿是不同的。

76.6　囊性前庭神经鞘瘤的分子生物学

对 11 例囊性前庭神经鞘瘤和 6 例实质性前庭神经鞘瘤进行基因分析，发现一共有 46 个基因表达不同。在这 46 个基因中，有 5 个基因通过定量的实时聚合酶链反应，在 cDNA 微排列上有 10 倍的差别。囊性前庭神经鞘瘤中，下列基因表达下调：CLORF 130，其作用不明，CNTF、FGFBP2、COL4A3 以及 COL4A4 基因。和前面提到的表达增强的基因相反，另外一个研究对 7 个囊性前庭神经鞘瘤和 18 个实质性前庭神经鞘瘤分析，没有发现任何基因表达上的差异。这些研究的结果，以及前庭神经鞘瘤的分子生物学机制，目前还不清楚。

基质金属蛋白酶是一种在胚胎发育期和组织重塑期出现的蛋白水解酶。有人通过免疫组化的方法，在囊性前庭神经鞘瘤的囊液和瘤腔的囊壁上发现了这种酶。这也就证实了一个假说，基质金属蛋白酶 -2（MMP-2）与囊液的形成以及肿瘤和面神经的粘连有关，因为这个酶会促进肿瘤生长或者刺激肿瘤 - 神经界面的蛋白降解反应。另外一个研究发现 MMP-2 在实质性前庭神经鞘瘤和正常脑组织的间质和细胞外间质也有表达，所以关于这个酶还有争论。将来还需要对前庭神经鞘瘤囊液形成的分子生物学进行进一步研究。

76.7　手术

手术切除一直以来都被认为是治疗囊性前庭神

经鞘瘤的首选。支持这一观点的主要是主流专家，但是手术的结果却有不同。手术后面神经的结果是看得非常清楚的。很多研究，特别是早期的研究发现，与实质性前庭神经鞘瘤相比，囊性前庭神经鞘瘤手术切除的面神经结果更差（表76.2）。面神经解剖保留率低，哪怕手术中面神经没有损伤，手术后面神经的实际功能也不好。当然也有一些研究发现囊性前庭神经鞘瘤手术后面神经功能不好并没有统计学意义（表76.2）。也有研究发现，囊性前庭神经鞘瘤和实质性前庭神经鞘瘤在面神经结果上，没有统计学意义上的差别（表76.2）。由于存在这么多不同结果，最近有文章对囊性前庭神经鞘瘤面神经功能的各个研究进行回顾。最近一次随访时，HB Ⅰ、Ⅱ级定义为面神经功能好，共有302例囊性前庭神经鞘瘤，959例实质性前庭神经鞘瘤。实质性前庭神经鞘瘤的患者在最后一次随访时面神经功能为HB Ⅰ、Ⅱ级的比囊性前庭神经鞘瘤患者明显多（分别是52.1%和39%，$P=0.0001$）。由于所涉及的大部分研究都是回顾性的，没有对肿瘤大小，或者是否全切除进行很好地入组控制，所以不能作为结论性的结果。各个不同研究发现面神经结果不同的原因很多，比如早期并没有全部在术中采用面神经电生理监测，肿瘤切除的程度（全切还是次全切），对于囊性前庭神经鞘瘤的定义不统一，肿瘤大小各异，以及各个研究对于面神经功能结果的认定也不统一。

表76.2 囊性前庭神经鞘瘤研究的文献回顾

作者	类型	对照	例数/例	总结
Wallace	回顾	没有	7	描述性放射研究，没有实质性前庭神经鞘瘤的比较
Tali	回顾	没有	16	描述性放射研究，囊性前庭神经鞘瘤的发生率为11.3%
Charabi	回顾	根据肿瘤大小进行对照	23	囊性前庭神经鞘瘤的症状持续时间较短，手术后面神经结果较差
Jeng	回顾	没有	15	描述性MRI研究中提及囊性前庭神经鞘瘤
Pendi	回顾	没有	6	描述性前庭神经鞘瘤立体定向放射治疗的文章，其中3例在立体定向放射治疗后出现囊腔迅速增大，需要手术治疗
Fundova	回顾	没有	44	囊性前庭神经鞘瘤手术后面神经结果较差，症状持续时间较短
Shirato	回顾	没有	20	囊性前庭神经鞘瘤立体定向放射治疗对照无差别
Delsanti Regis	回顾	没有	54	和立体定向放射治疗在控制肿瘤生长方面没有差异
Benech	回顾	没有	26	手术治疗面神经结果无差异，囊性前庭神经鞘瘤症状持续时间较短
Wandong	回顾	没有	22	没有和实质性前庭神经鞘瘤的比较，22例中5例（23%）面神经结果是HB Ⅰ、Ⅱ级
Jones	回顾	根据肿瘤大小进行对照	70	面神经结果在手术上无差别
Moon	回顾	没有	24	囊性前庭神经鞘瘤手术后面神经结果较差；囊性前庭神经鞘瘤症状持续时间较短，囊性前庭神经鞘瘤起病时肿瘤较大
Mehrotra	回顾	没有	22	大于4cm的大型肿瘤手术后面神经结果无差别，囊性前庭神经鞘瘤发生脑积水的较多
Sinha Sharma	回顾	没有	58	囊性前庭神经鞘瘤手术后面神经结果较差，囊性前庭神经鞘瘤GTS（全切除）的比例较低
Piccirillo	回顾	根据肿瘤大小进行对照，根据肿瘤全切除进行对照	96	手术后面神经结果无差别
Jian	回顾（前瞻性数据）	没有	58	囊性前庭神经鞘瘤起病时肿瘤较大，手术后面神经结果无差别，囊性前庭神经鞘瘤全切除的比例较低
Yashar	回顾	根据全切除进行对照	23	手术后面神经结果无差别
Thakur	文献回顾	没有	341	肿瘤大小、手术后面神经结果和症状持续时间上无差别
Tang	回顾	没有	131	手术后面神经结果无差别，全切除率无差别

针对有些研究发现囊性前庭神经鞘瘤面神经结果较差的原因，有人提出一些。囊性前庭神经鞘瘤由于囊液和周围神经血管结构的包裹，粘连使得手术本身比较困难。把较大的囊液释放后，肿瘤整体外形发生改变，可能会改变肿瘤和面神经的结构关系，改变血供丰富的实质性肿瘤部分，以及面神经的移位，当囊腔位于内听道前内侧时，肿瘤与蛛网膜之间的界面往往消失。

大家对于囊性前庭神经鞘瘤手术的另外一些问题也有争议。比如，有研究发现，囊性肿瘤和周围神经血管结构粘连严重时，在分离肿瘤和脑组织的这些粘连时，并发症会增加。相反，囊性前庭神经鞘瘤和实质性前庭神经鞘瘤相比，与周围结构（脑干、颅神经）的粘连更轻。有一个专门对肿瘤－脑干粘连并发症的小型文献分析，发现实质性前庭神经鞘瘤比囊性前庭神经鞘瘤脑干粘连的比例显著增高（86.8%：77.6%，$P=0.003$）。可能是这些不同的观点导致了大家对于是否可能全切囊性前庭神经鞘瘤有不同的认识。有研究发现，囊性前庭神经鞘瘤与实质性前庭神经鞘瘤相比，全切除（GTR）的比例低，分别是9%~76%和70%~91%。然而，也有研究发现，囊性前庭神经鞘瘤和实质性前庭神经鞘瘤在次全切除的比例上没有差异，分别是39/131（29.8%）和29/131（22.1%），$P=0.15$。对341例囊性前庭神经鞘瘤和1210例实质性前庭神经鞘瘤进行文献回顾，肿瘤的大小没有进行对应控制，结果发现囊性前庭神经鞘瘤和实质性前庭神经鞘瘤在次全切除率上没有显著差别，分别是81.2%和80.7%，$P=0.87$。这些差异大多数是由于回顾性研究在患者选择上的偏爱以及没有对肿瘤大小进行对应控制所致。但是这种差异也可能与瘤腔内或者瘤腔周边的囊的比例有关。囊位于瘤腔内，位于肿瘤中央，以及囊壁比较厚的这种囊性前庭神经鞘瘤切除并不十分困难。囊壁薄的，囊腔位于瘤腔外的，切除更困难，一般都是次全切除，会残留在一些重要结构上的囊壁。

囊性前庭神经鞘瘤次全切除后的复发率为25%~46%。早期研究认为，囊性前庭神经鞘瘤和实质性前庭神经鞘瘤相比，其复发率更高，更多需要再次手术。有些肿瘤再生长是囊腔的重新扩张。也有相反的结论。在一个对10例肿瘤残留的囊性前庭神经鞘瘤的研究中发现，6例（60%）需要再次手术或者放疗，这个和实质性前庭神经鞘瘤几乎一样（62.5%）。

囊性前庭神经鞘瘤手术后听力保留的数据非常有限。只有一项研究发现囊性前庭神经鞘瘤和实质性前庭神经鞘瘤听力保留率没有显著差异（$P=0.339$）。虽然没有对肿瘤大小和切除程度进行控制，但根据美国耳鼻咽喉科－头颈外科学会（AAO-HNS）A或者B级

的标准，10例囊性前庭神经鞘瘤（62%）听力保留，122例实质性前庭神经鞘瘤（73%）听力保留。

76.8 立体定向放疗

目前关于囊性前庭神经鞘瘤立体定向放射治疗的资料很少。仅有一些病例报道和小样本的研究。早期有些报道，在接受立体定向放疗后囊液迅速扩大，囊腔破裂，以至于需要急诊手术。Hirato发现单次大分割立体定向放疗会导致很多肿瘤，尤其是囊性前庭神经鞘瘤的亚急性增大。Hirato还发现，分割立体定向放疗也会导致囊性前庭神经鞘瘤的一过性增大，虽然从长远效果来看，囊性前庭神经鞘瘤比实质性前庭神经鞘瘤肿瘤缩小的比例更高。这些研究者对于囊性前庭神经鞘瘤暂时性的增大，或者"肿胀"和立体定向放疗后的囊液的进行性增大在界定上有所不同。

最近，较大样本的、回顾性的立体定向放疗系列研究发现，立体定向放疗对桥小脑角直径小于3cm的囊性前庭神经鞘瘤的确有效。Delsanti和Regis对54例立体定向放射治疗的囊性前庭神经鞘瘤进行了平均33个月的随访。结果发现，囊性前庭神经鞘瘤（93.6%）和实质性前庭神经鞘瘤（98%）在肿瘤控制方面没有统计学意义上的差异。另外一个研究，20例接受直线加速治疗（LINAC）囊性前庭神经鞘瘤患者接受了总剂量36~50Gy的辐射，20%~25%是分割到肿瘤中心，80%是辐射肿瘤周边。他们把控制肿瘤增长定义为在2年内肿瘤生长没有超过2mm，或者不需要进行挽救性手术。把肿瘤增长定义为较治疗前肿瘤增长超过2mm。使用激素来治疗亚急性或者一过性肿瘤增大。实质性前庭神经鞘瘤3年实际肿瘤未生长率为75%，囊性前庭神经鞘瘤未生长率为55%，差异有统计学意义（$P=0.023$）。实质性前庭神经鞘瘤3年肿瘤缩小率为31%，囊性前庭神经鞘瘤为93%，有显著差异（$P=0.0006$）。囊性前庭神经鞘瘤3年听力保留率为76%，实质性前庭神经鞘瘤为50%，差异没有达到统计学意义（$P=0.07$）。这些研究都没有发现治疗中由于囊液的突然增大而出现神经系统症状的突然加重。目前还没有关于囊性前庭神经鞘瘤单一分割低剂量立体定向放疗或者是低剂量的分割放疗的大宗病例研究。

76.9 观察

有观点认为，对于囊性前庭神经鞘瘤不应该进行观察，定期检查，因为有一小部分患者4/23（20%）会出现囊液的突然增多，并且导致脑干、四脑室受压，甚至脑积水。虽然大多数中心对于囊性前庭神经鞘瘤，尤其是大于3cm的，并不采用观察的策略，但是这种专家观点并没有得到任何大型研究的证实。

76.10 总结

囊性前庭神经鞘瘤是一种比较少见的前庭神经鞘瘤，瘤腔内或者瘤腔外有囊液。目前，大多采用显微手术切除肿瘤，尤其是对于大于3cm的肿瘤，或者已经有占位效应的肿瘤。但是，与实质性前庭神经鞘瘤相比，对于手术后颅神经的情况各个研究得出的结并不一致。将来，希望通过磁共振成像对囊液体积有更精确的测量，同时对肿瘤大小进行更好地对应，以此来比较囊性前庭神经鞘瘤和实质性前庭神经鞘瘤在手术效果上是否有区别。对于小的，以及中等大小的前庭神经鞘瘤，目前常规的边缘剂量12~13Gy的立体定向放射治疗以及观察随访策略也需要进一步评估。

参考文献

[1] Charabi S, Tos M, Børgesen SE, Thomsen J. Cystic acoustic neuromas. Results of translabyrinthine surgery. Arch Otolaryngol Head Neck Surg. 1994; 120(12):1333–1338.

[2] Sinha S, Sharma BS. Cystic acoustic neuromas: surgical outcome in a series of 58 patients. J Clin Neurosci. 2008; 15(5):511–515.

[3] Piccirillo E, Wiet MR, Flanagan S, et al. Cystic vestibular schwannoma: classification, management, and facial nerve outcomes. Otol Neurotol. 2009; 30(6):826–834.

[4] Tang IP, Freeman SR, Rutherford SA, King AT, Ramsden RT, Lloyd SK. Surgical outcomes in cystic vestibular schwannoma versus solid vestibular schwannoma. Otol Neurotol. 2014; 35(7):1266–1270.

[5] Park CK, Kim DC, Park SH, et al. Microhemorrhage, a possible mechanism for cyst formation in vestibular schwannomas. J Neurosurg. 2006; 105(4):576–580.

[6] Moon KS, Jung S, Seo SK, et al. Cystic vestibular schwannomas: a possible role of matrix metalloproteinase-2 in cyst development and unfavorable surgical outcome. J Neurosurg. 2007; 106(5):866–871.

[7] Jian BJ, Sughrue ME, Kaur R, et al. Implications of cystic features in vestibular schwannomas of patients undergoing microsurgical resection. Neurosurgery. 2011; 68(4):874–880, discussion 879–880.

[8] Yashar P, Zada G, Harris B, Giannotta SL. Extent of resection and early postoperative outcomes following removal of cystic vestibular schwannomas: surgical experience over a decade and review of the literature. NeurosurgFocus. 2012; 33(3):E13.

[9] Mehrotra N, Behari S, Pal L, Banerji D, Sahu RN, Jain VK. Giant vestibular schwannomas: focusing on the differences between the solid and the cystic variants. Br J Neurosurg. 2008; 22(4):550–556.

[10] Thakur JD, Khan IS, Shorter CD, et al. Do cystic vestibular schwannomas have worse surgical outcomes? Systematic analysis of the literature. NeurosurgFocus. 2012; 33(3):E12.

[11] Fundová P, Charabi S, Tos M, Thomsen J. Cystic vestibular schwannoma: surgical outcome. J Laryngol Otol. 2000; 114(12):935–939.

[12] Tali ET, Yuh WT, Nguyen HD, et al. Cystic acoustic schwannomas: MR characteristics. AJNR Am J Neuroradiol. 1993; 14(5):1241–1247.

[13] Pendl G, Ganz JC, Kitz K, Eustacchio S. Acoustic neurinomas with macrocysts treated with Gamma Knife radiosurgery. Stereotact Funct Neurosurg. 1996;66 Suppl 1:103–111.

[14] Shirato H, Sakamoto T, Takeichi N, et al. Fractionated stereotactic radiotherapy for vestibular schwannoma (VS): comparison between cystic-type and solid-type VS. Int J Radiat Oncol Biol Phys. 2000; 48(5):1395–1401.

[15] Kanzaki J, Tos M, Sanna M, Moffat DA, Monsell EM, Berliner KI. New and modified reporting systems from the consensus meeting on systems for reporting results in vestibular schwannoma. Otol Neurotol. 2003; 24(4):642–648, discussion 648–649.

[16] Lunardi P, Missori P, Mastronardi L, Fortuna A. Cystic acoustic schwannomas. Acta Neurochir (Wien). 1991; 110(3–4):120–123.

[17] Kameyama S, Tanaka R, Honda Y, Hasegawa A, Yamazaki H, Kawaguchi T. The long-term growth rate of residual acoustic neurinomas. Acta Neurochir(Wien). 1994; 129(3–4):127–130.

[18] Charabi S, Klinken L, Tos M, Thomsen J. HistopatholoGyand growth pattern of cystic acoustic neuromas. Laryngoscope. 1994; 104(11, Pt 1):1348–1352.

[19] Charabi S, Mantoni M, Tos M, Thomsen J. Cystic vestibular schwannomas: neuroimaging and growth rate. J Laryngol Otol. 1994; 108(5):375–379.

[20] Muzumdar DP, Goel A, Pakhmode CK. Multicystic acoustic neurinoma: report of two cases. J Clin Neurosci. 2002; 9(4):453–455.

[21] Lohle PN, Wurzer HA, Seelen PJ, Kingma LM, Go KG. Cystic lesions accompanying extra-axial tumours. Neuroradiology. 1999; 41(1):13–17.

[22] Kingsley DP, Thornton A, Furneaux C, King TT. Transmural passage of subarachnoid metrizamide into a cystic acoustic schwannoma of the cerebellopontine angle: a diagnostic dilemma. Neuroradiology. 1984; 26(4):319–321.

[23] Schober R, Vogeley KT, Urich H, Hölzle E, Wechsler W. Vascular permeability changes in tumours of the peripheral nervous system. Virchows Arch APathol Anat Histopathol. 1992; 420(1):59–64.

[24] Zhang Z, Wang Z, Sun L, et al. Mutation spectrum and differential gene expression in cystic and solid vestibular schwannoma. Genet Med. 2014; 16(3):264–270.

[25] Aarhus M, Bruland O, Sætran HA, Mork SJ, Lund-Johansen M, Knappskog PM. Global gene expression profiling and tissue microarray reveal novel candidate genes and down-regulation of the tumor suppressor gene CAV1 in sporadic vestibular schwannomas. Neurosurgery. 2010; 67(4):998–1019, discussion 1019.

[26] Møller MN, Werther K, Nalla A, et al. Angiogenesis in vestibular schwannomas: expression of extracellular matrix factorsmmP-2,mmP-9, and TIMP-1.Laryngoscope. 2010; 120(4):657–662.

[27] Wandong S, Meng L, Xingang L, et al. Cystic acoustic neuroma. J Clin Neurosci. 2005; 12(3):253–255.

[28] Benech F, Perez R, Fontanellamm, Morra B, Albera R, Ducati A. Cystic versus solid vestibular schwannomas: a series of 80 grade III-IV patients. Neurosurg Rev. 2005; 28(3):209–213.

[29] Jones SE, Baguley DM, Moffat DA. Are facial nerve outcomes worse following surgery for cystic vestibular schwannoma? Skull Base. 2007; 17(5):281–284.

[30] Wallace CJ, Fong TC, Auer RN. Cystic intracranial schwannoma. Can Assoc Radiol J. 1993; 44(6):453–459.

[31] Jengcm, Huang JS, Lee WY, Wang YC, Kung CH, Lau MK. Magnetic

resonance imaging of acoustic schwannomas. J Formos Med Assoc. 1995; 94(8):487–493.

[32] Delsanti C, Régis J. Cystic vestibular schwannomas. [in French]. Neurochirurgie. 2004; 50(2–3, Pt 2):401–406.

[33] Sakaki S, Nakagawa K, Hatakeyama T, Murakami Y, Ohue S, Matsuoka K. Recurrence after incompletely resected acousticus neurinomas. Med J Osaka Univ. 1991; 40(1–4):59–66.

[34] Schessel DA, Nedzelski JM, Kassel EE, Rowed DW. Recurrence rates of acoustic neuroma in hearing preservation surgery. Am J Otol. 1992; 13(3):233–235.

[35] Kameyama S, Tanaka R, Kawaguchi T, Fukuda M, Oyanagi K. Cystic acoustic neurinomas: studies of 14 cases. Acta Neurochir (Wien). 1996; 138(6):695–699.

[36] de Ipolyi AR, Yang I, Buckley A, Barbaro NM, Cheung SW, Parsa AT. Fluctuating response of a cystic vestibular schwannoma to radiosurgery: case report. Neurosurgery. 2008; 62(5):E1164–E1165, discussion E1165.

[37] Hirato M, Inoue H, Zama A, Ohye C, Shibazaki T, Andou Y. Gamma Knife radiosurgery for acoustic schwannoma: effects of low radiation dose and functional prognosis. Stereotact Funct Neurosurg. 1996; 66 Suppl 1:134–141.

[38] Charabi S, Thomsen J, Mantoni M, et al. Acoustic neuroma (vestibular schwannoma): growth and surgical and nonsurgical consequences of the wait-and-see policy. Otolaryngol Head Neck Surg. 1995; 113(1):5–14.

[39] Stangerup SE, Caye-Thomasen P. EpidemioloGy and natural history of vestibular schwannomas. Otolaryngol Clin North Am. 2012; 45(2):257–268, vii.

第 77 章 原发性内耳（迷路内）前庭神经鞘瘤

Brian A. Neff

77.1 引言

虽然一直在争论，但大多数人仍同意前庭神经鞘瘤起源于内听道（IAC）的雪旺氏细胞的观点。我们会进一步讨论，这些最原始的雪旺氏细胞也存在于内听道以外，在更远的迷路地方。起源于这里的雪旺氏细胞的前庭神经鞘瘤叫作"原发性内耳神经鞘瘤"，或者叫"迷路内雪旺氏细胞瘤"。这类前庭神经鞘瘤比典型的内听道内的前庭神经鞘瘤少得多。本章讨论迷路内的前庭神经鞘瘤，它和内听道内的前庭神经鞘瘤是不同的，内听道内的前庭神经鞘瘤可以继发性地通过壶腹部向内耳生长（图 77.1、图 77.2）。Mayer 在1917 年首先报道，最近有文献对 234 例迷路内前庭神经鞘瘤进行回顾。

在磁共振成像问世以前，只有在尸检或者因为其他原因进行耳科手术时，比如因为 Mayer 病进行迷路切除时，意外发现原发性内耳前庭神经鞘瘤。由于这种疾病实在罕见，而且其症状和 Mayer 病有重叠，诊断往往会延误。发现这种肿瘤也是一种挑战，磁共振仪器的分辨率，所用序列对于诊断至关重要，不然容易漏诊。

77.2 解剖

在耳蜗内有很多叫作 Rsenthal 管道的骨性管道，紧邻鼓阶，含有蜗螺旋神经节。耳蜗神经的传入支就起源于毛细胞与蜗螺旋神经节之间。这些神经的终末端通过很多叫作疆孔的小孔穿过 Cortis 器。就是在这个最远的部位，雪旺氏细胞的髓鞘终止了。然后传入支通过在内听道远侧叫作"筛板"的结构从蜗螺旋神经节通过。雪旺氏细胞和胶质细胞就在第 8 对颅神经的耳蜗支的 Scarpa 神经节近端，筛板远端交汇。

骨性前庭，位于耳蜗与 3 个半规管之间，有椭圆囊和球囊。半规管扩大的终末端开口进入椭圆囊。球囊通过连合管和蜗管交通。两个小管道，分别源于椭圆囊和球囊，汇合组成内淋巴管。就如它的名字，这个含有淋巴液的管道也是膜性迷路的一部分，位于骨性前庭导水管内。传入纤维经过半规管的前庭毛细胞、椭圆囊、球囊，穿过内听道远端的筛板，到达内听道的 Scarpa 神经节。与耳蜗神经的分支不同，前庭分支的雪旺氏细胞 – 胶质细胞交汇处位于 Scarpa 神经节。有了这个解剖概念，我们可以较好理解肿瘤部位的

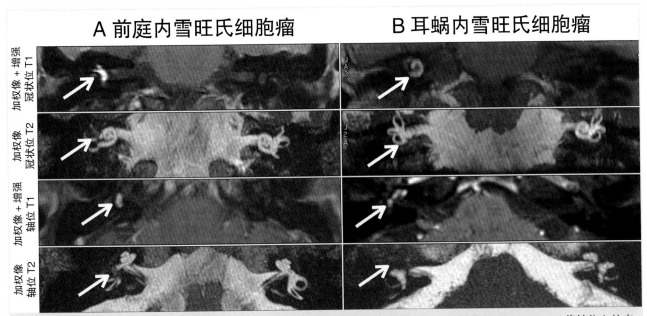

图 77.1 （a）前庭内的雪旺氏细胞瘤和（b）耳蜗内的雪旺氏细胞瘤在增强核磁 T1 加权像和 3D T2 SPACE 像轴位上的表现，可以看到肿瘤增强，以及明亮的内耳液体信号的充盈缺损（低信号）

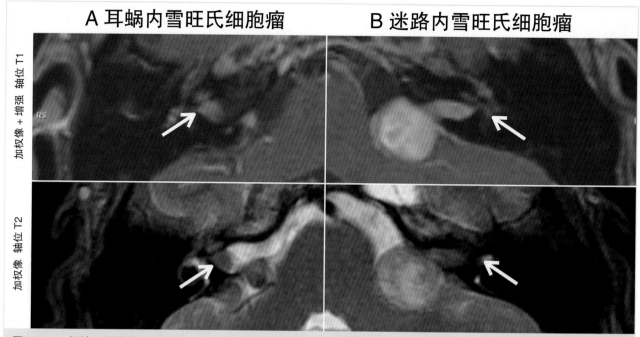

A 耳蜗内雪旺氏细胞瘤　　　**B 迷路内雪旺氏细胞瘤**

加权像 + 增强 轴位 T1

加权像 轴位 T2

图 77.2 1 例神经纤维瘤病 2 型的患者，通过增强的 T1 和 T2 加权像，显示雪旺氏细胞瘤在（a）耳蜗内和（b）迷路内的生长

Kennedy 分类方法（图 77.3）。

77.3 发病机制

在内听道雪旺氏细胞 – 胶质细胞交汇处，雪旺氏细胞的密度很高，有争论的是，有人认为这个部位就是比较常见的内听道内，或者桥小脑角区前庭神经鞘瘤的起源部位。相类似的，有人认为，耳蜗迷路内前庭神经鞘瘤可能起源于蜗轴内更远端的耳蜗神经的雪旺氏细胞 – 胶质细胞交汇处，这里雪旺氏细胞的密度也是很高的。

这些肿瘤因为起源位置的不同，生长方向的不同，有不同的表现。早先推测是，大多数肿瘤起源于蜗轴末端的雪旺氏细胞，然后很容易直接长到耳蜗里。这可以解释为什么耳蜗，而且是耳蜗底转是迷路内前庭神经鞘瘤最常见的部位，很多文献报道肿瘤仅局限于耳蜗或者耳蜗的底转。另外，相邻的解剖结构决定了肿瘤的生长以及临床表现。肿瘤往往沿着阻力最小的方向生长，所以这种肿瘤不太可能突破坚硬的听软骨囊生长。通过圆窗或者推挤镫骨底板来生长的报道比较少，这种生长称为"鼓膜迷路或者是经耳生长"。肿瘤比较容易在迷路内从耳蜗向前庭向半规管生长，反过来也一样可以。虽然不多，但是肿瘤也会破坏内听道远端的筛板，然后向桥小脑角方向生长。

77.4 临床表现

迷路前庭神经鞘瘤的平均诊断年龄是 49 岁（14 岁 ~89 岁），男女性别无差异。由于发病率低，与其他疾病的诊断有重叠，放射诊断困难，所以大概会被延误诊断 7 年左右。就如前面提到过，迷路前庭神经鞘瘤和其他耳科疾病，比如梅尼尔病、前庭性偏头痛、内听道内和桥小脑角的前庭神经鞘瘤，症状重叠，所以其诊断比较困难。最常见的症状是听力丧失和眩晕，后面我们会详细描述。

77.4.1 听力丧失

早期关于迷路内前庭神经鞘瘤的报道称，几乎所有患者都有听力丧失。2013 年，一项大宗文献回顾对 234 例病例进行分析，发现 99% 都有听力丧失，87% 的患者按照美国耳鼻咽喉科 – 头颈外科学会（AAO-HNS）的标准是 D 级的听力。听力丧失的类型各不相同，可能无法以此来和梅尼尔病的患者来鉴别。迷路内前庭神经鞘瘤的患者会表现为进行性的、突然的、起伏不定的听力丧失。有研究发现，61% 的患者进行性听力丧失，32% 突然听力丧失，7% 为波动性听力丧失。另外一个文献回顾发现，仅 3% 的患者为波动性听力丧失，而 39% 的患者被误诊为梅尼尔病。

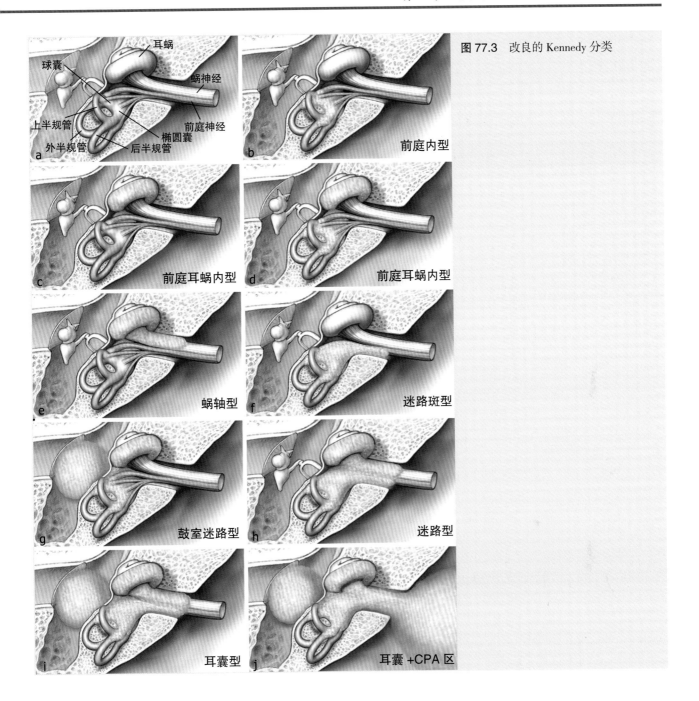

图 77.3　改良的 Kennedy 分类

（图中标注）
耳蜗
球囊
蜗神经
前庭神经
上半规管
外半规管　椭圆囊
后半规管

a

b　前庭内型

c　前庭耳蜗内型

d　前庭耳蜗内型

e　蜗轴型

f　迷路斑型

g　鼓室迷路型

h　迷路型

i　耳囊型

j　耳囊 +CPA 区

虽然也有研究认为在肿瘤起源部位引起神经损伤而出现听力丧失，但实际上很多（30%）迷路内前庭神经鞘瘤并没有影响到耳蜗，但 99% 的患者有听力丧失，说明还有其他机制引起听力丧失，而不是单纯的耳蜗受累及。一个假说是，孤立于前庭和半规管的肿瘤通过直接压迫连合管，或者内淋巴流向内淋巴囊通路上的任何结构，而导致内淋巴积水。也有认为异常代谢产物或者受肿瘤侵犯的迷路内钾离子的循环紊乱可能直接损害或者改变 Corti 器的功能。

最后，医生要注意在一部分患者中可能发生混合性听力丧失。耳蜗内的肿瘤生长可能导致镫骨底板在中耳内固定或者移位。Hamed 和 Linthicum 对一个病例的颞骨进行解剖时发现发现了这一现象。这个患者的肿瘤长满了前庭，再向前庭阶生长。肿瘤沿着上前庭神经生长，一直长到上前庭神经进入内听道的地方，在此突然停止。肿瘤没有长入内听道，镫骨底板移位进入中耳。这种"内耳"传导性听力丧失在耳科检查时就会表现为混合性听力丧失。

77.4.2　眩晕和平衡障碍

迷路内前庭神经鞘瘤的患者会有各种前庭功能障碍的表现，包括眩晕、运动诱发的头晕以及平衡障碍。

平衡异常和不稳定感比眩晕更多见。59% 的患者都有眩晕，这种眩晕一般都是一过性的，但是也有少数为持续性眩晕。绝大多数患者有眩晕，以及都是感觉神经性听力丧失（SNHL），这使得与梅尼尔病的鉴别非常困难。

关于一过性眩晕的病理生理机制目前还不是很清楚。大多数患者病变侵犯了前庭，当然就有前庭症状，但是单纯耳蜗病变的患者也会有眩晕。一项研究发现，26%（7/27）的眩晕患者病变完全局限在耳蜗内。通过对 7 例患者颞骨的解剖提出一个假设，其中有 3 例患者发现内淋巴积液，或许这是这些患者虽然病变局限于耳蜗却有前庭症状的原因。

最后要知道，迷路内前庭神经鞘瘤的患者其发生眩晕的比例比内听道内前庭神经鞘瘤的患者的比例更高，后者往往是平衡障碍，而非眩晕。迷路内前庭神经鞘瘤起源于前庭更远的地方，而远端前庭或许会引起对近端前庭系统的神经传入障碍或者传入不稳定，而内听道内前庭神经鞘瘤起源于 Scarpa 神经节的雪旺氏细胞，这样对脑干的前庭传入可能降低，却相对稳定。

77.5 影像学

根据临床症状，最终依靠磁共振成像对迷路内前庭神经鞘瘤做出诊断。但是临床症状没有特异性，体格检查或者耳科检查也没有特异性。磁共振成像可以为诊断以及手术规划提供依据，也可以对肿瘤进行随访。早期磁共振成像是 T2 加权图像上正常液体信号的缺失而增强后在 T1 加权图像上有相应的强化。另外还有一些特殊的序列对于诊断更有帮助。标准的二维高速螺旋 T2 序列，一般是 3mm 层厚扫描，可能会漏诊小肿瘤。而三维重建图像，各个不同的偏转角度的 3D

高速螺旋 T2 加权序列（T2 SPACE）是 1mm 甚至更薄层厚扫描，对于膜性迷路和内耳病变的诊断至关重要。在作者的研究中心，我们还采用各个不同偏转角度的 3D FSET1 加权序列（T1 SPACE），可以对迷路进行 0.6mm 的扫描。采用 3D T2 加权序列和增强后脂肪饱和的 3D T1 加权序列可以对肿瘤起源进行精确定位（图 77.1）。对于迷路内前庭神经鞘瘤的诊断必须采用这些方法，因为常规的磁共振成像不包括这些序列。

鉴别诊断：临床和放射

根据患者是否有听力丧失、失平衡、眩晕或者这些症状的组合，来对迷路内前庭神经鞘瘤进行临床鉴别诊断。需要与梅尼尔病、前庭性偏头痛、迷路炎、前庭性神经炎、自身免疫性听力丧失，耳梅毒和经典的内听道内或者桥小脑角的前庭神经鞘瘤进行鉴别诊断。一般在磁共振成像上内耳有增强的病灶。病灶可以是原发于内耳的，也可以是侵犯到内耳的。迷路出血非常罕见，颅脑外伤的患者，或者抗凝治疗患者的自发性出血（图 77.4），其表现类似于急性病毒性迷路炎。儿童和成人在细菌性脑膜炎后会继发慢性迷路炎，有或者没有骨化，都会产生感觉神经性听力丧失（SNHL）。所有这些病变的磁共振成像表现为弥漫性的内耳增强，没有明显的边界。相反，迷路内前庭神经鞘瘤在 T1 加权增强和 T2 SPACE 图像上都有清晰的边界（图 77.1）。

也有报道在原发于迷路内的其他非常罕见的肿瘤。迷路内脂肪瘤，通过 T1 加权的脂肪抑制序列是低信号。还有报道在迷路切除术后发生的创伤性神经瘤。这个患者很早以前有梅尼尔病，通过迷路切除进行过治疗，后来逐渐出现平衡障碍。当然也不能肯定一定就是这个神经瘤引起平衡障碍。最后，本章作者还遇到过

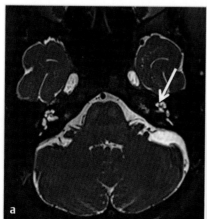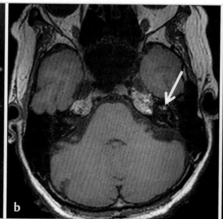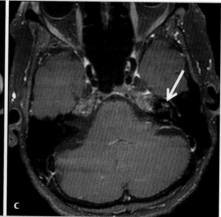

图 77.4 伴有出血的急性迷路炎，左耳轴位 3D 高速螺旋 T2 加权显示内耳和耳蜗（箭头）内正常的液体信号。平扫的轴位 3D T1 加权显示耳蜗（箭头）内高信号。（c）增强后的轴位 3D 高速螺旋 T1 加权显示病灶没有明显强化（箭头）

1例患者，他表现为单侧耳聋，磁共振成像提示内耳病变，很像迷路内前庭神经鞘瘤。但是这个肿瘤平扫时并不是典型的T1高信号，而且生长迅速侵犯桥小脑角。病理证实是起源于前庭的黑色素性的雪旺氏细胞瘤。

也会有起源于内耳以外的肿瘤或者炎症性疾病侵犯到耳蜗或者前庭。内听道的脑膜瘤、淋巴瘤、耳蜗移植后的淋巴增生性疾病（PTLD）、副神经节瘤都可以表现为单耳的感觉神经性听力丧失，以及各种前庭症状。它们的磁共振成像的表现与侵犯到内听道或者中耳的迷路内前庭神经鞘瘤类似。

77.6　治疗和结果

77.6.1　治疗

患者的症状和肿瘤的大小、位置决定了治疗的策略。如果有难治性眩晕，肿瘤长入内听道，或者中耳，或者诊断不明，可以手术治疗。其他治疗选项还包括：定期磁共振成像检查随访，当然根据肿瘤大小和部位的不同，可以选择不同的手术入路。据我们所知，只有2例迷路内前庭神经鞘瘤进行了立体定向放射治疗。还有1例报道经鼓膜注射激素治疗迷路内前庭神经鞘瘤。该患者短期内听力改善，后来因为肿瘤生长而出现不可逆的、持续性的感觉神经性听力丧失。

在一篇2013年的回顾文章中，53%（109/189）迷路内前庭神经鞘瘤患者都是定期磁共振成像检查随访。随访患者中，虽然磁共振成像提示52%的患者有肿瘤生长，但是实际上只有3%的患者因为前庭症状加重或者肿瘤生长明显而进行了手术治疗。93%（55/59）的患者眩晕、耳鸣或者不稳定感觉这些前庭症状都是保持稳定甚至改善。这些数据支持对这类患者可以采取保守治疗的策略。

如果患者眩晕严重，或者肿瘤长入内听道、桥小脑角或者中耳，那么就需要治疗。在肿瘤没有长入内听道之前早期切除肿瘤，可以减少手术后面瘫的风险。迷路内前庭神经鞘瘤侵犯中耳也是手术指征。其依据是，一旦肿瘤长入中耳，就没有抑制其生长的屏障了。对于那些生长较迅速的肿瘤，这个似乎更有道理，但是对于大多数生长缓慢的肿瘤，还有待商榷。中耳为这些生长缓慢的肿瘤提供了一个无症状的生长空间。总的来说，本章作者倾向于在肿瘤累及卵圆窗时，就切除肿瘤，因为这里离面神经很近了。这时肿瘤和面神经的接触还是很小，便于手术分离和面神经的保护。另外，中耳的迷路内前庭神经鞘瘤在没有明显的咽鼓管侵犯前就进行手术切除，这样可以降低全切肿瘤的手术难度。缓慢生长的肿瘤通过圆孔长入下鼓室还可以继续观察随访，只要影像学检查提示肿瘤还没有侵

犯面神经。

最后，大多数需要治疗的患者都是进行手术切除。应该了解迷路内前庭神经鞘瘤的分类方法，以便于根据肿瘤部位选择手术入路。需要告知患者，无论选择什么手术入路，手术后，他们不再有任何听力，虽然绝大多数患者在手术前并没有有效听力。肿瘤局限于前庭（或者半规管）的患者，通过经乳突迷路切除可以有效切除肿瘤。对于侵犯球囊斑的迷路内前庭神经鞘瘤，可以选择经迷路入路。侵犯耳蜗的患者，无论是否侵犯内听道，都可以选择经耳入路。对于耳蜗肿瘤，侵犯中耳的，这个入路也可以很好地暴露肿瘤。经耳入路需要关闭外听道，填塞中耳和咽鼓管，以防止术后脑脊液从蜗轴基底部通过内听道漏出。如果肿瘤对耳蜗侵犯不严重，可以不经耳切除。有经乳突入路切除小的耳蜗、耳蜗底转部的肿瘤的报道。他们描述一种标准的面神经隐窝入路，结合扩大耳蜗切除，进行肿瘤切除。最后，也可以采用内窥镜经半规管，经鼓岬入路。第39章已对这一入路进一步说明。以前有文献报道，显微镜经半规管做迷路切除手术的患者，在手术过程中，意外发现迷路内前庭神经鞘瘤而进行切除的。当然，一般不把这个作为一个规划手术来做，除非肿瘤完全局限于耳蜗，因为如果肿瘤长在耳蜗以外，这个手术入路暴露不充分。

77.6.2　结果

手术全切的迷路内前庭神经鞘瘤患者，目前没有复发，但是很多患者没有长期的影像资料随访。1例经耳次全切除的患者，由于耳蜗内残留肿瘤的生长而进行了第二次手术。很多患者手术切除肿瘤后，眩晕症状消失，当然手术患者的选择上并不一致。另外，在前庭症状的定义上也不一致。自发性的眩晕发作与头部运动引起的眩晕，以及走路时或者在各个体位或者活动时发生的平衡障碍，并没有系统地区分开来。手术切除肿瘤，对于由于肿瘤刺激引起的自发性眩晕效果比较好。而后面那些慢性症状，表明中枢前庭代偿功能较差，手术后症状改善不明显。

迷路内前庭神经鞘瘤手术后的并发症比较少。由于文献报道比较少，很难评估手术后面神经的结果。大约4%（2/55）的手术患者会在手术后出现面瘫或者面神经损伤。1例一开始是House-Brackmann（HB）Ⅲ/Ⅵ级的面瘫，1年后完全恢复，另外1例手术后12个月HB是Ⅳ级。有3例出现手术后脑脊液漏，1例保守治疗，1例不清楚，另外1例因为脑膜炎而再次进行了手术。

对于迷路内前庭神经鞘瘤的治疗策略也有一些争论。1例是50岁以下的年轻患者，即使没有前庭症状，

是否应该长期随访。前面提到，对于任何年龄的患者，很多医生对于那些没有前庭症状的患者都是采用随访观察的策略，因为手术并不能改善听力或者耳鸣的症状。另一方面，即使肿瘤每2~3年生长1mm，肿瘤也会在30~40年后最终长到内耳以外，长到内听道内。这时再治疗，患者的年龄就比较大了。当然也可以采取立体定向放射治疗，但是效果不确切。因为这些患者早晚都是需要治疗的，是否可以在患者相对比较年轻（<50岁时），症状也比较轻时就进行手术。即使每2~5年进行磁共振成像随访，对于年轻患者来说这也需要时间和医学资源。

另外一个争论的地方是立体定向放射治疗是否可以作为第一线的治疗措施。有2例立体定向放射治疗迷路内前庭神经鞘瘤的报道。1例治疗后没有临床或者影像资料的随访，另外1例在磁共振成像随访发现肿瘤生长后进行了立体定向放射治疗。由于需要对耳蜗进行大剂量的辐射，所以这些患者不太可能治疗后还能保留有效听力。所以，当听力在 AAO-HNS D 级的时候，才考虑进行立体定向放射治疗。迷路内前庭神经鞘瘤立体定向放射治疗的适应证与内听道内前庭神经鞘瘤类似，随访磁共振成像发现肿瘤生长，肿瘤长入内听道，或者发生难治性自发性眩晕。平衡障碍、持续性头晕或者运动诱发的眩晕并不是立体定向放射治疗（或者手术治疗）的很好适应证，因为这往往是中枢失代偿的结果，而不是肿瘤刺激的表现。对于迷路内前庭神经鞘瘤引起的自发性眩晕的患者是否推荐立体定向放射治疗还不确定，因为引起前庭异常传入的肿瘤依然存在。手术切除迷路内前庭神经鞘瘤可以全部切除病变前庭，可能对患者的自发性眩晕有更好的治疗效果。对于这两种治疗方法，在迷路内前庭神经鞘瘤和普通的前庭神经鞘瘤中并没有深入研究。最后，迷路内前庭神经鞘瘤和内听道内前庭神经鞘瘤以及桥小脑角前庭神经鞘瘤的风险 - 获益分析是不一样的。对于没有侵犯内听道的迷路内前庭神经鞘瘤，通过显微手术完全切除肿瘤是相对容易的，与普通的前庭神经鞘瘤相比，面神经损伤的风险也较低。目前，对于迷路内前庭神经鞘瘤，立体定向放射治疗，一般仅用于全身情况较差不能耐受麻醉和手术的患者。由于这类肿瘤实在比较罕见，生长也缓慢，通过磁共振成像随访也不一定能准确判断肿瘤的生长速度，所以基本上没有办法进行随机的前瞻性研究，来比较立体定向放射治疗、显微手术与随访之间的区别。将来，通过更多的文献回顾，或许可以知道什么治疗方法最好。

77.7　听力康复

单侧明显感觉神经性听力丧失（SNHL）的患者进行耳蜗植入（CI）是非常有益的。耳蜗植入（CI）可以在一定程度上恢复双耳的听力，可以帮助患者进行声音定位，以及在有杂音的情况下听到声音，而这些都不能通过对侧耳朵的治疗来获得。在美国，如果对侧耳朵的听力是正常或者接近正常的，那么保险公司不对耳蜗植入进行保险。作者推测，在将来对于单耳听力丧失，耳蜗植入也会是主流。这个对于迷路内前庭神经鞘瘤患者是比较重要的，因为这些患者大多数都是因为单侧、比较严重的感觉神经性听力丧失（SNHL）而需要听力康复。听力康复也可能改变目前对于迷路内听神经的治疗策略，在肿瘤较小时，不是观察随访，而是早期立体定向放射治疗，或者手术切除。当然对于迷路内前庭神经鞘瘤还有很多问题需要搞清楚。肿瘤局限于前庭与半规管内的患者可以同时进行肿瘤切除和耳蜗植入，手术后听力也能改善。对于侵犯耳蜗的迷路内前庭神经鞘瘤，在切除肿瘤的同时还要保留足够的耳蜗螺旋神经节细胞和耳蜗神经远端的分支，以保证耳蜗植入的效果，这可能比较困难。文献报道过2例局限于耳蜗但是侵犯耳蜗底转的前庭神经鞘瘤在切除肿瘤的同时做了耳蜗植入。1例患者一开始的听力情况良好，虽然没有远期随访，也没有与标准耳蜗植入患者在标准句子测试上进行比较。另外，目前还有报道，对于那些稳定的、没有生长的迷路内前庭神经鞘瘤患者（立体定向放射治疗或者随访患者），就在软的、耳蜗内的肿瘤上进行耳蜗植入，这样可以最大限度地保留螺旋神经节细胞。短期随访的初步结果显示9例患者中7例有效，CNC 文字评分的中位数是57%（28%~88%）。

目前还不清楚，是否应该在肿瘤切除后早期进行耳蜗植入或者可以延迟进行。如果因为考虑脑脊液漏等因素，而延迟进行耳蜗植入，那么需要过多久才合适。有些以前进行过迷路切除的患者，在进行耳蜗植入时，会遇到迟发性迷路炎的骨性物质沉积，以及植入失败。但是目前也不清楚，这种情况发生有多快，以及发生率有多高。

77.8　总结

迷路内的前庭神经鞘瘤比较少见，往往只有在尸检时会发现，或者因为梅尼尔病的眩晕而进行手术时意外发现。有一些回顾性的文献使我们对这一疾病的认识有所提高。常规的高分辨率磁共振仪器可以提高这一疾病的诊断。它们的临床表现往往和其他耳科疾病相类似、有重叠，再采用特定的影像学检查方法，可以帮助我们早期发现这类肿瘤。大多数患者都是采用保守的"随访定期检查"这一策略，有适应证时也应该采用手术，手术并发症较少。将来应该对手术适应证以及是否应该首选立体定向放射治疗有进一步说明。

参考文献

[1] Green J. Intralabyrinthine schwannoma. In: Jackler RK, Driscoll CLW, eds. Tumors of the Ear and Temporal Bone. Philadelphia, PA: Lippincott Williams & Wilkins; 2000:146–155.

[2] Mayer O. Ein Fall von multiplen Tumoren in den Endansbreitungen des Akustikus. Z Ohrenheilk. 1917; 75:95–113.

[3] Van Abel KM, Carlson ML, Link MJ, et al. Primary inner ear schwannomas: a case series and systematic review of the literature. Laryngoscope. 2013; 123(8):1957–1966.

[4] Neff BA, Willcox TO, Jr, Sataloff RT. Intralabyrinthine schwannomas. Otol Neurotol. 2003; 24(2):299–307.

[5] Anson BJ, Donaldson JA. Surgical Anatomy of the Temporal Bone. Philadelphia, PA: WB Saunders; 1981:475–481.

[6] Donnelly MJ, Daly CA, Briggs RJ. MR imaging features of an intracochlear acoustic schwannoma. J Laryngol Otol. 1994; 108(12):1111–1114.

[7] Sterkers JM, Perre J, Viala P, Foncin JF. The origin of acoustic neuromas. Acta Otolaryngol. 1987; 103(5–6):427–431.

[8] Xenellis JE, Linthicum FH, Jr. On the myth of the glial/Schwann junction (Obersteiner-Redlich zone): origin of vestibular nerve schwannomas. Otol Neurotol. 2003; 24(1):1.

[9] Gussen R. Intramodiolar acoustic neurinoma. Laryngoscope. 1971; 81(12):1979–1984.

[10] Babin RW, Harker LA. Intralabyrinthine acoustic neurinomas. Otolaryngol Head Neck Surg. 1980; 88(4):455–461.

[11] Jorgensen MB. Intracochlear neurinoma. Acta Otolaryngol. 1962; 54:227–232.

[12] Johnsson LG, Kingsley TC. Asymptomatic intracochlear neurinoma. A temporal bone report. Arch Otolaryngol. 1981; 107(6):377–381.

[13] Amoils CP, Lanser MJ, Jackler RK. Acoustic neuroma presenting as a middle ear mass. Otolaryngol Head Neck Surg. 1992; 107(3):478–482.

[14] Stoney PJ, Rutka J, Dolan E, Hawke M. Acoustic neuroma presenting as a middle ear mass. J Otolaryngol. 1991; 20(2):141–143.

[15] Kennedy RJ, Shelton C, Salzman KL, Davidson HC, Harnsberger HR. Intralabyrinthine schwannomas: diagnosis, management, and a new classification system. Otol Neurotol. 2004; 25(2):160–167.

[16] Doyle KJ, Brackmann DE. Intralabyrinthine schwannomas. Otolaryngol Head Neck Surg. 1994; 110(6):517–523.

[17] Committee on Hearing and Equilibrium guidelines for the evaluation of hearing preservation in acoustic neuroma (vestibular schwannoma). American Academy of Otolaryngology-Head and Neck Surgery Foundation, INC. Otolaryngol Head Neck Surg. 1995; 113(3):179–180.

[18] DeLozier HL, Gacek RR, Dana ST. Intralabyrinthine schwannoma. Ann Otol Rhinol Laryngol. 1979; 88(2, Pt 1):187–191.

[19] Miyamoto RT, Isenberg SF, Culp WM, Tubergen LB. Isolated intralabyrinthine schwannoma. Am J Otol. 1980; 1(4):215–217.

[20] Hallpike CS. Stapes fixation by an intra-labyrinthine "seedling" neurofibroma as a cause of conductive deafness in a case of von Recklinghausen's disease. Acta Otolaryngol Suppl. 1963; 183:62–65.

[21] Hamed A, Linthicum FH, Jr. Intralabyrinthine schwannoma. Otol Neurotol. 2005; 26(5):1085–1086.

[22] Lane JI, Witte RJ, Bolster B, Bernstein MA, Johnson K, Morris J. State of the art: 3 T imaging of the membranous labyrinth. AJNR Am J Neuroradiol. 2008; 29(8):1436–1440.

[23] Casselman JW, Kuhweide R, Deimling M, Ampe W, Dehaene I, Meeus L. Constructive interference in steady state-3DFT MR imaging of the inner ear and cerebellopontine angle. AJNR Am J Neuroradiol. 1993; 14(1):47–57.

[24] Dahlen RT, Johnson CE, Harnsberger HR, et al. CT and MR imaging characteristics of intravestibular lipoma. AJNR Am J Neuroradiol. 2002; 23(8):1413–1417.

[25] Linthicum FH, Jr, Alonso A, Denia A. Traumatic neuroma: a complication of transcanal labyrinthectomy. Arch Otolaryngol. 1979; 105(11):654–655.

[26] Iseri M, Ulubil SA, Topdag M, Oran A. Hearing loss owing to intralabyrinthine schwannoma responsive to intratympanic steroid treatment. J Otolaryngol Head Neck Surg. 2009; 38(3):E95–E97.

[27] Moffat DA, Parker RA, Hardy DG, Macfarlane R. Factors affecting final facial nerve outcome following vestibular schwannoma surgery. J Laryngol Otol. 2014; 128(5):406–415.

[28] Schutt CA, Kveton JF. Cochlear implantation after resection of an intralabyrinthine schwannoma. Am J Otolaryngol. 2014; 35(2):257–260.

[29] Falcioni M, Taibah A, Di Trapani G, Khrais T, Sanna M. Inner ear extension of vestibular schwannomas. Laryngoscope. 2003; 113(9):1605–1608.

[30] Storrs LA. Acoustic neurinomas presenting as middle ear tumors. Laryngoscope. 1974; 84(7):1175–1180.

[31] Tran Ba Huy P, Hassan JM, Wassef M, Mikol J, Thurel C. Acoustic schwannoma presenting as a tumor of the external auditory canal. Case report. Ann Otol Rhinol Laryngol. 1987; 96(4):415–418.

[32] Blasco MA, Redleaf MI. Cochlear implantation in unilateral sudden deafness improves tinnitus and speech comprehension: meta-analysis and systematic review. Otol Neurotol. 2014; 35(8):1426–1432.

[33] Kronenberg J, Horowitz Z, Hildesheimer M. Intracochlear schwannoma and cochlear implantation. Ann Otol Rhinol Laryngol. 1999; 108(7, Pt 1):659–660.

[34] Carlson ML, Neff BA, Sladen DP, et al. Cochlear Implantation in Patients with Intracochlear and Intralabyrinthine Schwannomas. Otol Neurotol. 2016; 37(6): 647–53.

[35] Chen DA, Linthicum FH, Jr, Rizer FM. Cochlear histopatholoGyin the labyrinthectomized ear: implications for cochlear implantation. Laryngoscope.1988; 98(11):1170–1172.

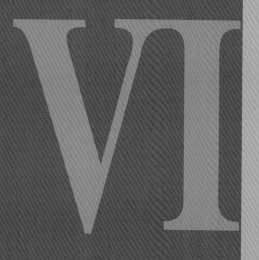

第十部分

神经纤维瘤病 2 型

VII

第 78 章 神经纤维瘤病 2 型基因组学

Simon K. W. Lloyd, D. Gareth R. Evans

78.1 引言

神经纤维瘤病 2 型（Neurofibromatosis type 2, NF2）是一种常染色体显性遗传病，以多发性神经系统肿瘤为特征，最典型的是双侧前庭神经鞘瘤，还可能伴发其他肿瘤，包括其他颅神经鞘瘤、脊神经鞘瘤、外周神经鞘瘤、皮内神经鞘瘤、脊膜瘤和室管膜瘤。NF2 还与眼部变化有关，包括白内障形成、视网膜前膜和视网膜错构瘤，以及皮肤变化，如皮肤斑块。NF2 患病率约为 1/6000，现行临床诊断标准为曼彻斯特标准（表 78.1）。

78.2 NF2 的遗传学特征

早在 1920 年 Feiling 和 Ward 首次描述了 NF2 的基因特征，在 1930 年 Gardner 和 Frazier 证实 NF2 为常染色体显性遗传。虽然大多数 NF2 患者遗传于父母，但超过半数的患者会发生新生突变，在后者中约有 35% 的患者会有镶嵌表型。Bourn 等于 1995 年首次描述了镶嵌表型，即受影响个体中只有部分细胞携带 NF2 基因突变。导致这一结果的原因是 NF2 基因发生了合子后突变，最终形成两个完全不同的细胞：一个为正常细胞，一个为携带 NF2 基因突变的细胞。镶嵌表型广泛存在于 NF2 患者中，比如在单侧前庭神经鞘瘤患者中镶嵌表型比例高达 60%。

NF2 等位基因同时突变或缺失是发生 NF2 及相关肿瘤所必需的。NF2 患者首先获得胚系突变作为第一次打击，在随后的生命当中遭受第二次打击造成等位基因同时突变或缺失。而第二次打击尤其容易发生于 Merlin 蛋白高表达的雪旺氏细胞中，这也是 NF2 患者

容易罹患前庭神经鞘瘤的原因。

78.3 *NF2* 基因

NF2 缘于 *NF2* 基因失活，目前尚无证据表明任何其他基因的突变与经典的 NF2 有关。但是单侧前庭神经鞘瘤和其他神经鞘瘤的患者可能存在 *LZTR1* 基因突变。1993 年两个研究团队发现了 *NF2* 基因，并证实 *NF2* 基因定位于 22q12.2，同时对其启动子区和转录起始位点进行了描述。*NF2* 基因翻译编码 Merlin 蛋白，即神经膜蛋白。Merlin 蛋白由 595 个氨基酸组成，蛋白质分子大小为 69kDa，是蛋白质 4.1 超家族 ERM（Ezrin-Radixin-Moesin）家族成员之一。Merlin 蛋白包含 3 个结构域：保守的 FERM 结构域（外显子 1~9），α 螺旋卷曲结构域（外显子 10~13），C 端结构域（外显子 14~17）。其中发挥抑癌作用的主要是 FERM 结构域。

Merlin 蛋白主要表达于雪旺氏细胞细胞膜、神经组织和脑膜组织中。Merlin 蛋白由于在外显子 16 和 17 发生可变剪切导致可产生两种亚型：Merlin-1 和 Merlin-2。Merlin 蛋白活性主要由 518 位丝氨酸磷酸化状态来调控。磷酸化可以改变 Merlin 蛋白构象，使其变为开放状态并失活。Merlin 蛋白磷酸化过程受 Ras 相关激酶如蛋白激酶 A 和 p21 激活激酶调控。去磷酸化状态的 Merlin 蛋白通过调控多个生物学过程抑制细胞增殖：

1. 连接细胞表面糖蛋白（CD44、β1 整合素和 β 连接蛋白）和细胞内黏附分子，细胞骨架肌动蛋白，调控细胞黏附和接触抑制。
2. 作为 Hippo 信号通路上游调控因子，通过抑制 E3 泛素连接酶 CRL4 抑制细胞增殖。
3. 促进细胞膜生长因子受体（EGFR, PDGFR）失活。

NF2 基因失活导致该分子抑制肿瘤功能缺失是携带 *NF2* 突变基因型患者发病的内在机制。

78.4 *NF2* 基因突变亚型和疾病表型

一般情况下 NF2 患者依据发病严重程度分为两种类型：轻型，又名 "Gardner" 型；重型，又名 "Wishart" 型。目前这些分类术语已经过时并被弃用，因为个体内部和个体之间疾病严重程度具有很大的可变性。

NF2 患者其家庭成员患病时症状严重程度往往很

表 78.1 NF2 Manchester 诊断标准

主要诊断标准	附加标准
双侧 VS	—
一级亲属	单侧 VS 或两种 NF2 病变（脑膜瘤、胶质瘤、神经纤维瘤、神经鞘瘤、青少年晶状体后囊混浊斑）
单侧 VS	两种 NF2 病变（脑膜瘤、胶质瘤、神经纤维瘤、神经鞘瘤、青少年晶状体后囊混浊斑）
多发脑膜瘤	单侧 VS 或两种 NF2 病变（脑膜瘤、胶质瘤、神经纤维瘤、神经鞘瘤、青少年晶状体后囊混浊斑）

相似，而散发性 NF2 患者的症状严重程度则差异很大，这主要与 *NF2* 基因的突变类型有关。镶嵌表型患者的症状一般较轻，严重程度主要与受累及细胞比例相关。而受累及细胞数与基因突变发生时间有关，突变发生越早，受累及细胞越多，患者症状越重。表 78.2 列出了 Manchester 队列研究所记录的 *NF2* 基因突变类型和突变频率。

虽然这不是绝对的相关性，但突变的类型往往决定了疾病的严重程度。截断突变（包括无义突变和移码突变）与发病年龄早、发病症状重和预后差相关，其内在机制尚不清楚。可变剪切突变依据可变剪切位点的不同可导致不同程度的疾病症状。例如发生在外显子 1~5 的突变所导致的症状要比发生在外显子 11~15 的严重的多。有趣的是，相较于家族遗传患者，具有镶嵌表型的患者更容易截断突变，而较少发生错义突变。而且截断突变相较于错义突变和可变剪切突变更容易导致脑膜瘤和脊髓肿瘤，同时也与高致死率相关。

突变位点也与疾病严重程度息息相关，发生于外显子 1~3 的突变较外显子 13~14 的突变更容易导致脑膜瘤。最近有研究表明，发生于外显子的截断突变导致的疾病症状更轻，患者预后更好。

表观遗传学因素也会影响 NF2 基因失活，例如在某些 NF2 患者中发现 *NF2* 基因甲基化导致 NF2 基因失活。

尽管基因突变类型会决定疾病严重程度，但是同一家族成员中的患病者甚至是同卵双生患病者却没有明显的表型差异。同时同一患者的肿瘤生物学行为也

不尽相同。这表明除了基因突变类型之外还存在其他影响疾病严重程度的因素，如细胞因子或激素受体的表达，详见第 5 章。

78.5 基因检测

可以通过对 NF2 患者血液和肿瘤组织进行基因检测判断 *NF2* 基因突变状态。基因检测对于 NF2 患者具有诸多益处：首先可以确诊表型不明显的 NF2 患者；其次通过检测 *NF2* 基因的突变类型可以初步判断患者疾病严重程度；再次其有助于与其他疾病进行鉴别诊断；最后可以对其他家庭成员进行早期预防和干预。

典型 NF2 患者，其血液中 *NF2* 基因突变的检出率为 37%~60%。这一数据受镶嵌现象的影响，因为在镶嵌表型患者的血液中 *NF2* 等位基因突变水平很低，因此很难检测出 *NF2* 基因突变。而不表现镶嵌表型的子代患者，其血液中 *NF2* 基因突变的检出率为 93%。同时随着深度测序和二代测序技术的发展与普及，NF2 患者 *NF2* 基因突变的检出率也会随之升高。

78.6 危险人群

满足曼彻斯特 NF2 诊断标准或者基因检测证实 NF2 基因突变的个体可确诊为 NF2 患者。值得注意的是，只要满足曼彻斯特 NF2 诊断标准，即使其血液或者组织基因检测阴性仍可确诊。然而有两大人群虽然没有证实但仍然高风险罹患 NF2：（1）不满足 Manchester NF2 诊断标准但患有一种或多种潜在 NF2 肿瘤者；（2）父母患有 NF2 者。Evans 等认为高风险人群患 NF2 概率 >1%。

不满足 Manchester NF2 诊断标准但有较高风险罹患 NF2 有包括：

- 单发单侧听神经鞘瘤 <20 年。
- 单发脑膜瘤 <20 年。
- 儿童时期在其他部位单发神经鞘瘤。
- 儿童时期患有典型肾错构瘤。
- 满足 2 条 Manchester NF2 诊断标准，年龄 <50 岁但儿童时期患有单一神经病变。

其他低风险人群包括：单侧听神经鞘瘤者，年龄为 20~30 岁或者满足两条曼彻斯特 NF2 诊断标准者，年龄 <50 岁者。

NF2 风险咨询中最常见的情况是表现为单侧前庭神经鞘瘤年轻患者。孤立性前庭神经鞘瘤患者患 NF2 的年龄相关风险如表 78.3 所示。20 岁以下的个体患 NF2 的风险为 20%，60 岁以上的个体患 NF2 的风险减少至 0.1%。值得注意的是双侧听神经鞘瘤患者也有可能是散发性患者，而非 NF2 患者，而这种发生率大概为两百万分之一。最近我们证实，前庭神经鞘瘤可在

表 78.2 Manchester NF2 队列研究 *NF2* 基因胚系突变与二次突变率

	胚系突变（*n*=531）	二次突变（*n*=146）
无义突变	155（29%）	3（2.0%）
移码突变	125（25%）	9（6.0%）
错义突变	24（4.5%）	0
缺失突变	5（1.0%）	0
剪切位点	115（22%）	5（3.5%）
Ring 22	3（0.5%）	NA
染色体易位	2（0.5%）	NA
MLPA 外显子缺失	102（19%）	3（2.0%）
染色体 22q 局部或全部缺失	0	80（55%）
有丝分裂重组	0	20（14%）
甲基化	0	0

罹患双侧肿瘤的老年患者中独立存在，同时大于70岁罹患双侧听神经鞘瘤患者有50%的可能性不合并其他NF2特征。

　　对于受累及个体的子代，在出生时应筛查有无白内障，10岁时应行MRI检查，此后每隔一年检查一次，直至20岁。由于10岁前发展成有占位效应的肿瘤的可能性较小，因此对年龄小于10岁的儿童进行筛查没有确切的实践意义，而随着年龄增长肿瘤生长的侵袭性变小，因此20岁之后筛查的时间间隔应该增加至3~5年。如果个体已被证实有NF2突变，应该每年进行头颅的影像学检查，每3年进行脊髓影像学检查。如果在40岁时仍没有筛查出肿瘤，则可停止筛查。如果在家族中已发现相关突变，则可针对该突变进行基因检测。

　　对于患有NF2的子代，其子代患病风险为50%，而对于新发患者，由于镶嵌表型的存在，其子代患病风险大幅减少。表78.4显示了来自Manchester大宗队列研究的NF2的传递风险。罹患双侧疾病的年轻患者，由于其嵌合疾病的可能性较低，因此传递风险较大，例如小于20岁的双侧前庭神经鞘瘤患者，传递风险为29%。相反，罹患单侧疾病的年长患者，由于其嵌合疾病可能性较大，传递风险较小，例如大于40岁的单侧前庭神经鞘瘤患者，传递风险下降至9%。遗传NF2突变的子代其疾病严重程度会更重。

表78.3　孤立性前庭神经鞘瘤患者患NF2的年龄相关风险

诊断为VS时患者年龄	VS患者罹患NF2比例/%	NF2患者表现为单侧VS比例/%	散发性单侧VS罹患NF2比例/%	散发性VS罹患NF2比例/%
<20岁	83	18	5	20
20~29岁	43	24	8	5.7
30~39岁	7	23	8	0.6
40~49岁	3	29	9	0.3
50~59岁	3.5	33	9.5	0.3
>60岁	2	26	7	0.1
总计	7.7	24	7.5	—

缩写：NF2，神经纤维瘤病2型；NA，不可用；VS，前庭神经鞘瘤

表78.4　根据曼彻斯特诊断标准对402例新出生的NF2患者进行检测，确定嵌合现象发生的机会和对后代的风险

VS诊断年龄	病例数/例	非镶嵌突变	血液镶嵌突变	组织镶嵌突变	血液检测前镶嵌突变推测率/%	血液检测前传递风险/%	血液检测阴性后漏检率	血液检测阴性后镶嵌突变推测率	血液检测阴性后传递风险
<20岁 BVS	99	81（81%）	5（5%）	1（1%）	12	45	7/13（54%）	46	29%，1/3
<20岁 UVS	21	13（62%）	3（14%）	3（14%）	33	33	1.1/5（22%）	78	15%，1/7
20~29岁 BVS	77	49（64%）	7（9%）	2（3%）	30	36	4.3/21（20%）	80	15%，1/7
20~29岁 UVS	28	5（18%）	4（14%）	6（21%）	78	19	0.44/19（2%）	98	6%，1/16
30~39岁 BVS	54	25（45%）	9（17%）	7（13%）	50	28	2.2/20（11%）	89	11%，1/9
30~39岁 UVS	20	3（15%）	1（5%）	6（30%）	83	12	0.26/16（2%）	98	6%，1/16
40岁+BVS	59	18（31%）	5（8%）	7（12%）	66	22	1.56/26（6%）	94	9%，1/11
40岁+UVS	44	4（9%）	2（5%）	8（18%）	90	10	0.35/36（1%）	99	5.5%，1/20
总计	402	198（49%）	36（9%）	40（10%）					

对于高风险人群应该对血液和新鲜肿瘤组织进行胚系突变检测，同时进行包括头颅脊髓 MRI、听力和视力视野检查及皮肤检查在内的全面评估。在最初评估之后的 5 年、10 年、20 年应进行头颅影像学检查，如果 20 年后仍没有 NF2 的迹象，其罹患 NF2 的风险下降至 1%。

78.7　神经鞘瘤病

神经鞘瘤病是不同于 NF2 的常染色体显性遗传病，受累及个体倾向于罹患多种神经鞘瘤，但前庭神经鞘瘤较少见。神经鞘瘤病易被误诊为镶嵌表型 NF2。90% 的神经鞘瘤病为散发性的，家族遗传性患者中有 50% 具有 SMARCB1 突变，30% 具有 LZTR1 突变，而散发性患者中只有 10% 具有 SMARCB1 突变。在未携带 SMARCB1 突变的神经鞘瘤病患者中，80% 具有 NF2 突变和 22q 染色体缺失的患者具有 LZTR1 突变。与 NF2 的 2 次打击不同，神经鞘瘤病患者多表现为 3 次打击或者 4 次打击模型。

78.8　总结

NF2 是一种常染色体显性遗传疾病，具有很高的嵌合发生率。它是由位于 22 号染色体上的 NF2 基因突变导致的，该基因编码一种肿瘤抑制蛋白：Merlin，Merlin 在雪旺氏细胞的细胞膜上表达活跃。该基因的各种类型的突变已被确定，最常见的是截断突变。疾病的严重程度与突变的类型有关，如截断突变与缺失突变相比疾病程度更严重。镶嵌表型病例疾病程度多较轻。在 93% 的非镶嵌表型个体中的血液中可检测到突变。高危患者应接受筛检，包括眼科、听力、皮肤评估以及头部和脊柱的 MRI 检查，以便早期发现疾病。

参考文献

[1] Evans DG, Huson SM, Donnai D, et al. A clinical study of type 2 neurofibroma?tosis. Q J Med. 1992; 84(304):603–618.

[2] Lloyd SK, Evans DG. Neurofibromatosis type 2 (NF2): diagnosis and management. Handb Clin Neurol. 2013; 115:957–967.

[3] Evans DG, Huson SM, Donnai D, et al. A genetic study of type 2 neurofibroma?tosis in the United Kingdom. I. Prevalence, mutation rate, fitness, and confir?mation of maternal transmission effect on severity. J Med Genet. 1992; 29 (12):841–846.

[4] Evans DG, Baser ME, O'Reilly B, et al. Management of the patient and family with neurofibromatosis 2: a consensus conference statement. Br J Neurosurg. 2005; 19(1):5–12.

[5] Feiling A, Ward E. A familial form of acoustic neuroma. BMJ. 1920; 1(3093): 496–497.

[6] Gardner WJ, Fraszier CH. Bilateral acoustic neurofibromas: a clinical study and field survey of a family of five generations with bilateral deafness in thirty eight members. Arch Neurol Psychiatry. 1930;
23:266–302.

[7] Bourn D, Carter SA, Evans DG, Goodship J, Coakham H, Strachan T. A mutation in the neurofibromatosis type 2 tumor-suppressor gene, giving rise to widely different clinical phenotypes in two unrelated individuals. Am J Hum Genet. 1994; 55(1):69–73.

[8] Evans DG, Wallace AJ, Wu CL, Trueman L, Ramsden RT, Strachan T. Somatic mosaicism: a common cause of classic disease in tumor-prone syndromes? Les?sons from type 2 neurofibromatosis. Am J Hum Genet. 1998; 63(3):727–736.

[9] Moyhuddin A, Baser ME, Watson C, et al. Somatic mosaicism in neurofibro?matosis 2: prevalence and risk of disease transmission to offspring. J Med Genet. 2003; 40(6):459–463.

[10] Kluwe L, Mautner V, Heinrich B, et al. Molecular study of frequency of mosai?cism in neurofibromatosis 2 patients with bilateral vestibular schwannomas. J Med Genet. 2003; 40(2):109–114.

[11] Kluwe L, Mautner VF. Mosaicism in sporadic neurofibromatosis 2 patients. Hum Mol Genet. 1998; 7(13):2051–2055.

[12] Smith MJ, Isidor B, Beetz C, et al. Mutations in LZTR1 add to the complex heterogeneity of schwannomatosis. Neurology. 2015; 84(2):141–147.

[13] Trofatter JA, MacCollinmm, Rutter JL, et al. A novel moesin-, ezrin-, radixin?like gene is a candidate for the neurofibromatosis 2 tumor suppressor. Cell. 1993; 72(5):791–800.

[14] Rouleau GA, Merel P, Lutchman M, et al. Alteration in a new gene encoding a putative membrane-organizing protein causes neuro-fibromatosis type 2. Nature. 1993; 363(6429):515–521.

[15] Kino T, Takeshima H, Nakao M, et al. Identification of the cis-acting region in the NF2 gene promoter as a potential target for mutation and methylation?dependent silencing in schwannoma. Genes Cells. 2001; 6(5):441–454.

[16] Pećina-Šlaus N. Merlin, the NF2 gene product. Pathol Oncol Res. 2013; 19(3): 365–373.

[17] Hanemann CO. Magic but treatable? Tumours due to loss of merlin. Brain. 2008; 131(Pt 3):606–615.

[18] Neff BA, Welling DB, Akhmametyeva E, Chang LS. The molecular bioloGof vestibular schwannomas: dissecting the pathogenic process at the molecular level. Otol Neurotol. 2006; 27(2):197–208.

[19] Petrilli AM, Fernández-Valle C. Role of Merlin/NF2 inactivation in tumor biology. Oncogene. 2016; 35(5):537–548.

[20] Pelton PD, Sherman LS, Rizvi TA, et al. Ruffling membrane, stress fiber, cell spreading and proliferation abnormalities in human Schwannoma cells. Oncogene. 1998; 17(17):2195–2209.

[21] Hamaratoglu F, Willecke M, Kango-Singh M, et al. The tumour-suppressor genes NF2/Merlin and expanded act through Hippo signalling to regulate cell proliferation and apoptosis. Nat Cell Biol. 2006; 8(1):27–36.

[22] Li W, Cooper J, Zhou L, et al. Merlin/NF2 loss-driven tumorigenesis linked to CRL4(DCAF1)-mediated inhibition of the hippo pathway kinases Lats1 and 2 in the nucleus. Cancer Cell. 2014; 26(1):48–60.

[23] Chiasson-MacKenzie C, Morris ZS, Baca Q, et al. NF2/Merlin mediates contact dependent inhibition of EGFR mobility and internalization via cortical actomyosin. J Cell Biol. 2015; 211(2):391–405.

[24] Parry DM, MacCollinmm, Kaiser-Kupfer MI, et al. Germ-line

mutations in the neurofibromatosis 2 gene: correlations with disease severity and retinal abnormalities. Am J Hum Genet. 1996; 59(3):529–539.

[25] Castellanos E, Bielsa I, Carrato C, et al. NF2 Multidisciplinary Clinics HUGTiP ICO-IMPPC. Segmental neurofibromatosis type 2: discriminating two hit from four hit in a patient presenting multiple schwannomas confined to one limb. BMC Med Genomics. 2015; 8:2.

[26] Evans DG, Trueman L, Wallace A, Collins S, Strachan T. Genotype/phenotype cor relations in type 2 neurofibromatosis (NF2): evidence for more severe disease associated with truncating mutations. J Med Genet. 1998; 35(6):450–455.

[27] Ruttledge MH, Andermann AA, Phelancm, et al. Type of mutation in the neu rofibromatosis type 2 gene (NF2) frequently determines severity of disease. Am J Hum Genet. 1996; 59(2):331–342.

[28] Kluwe L, MacCollin M, Tatagiba M, et al. Phenotypic variability associated with 14 splice-site mutations in the NF2 gene. Am J Med Genet. 1998; 77(3):228–233.

[29] Baser ME, Friedman JM, Aeschliman D, et al. Predictors of the risk of mortality in neurofibromatosis 2. Am J Hum Genet. 2002; 71(4):715–723.

[30] Baser ME, Kuramoto L, Woods R, et al. The location of constitutional neurofi bromatosis 2 (NF2) splice site mutations is associated with the severity of NF2. J Med Genet. 2005; 42(7):540–546.

[31] Tsilchorozidou T, Menko FH, Lalloo F, et al. Constitutional rearrangements of chromosome 22 as a cause of neurofibromatosis 2. J Med Genet. 2004; 41(7):529–534.

[32] Selvanathan SK, Shenton A, Ferner R, et al. Further genotype–phenotype cor relations in neurofibromatosis 2. Clin Genet. 2010; 77(2):163–170.

[33] Patronas NJ, Courcoutsakis N, Bromleycm, Katzman GL, MacCollin M, Parry DM. Intramedullary and spinal canal tumors in patients with neurofibroma tosis 2: MR imaging findings and correlation with genotype. Radiology. 2001;218(2):434–442.

[34] Smith MJ, Higgs JE, Bowers NL, et al. Cranial meningiomas in 411 neurofibro matosis type 2 (NF2) patients with proven gene mutations: clear positional effect of mutations, but absence of female severity effect on age at onset. J Med Genet. 2011; 48(4):261–265.

[35] Hexter A, Jones A, Joe H, et al. English Specialist NF2 Research Group. Clinical and molecular predictors of mortality in neurofibromatosis 2: a UK national analysis of 1192 patients. J Med Genet. 2015; 52(10):699–705.

[36] Gonzalez-Gomez P, Bello MJ, Alonso ME, et al. CpG island methylation in sporadic and neurofibromatis type 2-associated schwannomas. Clin Cancer Res. 2003; 9(15):5601–5606.

[37] Baser ME, Ragge NK, Riccardi VM, Janus T, Gantz B, Pulst SM. Phenotypic variability in monozygotic twins with neurofibromatosis 2. Am J Med Genet.1996; 64(4):563–567.

[38] Fisher LM, Doherty JK, Lev MH, Slattery WH. Concordance of bilateral vestibular schwannoma growth and hearing changes in neurofibromatosis 2: neurofibromatosis 2 natural history consortium. Otol Neurotol. 2009; 30(6):835–841.

[39] Cayé-Thomasen P, Baandrup L, Jacobsen GK, Thomsen J, Stangerup SE. Immunohistochemical demonstration of vascular endothelial growth factor in vestibular schwannomas correlates to tumor growth rate. Laryngoscope. 2003; 113(12):2129–2134.

[40] Pasmant E, Louvrier C, Luscan A, et al. Neurofibromatosis type 2 French cohort analysis using a comprehensive NF2 molecular diagnostic strategy. Neurochirurgie. 2015:[Epub ahead of print].

[41] Evans DG, Raymond FL, Barwell JG, Halliday D. Genetic testing and screening of individuals at risk of NF2. Clin Genet. 2012; 82(5):416–424.

[42] Spyra M, Otto B, Schön G, Kehrer-Sawatzki H, Mautner VF. Determination of the mutant allele frequency in patients with neurofibromatosis type 2 and somatic mosaicism by means of deep sequencing. Genes Chromosomes Cancer. 2015; 54(8):482–488.

[43] Evans DG, Ramsden RT, Shenton A, et al. Mosaicism in neurofibromatosis type 2: an update of risk based on uni/bilaterality of vestibular schwannoma at presentation and sensitive mutation analysis including multiple ligation dependent probe amplification. J Med Genet. 2007; 44(7):424–428.

[44] Evans DG, Wallace A. An update on age related mosaic and offspring risk in neurofibromatosis 2 (NF2). J Med Genet. 2009; 46(11):792.

[45] Mohyuddin A, Neary WJ, Wallace A, et al. Molecular genetic analysis of the NF2 gene in young patients with unilateral vestibular schwannomas. J Med Genet. 2002; 39(5):315–322.

[46] Plotkin SR, Blakeley JO, Evans DG, et al. Update from the 2011 International Schwannomatosis Workshop: from genetics to diagnostic criteria. Am J Med Genet A. 2013; 161A(3):405–416.

[47] Boyd C, Smith MJ, Kluwe L, Balogh A, Maccollin M, Plotkin SR. Alterations in the SMARCB1 (INI1) tumor suppressor gene in familial schwannomatosis. Clin Genet. 2008; 74(4):358–366.

[48] Hadfield KD, Newman WG, Bowers NL, et al. Molecular characterisation of SMARCB1 and NF2 in familial and sporadic schwannomatosis. J Med Genet. 2008; 45(6):332–339.

[49] Rousseau G, Noguchi T, Bourdon V, Sobol H, Olschwang S. SMARCB1/INI1 germline mutations contribute to 10% of sporadic schwannomatosis. BMC Neurol. 2011; 11:9.

[50] Smith MJ, Wallace AJ, Bowers NL, et al. Frequency of SMARCB1 mutations in familial and sporadic schwannomatosis. Neurogenetics. 2012; 13(2):141–145.

[51] Piotrowski A, Xie J, Liu YF, et al. Germline loss-of-function mutations in LZTR1 predispose to an inherited disorder of multiple schwannomas. Nat Genet. 2014; 46(2):182–187.

第 79 章 NF2 的诊断

Bryan K. Ward, Shannon Langmead, and Jaishri O. Blakeley

79.1 引言

神经纤维瘤病2型（Neurofibromatosis type 2, NF2）是一种罕见的常染色体显性遗传的神经遗传综合征，发病率约为 1/30 000。染色体 22q11.2 的突变导致肿瘤抑制蛋白 Merlin 失活。功能性 Merlin 的缺失已被证实可降低雪旺氏细胞的凋亡，增加其增殖指数。正常 NF2 的拷贝缺失导致多种不同类型的细胞（雪旺氏细胞、蛛网膜细胞和室管膜细胞）形成肿瘤，最终发展为神经系统肿瘤，包括颅神经和周围神经的神经鞘瘤、脑膜瘤和室管膜瘤（图 79.1）。关于 NF2 的分子生物学和遗传学的更详细的讨论参见第 78 章。

1882 年，德国病理学家 Friedrich 首次描述了神经纤维瘤病，并分为 1 型和 2 型。目前主要依据临床症状进行鉴别。NF1 较常见（1/3000），而且由于牛奶咖啡斑和皮肤纤维瘤易于发现，NF1 通常在早期被诊断。

相反，NF2 通常在青少年时期或更晚被诊断出来，这时颅内或脊柱肿瘤相关的最初体征和症状开始出现。NF2 最常见的症状包括听力丧失、耳鸣、平衡障碍、颅神经病和（或）局灶性无力，提示颅内或脊柱病变扩大。

NF2 基于临床或分子证据确诊。有 NF2 家族史的患者通常在病程早期通过筛查或加强怀疑被确诊，在已知某个特定个体的致病突变的情况下尤其如此，因为即使在出现临床症状之前，也可以对家庭成员进行相同突变的筛选以确诊。相比之下，对无家族病史的患者进行 NF2 的早期临床诊断是具有挑战性的，因为其表现的体征和症状往往不明确。此外，即使有肿瘤的影像学证据，最初 NF2 也可能被误诊或漏诊，因为发生在 NF2 中的肿瘤在一般人群中是常见的肿瘤，可以发生异时性或以非常规的方式发生。虽然多发神经鞘瘤和脑膜瘤是 NF2 的一个标志，但有些患者最初可

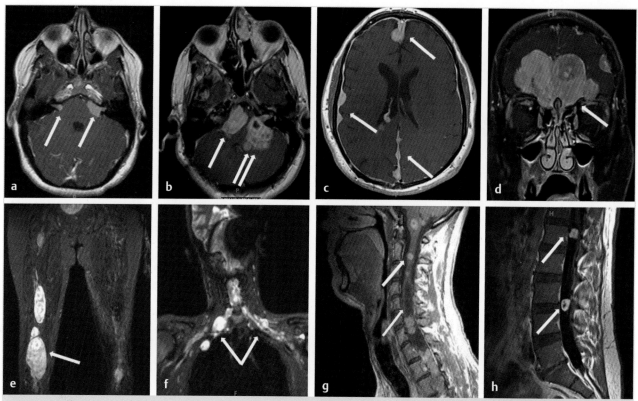

图 79.1 从儿童到成年晚期不同年龄段 NF2 患者的代表性图像。（a）20 岁不伴听力丧失的双侧前庭神经鞘瘤患者。（b）双侧前庭神经鞘瘤合并"碰撞瘤"，多发性神经鞘瘤（2 个箭头）和脑膜瘤（1 个箭头）。（c）提示脑膜瘤病的多发脑膜瘤。（d）复杂的"巨大"脑膜瘤包绕海绵窦，导致多发性颅神经病变。（e）20 岁的周围神经鞘瘤患者。（f）多发性脊神经鞘瘤。（g）提示室管膜瘤的多发髓内肿瘤，包括囊性室管膜瘤 C4~T1（下箭头）。（h）硬膜内、髓外椎旁脊髓神经鞘瘤

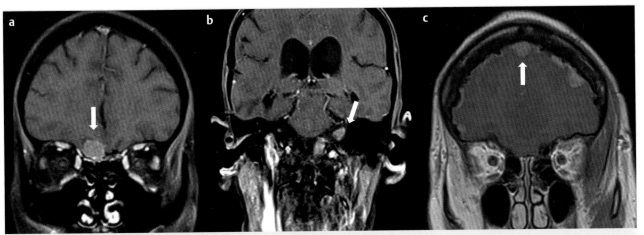

图 79.2　（a）与脑膜瘤类似的脉络膜丛乳头状瘤的软脑膜沉淀（箭头）。（b）与前庭神经鞘瘤类似的脉络膜丛乳头状瘤的软脑膜沉淀（箭头）。（c）NF2 相关的脑膜瘤病（箭头）。同样的情况也出现在被证实没有感染 NF2 的人群中

能只有一两个肿瘤，可能不会直接提示 NF2 或在最初有临床表现时达到诊断标准。此外，与恶性或炎症有关的轻脑膜病引起的脑神经结节性增强或与 NF2 无关的多发性脑膜瘤与 NF2 类似（图 79.2）。重要的是，颅内神经鞘瘤和脑膜瘤可能发生在一些神经鞘瘤病患者身上。神经鞘瘤病是一种独特的综合征，与 NF2 有许多重叠的临床特征，这使得对 NF2 的准确诊断更具挑战性。鉴于 NF2 的低发病率与其临床症状和影像学表现的巧合性，临床医生需要了解 NF2 的家族谱并对高风险人群保持高度警惕性以便能及时做出正确的诊断。

79.2　NF2 的诊断标准

美国国立卫生院（National Institutes of Health，NIH）与 1987 年订立了 NF2 的临床诊断标准，并于 1991 年进行了修订。此外，曼彻斯特小组和由国家神经纤维瘤病基金会（NNFF）召集的专家小组分别于 1992 年、1997 年制定了独立的指南。在所有已提出的标准中，双侧前庭神经鞘瘤是 NF2 的病理特征，因为其自发性较低。因为 NF2 是常染色体显性遗传，所以所有指南也都将 NF2 患者的患单侧 VS 一级亲属和存在其他两个属于 NF2 谱的特征（脑膜瘤、神经鞘瘤、室管膜瘤和幼年白内障）纳入诊断标准。虽然双侧 VS 是诊断 NF2 的明确标准，但有些医生认为该诊断标准过于严苛以至于会漏诊以后会发展为 NF2 全部特征的年轻患者。为了解决这个问题，NNFF 建议区分"证实 NF2"和"假定 NF2"以鼓励对疑似 NF2 患者进行定期临床评估（表 79.2）。例如将小于 30 岁而罹患 VS 或脑膜瘤年轻人定为假定 NF2，尽管并不是所有的这种患者都会发展为 NF2，但基于临床经验会有部分患者发展为 NF2。

2002 年，Baser 等针对英国 NF2 注册表中未出现双侧 VS 但后来发展为 NF2 的患者，审查了已有 4 项临床诊断标准的敏感性和特异性。虽然每项临床诊断标准的特异性都是 100%，但其灵敏度都小于 70%。Baser 等随后提出修订标准，通过开发评分系统，将家族史、单侧或双侧神经鞘瘤、一个或多个脑膜瘤、皮肤神经鞘瘤、其他脑神经肿瘤、单神经病或白内障等纳入评分标准，从而提高诊断灵敏度。根据这些标准，敏感性增加到 80%，同时保持了 100% 的特异性。Baser 修订标准还允许对不确定病例进行基因检测。如前所述，最近有人呼吁进一步修订基于 *LZTR1* 检测结果的诊断标准区分 NF2 和神经鞘瘤病。当前使用的临床诊断标准如表 79.1 所示。

79.3　其他与临床特征重叠的情况

即使是采用最严格的诊断标准，NF2 的复杂性也使其难以从重叠条件中识别，从而使诊断存在不确定性。例如，另一种神经遗传疾病：神经鞘瘤病，在临床和遗传学上与 NF2 不同，但这些综合征具有一些共同的临床和分子特征。神经鞘瘤病以脊柱和周围神经多发神经鞘瘤为特征，但无双侧 VS。如前所述，神经鞘瘤病患者可能有单侧 VS 或脑膜瘤，有些患者则表现为无 VS 或单侧 VS 的多发性脑膜瘤。

NF2 镶嵌表型的存在使 NF2 的临床确诊更加复杂。在这些病例中，突变只影响个体的一部分细胞，因此只有身体的某一部分产生肿瘤。这种局部效应使散发性肿瘤、节段性 NF2 和神经鞘瘤病之间的鉴别诊断更具挑战性。遗传镶嵌现象也会使分子诊断变得困难，

表 79.1　NF2 的临床诊断标准

NIH 诊断标准	曼彻斯特诊断标准	NNFF 诊断标准	Baser 诊断标准	<30 岁	≥ 30 岁
				>6 分则确诊为 NF2	
双侧 VS	双侧 VS	证实 NF2：双侧 VS	有 NF2 家族史（一级亲属中有 NF2 患者）	2 分	2 分
有 NF2 家族史（一级亲属中有 NF2 患者），患单侧前庭神经鞘瘤	NF2 家族史合并：1：单侧前庭神经鞘瘤 2：两种 NF2 病变（脑膜瘤、胶质瘤、神经纤维瘤、神经鞘瘤、青少年晶状体后囊混浊斑）	NF2 家族史，患单侧前庭神经鞘瘤，30 岁合并任意两种 NF2 病变	单侧 VS 继发 VS	2 分 4 分	1 分 3 分
有 NF2 家族史（一级亲属中有 NF2 患者）合并下列任意一种情况：		假定 NF2：单侧 VS，<30 岁合并任意一种 NF2 病变	单发脑膜瘤 继发脑膜瘤	2 分 2 分	1 分 1 分
神经纤维瘤 脑膜瘤 胶质瘤 神经鞘瘤 青少年晶状体后囊混浊斑	单侧听神经鞘瘤合并两种 NF2 病变 多发脑膜瘤合并两种 NF2 病变	多发脑膜瘤，<30 岁合并任意一种 NF2 病变	皮肤神经鞘瘤 颅神经肿瘤（不包括 VS）	2 分 2 分	1 分 1 分
			单一颅神经病变	2 分	1 分
			白内障	2 分	0 分

如淋巴细胞血液检测通常是阴性的。这种情况下，只能通过对个体肿瘤组织和血清进行分子检测来确诊。然而，如果只是为了建立遗传诊断而进行肿瘤活检是不推荐的，因此获取每个个体组织样本是不可行的。

最后，在评估具有明显双侧 VS 的患者时，无论有无颅神经神经鞘瘤或脑膜瘤，重要的是要详细了解病史，以确保事先没有放射导致的肿瘤，而不是 NF2 突变诱发的肿瘤。同时，要确保没有其他系统性疾病导致软脑膜增厚，或其他疾病导致的颅神经病变，如莱姆病、神经结节病或涉及软脑膜的癌症。

79.4　前庭神经鞘瘤

在 NF2 中，神经鞘瘤可以沿着任何颅神经发生，可以是孤立的，也可以是多个相邻的或簇状的肿瘤。与其他颅神经相比，神经鞘瘤多发于前庭神经——大约 60% 的 NF2 患者在最初的评估中表现为双侧 VS，超过 95% 的患者在 30 岁时表现为双侧 VS。如本文其他部分所述，VS 生长的结果是多种多样的，包括听力和前庭神经损伤、三叉神经病变或神经痛、面神经麻痹，最终脑干受压、脑积水和死亡。

根据 MRI 影像的传统线性测量，NF2 患者的 VS 生长行为随着肿瘤的线性、S 形、对数性和整体不规则生长曲线的变化而变化。尽管肿瘤生长存在变异性，

但随着时间的推移，大多数 NF2 相关的肿瘤在 5 年内体积会翻倍。此外，在 NF2 患者中，左、右 VS 通常以相似的速度生长，但由于开始生长的时间不同导致两侧肿瘤体积不同。总的来说，随着患者年龄的增长，VS 的生长速度会减慢，儿童和年轻人的 VS 生长速度更快，但 VS 的生长可以持续终生。最近的一项自然病史研究评估了 52 例 NF2 患者中 39 例患者 VS 在 36 个月中的体积增长情况，结果显示最常见的生长模式是跳跃性的，其次是等频率的指数增长或线性增长，但混杂着长期的稳定性。考虑到生长模式的差异性，建议 NF2 患者至少每年进行一次内听道 MRI 检查，如果有证据表明肿瘤生长活跃或患者正在接受治疗，则应该提高检查频率。

几项回顾性和前瞻性研究表明，肿瘤的绝对大小（MRI 容积评估）与听力功能之间没有明显的相关性。考虑到这两个参数之间的弱相关性，在临床监测中 MRI 检查和听力测试配对进行是很重要的。临床上通常会发生肿瘤停止生长而听力损失的情况，这表明其他肿瘤、旁分泌或全身因素也会导致听力恶化。反之亦然，肿瘤可能在没有明显的感音神经性听力损失的情况下增大。因此，这两项评估都是必要的，听力测量至少每年进行一次，但对于年轻患者、近期听力变化的患者或正在积极治疗的患者，应根据临床实际情

表 79.2　神经鞘瘤病的临床诊断标准

证实NF2	假定NF2
年龄 >30 岁和有 2 个或以上非皮内神经鞘瘤且至少有一个组织学确诊和 MRI 证实无 VS 且无 NF2 突变	年龄 <30 岁和有 2 个或以上非皮内神经鞘瘤且至少有一个组织学确诊和 MRI 证实无 VS 且无 NF2 突变
或有符合以上标准的一级亲属和一个组织学确诊的非 VS 神经鞘瘤	或年龄 >45 岁和有 2 个或以上非皮内神经鞘瘤且至少有一个组织学确诊和无听神经功能障碍和无 NF2 突变
	或有符合证实型标准的一级亲属和 MRI 证实无 VS

况增加听力测量频率。

79.5　非前庭神经鞘瘤

NF2 患者也可能有三叉神经、迷走神经、舌咽神经和舌下神经的神经鞘瘤。事实上，大约有一半的 NF2 患者会出现至少一种非 VS，而在非 VS 的患者中，最常见的是三叉神经病变（72%），其次是动眼神经病变（15%）和迷走神经病变（5%）。在成人中，这些肿瘤通常是静止的，不需要干预。但后组颅神经神经鞘瘤例外，因为病变会影响吞咽和说话，因此，在常规临床评估中对于 NF2 患者应筛查有无吞咽功能障碍和构音障碍，并在可能造成后组颅神经相关症状或体征的手术前，进行正式的吞咽评估。

与成人相比，NF2 儿童患者更容易出现第 3 对颅神经麻痹或其他单神经病变，如面瘫或足下垂。这些神经功能障碍通常是由于脑膜瘤导致而非神经鞘瘤。NF2 患者体内存在多种活跃的肿瘤类型，因此在进行干预之前必须明确引起相关症状的特定肿瘤类型。

由于 VS 可累及邻近颅神经受，而 NF2 患者的其他颅神经也可能发展成神经鞘瘤，因此有必要针对面神经、后组颅神经和周围神经功能制定具体的评估措施。目前改良唇偏移（SMILE）评估系统已经被推荐用于评估面神经功能，并且研究者正在进行 NF2 患者吞咽功能的评估系统。

79.6　脑膜瘤

脑膜瘤是 NF2 患者第二常见的肿瘤类型，发病率大概 50%。虽然在一般人群中散发的脑膜瘤在女性中更常见，但在 NF2 中没有明显的性别差异，这表明 NF2 患者脑膜瘤的生长更多地依赖于某种潜在的突变，而非激素的影响。在 NF2 患者中，因为脑膜瘤与更严重的整体病程相关，因此是不良预后因素。NF2 患者

的脑膜瘤通常为多发，平均有 3~5 个。它们可以发生在脑膜的任何部分，但大多发生在大脑镰周围。部分 NF2 患者会出现脑膜瘤病，即脑膜弥漫性斑块样或结节样增厚。脑膜瘤处于活跃性生长时可导致局灶性神经功能障碍、脑积水或癫痫。然而，大多 NF2 患者的脑膜瘤无明显临床表现。在一项对 NF2 相关脑膜瘤患者的长期随访研究中，肿瘤平均年生长率为 1.5mm，但 2/3 的肿瘤在大约 9 年的平均随访中没有生长。新生肿瘤（在观察中出现的肿瘤）较为罕见，然而，当其发生时，它们的生长速度更快，更容易引起局部水肿。因此新生肿瘤可能更需要手术治疗。大约 45% 的 NF2 患者在发病过程中需要手术治疗脑膜瘤。需要手术干预的脑膜瘤患者病情往往较为复杂，这是因为脑膜瘤病者脑脊液再吸收异常或静脉高压将导致不可预测的颅内压变化。考虑到手术和放疗对脑膜瘤病患者的局限性，目前研究者正在努力开发针对 NF2 驱动的脑膜瘤的药物治疗（NCT02831257、NCT02523014）。

79.7　室管膜瘤

NF2 的脊柱肿瘤包括硬膜外神经鞘神经鞘瘤、脑膜瘤或硬膜内室管膜瘤。在诊断时，脊柱肿瘤（髓内或髓外）的患病率高达 90%，其中约 30% 为髓内肿瘤，髓内肿瘤最初被称为"胶质瘤"。后续病理研究表明，这些肿瘤绝大多数是低级别室管膜瘤。室管膜瘤常被认为是侵袭性 NF2 的标志，与更多的颅内肿瘤、更年轻的发病年龄和获得与较差预后相关的基因突变有关。室管膜瘤常多发于颈髓或颈髓交界处，很少累及腰髓和大脑。这与散发性室管膜瘤形成鲜明对比，后者通常发生在颅内。NF2 患者的室管膜瘤通常无症状，尤其是在诊断时，并且通常在影像学筛查时发现。幸运的是，许多这种肿瘤甚至在囊变的情况下也不需要干预。然而有 20%~40% 的患者由于疼痛，虚弱或者感觉异常而需要干预（图 79.3）。同样，考虑到 NF2 患者肿瘤的多样性，必须在干预前证明症状的病因是室管膜瘤。

79.8　周围神经神经鞘瘤和皮肤病变

56% 的 NF2 患者可能发生皮肤和皮下组织的肿瘤，特别是较严重的患者（图 79.4）。皮肤肿瘤常表现为真皮扁平病变或周围神经的球形皮下结节。NF2 外周神经肿瘤的组织学特征与神经鞘瘤而非神经纤维瘤一致，这与以神经纤维瘤为主的 NF1 相反。即使是有经验的病理学家，在病理学上鉴别神经鞘瘤和神经纤维瘤也具有一定的挑战性。当然 NF2 患者也有可能出现神经纤维瘤，这也给疾病分类提出了挑战。更复杂的是，

牛奶咖啡斑也存在于一些 NF2 患者中，尽管比 NF1 患者要少得多。

79.9　眼科表现

NF2 患者常出现眼科异常，包括黄斑前膜、视网膜错构瘤、青少年白内障和视神经鞘脑膜瘤。这些与 NF1 的眼科异常不同，后者常见视神经胶质瘤和 Lisch 结节（虹膜错构瘤）。这些诊断特征突出了眼科医生或神经眼科医生早期参与 NF2 患者诊断和治疗的重要性。

80% 的 NF2 患者中发现了后囊型白内障，当然外周皮层白内障在 NF2 患者中也很常见，有趣的是这些白内障很少导致明显的视力损害，即使有，也是逐渐在以后的生活中出现。NF2 患者的眼科异常是由于眼的外胚层和神经外胚层的改变，因为在发育过程中神经嵴细胞位于这些结构的表面。Meyers 等推测，导致

NF2 患者体内其他部位神经嵴细胞增殖的因素也可能导致视网膜上膜、视网膜错构瘤和青少年白内障。

79.10　影像学诊断

影像学检查是建立 NF2 临床诊断标准的核心（表 79.1）。如果怀疑是 NF2，就需要进行头颅 MRI 平扫或增强检查，内听道平扫增强能够检测到小于 2mm 的肿瘤，且可靠性高。2013 版共识声明中概述了针对 NF2 相关 VS 的特定影像学指南。高达 38% 的 NF2 患者在影像学检查中可发现双侧 VS 和其他后组颅神经神经鞘瘤。共识提出在 NF2 的初次影像学检查中应包括头部和脊柱 MRI 平扫增强，以评估肿瘤负荷（表 79.3）。

在完成初步评估后，NF2 患者应该每 6~12 个月进行一次头颅 MRI 检查，以确定肿瘤在最初诊断后的生长速度。如果肿瘤生长缓慢或者多次检查后没有变化，MRI 检查时间间隔可以延长到每年一次，部分较为稳定的患者检查时间可延长至每两年一次。对于肿瘤生长迅速或正在接受干预的患者，每 3 个月进行一次 MRI 检查。

即使对于专业的神经影像学专家来说，NF2 的影像学评估也特别具有挑战性。具有严重表型的 NF2 患者通常与其他疾病具有重叠或者出现碰撞瘤。术区的术后改变，如肿瘤切除腔内的填充脂肪，也会影响正常的解剖结构，需要脂肪饱和成像采集程序以消除这种影响。此外，NF2 患者可能携带脑室分流管、听觉脑干植入物或耳蜗植入物，所有这些都会影响 MRI 检查的可靠性，同时使重要图像产生伪影。考虑到这些因素，对 NF2 患者来说，最理想的情况是可以在同一中心接受影像学检查，持续评估随访，以最大限度地减少干扰因素的影响。

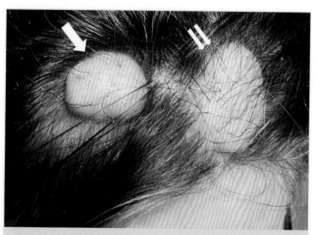

图 79.4　头皮皮下神经鞘瘤：白色大箭头示结节状病变，白色小箭头示扁平状病变。两者都是病理神经鞘瘤

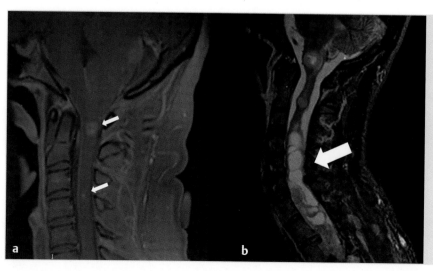

图 79.3　（a）两个无症状室管膜瘤病灶（白色小箭头）。（b）一个患有 NF2 的人肿瘤较大并伴有囊变（白色大箭头）

表 79.3　对 NF2 相关颅内肿瘤的影像建议

前庭神经鞘瘤和脑膜瘤庭的容积序列			
T1 增强像	推荐范围	内听道	全脑
回声序列长度	1~3	1~3	1~3
TR	5~800	5~800	5~800
TE	2~20	2~20	2~20
层面厚度	1~5mm	1mm	1~5mm
跳过	0	0	0
矩阵	216×216– 512×512	216×216– 512×512	320×256– 512×512
FOV	15~25cm	15~18cm	15~25cm

缩写：FOV，视野；NF2，神经纤维瘤病 2 型；TE，回声时间；TR，重复时间

由于评估肿瘤大小的方法的多样性和差异性，监测肿瘤进展具有一定的挑战性。基于重新测试和观察者内可靠性以提高监测肿瘤变化灵敏度的推荐标准是容量分析。目前，第三方支付人对进行容量分析进行体积评估未达成共识，因此，尽管有证据支持该程序优势，但尚未广泛采用。此外，虽然这是对 VS 随时间变化最准确的评估，但是由于检查过程耗时因此在临床的实用性不高。如前所述，NF2 肿瘤的生长速度是高度可变的，生长周期和平台期是无法预测的，这种肿瘤生长的高度变异性，使得定期随访、利用影像学检查详细评估肿瘤长期和短期变化变得十分重要。

79.11　听力检测参数

NF2 患者的听力检查结果通常是非特异性的、多变的。非对称性或突发性感音神经性听力损失（SNHL）患者可能需要尽早进行 MRI 筛查；然而，那些对称性或进展缓慢 SNHL 的患者可能出现延迟诊断。患者的单词识别分数（WRS）通常与纯音阈值无明显相关性，这也是耳蜗后病变的特征。当然还有其他一些听力筛查方法，如声导抗测试或听觉脑反应。

NF2 患者确诊后还需进行一系列听力检查并指导临床决策，以帮助患者实现最佳的听力康复。考虑到几乎所有的 NF2 患者在 30 年后听力都会受到影响，因此，听力是 NF2 患者临床试验的一个关键终点。2013版共识声明，认可了临床意义上的 WRS 改善，即将超过 95% 置信区间的 WRS 变化，作为主要的听力终点，为临床试验提供了统一报告标准。这个标准对于涉及非 NF2 但罹患 VS 患者的其他研究也是同样适用的，

因为 WRS 反映了个体在社会中的沟通能力具有十分重要的意义。

79.11.1　前庭功能

除了双侧听力丧失外，NF2 患者不可避免地会出现双侧前庭功能丧失，导致振动幻视（伴随头部运动的视觉场景运动）、跌倒甚至溺水。在缺乏视觉线索（如在黑暗的房间或夜晚）和本体感觉（在厚厚的地毯或沙子上行走或游泳时），人类需要依赖前庭系统来保持直立姿势，并使目光固定在一个目标上。进展期 NF2 患者由于前庭神经功能丧失有跌倒风险，由于没有内耳重力感受器的帮助，他们无法在水下定向，有溺水风险。在临床诊疗过程中，对患者及其家属进行相关风险教育，并让前庭物理治疗师一起参与诊疗过程，可使患者最大程度受益。

79.11.2　基因检测

分子诊断包括 22 号染色体相关突变的检测。在第 5 章和第 78 章中详细讨论了 22 号染色体上导致 NF2 的基因突变类型。然而，重要的是要记住一些关于 NF2 分子检测的具体要点，因为其与临床症状和体征相关。携带蛋白截断突变（移码突变或无义突变）的患者往往在早期（<20 岁）出现症状和体征，患者往往患有多个颅内或脊柱肿瘤，因此总体预后较差。错义突变导致的症状或体征通常较轻。在大约 50% 的家族性病例中，家族成员之间的表型变异性比家族之间要小。大约一半的 NF2 病例是新生突变，其中 20%~30%的患者是 NF2 镶嵌突变。大约 60% 符合曼彻斯特诊断标准但无相关家族史的患者有可能在血液中发现相关突变。而在有 NF2 家族史和年轻患者（<20 岁）中，这种敏感性更高，分别为 93% 和 80%。而镶嵌突变个体和神经鞘瘤病患者的存在使得假阴性率升高。

79.11.3　家庭咨询

在确诊 NF2 后，建立包含 NF2 相关专家在内多学科团队对患者进行临床管理是十分重要的。

关键是强调对患者及其家属在诊断时，NF2 需要长期与一个专家小组包括耳鼻喉科专家、定期随访神经学家、神经外科医生、眼科医生、遗传学家、物理治疗医师在协调与初级保健团队将获得额外的损伤或疾病进展的可能性需要串行干预措施都需要平衡短期和长期累积的风险和好处。事实上，有证据表明，在 NF2 专科诊所进行多学科决策的护理与改善长期结果相关。

参考文献

[1] Evans DG, Howard E, Giblin C, et al. Birth incidence and prevalence of tumor?prone syndromes: estimates from a UK family genetic register service. Am J Med Genet A. 2010; 152A(2):327–332.

[2] Evans DG, Huson SM, Donnai D, et al. A clinical study of type 2 neurofibroma?tosis. Q J Med. 1992; 84(304):603–618.

[3] Hexter A, Jones A, Joe H, et al. English Specialist NF2 Research Group. Clinical and molecular predictors of mortality in neurofibromatosis 2: a UK national analysis of 1192 patients. J Med Genet. 2015; 52(10):699–705.

[4] The Consensus Development Panel. National Institutes of Health Consensus Development Conference Statement on Acoustic Neuroma, December 11–13, 1991. Arch Neurol. 1994; 51(2):201–207.

[5] Evans DGR. Neurofibromatosis type 2 (NF2): a clinical and molecular review. Orphanet J Rare Dis. 2009; 4(1):16.

[6] Hadfield KD, Smith MJ, Urquhart JE, et al. Rates of loss of heterozygosity and mitotic recombination in NF2 schwannomas, sporadic vestibular schwannomas and schwannomatosis schwannomas. Oncogene. 2010; 29(47):6216–6221.

[7] Baser ME, Friedman JM, Joe H, et al. Empirical development of improved diagnostic criteria for neurofibromatosis 2. Genet Med. 2011; 13(6):576–581.

[8] van den Munckhof P, Christiaans I, Kenter SB, Baas F, Hulsebos TJM. Germline SMARCB1 mutation predisposes to multiple meningiomas and schwannomas with preferential location of cranial meningiomas at the falx cerebri. Neurogenetics. 2012; 13(1):1–7.

[9] Evans DG, Freeman S, Gokhale C, et al. Manchester NF2 service. Bilateral vestibular schwannomas in older patients: NF2 or chance? J Med Genet. 2015; 52(6):422–424.

[10] Smith MJ, Bowers NL, Bulman M, et al. Revisiting neurofibromatosis type 2 diagnostic criteria to exclude LZTR1-related schwannomatosis. Neurology. 2017; 88(1):87–92.

[11] Melean G, Velasco A, Hernández-Imaz E, et al. RNA-based analysis of two SMARCB1 mutations associated with familial schwannomatosis with meningiomas. Neurogenetics. 2012; 13(3):267–274.

[12] Evans DG, Huson SM, Donnai D, et al. A genetic study of type 2 neurofibroma?tosis in the United Kingdom. II. Guidelines for genetic counselling. J Med Genet. 1992; 29(12):847–852.

[13] Gutmann DH, Aylsworth A, Carey JC, et al. The diagnostic evaluation and mul?tidisciplinary management of neurofibromatosis 1 and neurofibromatosis 2. JAMA. 1997; 278(1):51–57.

[14] Holman MA, Schmitt WR, Carlson ML, Driscoll CLW, Beatty CW, Link MJ. Pediatric cerebellopontine angle and internal auditory canal tumors: clinical article. J Neurosurg Pediatr. 2013; 12(4):317–324.

[15] Walcott BP, Sivarajan G, Bashinskaya B, Anderson DE, Leonetti JP, Origitano TC. Sporadic unilateral vestibular schwannoma in the pediatric population. Clinical article. J Neurosurg Pediatr. 2009; 4(2):125–129 Diagnosis and Evaluation of Neurofibromatosis Type 2 529 © 2019 Thieme Medical Publishers, Inc. Comprehensive Management of Vestibular Schwannoma | 17.05.19 -12:17.

[16] Baser ME, Friedman JM, Wallace AJ, Ramsden RT, Joe H, Evans DGR. Evalua tion of clinical diagnostic criteria for neurofibromatosis

2. Neurology. 2002; 59(11):1759–1765.

[17] MacCollin M, Chiocca EA, Evans DG, et al. Diagnostic criteria for schwanno matosis. Neurology. 2005; 64(11):1838–1845.

[18] Plotkin SR, Albers AC, Babovic-Vuksanovic D, et al. Update from the 2013 international neurofibromatosis conference. Am J Med Genet A. 2014; 164A (12):2969–2978.

[19] Asthagiri AR, Parry DM, Butman JA, et al. Neurofibromatosis type 2. Lancet. 2009; 373(9679):1974–1986.

[20] Mautner V-F, Baser ME, Thakkar SD, Feigen UM, Friedman JM, Kluwe L. Vestibular schwannoma growth in patients with neurofibromatosis Type 2: a longitudinal study. J Neurosurg. 2002; 96(2):223–228.

[21] Lawson McLean AC, Rosahl SK. Growth dynamics of intracranial tumors in patients with neurofibromatosis type 2. World Neurosurg. 2017; 98: 152–161.

[22] Baser ME, Makariou EV, Parry DM. Predictors of vestibular schwannoma growth in patients with neurofibromatosis type 2. J Neurosurg. 2002; 96(2): 217–222.

[23] Choi JW, Lee JY, Phi JH, et al. Clinical course of vestibular schwannoma in pediatric neurofibromatosis type 2. J Neurosurg Pediatr. 2014; 13(6):650–657.

[24] Blakeley JO, Evans DG, Adler J, et al. Consensus recommendations for current treatments and accelerating clinical trials for patients with neurofibromatosis type 2. Am J Med Genet A. 2012; 158A(1):24–41.

[25] Lalwani AK, Abazamm, Makariou EV, Armstrong M. Audiologic presentation of vestibular schwannomas in neurofibromatosis type 2. Am J Otol. 1998; 19 (3):352–357.

[26] Slattery WH, III, Fisher LM, Iqbal Z, Oppenhiemer M. Vestibular schwannoma growth rates in neurofibromatosis type 2 natural history consortium subjects. Otol Neurotol. 2004; 25(5):811–817.

[27] Masuda A, Fisher LM, Oppenheimer ML, Iqbal Z, Slattery WH, Natural History Consortium. Hearing changes after diagnosis in neurofibromatosis type 2. Otol Neurotol. 2004; 25(2):150–154.

[28] Fisher LM, Doherty JK, Lev MH, Slattery WH. Concordance of bilateral vestibular schwannoma growth and hearing changes in neurofibromatosis 2: neurofibro matosis 2 natural history consortium. Otol Neurotol. 2009; 30(6):835–841.

[29] Plotkin SR, Merker VL, Muzikansky A, Barker FG, II, Slattery W, III. Natu ral history of vestibular schwannoma growth and hearing decline in newly diagnosed neurofibromatosis type 2 patients. Otol Neurotol. 2014; 35(1):e50–e56.

[30] Blakeley JO, Plotkin SR. Therapeutic advances for the tumors associated with neurofibromatosis type 1, type 2, and schwannomatosis. Neuro-oncol. 2016; 18(5):624–638.

[31] Fisher LM, Doherty JK, Lev MH, Slattery WH, III. Distribution of nonvestibular cranial nerve schwannomas in neurofibromatosis 2. Otol Neurotol. 2007; 28 (8):1083–1090.

[32] Plotkin SR, Ardern-Holmes SL, Barker FG, II, et al. REiNS International Collab oration. Hearing and facial function outcomes for neurofibromatosis 2 clinical trials. Neurology. 2013; 81(21) Suppl 1:S25–S32.

[33] Goutagny S, Bah AB, Henin D, et al. Long-term follow-up of 287 meningiomas in neurofibromatosis type 2 patients: clinical, radiological, and molecular features. Neuro-oncol. 2012; 14(8):1090–1096.

[34] Aboukais R, Zairi F, Baroncini M, et al. Intracranial meningiomas and neurofibromatosis type 2. Acta Neurochir (Wien). 2013; 155(6):997–1001, discussion 1001.

[35] Halliday AL, Sobel RA, Martuza RL. Benign spinal nerve sheath tumors: their occurrence sporadically and in neurofibromatosis types 1 and 2. J Neurosurg. 1991; 74(2):248–253.

[36] Mautner VF, Lindenau M, Baser ME, et al. The neuroimaging and clinical spec trum of neurofibromatosis 2. Neurosurgery. 1996; 38(5):880–885, discussion 885–886.

[37] Hagel C, Stemmer-Rachamimov AO, Bornemann A, et al. Clinical presentation, immunohistochemistry and electron microscopy indicate neurofibromatosis type 2-associated gliomas to be spinal ependymomas. Neuropathology. 2012; 32(6):611–616.

[38] Plotkin SR, O'Donnell CC, Curry WT, Bovecm, MacCollin M, Nunes FP. Spinal ependymomas in neurofibromatosis Type 2: a retrospective analysis of 55 patients. J Neurosurg Spine. 2011; 14(4):543–547.

[39] Morris KA, Afridi SK, Evans DG, et al. on behalf of the UK NF2 Research Group. The response of spinal cord ependymomas to bevacizumab in patients with neurofibromatosis Type 2. J Neurosurg Spine. 2017; 26(4):474–482.

[40] Bouzas EA, Freidlin V, Parry DM, Eldridge R, Kaiser-Kupfer MI. Lens opacities in neurofibromatosis 2: further significant correlations. Br J Ophthalmol. 1993; 77(6):354–357.

[41] Evans DG. Neurofibromatosis 2. In: Pagon RA, Adam MP, Ardinger HH, eds. GeneReviews. Seattle: University of Washington; 1993.

[42] Meyers SM, Gutman FA, Kaye LD, Rothner AD. Retinal changes associated with neurofibromatosis 2. Trans Am Ophthalmol Soc. 1995; 93:245–252, discus sion 252–257.

[43] Dombi E, Ardern-Holmes SL, Babovic-Vuksanovic D, et al. REiNS International Collaboration. Recommendations for imaging tumor response in neurofibro matosis clinical trials. Neurology. 2013; 81(21) Suppl 1:S33–S40.

[44] Harris GJ, Plotkin SR, Maccollin M, et al. Three-dimensional volumetrics for tracking vestibular schwannoma growth in neurofibromatosis type II. Neurosurgery. 2008; 62(6):1314–1319, discussion 1319–1320.

[45] Kluwe L, Mautner V, Heinrich B, et al. Molecular study of frequency of mosai cism in neurofibromatosis 2 patients with bilateral vestibular schwannomas. J Med Genet. 2003; 40(2):109–114.

[46] Evans DG, Raymond FL, Barwell JG, Halliday D. Genetic testing and screening of individuals at risk of NF2. Clin Genet. 2012; 82(5):416–424.

[47] Evans DGR, Baser ME, O'Reilly B, et al. Management of the patient and family with neurofibromatosis 2: a consensus conference statement. Br J Neurosurg. 2005; 19(1):5–12.

第 80 章 NF2 患者前庭神经鞘瘤生长的自然病程和听力变化

Michel Kalamarides, Matthieu Peyre, Daniele Bernardeschi, Olivier Sterkers

80.1 引言

双侧前庭神经鞘瘤（VS）是 NF2 的标志，有 90%~95% 的 NF2 患者罹患双侧 VS。VS 是生长缓慢的良性肿瘤，不可避免地会造成大多数患者双侧耳聋。为了有效评估现有治疗方法的效果，作者根据已有文献回顾分析了 NF2 VS 的自然病程，并重点关注影响 NF2 患者肿瘤生长的模式和因素以及听力丧失的模式和机制。

80.2 生长速率和生长模式

近 10 年来，影像学技术的飞速发展已证实三维体积测量比单一的线性直径测量对肿瘤体积变化更敏感。线性测量对于肿瘤的生长变化有：肿瘤体积增长、年增长率和肿瘤进展具有缺陷性。虽然线性测量更简便，适用于肿瘤体积变化较快的恶性病变，但对于良性生长缓慢的良性肿瘤，如 VS，三维体积测量更具优势。

多项研究已详细描述了 NF2 患者双侧 VS 的自然病程并着重强调其生长速率具有的高度变异性（表 80.1）。针对采取保守治疗措施的 NF2 患者的研究发现 VS 的平均年生长速率为 0.4~1.8mm/a，有研究表明 VS 的平均年生长速率可能更高。值得注意的是这些研究都具有一定的缺陷，生长速率较低的研究具有选择偏倚，因为研究者并没有将生长过快而不适合保守治疗的肿瘤患者纳入研究，而生长速率较快的研究则是纳入样本数过少。根据生长速率区分 VS，其中 31% 属于缓慢生长型（<1mm/a），25% 属于快速生长型（>4mm/a），41% 介于两者之间。

多项研究表明，同一患者左、右侧 VS 的直径增长率具有强相关性。Slattery 等通过研究 29 例罹患双侧 VS 的 NF2 患者，发现两侧 VS 之间在某些时间点（基线和随访终点）具有显著相关性。作者所在的研究中心于 2013 年发表的研究报告中也发现 NF2 患者在接受第一次手术治疗之前，双侧 VS 生长速率相似，因此推断虽然双侧 VS 生长速度相似但是由于导致 NF2 基因双等位失活的第二次打击的时间不同，在诊断时双侧 VS 通常呈现不同大小。

Dirks 等最近对罹患 VS 的 NF2 患者进行了长期随访研究，发现所有 VS 最终都会随着时间的推移而增长。尽管随访时间较长（平均 9.5 年），但本研究的队列人数较少（17 例），且存在选择偏倚：大多数患者临床

症状和肿瘤负担较重。

在评估放疗的治疗效果时必须考虑影像学随访期间肿瘤可能会自发变小。作者研究发现影像学随访时 14%（13/92）的 NF2 患者肿瘤萎缩或无生长，多项研究也得出相似的结果。Slattery 等对 56 例患者 84 侧 VS 进行了一系列研究发现 19% 的肿瘤体积（16/84）出现一定程度的缩小。有趣的是，一个肿瘤在短期随访中缩小了近 7mm。Plotkin 等对 102 例患者进行的研究发现，肿瘤自发缩小率（肿瘤体积缩小 20% 或更大）为 25%。然而，在随访工程中约 1/3 的肿瘤未能保持肿瘤缩小，仅有 25% 的患者在最后一次随访时仍显示肿瘤缩小，因此这种现象的持久性值得进一步验证。Dirks 等发现 47% 的 VS 存在跳跃性生长模式，并提示既往研究可能错误地将研究过程中处于静止状态的肿瘤归类为非生长性肿瘤，但其研究样本量过少（12 例患者 18 侧 VS）。

80.3 影响肿瘤生长的因素

NF2 患者可表现出不同程度的疾病表型：轻度 NF2 患者在成年期（平均年龄 22~27 岁）常发生双侧 VS；重度 NF2 患者除 VS 以外还可能发生多发性快速进展的中枢神经系统肿瘤。由于年轻是重度 NF2 患者的典型特征，因此有研究者认为 VS 在年轻患者中增长更快。大多数自然病程研究证实，VS 增长率往往随着年龄的增长而下降。Ito 等也证实在 NF2 患者中，对于预测临床病程来说，发病年龄是比肿瘤多样性更重要的因素，提示发病年龄越小，肿瘤生长越快。也有个案报道研究表明小于 1 岁的 NF2 患者 VS 的生长在最初几年并没有进展，而是在青春期逐渐加速爆发生长。

手术切除对侧肿瘤也是影响 VS 生长的因素。一项对 11 例 NF2 患者的研究发现，当切除两个威胁到脑干的肿瘤当中的一个时，残余的对侧肿瘤会继续增大。在接受第一次手术之前有 9 例患者双侧 VS 生长模式相似，手术之后残余肿瘤的生长速率较之前明显增快［（2.5 ± 2.2）mm/a ∶ （4.4 ± 3.4）mm/a；P=0.01，Wilcoxon's 检验］，最近的大样本研究也证实了这一结论。造成这一现象的原因主要有两个：一方面是基于机械效应：双侧肿瘤都压迫脑干，颅后窝的肿瘤负荷会减缓肿瘤的生长，因此当切除一侧肿瘤解除压迫后，残余的对侧肿瘤会加速生长；另一方面是基于脑脊液中旁分泌因子对肿瘤生长的影响。von Eckardstein

表 80.1　NF2 患者 VS 自然病程

作者（年份）	病例数/例	VS数/个	平均症状出现年龄/岁	平均临床随访时间/年	平均影像学随访时间/年	基线时平均肿瘤生长大小	平均肿瘤生长速度	肿瘤生长模式 [a]	影响肿瘤生长的因素
Mautner 等（2002）	37	64	12	—	3.9	小	—	线性、对数性、S形、不规则	诊断时年龄
Baser 等（2002）	25	38	17.6	—	4	—	—	—	诊断时年龄
Slattery 等（2004）	56	84	—	1.1	1	10mm	1.3mm/a	—	诊断时年龄
Harris 等（2008）	10	15	29.4	—	2.6	—	8.9mm/a	—	无
Dirks 等（2012）	17	18	33.2	9.5	—	—	8.4mm/a	线性、指数性、跳跃性	诊断时年龄
Peyre 等（2013）	46	92	25.5	6	4.2	17mm	1.8mm/a	—	诊断时年龄
Kontorinis 等（2014）	56	89	28.9	7	—	13mm	0.4mm/a	—	—
Li 等（2015）	66	74	29.1	—	4.9	642mm³	257mm³/a	—	诊断时年龄
Picry 等（2016）	26	18	26.1	—	5.6	731mm³	218cm³（0.9mm）/a	—	NF2 突变

a：主要的生长模式用粗体表示

等报道了 2 例有趣的病例，患者在切除一侧肿瘤后对侧肿瘤自发缩小，其中 1 例患者双侧肿瘤的最大径分别为 39mm 和 27mm，另外一位患者肿瘤较小且一侧为复发肿瘤。作者研究发现年轻患者术后对侧肿瘤生长速率较快，提示年龄是术后对侧肿瘤加速生长的危险因素。循环生长因子也可能影响 VS 的生长。Pallini 等报道了 1 例单侧 VS 在小脑幕切迹缘与脑膜瘤相互接触后双侧 VS 加速生长的 NF2 患者，研究者在患者的脑脊液中发现了 EGF 样生长因子，提示深入分析 NF2 患者脑脊液中生长因子对于揭示自分泌 / 旁分泌促进 NF2 患者相邻肿瘤的生长的内在机制具有重要作用。

80.4　听力评估，听力自然病程，听力丧失的机制

保留听力是 NF2 治疗的主要目标之一，因此必须对所有 NF2 患者的听力进行全面评估，以早期发现听力衰退。根据最新对罹患 VS 的 NF2 患者听力评估终点的建议：最大语音辨别评分（SDS）被定义为主要终点，听力下降被定义为语音辨别的显著下降。

NF2 患者听力损失的模式如表 80.2 所示。Asthagiri 等通过研究 56 例患者 89 侧耳发现，35% 的患者听力下降是逐月加重的，29% 的患者听力下降具有周期性同时伴中间稳定期，12% 的患者听力下降也呈周期性但伴有中间好转期，另有 15% 的患者突然出现听力丧失。

NF2 患者听力损失的具体机制尚不清楚。增大的肿瘤直接压迫和牵拉耳蜗神经看似会直接造成听力下降，但目前并没有研究证实这一机制。Fisher 等使用纯音平均法（PTA）对患者进行为期 1 年的听力评估，发现听力的显著下降与肿瘤体生长速率无显著相关性。作者对接受保守治疗的罹患双侧 VS 的 NF2 患者进行了为期 6 年的随访，患者的听力保留率较高达到 74%，但只有 66% 的患者保留有双侧听力。作者证实 NF2 患者听力下降与肿瘤生长速率无明显相关性。Kontorinis 通过对 56 例患者研究发现生长停滞的肿瘤也会导致听力的逐渐下降。尽管肿瘤大小与 PTA 变化无相关性，但 Bernardeschi 等发现颅中窝减压同时磨除内听道口可以显著延长患者的可用听力时间。此外作者和 Asthagiri 等的研究都证实听力丧失与较大的肿瘤体积显著相关。

由于大多数自然病程研究未发现肿瘤生长速率与听力丧失之间的相关性，Asthagiri 等研究了迷路内蛋白升高（采用 T2-Flair 序列观察）和耳蜗孔阻塞的作用。通过研究 56 例患者 89 侧耳，他们发现迷路内蛋白升高与听力丧失具有显著相关性（35/37，91%）。耳蜗孔阻塞与听力丧失没有显著相关性。迷路内肿瘤也可能导致迷路内蛋白升高，Nam 等解剖分析了 16 例 NF2

表80.2　NF2患者VS听力预后

作者（年份）	病例数/例	VS数/个	平均症状出现年龄/岁	平均随访时间/年	可用听力	随访结束时可用听力	听力丧失时间/年	影响听力丧失的因素
Asthagiri 等（2012）	56	84	21.7	—	50（62%）	—	—	肿瘤大小
Peyre 等（2013）	46	92	25.5	6	39（85%）	34（74%）	5	—
Kontorinis 等（2014）	56	89	28.9	7	70（78.6%）	59（66.3%）	7.6	—

患者的26侧颞骨发现81%的患者和73%的颞骨内（耳蜗、前庭和半规管）有肿瘤。

NF2患者听力丧失的其他机制包括迷路内出血和内淋巴积水。Asthagiri等的研究中未发现迷路内出血，8%发现内淋巴积水，但在听力正常耳和听力受损耳间的分布是均等的。有兴趣的读者可以阅读第14章和第51章。

80.5　总结

为了准确监测NF2患者的VS自然病程，应使用三维容积分析评估肿瘤生长情况，对于生长中的肿瘤每6个月评估一次，对于生长稳定的肿瘤每年评估一次。听力评估应使用PTA和单音节词的SDS。监测肿瘤的生长可以用肿瘤进展时间，监测听力丧失可以用听力下降时间。

参考文献

[1] Evans DG. Neurofibromatosis type 2 (NF2): a clinical and molecular review. Orphanet J Rare Dis. 2009; 4:16.

[2] Harris GJ, Plotkin SR, Maccollin M, et al. Three-dimensional volumetrics for tracking vestibular schwannoma growth in neurofibromatosis type II. Neuro surgery. 2008; 62(6):1314–1319, discussion 1319–1320.

[3] Dombi E, Ardern-Holmes SL, Babovic-Vuksanovic D, et al. REiNS International Collaboration. Recommendations for imaging tumor response in neurofibro matosis clinical trials. Neurology. 2013; 81(21) Suppl 1:S33–S40.

[4] Baser ME, Makariou EV, Parry DM. Predictors of vestibular schwannoma growth in patients with neurofibromatosis Type 2. J Neurosurg. 2002; 96(2):217–222.

[5] Baser ME, Mautner VF, Parry DM, Evans DG. Methodological issues in longitu dinal studies: vestibular schwannoma growth rates in neurofibromatosis 2. J Med Genet. 2005; 42(12):903–906.

[6] Mautner VF, Baser ME, Thakkar SD, Feigen UM, Friedman JM, Kluwe L. Vestibular schwannoma growth in patients with neurofibromatosis Type 2: a longitudinal study. J Neurosurg. 2002; 96(2):223–228.

[7] Ito E, Saito K, Yatsuya H, Nagatani T, Otsuka G. Factors predicting growth of vestibular schwannoma in neurofibromatosis type 2. Neurosurg Rev. 2009; 32(4):425–433.

[8] Dirks MS, Butman JA, Kim HJ, et al. Long-term natural history of neurofibro matosis Type 2-associated intracranial tumors. J Neurosurg. 2012; 117(1): 109–117.

[9] Slattery WH, III, Fisher LM, Iqbal Z, Oppenhiemer M. Vestibular schwannoma growth rates in neurofibromatosis type 2 natural history consortium subjects. Otol Neurotol. 2004; 25(5):811–817.

[10] Li H, Hao SY, Wang L, et al. Factors influencing the growth rate of vestibular schwannoma in patients with neurofibromatosis type 2. Acta Neurochir (Wien). 2015; 157(11):1983–1990.

[11] Picry A, Bonne NX, Ding J, et al. Long-term growth rate of vestibular schwan noma in neurofibromatosis 2: a volumetric consideration. Laryngoscope.2016; 126(10):2358–2362.

[12] Kontorinis G, Nichani J, Freeman SR, et al. Progress of hearing loss in neurofibromatosis type 2: implications for future management. Eur Arch Otorhinolaryngol. 2015; 272(11):3143–3150.

[13] Peyre M, Goutagny S, Bah A, et al. Conservative management of bilateral vestibular schwannomas in neurofibromatosis type 2 patients: hearing and tumor growth results. Neurosurgery. 2013; 72(6):907–913, discussion 914, quiz 914.

[14] Hadfield KD, Smith MJ, Urquhart JE, et al. Rates of loss of heterozygosity and mitotic recombination in NF2 schwannomas, sporadic vestibular schwannomas and schwannomatosis schwannomas. Oncogene. 2010; 29 (47):6216–6221.

[15] Plotkin SR, Merker VL, Muzikansky A, Barker FG, II, Slattery W, III. Natural history of vestibular schwannoma growth and hearing decline in newly diagnosed neurofibromatosis type 2 patients. Otol Neurotol. 2014; 35(1):e50–e56.

[16] Ruggieri M, Gabriele AL, Polizzi A, et al. Natural history of neurofibromatosis type 2 with onset before the age of 1 year. Neurogenetics. 2013; 14(2):89–98.

[17] Peyre M, Goutagny S, Imbeaud S, et al. Increased growth rate of vestibular schwannoma after resection of contralateral tumor in neurofibromatosis type 2. Neuro-oncol. 2011; 13(10):1125–1132.

[18] von Eckardstein KL, Beatty CW, Driscoll CL, Link MJ. Spontaneous regression of vestibular schwannomas after resection of contralateral tumor in neurofi bromatosis Type 2. J Neurosurg. 2010; 112(1):158–162.

[19] Pallini R, Tancredi A, Casalbore P, et al. Neurofibromatosis type 2: growth stimulation of mixed acoustic schwannoma by concurrent adjacent meningi oma: possible role of growth factors. Case report. J Neurosurg. 1998; 89(1): 149–154.

[20] Plotkin SR, Ardern-Holmes SL, Barker FG, II, et al. REiNS International Collaboration. Hearing and facial function outcomes for neurofibromatosis 2 clinical trials. Neurology. 2013; 81(21) Suppl 1:S25–S32.

[21] Asthagiri AR, Vasquez RA, Butman JA, et al. Mechanisms of hearing loss in neurofibromatosis type 2. PLoS One. 2012; 7(9):e46132.

[22] Fisher LM, Doherty JK, Lev MH, Slattery WH. Concordance of bilateral vestibular schwannoma growth and hearing changes in neurofibromatosis 2: neurofibromatosis 2 natural history consortium. Otol Neurotol. 2009; 30(6): 835–841.

[23] Bernardeschi D, Peyre M, Collin M, Smail M, Sterkers O, Kalamarides M. Inter nal auditory canal decompression for hearing maintenance in neurofibroma tosis type 2 patients. Neurosurgery. 2015.

[24] Holliday MA, Kim HJ, Zalewski CK, et al. Audiovestibular characteristics of small cochleovestibular schwannomas in neurofibromatosis type 2. Otolaryngol Head Neck Surg. 2014; 151(1):117–124.

[25] Nam S-I, Linthicum FH, Jr, Merchant SN. Temporal bone histopatholoGyin neurofibromatosis type 2. Laryngoscope. 2011; 121(7):1548–1554.

第81章　NF2患者前庭神经鞘瘤的显微手术治疗

Marc S. Schwartz, Gregory P. Lekovic

81.1　引言

双侧前庭神经鞘瘤（VS）是NF2的标志。NF2是由22号染色体NF2基因突变导致的常染色体显性遗传病。大约半数的NF2患者为新发患者并携带新的基因突变。NF2的发病率为1/33 000，无种族偏好性。

除了VS，NF2患者还可能罹患神经鞘瘤和脑膜瘤。NF2患者的临床表型具有高度变异性。病情较严重的患者可能在青春期出现大量快速生长的肿瘤，而病情较轻的患者则出现在中年，通常仅伴发较小的VS。传统上，NF2被细分为更严重的Wishart型和更温和的Gardner型。最近发现了NF2的镶嵌表型。

由于NF2的临床表现不一致，因此不可能就所有病例提出最佳的手术治疗建议。对不同的患者应该提倡个体化治疗。我们必须对"最好的"或"最坏的"治疗保持适当的怀疑态度。

81.2　术前需要考虑的相关问题

在利用显微外科手术切除NF2相关VS时，有3个问题与散发性肿瘤不同，应予以注意。

首先，目前已经证实双侧VS患者有双侧听力完全丧失的风险。因此，相较于有听力障碍的散发性肿瘤患者，保护和恢复NF2患者的听力更为重要，因为前者一般只有单侧听力丧失的风险。为了保留NF2患者听力，对于部分体积较小的肿瘤可能会采取更为激进的治疗措施，但大多数情况下会对NF2患者采取相对保守的持续观察随访策略。鉴于NF2患者双侧听力丧失的风险需要提前考虑使其听力康复的方法。听觉脑干植入物（ABI）已被用来重建患者的听力，植入物通常在肿瘤切除后一期放置，因为无论是在解剖上还是在功能上术中保留耳蜗神经通常是行不通的。最近，人工耳蜗已被用于术中可以完整保护耳蜗神经的NF2患者使其恢复正常听力。

其次，NF2相关的VS常合并其他肿瘤，如脑膜瘤或其他神经鞘瘤，因此在制定手术策略时必须将合并的其他肿瘤考虑在内。对于最常见的面神经肿瘤，术中必须完整保留面神经及其功能，以免患者术后出现面瘫。此外，VS常合并三叉神经或颈静脉孔神经鞘瘤，切除后两者中的任意一种和VS极有可能导致新的并发症。在三叉神经受累及的情况下，可能导致严重的角膜病变甚至视力丧失。如果后组颅神经受累及，可能发生吞咽困难。

再者，NF2相关VS是多克隆性的。在散发性肿瘤中，耳蜗神经通常位于肿瘤表面，但在NF2中，肿瘤包含了所有8种神经成分。也就是说，NF2相关肿瘤更像是"一串葡萄"，而不是"橘子或苹果"，这也使得保护NF2患者的听力变得更加困难。事实上，不管是显微外科手术治疗还是放射治疗，对于相对较大的NF2肿瘤，要完整保留听力都比较困难。

81.3　手术时机

相对于散发性肿瘤，何时对NF2相关肿瘤采取手术或其他治疗措施比较复杂。当然手术决策也有相对容易的，如患者听力较差的一侧肿瘤也较大，而听力较好的一侧肿瘤也较小，这时切除较大的肿瘤是毫无争议的。而如果患者唯一具有听力的一侧生长了一个较大的且快速生长的肿瘤，是否需要对肿瘤进行手术干预、何时干预就变得比较复杂（见第75章；图81.1）。

在许多情况下，手术中要完整保存听力可能不能兼顾其他手术目的。如在患者唯一具有听力的一侧生长了巨大肿瘤的情况下，术中保护好面神经已经具有一定难度，如果还要保存听力就使得手术难度更高。因此，在患者仅存的听力没有完全丧失的情况下，患者和家属通常选择观察等待。不过由于NF2患者耳蜗神经纤维可能直接穿过耳蜗，而不是像散发性肿瘤那样被挤压和牵拉，所以即使NF2患者肿瘤体积很大依然可能保存良好的听力。因此，临床医生通常在NF2患者使用贝伐珠单抗或其他潜在的药物治疗无效和双侧听力丧失之后才会考虑为患者进行手术治疗。

81.4　术前评估

对患者进行全面的术前评估对于减少患者潜在的神经功能损伤至关重要。术前应行头颅和脊柱MRI检查。此外可能要优先考虑干预体积较大的其他肿瘤而非VS，当然还需要对肿瘤的形态和所引起的症状进行综合考虑，最后再做出决策。患者颈椎病变也会限制手术体位，而对于脊柱疾病患者，必须进行躯体感觉诱发电位监测。

在对NF2患者的VS进行手术干预之前，全面的视力视野评估也是十分必要的。NF2患者可能有单侧视力丧失却不自知，如果对其仅存视力的一侧进行手术，可

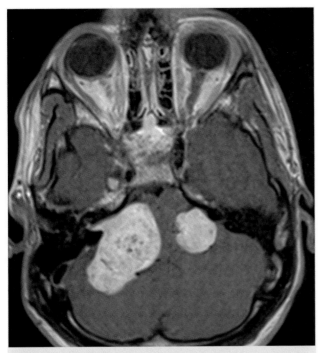

图81.1　MRI平扫增强。患者左侧听力完全丧失，右侧听力接近正常，手术切除右侧肿瘤后导致双侧听力完全丧失

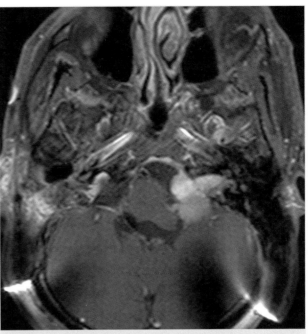

图81.2　MRI平扫增强。患者VS长入左内听道并延伸至桥小脑角区，同时在硬脑膜后下段发现脑膜瘤

能损伤三叉神经或面神经进而造成健侧视力受损。

最重要的是术前对声带和吞咽功能的评估，因为后组颅神经损伤所造成的神经功能障碍是NF2患者术后最常见的死亡原因。因此在手术中切除体积较大的肿瘤前，术前应常规进行喉镜检查评估后组颅神经功能。

81.5　肿瘤切除的注意事项

除非术后有严重并发症，NF2患者一般不会因为进行VS切除手术而死亡。中大型的VS可依据医生具体情况选择经迷路入路或乙状窦后入路进行手术。

与散发性肿瘤一样，NF2相关VS肿瘤的质地、黏附性和血供具有较大的变异性。NF2相关VS肿瘤中血管相关生长因子的表达水平也相对较高，这为贝伐珠单抗的临床应用奠定了理论基础。肿瘤表面复杂的血管分布也为手术带来了巨大挑战，不过术中较大的出血一般来自具有不同克隆起源的肿瘤区域之间，因此术中应特别注意。

NF2相关肿瘤也可能与其他肿瘤，包括脑膜瘤、三叉神经鞘瘤、颈静脉孔神经鞘瘤同时出现（图81.2）。在此应特别注意三叉神经鞘瘤，手术导致的三叉神经相关的运动和感觉功能障碍会导致较严重的后果，因此只有肿瘤较大并压迫脑干时才会选择手术治疗。

气道保护失利是NF2患者最常见的死亡原因，因

此，保护后组颅神经功能至关重要。此外，由于后组颅神经神经鞘瘤生长缓慢，所以不到万不得已不需要手术干预后组颅神经神经鞘瘤。事实上，即使是患者患侧后组颅神经已经出现神经功能障碍，术中后组颅神经损伤后患者的相关症状会进一步加重，例如患者在同侧声带运动无力的情况下，迷走神经可能代偿咽喉部部分张力和感觉，如果术中损伤迷走神经，患者声带运动情况会严重恶化。

81.6　面神经相关问题

疾病严重程度较重的NF2患者面神经常常受累及。多数情况下，术前MRI可发现面神经鞘瘤（图81.3），即使颞骨段面神经无异常强化手术中也可能发现神经鞘瘤。

手术切除NF2相关VS时保留面神经结构和功能是最重要的目标，而且相对于散发性VS，这一目标更难实现。为了保护面神经，术者应早期识别面神经，因为面神经可能会扩张或出现异常。同时由于面神经神经鞘瘤的生长速度明显慢于前庭耳蜗神经鞘瘤，因此保留面神经功能比切除面神经鞘瘤更重要。

还应注意得是，NF2患者如果术中面神经失去连续性，直接进行面神经吻合并不能恢复其功能，可以尝试直接神经移植术。但是供体神经也可能与肿瘤相关，因此，舌下神经-面神经吻合术或交叉面神经移植等神经移植术可能无法实现预期效果。表81.1罗列

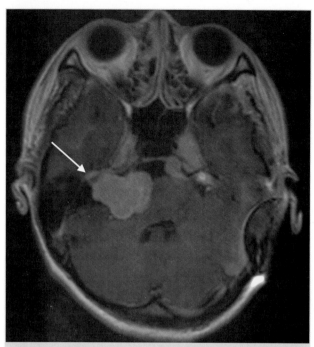

图 81.3 MRI 平扫增强。患者曾行左侧 VS 切除和 ABI 植入术，现右侧发现 VS 和面神经鞘瘤

了 NF2 相关 VS 手术干预后面神经结构及其功能保留情况。

81.7　听力问题

多数情况下，手术切除 NF2 相关 VS 后，听力会不同程度受损。虽然有报道称，通过乙状窦后入路全切或部分切除肿瘤可以较好地保留听力，但根据我们的经验，这一目标很难实现，至少对于肿瘤较大或疾病程度较重的患者是如此。不幸的是，对于在仅存听力侧长有较大肿瘤的患者，常常面临明知可能会双侧听力丧失的情况下还得选择切除肿瘤，此时，保留听力去瘤似乎成了一句空话。但对于肿瘤较小或疾病程度较轻的 NF2 患者，在切除肿瘤的同时应该保留耳蜗神经，以供耳蜗植入，虽然仅有部分患者可以从中获益。

81.7.1　早期切除颅中窝肿瘤

早期切除较小的 NF2 相关 VS 以保留听力仍存在

较大争议。与散发性肿瘤患者类似，在其他并发症发生率较低的患者中，大部分患者可以保留听力。当然，任何尝试保留听力的手术，术后完全丧失听力的风险仍然很大。因此，早期手术干预双侧听力良好的患者不可行。早期手术适合于影像学证实的肿瘤生长速度较快的患者。当然如果肿瘤已经侵犯前庭和耳蜗，则很难保留患者听力。虽然早期手术保留听力的患者其长期听力预后也较好，但是有部分患者在术后出现肿瘤复发或新发肿瘤。所以对于 NF2 患者来说终生保留良好的听力具有非常大的难度。表 81.1 罗列了 NF2 相关 VS 手术干预后听力保留情况。

81.7.2　颅中窝减压术

对于听力快速恶化的 NF2 患者，通过颅中窝相关手术入路进行内听道减压可以使患者保留听力数年，且面神经损伤等手术并发症的风险也较低。但颅中窝减压术仅仅是一种姑息性治疗措施，并且可能会使得后续的干预变得更加复杂。

81.8　听觉脑干植入

听觉脑干植入已被用来恢复耳蜗神经被损伤的 NF2 患者的听力，并且可以在肿瘤切除后，一期手术植入。同期手术也减少了由于肿瘤切除后局部粘连等术后改变造成的听觉脑干植入困难。

既往研究表明，ABI 植入对于患者听力改善因人而异，变异性交大。虽然大多数患者的满意度很高，但可测量的听觉感知通常只包括听环境声音的能力，以及在有限的基础上理解讲话的能力。早期研究表明，只有大约 5% 的患者能够进行开放式语音识别。

近期多项研究表明了 ABI 植入可显著改善患者听力。提高手术效果的因素包括手术方法的选择、定位、器械的选择和术者的手术技巧。同时，为了达到最佳的手术效果，术中必须对脑干及其血管进行细致的处理。

81.9　总结

由于 NF2 患者的临床症状和体征变异性较大，因此无法就 NF2 相关 VS 的治疗决策做出统一说明。NF2 患者的治疗必须是个体化的。与散发性肿瘤相比，NF2 相关 VS 的外科治疗具有更多的挑战，包括不同颅神经损伤风险和随之带来的严重后果。

表81.1 NF2相关VS术后相关情况一览

作者（年份）	中心	时间	病例数/例	随访	肿瘤大小	手术入路	切除程度	复发率	FN结果	HP结果	其他并发症
Glasscock 等（1989）	Vanderbilt University, Nashville, TN	1970—1988	34例, 44VS	平均: 8.2年 (1~13年)	平均: 2.5cm	16TL 16RS 12MCF	NR	5%	HB I: 15 HB II: 8 HB III: 4 HB IV: 2 HB V: 1	67% (4/6) 恢复可用听力	脑积水: 5% 脑脊液漏: 11%
Slattery 等（2011）	House EarInstitute, Los Angeles, CA	1992—2004	35例, 47VS	平均: 2.8年	平均: 1.1cm (0.4~3.2cm)	100%MCF	NR	NR	HB I: 76% HB II: 7% HB III: 7% HB IV: 2% HB V: 5% HB VI: 2%	58%(23/40) 恢复可用听力	NR
Samii 等（2008）	International Neuroscience Institute, Hannover, Germany	超过35年	145例, 195VS	NR	NR	NR	GTR: 85% STR: 15%	NR	89% "解剖" 完整	65% "恢复可用听力"	NR
Friedman 等（2011）	House Clinic, Los Angeles, CA	2000—2010	37例, 55VS	平均: 60.7个月	平均: 1.0cm (0.3~2.1cm)	100%MF	GTR: 96% 少于GTR: 4%	60% 患者肿瘤复发于术野中, 9% 患者接受挽救性显微手术	HB I: 75% HB II: 19% HB III: 4% HB IV: 0% HB V: 0%	50% 恢复可用听力	NR
Odat 等（2011）	Gruppo Otologico, Paicenza, Italy	1988—2008	38例, 48VS	平均: 3.7年 (1个月~20年)	平均: 3.1cm (0.6~6cm)	扩大经迷路岩尖入路: 75% 经耳囊入路: 8% 经耳蜗入路: 2% RS: 12% MCF: 2%	GTR: 92% STR: 8%	2%	HB I: 35% HB II: 17% HB III: 23% HB IV: 2% HB V: 2% HB VI: 21%	43% (3/7) 恢复可用听力	围术期死亡率: 0% 脑脊液漏: 0% CSFleak: 0% 后组颅神经瘫: 6%
Tysome 等（2012）	Cambridge University Hospitals NHSTrust, Cambridge, UK	1981—2011	44例, 50VS	中位数: 8年 (1~28年)	中位数: 2.8cm	90%TL 10%RS	GTR: 78% NTR: 21%	无复发或再生	HB I: 33% HB II: 21% HB III: 30% HB IV: 2% HB V: 5%	20% (1/5) 恢复可用听力	1例围术期死亡 (肺栓塞)
Moffat 等（2013）	Cambridge University Teaching Hospitals NHSTrust, UK; Manchester RoyalInfirmary, UK	NR	128例, 148VS	平均: 12.4年 (1~30年)	平均: 3.1cm (1.1~5.5cm)	100%TL	GTR: 66% NTR: 24% STR: 5% 部分切除: 5%	13.9% (0 GTR后无复发)	HB I: 53% HB II: 8% HBIII: 22% HB VI~VI: 17%	NA (TL入路)	围术期死亡率: 1.6% 脑脊液漏: 2.5%
Nowak 等（2015）	Warszawski Uniwersytet Medyczny, Poland	1998—2014	30例, 51VS	平均: 5.3年 (1.5~15年)	平均: 2.8cm (0.8~5cm)	90%RS 4%TL 6%MCF	100%GTR 和 NTR (未作区分)	10%	HB I: 14% HB II: 35% HB III: 35% HB IV: 8% HB VI: 8%	14%(3/22) 恢复可用听力	后组颅神经瘫: 12% 第6颅神经瘫: 4% 脑积水: 2% 脑脊液漏: 4% 可用听力

缩写：CN, 脑神经; CSF, 脑脊液; VS, 前庭神经鞘瘤; GTR, 全切除; NTR, 近全切除; MCF, 颅中窝; NR, 没有报告; RS, 乙状窦后; TL, 经迷路; SH, 可用听力; PE, 肺栓塞

参考文献

[1] Evans DG, Howard E, Giblin C, et al. Birth incidence and prevalence of tumor?prone syndromes: estimates from a UK family genetic register service. Am J Med Genet A. 2010; 152A(2):327–332.

[2] Parry DM, Eldridge R, Kaiser-Kupfer MI, Bouzas EA, Pikus A, Patronas N. Neu?rofibromatosis 2 (NF2): clinical characteristics of 63 affected individuals and clinical evidence for heterogeneity. Am J Med Genet. 1994; 52(4):450–461.

[3] Evans DG, Ramsden RT, Shenton A, et al. Mosaicism in neurofibromatosis type 2: an update of risk based on uni/bilaterality of vestibular schwannoma at presentation and sensitive mutation analysis including multiple ligation?dependent probe amplification. J Med Genet. 2007; 44(7):424–428.

[4] Schwartz MS, Otto SR, Shannon RV, Hitselberger WE, Brackmann DE. Auditory brainstem implants. Neurotherapeutics. 2008; 5(1):128–136.

[5] Mukherjee P, Ramsden JD, Donnelly N, et al. Cochlear implants to treat deafness caused by vestibular schwannomas. Otol Neurotol. 2013; 34(7): 1291–1298.

[6] Dewan R, Pemov A, Kim HJ, et al. Evidence of polyclonality in neurofibroma?tosis type 2-associated multilobulated vestibular schwannomas. Neuro-oncol. 2015; 17(4):566–573.

[7] Mallory GW, Pollock BE, Foote RL, Carlson ML, Driscoll CL, Link MJ. Stereotac?tic radiosurgery for neurofibromatosis 2-associated vestibular schwannomas: toward dose optimization for tumor control and functional outcomes. Neurosurgery. 2014; 74(3):292–300, discussion 300–301.

[8] Nam SI, Linthicum FH, Jr, Merchant SN. Temporal bone histopatholoGyin neurofibromatosis type 2. Laryngoscope. 2011; 121(7):1548–1554.

[9] Feucht M, Griffiths B, Niemüller I, Haase W, Richard G, Mautner VF. Neurofi?bromatosis 2 leads to higher incidence of strabismological and neuro-oph?thalmological disorders. Acta Ophthalmol. 2008; 86(8):882–886.

[10] Aboukais R, Zairi F, Bonne NX, et al. Causes of mortality in neurofibromatosis type 2. Br J Neurosurg. 2014; 25:1–4.

[11] Plotkin SR, Stemmer-Rachamimov AO, Barker FG, II, et al. Hearing improve?ment after bevacizumab in patients with neurofibromatosis type 2. N Engl J Med. 2009; 361(4):358–367.

[12] Matyja E, Kunert P, Grajkowska W, Marchel A. Coexistence of meningioma and schwannoma in the same cerebellopontine angle in a patients with NF2. Folia Neuropathol. 2012; 50(2):166–172.

[13] Tysome JR, Macfarlane R, Durie-Gair J, et al. Surgical management of vestibu?lar schwannomas and hearing rehabilitation in neurofibromatosis type 2. Otol Neurotol. 2012; 33(3):466–472.

[14] Samii M, Gerganov V, Samii A. Microsurgery management of vestibular schwannomas in neurofibromatosis type 2: indications and results. Prog Neurol Surg. 2008; 21:169–175.

[15] Lloyd SK, Glynn FJ, Rutherford SA, et al. Ipsilateral cochlear implantation after cochlear nerve preserving vestibular schwannoma surgery in patients with neurofibromatosis type 2. Otol Neurotol. 2014; 35(1):43–51.

[16] Friedman RA, Goddard JC, Wilkinson EP, et al. Hearing preservation with the middle cranial fossa approach for neurofibromatosis type 2. Otol Neurotol. 2011; 32(9):1530–1537.

[17] Slattery WH, Hoa M, Bonne N, et al. Middle fossa decompression for hearing preservation: a review of institutional results and indications. Otol Neurotol. 2011; 32(6):1017–1024.

[18] Otto SR, Brackmann DE, Hitselberger WE, Shannon RV, Kuchta J. Multichannel auditory brainstem implant: update on performance in 61 patients. J Neuro?surg. 2002; 96(6):1063–1071.

[19] Matthies C, Brill S, Varallyay C, et al. Auditory brainstem implants in neurofi?bromatosis Type 2: is open speech perception feasible? J Neurosurg. 2014;120(2):546–558.

[20] Behr R, Colletti V, Matthies C, et al. New outcomes with auditory brainstem implants in NF2 patients. Otol Neurotol. 2014; 35(10):1844–1851.

[21] Glasscock ME 3rd, Woods CI, Jackson CG, Welling DB. Management of bilat eral acoustic tumors. Laryngoscope. 1989 May;99(5):475–484. PubMed PMID:2709934.

[22] Odat HA, Piccirillo E, Sequino G, Taibah A, Sanna M. Management strateGyof vestibular schwannoma in neurofibromatosis type 2. Otol Neurotol. 2011 Sep;32(7):1163–70. doi: 10.1097/MAO.0b013e3182267f17. PubMed PMID:21817944.

[23] Moffat DA, Lloyd SK, Macfarlane R, Mannion R, King A, Rutherford S, Axon PR, Donnelly N, Freeman S, Tysome JR, Evans DG, Ramsden RT. Outcome of trans labyrinthine surgery for vestibular schwannoma in neurofibromatosis type 2. Br J Neurosurg. 2013 Aug;27(4):446–53. doi: 10.3109/02688697.2013.771143. Epub 2013 Mar 8. PubMed PMID: 23472624.

[24] Nowak A, Dziedzic T, Czernicki T, Kunert P, Morawski K, Niemczyk K, Marchel A. StrateGyfor the surgical treatment of vestibular schwannomas in patients with neurofibromatosis type 2. Neurol Neurochir Pol. 2015;49(5):295–301. doi: 10.1016/j.pjnns.2015.06.008. Epub 2015 Jul 3. PubMed PMID: 26377980.

第 82 章　神经纤维瘤病 2 型的放射治疗

Amparo Wolf, Douglas Kondziolka

82.1　引言

神经纤维瘤病 2 型是一种常染色体显性遗传病，发病率为 1/60 000~1/25 000，其特征是双侧前庭神经鞘瘤（VS）。NF2 中的其他神经系统肿瘤包括其他颅神经和脊神经神经鞘瘤、脑膜瘤、室管膜瘤和胶质瘤。90%~95% 的 NF2 患者会发展成双侧 VS 患者。NF2 相关肿瘤其来源是因为染色体 22q12 的 NF2 肿瘤抑制基因的两个等位基因的失活而产生的。NF2 相关的 VS 倾向于浸润并累及耳蜗神经，导致 60% 的成人和 30% 的儿童出现渐进性感音神经性听力损失（SNHL）和高音耳鸣。NF2 相关的 VS 在复发方面比散发性肿瘤表现得更为积极，导致颅神经损伤的发生率更高。NF2 相关 VS 的治疗方案包括观察、药物治疗、显微手术和立体定向放射外科（SRS）。与散发性肿瘤一样，大 VS 导致脑干明显受压或脑积水的患者也需要手术治疗。在一些 NF2 患者中，SRS 起着重要的作用。本章的目的是回顾 NF2 相关 VS 中单分段 SRS 和多分段立体定向低分割或常规分割放射治疗的最新证据，因为这与肿瘤控制率、听力和面神经功能的预后有关。

82.2　NF2 相关的前庭神经鞘瘤的自然史

NF2 中 VS 的自然史以高度可变的生长率为特征，生长率随年龄呈负增长。最近对 46 例 NF2 患者进行的自然史研究中，74 例肿瘤患者平均随访 6 年，排除了病情更严重的患者，平均生长率为 1.4mm/a（0~8mm/a）。然而，已经报道了高达 10mm/a 的生长率。罕见的研究表明，VS 可能随着时间的推移而自发减小，特别是在 NF2 患者的对侧肿瘤切除后。生长率的异质性可能部分归因于 NF2 基因突变的类型（例如，无义或帧移突变产生截短的蛋白质与错义突变）和表型（Wishart 和 Gardner）。

未经治疗的 SNHL 自然史也不可预测。在一项研究中，在 NF2 患者中保守治疗双侧 VS 后，听力预后与肿瘤生长相关，在平均 6 年的随访中，听力保留率为 74%，但是只有 66% 的患者保留了双耳听力。初始肿瘤大小和生长率不能预测 NF2 患者的听力状况。第 80 章进一步回顾了 NF2 患者 VS 的自然史。

82.2.1　NF2 相关前庭神经鞘瘤的立体定向放射外科治疗：控制率

表 82.1 总结了迄今为止已发表的评估 SRS 后 NF2 相关 VS 患者肿瘤控制率的研究。据报道，在 NF2 患者中，SRS 提供了 70%~100% 的肿瘤控制率，2015 年报道的长期局部控制率为 80%。总的来说，VS 的 SRS 术后的 NF2 患者支持良好的局部控制，尽管从长期来看，与散发性 VS 患者相比，NF2 患者的局部控制相对较差，但后者在 10 年后仍可达到 98% 的控制。图 82.1 所示的 1 例 50 岁的 NF2 患者，双耳听力丧失，右侧和左侧 VS 的生长在连续的磁共振成像随访中是稳定的。患者接受了边缘剂量为 12Gy 的 SRS 治疗。在治疗后 4 年的随访中，右侧 VS 的大小有所减小。

局部控制的预测因素包括年龄、肿瘤体积、边缘剂量和 NF2 表型。NF2 肿瘤中较高的边缘剂量可能导致肿瘤控制的改善；然而，没有研究直接以前瞻性和随机的方式对此进行研究。考虑到他们的机构在 1996 年之前一直使用 14Gy 的边际剂量，Mayo 诊所的一份回顾性报告研究了剂量对肿瘤反应的影响。他们报告说，SRS 后肿瘤体积缩小的中位边缘剂量为 15.5Gy，而治疗后肿瘤继续生长的中位边缘剂量为 13Gy。在 Mathieu 等的研究中，较高的辐射剂量对肿瘤控制率没有影响，但确实影响了听力保护和并发症的发生率。据报道，与非侵袭性的 NF2 表型患者相比，侵袭性的 NF2 患者 SRS 后无进展生存率降低。

82.2.2　NF2 相关前庭神经鞘瘤的立体定向放射外科治疗：NF2 的功能性结局

患有双侧 VS 的患者随着时间的推移有完全听力丧失的风险。为了最大限度地延长听力寿命，对于 VS 较小的 NF2 患者，只有在肿瘤进展生长被证实后，才采用 SRS 或微创疗法对其进行保守治疗。总之，表 82.1 中回顾的研究表明，SRS 术后听力保留率为 25%~78%。

VS 的 SRS 后听力结果部分与所用辐射剂量有关，即使在降低边缘剂量（<13Gy）的情况下，NF2 患者也可能在 SRS 后出现听力损失，并以肿瘤控制为代价。NF2 患者在 SRS 后也可能会出现听力损失，术前听力状况是 SRS 后保留听力的重要决定因素。一些人主张

表 82.1　NF2 相关前庭神经鞘瘤立体定向放射外科治疗的研究总结

研究（年份）	患者数/肿瘤数	剂量/Gy	肿瘤体积/cm³	局部肿瘤控制	平均随访时间/月	听力保留/%	颅神经Ⅶ损伤	颅神经Ⅴ损伤	MT
Subach 等（1999）	40/45	15	4.8	98%	36	43%（1992 年以前）67%（1992 年以后）	19%	6%	NR
Kida 等（2000）	20/20	13	2.4	100%	33.6	33.3%	0%	0%	NR
Rowe 等（2003）	96/122	15.2	4.6	52% 8 年	51	38% 3 年	5%	2%	NR
Roche 等（2004）	37/50	12.3	3.5	85% 10 年	62	36% 5 年	2%	NA	NA
Mathieu 等（2007）	62/74	14	5.7	81% 15 年	53	48% 5 年	8%	4%	0
Phi 等（2009）	30/36	12.1	3.2	66% 5 年	36.5	33% 5 年	3.3%	3.3%	0
Sharma 等（2010）	30/54	12	3.7	67.3% 5 年	26.6	66.7%	3.1%	0%	0
Massager 等（2013）	18/25	12	2.04	80.2% 5 年	52.8	78%	0%	0%	0
Mallory 等（2014）	26/32	14	2.7	85% 5 年	91.2	25%	50%	NR	NR
SUN 等（2014）	46/73	12.9	5.1	87% 5 年 41% 10 年	109	31.9%	5%	8%	NR

缩写：MT，恶性转移；NA，无法统计；NR，未报告

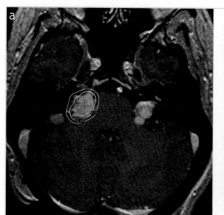
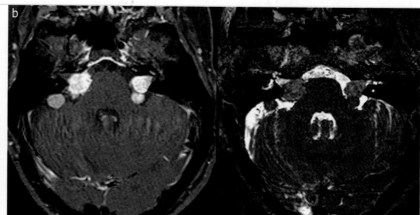

图 82.1　1 例 50 岁 NF2 患者接受右侧前庭神经鞘瘤 SRS 治疗的 MRI 影像。（a）SRS 治疗计划 50% 的剂量曲线周边剂量为 12Gy。（b）SRS 治疗后 4 年 T1 增强轴位和 T2 MRI 显示右侧前庭神经鞘瘤变小，左侧相对稳定

在肿瘤生长初期进行干预，然后植入耳蜗或听性脑干，尽管取得了不同的成功。另外，有些团队在分期或一次手术中使用 SRS 治疗双侧 VS，并发现与单侧治疗相比的听力结果。

　　关于面神经结果，就像听力结果一样，很难区分是 NF2 VS 的自然病程导致还是 SRS 引起的延迟性并发症。总的来说，表 82.1 中的研究表明，92%~100% 的患者的面神经功能保留率低于散发性肿瘤的报告结果（>99%）。从这些研究中，我们还可以推断出，随着放射剂量的增加，面部神经功能有下降的趋势。最大剂量大于 28Gy 可预测出现面部无力、三叉神经病变或前庭功能障碍等并发症。此外，面神经结果在 NF2 中可能混淆了先前的手术和可能存在的面部神经鞘瘤。值得注意的是，表 82.1 中的一些研究报告了 1992 年以

前接受治疗的患者，因此，没有使用当前的放射外科技术，包括用于靶向的磁共振成像和更复杂的治疗计划。目前的功能结果应优于先进的放射外科技术，与其他类型的肿瘤一样。

82.3　NF2 相关前庭神经鞘瘤的分割放射治疗

　　NF2 患者很少使用基于直线加速器（LINAC）的单次放射外科或多次低分割或常规分割放射治疗，Fuss 等 29 报道了 10 例 NF2 患者，他们接受了传统的基于直线加速器的立体定向放射治疗，在平均 42 个月的随访后，没有发现同侧进展。Meijer 等研究了 25 例 NF2 患者，他们接受了直线加速器单期放疗或多期分割放疗，结果显示在 109 个月内没有肿瘤进展。在另一项

对比研究中，当 SRS 的边缘剂量小于 13Gy 时，两组的肿瘤控制率和听力保留率相似，其中包括 16 例 NF2 患者。在听力正常的 NF2 患者中，1 年时听力保留率为 85%，2 年时为 83%，5 年时为 78%。

82.4　立体定向放射外科治疗其他 NF2 相关肿瘤

在 NF2 患者中脑膜瘤发生率为 45%~58%，单机构研究在 NF2 相关脑膜瘤中 SRS 的有效性，没有组织学证据，Liu 等报道 5 年局部肿瘤控制率为 92%，新的远处肿瘤的发生率为 77%。无论是放射外科还是外科，重复治疗的平均时间为 38 个月。在一项对 46 例 122 个非 NF2 肿瘤（其他神经鞘瘤、脑膜瘤）患者进行长期随访的研究中，报告了 85% 的局部肿瘤控制率，平均随访 109 个月。尽管目前的研究有限，但 SRS 可在 NF2 相关脑膜瘤和其他神经鞘瘤中提供良好的局部肿瘤控制。

82.5　NF2 中的恶性转化

特别是考虑到 NF2 患者的遗传倾向性，SRS 后有可能发生恶性转化或形成新的恶性肿瘤。在最近发表的文献回顾中，SRS 后已经有 29 个发生恶性转化后的报道（分割放射治疗），约 40% 患有 NF2。然而，目前的数据表明，这种风险是非常低的，在表 82.1 中报告的恶性转化研究中，没有观察到。在一项来自英国谢菲尔德的近 5000 例人群研究中，放射外科术后的恶性肿瘤没有增加。回顾性分析 118 例 NF2 患者，随访 900 例患者，其中 1 例可能发生 VS 恶性转化，尽管肿瘤在放射外科手术前表现出很强的侵袭性和快速生长。另一名患者在 SRS 术后 3 年就复发胶质母细胞瘤，但没有关于其发生部位的详细报道。此外，高达 4% 的 NF2 患者可以发展为胶质瘤。根据 Seferis 等的分析，报告称 20 年以上放疗后恶性转化的总风险为 25.1/100 000，如果排除 NF2 病例，则下降到 15.6/100 000，而未接受放疗的患者为 1.32/100 000~2.08/100 000。许多研究的局限性在于缺乏组织学检查来证实先前的良性病变。因此，在这时，NF2 患者可能比散发性 VS 患者更容易发生恶性转化，尽管总体风险仍然很低。第 24 章进一步回顾了 VS 中的恶性转化问题。

82.6　总结

立体定向放射外科手术在 VS 的 NF2 患者中提供了高的长期肿瘤控制率、较低的面神经损伤风险和维持有效听力的可能性。NF2 的管理模式正在演变，目前正在研究新的治疗策略，包括放射外科治疗与药物（贝伐单抗、酪氨酸激酶抑制剂）的联合应用，期望改善双侧肿瘤控制和维持长期听力和面神经功能。

参考文献

[1] Evans DG, Howard E, Giblin C, et al. Birth incidence and prevalence of tumorprone syndromes: estimates from a UK family genetic register service. Am J Med Genet A. 2010; 152A(2):327–332.

[2] Asthagiri AR, Parry DM, Butman JA, et al. Neurofibromatosis type 2. Lancet. 2009; 373(9679):1974–1986.

[3] Jääskeläinen J, Paetau A, Pyykkö I, Blomstedt G, Palva T, Troupp H. Interface between the facial nerve and large acoustic neurinomas. Immunohistochemical study of the cleavage plane in NF2 and non-NF2 cases. J Neurosurg. 1994; 80(3):541–547.

[4] Ruggieri M, Praticò AD, Evans DG. Diagnosis, management, and new therapeutic options in childhood neurofibromatosis type 2 and related forms. Semin Pediatr Neurol. 2015; 22(4):240–258.

[5] Samii M, Matthies C, Tatagiba M. Management of vestibular schwannomas (acoustic neuromas): auditory and facial nerve function after resection of 120 vestibular schwannomas in patients with neurofibromatosis 2. Neurosurgery. 1997; 40(4):696–705.

[6] Peyre M, Goutagny S, Bah A, et al. Conservative management of bilateral vestibular schwannomas in neurofibromatosis type 2 patients: hearing and tumor growth results. Neurosurgery. 2013; 72(6):907–913, discussion 914, quiz 914.

[7] Baser ME, Mautner VF, Parry DM, Evans DG. Methodological issues in longitudinal studies: vestibular schwannoma growth rates in neurofibromatosis 2. J Med Genet. 2005; 42(12):903–906.

[8] Dirks MS, Butman JA, Kim HJ, et al. Long-term natural history of neurofibromatosis Type 2-associated intracranial tumors. J Neurosurg. 2012; 117(1): 109–117.

[9] Harris GJ, Plotkin SR, Maccollin M, et al. Three-dimensional volumetrics for tracking vestibular schwannoma growth in neurofibromatosis type II. Neurosurgery. 2008; 62(6):1314–1319, discussion 1319–1320.

[10] von Eckardstein KL, Beatty CW, Driscoll CLW, Link MJ. Spontaneous regression of vestibular schwannomas after resection of contralateral tumor in neurofibromatosis Type 2. J Neurosurg. 2010; 112(1):158–162.

[11] Evans DG, Trueman L, Wallace A, Collins S, Strachan T. Genotype/phenotype correlations in type 2 neurofibromatosis (NF2): evidence for more severe disease associated with truncating mutations. J Med Genet. 1998; 35(6):450–455.

[12] Fisher LM, Doherty JK, Lev MH, Slattery WH. Concordance of bilateral vestibular schwannoma growth and hearing changes in neurofibromatosis 2: neurofibromatosis 2 natural history consortium. Otol Neurotol. 2009; 30(6): 835–841.

[13] Masuda A, Fisher LM, Oppenheimer ML, Iqbal Z, Slattery WH, Natural History Consortium. Hearing changes after diagnosis in neurofibromatosis type 2. Otol Neurotol. 2004; 25(2):150–154.

[14] Mathieu D, Kondziolka D, Flickinger JC, et al. Stereotactic radiosurgery for vestibular schwannomas in patients with neurofibromatosis type 2: an analysis of tumor control, complications, and hearing preservation rates. Neurosurgery. 2007; 60(3):460–468, discussion 468–470.

[15] Chopra R, Kondziolka D, Niranjan A, Lunsford LD, Flickinger JC. Long-term follow-up of acoustic schwannoma radiosurgery with marginal tumor doses of 12 to 13Gy. Int J Radiat Oncol Biol Phys. 2007; 68(3):845–851.

[16] Subach BR, Kondziolka D, Lunsford LD, Bissonette DJ, Flickinger JC, Maitz AH. Stereotactic radiosurgery in the management of acoustic neuromas associated with neurofibromatosis Type 2. J Neurosurg. 1999; 90(5):815–822.

[17] Kida Y, Kobayashi T, Tanaka T, Mori Y. Radiosurgery for bilateral neurinomas associated with neurofibromatosis type 2. Surg Neurol. 2000; 53(4):383–389, discussion 389–390.

[18] Rowe JG, Radatz MWR, Walton L, Soanes T, Rodgers J, Kemeny AA. Clinical experience with gamma knife stereotactic radiosurgery in the management of vestibular schwannomas secondary to type 2 neurofibromatosis. J Neurol Neurosurg Psychiatry. 2003;74(9):1288–1293.

[19] Roche P-H, Robitail S, Thomassin J-M, Pellet W, Régis J. [Surgical management of vestibular schwannomas secondary to type 2 neurofibromatosis]. Neurochirurgie. 2004; 50(2–3, Pt 2):367–376.

[20] Phi JH, Kim DG, Chung H-T, Lee J, Paek SH, Jung H-W. Radiosurgical treatment of vestibular schwannomas in patients with neurofibromatosis type 2: tumor control and hearing preservation. Cancer. 2009; 115(2):390–398.

[21] Sharma MS, Singh R, Kale SS, Agrawal D, Sharma BS, Mahapatra AK. Tumor control and hearing preservation after Gamma Knife radiosurgery for vestibular schwannomas in neurofibromatosis type 2. J Neurooncol. 2010; 98(2): 265–270.

[22] Massager N, Delbrouck C, Masudi J, De Smedt F, Devriendt D. Hearing preservation and tumour control after radiosurgery for NF2-related vestibular schwannomas. B-ENT. 2013; 9(1):29–36.

[23] Mallory GW, Pollock BE, Foote RL, Carlson ML, Driscoll CL, Link MJ. Stereotactic radiosurgery for neurofibromatosis 2-associated vestibular schwannomas: toward dose optimization for tumor control and functional outcomes. Neurosurgery. 2014; 74(3):292–300, discussion 300–301.

[24] Sun S, Liu A. Long-term follow-up studies of Gamma Knife surgery for patients with neurofibromatosis Type 2. J Neurosurg. 2014; 121(December) Suppl:143–149.

[25] Carlson ML, Breen JT, Driscoll CL, et al. Cochlear implantation in patients with neurofibromatosis type 2: variables affecting auditory performance. Otol Neurotol. 2012; 33(5):853–862.

[26] Matthies C, Brill S, Kaga K, et al. Auditory brainstem implantation improves speech recognition in neurofibromatosis type II patients. ORL J Otorhinolaryngol Relat Spec. 2013; 75(5):282–295.

[27] Flickinger JC, Kondziolka D, Niranjan A, Maitz A, Voynov G, Lunsford LD. Acoustic neuroma radiosurgery with marginal tumor doses of 12 to 13Gy. Int J Radiat Oncol Biol Phys. 2004; 60(1):225–230.

[28] Rowe J, Grainger A, Walton L, Radatz M, Kemeny A. Safety of radiosurgery applied to conditions with abnormal tumor suppressor genes. Neurosurgery. 2007; 60(5):860–864, discussion 860–864.

[29] Fuss M, Debus J, Lohr F, et al. Conventionally fractionated stereotactic radiotherapy (FSRT) for acoustic neuromas. Int J Radiat Oncol Biol Phys. 2000; 48 (5):1381–1387.

[30] Meijer OWM, Vandertop WP, Lagerwaard FJ, Slotman BJ. Linear acceleratorbased stereotactic radiosurgery for bilateral vestibular schwannomas in patients with neurofibromatosis type 2. Neurosurgery. 2008; 62(5) Suppl:A37–A42, discussion A42–A43.

[31] Combs SE, Welzel T, Schulz-Ertner D, Huber PE, Debus J. Differences in clinical results after LINAC-based single-dose radiosurgery versus fractionated stereotactic radiotherapy for patients with vestibular schwannomas. Int J Radiat Oncol Biol Phys. 2010; 76(1):193–200.

[32] Liu A, Kuhn EN, Lucas JT, Jr, Laxton AW, Tatter SB, Chan MD. Gamma Knife radiosurgery for meningiomas in patients with neurofibromatosis Type 2. J Neurosurg. 2015; 122(3):536–542.

[33] Seferis C, Torrens M, Paraskevopoulou C, Psichidis G. Malignant transformation in vestibular schwannoma: report of a single case, literature search, and debate. J Neurosurg. 2014; 121(December) Suppl:160–166.

[34] Rowe J, Grainger A, Walton L, Silcocks P, Radatz M, Kemeny A. Risk of malignancy after gamma knife stereotactic radiosurgery. Neurosurgery. 2007; 60 (1):60–65, discussion 65–66.

第83章 NF2 患者前庭神经鞘瘤的药物治疗

Nicholas L. Deep, Matthew L. Carlson, Scott R. Plotkin

83.1 引言

神经纤维瘤病 2 型（NF2）的标志是双侧前庭神经鞘瘤（VS）的发展。尽管组织学上良性，但 VS 是 NF2 患者致残的重要发病原因，考虑到他们的双侧表现、发病年龄较早，邻近其他重要神经血管结构和治疗后复发的可能性大。并存低位颅神经神经鞘瘤、脑膜瘤和脊髓室管膜瘤，使临床决策更加复杂。VS 的常规治疗选择包括手术切除、立体定向放射治疗和观察。目

前，美国尚无批准的 VS 药物疗法。由于治疗 VS 的潜在高发病率，特别是在 NF2 人群中，开发新的医学疗法作为替代已成为当务之急。幸运的是，近年来，在对 NF2 肿瘤生物学的理解上取得了突破，发现了一些重要的表面受体和细胞内信号传导途径，这些表面受体和细胞内信号通路与 NF2 相关性肿瘤的生长和存活相关（在本章中有进一步回顾）。目前，已经开发出针对该分子途径的各个组成部分的药物，并已在临床前和临床试验中进行了测试（图 83.1、图 83.2）。在

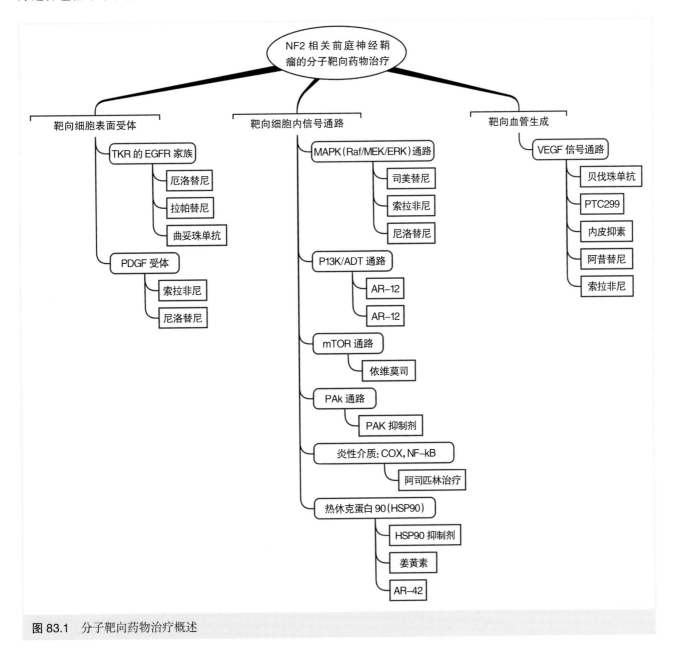

图 83.1 分子靶向药物治疗概述

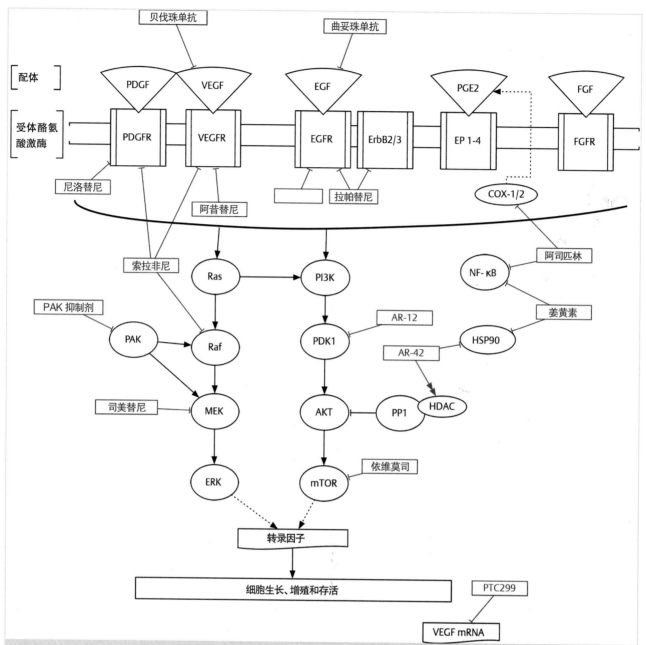

图83.2 前庭神经鞘瘤的药物治疗靶标。当前的策略通过阻断表面受体或细胞内信号传导途径靶向异常的 Merlin 控制的生长调节剂通路和（或）通过抑制新血管生成靶向肿瘤微环境（内皮细胞）。受体酪氨酸激酶（VEGFR、PDGFR、EGFR 和 ErbB2 / 3）在 NF2 缺陷型细胞中过度表达，从而导致肿瘤发生。抑制其配体（例如 VEGF、EGF、PGE2）或受体本身可抑制其下游信号传导，从而抑制肿瘤生长。多种促肿瘤信号通路在缺乏 Merlin 的细胞中被激活，并且存在明显的"串扰"，导致治疗失败或耐药。小分子抑制剂（以"–inib"结尾的抑制剂）意义新颖，它们能够穿过细胞膜以影响细胞表面受体的细胞内结构域，并且还能够阻止细胞内各种下游信号通路的激活。但是这可能会增加其抑制作用的广度，但也可能导致更多的"脱靶"不良副作用。HDACI（AR–42）治疗机制新颖，它们可通过 AKT 与蛋白质磷酸酶1（PP1）的相互作用而间接地使 AKT 去磷酸化（失活）

本章中，我们将审查当前候选药物在 NF2 患者中用于治疗 VS 的药物。

83.2　前庭神经鞘瘤的医学治疗试验设计

对于 NF2 患者而言，理想的药物应该：（1）永久缩小或根除肿瘤，而不是简单地暂时停止其生长；（2）可使患者中止因肿瘤侵犯而造成的听力丧失或潜在的逆转感觉神经性听力丧失；（3）由于 VS 和脑膜瘤经常并存，因此可同时治疗它们；（4）在成人和儿童中使用都是安全的，特别是由于许多 NF2 患者在青春期被诊断出；（5）具有最小的副作用并且易于给药。

迄今为止，一些临床前和临床研究已朝着这些目标取得了进展。这些研究聚焦于患有进行性或症状性 VS 的 NF2 患者。尽管如此，在散发性 VS 中的测试也显示出功效，可能是因为这两种形式的 VS 具有类似的病理生物学特点：Merlin 缺乏。事实上，大约 90% 的散发性 VS 具有体细胞 NF2 突变。当前，评估药物疗效的主要基准包括听力结果通过言语辨别力（单词识别）得分和基于肿瘤体积变化的放射学结果进行测量。理想的药物可以永久根除肿瘤，这样通过保留听力或避免手术也可以改善患者的生活质量，即使是暂时的。因此，近来 NF2 患者中其他具有临床意义的终点受到越来越多的关注，包括"无进展生存期"和"疾病进展时间"，因为延迟疾病进展在 NF2 患者中非常可取。

83.3　靶向血管生成

血管内皮生长因子（VEGF）在 VS 和周围内皮细胞中均被过表达。因此，用血管生成抑制剂靶向肿瘤的血液供应是 VS 药物治疗的一种治疗方法。

83.3.1　贝伐珠单抗

贝伐珠单抗（Avastin，Roche）是 FDA 批准用于多种癌症的人源化抗 VEGF-A 单克隆抗体，是用于治疗与 NF2 相关的 VS 的首批药物之一（表 83.1）。在回顾性研究中，贝伐珠单抗在大约 50% 的进行性 VS 患者中改善了其听力和缩小了肿瘤的体积（定义为单词识别得分提高超过 95%，且 ≥ 20% 的肿瘤体积减小）。最近一项针对 14 例 NF2 患者的多中心二期临床试验（NCT01207687）发现，在 36% 的患者（持续 ≥ 3 个月）中有听力改善，在 43% 的患者中有影像学缩小，从而证实贝伐珠单抗在 NF2 和进行性症状性 VS 患者中的疗效和安全性。

据推测，贝伐珠单抗减小肿瘤体积的机制是继发于血管通透性降低和新血管生长减少的作用，而不是

具有直接的抗增殖作用。不幸的是，在停药 6 个月或更长的随访时间内，肿瘤会继续长大，同时停药后也发现肿瘤再生；因此，为了维持临床疗效，需要延长治疗时间。鉴于贝伐珠单抗的长期毒性发生率相对较高，即高血压（58%）和蛋白尿（62%），在临床上可能具有挑战性。此外，贝伐珠单抗会影响切口愈合。这对于 NF2 患者尤为重要，他们经常同时患有其他肿瘤，可能需要手术治疗。另一项正在进行的临床试验（NCT01767792）研究了贝伐珠单抗用于治疗儿童和青少年合并有 NF2 相关的 VS 引起的听力下降，这将进一步扩大该研究的相关进展。

83.3.2　潜在的靶向血管生成的未来疗法

鉴于先前用贝伐珠单抗在 NF2 患者中取得了初步成功，有研究也探索了靶向 VEGF 的其他方法。通过蛋白水解性切割胶原蛋白 X Ⅷ形成的重组人内皮抑素可通过与细胞内多条细胞通路的相互作用而抑制血管内皮细胞的迁移，从而阻止血管的形成。北京天坛医院正在进行一项二期临床试验（NCT02104323），使用内皮抑素治疗 NF2 相关肿瘤。阿昔替尼（Inlyta、Pfizer）是一种选择性酪氨酸激酶抑制剂（TKI），主要拮抗 VEGF 受体 –1、–2、–3，是另一种很有希望的抗血管生成小分子，目前正在合并进展性 VS 的 NF2 患者中进行二期临床试验。最后，PTC299（PTC Therapeutics；South Plainfield，NJ）是在转录后水平抑制 VEGF 的小分子，与 VEGF mRNA 的 5′– 和 3′– 非翻译区结合，从而抑制了其表达。根据 Clinicaltrials.gov 的规范，先前有一项与之相关的临床试验被紧急暂停。

83.4　酪氨酸激酶受体的表皮生长因子家族

在 NF2 中，Merlin 蛋白的功能障碍或缺失会导致表皮生长因子家族（EGFR）受体酪氨酸激酶（RTK），特别是 EGFR/ErbB1、ErbB2 和 ErbB3 的异常激活，从而导致细胞增殖及对细胞死亡的抵抗力增强。在多项大型临床前试验中已经检测了靶向 EGFR/ErbB2 途径的药物，并已证明其可减少神经鞘瘤细胞的增殖。

83.4.1　厄洛替尼

厄洛替尼（Tarceva，Genentech）是经 FDA 批准用于治疗非小细胞肺癌和胰腺癌的口服 EGFR——选择性 RTK 抑制剂。在一项使用 VS 异种移植物比较厄洛替尼与曲妥珠单抗（抗 ErbB 单克隆抗体）的体内疗效的研究中，两种药物均显著抑制了 VS 异种移植物的生长。然而，只有厄洛替尼（而非曲妥珠单抗）会增加

表 83.1　与 NF2 相关的 VS 的分子靶向药物治疗候选物

药物	靶标	结果[a]	状态（Clinical Trials.gov 标记符）
具有临床疗效的候选药物			
贝伐珠单抗	VEGF mAB	听力改善 57%，肿瘤缩小 53%（回顾性）36% 确认的听力反应，57% 的听力证明，43% 的肿瘤缩小（二期试验）	已完成（NCT01207687）和正在进行的（NCT01767792）二期试验
拉帕替尼	EGFR 和 ErbB2	听力改善 30.8%，肿瘤缩小 23.5%；（+）临床前疗效	二期试验已完成（NCT00973739）0 期试验正在进行中（NCT00863122）
厄洛替尼	EGFR	无体积或听觉反应；（+）临床前疗效	没有有效的临床试验
Everolimus	mTORC1	没有体积或听觉上的反应，但研究受到少数患者的限制，其中许多患者先前的药物治疗无效；（+）临床前疗效	二期试验完成（NCT01490476、NCT01419639）正在进行中（NCT01345136）
阿司匹林	COX 酶，IKB 激酶	阿司匹林使用者与自发性 VS 增长之间存在显著的负相关（OR：0.50）	没有有效的临床试验
显示临床前期疗效的候选药物			
Nilotinib	PDGFR、c-KIT、bcr-abl	（+）临床前疗效	正在进行二期试验（NCT01201538）
AR-42	HDACI	（+）临床前疗效	正在进行 0 期试验（NCT02282917）
AR-12	PDK-1	（+）临床前疗效	没有有效的临床试验
索拉非尼	PDGFR、c-Raf、VEGFR-2	（+）临床前疗效	没有有效的临床试验
塞鲁米替尼	MEK1/2	（+）临床前疗效	没有有效的临床试验
其他候选药物			
阿昔替尼	VEGFR-1/2/3	VS 中没有临床前研究	二期试验正在进行中（NCT02129647）
内皮抑素	VEGF、TNF-α	VS 中没有临床前研究	二期试验正在进行中（NCT02104323）
PTC299	VEGF mRNA	VS 中没有临床前研究	二期试验正在进行中（NCT00911248）

[a]：各研究之间结果的直接比较受到研究之间用于改善听力和肿瘤体积反映的变量定义的限制

VS 细胞的死亡。不幸的是，一项回顾性临床研究对 11 例 NF2 合并进行性 VS 的患者采用了厄洛替尼的治疗，结果并未取得影像学上的良好反应，尽管有 3 例患者（27%）延长了病情稳定的时间或减慢了肿瘤的生长速度，上述结果表明该药具有一定的细胞抑制作用。有趣的是，其中 5 例患者继续接受贝伐珠单抗治疗，4 例患者表现出影像学或听力反应，这表明贝伐珠单抗可能对这些 VS 患者的治疗效果更显著。

83.4.2　拉帕替尼

拉帕替尼（Tykerb，GlaxoSmithKline）是一种小分子 RTK 抑制剂，具有口服活性，可逆性抑制 EGFR 以及 ErbB232，从而阻止 EGFR 和（或）表达 ErbB2 的肿瘤细胞系和动物异种移植物中 ERK1/2 与 AKT 的磷酸化及活化。根据细胞类型，拉帕替尼可能具有抗细胞生长或细胞毒性的抗肿瘤作用。基于拉帕替尼在神经鞘瘤模型中的有效性的临床前证据，拉帕替尼在成人和儿童患有 NF2 相关肿瘤中开展了二期临床试验（NCT00973739）。研究者报告其肿瘤体积和听觉反应率分别为 23.5% 和 30.8%，优于 10 例厄洛替尼治疗患者的回顾性研究结果。然而，拉帕替尼起反应的持续时间很短，患者随后出现了肿瘤的再生长。此外，这些结果劣于贝伐单抗的一项回顾性研究所获得的结果，该研究中有70%的患者实现了容积反应（定义为≥15%的体积减少），而57.1%的患者听力有显著改善。此外，接受拉帕替尼治疗的患者合并的脑膜瘤并未出现缩小，反而有些患者合并的这些肿瘤有进展。一项0期试验（NCT00863122）探讨拉帕替尼治疗肿瘤及其靶标的研究正在进行中。

83.5 MAPK（Raf / MEK / ERK）通路

MAPK或Raf/MEK/ERK通路是多个上游信号的关键汇合点，并受生长因子受体如血小板衍生的生长因子受体（PDGFR）和ErbB2的影响。临床前研究已证明MAPK的过表达缺乏NF2的细胞中的PDGFR，可导致ERK1/2和AKT途径的持续活化，最终导致细胞增殖和肿瘤生长。

83.5.1 尼洛替尼

尼洛替尼（Nilotinib, Tasigna, Novartis Pharmaceuticals）是第二代小分子RTK抑制剂，靶向PDGFR，也靶向c-KIT和BCRABL癌蛋白等细胞内分子。Nilotinib临床前模型中已成功抑制肿瘤的生长，长期使用可诱导细胞凋亡，这表明其细胞毒性作用可减少肿瘤的大小。目前，加拿大正在进行一项尼洛替尼用于治疗VS的二期研究（NCT01201538）。

83.5.2 索拉非尼

索拉非尼（Sorafenib, Nexavar, 拜耳制药）是一种PDGFR、VEGFR-2/-3与c-Raf的RTK抑制剂，临床前研究发现其可能通过受体下调和抗血管生成机制抑制了神经鞘瘤细胞的增殖。不幸的是，索拉非尼具有严重的副作用，因此它不是一个理想的药物，因为用来治疗生长缓慢的肿瘤（如VS）的药物通常需要长期使用。

83.5.3 塞鲁米替尼

塞鲁米替尼（Selumetinib, AZD6244, AstraZeneca）是一种新型药物，可选择性抑制MEK1/2（Raf激酶仅有的已知催化底物之一），并且是诱导ERK1/2活化和细胞增殖的多个级联反应的汇聚点。Selumetinib可完全抑制PDGF-DD介导的人类原发性神经鞘瘤细胞中ERK1/2的活化和细胞增殖，并在与Nilotinib联合使用时显示出更强的抑制作用，表明用于联合治疗的潜在价值。目前，尚无将Selumetinib用于VS治疗的临床研究。

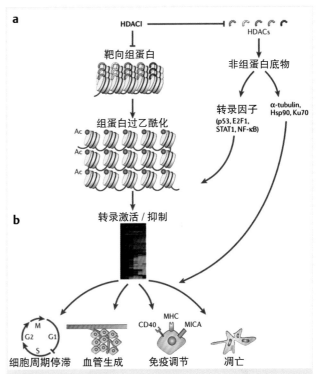

图83.3 组蛋白脱乙酰基酶抑制剂（HDACI）的作用机理。（a）HDACI抑制组蛋白的脱乙酰基作用，使染色质支架呈现出更宽松的开放构象，从而促进基因转录。这些基因的表观遗传修饰表达导致凋亡基因的上调和存活基因的下调，这有效地降低了肿瘤细胞的凋亡阈值。（b）此外，HDACI能够与非组蛋白相互作用，诱导细胞周期停滞，调节PI3K / AKT或MEK / ERK信号通路，通过降低VEGF的表达抑制血管生成，并通过上调某些表面受体来增强肿瘤细胞的抗原性

83.6 PI3K / AKT 途径

VS的免疫组织化学研究显示，非常重要的生长调节信号传导通路，即PI3激酶/AKT通路也被异常激活。

83.6.1 AR-42

AR-42（OSU-HDAC42；ARNO Therapeutics, Parsippany, NJ）是称为组蛋白脱乙酰基酶抑制剂（HDACI）的一类新型抗肿瘤药物的一部分。HDACI通过多种细胞信号传导通路诱导细胞周期停滞或细胞凋亡，从而抑制肿瘤生长（图83.3）。已有研究表明AR-42通过诱导AKT的失活从而抑制神经鞘瘤异种移植物和脑膜瘤细胞的生长。此特点对经常合并这些肿瘤的NF2患者特别有益。之前有一项AR-42的0期试验，主要是针对NF2患者合并进展性的VS和脑膜瘤（NCT02282917）。

83.6.2 AR-12

AR-12（OSU-03012；ARNO Therapeutics，Parsippany，NJ）是一种新型的磷酸肌醇依赖性激酶1（PDK1）抑制剂，衍生自环氧合酶2（COX-2）抑制剂 Celebrex。PDK1 是上游关键性的磷酸化并激活 AKT 的激酶，促进肿瘤生长；并且可阻断 PDK1 抑制，抑制体内肿瘤的生长，这与 AKT 磷酸化的下调有关。目前尚无采用 AR-12 治疗 VS 的临床研究。

83.7 mTOR 途径

Merlin 是雷帕霉素复合物1（mTORC1）哺乳动物靶标的负调节剂，而 NF2 患者中 Merlin 的丢失可导致 mTORC1 的活化并促进 NF2 相关肿瘤的发展。由于 Merlin 可不依赖于 AKT 或 MAPK 的活化，而直接调节 mTOR 的活性，因此可能需要独立的 mTORC1 抑制剂来抑制细胞的生长。

83.7.1 依维莫司（雷帕霉素类似物）

依维莫司（Afinitor，RAD001；Novartis）是 mTORC1 的口服抑制剂，并已获得 FDA 批准用于晚期肾细胞癌和其他肿瘤。临床前研究表明，抑制 mTORC1 可能会延迟细胞生长，但不能完全抑制 Merlin 缺陷细胞的肿瘤发生。还有证据表明，mTORC1 的抑制作用还可以抑制 VEGF，从而抑制肿瘤的血管生成。有 2 项采用依维莫司治疗 NF2 合并进展性 VS 的二期临床试验（NCT01419639，NCT01490476），结果未见明显的肿瘤缩小。重要的是，Goutagny 等观察到依维莫司具有稳定或延缓肿瘤生长的潜力，这可能对 NF2 患者有价值，但随着药物的停止"反弹"生长也就出现了。该药物通常具有良好的耐受性、轻度毒性，在儿童中使用也是安全的。一项正在进行的 0 期试验（NCT01880749）和另一项二期试验（NCT01345136）正在研究依维莫司对 NF2 相关的 VS 和脑膜瘤的影响。

83.8 针对炎症的介导者

已证明环加氧酶2（COX-2）及其下游产物包括前列腺素 E2 在人 VS 中异常表达，其活性与 VS 细胞增殖速率相关。此外，核因子κB（NFκB）是一种在人 VS 样本中过表达的转录因子，该转录因子可协调 300 多个下游基因的免疫原性应答并影响细胞的生长、增殖和存活。

阿司匹林

阿司匹林不可逆地使 COX 酶失活，并可阻断 IκB 激酶，也是已知的 NFκB 活化的抑制剂。回顾性研究

发现，阿司匹林的使用与 VS 的生长呈反比，在体外具有抑制细胞生长的作用，可使原代 VS 培养物的生长速度降低一半。鉴于阿司匹林毒性低，使用阿司匹林控制 VS 生长可能是非常有吸引力的治疗选择，尤其是考虑到每日阿司匹林的其他益处。计划将来采用 COX-2 选择性抑制剂（如 Celecoxib）治疗 VS 进行临床试验，并且预估可能会出现类似的疗效，但不会出现长期使用一般的 COX 抑制剂引起的不良反应，如胃肠道出血或溃疡。

83.9 未来研究

治疗 NF2 相关 VS 的药物开发尚处于初期，需要进一步的多中心前瞻性试验，才能得出明确的结论。生物信息学的进步正在导致人们更好地理解差异表达基因与失调通路分子之间的功能关系。通过表型分析对化合物库进行高通量筛选是一种有效、无偏见的经验技术，它使研究人员能够快速进行数百万种化学、遗传或药理学测试，以协助发现药物和确定靶标的过程。在临床试验中验证之前，使用基因工程小鼠模型测试经过合理设计的候选药物是有用且重要的，尤其是在患者数量有限的 NF2 中。未来的发现有望揭示化学预防策略，从而使 NF2 患者在出现症状之前可以安全地服用预防或阻止肿瘤的药物。随着新型分子靶向疗法的发展，在未来几年中一定会出现大量的临床前试验和临床试验。

参考文献

[1] Evans DG, Huson SM, Donnai D, et al. A clinical study of type 2 neurofibromatosis. Q J Med. 1992; 84(304):603–618.

[2] Ogawa K, Kanzaki J, Ogawa S, Yamamoto M, Ikeda S, Shiobara R. The growth rate of acoustic neuromas. Acta Otolaryngol Suppl. 1991; 487:157–163.

[3] Blakeley JO, Evans DG, Adler J, et al. Consensus recommendations for current treatments and accelerating clinical trials for patients with neurofibromatosis type 2. Am J Med Genet A. 2012; 158A(1):24–41.

[4] Giovannini M, Bonne NX, Vitte J, et al. mTORC1 inhibition delays growth of neurofibromatosis type 2 schwannoma. Neuro-oncol. 2014; 16(4):493–504.

[5] Cayé-Thomasen P, Baandrup L, Jacobsen GK, Thomsen J, Stangerup SE. Immunohistochemical demonstration of vascular endothelial growth factor in vestibular schwannomas correlates to tumor growth rate. Laryngoscope. 2003; 113(12):2129–2134.

[6] Plotkin SR, Merker VL, Halpin C, et al. Bevacizumab for progressive vestibular schwannoma in neurofibromatosis type 2: a retrospective review of 31 patients. Otol Neurotol. 2012; 33(6):1046–1052.

[7] Plotkin SR, Stemmer-Rachamimov AO, Barker FG, II, et al. Hearing improvement after bevacizumab in patients with neurofibromatosis type 2. N Engl J Med. 2009; 361(4):358–367.

[8] Mautner VF, Nguyen R, Kutta H, et al. Bevacizumab induces

regression of vestibular schwannomas in patients with neurofibromatosis type 2. Neurooncol. 2010; 12(1):14–18.

[9] Blakeley JO, Ye X, Duda DG, et al. Efficacy and biomarker study of bevacizumab for hearing loss resulting from neurofibromatosis type 2-associated vestibular schwannomas. J Clin Oncol. 2016; 34(14):1669–1675.

[10] Karajannis MA, Legault G, Hagiwara M, et al. Phase II trial of lapatinib in adult and pediatric patients with neurofibromatosis type 2 and progressive vestibular schwannomas. Neuro-oncol. 2012; 14(9):1163–1170.

[11] Ammoun S, Cunliffe CH, Allen JC, et al. ErbB/HER receptor activation and preclinical efficacy of lapatinib in vestibular schwannoma. Neuro-oncol. 2010; 12(8):834–843.

[12] Plotkin SR, Halpin C, McKenna MJ, Loeffler JS, Batchelor TT, Barker FG, II. Erlotinib for progressive vestibular schwannoma in neurofibromatosis 2 patients. Otol Neurotol. 2010; 31(7):1135–1143.

[13] Clark JJ, Provenzano M, Diggelmann HR, Xu N, Hansen SS, Hansen MR. The ErbB inhibitors trastuzumab and erlotinib inhibit growth of vestibular schwannoma xenografts in nude mice: a preliminary study. Otol Neurotol. 2008; 29(6):846–853.

[14] Karajannis MA, Legault G, Hagiwara M, et al. Phase II study of everolimus in children and adults with neurofibromatosis type 2 and progressive vestibular schwannomas. Neuro-oncol. 2014; 16(2):292–297.

[15] Kandathil CK, Dilwali S, Wu CC, et al. Aspirin intake correlates with halted growth of sporadic vestibular schwannoma in vivo. Otol Neurotol. 2014; 35 (2):353–357.

[16] Sabha N, Au K, Agnihotri S, et al. Investigation of the in vitro therapeutic efficacy of nilotinib in immortalized human NF2-null vestibular schwannoma cells. PLoS One. 2012; 7(6):e39412.

[17] Ammoun S, Schmid MC, Triner J, Manley P, Hanemann CO. Nilotinib alone or in combination with selumetinib is a drug candidate for neurofibromatosis type 2. Neuro-oncol. 2011; 13(7):759–766.

[18] Bush ML, Oblinger J, Brendel V, et al. AR42, a novel histone deacetylase inhibitor, as a potential therapy for vestibular schwannomas and meningiomas. Neuro-oncol. 2011; 13(9):983–999.

[19] Jacob A, Oblinger J, Bush ML, et al. Preclinical validation of AR42, a novel histone deacetylase inhibitor, as treatment for vestibular schwannomas. Laryngoscope. 2012; 122(1):174–189.

[20] Lee TX, Packer MD, Huang J, et al. Growth inhibitory and anti-tumour activities of OSU-03012, a novel PDK-1 inhibitor, on vestibular schwannoma and malignant schwannoma cells. Eur J Cancer. 2009; 45 (9):1709–1720.

[21] Ammoun S, Flaiz C, Ristic N, Schuldt J, Hanemann CO. Dissecting and targeting the growth factor-dependent and growth factor-independent extracellular signal-regulated kinase pathway in human schwannoma. Cancer Res. 2008; 68(13):5236–5245.

[22] Ammoun S, Ristic N, Matthies C, Hilton DA, Hanemann CO. Targeting ERK1/2 activation and proliferation in human primary schwannoma cells with MEK1/2 inhibitor AZD6244. Neurobiol Dis. 2010; 37(1):141–146.

[23] Miller LE, Miller VM. Safety and effectiveness of microvascular decompression for treatment of hemifacial spasm: a systematic review. Br J Neurosurg. 2012; 26(4):438–444.

[24] Mautner VF, Nguyen R, Knecht R, Bokemeyer C. Radiographic regression of vestibular schwannomas induced by bevacizumab treatment: sustain under continuous drug application and rebound after drug discontinuation. Ann Oncol. 2010; 21(11):2294–2295.

[25] Slusarz KM, Merker VL, Muzikansky A, Francis SA, Plotkin SR. Long-term toxicity of bevacizumab therapy in neurofibromatosis 2 patients. Cancer Chemother Pharmacol. 2014; 73(6):1197–1204.

[26] O'Reilly MS, Boehm T, Shing Y, et al. Endostatin: an endogenous inhibitor of angiogenesis and tumor growth. Cell. 1997; 88(2):277–285.

[27] van Geel RM, Beijnen JH, Schellens JH. Concise drug review: pazopanib and axitinib. Oncologist. 2012; 17(8):1081–1089.

[28] Knight D, Tiersten A, Miao H, et al. PTC299, a novel regulator of tumor VEGF expression, is well tolerated and achieves target plasma concentrations: dose-ranging results of a phase 1b study in women with metastatic breast cancer. Cancer Res. 2009; 69(24):853s–854s.

[29] Lallemand D, Manent J, Couvelard A, et al. Merlin regulates transmembrane receptor accumulation and signaling at the plasma membrane in primary mouse Schwann cells and in human schwannomas. Oncogene. 2009; 28(6): 854–865.

[30] Curto M, Cole BK, Lallemand D, Liu CH, McClatchey AI. Contact-dependent inhibition of EGFR signaling by Nf2/Merlin. J Cell Biol. 2007; 177(5):893–903.

[31] Hansen MR, Linthicum FH, Jr. Expression of neuregulin and activation of erbB receptors in vestibular schwannomas: possible autocrine loop stimulation. Otol Neurotol. 2004; 25(2):155–159.

[32] Montemurro F, Valabrega G, Aglietta M. Lapatinib: a dual inhibitor of EGFR and HER2 tyrosine kinase activity. Expert Opin Biol Ther. 2007; 7(2):257–268.

[33] Xia W, Mullin RJ, Keith BR, et al. Anti-tumor activity of GW572016: a dual tyrosine kinase inhibitor blocks EGF activation of EGFR/erbB2 and downstream Erk1/2 and AKT pathways. Oncogene. 2002; 21(41):6255–6263.

[34] Rusnak DW, Affleck K, Cockerill SG, et al. The characterization of novel, dual ErbB-2/EGFR, tyrosine kinase inhibitors: potential therapy for cancer. Cancer Res. 2001; 61(19):7196–7203.

[35] Rusnak DW, Lackey K, Affleck K, et al. The effects of the novel, reversible epidermal growth factor receptor/ErbB-2 tyrosine kinase inhibitor, GW2016, on the growth of human normal and tumor-derived cell lines in vitro and in vivo. Mol Cancer Ther. 2001; 1(2):85–94.

[36] Hansen MR, Roehm PC, Chatterjee P, Green SH. Constitutive neuregulin-1/ErbB signaling contributes to human vestibular schwannoma proliferation. Glia. 2006; 53(6):593–600.

[37] Yee KL, Weaver VM, Hammer DA. Integrin-mediated signalling through the MAP-kinase pathway. IET Syst Biol. 2008; 2(1):8–15.

[38] Fraenzer JT, Pan H, Minimo L, Jr, Smith GM, Knauer D, Hung G. Overexpression of the NF2 gene inhibits schwannoma cell proliferation through promoting PDGFR degradation. Int J Oncol. 2003; 23(6):1493–1500.

[39] Morrison H, Sperka T, Manent J, Giovannini M, Ponta H, Herrlich P. Merlin/ neurofibromatosis type 2 suppresses growth by inhibiting the activation of Ras and Rac. Cancer Res. 2007; 67(2):520–527.

[40] Roberts PJ, Der CJ. Targeting the Raf-MEK-ERK mitogen-activated

protein kinase cascade for the treatment of cancer. Oncogene. 2007; 26(22): 3291–3310.

[41]Jacob A, Lee TX, Neff BA, Miller S,Welling B, Chang LS. Phosphatidylinositol 3-kinase/AKT pathway activation in human vestibular schwannoma. Otol Neurotol. 2008; 29(1):58–68.

[42]Hilton DA, Ristic N, Hanemann CO. Activation of ERK, AKT and JNK signalling pathways in human schwannomas in situ. Histopathology. 2009; 55(6):744–749.

[43]James MF, Stivison E, Beauchamp R, et al. Regulation of mTOR complex 2 signaling in neurofibromatosis 2-deficient target cell types. Mol Cancer Res. 2012; 10(5):649–659.

[44]López-Lago MA, Okada T, Murillomm, Socci N, Giancotti FG. Loss of the tumor suppressor gene NF2, encoding merlin, constitutively activates integrin-dependent mTORC1 signaling. Mol Cell Biol. 2009; 29(15):4235–4249.

[45]James MF, Han S, Polizzano C, et al. NF2/merlin is a novel negative regulator of mTOR complex 1, and activation of mTORC1 is associated with meningioma and schwannoma growth. Mol Cell Biol. 2009; 29(15):4250–4261.

[46]Lane HA, Wood JM, McSheehy PM, et al. mTOR inhibitor RAD001 (everolimus) has antiangiogenic/vascular properties distinct from a VEGFR tyrosine kinase inhibitor. Clin Cancer Res. 2009; 15(5):1612–1622.

[47]Goutagny S, Raymond E, Esposito-Farese M, et al. Phase II study of mTORC1 inhibition by everolimus in neurofibromatosis type 2 patients with growing vestibular schwannomas. J Neurooncol. 2015; 122(2):313–320.

[48]Fouladi M, Laningham F, Wu J, et al. Phase I study of everolimus in pediatric patients with refractory solid tumors. J Clin Oncol. 2007; 25(30):4806–4812.

[49]Dilwali S, Kao SY, Fujita T, Landegger LD, Stankovic KM. Nonsteroidal anti-inflammatory medications are cytostatic against human vestibular schwannomas. Transl Res. 2015; 166(1):1–11.

[50]Hong B, Krusche CA, Schwabe K, et al. Cyclooxygenase-2 supports tumor proliferation in vestibular schwannomas. Neurosurgery. 2011; 68(4): 1112–1117.

[51]Dilwali S, Briët MC, Kao SY, et al. Preclinical validation of anti-nuclear factorkappa B therapy to inhibit human vestibular schwannoma growth. Mol Oncol. 2015; 9(7):1359–1370.

[52]Muller DN, Heissmeyer V, Dechend R, et al. Aspirin inhibits NF-kappaB and protects from angiotensin II-induced organ damage. FASEB J. 2001; 15(10): 1822–1824.

[53]Kopp E, Ghosh S. Inhibition of NF-kappa B by sodium salicylate and aspirin. Science. 1994; 265(5174):956–959.

[54]Chan AT, Ogino S, Fuchs CS. Aspirin use and survival after diagnosis of colorectal cancer. JAMA. 2009; 302(6):649–658.

[55]Terry MB, Gammon MD, Zhang FF, et al. Association of frequency and duration of aspirin use and hormone receptor status with breast cancer risk. JAMA. 2004; 291(20):2433–2440.

[56]Thorat MA, Cuzick J. Role of aspirin in cancer prevention. Curr Oncol Rep. 2013; 15(6):533–540.

[57]Sobolewski C, Cerella C, Dicato M, Ghibelli L, Diederich M. The role of cyclooxygenase-2 in cell proliferation and cell death in human malignancies. Int J Cell Biol. 2010; 2010:215158.

第84章　NF2患者的听力康复训练

Daniel S. Roberts, Steven R. Otto, Marc S. Schwartz, Eric P. Wilkinson

84.1　引言

由于神经纤维瘤病2型（NF2）患者存在双侧前庭神经鞘瘤（VS），他们通常因疾病的自然病程或需要进行治疗干预而完全失聪。NF2患者的双侧VS处理需要高度个性化，听力保护或康复仍是管理的首要目标。听觉脑干植入物（ABI）和听觉中脑植入物（AMI）的发展提供了一种绕过患病或缺失的耳蜗和听觉神经直接刺激中央听觉通路的方法，从而为患有严重听力损失的患者提供声音感知。人工耳蜗植入（CI）也可为一组具有解剖学上完整的耳蜗神经但无听力的患者带来益处。本章讨论了NF2患者的ABI、AMI和CI的临床和手术方面，审查了每种方式的听力测验结果。

84.2　历史和设备

84.2.1　听觉脑干植入

William Hitselberger和William House在1979年通过将球形电极放置在耳蜗核表面上进行了首次ABI。2000年，美国食品药品监督管理局（FDA）批准了Cochlear Limited生产的多通道ABI（悉尼，澳大利亚）。ABI也由包括Med-El在内的其他植入物制造商生产，

目前尚未在美国获得批准。

随后开发了一种穿透电极ABI，旨在提高脑干听觉神经元刺激的准确性和选择性，以改善语音识别（图84.1a）。在10例患者的FDA临床试验中，研究了混合型ABI阵列，该阵列由一种当前的表面电极和10个穿透电极的阵列组成。尽管该装置在可用的穿透电极中提高了选择性并降低了电荷需求，但该装置并未提供改善的语音辨别力。截至2017年，所有市售设备均未使用穿透电极。

2015年停止生产Cochlear Nucleus ABI 24，而替代的Cochlear设备ABI 541直到2016年才获得FDA的批准（图84.1b）。在此期间，Cochlear和Med-El装置均在美国FDA"同情使用"批准支持下植入的。2016年6月，FDA批准了ABI 541器械的植入。Med-El设备通过一项公开的临床试验继续在美国植入（ClinicalTrials.gov ID：NCT01736267）。迄今为止，已在全世界约有1300例患者中植入（图84.1c）。

84.2.2　听觉中脑植入

下丘脑（ICC）是AMI听觉假体的理想目标，因为ICC的中心核团是上升听觉通路的会聚点，并且在手术过程中很容易获得。目前，两种AMI选项包括使用Med-El ABI阵列的表面电极和利用Cochlear Corporation深部脑刺激（DBS）阵列的穿透性阵列（图84.1d）。

84.2.3　人工耳蜗

Cueva等在对VS切除后耳聋的患者成功进行海角刺激之后，首先提出了在NF2患者中进行CI的前景。这种方式的好处是在给一个NF2患者切除VS后保留了耳蜗神经然后进行CI植入后受到启发的。

84.3　患者选择

84.3.1　听觉脑干植入

该设备最初设计用于双侧VS的NF2患者。FDA的标准包括双侧第8对颅神经瘤，年龄在12岁以上，心理适应性，愿意遵循随访方案以及现实的期望。几份研究报告表明，在成人和儿童中，因创伤性横断或耳蜗撕脱，脑膜炎后耳蜗骨化，先天性耳蜗发育不良或耳蜗神经缺乏而导致的耳聋的治疗取得了积极效果。

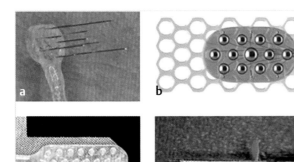

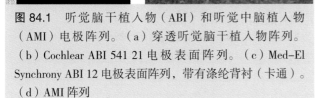

图84.1　听觉脑干植入物（ABI）和听觉中脑植入物（AMI）电极阵列。（a）穿透听觉脑干植入物阵列。（b）Cochlear ABI 541 21电极表面阵列。（c）Med-El Synchrony ABI 12电极表面阵列，带有涤纶背衬（卡通）。（d）AMI阵列

这些话题将不在本章中进行进一步介绍，但以下参考可供感兴趣的读者使用。

在 House Clinic，我们的 NF2 协议允许在第一侧或第二侧 VS 切除时或先前已切除肿瘤的患者中植入。在去除第一个肿瘤的过程中进行植入可以使患者获得使用该设备的经验，目的是在患者失去所有听力的情况下提高性能。合适的候选人是接受经迷路或后乙状窦后入路切除 VS 的患者，这些患者具有：（1）不需要辅助的听力或仅有的单耳听力合并有症状的 VS；（2）对侧耳朵具有有效听力但对侧肿瘤体积较大，听力将会丧失。如果第一侧的手术不成功，则第一侧的植入会为患者提供两次获得最佳功能系统的机会，这种情况最多可发生 8%。

84.3.2　听觉中脑植入物

由于肿瘤或在切除肿瘤过程中对脑干区域的损害可能使 ABI 的放置不可能或无效。在这些罕见的情况下，AMI 可能会绕过这个受损区域，为听觉康复提供最佳机会。AMI 放置仍然是积极研究的领域，并且仅在研究环境中进行。

84.3.3　人工耳蜗

传统上，耳蜗植入适用于没有耳蜗后疾病的患者，因为累及耳蜗神经或近端的病变可能会使手术无效。然而，最近的数据表明，对选择合适的 NF2 患者有益。提倡使用 CI 来预防耳蜗内和迷路内神经鞘瘤患者的无效听力。其他适应证包括在手术切除、放射外科手术或保守观察过程中稳定的 VS，具有完整的耳蜗神经。在所有保守治疗的肿瘤患者或接受放射治疗的患者中，均认为耳蜗神经完好无损。显微手术切除后对 CI 植入患者的候选可能会更加困难，尤其是如果没有很好地描述有关原始手术的细节时。在这种情况下，电刺激测试可能是有益的。理想的术后候选人是那些患有较小肿瘤的人，他们尝试了听力保护手术，但由于预测的血管受损而失去了有效听力。但是，即便患者接受了经迷路手术，如果耳蜗神经保留完整，患者也能从 CI 植入中获益。在这些情况下，考虑到经迷路入路后的耳蜗骨化，建议使用占位器或立即植入。在评估 NF2 中 ABI 或 CI 候选资格的英文共识声明协议中，对于接受过放射治疗或有双侧稳定 VS 的患者，CI 被认为是听力康复的最有效方式。

84.4　手术程序

84.4.1　听觉脑干植入

在肿瘤切除过程中，要注意避免对前庭耳蜗神经根进入脑干区域造成创伤或伤害。ABI 的解剖目标是腹侧耳蜗核，它是耳蜗神经输入和上行听觉通路的主要中继器。腹侧耳蜗核位于第四脑室的侧凹内。在 House 诊所，对 ABI 病例进行肿瘤切除的手术均是采用经迷路入路；然而，其他中心也有采用乙状窦后入路。在乙状窦位于极前或儿童患者中，乙状窦后入路特别有利。放置电极以记录电诱发的听觉脑干反应（EABR）并监测第 7 和第 9/10 对颅神经。脉络膜丛标记了侧凹（Luschka 孔）的入口，而脉络膜带（Taenia Choroidea）倾斜地横穿侧凹的顶部，标记了腹侧耳蜗核的表面。第 9 对颅神经也可以用作外侧隐窝的参考点。在确定了 Luschka 孔之后，使用微仪器将电极阵列插入侧向凹槽中，并使电极朝上（参见第 30 章）。

电极放置的技术取决于所使用的设备。Med-El Synchrony 设备首先使用四通道 ABI 放置电极作为测试电极，将其插入第四脑室的侧向凹口以从耳蜗核生成 EABR。重复测量，直到为所有电极组合获得足够的 EABR 描记。然后移除放置电极，使用 EABR 数据放置有源植入物以帮助定位。然后执行使用有源电极阵列的最终 EABR 记录，确认正确放置。对于 Cochlear ABI 541 设备，在放置活跃的 ABI 后执行 EABR，确认在耳蜗核中的位置。重新定位是根据需要使用活动 ABI 设备执行的。两个电极阵列均由一小块特氟隆毡固定，该毡被包装在侧面凹槽口中。

磨平乳突后的皮质骨，并钻出一个槽以容纳类似于 CI 的接收器 / 刺激器电极。接收器 / 刺激器被放置在比由耳科手术所产生的乳突缺损更后的骨皮质的圆形区域中。使用绑扎技术或紧密的骨膜袋固定设备。去除了来自接收器 / 刺激器的磁体，以实现高质量的磁共振成像（MRI）。腹部脂肪用于消除乳突状缺损，然后进行三层闭合。

84.4.2　听觉中脑植入

采用枕下开颅进行 VS 切除，然后进行 AMI 放置。VS 切除后，小脑向内回缩以暴露于 ICC。解剖蛛网膜以暴露中脑，并可视化 ICC。将 AMI 以 ICC 的定向方向插入 ICC。插入的标志物包括 ICC 的上睑缘与上丘的边界，与滑车神经出口点相对应的尾 ICC 边缘以及两个 ICC 之间的中线。插入的角度需要相对于矢状面成 40° 角。

84.4.3　人工耳蜗

将标准的人工耳蜗植入物阵列和技术用于 NF2 患者的耳蜗植入。Carlson 等提倡在耳蜗内神经鞘瘤的情况下考虑使用带探针的电极，这种电极部署较晚，以克服由于存在耳蜗内肿瘤而可能遇到的阻力。

84.5　结果

84.5.1　听觉脑干植入

ABI 的目标是为患者提供一定程度的环境声音感知、单词识别，以及与唇读结合的更好的交流。少数患者也可能获得一些开放的言语理解。术前应设法告知患者这些限制并帮助他们形成切合实际的听力期望。

在 1992 年至 2017 年之间，超过 310 例 NF2 患者已经在 House Clinic 医院植入了 Nucleus 多通道 ABI 系统。除少数显著病例外，ABI 的效果通常未达到 CI 所常见的高水平。80% 的患者是设备使用者，而 92% 的患者因 ABI 获得了听觉。大多数患者感知到很大比例的环境声音，且当 ABI 声音与唇读结合时，语音理解能力平均提高了 35%。在某些人中，这种增强高达 75%。尽管第 1 年的改善通常是最大的，但即使使用 10 年，许多患者仍会继续改善。所有患者均已使用 SPEAK（频谱最大）语音处理策略。

在我们中心，大约有 25% 的 ABI 用户在 CUNY 句子测试中达到了一定程度的开放性言语辨别力，在没有唇读提示下仍然至少有 20% 的正确率。House Clinic 的 10 例患者的得分达到 65% 或更高，并且 3 例患者在该测试中得分为 82% 或更高。表 84.1 显示了 House Ear Institute 和其他中心的结果。

最近的报道特别说明了 NF2 患者成功的 ABI 结果，激活后 1 年的开放式言语辨别率高达 37%，年达 41%。这些患者耳聋持续时间与开放式言语辨别之间的关系呈反比。根据美国的数据报告，这些结果已有所进步，而导致这些更好的结果的因素尚不为人所知，并且仍在积极的研究之中。假设，手术技术的差异可能导致结果的改善。欧洲中心主要采用 Med-EL ABI 装置（未经美国 FDA 批准）以半坐位进行乙状窦后手术。半坐位可促进大脑松弛和无血解剖。体位可改善听觉脑干核的止血和神经组织的保护。但半坐位确实会增加空气栓塞的风险。第二个未经检验的假设是设备差异也可能导致结果的不同。Med-El 设备具有增强的电缆柔韧性和较小的表面阵列轮廓，可能有助于放置。Med-El 设备还具有一个四通道测试电极，该电极允许在打开 ABI 设备包装和后续植入之前进行 EABR 确认。其他影响 ABI 听力结果的预后因素包括 VS 的伽马刀放射手术史，（GKRS），这与无听力受益率更高相关。但是，在我们中心有很多大 VS 患者或 GKRS 病史的患者，这些患者均从 ABI 中受益匪浅。

84.5.2　听觉中脑植入

对 ICC 的刺激是一个积极的研究领域，有少量患者植入 ICC。在 2006 年至 2008 年的 5 例患者的临床试验中，AMI 是安全的，可提供听觉、唇读、声音感知

表 84.1　神经纤维瘤病 2 型的听觉脑干植入物结局

第一作者	年份	数量 / 个	每日使用的人数	开放式言语辨别	无听觉回应
Laszig	1995	9	4（42%）	0（0%）	1（11%）
Lenarz	2002	13	13（93%）	0（0%）	1/13（8%）
Vincent	2002	14	12（85%）	3（21%）	1（7%）
Nevison	2002	26	23（88%）	2（8%）	1（4%）
Otto	2002	61	55（90%）	5%	6（9%）
Kanowitz	2004	18	11（61%）	0（0%）	1（6%）
Sanna	2006	20	18（90%）	8（42%）	NR
Grayeli	2008	23	16（70%）	8（34%）	5（22%）
Schwartz	2003	230	NR	5%	15%
Maini	2009	10	7（70%）	5%	1（10%）
Sanna	2012	24	19（79%）	4（17%）	4（17%）
Matthies	2013	32	27（84%）	37%	3（9%）
Matthies	2014	18	16（88%）	41%	2（11%）
Thong	2016	8	3（38%）	1（13%）	2（25%）
Ramsden	2016	49	29（59%）	5（10%）	4（8%）
平均			74%	14%	12%

表84.2 神经纤维瘤病2型的人工耳蜗植入结果

第一作者	年份	数量/个	每日使用的人数	开放式言语辨别	无听觉回应
Tono	1996	1	NR	1（100%）	0（0%）
Graham	1999	1	1（100%）	1（100%）	0（0%）
Ahsan	2003	1	NR	1（100%）	0（0%）
Nolle	2003	1	NR	1（100%）	0（0%）
Aristegui	2005	1	NR	1（100%）	0（0%）
Lustig	2006	7	7（100%）	6（86%）	0（0%）
Neff	2007	5	NR	4（80%）	0（0%）
Vincenti	2008	4	3（75%）	3（75%）	1（25%）
Tran Ba Huy	2009	3	NR	3（100%）	0（0%）
Trotter	2010	3	3（100%）	3（100%）	0（0%）
Roehm	2011	6	5（83%）	3（50%）	1（17%）
Carlson	2012	10	9（90%）	6（60%）	1（10%）
Sanna	2012	5	5（100%）	4（80%）	0（0%）
Lloyd	2014	6	4（67%）	4（67%）	1（17%）
Carlson	2016	7	6（86%）	5（71%）	1（28%）
平均			89%	85%	6.5%

和一些语音感知功能。但是，AMI尚未显示出可与ABI最好表现相媲美的结果，尚无患者获得开放式言语辨别。尽管存在这些限制，但器械和手术改造仍是积极研究的领域，并计划进行进一步的临床试验。

84.5.3 人工耳蜗

在适当选择的情况下，人工耳蜗是成功进行听力康复的一种方式，预计开放语音识别率很高（参见表84.2）。尽管文献中没有大序列研究，但CI在大多数耳蜗神经完整的病例［即使存在立体定向放射外科（SRS）或显微手术切除史］中似乎是成功的。在对文献中报道的所有CI病例（NF2患者）的系统评估中，在65%的手术患者、80%的SRS患者和100%的观察患者中出现了开放式言语辨别。耳聋持续时间少于10年的患者在统计学上更有可能实现开放式语音识别。手术或SRS和CI之间的时间跨度，手术方法或肿瘤大小对开放式语音识别的速度没有影响。

有关管理的几个方面值得讨论。我们的经验表明，适合CI的病例并不常见，多数病例最终导致耳蜗神经缺乏连续性，因为与NF2相关的VS对神经血管结构的黏附更强，这可能是由于更具侵袭性的组织病理学所致。有些CI病例在NF2的背景下显示出可变的结果，CI使用的持续时间可能受到进一步肿瘤生长或治疗的限制。术前应告知患者这种可能性。还有一些未解决的临床难题。手术管理是否应包括一项以牺牲总体切除为代价以保留CI的方法来保留耳蜗神经的连续

性？是否应通过SRS治疗更多的NF2患者以成功进行CI？这些问题值得进一步分析，并且必须与许多需要额外进行肿瘤治疗或翻修手术的NF2 VS的倾向相平衡。同样，SRS治疗NF2肿瘤的5年生长控制成功率为66%~85%，历史上低于散发VS的控制率。当然，大量证据支持无效听力的患者（具有完整的耳蜗神经和静息的肿瘤）在SRS或手术前术后，使用CI。

84.6 并发症

对于ABI以及可能的AMI，一个显著的并发症是脑脊液（CSF）漏，通常表现为假性脑膜膨出或较少见的切口或鼻腔CSF渗漏。ABI或AMI电极可成为CSF流出的途径。严格的硬脑膜封闭、足够的乳突脂肪填充以及咽鼓管堵塞是至关重要的。尽管有这些技术方法，与仅接受迷路入路切除VS的患者相比，ABI接受者更容易发生脑脊液漏。腰蛛网膜下腔脑脊液引流和手术探查是持续性渗漏治疗的主要方法。NF2患者的CI通常会发生与CI手术相关的一般风险，如果与开颅手术同时进行或之后进行，CSF漏的理论风险明显增加。

84.7 抑制耳鸣

最新数据表明，NF2患者可通过使用ABI来抑制耳鸣。在一项针对NF2患者耳鸣的研究中，ABI降低了以耳鸣视觉模拟量表测得的耳鸣水平（图84.2、图84.3）。使用ABI激活后和使用1h后，耳鸣水平立即降低，并且在关闭设备后不再继续抑制。这些研究不

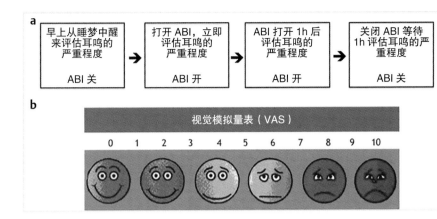

图84.2　听觉脑干植入物（ABI）对耳鸣水平的调节。（a）根据图表，要求患者在 ABI 开启或关闭的 4 种情况下对耳鸣水平进行排名。（b）用来模拟耳鸣水平的视觉模拟量表

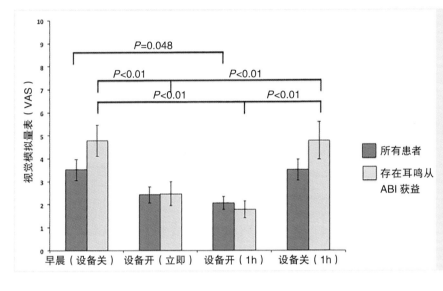

图84.3　耳鸣水平的量化。数据是平均视觉模拟量表评分 ±SEM。所有患者均反应良好（n=33）。长条灯适用于认为听觉脑干植入物可主观降低耳鸣响度的患者（n=16）

仅为建议潜在的 ABI 患者提供了更多的信息和指导，而且还提示耳蜗核可能是特发性耳鸣患者抑制耳鸣的推定目标。

84.8　总结

当 NF2 患者不能保留听力时，可以通过 ABI 或 CI 进行听觉康复。通过选择性激活耳蜗核，ABI 可以安全可靠地产生有用的听觉。语音感知性能各不相同，但在大多数患者中通常无法达到较高的开放式语音识别水平。与唇读提示相结合，ABI 已被证明对大多数接收者非常有益。NF2 患者中的 CI 可能更能预测性地为正确选择的候选者提供开放式语音识别的前景。如果脑干已因肿瘤生长或治疗而受到损害，AMI 的进一步改善可能为 ABI 替代疗法提供前景。

参考文献

[1] Riccardi VM. Neurofibromatosis. Neurol Clin. 1987; 5(3):337–349.

[2] Edgerton BJ, House WF, Hitselberger W. Hearing by cochlear nucleus stimulation in humans. Ann Otol Rhinol Laryngol Suppl. 1982; 91(2, Pt 3):117–124.

[3] Hitselberger WE, House WF, Edgerton BJ, Whitaker S. Cochlear nucleus implants. Otolaryngol Head Neck Surg. 1984; 92(1):52–54.

[4] Otto SR, Shannon RV, Wilkinson EP, et al. Audiologic outcomes with the penetrating electrode auditory brainstem implant. Otol Neurotol. 2008; 29(8):1147–1154.

[5] Roberts DS, SlatteryWH, Chen BS, Otto SR, Schwartz MS, Lekovic GP. 'Compassionate use' protocol for auditory brainstem implantation in neurofibromatosis type 2: early House Ear Institute experience. Cochlear Implants Int. 2017; 18(1):57–62.

[6] Lim HH, Lenarz M, Lenarz T. Auditory midbrain implant: a review. Trends Amplif. 2009; 13(3):149–180.

[7] Casseday JH, Fremouw T, Covey E. The inferior colliculus: a hub for the central auditory system. In: Oertel D, Fay RR, Popper AN, eds. Springer Handbook of Auditory Research: Integrative Functions in the Mammalian Auditory Pathway, Vol. 15. New York: Springer-Verlag; 2002:238–318.

[8] Colletti V, Shannon R, Carner M, et al. The first successful case of hearing produced by electrical stimulation of the human midbrain. Otol Neurotol. 2007; 28(1):39–43.

[9] Cueva RA, Thedinger BA, Harris JP, Glasscock ME, III. Electrical promontory stimulation in patients with intact cochlear nerve and anacusis following acoustic neuroma surgery. Laryngoscope. 1992; 102(11):1220–1224.

[10]Hoffman RA, Kohan D, Cohen NL. Cochlear implants in the management of bilateral acoustic neuromas. Am J Otol. 1992; 13(6):525–528.

[11]Colletti V, Sacchetto L, Giarbini N, Fiorino F, Carner M. Retrosigmoid approach for auditory brainstem implant. J Laryngol Otol Suppl. 2000(27):37–40.

[12]Colletti V, Carner M, Miorelli V, Guida M, Colletti L, Fiorino F. Auditory brainstem implant (ABI): new frontiers in adults and children. Otolaryngol Head Neck Surg. 2005; 133(1):126–138.

[13]Colletti V, Shannon RV. Open set speech perception with auditory brainstem implant? Laryngoscope. 2005; 115(11):1974–1978.

[14]Wilkinson EP, Eisenberg LS, Krieger MD, et al. Los Angeles Pediatric ABI Team. Initial results of a safety and feasibility study of auditory brainstem implantation in congenitally deaf children. Otol Neurotol. 2017; 38(2):212–220.

[15]Carlson ML, Neff BA, Sladen DP, Link MJ, Driscoll CL. cochlear implantation in patients with intracochlear and intralabyrinthine schwannomas. Otol Neurotol. 2016; 37(6):647–653.

[16]Temple RH, Axon PR, Ramsden RT, Keles N, Deger K, Yücel E. Auditory rehabilitation in neurofibromatosis type 2: a case for cochlear implantation. J Laryngol Otol. 1999; 113(2):161–163.

[17]Tysome JR, Axon PR, Donnelly NP, et al. English consensus protocol evaluating candidacy for auditory brainstem and cochlear implantation in neurofibromatosis type 2. Otol Neurotol. 2013; 34(9):1743–1747.

[18]Puram SV, Herrmann B, Barker FG, II, Lee DJ. Retrosigmoid craniotomy for auditory brainstem implantation in adult patients with neurofibromatosis type 2. J Neurol Surg B Skull Base. 2015; 76(6):440–450.

[19]Lim HH, Lenarz T. Auditory midbrain implant: research and development towards a second clinical trial. Hear Res. 2015; 322:212–223.

[20]McDermott HJ, McKaycm, Vandali AE. A new portable sound processor for the University of Melbourne/Nucleus Limited multielectrode cochlear implant. J Acoust Soc Am. 1992; 91(6):3367–3371.

[21]Brackmann DE, Hitselberger WE, Nelson RA, et al. Auditory brainstem implant: I. Issues in surgical implantation. Otolaryngol Head Neck Surg. 1993; 108(6):624–633.

[22]Shannon RV, Fayad J, Moore J, et al. Auditory brainstem implant: II. Postsurgical issues and performance. Otolaryngol Head Neck Surg. 1993; 108(6):634–642.

[23]Laszig R, Sollmann WP, Marangos N. The restoration of hearing in neurofibromatosis type 2. J Laryngol Otol. 1995; 109(5):385–389.

[24]Lenarz M, Matthies C, Lesinski-Schiedat A, et al. Auditory brainstem implant part II: subjective assessment of functional outcome. Otol Neurotol. 2002; 23 (5):694–697.

[25]Vincent C, Zini C, Gandolfi A, et al. Results of the MXM Digisonic auditory brainstem implant clinical trials in Europe. Otol Neurotol. 2002; 23(1):56–60.

[26]Nevison B, Laszig R, Sollmann WP, et al. Results from a European clinical investigation of the Nucleus multichannel auditory brainstem implant. Ear Hear. 2002; 23(3):170–183.

[27]Otto SR, Brackmann DE, Hitselberger WE, Shannon RV, Kuchta J.

Multichannel auditory brainstem implant: update on performance in 61 patients. J Neurosurg. 2002; 96(6):1063–1071.

[28]Kanowitz SJ, Shapiro WH, Golfinos JG, Cohen NL, Roland JT, Jr. Auditory brainstem implantation in patients with neurofibromatosis type 2. Laryngoscope. 2004; 114(12):2135–2146.

[29]Sanna M, Di Lella F, Guida M, Merkus P. Auditory brainstem implants in NF2 patients: results and review of the literature. Otol Neurotol. 2012; 33(2):154–164.

[30]Grayeli AB, Kalamarides M, Bouccara D, Ambert-Dahan E, Sterkers O. Auditory brainstem implant in neurofibromatosis type 2 and non-neurofibromatosis type 2 patients. Otol Neurotol. 2008; 29(8):1140–1146.

[31]Schwartz MS, Otto SR, Brackmann DE, Hitselberger WE, Shannon RV. Use of a multichannel auditory brainstem implant for neurofibromatosis type 2. Stereotact Funct Neurosurg. 2003; 81(1–4):110–114.

[32]Maini S, Cohen MA, Hollow R, Briggs R. Update on long-term results with auditory brainstem implants in NF2 patients. Cochlear Implants Int. 2009; 10 Suppl 1:33–37.

[33]Matthies C, Brill S, Kaga K, et al. Auditory brainstem implantation improves speech recognition in neurofibromatosis type II patients. ORL J Otorhinolaryngol Relat Spec. 2013; 75(5):282–295.

[34]Matthies C, Brill S, Varallyay C, et al. Auditory brainstem implants in neurofibromatosis Type 2: is open speech perception feasible? J Neurosurg. 2014; 120(2):546–558.

[35]Thong JF, Sung JK, Wong TK, Tong MC. Auditory brainstem implantation in Chinese patients with neurofibromatosis type II: the Hong Kong experience. Otol Neurotol. 2016; 37(7):956–962.

[36]Ramsden RT, Freeman SR, Lloyd SK, et al. Manchester Neurofibromatosis Type 2 Service. Auditory brainstem implantation in neurofibromatosis type 2: experience from the Manchester Programme. Otol Neurotol. 2016; 37(9): 1267–1274.

[37]Schwartz MS. Auditory brainstem implants in neurofibromatosis Type 2. J Neurosurg. 2014; 121(3):760–761.

[38]Carlson ML, Breen JT, Driscoll CL, et al. Cochlear implantation in patients with neurofibromatosis type 2: variables affecting auditory performance. Otol Neurotol. 2012; 33(5):853–862.

[39]Neff BA, Wiet RM, Lasak JM, et al. Cochlear implantation in the neurofibromatosis type 2 patient: long-term follow-up. Laryngoscope. 2007; 117(6):1069–1072.

[40]Vincenti V, Pasanisi E, Guida M, Di Trapani G, Sanna M. Hearing rehabilitation in neurofibromatosis type 2 patients: cochlear versus auditory brainstem implantation. Audiol Neurootol. 2008; 13(4):273–280.

[41]Tono T, Ushisako Y, Morimitsu T. Cochlear implantation in an intralabyrinthine acoustic neuroma patient after resection of an intracanalicular tumour. J Laryngol Otol. 1996; 110(6):570–573.

[42]Graham J, Lynch C, Weber B, Stollwerck L, Wei J, Brookes G. The magnetless Clarion cochlear implant in a patient with neurofibromatosis 2. J Laryngol Otol. 1999; 113(5):458–463.

[43]Ahsan S, Telischi F, Hodges A, Balkany T. Cochlear implantation concurrent with translabyrinthine acoustic neuroma resection. Laryngoscope. 2003; 113(3):472–474.

[44]Nölle C, Todt I, Basta D, Unterberg A, Mautner VF, Ernst A. Cochlear

implantation after acoustic tumour resection in neurofibromatosis type 2: impact of intra-and postoperative neural response telemetry monitoring. ORL J Otorhinolaryngol Relat Spec. 2003; 65(4):230–234.

[45] Arístegui M, Denia A. Simultaneous cochlear implantation and translabyrinthine removal of vestibular schwannoma in an only hearing ear: report of two cases (neurofibromatosis type 2 and unilateral vestibular schwannoma). Otol Neurotol. 2005; 26(2):205–210.

[46] Lustig LR, Yeagle J, Driscoll CL, Blevins N, Francis H, Niparko JK. Cochlear implantation in patients with neurofibromatosis type 2 and bilateral vestibular schwannoma. Otol Neurotol. 2006; 27(4):512–518.

[47] Tran Ba Huy P, Kania R, Frachet B, Poncet C, Legac MS. Auditory rehabilitation with cochlear implantation in patients with neurofibromatosis type 2. Acta Otolaryngol. 2009; 129(9):971–975.

[48] Trotter MI, Briggs RJ. Cochlear implantation in neurofibromatosis type 2 after radiation therapy. Otol Neurotol. 2010; 31(2):216–219.

[49] Roehm PC, Mallen-St Clair J, Jethanamest D, et al. Auditory rehabilitation of patients with neurofibromatosis Type 2 by using cochlear implants. J Neurosurg.2011; 115(4):827–834.

[50] Lloyd SK, Glynn FJ, Rutherford SA, et al. Ipsilateral cochlear implantation after cochlear nerve preserving vestibular schwannoma surgery in patients with neurofibromatosis type 2. Otol Neurotol. 2014; 35(1):43–51.

[51] Linthicum FH, Jr, Brackmann DE. Bilateral acoustic tumors. A diagnostic and surgical challenge. Arch Otolaryngol. 1980; 106(12):729–733.

[52] Mallory GW, Pollock BE, Foote RL, Carlson ML, Driscoll CL, Link MJ. Stereotactic radiosurgery for neurofibromatosis 2-associated vestibular schwannomas: toward dose optimization for tumor control and functional outcomes. Neurosurgery. 2014; 74(3):292–300, discussion 300–301.

[53] Roberts DS, Otto S, Chen B, et al. Tinnitus suppression after auditory brainstem implantation in patients with neurofibromatosis type-2. Otol Neurotol. 2017; 38(1):118–122.

索 引